U0199377

中华影像医学

呼吸系统卷

第 3 版

主 审　金征宇

主 编　刘士远　郭佑民

副主编　伍建林　宋　伟　陈起航　萧　毅　王秋萍

人民卫生出版社

图书在版编目（CIP）数据

中华影像医学. 呼吸系统卷/刘士远，郭佑民主编
—3 版. —北京：人民卫生出版社，2019
ISBN 978-7-117-28903-0

Ⅰ.①中… Ⅱ.①刘…②郭… Ⅲ.①影象诊断②呼
吸系统疾病–影象诊断 Ⅳ.①R445②R560.4

中国版本图书馆 CIP 数据核字（2019）第 202021 号

| 人卫智网 | **www.ipmph.com** | 医学教育、学术、考试、健康，
购书智慧智能综合服务平台 |
| 人卫官网 | **www.pmph.com** | 人卫官方资讯发布平台 |

中华影像医学·呼吸系统卷
第 3 版

主　　编：刘士远　郭佑民
出版发行：人民卫生出版社（中继线 010-59780011）
地　　址：北京市朝阳区潘家园南里 19 号
邮　　编：100021
E - mail：pmph @ pmph.com
购书热线：010-59787592　010-59787584　010-65264830
印　　刷：人卫印务（北京）有限公司
经　　销：新华书店
开　　本：889×1194　1/16　印张：50
字　　数：1549 千字
版　　次：2002 年 6 月第 1 版　　2019 年 10 月第 3 版
　　　　　2022 年 1 月第 3 版第 2 次印刷（总第 9 次印刷）
标准书号：ISBN 978-7-117-28903-0
定　　价：278.00 元

打击盗版举报电话：**010-59787491　E-mail：WQ @ pmph.com**
（凡属印装质量问题请与本社市场营销中心联系退换）

于　楠　陕西中医药大学附属医院

于　晶　大连大学附属中山医院

马　跃　中国医科大学附属盛京医院

马光明　陕西中医药大学附属医院

马全美　中国医科大学附属盛京医院

马展鸿　首都医科大学附属北京朝阳医院

王　健　陆军军医大学第一附属医院

王子建　同济大学附属上海市肺科医院

王仁贵　首都医科大学附属北京世纪坛医院

王秋萍　西安交通大学第一附属医院

王悦人　中国医科大学附属盛京医院

方　瑞　中国人民解放军总医院第一医学中心

叶兆祥　天津医科大学肿瘤医院

史河水　华中科技大学同济医学院附属协和医院

史景云　同济大学附属上海市肺科医院

邢　艳　新疆医科大学第一附属医院

伍建林　大连大学附属中山医院

刘　晨　陆军军医大学第一附属医院

刘　敏　中日友好医院

刘士远　海军军医大学附属长征医院

刘进康　中南大学湘雅医院

刘玲玲　陆军军医大学第一附属医院

江登科　湖南中医药大学第二附属医院

孙　娜　中国医科大学附属盛京医院

孙春轶　同济大学附属上海市肺科医院

李　琼　海军军医大学附属长征医院

李志超　陆军军医大学第一附属医院

李培杰　郑州大学第一附属医院

杨　星　同济大学附属上海市肺科医院

杨有优　中山大学附属第一医院

杨志刚　四川大学华西医院

吴　童　同济大学附属上海市肺科医院

吴大勇　天津医科大学肿瘤医院

何欣源　中南大学湘雅医院

宋　伟　北京协和医院

张　里　同济大学附属上海市肺科医院

张永高　郑州大学第一附属医院

张红霞　首都医科大学康复医学院

张静平　西安交通大学第一附属医院

陈　康　陆军军医大学第一附属医院

陈　淮　广州医科大学附属第一医院

陈亚男　同济大学附属上海市肺科医院

陈宏伟　南京医科大学附属无锡人民医院

陈起航　北京医院

武士兴　同济大学附属上海市肺科医院

范　丽　海军军医大学附属长征医院

岳　勇　中国医科大学附属盛京医院

金晨望　西安交通大学第一附属医院

周朝阳　陆军军医大学第一附属医院

孟　珊　陆军军医大学第一附属医院

赵行琚　同济大学附属上海市肺科医院

赵绍宏　中国人民解放军总医院第一医学中心

赵振军　广东省人民医院

胡晓飞　陆军军医大学第一附属医院

钟小梅　广东省人民医院

侯　阳　中国医科大学附属盛京医院

夏　艺　海军军医大学附属长征医院

殷晓丽　中国医科大学附属盛京医院

郭佑民　西安交通大学第一附属医院/延安大学附

　　　　属医院

郭晓娟　首都医科大学附属北京朝阳医院

萧　毅　海军军医大学附属长征医院

曹玉坤　华中科技大学同济医学院附属协和医院

崔明雨　郑州大学第一附属医院

银　楠　西安交通大学第一附属医院

望　云　海军军医大学附属长征医院

编　者　·

隋　时　中国医科大学附属盛京医院

董晓美　郑州大学第一附属医院

韩小雨　华中科技大学同济医学院附属协和医院

曾庆思　广州医科大学附属第一医院

蔡佳丽　海军军医大学附属长征医院

熊　曾　中南大学湘雅医院

樊荣荣　海军军医大学附属长征医院

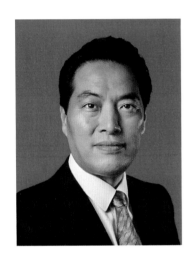

刘士远

教授、主任医师、博士生导师，海军军医大学附属长征医院影像医学与核医学科主任，入选第二届"国之名医·优秀风范"，上海市领军人才、优秀学科带头人及21世纪优秀人才。

担任亚洲胸部放射学会主席，中华医学会放射学分会候任主任委员，中国医师协会放射科医师分会副会长，中国医疗装备协会CT应用专业委员会主任委员，中国医学影像AI产学研用创新联盟理事长，第二届国际DICOM标准中国委员会副主任委员，第九届上海市医学会放射学分会主任委员等。同时兼任《肿瘤影像学》杂志名誉主编，《中华放射学杂志》等七本核心期刊副总编辑。

从事医学影像诊断工作30余年。擅长胸部疾病特别是早期肺癌筛查和影像学诊断，以课题第一负责人获国家自然科学基金重点项目2项，国家科技部重大国际合作项目1项，国家自然科学基金面上项目4项，上海市重大课题3项等35项3 500余万元科研资助。在 Radiology、Chest、ER 等国内外专业杂志上以第一或通讯作者发表学术论著321篇，SCI收录论文63篇。获得省部级二等以上科技奖7项。获批国家发明专利授权6项。主译专著4部，主编专著及教材8部，副主编教材和专著5部，参编专著多部。

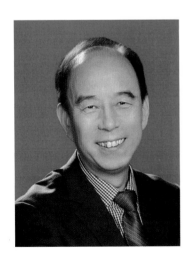

郭佑民

医学博士、一级主任医师、二级教授，西安交通大学、新疆医科大学博士生导师，西安交通大学第一附属医院教授，延安大学附属医院特聘教授。

国家医学继续教育委员会影像专业组专家组成员，国家呼吸病临床研究中心学术委员会委员，中华医学会放射学分会第十三至第十五届常务委员，第十三、十五届心胸学组组长，中国医师协会呼吸医师分会呼吸影像专业委员会主任委员，陕西省放射学分会主任委员。担任《实用放射学杂志》主编、《中国医学影像技术》杂志副主编、《中国防痨杂志》副主编。

从事医学影像专业之医、教、研40年，擅长呼吸系统疑难疾病的影像学诊断与鉴别诊断。发表包括SCI收录论文超过250篇，主编、主译、参编专著、教材20余部，承担国家级、省部级课题20余项，获国家科技进步二等奖、中华医学二等奖、北京市科技进步二等奖。指导博士、硕士研究生130余名。

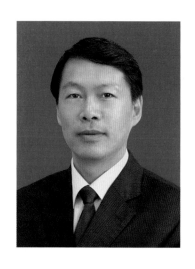

伍建林

　　医学博士、主任医师、二级教授、博士生导师,现任大连大学附属中山医院副院长、医学影像研究所所长,武汉大学特聘教授。享受国务院政府特殊津贴和大连市政府特殊津贴,为辽宁省名医、教学名师。

　　担任中华医学会放射学分会第十二至第十四届全国委员并兼第十四届心胸学组组长,国际DICOM标准中国委员会(CIMICS)副主任委员,中国医疗保健国际交流促进会放射学分会常务委员,中国医师协会放射科医师分会全国委员兼呼吸学组副组长,辽宁省医学会放射学分会副主任委员及大连市医学会副会长。担任《中国医学影像技术》《结核病与肺部健康杂志》副主编及《中华放射学杂志》等十余种杂志编委。发表包括SCI收录论文250余篇,主编、主译、副主编及参编各类专著、教材30余部,承担国家及省部级课题10余项,获省部级科研及教学成果奖10余项;指导博士、硕士研究生百余名。

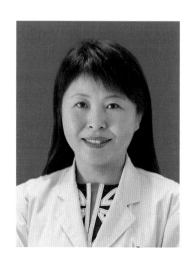

宋　伟

　　北京协和医学院博士生导师,北京协和医院主任医师、教授。

　　担任中华医学会放射学分会第十四、十五届心胸学组副组长,第十一届至十五届心胸学组委员,北京医学会放射学分会第十二届副主任委员,中国医学装备协会理事,中国医学装备协会CT应用专业委员会副主任委员兼秘书长。《中华放射学杂志》《中国医学科学院学报》《中国医学影像技术》《癌症进展》《影像诊断与介入治疗》等杂志编委或通讯编委。多年来一直致力于呼吸疾病的影像诊断与研究工作,发表包括SCI收录论文80余篇,参编各类专著、教材15部,承担、参加国家级、省部级课题10余项,获中华医学科技奖一等奖、北京市高等教育教学成果奖一等奖、北京市教育教学成果(高等教育)奖二等奖。

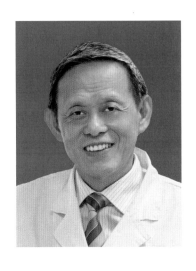

陈起航

北京医院放射科主任医师、副主任，中央保健会诊专家。

担任中华医学会放射学分会第十四、十五届心胸学组顾问，中华医学会呼吸病学分会间质病学组成员；中国医师协会呼吸医师分会呼吸放射工作委员会副主任委员；亚洲胸部放射学会常务委员。1987—1988年赴美国UCSF学习肺部HRCT诊断，在国内首先开展HRCT。从事放射影像诊断36年，以胸部影像诊断为专长，在弥漫性肺部疾病及呼吸系统疑难性疾病的影像诊断上有丰富的经验，先后主编6部胸部影像学专著。

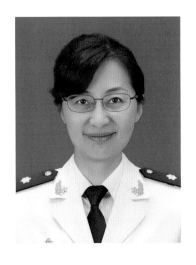

萧　毅

副主任医师、副教授，海军军医大学硕士生导师，海军军医大学附属长征医院放射科副主任，影像规培基地主任。

现任中华医学会放射学分会心胸学组副组长，中国医师协会放射科医师分会心血管学组副组长，全军分子影像与核医学专业委员会委员，上海市放射学会委员兼胸组组长。从事临床及教学工作20余年，专注于心胸影像诊断及影像新技术与术前评估。曾获上海市科技进步一等奖、军队医疗成果二等奖、军队医疗成果三等奖各1项。近五年，作为第一申请人及主要研究人员获"十三五"科技部人工智能重点项目、中荷战略科学联盟计划项目、国家自然科学基金面上及省部级重点基金8项共计2 400余万元。发表SCI论文及核心期刊论文40余篇。副主编医学专著4部，参编医学专著8部。

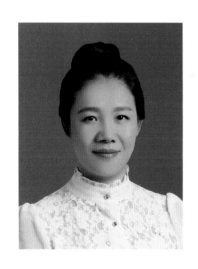

王秋萍

  医学博士、硕士生导师,西安交通大学第一附属医院主任医师。

  陕西省抗癌协会肿瘤影像专业委员会委员,擅长胸部和盆腔疾病的诊断与鉴别诊断,参加院内外疑难病例会诊超过 1 000 例/年。近 5 年主编、副主编、参译、参编专著、教材 5 部,2018 年获"国家科学技术学术著作出版基金"。

第3版修订说明

中华影像医学丛书是人民卫生出版社萃集国内影像医学一流专家和学科领袖倾心打造的学术经典代表作，其第 1 版和第 2 版分别代表了我国影像学界当时最高的学术水平，为国内医学影像学的学科发展、人才培养和临床诊疗水平的提升发挥了巨大的推动作用。作为医学的"眼睛"，影像学的发展除了需要专家经验的积累外，还有赖于科学技术的不断进步和影像设备的不断更新。该套丛书第 2 版出版以来，医学影像学又取得了更多的进展，人工智能也越来越多地应用于医学影像学，书中的有些内容已经落后于时代需要。此外，近几年来，书籍的出版形式也在从传统的纸质出版向纸数融合的融媒体图书出版转变。

正是基于上述分析，本次修订在第 2 版的基础上与时俱进、吐陈纳新，并以"互联网 +"为指引，充分发挥创新融合的出版优势，努力突出如下特色：

第一，权威性。本次修订的总主编由中华医学会放射学分会主任委员金征宇教授担任，各分卷主编由中华医学会放射学分会和中国医师协会放射医师分会的主要专家担任，充分保障内容的权威性。

第二，科学性。本次修订将在前一版的基础上，充分借鉴国内外疾病诊疗的最新指南，全面吸纳相应学科领域的最新进展，最大限度地体现内容的科学性。

第三，系统性。修订后的第 3 版以人体系统为基础，设立 12 个分卷，详细介绍各系统的临床实践和最新研究成果，在学科体系上做到了纵向贯通、横向交叉。

第四，全面性。修订后的第 3 版进一步发挥我国患者基数大、临床可见病种多的优势，全面覆盖与医学影像学诊疗相关的病种，更加突出其医学影像学"大百科全书"的特色。

第五，创新性。在常规纸质图书图文结合的基础上，本轮修订过程中将不宜放入纸质图书的图片、视频等素材通过二维码关联的形式呈现，实现创新融合的出版形式。同时，为了充分发挥网络平台的载体作用，本次修订将在出版纸数融合图书的基础上，同步构建中华临床影像库。

第六，实用性。相对于国外的大型丛书，该套丛书的内容以国内的临床资料为主，跟踪国际上本专业的新发展，突出中国专家的临床思路和丰富经验，关注专科医师和住院医师培养的核心需求，具有更强的临床实用性。

登录中华临床影像库步骤

▌公众号登录 >>

▌网站登录 >>

扫描图书封底二维码
关注"临床影像库"公众号

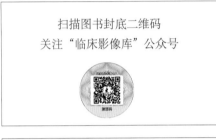

点击"影像库"菜单
进入中华临床影像库首页

输入网址 medbooks.ipmph.com/yx
进入中华临床影像库首页

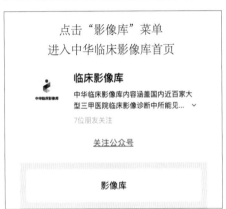

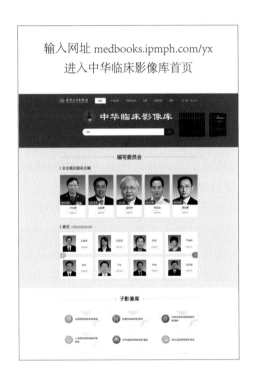

进入中华临床影像库首页

注册或登录

PC 端点击首页"兑换"按钮
移动端在首页菜单中选择"兑换"按钮

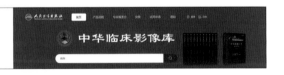

输入兑换码,点击"激活"按钮
开通中华临床影像库的使用权限

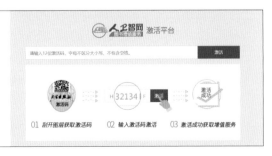

分卷	主编			副主编			
头颈部卷	王振常	鲜军舫		陶晓峰	李松柏	胡春洪	
乳腺卷	周纯武			罗娅红	彭卫军	刘佩芳	汪登斌
中枢神经系统卷	龚启勇	卢光明	程敬亮	马 林	洪 楠	张 辉	
心血管系统卷	金征宇	吕 滨		王锡明	王怡宁	于 薇	夏黎明
呼吸系统卷	刘士远	郭佑民		伍建林	宋 伟	陈起航	萧 毅 王秋萍
消化道卷	梁长虹	胡道予		张惠茅	李子平	孙应实	
肝胆胰脾卷	宋 彬	严福华		赵心明	龙莉玲		
骨肌系统卷	徐文坚	袁慧书		程晓光	王绍武		
泌尿生殖系统卷	陈 敏	王霄英		薛华丹	沈 文	刘爱连	李 震
儿科卷	李 欣	邵剑波		彭 芸	宁 刚	袁新宇	
介入放射学卷	郑传胜	程英升		孙 钢	李天晓	李晓光	肖恩华
分子影像学卷	王培军			王 滨	徐海波	王 悍	

前　言

　　《中华影像医学·呼吸系统卷》（第2版）自2010年出版至今已超过9年，期间影像类设备发展迅猛，新技术不断涌现，新的指南和共识不断推出。原第2版的相关内容已与学科进步不相适应。基于此，本次编写邀请了30多位来自全国27所大学之附属医院长期从事呼吸影像诊断的国内著名中青年专家，经过各位专家与所率团队的倾力辛劳，时至2019年初夏完成初稿。

　　本书的编写定位是希望能够成为本专业权威和传世之作。故此，在编排章节上，力求把最新的检查技术和应用、尽可能全的疾病、相关影像学诊断与鉴别诊断等内容，以较为系统的知识展示给读者，尽可能地将本书编写成为国内"全面、系统、经典"的大型参考书。

　　编写过程中注重体现不同作者在呼吸系统疾病诊断与鉴别诊断中的体会，参考了相关疾病诊断的最新指南，充实和细化了每一节中所描述的内容，既注重系统性和实用性，也强调时效性和参考性。可供医学影像、呼吸与危重症、感染、风湿科、胸外科、肿瘤内外科、儿科等相关专业的中高级医师不时之需，也可作为相关专业的硕士生、博士生参考用书。

　　由于学识所限，书中疏漏与不足之处在所难免，恳请各位同行和读者不吝批评指正。

2019年初夏

目 录

第一章　胸部医学影像学检查技术进展与应用

在过去的 30 年里，X 线检查、CT、MRI、超声和核素检查越来越多地应用于呼吸系统疾病的诊断。因此，要求从事胸部影像诊断的医生除了掌握各种疾病的影像学表现外，还需要了解各种影像技术的适用范围、诊断能力、应用价值以及前沿进展，以便于更为合理地选择和综合使用各种影像手段。

第一节　X 线检查技术进展与应用

X 线检查对早期病变的筛查、诊断与随访方面有重要价值。尤其 DR 的广泛使用，提高了 X 线胸片的清晰度，提高胸部病变的显示能力。对于气胸、胸腔积液及肋骨骨折可作出定性诊断。

1. **数字 X 线摄影**（digital radiography，DR）　X 线检查经历了增感屏-胶片系统成像方式后，迎来了数字化时代。DR 降低了受试者所接受 X 线照射量的同时，增加了后处理功能，图像的清晰度和对比度大大提高，均优于传统的 X 线胸片。然而，DR 所获得图像仍然是重叠图像，对于胸部一些隐蔽部位，如纵隔旁、心后、后肋膈角等部位的病变诊断仍然存在盲区（图 1-1-1），所以，针对这些部位的病变需要进一步的 CT 检查。

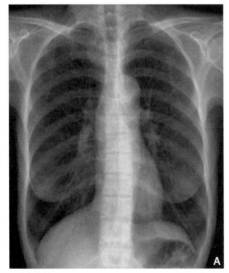

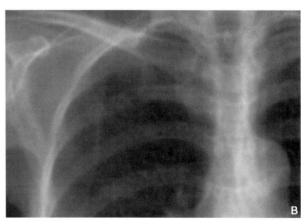

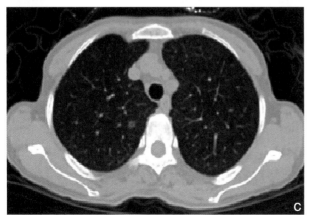

图 1-1-1　遮蔽部位微小病灶的 X 线胸片与 CT 对比

女性，30 岁，胸部 X 线片（A）及右上肺局部放大图（B）未见明显异常，胸部 CT（C）可见右肺上叶脊柱旁混合性磨玻璃结节影，与上腔静脉前后重叠。CT 检查作为 DR 的补充，可以发现 DR 所不能发现的肺内微小病变

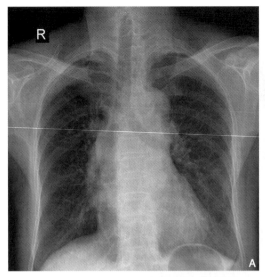

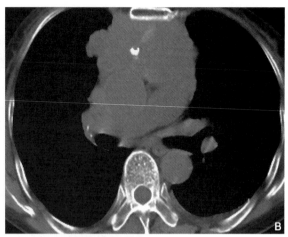

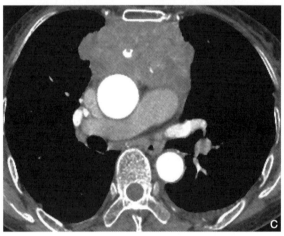

图 1-1-2　胸腺瘤 B2

女性,69 岁,胸部正位片(A)示右肺门结构不清,轴位 CT 平扫纵隔窗(B)显示前上纵隔不规则肿块影,呈分叶状,中心可见粗大钙化,同层增强扫描(C)显示病灶呈中度强化

对于胸部 X 线发现的病灶,进一步明确病变性质时,常常需要观察其内部特点、外缘情况,甚至血供特性,此时,CT 的检查也是必要的(图 1-1-2)。

2. 数字合成 X 线断层成像技术　数字合成 X 线断层成像技术(digital tomosynthesis,DTS),是常规 X 线检查的提高和延伸。其原理是在 X 线穿行轨迹中允许任意数量的目的层,X 线球管在移动的位置上多角度的连续投照,球管与探测器做平行于患者的同步方向运动,一系列的投影图像被快速的采集,使用像素偏移、叠加或滤波反投影的程序完成图像重建,任何设定高度的断层图像均可被重建出来。从原理得知,想要使不同深度的物体被分离开,就必须进行大角度投影。消除重叠结构的混淆,从而提高病变的诊断效能。

与 DR 相比,DTS 为数字断层图像,它克服了组织结构的重叠,提高了病变的检出率;可使细微结构分离(图 1-1-3),尤其对肺结节检出、肺间质纤维化的发现和显示,提高了病变的特异性。此外,DTS 通过多角度曝光、相邻数字信号位移叠加,实现智能全景拼接成像,为脊柱侧弯、骨骼矫形患者提供影像扫描方案(图 1-1-4)。

与 CT 相比,DTS 操作空间更为宽广,可实现功能位的断层图像;无金属伪影问题,金属植入物对 DTS 成像无影响。然而,由于 X 线的椎体光束效应,层面中所覆盖的解剖结构随着其探测器的距离增加而减少。DTS 与 CT 比较密度分辨率相对较低,仅适用于自然对比较好的部位,且 DTS 图像由于受到成像时摆动角度的限制,重建的图像层厚较大,因此,DTS 图形数据不能做三维重建。

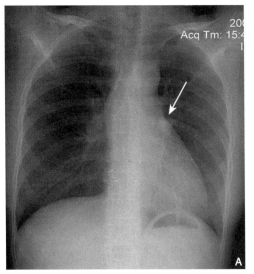
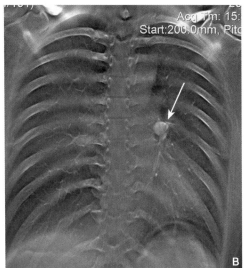

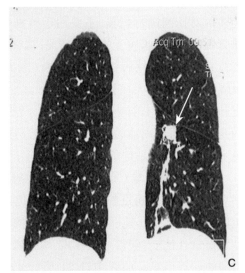

图 1-1-3　肺结节

阅片时后前位胸片（A）漏诊，回顾性观察隐约可见左侧肺门附近小斑片状影，断层融合技术（B）可以清晰地显示肺结节阴影，CT扫描冠状位重建（C）证实肺结节的存在

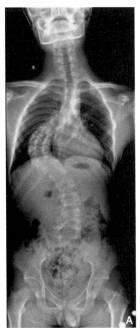
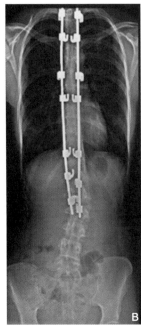
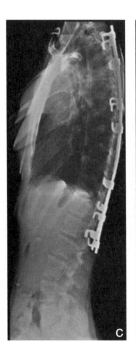
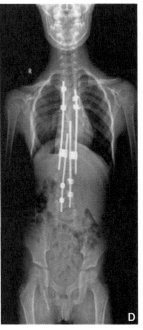

图 1-1-4　数字合成 X 线断层成像技术自动全景拼接

脊柱侧弯（A）及骨骼矫形（B~D）患者实现全景拼接，且金属植入物不会造成金属伪影，使得图像质量大幅提高

（郭佑民　于　楠）

第二节　CT 检查技术进展与应用

【概述】

胸部 CT 也是一种 X 线成像技术,与 X 线不同,CT 成像是一种模拟图像,像素的密度可以通过测量 CT 值量化反映。与普通 X 线比较,CT 检查在病变的定性与定量诊断都具有更大的优势。主要应用于以下方面。

（1）肺实质性病变,包括:肺结节和肿块、肺内渗出和实变性病变、肺不张、肺气肿、各种类型的肺内空腔性病变的诊断、评价与随访。

（2）肺间质性病变的诊断、评价与随访。

（3）支气管病变的诊断、评价与随访。

（4）肺血管病变诊断、评价与随访。

（5）纵隔与淋巴结病变的诊断、评价与随访。

（6）胸膜腔病变的诊断、评价与随访。

（7）胸壁与胸廓骨病变的诊断、评价与随访。

【普通扫描】

用于病变的发现和细节征象的显示。平扫能够满足基本的诊断需求。

【高分辨扫描】

高分辨 CT 扫描(high resolution computer tomography,HRCT)技术为薄层扫描及高分辨算法重建图像的检查技术。主要用于显示病灶的细微结构。对弥漫性肺间质病变及支气管扩张的诊断具有重要作用。主要应用如下。

（1）周围性肺癌的早期诊断,HRCT 能够早期发现磨玻璃病变,并识别其中的实性成分,对病灶的

发现和随访具有重要价值。

（2）对于疑难性肺疾病的定性评估,HRCT 能够清晰显示病灶本身以及病灶周围的影像学信息,为病灶的定性诊断提供更多参考(图 1-2-1)。

（3）对于感染性病变的判断,HRCT 能够区分感染性病变与肺感染性病变,进一步提示感染性病变的类型并提供有意义的参考。

（4）间质性肺疾病,HRCT 能够为间质性疾病提供分型及进展程度的评估(图 1-2-2),当间质性肺疾病合并感染时,HRCT 能够为治疗方式的选择提供一定的方向支持。

【增强扫描技术】

1. 普通增强扫描　在平扫基础上通过静脉快速注射对比剂进行扫描,主要用于鉴别血管性或非血管性病变;了解病变的血供情况;观察病变内血管走行,协助良、恶性病变的鉴别诊断(图 1-2-3);明确纵隔病变与心脏大血管的关系。除此之外,对于经皮肺活检患者,术前使用增强扫描对于排除血管性病变,了解病灶内血管穿行情况,制订穿刺计划,避免术后出血都有一定价值。

2. 动态增强与 CT 灌注成像　注射对比剂后对感兴趣区行多时间点扫描,以了解对比剂浓度的变化即为动态增强。能够明确肺内病变的血供特点或鉴别血管性病变,获得增强模式、增强峰值以及动态增强曲线等信息。曲线中以 CT 值的变化来反映组织中碘聚集量随时间的变化情况。CT 灌注成像在静脉快速团注对比剂后,对感兴趣区连续进行快速 CT 扫描,通过特定的算法获得肺组织或肺病变的血流量、血容积、平均通过时间、毛细血管积分、对比剂

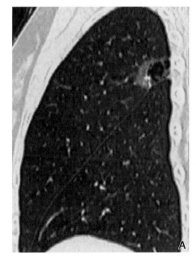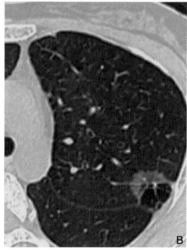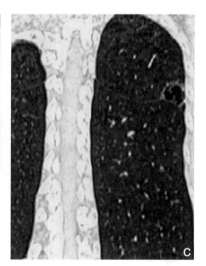

图 1-2-1　高分化腺癌

女性,43 岁,左肺上叶孤立性结节,HRCT 矢状位(A)、轴位(B)及冠状位(C)能够从不同角度观察磨玻璃结节及囊腔部分,磨玻璃影境界清晰,相邻叶间胸膜可见牵拉凹陷

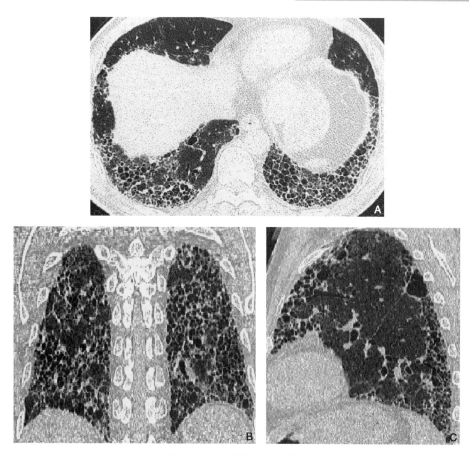

图 1-2-2　特发性间质性肺炎

男性,65 岁,HRCT 轴位(A)、冠状位(B)及矢状位(C)显示两下肺胸膜下网格状、蜂窝状改变,双肺背侧少量磨玻璃样改变

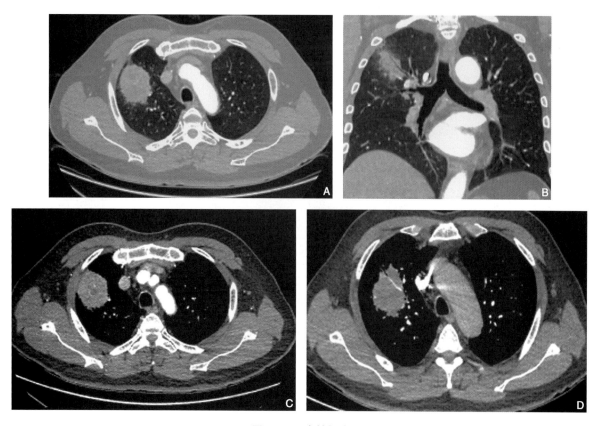

图 1-2-3　炎性假瘤

男性,57 岁,查体,CT 肺窗轴位(A)及冠状位重建(B)示右肺上叶肿块,其内边缘部分可见支气管走行自然,增强扫描动脉期(C)病灶明显强化,内可见边界清楚的小圆形低密度灶,静脉期(D)病灶内可见血管走行

廓清率及增强斜率等信息可有效地反映肺组织或病变的血流灌注功能信息。

3. CT血管成像（CT angiography，CTA） CTA技术具有安全、无创的特点，能够从不同方位显示血管结构。不仅可用于血管本身疾病的检查，还可以用于显示其他疾病引起的血管改变。目前肺动脉CTA是诊断肺栓塞的重要手段，但对于肺动脉远端细小分支的栓塞诊断敏感性较低。除此之外，CTA还可用于评价肺癌对肺血管的侵犯情况。

【CT后处理技术】

对螺旋CT与多层CT获得的容积扫描数据进行多种图像后处理重建克服了单纯横断面图像的缺点，可以从任意角度观察感兴趣区的形态和毗邻关系。常用的方法包括多平面重建（MPR）及曲面重建（CPR）、最大或最小密度投影（MIP或MinP）、表面遮盖（SSD）和容积再现（VR）。

（1）多平面重建可以从任意角度观察感兴趣区的形态与毗邻关系，克服了单一断层图像对病变定位困难的缺陷（图1-2-4）。

（2）曲面重建是将不在一个层面内的结构经过变性构建在一个平面内，用于展现弯曲结构的全貌（图1-2-5）。

（3）最大密度投影（MIP）强调显示高密度结构，如强化的血管（图1-2-6、图1-2-7）、钙化和骨骼，而最小密度投影主要显示低密度结构，如肺气肿区域。

（4）容积再现技术（VR）利用选取层面容积数据的所有体素，通过计算机各个层面不同密度的体素分类，重建出含有空间结构和密度信息的三维立体图像（图1-2-8~图1-2-12）。

（5）仿真内镜技术（CTVE）是对容积数据进行重建获得的三维图像（图1-2-13），可以使气道腔内结构显示成为可能。他能显示气管支气管表面的图像，并利用计算机的模拟导航技术进行腔内透视，实时回放。

【双能量CT】

双能量CT的概念、理论、构想在CT发明之初便被提出，但由于硬件、软件的种种限制，它一直停滞在实验室研究阶段。为尽可能实现双能量CT解

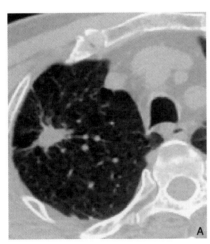
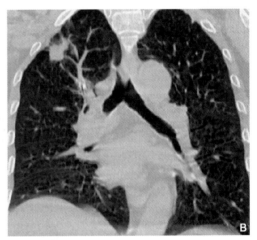
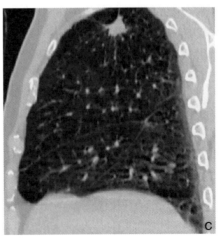

图1-2-4 肺腺癌

男性，71岁，右侧肢体活动不灵便1个月，加重1周。CT轴位图像可见右肺上叶（A）不规则结节影，冠状位（B）与矢状位（C）从多角度显示病变与周围血管的关系和胸膜的关系。病变周围血管向病变集中，周围可见胸膜牵拉

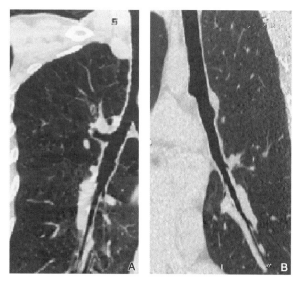

图 1-2-5　正常气管支气管
支气管曲面重建能够显示右侧(A)及左侧(B)主支气
管全程的走行、形态

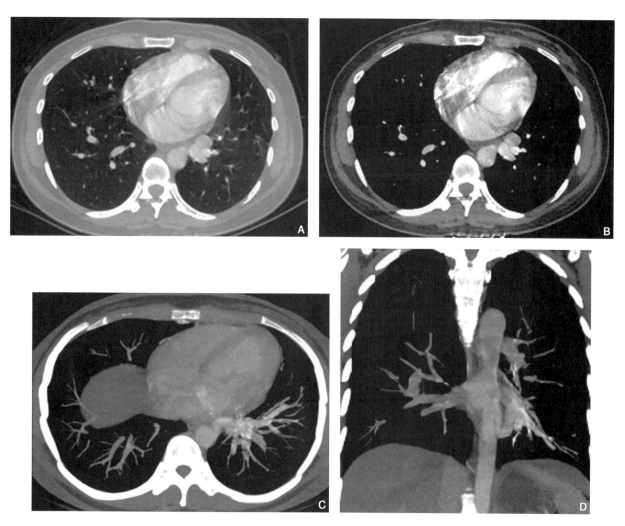

图 1-2-6　肺血管畸形
女性,26 岁,咯血原因待查。胸部 CT 肺窗(A)可见左下肺门结节影,增强扫描(B)可见结节明显强化,利用
MIP 技术获得轴位(C)、冠状位(D)重建,这些图像可以从不同角度观察病灶,发现强化结节与降主动脉相通

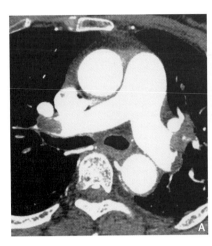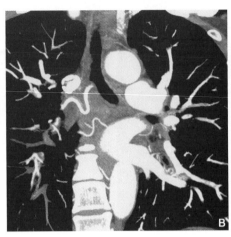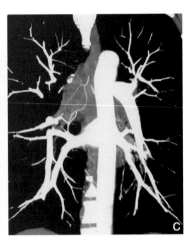

图 1-2-7 肺动脉栓塞并支气管动脉增粗

CT 轴位(A)及 MIP 冠状位(B、C)清楚地显示肺动脉栓塞并增粗的支气管动脉及其走行

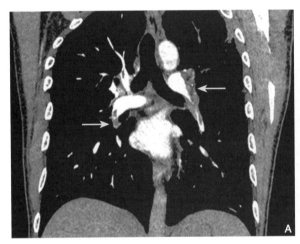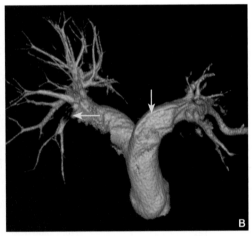

图 1-2-8 肺动脉栓塞(两肺、多发)

男性,68 岁,CTPA 冠状位重建(A)及 VR 图像(B)显示肺动脉内多发充盈缺损

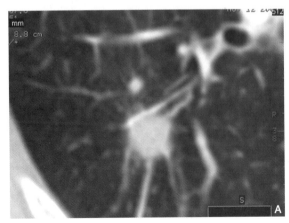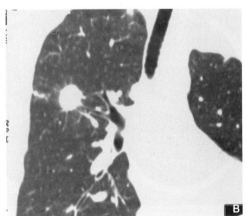

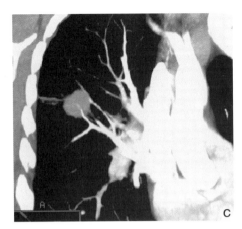

图 1-2-9　肺结节

使用多平面重建获得轴位(A)冠状位(B)图像,观察右肺上叶结
节与周围血管的关系;同一患者使用 MIP 技术获得冠状位(C)
图像,清晰显示周围血管进入病灶,走行自然

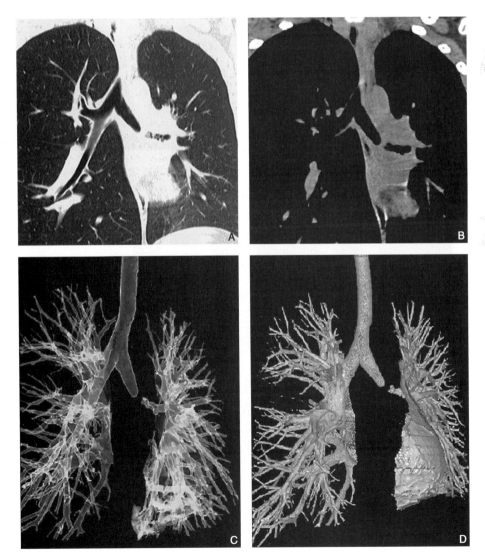

图 1-2-10　左主支气管内病变

常规 CT 肺窗(A)与纵隔窗(B)显示左主支气管腔内软组织影,VR 图像(C、D)能够更加直
观地显示左主支气管腔不连续的位置

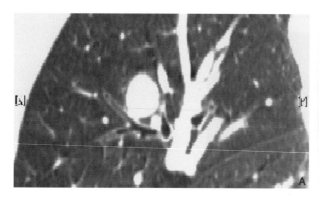
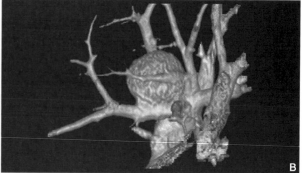

图 1-2-11　肺结节

CT 矢状位(A)与 VR 图像(B)显示右肺上叶结节边缘的气管、血管纹理走行,管壁未见破坏,管腔未见明显增粗、狭窄

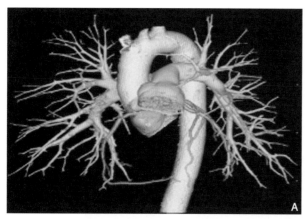
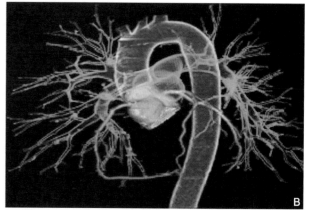

图 1-2-12　肺动脉联合主动脉及冠状动脉成像

VR(A)图像能够清晰、直观地显示主动脉、冠状动脉及肺动脉的走行,血管透明化后(B),能够显示管腔及管壁的状态

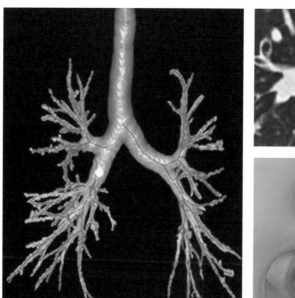
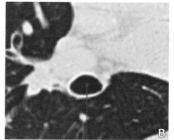
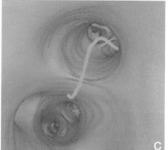

图 1-2-13　支气管虚拟内镜

采用仿真内镜技术,能够清晰显示支气管管腔内的结构,和支气管内壁情况(C),与纤维支气管内镜相比,仿真内镜所在位置可以在支气管束三维图像中(A,白点)和轴位 CT 断层图像中观察到,从而客观、准确地确定异常的位置,从整体上观察病变

析所需的"三同"(即同时、同源、同向),序列扫描成像技术、双球管双能量成像技术、双层探测器技术、光子计数技术和单源瞬时 kVp 切换技术等相继出现并逐渐应用于临床。与常规混合能量 CT 比较,其显著的优势在于 1 次扫描能得到基物质图像、单能量千电子伏(kiloelectron volts,keV)图像、能谱曲线、有效原子序数等多个有用参数。

它除了延续传统计算机断层 CT 图像的优点以外,同时,在不增加辐射剂量的前提下可以提取更多与诊断相关的参数,利用这些信息可以选择性生成单能量图像和物质分离图像,可有效识别和量化在病理生理过程中出现的异常物质成分及造影剂信息,如区分脂性成分、铁、钙、碘等。通过优化单能量成像,使 CT 图像的显示和质量更便于临床诊断信息的提取。现阶段能量 CT 在胸部检查中的技术应用主要表现以下几点。

(1)肺动脉双能量 CT 成像:单能量图像可以改善细小血管的显示,并通过物质分离技术,依靠碘分布来检测肺内血流灌注状态。

(2)肺癌双能量 CT 成像:能谱曲线及基物质图像有助于肿瘤的定性诊断及鉴别诊断,单能量图像和基物质图像(碘基图)有助于肿瘤的疗效评估和预测。

(3)双能量 CT 肺通气成像:利用氙气作为对比剂吸入后进行双能量 CT 成像可用于评价慢性阻塞性肺疾病(chronic obstructive pulmonary disease,COPD)、支气管闭锁及哮喘的肺通气功能。双能量 CT 在胸部疾病具体临床应用主要包括以下几个方面。

1. 肺及纵隔占位性病变 双能量 CT 应用于肿瘤性病变的诊断并不只是单纯应用其单能量成像或能谱分析,而是综合应用其各种功能。

(1)单能量图像可得到不同 keV 条件下准确 CT 值,最佳单能量有利于病变的清晰显示。

(2)单能量成像可以避免对比剂硬化伪影和容积效应造成的遗漏和误诊小病灶,从而提高小病灶和多发病灶的检出率。

(3)能谱 CT 技术能够根据 X 线在物质中的衰减系数转变为相应的图像,有利于鉴别特异性的组织。通过对各种病变的 CT 能谱分析图(散点图、直方图)及能谱曲线对比分析(图 1-2-14),可以发现一

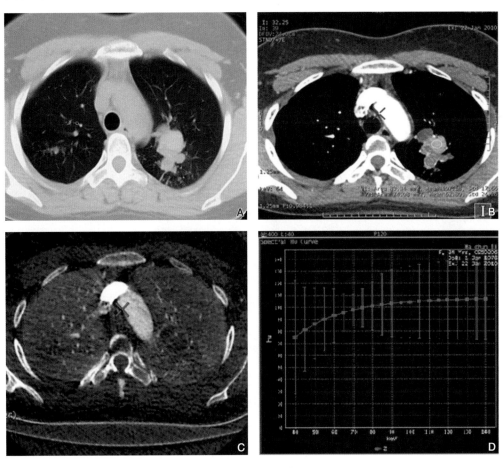

图 1-2-14 肺结核

肺窗(A)显示左肺上叶多发结节影,动脉期(B、D)显示病灶内 ROI1 较 ROI2 的 CT 值明显增高,提示病灶强化,而碘基物质成像(C)病灶内碘含量较正常肺组织偏低,说明病灶并没有强化,能谱碘曲线分析(D)显示 ROI2(红圈)能谱曲线呈弓背向上抬高,提示病变内含有脂质成分

些规律性的特征,对于肿瘤定位、定性和分期方面会起到很好的指导作用(图1-2-15)。

(4)碘/水基物质含量图可定量测量不同组织的碘含量,有利于诊断中央型肺癌与肺不张关系、纵隔病变与肺结节性质分析(图1-2-16)、实体肿瘤放化疗效果评价、胸水性质鉴别。

(5)利用MARS技术消除放射性粒子植入术后在CT图像上产生的金属伪影,利于术后疗效的评估。目前肿瘤放化疗评价主要依据实体肿瘤治疗反应评价标准(response evaluation criteria in solid tumor,RECIST)来判断,单纯使用肿瘤大小进行评价,对于疗效的评估有很大的局限性。而双能量CT通过多参数成像可以对病灶中碘含量进行定量测量,反映肿瘤血供情况,对肿瘤的疗效评估提供定量指标。

2. 肺栓塞 目前,CTPA被认为是急性肺栓塞的标准检查方式。但常规CTPA仅能提供肺血管的形态学信息,而无法评估栓子造成的肺血流灌注影响。双能量CTPA可以提供血管形态和肺灌注的双重信息,从而提高栓子检出率,全面评价栓子对血流灌注的影响,为患者的治疗、风险评估、预后评价提供全面指导。

(1)单能量图像能够增加栓子的检出率。单能量CT可以获得40~140keV之间不同X线能量的单能量图像,从而根据临床诊断的不同需要选取最理想的单能量图像。低keV图像可以增加血管与栓子之间的对比,有利于显示微小的栓子,且可以清楚地显示各级动脉,然而会增加图像噪声,而增加栓子的假阳性率;高keV图像可以有效减轻或去除硬化伪影,能够降低假阳性栓子的检出,然而栓子与周围血管的对比也降低,可能影响栓子的检查。有研究表明(%),65keV图像,噪声最低,图像质量最高,以及最高的对比噪声比(contrast-to-noise ratio,CNR)。马光明等使用计算机辅助检测技术联合单能量图像检测肺栓塞,结果发现使用60~65keV单能量图像联合计算机辅助诊断能够获得最高的敏感性和最低的假阳性率(图1-2-17)。

(2)双能量CT灌注成像可以在较高空间分辨率的情况下得到对比剂在肺实质的分布情况,并且不会增加额外的辐射剂量。双能量CT的碘基图通过反映肺实质内碘含量的差异,反映肺灌注信息。因此,双能量CT通过提供肺动脉内栓子的解剖信息

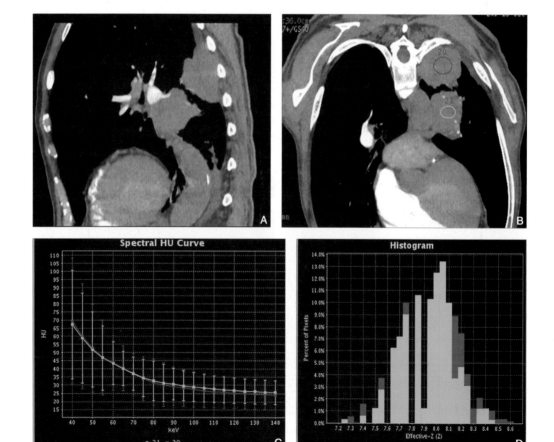

图1-2-15 肺内多发病变

胸部CT矢状位(A)及冠状位(B)重建显示肺内多发病灶,其CT能谱分析散点图(C)和直方图(D)显示两个病变(红圈和绿圈)的直方图或能谱曲线基本重合,提示病变的组织病理成分类似

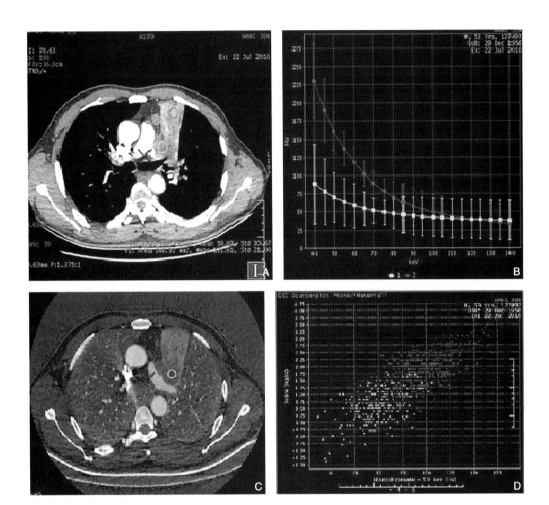

图 1-2-16　中央型肺癌伴阻塞性肺不张

CTPA（A）显示 ROI1（黄圈）ROI2（红圈）强化特点,能谱曲线（B）显示两种不同组织成分在不同能量级别的 CT 值变化趋势。同一患者碘基物质成像（C）显示 ROI3（蓝圈）ROI4（绿圈）病灶内碘含量的差异,散点图（D）显示两种组织碘含量不同,提示两种组织成分的差异性

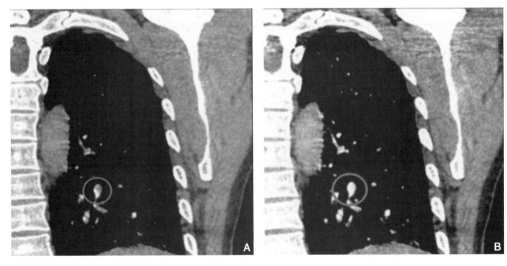

图 1-2-17　肺动脉假阳性血栓

同一急性肺血栓栓塞患者的常规混合能量（140kVp）图像（A）中显示肺动脉内充盈缺损,在最佳单能量（65keV）成像（B）中,肺野内各肺动脉分支对比度高于图 A,管腔内对比剂充盈良好,无明确充盈缺损影,提示此处病变为假阳性的栓子。该栓子并不存在

和由栓子阻塞肺动脉引起的肺灌注缺损的功能信息（图 1-2-18、图 1-2-19），可以提高肺栓塞的诊断敏感度，特别是对外周性肺栓塞的诊断准确性明显高于常规 CTPA（图 1-2-20、图 1-2-21）。

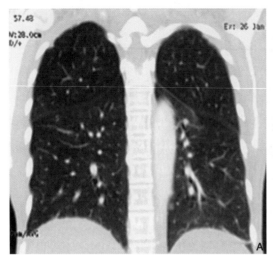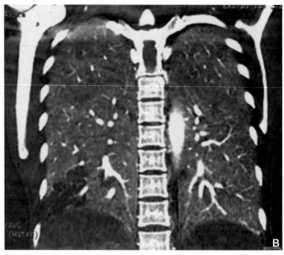

图 1-2-18 肺局限性低灌注

急性肺血栓栓塞患者，常规 CT（A）双肺密度未见异常，对应层面基物质图像（B）显示右肺下叶楔形低灌注区，为肺栓塞的诊断提供间接征象

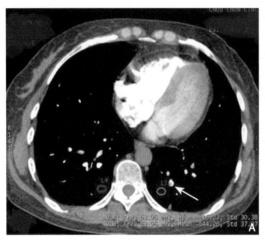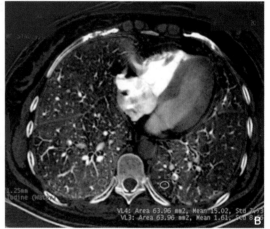

图 1-2-19 急性肺栓塞

女性，52 岁，骨折术后，突发胸闷、胸痛，CTPA 横断图像（A）示左肺下叶亚段级肺动脉内低密度充盈缺损（箭）。同层碘基图显示栓塞血管支配区肺组织（浅蓝色○）碘含量为 1.61，对侧相同位置肺组织（深蓝色○）碘含量为 15.02

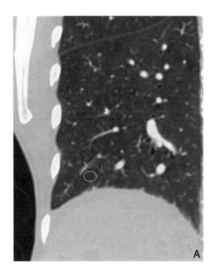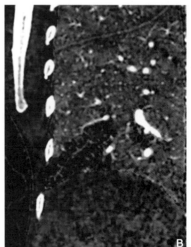

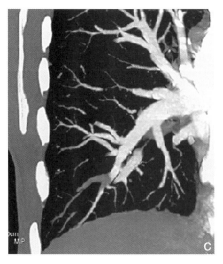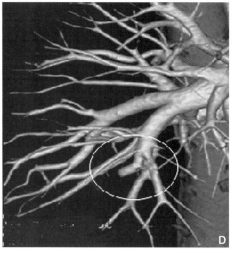

图 1-2-20 外周性肺栓塞

女性,58 岁,胸闷、气短、胸痛、咳嗽,CT 常规冠状位重建(A)右下肺密度均匀,同层碘基图(B)显示右下肺外带楔形低灌注区,MIP 图像(C)及 VR 图像(D)显示肺动脉血供分布缺损区域与肺梗死的区域一致

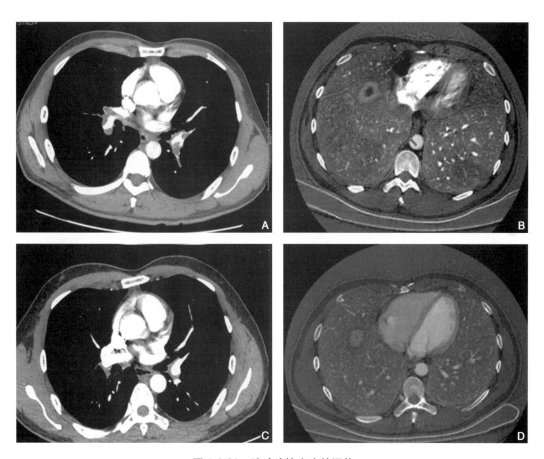

图 1-2-21 肺动脉栓塞疗效评估

初次就诊 CTPA(A)示双侧肺动脉多发充盈缺损,下肺野碘基图(B)显示双侧多发灌注缺损区,治疗后复查 CTPA(C)双侧肺动脉充盈缺损消失,碘基图(D)显示密度均匀,低灌注区消失

3. 慢性阻塞性肺疾病 双能量 CT 在慢性阻塞性肺疾病的诊断中较常规 CT 提供更多信息。

(1)氙气增强的双能量 CT 是一种用于评估局部肺通气的方法。该技术不仅能显示正常肺通气功能,而且能动态或静态评估肺疾病的局部通气功能。

双期相氙气增强双能量 CT 肺通气成像可以同时评估慢性阻塞性肺疾病患者局部结构和通气异常,氙气增强双能量 CT 通气成像在定量、定性诊断慢性阻塞性肺疾病方面有一定作用。

(2)双能量 CT 灌注成像能够在一次扫描中获

得肺灌注和解剖图像。

【低剂量 CT 与迭代重建技术】

辐射剂量自 CT 发明伊始就是设备厂商、放射医生、卫生行业管理及监督机构无法回避的问题,业已成为医源性辐射最主要的剂量来源,限制了 CT 更广泛应用。胸部低剂量 CT(low-dose CT,LDCT)具有以下优点。

(1)降低受检者的 X 射线辐射剂量,消除部分患者对放射线的恐惧心理,适用于人群普查和肺癌高危人群的筛查以及孕妇、儿童的肺部检查。

(2)LDCT 肺部扫描虽然图像噪声稍有增加,但通过迭代重建(iterative reconstruction,IR)所获得的影像信息及图像质量完全可以满足诊断要求。

(3)降低 X 线管的损耗,延长球管使用的曝光次数及寿命,节约运行成本。因此,如何降低 CT 检查的辐射剂量已成为业界的研究热点。

实际上,实现 CT 低剂量是一项综合性的系统工程,近年来,低剂量胸部 CT 检查受到重视并逐渐普及,这种通过优化扫描参数,改变管电流或螺距等来减小辐射剂量的方式可适用于健康体检及肺癌筛查,但低剂量 CT 势必会影响到图像质量,当前广泛应用的滤波反投影技术(filtered back projection reconstruction,FBP)在 X 线投影数据采集不足的时候,噪声会增多,重建的 CT 图像质量就可能无法满足临床诊断需求。因此,IR 技术应运而生,与 FBP 相比,这种通过在多次迭代修正中提高 CT 图像质量、降低噪声和伪影的方法能够在较低的辐射条件下获得噪声较小的高质量图像,在降低 X 线辐射损伤方面有明显而独特的优势。

以 IR 技术为代表的各种图像降噪重建算法逐渐应用于临床,这为 ALARA 原则(保持足以满足诊断需要的较好的图像质量的同时,最大限度地降低辐射剂量)提供进一步降低辐射剂量潜能(图 1-2-22)。除此之外,双能量 CT 的最佳单能量技术能够提供较混合能量成像更优化的图像质量,从另一个角度上讲,这一技术为辐射剂量降低同时保证图像质量提供了技术的可行性(图 1-2-23、图 1-2-24)。

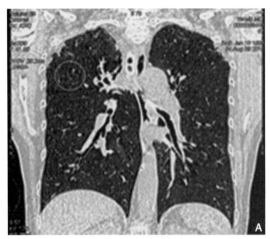
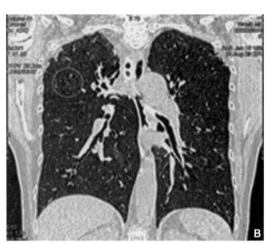
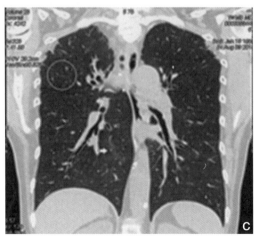

图 1-2-22 肺炎

女性,57 岁,发热、咳嗽 3 天,A~C 分别为肺窗冠状位图像,分别是未使用迭代重建技术(FBP,A)、第一代混合迭代重建(ASIR,B)、第二代完全迭代重建(RP20,D)。白圆圈内支气管、其旁水平裂结构和白箭头所指条片状磨玻璃密度影在 FBP 图像上显示不佳,RP20 观察支气管结构最为锐利、清晰(5 分)

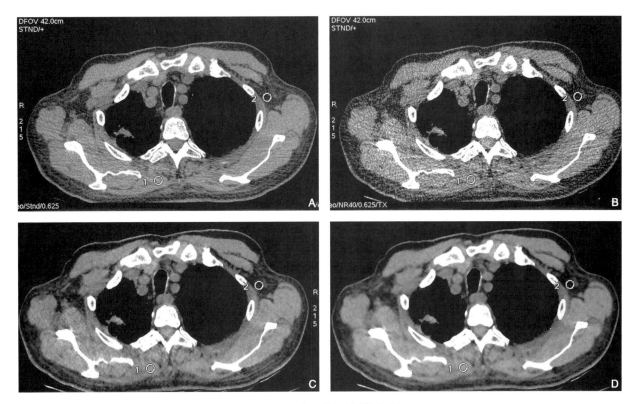

图 1-2-23 陈旧结核（纤维瘢痕）

男性，70 岁，相同位置胸锁关节水平轴位纵隔窗图像，背部肌肉及皮下脂肪噪声从高到低分别是 B、A、C、D。A 为初次常规剂量（120kVp/243mA）FBP 标准算法重建，背部肌肉及皮下脂肪噪声分别为 29.7 和 21.5HU；B 为复查低剂量（80kVp/217mA）FBP 标准算法重建，背部肌肉及皮下脂肪噪声分别为 44.3 和 36HU；C 为复查低剂量 MBIR$_{stnd}$ 重建，背部肌肉及皮下脂肪噪声分别为 14 和 15HU；D 为复查低剂量 MBIR$_{NR40}$ 算法重建，背部肌肉及皮下脂肪噪声分别为 9.2 和 10.4HU

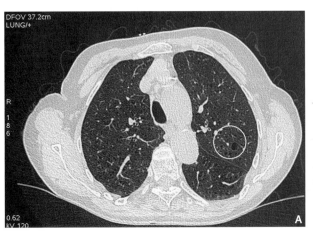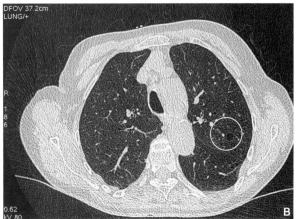

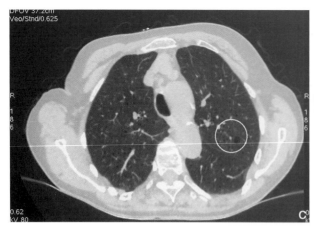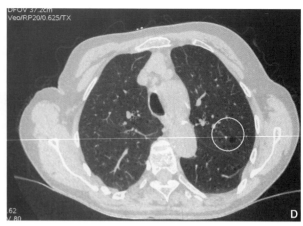

图 1-2-24　慢性支气管炎、肺气肿

女性,71 岁,相同位置轴位肺窗图像:A 为初次常规剂量(120kVp/108mA)FBP 肺算法重建,B 为复查低剂量(80kVp/99mA)FBP 肺算法重建,C 为复查低剂量 MBIR$_{stnd}$ 重建,D 为复查低剂量 MBIRRP20 重建。对于这组图像,主观噪声评分存在差异(图 A=3,图 B=2,图 C=5,图 D=5,其中 1 为最差,5 为最好);各种重建算法得到的图像在观察肺气肿、支气管壁与肺纹理清晰度评分存在差异(图 A=3/3,图 B=2/2,图 C=4/4,图 D=4/5)

(郭佑民　于　楠)

第三节　呼吸系统疾病定量测量技术与应用

【概述】

在过去的 20 年里,关于定量影像学(quantitative imaging)在呼吸系统疾病中的应用引起广泛关注。定量影像学通过从影像图像中提出可量化指标,并用生物信息学的手段从这些可量化指标中获得疾病的诊断、分级、预测、评价,以及细胞生物及分子生物学信息。在此过程中包含了数据阅读、图像分割、特征提取、统计分析、数据展示等诸多环节。然而,从图像中提取所有的定量指标仍然是比较困难的。

近年来,定量影像学在呼吸系统疾病中的应用不断深入和广泛,通过对胸部容积数据进行三维分割和定量显示,能够获得肺实质、肺间质、肺血管和支气管等多种定量参数(图 1-3-1),而这些参数对于

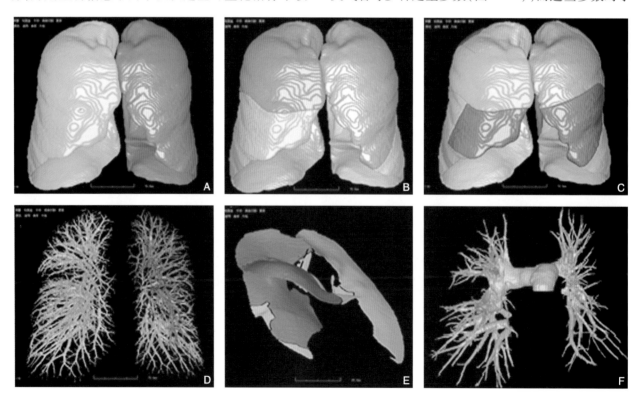

图 1-3-1　肺部组织结构的立体影像学

计算机自动提取的肺组织结构:全肺的前面观(A);肺叶的前面观(B);肺段的前面观(C);肺血管的前面观(D);肺叶间裂的前面观(E);肺动脉的前面观(F)

描述疾病的诊断、分型、进展、预测和转归,为呼吸系统疾病的评价系统提供新的评价技术手段。目前应用领域包括:孤立性肺结节、慢性阻塞性肺疾病、哮喘、肺栓塞、间质性肺疾病、肺腺瘤样畸形、支气管异物等的定量评价。

【临床应用】

1. 慢性阻塞性肺疾病 慢性阻塞性肺疾病临床存在异质性,而这样的异质性仅依靠肺功能检查很难体现。然而,使用定量 CT 技术能够显示支气管及肺实质的结构差异,例如肺气肿定量测量、支气管测量、血管测量等。目前,CT 定量技术并没有常规用于临床流程中,然而可用于慢性阻塞性肺疾病、哮喘等疾病的压型分型及治疗方案的制订。

(1)肺密度测量:通过对慢性阻塞性肺疾病患者吸气相和呼气相肺密度的测量,能够反映肺实质的病变,例如肺气肿定量测量。吸气相扫描时,以 CT 值低于−950HU 为界值定义低密度减低区,此区域即为肺气肿的区域。利用这种密度阈值的检测方法,能够对慢性阻塞性肺疾病患者进行肺气肿的定量测量。魏霞等使用这种密度阈值法对慢性阻塞性肺疾病患者肺气肿范围进行定量测量(图 1-3-2),结果发现,FEV1<1L 和肺气肿定量>20% 是慢性阻塞性肺疾病患者发生二氧化碳潴留的危险因素。

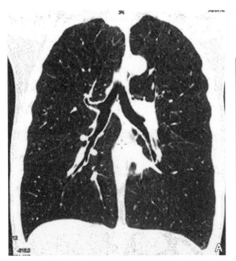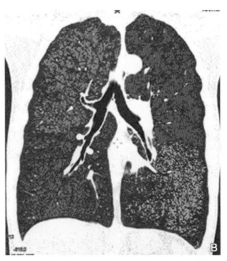

序号	体积(ml)	百分比(%)	平均密度(HU)	PD15(HU)	异质性
左右肺	1985.84	25.08	−984.11	−1010.00	0.15
右肺	865.67	22.26	−984.03	−1010.00	0.21
左肺	1120.17	27.81	−984.16	−1010.00	0.12
右上肺叶	449.32	27.59	−985.31	−1012.00	−
右中肺叶	143.45	22.19	−982.78	−1008.00	−
右下肺叶	272.90	16.90	−982.59	−1008.00	−
左上肺叶	618.06	31.15	−984.64	−1010.00	−
左下肺叶	502.11	24.57	−983.57	−1009.00	−

图 1-3-2 COPD(Ⅱ级)
患者男性,60 岁,胸部 CT 冠状位(A)可见两肺多发类圆形透光区,以−950HU 为判断肺气肿的阈值,自动分割得到各个肺叶的肺气肿分布图(B),以不同颜色标注,并定量计算并给出表格(C),显示全肺、右肺、左肺及各个肺叶的肺气肿体积、肺气肿百分比、平均气肿密度、第 15% 的肺密度值(PD15)及异质性

然而,使用密度阈值的方法难以分清气体潴留和肺气肿。目前,吸呼气扫描容积的非刚性配准克服了这种限制(图 1-3-3),因为它允许每个体素的双相表征,对空气潴留有更精确的量化(图 1-3-4)。

这种定量测量的方法命名为 PRM(parametric response mapping),利用肺密度的聚类分布图来区分正常肺组织、气体潴留区域和肺气肿。金晨望等通过 PRM 方法发现,无症状青年人群中存在不同程度空气潴留。PRM 法不仅所测定空气潴留、肺气肿参数值与肺功能的相关性均高于常规阈值法。且可将GOLD 分级一致的慢性阻塞性肺疾病患者,进一步分为小气道病变为主、肺气肿为主和混合三种亚型(图 1-3-4),为慢性阻塞性肺疾病诊断提供影像学表型,为临床诊疗提供辅助决策。

(2)气道测量:气道的定量测量包括对支气管树的提取和三维显示(图 1-3-5)。对支气管定量最认可的方法是依照支气管级数来定量测量。5 级以上支气管的直接测量相对准确度高。直接测量包括

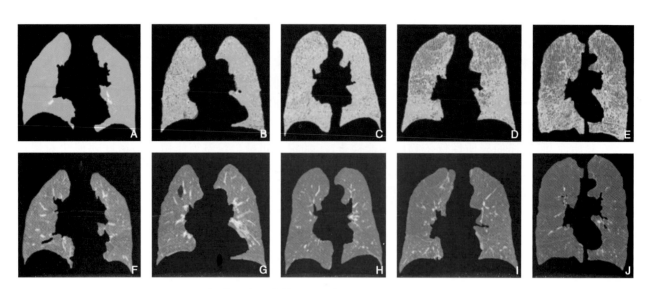

图 1-3-3 呼吸期双相配准模型在慢性阻塞性肺疾病分期中的不同表现

上排是根据下排 CT 图像的 CT 值获得的伪彩图,其中 A 为慢性支气管炎患者,B~E 分别是 Gold1~4 级慢性阻塞性肺疾病患者,黄色区域代表空气潴留,红色区域代表肺气肿,绿色区域代表正常肺组织。随着疾病分期的增加空气潴留范围逐渐增加,而正常肺组织范围逐渐减少

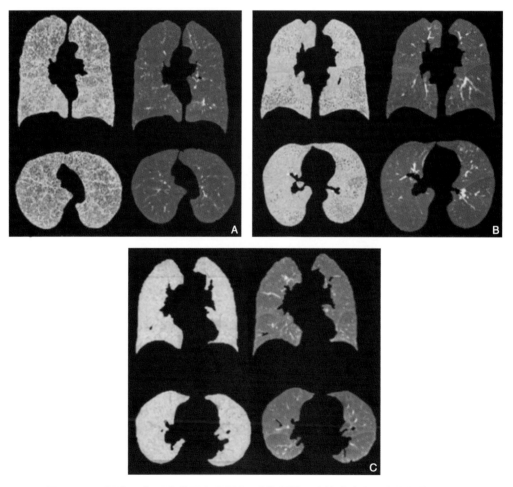

图 1-3-4 呼吸期双相配准模型在 GOLD2 分期慢性阻塞性肺疾病患者中的表型差异

相同慢性阻塞性肺疾病分级患者,影像学表型分为:肺气肿为著型(A,红色区域居多);混合型(B,红色区域和黄色区域兼有);空气潴留为著型(C,黄色区域居多)

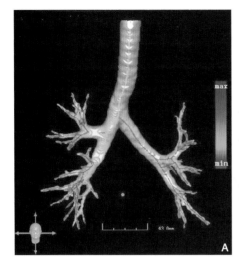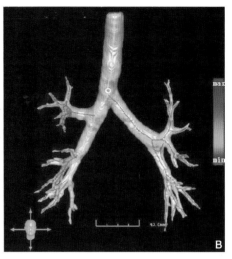

图 1-3-5　女性支气管提取及测量
女性,72 岁的支气管骨架提取(A);女性,26 岁的支气管骨架提取(B)。女性随着年龄增长,支气管呈现出管壁增厚,管腔狭窄的趋势

管腔直径和面积、壁厚和管壁面积、管壁的相对面积(管壁的面积与管腔面积之比)和气道壁密度(图 1-3-6、图 1-3-7)。气道测量指标还包括气道内周长为 10mm 时管壁的厚度(hypothetical airway with internal perimeter of 10mm,Pi10),它是通过绘制每一个体气道管壁面积平方根的内周长图,利用回归线得到任意个体周长为 10mm 时的管壁面积的平方根。在实际应用中,气道的参数还是会受到患者吸气呼气状态、肺容积、年龄、有无炎症反应等多因素的影响,因此,气道测量的临床应用仍然还是需要大量研究来证明其可重复性和测量准确性。

李艳等通过对 359 例慢性阻塞性肺疾病患者 CT 数据进行定量分析,结果发现:女性慢性阻塞性肺疾病患者较男性患者支气管管壁更厚,管腔更细,且 FEV1% pred 更低。这一结论从一定程度上揭示

了慢性阻塞性肺疾病女性患者较男性患者肺功能更差,症状更重的原因。

(3) 血管测量:血管测量对于肺部定量测量是有困难的。对于肺血管容积的定量测量也有助于了解肺疾病形态和生理之间的关系。有研究者使用肺血管与支气管之间的比较来描述肺血管的变化,发现吸烟者两者之间比例缩小,可能与吸烟者肺血管体积缩小有关(图 1-3-8)。

于楠等通过对胸部 CT 平扫数据进行血管分割及三维定量,测量支气管周围单位面积内肺血管数量及横截面积,观察慢性阻塞性肺疾病患者肺小血管的变化(图 1-3-9、图 1-3-10)。结果发现,第五级肺血管的数量与肺气肿定量呈负相关($R = -0.738$,$p = 0.000$),而与一氧化碳弥漫量(carbon monoxide diffusing capacity,DLCO)呈正相关($R = 0.770$,$p =$

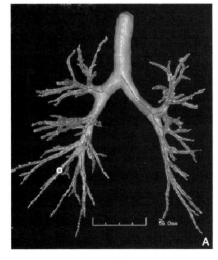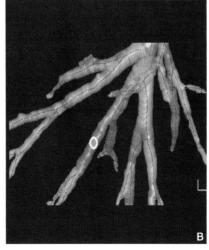

形态特征	值
肺	右肺
肺叶	右下肺叶
代	9.00
气管隆突距离(cm)	21.37
内腔横截面积(mm2)	4.35
内直径(mm)	3.53
扩张程度	1.35
视区血管总数量	32.00
视区血管总面积...	257.52
内腔横截面积(mm2)	9.76
管壁横截面积(mm2)	14.20
最大壁厚(mm)	1.18
平均壁厚(mm)	1.00
最大密度(HU)	-54.00
平均密度(HU)	-408.10
内直径(mm)	3.53
外直径(mm)	5.52
内周长(mm)	12.40
外周长(mm)	18.68
统计	

图 1-3-6　支气管的测量
女性,68 岁,CAD 三维分割支气管骨架图(A),通过对支气管参数的计算发现测量点的子代支气管内直径和大于其母代支气管内径的平均值(B),对所测量点支气管参数即时显示在旁边的表格内(C)

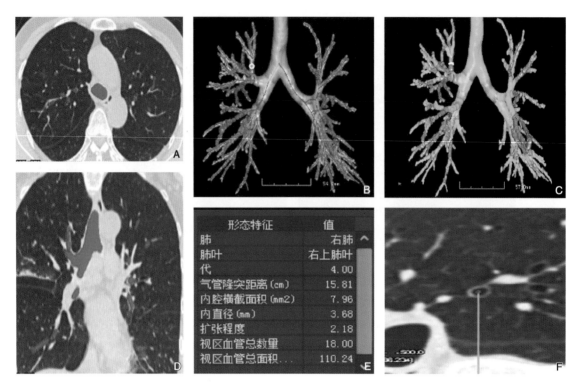

图 1-3-7 支气管扩张

女性,66 岁,基于数字肺分析平台,在轴位(A)及冠状位(B)重建图上,支气管被标注为红色,提取三维分割支气管骨架(C),经过自动检测,自动标注支气管扩张部分(使用红色标注,D),显示右肺上叶尖段、右肺中叶内侧段、右肺下叶内基底段、左肺上叶尖后段及左肺舌叶多发支气管扩张,测量点的支气管测量结果(E)显示该点扩张的位置、程度等参数,测量点放大图(F)显示支气管壁增厚

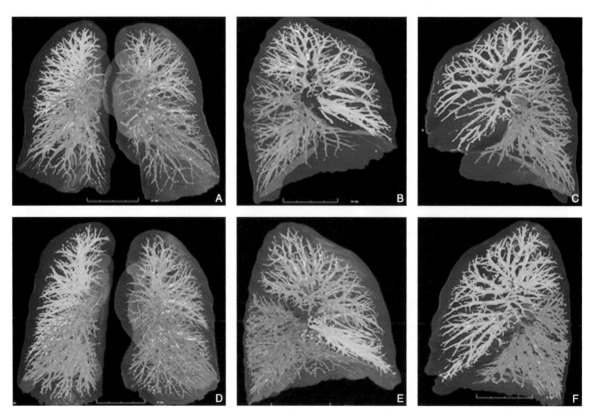

图 1-3-8 非吸烟男性与吸烟男性肺内血管体积比较

A~C 为非吸烟者,D~F 为吸烟者的血管三维图片,吸烟者肺内血管体积较非吸烟者血管体积大,以双下肺为著

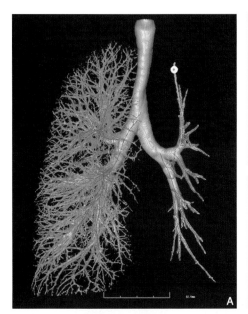
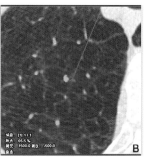

图 1-3-9　慢性阻塞性肺疾病患者测量血管的方法

通过对选定层面(A)图像的二值化处理,提取肺血管(黑点,B),最终保留具有横截面,并量化满足该横截面内面积≥5mm² 的血管(C)

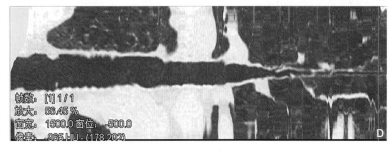

图 1-3-10　慢性阻塞性肺疾病患者测量血管的方法

首先提取肺血管骨架与支气管骨架(A),选定左肺上叶尖后段支气管第 9 代,测量支气管周围单位横截面积内血管数量(B),通过定量测量得到视区血管总数量为 9 支,视区血管总面积为 25.24mm²(C),并对支气管进行曲面重建,显示支气管内腔横截面积为 0.79mm²

0.003)。这一研究显示对慢性阻塞性肺疾病患者的肺血管观察是可测量、可定量的(图 1-3-8)。

2. 肺栓塞　肺栓塞是高致死率疾病,而有效及时的治疗能够降低死亡率。然而其诊断往往因为临床症状不典型而忽视。CT 肺动脉造影(computed tomography pulmonary angiography,CTPA)是肺栓塞的诊断方式。但图像数量多,栓子形态不典型时,阅读者可能由于阅读的疲劳发生漏诊。因此使用肺栓塞的自动检测是具有一定价值的。CT 定量技术除了能够对栓子进行检测外,还能够对栓子的立体结构进行描述和测量(图 1-3-11,图 1-3-12)。

沈聪等利用 CAD 技术检测栓子的栓子总体积(V)、栓子附壁长度总和(L)、栓子最大栓塞程度总和(D)、栓子总数(N)。基于以上参数,使用神经网络模型神经网络模型(neural net model,NNM)与多元线性回归(multiple linear regression,MLR)模型评价急性肺栓塞严重程度。

然而,对于那些位于亚段或亚段以下的栓子,CTPA 容易漏诊。能谱 CT 基物质图能够通过增强扫描时肺组织内碘含量的不同来反映血流动力学的

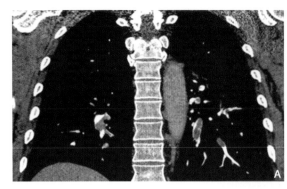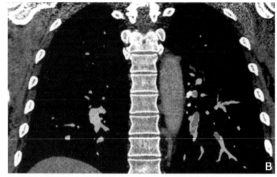

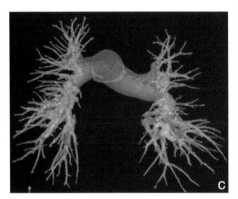

图 1-3-11　肺栓塞的自动检测模型

CTPA 冠状位(A)显示肺动脉内充盈缺损,CAD 自动检测并标记栓子(B),3D 图像(C)能够清楚地显示肺动脉及栓子,所有栓子的定量测量结果即时显示在旁边的表格内(D)

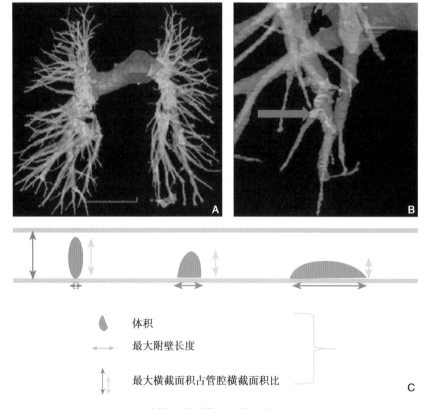

图 1-3-12　肺栓塞检测模型及栓子检测指标示意图

急性肺栓塞患者基于 CAD 自动检测肺动脉栓子(A、B),并同时计算栓子的体积、最大附壁长度及最大阻塞横截面积(C)

改变。栓塞发生时,栓塞区无血流或血流减少,碘基值下降。而肺栓塞时由于肺血流动力学异常引起的肺密度改变也可以作为间接反映灌注缺损区的方法。

3. **间质性肺疾病** ILD 的 CT 表现中征象多样,观察者主观性强,而定量影像学的使用恰恰能够弥补这样的缺陷。使得不同观察者或同一观察者的不同时期观察结果更加具有统一标准。甚至定量影像技术能够发现一些肉眼不能观测到的变化和征象。然而对 ILD 的检测难度在于病变多样,征象复杂,不能像肺气肿那样依靠肺密度阈值进行简单的区分疾病区域和正常区域。

无论何种原因导致的 ILD 发展到一定阶段常伴有肺体积与肺密度的改变。例如,纤维化病灶导致肺体积的缩小,肺密度的升高。因此,可以通过肺体积和肺密度的改变一定程度上反映 ILD 的进展(图 1-3-13,图 1-3-14)。然而对于 ILD 的检测仍然存在诸多问题,例如呼吸状态对肺体积的影响,CT 图像质量对检测结果的影响。且对于肺纤维化程度的描述不能用单一参数描述,这也限制了它的临床实用性,而对于特发性纤维化的疾病严重程度评价也只是在临床研究阶段。

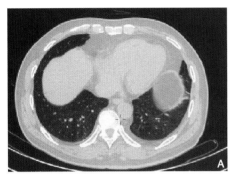
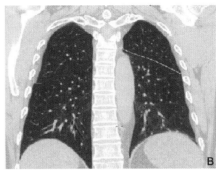
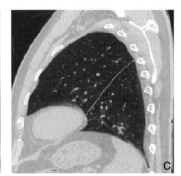

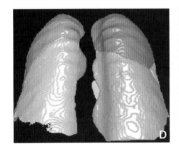

序号	体积(ml)	LAA910(ml)	LAA950(ml)	LAA910(%)	LAA950(%)	平均密度(HU)
右上肺叶	899.31	6.46	0.22	0.92	0.03	-805.86
右中肺叶	519.24	70.63	4.57	13.60	0.88	-828.22
右下肺叶	748.66	3.47	0.56	0.46	0.07	-763.16
左上肺叶	944.27	24.01	1.65	2.54	0.17	-801.81
左下肺叶	578.09	2.04	0.34	0.35	0.08	-739.39

图 1-3-13 肺叶的分割及测量

男性,62 岁,正常健康体检者。基于数字肺平台,在轴位(A)、冠状位(B)及矢状位(C)上分割肺裂(红色线、绿色线)后,依照叶间裂结果分割肺叶(D),并测算各肺叶的定量参数(E)

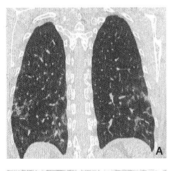
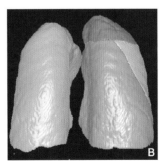

序号	体积(ml)
右上肺叶	531.93
右中肺叶	612.68
右下肺叶	941.96
左上肺叶	564.12
左下肺叶	1189.49

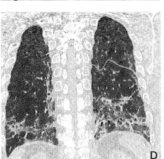
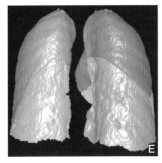

序号	体积(ml)
右上肺叶	1111.36
右中肺叶	457.41
右下肺叶	645.00
左上肺叶	1301.14
左下肺叶	332.80

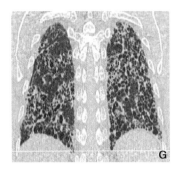
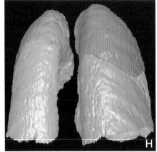

图 1-3-14 不同程度 ILD 肺体积比较

A~C 为男性,40 岁,结缔组织相关性间质性肺疾病,按照 Ashcroft 8 级及 Jacob 4 级评分法肺间质中等程度纤维化,肺泡结构无明显破坏,为 3 分,轻度病变。定量测量显示全肺容积 3 840.19ml,全肺容积未明显缩小,肺密度改变不显著,全肺肺气肿容积及占比明显增大。D~F 为男性,62 岁,UIP。按照 Ashcroft 8 级及 Jacob 4 级评分法肺组织结构破坏,明显纤维化,纤维灶状增生,为 5 分,中度病变。病变累及 1/3~2/3 肺泡间隔和细小支气管周围肺间质,双肺下叶体积缩小约 20%~40%,双肺上叶容积代偿性增大约 20%~30%。G~I 为男性,65 岁,IPF。按照 Ashcroft 8 级及 Jacob 4 级评分法肺泡间隔严重破坏,伴蜂窝肺形成,为 7 分,重度病变。病变累及大于 2/3 的肺泡间隔和细小支气管周围肺间质,双肺下叶体积缩小约 30%~50%,全肺容积缩小约 38%。全肺密度升高,双肺下叶明显,全肺肺气肿容积及占比增大,双肺上叶明显

4. 肺结节 目前,定量影像技术在肺结节诊断中应用广泛。以往对肺结节的评价主要依靠对形态学的描述,而定量影像学技术能够获得肺结节更多的定量信息(图 1-3-15)。

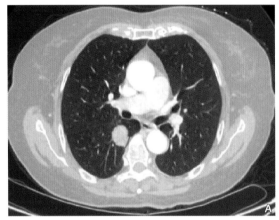
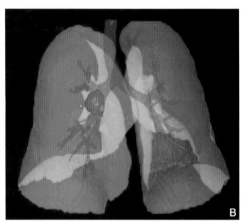
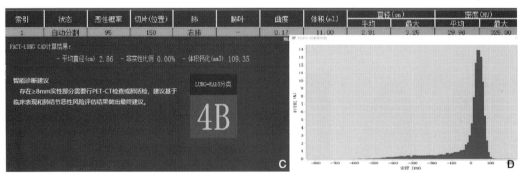

图 1-3-15 肺结节自动识别及定量分析

女性,77 岁,右肺下叶周围型肺癌。胸部 CT 肺窗(A)可见左肺下叶一不规则结节影,周围可见毛刺征及浅分叶;基于"数字肺"肺结节自动分割工具,可以显示肺结节与周围血管的关系(B);分析结节内成分,结果显示该结节体积为 11ml,平均直径 2.81cm,最大直径 3.26cm,平均密度 29.96HU,最大密度 326HU(C),并可见显示肺结节的密度直方图,根据检测的信息综合判断给出诊断建议(D)

虽然,定量影像学发展迅速,然而我们也越来越意识到其中仍存在很多亟待解决的问题。

(1)影像数据同质化问题:在前期研究中发现,影像数据扫描设备不同、扫描参数不同、重建方式不同、是否使用迭代算法都会影响定量测量结果。而如何使不同数据来源标准化是需要关注的技术问题。

(2)训练样本不尽相同,由于用于训练的样本依赖于医生对其明确诊断,因此医生的诊断水平很大程度上影响了用于训练的样本。

(3)影像定量指标获得数据的临床应用问题:定量影像学能够获得大量数据,而如何解释和运用一个数据或者几个数据解释临床问题,评估亚型、严

重程度、疾病风险预测和治疗方法指导都是需要探索和规范的问题。

（4）基于 AI 技术的数据挖掘过程与医生诊断过程完全不同，这样的"黑匣子"无助于医生的培养。

（5）用于训练样本的大量数据来源的合法性、合规性也是我们需要探讨的。

（郭佑民　于　楠）

第四节　MRI 检查技术进展与应用

【概述】

磁共振在呼吸系统疾病中的应用能够在无电离辐射的情况下发现肺部结构和功能的改变。然而磁共振的成像基础决定了其在肺部疾病应用中的挑战。

（1）肺内低密度组织仅包含相对较少的质子信号生成。

（2）多个空气-组织界面导致与信号的快速衰减直接相关的实质性的敏感性伪影。

（3）呼吸运动、心血管搏动造成的伪影，或因此需要加入门控技术延迟扫描时间。然而，过去十年内，磁共振扫描硬件和序列设计取得了很大进步，使得磁共振在肺部疾病中的应用越来越广泛。磁共振能够为肺实质、肺血流灌注和肺通气改变提供形态和功能的信息。

目前，MRI 在一些儿科疾病已经推荐作为肺部扫描的一线使用，例如肺动静脉畸形、肺隔离症、肺动脉发育不良、部分或全部肺静脉回流异常、永存左上腔静脉、支气管肺发育不良、囊性肺纤维化（CF）、漏斗胸等。除此之外，对于成人非小细胞肺癌患者，MRI 可作为 CT 检查后的后续补充，用来判断肿瘤对膈肌、纵隔和胸壁的浸润情况和远处转移情况。而在其他肺疾病中，MRI 可作为二线应用的影像学手段，例如对碘或辐射暴露有禁忌者。

【临床应用】

1. 肺肿瘤　MDCT 是肺结节与肿块的检测、形态显示及肿瘤的分期的一线影像手段。尤其是肿瘤手术前的 TNM 分期的判断，影像学更需要提供确切的证据。PET-CT 推荐作为肿瘤术前评估的重要手段。而近年来胸部 MRI 及全身类 PET 的使用也推荐成为 MDCT 的补充方案，而避免放射学核素的反复暴露。

对于肺结节的检出，有研究者也先后报道了常用于肺结节检出的理想序列：包括 T2 加权快速自旋回波序列，T2 加权半傅立叶单次激发自旋回波（HASTE）序列、T1 加权屏气的三维梯度回波序列（GRE）和超短回波时间（UTE）成像序列等。

MRI 对于肺结节检出的阈值为：直径≥8mm 的肺实性结节的检出率可接近 100%，对于直接介于 5~8mm 的实性结节检出率为 60%~90%。而对于磨玻璃结节的检出率尚没有统一定论。也有研究者以 CT 作为参照标准，比较了几种序列联合（T2-TSE，T2-SPIR，T2-STIR，T2-HASTE，T1-VIBE，T1-out-of-phase）对肺结节的检出率，结果发现，多序列联合较单一序列对肺结节检出的敏感性更高（根据结节直径区分具体表现为 4mm 结节为 57.1%，4~6mm 结节为 75%，6~8mm 结节为 87.5%，直径大于 8mm 结节为 100%）。而在其中以三维容积式内插值法屏气检查（T1-VIBE）检出率最高。然而，这些序列都是屏气条件下进行的。

随着 K 空间填充技术的扫描方式的改变，采用放射状的 K 空间填充技术的自由呼吸的 3D 脂肪抑制的 T1 加权梯度回波序列（Radial VIBE）也被报道能够在自由呼吸情况下采集高分辨图像，特别适用于容易受呼吸运动影响的器官（图 1-4-1）。有研究

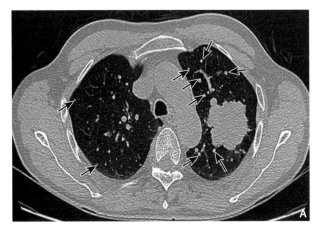
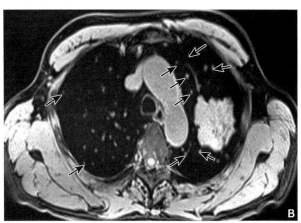

图 1-4-1　肺腺癌伴肺内多发转移
男性，65 岁，与 MDCT（A）相比，自由呼吸的 Radial VIBE（B）能够显示肿块的形态特征，对肺内多发结节的细微结构（箭）有清晰的显示

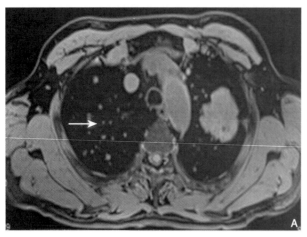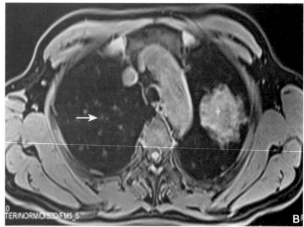

图 1-4-2　肺腺癌伴肺内多发转移

男性,65 岁,自由呼吸的 Radial VIBE 序列(A)与屏气的 3D VIBE(B)对肺结节检测的比较。小于 4mm 的肺结节(箭)
在 Radial VIBE 序列图像中显示清晰,而在屏气的 3D VIBE(B)序列中显示模糊

报道,以 CT 作为参照标准,Radial VIBE 与屏气的 T1-VIBE 比较(图 1-4-2),对实性结节检出率显著提高,对直径大于 6mm 的实性结节检出率可达 100%。4~6mm 结节为 93.1%,直径小于 4mm 结节检出率为 86.5%。

不仅如此,Radial VIBE 对肺结节的内部及外部征象也有较好的显示(图 1-4-3 ~ 图 1-4-6)。除此之外,UTE 也被报道对不仅是肺实性结节,以及磨玻璃结节的检出和征象显示有良好表现。然而,对于胸膜下、心影旁容易受到呼吸运动及心血管搏动影响的部位结节的漏检问题,仍然是需要解决的问题。

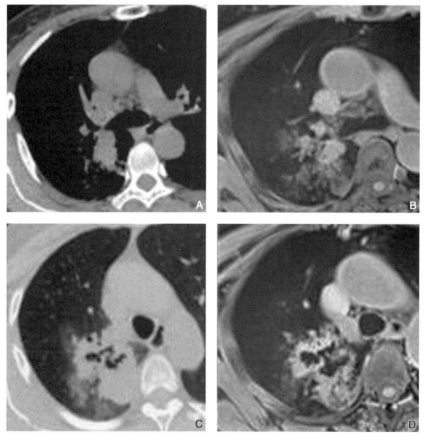

图 1-4-3　肺腺癌

女性,62 岁,CT 平扫纵隔窗(A)及肺窗(C)发现右肺上叶不规则肿块影,分叶状生长,其内可见支气管影,呈不规则扩张改变,周围可见磨玻璃影,与周围组织分界清楚。同层磁共振自由呼吸 Radial VIBE 序列(B,D)同样可显示结节的内、外部征象

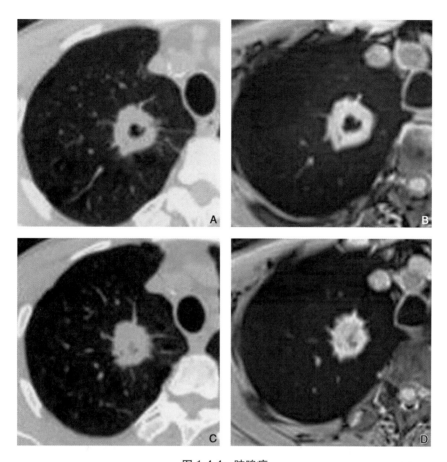

图 1-4-4 肺腺癌

男性,68 岁,CT 平扫(A、C)发现右肺上叶结节影,其内可见小空洞,周围可见毛刺征,同层磁共振自由呼吸 Radial VIBE 序列(B、D)同样可显示结节的内、外部征象

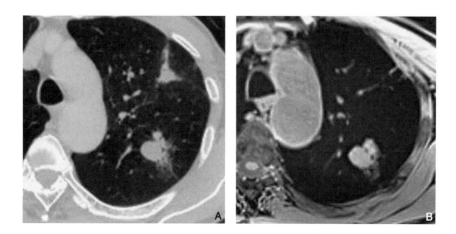

图 1-4-5 肺小细胞未分化癌

女性,58 岁,CT 轴位肺窗(A)显示左肺上叶结节影,其内可见空泡征,周围可见小片状磨玻璃影,同层磁共振自由呼吸 Radial VIBE 序列(B)同样可显示结节的内、外部征象

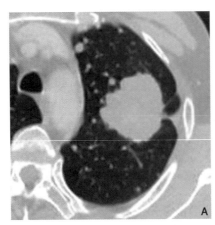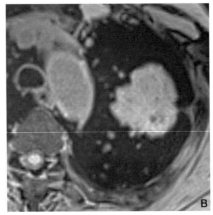

图 1-4-6　肺腺癌伴多发肺内转移

男性,58 岁,CT 轴位肺窗(A)显示左肺上叶肿块影,呈分叶状生长,可见胸膜凹陷征,同层磁共振自由呼吸 Radial VIBE 序列(B)同样可显示结节的上述征象

除此之外,磁共振扩散加权成像能够提供更多肺结节的功能信息,有助于肺癌肿块与阻塞性肺不张的鉴别(图 1-4-7)。此外,通过测量 ADC 值对肺结节的良恶性判断、治疗效果检测有一定的作用(图 1-4-8、图 1-4-9)。党珊等报道,通过联合磁共振 Radial VIBE 序列和 DWI 序列与单独使用 CT 比较,能够提高良恶性鉴别的诊断效能和特异性。

2. 慢性阻塞性肺疾病　MRI 在慢性阻塞性肺疾病、哮喘、肺囊性纤维化中的应用近年来也多有报道。

(1) 对于肺实质的形态改变:MRI 能够发现和评估病变的范围。例如炎性改变引起的气道壁的水肿、增厚、支气管扩张及黏液栓塞等。对于其他病理因素引起的肺实质改变如肺实变与磨玻璃影、肺气肿与肺大疱、网格条索与蜂窝征 MRI 也被证明与MDCT 有一致的表现。尤其是自由呼吸的 Radial VIBE 序列和 UTE 序列,能够发现信号的改变。UTE 采用几乎为零的 TE 读出时间来阻止来自肺实质的

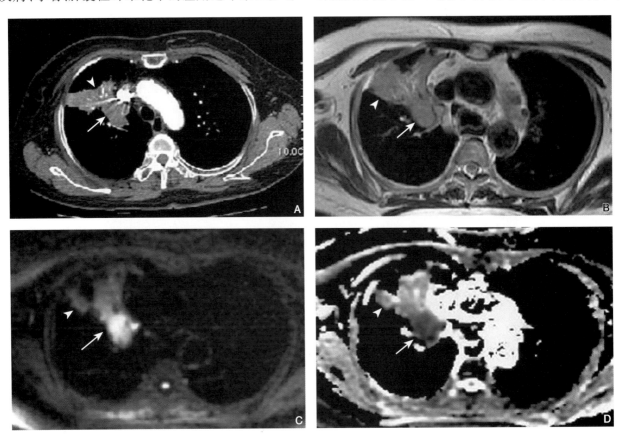

图 1-4-7　中央型肺癌及周围阻塞性肺炎

CT 增强扫描(A)与自由呼吸的 VIBE 序列(B)能够发现病变与范围,DWI 图像(C)与 ADC(D)图像能够区分中央型肺癌及周围阻塞性肺炎的信号差别

图 1-4-8 肺腺癌

女性,61 岁,CT 肺窗(A)显示左肺肿块伴左肺下叶支气管截断,纵隔窗(B)显示结节密度均匀;自由呼吸的 VIBE 序列(C)与 T2 BLADE 序列(D)显示病灶信号均匀,DWI 图像(E)病灶为明显高信号,而 ADC(F)图像病灶信号减低,测量病灶 ADC 值为 $559.1\times10^{-6}\,\mathrm{mm^2/s}$,以上磁共振信号特点,提示病灶为软组织成分,病灶呈扩散受限,ADC 值低,提示病灶为恶性病变

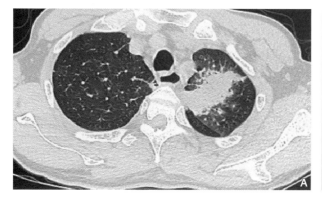

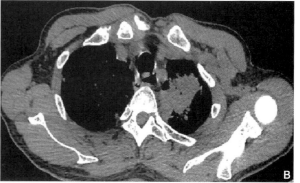

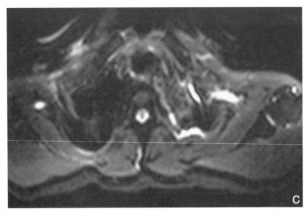
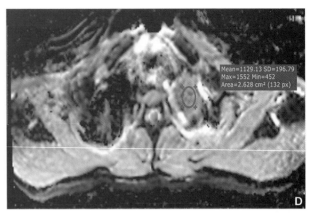

图 1-4-9　肺结核

男性,61 岁,胸闷、气短、咯血。CT 肺窗(A)显示左肺上叶不规则高密度影,纵隔窗(B)显示病灶密度均匀,磁共振 DWI 图像(C)显示病灶信号不高,而 ADC 图像(D)测量 ADC 值为 1 129.13×10^{-6}mm^2/s,以上磁共振信号特点,提示病灶为软组织成分,病灶无明显扩散受限,良性病变可能性大,穿刺病理结果提示肉芽肿性炎,干酪样坏死组织

快速信号衰减。对肺实质内的结节、实变、磨玻璃、纤维条索等改变均匀良好的显示。

(2)慢性阻塞性肺疾病患者 MR 肺灌注成像能够提供高清灌注图像,显示肺段、肺叶的灌注缺损。与核素灌注显像比较,MR 灌注显像的诊断准确率更高。且能够提供更多量化评估手段,例如对 COPD 患者 3D 灌注图像平均肺血流量(PBF)、平均通过时间(MTT)、肺血管体积等指标的测量。在呼气相时,肺血流体积会生理性增加,而在肺气肿区域,血流量仍然较低。

(3)氧气通气成像是利用吸入氧气的顺磁性获得肺血流量的信息。然而对于临床应用还有很大难度。

3. **肺部感染**　肺内感染常伴有肺实质内水含量的增加,因此即使少量的渗出在 T2 加权图像上都可以有信号的异常。在肺部感染发生时,肺实质内的病理改变在会形成明显的信号对比,以区分渗出、实变和脓肿的形成(图 1-4-10、图 1-4-11)。

近来研究表明,磁共振技术能够作为儿科肺炎以及并发症的评估,与 CT 比较,MRI 能够发现儿童肺炎的磨玻璃影、实变影、坏死、脓肿、胸腔积液及淋巴结肿大均有良好的显示。且由于 CT 电离辐射的特点,MRI 可以作为替代 CT 的儿科肺炎的评估办法。

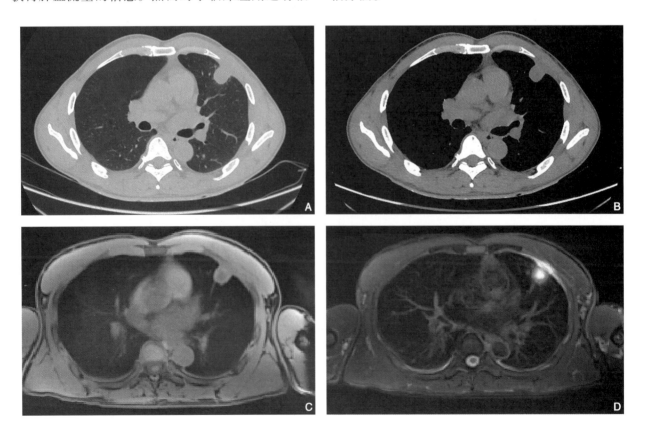

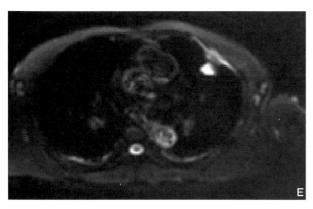
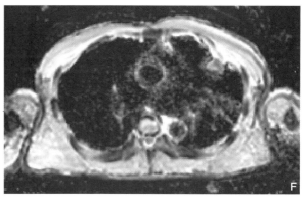

图 1-4-10 肺脓肿

男性,32岁,CT肺窗(A)示左肺上叶舌段,胸膜下结节,境界清楚,周围可见细短毛刺,纵隔窗(B)显示结节内似有稍低密度影,自由呼吸 radial VIBE 序列(C)显示结节中心信号低于外周,且与周围组织分界清楚,T2 BLADE(D)序列显示结节中心与周围组织比较呈明显高信号,DWI(E)图像病灶中心明显高信号,而此区域在 ADC(F)图像为信号减低,提示病灶中心明显扩散受限,而病灶周围无明显扩散受限,结合以上磁共振信号特点,考虑病灶为脓肿可能

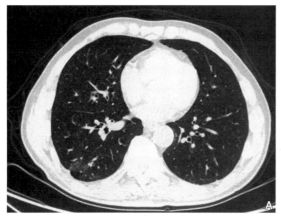
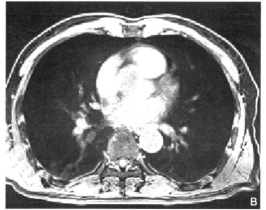

图 1-4-11 肺炎

男性,32岁,发热、咳嗽1周。胸部 CT(A)显示右肺下叶后基底段磨玻璃影,自由呼吸 radial VIBE(B)图像同样显示该部位片状高信号影

三维容积内插屏气检查(three-dimensional volumetric interpolated breath-hold examination,3D-VIBE)可以准确评估病变的范围和形态特点,T2 加权半傅立叶捕获单次快速自旋回波序列(T2-weighted half-Fourier acquisition single-shot turbo spin echo,T2-weighted fast spin echo with rotating phase encoding)能够评估病变的病理改变。且自由呼吸的 VIBE 序列(free-breathing radial 3D fat-suppressed T1-weighted gradient echo),解决了儿科患者屏气困难的问题,且对病变的形态有清楚的显示。

4. 肺血栓栓塞 MR 肺血管造影技术应用 3D gadolinium 增强,对肺栓塞诊断有很高的价值。MR-PA 检查可以分别对肺血管及下肢静脉进行观察,通过"一站式"检查,避免患者的电离辐射及含碘对比剂的注射。注射对比剂后,可以发现血管内的栓子之外,还能够获得肺灌注情况。通过灌注成像可以显示肺栓塞形成肺实质的低灌注区(图 1-4-12),为

肺栓塞的诊断提供间接征象。除此之外,MRI 可以对急性肺栓塞患者进行短期随访。

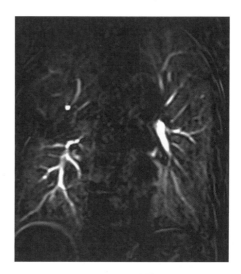

图 1-4-12 肺栓塞

MRI 灌注成像能够显示右肺中野的局限性灌注缺损区

(郭佑民 于 楠)

第五节　PET-CT 检查技术进展与应用

PET-CT 是一种无创的分子成像技术,它融合了 CT 的解剖成像和 PET 的功能成像优势,在肿瘤性病变的定性诊断、分期、预后、疗效评价中具有重要价值。目前 PET-CT 的常用示踪剂是^{18}F-FDG,通过不同病理状态下,病变对^{18}F-FDG 的摄取和代谢情况来反映病变的性质。目前,PET-CT 的主要应用范围和优势包括如下。

1. 通过一次扫描对肿瘤病变进行分期(图 1-5-1)。

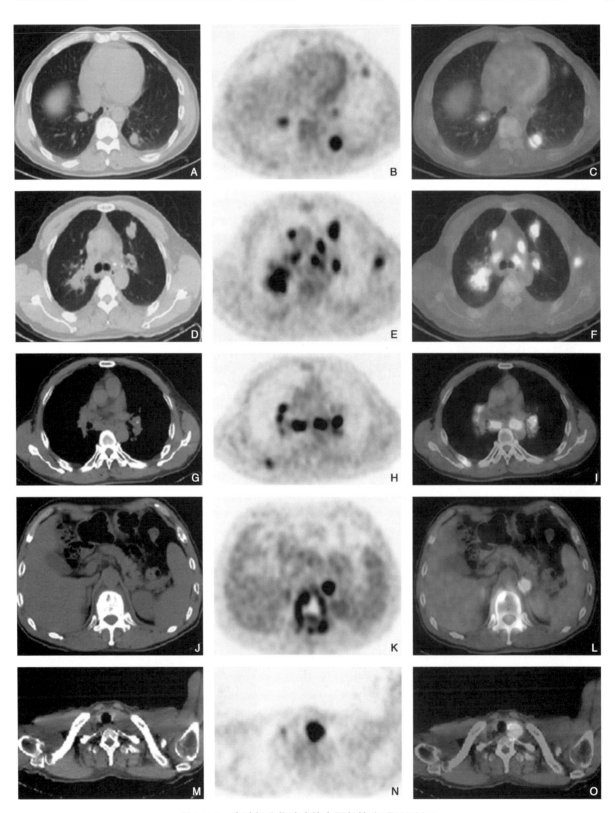

图 1-5-1　右肺低分化腺癌伴右颈部转移(T2N3M1)

男性,53 岁,咳嗽气短 1 个月。CT 肺窗(A、D)显示两肺多发肿块与结节病变、肺间质有异常增生,同层 PET(B、E)及融合图像(C、F)所有病灶及纵隔、左侧腋窝、肺门淋巴结核素浓聚;纵隔窗(G、J、M)显示颈部、肺门、纵隔淋巴结增大,部分融合,左侧肾上腺结节、右侧肾上腺形态饱满,上述病变部位在 PET(H、K、N)及融合图像(I、L、O)上核素代谢均呈增高表现

2. 恶性肿瘤细胞葡萄糖利用率增加,对[18]F-FDG 的摄取也相应增加,从而在病灶局部出现核素浓聚,因此可用于病变的定性,例如原发性肺癌、肺转移瘤以及纵隔肿瘤诊断(图 1-5-2)。

3. 病变的随访以及恶性肿瘤的疗效评价。

然而,PET-CT 也存在假阳性的问题,例如对于炎症、肉芽肿性病变时[18]F-FDG 也可出现局部的代谢异常,而出现核素异常的浓聚(图 1-5-3)。因此,结合胸部薄层 CT 扫描观察病变及周围的细微结构,可进一步提高病变的诊断准确率。而对于 GGO 病灶,CT 较 PET-CT 更有优势。

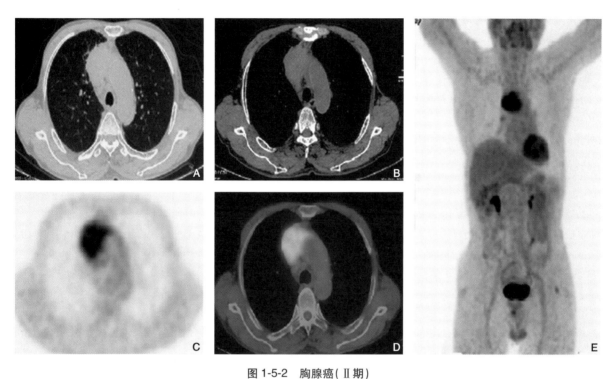

图 1-5-2 胸腺癌(Ⅱ期)

男性,72 岁,声音嘶哑 1 个月。胸部 CT 肺窗(A)及纵隔窗(B)示腔静脉旁软组织密度影,病变与上腔静脉和主动脉弓分界不清,该病变核素明显浓聚(C、D),SUV max 值为 5.3,全身 PET(E)未见明确转移灶

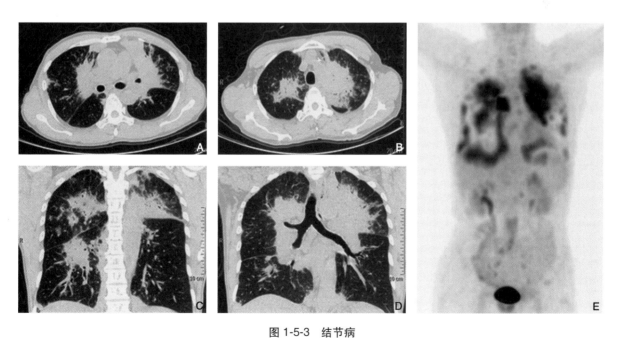

图 1-5-3 结节病

男性,65 岁,CT 肺窗轴位(A、B)、冠状位(C、D)重建显示两肺多发沿支气管分布的斑片状实变影。上述病灶在 PET(E)上均呈代谢活性增高

(郭佑民 于 楠)

参 考 文 献

1. Kim EY, Bista AB, Kim T, et al. The advantage of digital tomosynthesis for pulmonary nodule detection concerning influence of nodule location and size: a phantom study[J]. Clin Radiol, 2017, 72:796.

2. Kim JH, Lee KH, Kim KT, et al. Comparison of digital tomosynthesis and chest radiography for the detection of pulmonary nodules: systematic review and meta-analysis[J]. Br J Radiol, 2016, 89:20160421.

3. Walsh SLF, Devaraj A, Enghelmayer J, et al. Role of imaging in progressive-fibrosing interstitial lung diseases[J]. Eur Respir Rev, 2018, 27:180073.

4. Jeny F, Brillet PY, Kim YW, et al. The place of high-resolution computed tomography imaging in the investigation of interstitial lung disease[J]. Expert Rev Respir Med, 2019, 13:79-94.

5. Bernstein EJ, Khanna D, Lederer DJ. Screening high-resolution computed tomography of the chest to detect interstitial lung disease in systemic sclerosis: a global survey of rheumatologists[J]. Arthritis Rheumatol, 2018, 70:971-972.

6. Dong X, Zhou J, Guo X, et al. A retrospective analysis of distinguishing features of chest HRCT and clinical manifestation in primary Sjögren's syndrome-related interstitial lung disease in a Chinese population[J]. Clin Rheumatol, 2018, 37:2981-2988.

7. 赵永霞, 常津, 左紫薇, 等. 能谱 CT 不同浓度对比剂增强扫描肺动脉成像对比[J]. 中国医学影像技术, 2014, 30:1234-1237.

8. 杨露露, 潘自兵, 石华, 等. CT 能谱成像鉴别诊断结核性与恶性胸腔积液[J]. 实用放射学杂志, 2014, 30:163-165.

9. 李明英, 张成琪, 邓凯. CT 能谱成像对肺内良恶性肿块诊断的初步研究[J]. 中华放射学杂志, 2013, 47:410-413.

10. 刘静红, 刘爱连, 田士峰, 等. 能谱 CT 碘含量定量分析[J]. 中国医学影像技术, 2013, 29:1178-1181.

11. 段海峰, 贾永军, 于勇, 等. 能谱 CT 碘基图在鉴别中央型肺癌与继发阻塞性肺实变中的价值[J]. 实用放射学杂志, 2016, 2:204-207.

12. 张喜荣, 贺太平, 杨创勃, 等. 宝石能谱 CT 在鉴别良恶性胸腔积液中的应用价值[J]. 中国中西医结合影像学杂志, 2017, 15:647-650.

13. 贾永军, 于勇, 段海峰, 等. 基于模型的迭代重建在 HRCT 评价早期周围型肺癌中的应用价值[J]. 实用放射学杂志, 2018, 34:278-282.

14. Ma G, He T, Yu Y, et al. Improving Image Quality of Bronchial Arteries with Virtual Monochromatic Spectral CT Images[J]. PLoS One, 2016, 11:e0150985.

15. Dang S, Gao X, Ma G, et al. Combination of free-breathing radial 3D fat-suppressed T1-weighted gradient-echo sequence with diffusion weighted images: Potential for differentiating malignant from benign peripheral solid pulmonary masses[J]. Magn Reson Imaging, 2018, 57:271-276.

16. Yu N, Wei X, Li Y, et al. Computed tomography quantification of pulmonary vessels in chronic obstructive pulmonary disease as identified by 3D automated approach[J]. Medicine, 2016, 95:e5095.

17. Ma J, Yu N, Shen C, et al. A three-dimensional approach for identifying small pulmonary vessels in smokers[J]. J Xray Sci Technol, 2017, 25:391-402.

18. Jia Y, Ji X, He T, et al. Quantitative Analysis of Airway Tree in Low-dose Chest CT with a New Model-based Iterative Reconstruction Algorithm: Comparison to Adaptive Statistical Iterative Reconstruction in Routine-dose CT[J]. Acad Radiol, 2018, 25:1526-1532.

19. Zhang X, Duan H, Yu Y, et al. Differential diagnosis between benign and malignant pleural effusion with dual-energy spectral CT[J]. PLoS One, 2018, 13:e0193714.

20. Yu N, Jia YJ, Ma J, et al. HF The Association Between Pulmonary Vessels and Pulmonary Function, as Identified by 3D Automated Approach[J]. Journal of Medical Imaging and Health Informatics, 2018, 8:117-121.

21. 李艳, 马光明, 于楠, 等. 戒烟后 COPD 患者肺气肿 CT 定量指标变化的纵向研究[J]. 西安交通大学学报, 2018, 39:893-896.

22. Wang R, Yu N, Zhou S, et al. Limitations of an automated embolism segmentation method in clinical practice[J]. J Xray Sci Technol, 2018, 26:667-680.

23. Tang H, Yu N, Jia Y, et al. Assessment of noise reduction potential and image quality improvement of a new generation adaptive statistical iterative reconstruction (ASIR-V) in chest CT[J]. Br J Radiol, 2018, 91:20170521.

24. Li Y, Dai YL, Yu N, et al. Sex-related differences in bronchial parameters and pulmonary function test results in patients with chronic obstructive pulmonary disease based on three-dimensional quantitative computed tomography[J]. J Int Med Res, 2018, 46:135-142.

25. 吴博云, 李勃, 任转琴, 等. 基于三维支气管分割技术进行支气管扩张定量分析的临床意义[J]. 临床放射学杂志, 2017, 36:972-975.

26. Wei X, Ding Q, Yu N, et al. Imaging Features of Chronic Bronchitis with Preserved Ratio and Impaired Spirometry (PRISm)[J]. lung, 2018, 5, 2018(doi: 10.1007/s00408-018-0162-2).

27. 吴博云, 李阳, 于楠, 等. CT 定量分析对健康人群气管结构的定量描述[J]. 实用放射学杂志, 2017, 33:107-110.

28. 邹利光, 张旭升, 杨华, 等. 正常健康者肺段支气管和亚段支气管 CT 测量研究[J]. 重庆医学, 2012, 41:8-10.

29. 邹利光, 张旭升, 戚跃勇, 等. HRCT 定量观察慢性阻塞性肺疾病患者支气管重构[J].中国医学影像技术,2011,27:1383-1387.

30. Liu Y,Wang H,Li Q. et al. Radiologic Features of Small Pulmonary Nodules and Lung Cancer Risk in the National Lung Screening Trial:A Nested Case-Control Study[J]. Radiology,286:298-306.

31. Li Q,Balagurunathan Y,Liu Y,et al. Comparison Between Radiological Semantic Features and Lung-RADS in Predicting Malignancy of Screen-Detected Lung Nodules in the National Lung Screening Trial[J]. Clin Lung Cancer,2018,19:148-156.

32. 夏艺,管宇,刘士远,等.超短回波时间(UTE)肺部MR成像对慢性阻塞性肺疾病的初步应用[J].临床放射学杂志,2018,37:401-405.

33. 刘士远,肖湘生.孤立性肺结节的处理策略[J].中华放射学杂志,2005,39:6-8.

34. Kim CY,Bashir MR,Heye T,et al. Respiratory-gated non-contrast SPACE MR angiography sequence at 3T for evaluation of the central veins of the chest:a feasibility study[J]. J Magn Reson Imaging,2015,41:67-73.

35. Wang L,Lv P,Yang S,et al. Assessment of thoracic vasculature in patients with central bronchogenic carcinoma by unenhanced magnetic resonance angiography:comparison between 2D free-breathing TrueFISP,2D breath-hold TrueFISP and 3D respiratory-triggered SPACE[J]. J Thorac Dis,2017,9:1624-1633.

第二章　肺先天发育性疾病

肺先天发育性疾病(congenital lung abnormalities,CLA)又称先天性肺发育畸形(congenital lung malformations,CLM),是指肺发育过程中涉及的支气管树、肺实质、肺血管异常的一组先天性缺陷性疾病。支气管肺发育起源于原始前肠或其衍生物-肺芽,胚胎第3周至第24周肺组织的正常发育受到干扰可致发育异常。目前尚无统一的分类方法,常见的CLA可分为以下3类。

(1)肺血管异常:包括先天性动静脉瘘、肺动脉发育不全、肺动静脉畸形等。

(2)支气管肺或肺萌芽的异常:包括先天性肺发育异常[肺未发生(lung agenesis)、肺未发育(lung aplasia)和肺发育不全(lung hypoplasia)]、先天性囊性腺瘤样畸形(congenital cystic adenomatoid malformation,CCAM)、先天性大叶性肺气肿(congenital lobar emphysema)、先天性支气管闭锁(bronchial atresia,BA)和支气管源囊肿(bronchogenic cyst)。

(3)肺和血管合并异常:包括肺隔离症(pulmonary sequestration,PS)、弯刀综合征(scimitarsyndrome)等。尽管各种疾病有其特征性表现,各种疾病之间也有很多重叠,并且多种疾病可见于同一患者。

第一节　先天性肺动静脉瘘

【概述】

先天性肺动静脉瘘(congenial pulmon aryarterio venous fistulas,CPAVF)又称肺动静脉畸形(pulmon aryarterio venous malformation,PAVM),是肺动脉和肺静脉直接异常交通形成,因分隔动脉和静脉丛的血管隔发育不全或肺末梢毛细血管袢缺陷所致。大多数为先天性,与遗传因素及胚胎发育过程中受干扰有关;少数为胸部创伤或手术、肝硬化、二尖瓣狭窄所致。近2/3患者为肺内单发病灶,1/3为多发病灶。80%~90%的患者可伴遗传性毛细血管扩张症(hereditary hemorrhagic telangiectasia,HHT)又称Rendu-Osler-Weber病,系一种常染色体显性遗传性血管发育不良,多位于皮肤、黏膜与其他器官内的动静脉异常交通为其特征。

先天性肺动静脉瘘病理学上可分为两型:囊型和弥漫型。

(1)囊型者在瘘管部形成囊状血管瘤样改变,可分为单纯型和复杂型。①单纯型:为供血动脉及引流静脉各1支,交通血管呈瘤样扩张,囊腔内无分隔;②复杂型:为供血动脉及引流静脉各为多支,异常的交通血管可为瘤样或迂曲样扩张,其内可见分隔。

(2)弥漫型者可局限于一个肺叶或遍及两肺,动静脉之间有多数细小瘘管相连,无明显血管瘤样扩张。研究发现约80%~90% CPAVF为单纯型,约95%的CPAVF由肺动脉供血,其余的由体循环动脉或两者同时供血。

【临床表现】

(1)大多数患者在婴幼儿期间没有明显临床症状,大多数在成年后行常规胸片、CT体检偶然发现。

(2)少数患者可因没有经过毛细血管氧合的静脉血直径进入动脉内出现右向左分流而引起的端坐呼吸、劳力性呼吸困难、低氧、发绀、杵状指等慢性缺氧症状,静息状态尚可,活动后加重。长期慢性缺氧可致反应性红细胞增多,肺动脉高压。肿瘤破裂可出现咯血、血胸,需紧急处理。

(3)Rendu-Osler-Weber病患者,可出现相应胸外表现,如皮肤黏膜、胃肠道、大脑、肝脏毛细血管扩张及出血等。临床上可出现反复鼻出血、口腔及皮肤黏膜可见多发鲜红色或紫红色毛细血管扩张等。

(4)肺动脉高压,有报道认为与长期慢性缺氧有关。减轻肺内右向左分流的方法为外科或栓塞治疗,干预治疗前需明确是否合并肺动脉高压及其原因,如有肺动脉高压,其为栓塞治疗的禁忌证,应在肺动静脉畸形栓塞术前预先处理。

【实验室检查】

PAVM本身实验室检查无明显异常,多是由于右向左分流引起的长期慢性缺氧所继发的相关异常。

(1)低氧血症,动脉血氧分压(PaO_2)低于同龄人的正常下限或低于预计值10mmHg。低氧血症分度:临床上常根据PaO_2(mmHg)和SaO_2来评估低氧血症的严重程度。①轻度:$PaO_2 > 50$mmHg,$SaO_2 > 80\%$,常无发绀;②中度:$PaO_2\ 30\sim 50$mmHg,$SaO_2\ 60\%\sim 80\%$,常有发绀;③重度:$PaO_2 < 30$mmHg,$SaO_2 < 60\%$,发绀明显。

(2)红细胞增多症,多次检查成年男性红细胞计数$>6.0\times 10^{12}$/L,血红蛋白>170g/L,成年女性红细胞计数$>5.5\times 10^{12}$/L,血红蛋白>160g/L。

(3)肺动脉高压,在海平面静息状态下,右心导管检查$mPAP\geqslant 25$mmHg;肺小动脉楔入压(PAWP)$\leqslant 15$mmHg;肺血管阻力指数(PVRI)$\geqslant 3$MU·m。

(4)超声心动图,右向左分流所致的回流增加,右心增大,即右心室内径扩大、右室壁肥厚、室间隔向左移位、右心功能不全。肺动脉高压表现为肺动脉明显增宽。

【影像学表现】

1. X线表现　病灶较小时,X线胸片常不能显示。当病灶较大时,常表现为边缘清楚的结节,结节形态不规则,有时可见粗大纹理与结节相连。DSA可显示PAVM血管特性,包括供血动脉及引流静脉的数目及直径,对选择治疗方案具有重要意义。DSA为确诊的"金标准"方法,但因其为有创性检查,目前逐渐被CT增强检查及后处理技术所取代。

2. CT表现　大多数患者为单发病灶,少数为多发病灶,常见于双肺外周带,以中下肺野多见。病灶大小通常为$1\sim 5$cm(图2-1-1)。

典型病灶表现为圆形或椭圆形结节/肿块,少数病例可呈浅分叶状改变,边缘光滑、清晰,密度均匀,与邻近大血管密度相近,CT值约$40\sim 60$HU。结节的供血动脉和引流静脉可形成条状影——"彗星尾"征。此表现具有特异性,CT增强及DSA有助于显示该特征性表现。

CT增强扫描的动脉期可见肺结节/肿块的快速明显强化,强化幅度与邻近的大血管同步;静脉期仍与肺静脉及心腔密度相近。由于肺动脉畸形引流,导致部分肺动脉血液直接进入肺静脉,从而致左心房提前显影。MPR、MIP、VR等CT后处理技术有助

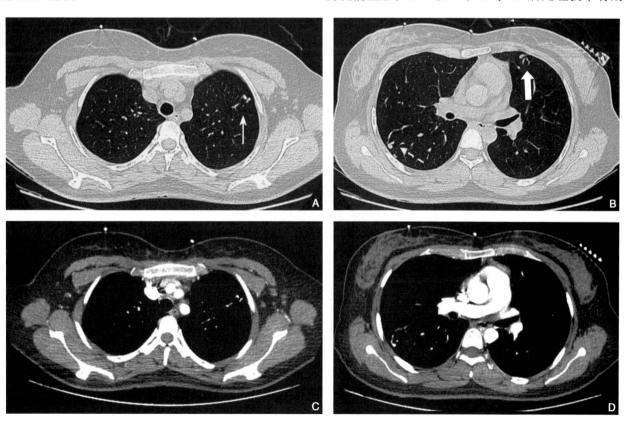

图2-1-1　先天性肺动静脉瘘

女性,27岁,体检行胸部CT平扫,肺窗(A、B)显示双肺上叶胸膜下多发类圆形结节(A,箭头),部分可见血管相连(B,箭头);增强扫描(C、D)可见结节明显强化,与血管强化幅度相同

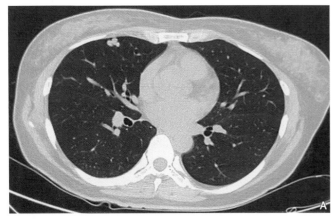
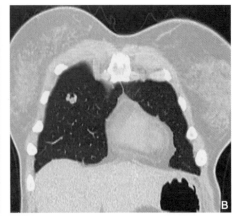
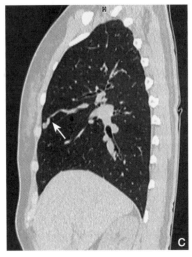
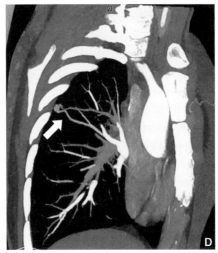
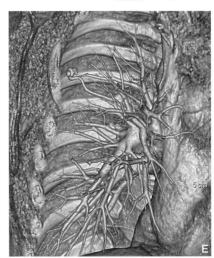

图 2-1-2 先天性肺动静脉瘘

女性,32 岁,体检行胸部 CT 平扫,肺窗(A)显示右肺中叶内侧胸膜下可见多发类圆形小结节影,形态规则,边缘光滑;
冠状位及矢状位重建(B、C)显示结节与周围血管相连(细箭),呈"彗星尾"征;增强扫描最大密度投影(D)可见供血动
脉及引流静脉(粗箭);VR 重建(E)清晰显示供血动脉及引流静脉

于显示供血动脉及引流静脉的走行(图 2-1-2)。

多发病灶者可见其他脏器异常表现,如肝脏内血管异常——肝脏毛细血管扩张、肝动脉走行迂曲、管径增宽等。当病灶合并出血时,病灶边缘由清晰变模糊。

3. **MRI 表现** 较大的肺动静脉畸形,MRI 可见引流血管呈流空样低信号影,当病灶内合并出血时,T1WI 可呈高信号,增强扫描与 CT 增强表现相似。

【诊断依据】

肺部软组织密度结节或肿块,增强扫描病灶呈血管样强化,病灶周围可见一支或多支供血动脉及引流静脉,后者对肺动静脉畸形诊断具有特异性。

【鉴别诊断】

1. **肺错构瘤** 肺错构瘤表现为肺内单发类圆形或浅分叶状密度增高影,边缘光滑,典型者其内可见"爆米花"状钙化及脂肪;而肺动静脉畸形钙化及脂肪罕见。此外,增强扫描呈轻中度强化,强化程度明显低于肺动静脉畸形,有助于两者鉴别。

2. **硬化性肺细胞瘤** 硬化性肺细胞瘤常见于中青年女性,实验室检查血管紧张素转化酶可不同程度增高。影像学上多为肺内单发类圆形结节/肿块影,少数可多发,边缘光滑,部分可伴有结节状钙化;合并出血时结节周围可见"晕征",其他征象包括"血管贴边征""空气新月征"。增强扫描强化明显,CT 值可达 100HU,但低于血管强化幅度。

3. **转移瘤** 肺部转移瘤多有原发恶性肿瘤病史,呈双肺随机分布大小不等的结节影,边界清晰,增强呈轻中度强化,强化程度明显低于肺动静脉畸形。肿瘤病史及强化特征有利于鉴别两者。

(赵绍宏 方 瑞)

第二节 肺未发生、肺未发育和肺发育不全

【概述】

肺发育异常是由于胚胎发育不同时期肺胚芽发育障碍所造成。根据发育停滞的不同时期分为肺未发生(lung agenesis)、肺未发育(lung aplasia)和肺发

育不良(lung hypoplasia)三种类型。肺未发生表现为一侧或双侧的支气管、肺组织、肺血管完全缺如。肺未发育表现为支气管已发生,远端呈盲端样改变,无肺组织或肺血管。肺发育不全表现为患侧肺大体结构基本存在,但发育不良,容积减小,肺腺泡数量少、结构不成熟;支气管及肺血管数量减少、管腔变细。

肺未发生和肺未发育可累及单侧或双侧,以单侧常见,左侧较右侧多见;双侧受累出生后无法存活。单侧肺缺如或不发育的发生率为1/10 000;单侧肺发育不全为(1~2)/10 000。肺未发生和未发育的病死率约为50%,其预后主要取决于是否合并其他异常,特别是心脏异常。发生于右侧的预后较左侧差。

约50%肺未发生和肺未发育患者可伴其他系统畸形,如心血管(动脉导管未闭等)、胃肠道(气管食管瘘、肛门闭锁)、泌尿系统或骨骼畸形等。

肺发育不良综合征:又称弯刀综合征,指肺发育不全伴有同侧肺动脉异常和肺静脉异位引流。

【临床表现】

(1) 症状:双侧肺组织受累者出生后无法存活;单侧受累患儿可无症状或有轻至中度呼吸困难、喘息、反复咳嗽。肺功能不全继发反复感染所引起的临床症状,如发热、咳嗽、咳痰等。少数患儿也可无症状至成年,因体检或其他原因体检发现。

(2) 体征:因肺组织未发育所致的肺动脉血氧合不足,纵隔、心脏移位所致的血流动力学改变;慢性缺氧者表现为口唇发绀,吸气三凹征。查体,双侧胸廓不对称,患侧胸廓塌陷,健侧胸廓饱满,心尖搏动向患侧移位。呼吸音减弱,患侧肺组织叩诊呈实音或浊音,叩诊呈过清音,后者合并感染时可闻及粗/细湿啰音。体格检查可发现气管向患侧偏移。

(3) 合并其他畸形,如胃肠道异常,气管食管瘘所致反复呛咳;先天性肛门闭锁表现为出生后无胎粪排出,肛区为皮肤覆盖,哭闹时肛区有冲击感。心血管异常如先天性动脉导管未闭常表现为劳累后心悸、气急、乏力、发绀等,易患呼吸道感染;典型体征为胸骨左缘第2肋间闻及响亮的连续性机器样杂音,伴有震颤。骨骼异常如并指畸形、先天性髋关节脱位等。

【实验室检查】

(1) 支气管镜检查,①肺未发生:气管狭窄,气管隆嵴消失,患侧主支气管缺如,健侧肺组织或主支气管合并感染时可见支气管黏膜红肿,分泌物增多。②肺未发育:气管狭窄,患侧主支气管末端呈囊状或结节状盲端,健侧肺组织或主支气管合并感染时可见支气管黏膜红肿,分泌物增多。③肺发育不全:患侧支气管不同程度狭窄,部分患者叶或段支气管呈囊状或结节状盲端,合并感染时可见支气管黏膜红肿及分泌物增多。

(2) 动脉血氧分压(PaO_2)低于同龄人的正常下限(<80mmHg)或低于预计值10mmHg。

(3) 合并感染时,白细胞计数增高[正常范围(4~10)×10^9/L]、中性粒细胞比例增高(0.50~0.70)、C反应蛋白增高(正常范围0~0.8mg/dl)等。

【影像学表现】

1. X线表现 在X线胸片上,患侧肺组织透亮度减低,如若病变累及范围大,一侧胸腔完全或几乎完全无含气肺组织,患侧胸廓塌陷,肋间隙缩小,纵隔及膈肌向患侧偏移;健侧胸廓饱满,透光度增强等间接征象(图2-2-1)。

2. CT表现

(1) 直接征象

1) 肺不发生:表现为患侧主支气管及肺动脉完全缺如,肺部无充气(图2-2-2),增强扫描肺动脉缺失。

2) 肺不发育:表现为患侧主支气管部分显示,远端呈盲端样改变,患侧肺组织无充气,增强扫描可见患侧肺组织及肺血管完全缺如(图2-2-3)。与肺不发生的鉴别点在于本病气管分叉处有部分患侧主支气管的发出。

3) 肺发育不全:表现为患侧支气管有不同程度狭窄,肺实质体积减小或正常,透亮度增高。肺内支气管及血管影减少、纤细(图2-2-4)。增强扫描可见患侧肺动脉发育不良、管腔纤细。

肺不发生时行MPR、MinIP及VR重建有助于气道的显示,CTPA有助于肺动脉情况的显示,有助于本病的诊断及鉴别。

(2) 间接征象:由于肺不发生、肺不发育及发育不全常导致患侧肺体积明显缩小,导致气管及纵隔向患侧偏移,膈肌上抬,如伴膈疝形成可见膈面上升,胃肠道气体上升入患侧胸腔(图2-2-1)。健侧充气的肺实质代偿性膨胀并不同程度肺气肿,透亮度增加,肋间隙增宽。心血管的明显移位对回流可造成影响。

(3) 合并其他先天性异常

1) 心血管畸形:动脉导管未闭、肺静脉异位引流、房间隔缺损、永存左上腔静脉、弯刀综合征、室间

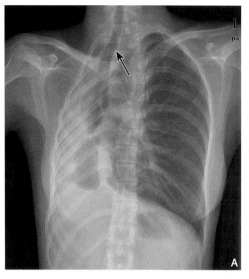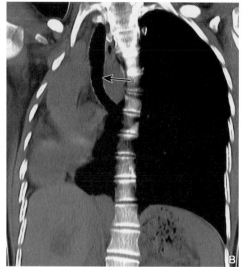

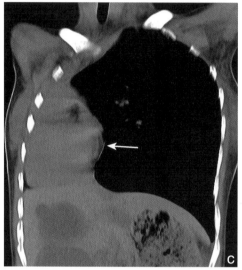

图 2-2-1　肺发育不全

女性,26 岁。胸部 X 线显示胸廓不对称,右侧胸廓缩小塌陷,肺实质透亮度减低,肋间隙明显缩小,纵隔及气管(黑箭)向患侧偏移,心脏及大血管显示不清,对侧胸廓饱满,肋间隙增宽,右膈升高;CT 冠状位重建(B、C)显示心脏(白箭)及大血管紧贴右侧胸壁,气管(黑箭)位于右侧胸腔,左肺疝入右侧胸腔

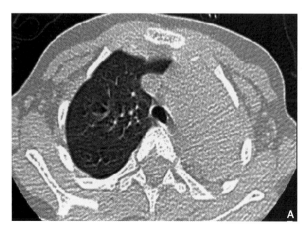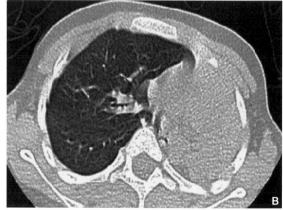

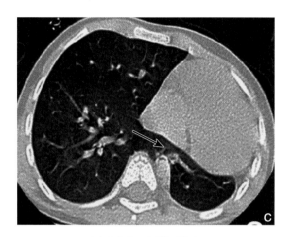

图 2-2-2　左肺不发生

男性,4 岁,CT 肺窗(A~C)显示左侧主支气管缺如,
左肺未见充气结构,下部可见右肺结构自心脏后部
疝入左侧(箭)

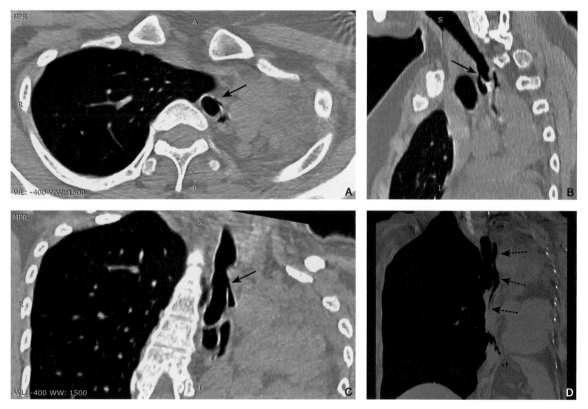

图 2-2-3　肺不发育

女性,30 岁,扁桃体Ⅲ度肿大 1 周,慢性扁桃体炎。胸部 CT 平扫肺窗轴位(A)、斜矢状位(B)及斜冠状位(C)显示
双侧胸廓不对称,左侧胸廓明显缩小,纵隔明显左偏;左侧主支气管从气管左前缘发出(实箭),Min-IP 多平面重建
(D)示左侧主支气管管腔粗细不均,扭曲,可见远端呈盲端样改变(虚箭),左侧肺组织未见发育

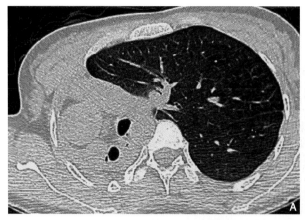
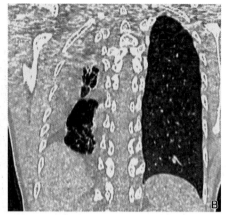
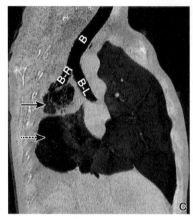
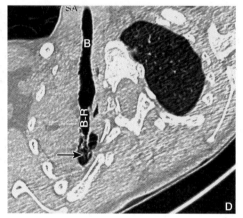

图 2-2-4 肺发育不全

女性,26 岁。腹痛、腹胀 1 个月余。胸部 CT 平扫肺窗横轴位(A)及冠状位重建(B)显示双侧胸廓不对称,右侧胸廓明显缩小,纵隔明显右偏,气管冠状位 Min-IP(C)及矢状位多平面重建(D)示右侧肺体积(实箭)明显缩小,可见少许肺组织透亮影;左肺(虚箭)疝入右侧胸廓。B=气管;B-L=左主支气管;B-R=右主支气管

隔缺损、永存动脉干、左弓右降及迷走右锁骨下动脉等,CTA 及心脏超声检查可清晰显示心脏及血管的异常改变(图 2-2-5)。

2) 胃肠道及胆道畸形:先天性肛门闭锁,X 线可显示小儿腹部隆起,胃肠道积气、积液明显。气管

食管瘘支气管碘油造影、食管碘油(钡)造影可发现瘘管。先天性胆管囊肿,表现为肝内外胆管明显扩张(图 2-2-6)。

3) 骨骼畸形:并指及多指畸形 X 线上可显示两指近节指骨相连接,周围软组织密度影相连及多

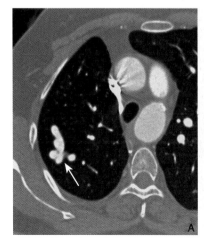
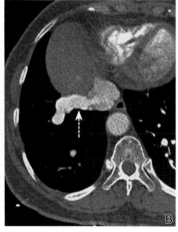
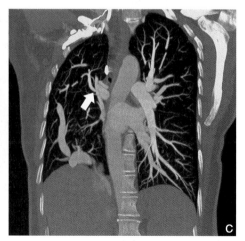

图 2-2-5 肺发育不良

男性,34 岁,胸部 CT 增强横轴位肺窗(A)显示前联合右移,外周可见多发增粗异常血管(细白实箭);纵隔窗(B)显示肺内异常血管经下腔静脉回流(虚箭);冠状位 MIP 重建(C)显示右肺胸廓塌陷,肺体积缩小,外周可见增粗异常血管汇入下腔静脉(粗白实箭)。诊断为右侧肺发育不良伴弯刀综合征

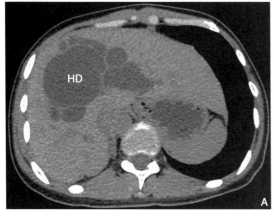
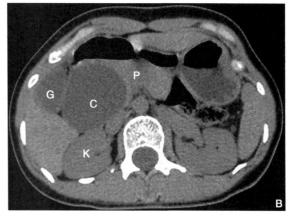
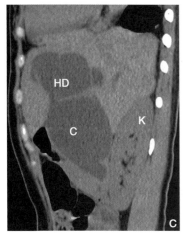
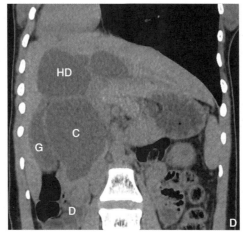
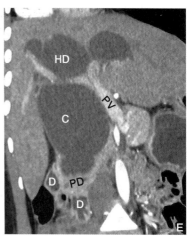

图 2-2-6 肺发育不全合并先天性胆管囊肿

与图 2-2-4 为同一患者。腹部 CT 平扫横轴位肝门上方平面（A）、肝角平面（B），斜矢状位（C）及斜冠状位（D）显示肝总管及其主要分支、胆总管明显呈囊状、管状扩张，肝周肝实质内未见明确胆管扩张，胆囊张力不高，增强扫描（E）扩张的胆管未见强化。注：C=胆总管；D=十二指肠；G=胆囊；HD=肝总管；K=肾脏；P=胰腺；PD=胰管；PV=门静脉

于 5 指。脊柱侧弯及椎体发育不良，X 线全脊柱检查可显示脊柱侧弯方向及幅度，及椎体形态、大小及连续性。

【诊断依据】

（1）婴幼儿起病，临床表现为喘息、呼吸困难及反复感染及缺氧系列症状。

（2）当支气管镜或 CT 证实患侧主支气管缺如，CT 证实肺实质、肺血管的完全缺如时，诊断肺不发生。当支气管镜或 CT 证实患侧主支气管远端呈盲端，CT 证实患侧肺实质及肺血管完全缺如，诊断肺不发育。当支气管镜或 CT 证实支气管不同程度狭窄、数量及分支减少，CT 证实患侧肺动脉数量减少、管腔纤细，应考虑肺发育不全。

【鉴别诊断】

1. **一侧性肺不张** 胸片上与本病难以鉴别，但既往胸片显示正常对诊断肺不张有帮助。或行增强 CT 扫描并图像重组后可显示一侧肺组织呈大片密度增高影，其患侧支气管近段可见阻塞物，如痰栓、软组织密度结节等，而远端支气管分支仍存在。虽

然纵隔也会向患侧胸腔移位，但其肺动脉及肺静脉分支正常，当痰栓排出或阻塞物移除后，一侧性肺不张可恢复正常。

2. **大叶性肺炎** 大叶性肺炎也可显示一侧肺组织单个肺叶或全肺呈密度增高影，但纵隔不会向患侧移位，行增强 CT 及图像后处理重组可显示患侧支气管、肺血管发育均正常，近期治疗后随访可见肺炎吸收，肺实质恢复正常。

3. **一侧肺组织切除** 一侧全肺组织切除后在胸片和 CT 上可与肺缺如及肺不发育相似，但其手术病史可为鉴别诊断提供线索。

（赵绍宏　方　瑞）

第三节　支气管发育异常

支气管发育异常（bronchial dysplasia）是由多种原因引起的肺胚芽发育异常所致的先天性疾病，主要包括支气管开口异常、支气管闭锁，其发病率为 0.1%～2%，可合并先天性心血管疾病。

一、支气管开口异常

【概述】

支气管开口异常又称气管性支气管（tracheal bronchus），是指叶或段支气管由气管直接发出，绝大多数异常起源于气管右侧壁，多位于距离隆嵴2cm以上的气管，左侧极为罕见。异位开口的气管分两种情况，一种情况是气管性支气管末端呈盲端，并不与肺组织相通，此时称为气管憩室。另一种情况是气管性支气管与肺组织相通，供应右肺上叶尖段或整个上叶，其中，当异常起源支气管供应整个右肺上叶时，被称为猪型支气管（pig bronchus），其发生率约为0.2%，通常该区域血供正常。

【临床表现】

绝大多数患者没有明显临床症状，常为体检或其他原因行胸部相关检查时偶然发现。少数患者可因异常起源的支气管管腔狭窄后通气不足而引起右肺上叶反复感染，出现咳嗽、咳痰、发热等症状。

少数患者可于儿童期出现症状，最常见的症状是喘鸣。

【实验室检查】

支气管镜可确诊气管性支气管，可发现气管右侧壁异常起源的右肺上叶支气管开口，高于正常右侧主支气管开口，其管腔可伴有不同程度狭窄；气管性支气管远端闭塞时可见盲端样改变；合并感染时可见急性或慢性支气管炎表现，黏膜红肿、分泌物增多。

合并感染时，白细胞计数增高、中性粒细胞比例增高，C反应蛋白增高，白细胞介素增高等。

【影像学表现】

1. 气管憩室　表现为异常起源的支气管呈囊袋状气腔，远端呈盲端，与肺组织不相连，常位于气管右后侧壁，呈圆形或类圆形，大小约1cm左右，约8%气管憩室和气管之间可见带状交通，但大多数憩室口较细，需采用CT连续薄层扫描才能显示其交通（图2-3-1）。

2. 异常起源于右肺上叶尖段的气管性支气管　起源于气管的支气管只与右肺上叶尖段肺组织相通，右肺上叶前段及后段由正常的右肺上叶支气管供应。异常起源的右肺上叶尖段支气管常呈现为管腔狭窄、纤细，直径可为2~3mm，少数可大于5mm以上，可合并右肺上叶感染，表现为肺实质内斑片状密度增高影，边缘模糊（图2-3-2）。

3. 猪型支气管　表现为整个右肺上叶支气管

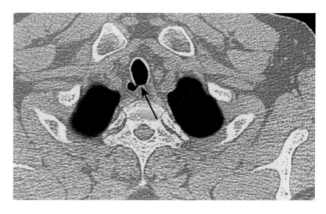

图 2-3-1　气管憩室

男性，25岁，间断咳嗽3个月余。胸部CT肺窗示气管右后外侧壁类圆形含气透亮影，透亮影与气管之间可见带状交通（箭）

均由气管下端异常起源的支气管供应，较罕见，管腔可狭窄。

常规CT扫描可显示气管的异常开口，但对开口的显示薄层更佳。三维气管重建如最小密度投影（MinIP）可显示各支气管的分支及关系，可清晰显示异常起源的支气管位置、开口及远端情况。

【诊断依据】

支气管发育异常临床上常无明显特异性，常经支气管镜或影像学检查确诊，CT检查及多种重建技术可清晰显示支气管变异的类型及位置，常为首选的影像学检查方法。

（1）气管憩室，异常起源的支气管远端呈盲端样改变，多见于气管右后外侧，部分可见憩室与气管之间的带状交通。

（2）异常起源支气管供应右肺上叶尖段，最多见，可见异常支气管开口较高，管腔变细。

（3）猪型支气管，极罕见，整个右肺上叶由异常起源支气管供应，其开口高于正常支气管开口位置。

【鉴别诊断】

近心支气管是一种罕见的中间段支气管的正常变异，可见管状含气分支起源于中间段支气管远段的内侧壁并向纵隔缘移行，这种变异较气管支气管更为少见，发生率0.08%。

二、支气管闭锁

【概述】

先天性支气管闭锁（congenital bronchial atresia）是一种罕见的先天性支气管发育异常，其特征为胚胎发育期，叶、段或亚段支气管开口处或邻近节段的支气管闭锁，阻塞气道远端的气道或气腔发育正常。常见于左肺上叶尖后段支气管，其次为右肺上叶段

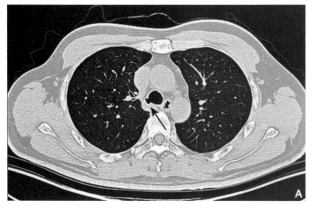
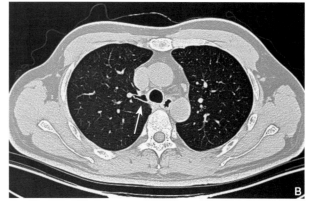
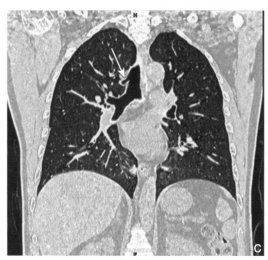

图 2-3-2 气管性支气管

男性,34 岁,气短、胸闷 2 周。CT 平扫肺窗(A)显示异常起源的支气管开口于气管右缘(黑实箭),其下方层面(B)及
冠状位重建(C)显示该支气管开口高于正常右主支气管开口,其管腔狭窄(白实箭),并供应右肺上叶尖段

支气管、中叶或下叶。男性多见,发病率约 1/10 万。

【临床表现】

绝大多数患者可无任何临床症状,常因成年后
体检发现。男性多于女性,比例约 2:1。少数患者
可有反复肺部感染的病史,从儿童时期反复出现咳
嗽、咳痰伴发热、气短等症状。听诊可发现受累的肺
叶区域呼吸音减弱。

【实验室检查】

当闭锁点位于叶或段支气管时,纤维支气管镜
可显示支气管近端的闭塞,其内可见黏液分泌物增
多,呈柱状或分支状,合并感染可见黏膜红肿。

【影像学表现】

约 60%~70% 见于左肺上叶,以尖段和后段最
常见,绝大多数为单侧。其次见于右肺下叶。

1. X 线表现 胸片上最典型的征象为局限性
肺叶透亮度增高及近肺门区结节或肿块,可见于
80%~90% 患者。前者是由于闭锁远端气道的侧支
通气建立,其内空气排出受阻所致;后者由于闭锁远
端的分泌物及黏液堆积所致的柱状、结节状或分支
状阴影。

2. CT 表现 CT 是诊断支气管闭锁的最佳影
像学检查方法。最典型征象为支气管黏液栓塞、周
围肺组织空气潴留及受累肺实质内血管减少、变细
(图 2-3-3)。

黏液栓塞表现为沿支气管走行的条状、分支状
或结节状密度增高影,CT 值可为液体密度(-10~
10HU)或因含蛋白而更高(20~50HU),增强扫描无
强化,通常伴有支气管扩张(图 2-3-4)。受累肺实质
容积增加、透亮度增高,血管减少,后者几乎见于所
有患者。

3. MRI 表现 MRI 可显示支气管内黏液栓,因
其成分不同在 T1WI 可呈多样信号,蛋白含量多时
可表现为短 T1WI、长 T2WI;液体成分为主时表现为
长 T1WI、长 T2WI 信号。

【诊断依据】

最典型的影像学特征为黏液栓塞、周围肺组织
透亮度增高及血管变细。最常见于左肺上叶尖后
段。黏液栓塞表现柱状、分支状密度增高影,增强
扫描无强化。周围肺组织透亮度增高、其内血管
变细。

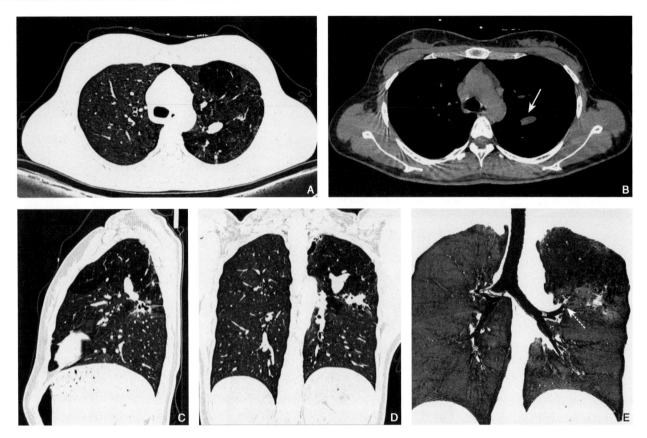

图 2-3-3 支气管闭锁

女性,26 岁,反复咳嗽、咳痰 2 年。胸部 CT 平扫肺窗(A)显示左肺上叶尖后段透亮度增高,其内血管稀疏、纤细;左肺上叶尖后段可见柱状密度增高影;纵隔窗(B)显示左肺上叶尖段柱状密度增高影(白实箭),CT 值约 25HU,密度均匀;矢状位(C)及冠状位(D)重建可清晰显示左肺上叶尖后段病变,最小密度投影(MinIP)(E)显示左肺上叶尖后段支气管(虚箭)闭锁

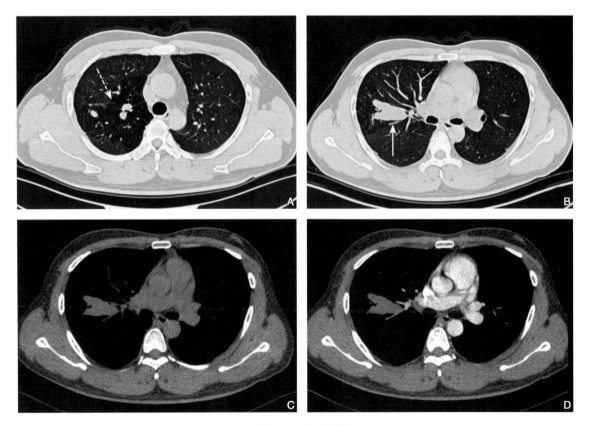

图 2-3-4 支气管闭锁

男性,28 岁,咳嗽、咳痰 1 个月余。胸部 CT 平扫肺窗(A、B)显示右肺上叶尖段透亮度增加(虚箭),血管稀疏、纤细,可见结节状、分叉状密度增高影(实箭),边缘清晰。平扫纵隔窗(C)显示分叉状密度增高影,密度均匀,CT 值约 36HU;增强扫描(D)显示分叉状密度增高影无明确强化,为支气管内黏液栓塞

【鉴别诊断】

1. **变应性支气管肺曲霉菌病** 影像上表现为双侧肺门周围支气管扩张并黏液栓塞形成,需与支气管闭锁鉴别,前者多为双肺发生,可对称性出现,前者的高密度黏液栓有一定特征性。临床上有哮喘和嗜酸性粒细胞增高,有助于鉴别。

2. **肺内支气管囊肿** 肺内支气管囊肿表现为肺内圆形或类圆形、边缘光滑的囊肿,可含液、含气或气液平面,支气管未见明显截断及闭锁;病灶增强无强化,周围肺组织未见明显异常或轻度肺气肿,易于与支气管闭锁相鉴别。

(赵绍宏　方　瑞)

第四节　肺动脉发育不全

【概述】

肺动脉发育不全(pulmonary artery agenesis, PAA)为一种罕见的先天性肺血管畸形,包括肺动脉干或单侧肺动脉缺如、肺动脉异常起源及肺动脉缩窄,少见,常儿童时期起病。胎儿时期肺动脉血供中断会影响肺发育不全;常伴有其他先天性疾病,包括心血管及肺部的发育异常。其中相对常见的畸形有单侧肺动脉缺如、肺动脉吊带和肺动脉瓣以上狭窄。

单侧肺动脉缺如(unilateral absence of the pulmonary artery),又称单侧肺动脉发育不全、单侧肺动脉闭锁,较罕见,表现为右侧或左侧肺动脉近端中断,单纯性单侧肺动脉缺如少见,常伴有先天性心脏病,最常见的是室间隔缺损及法洛四联症。

肺动脉吊带(pulmonaryarterysling)又称异常气管后左肺动脉,属于肺动脉起源畸形,表现为左肺动脉异常起源于右肺动脉主干,走行于气管与食管之间,压迫右主支气管。儿童发病多见,常合并其他先天性疾病,最常累及气管支气管树及心脏。

肺动脉瓣以上狭窄可分为四种类型:主肺动脉狭窄、累及左或右侧主肺动脉根部的主肺动脉分叉处狭窄、多发性周围肺动脉狭窄及近端和远端肺动脉同时狭窄。

【临床表现】

1. **单侧肺动脉缺如** 常于儿童期确诊,少数无症状患者也可成年期才发现。成人期,肺动脉近端中断常为单一征象,右侧比左侧多见,常伴右位主动脉弓。临床常表现为肺动脉高压及反复肺部感染所引起的症状,前者包括呼吸困难、咯血及胸痛;后者包括反复发生的咳嗽、咳痰、发热等。

2. **肺动脉吊带** 患者常无症状,当伴发先天性气管支气管狭窄或邻近气管受压狭窄时可出现呼吸困难、喘鸣或反复下呼吸道感染的症状,如咳嗽、咳痰、发热、胸痛等,没有明显的特异性。

3. **肺动脉瓣以上狭窄** 肺动脉狭窄通常伴有其他异常。婴儿期特发性高钙血症(Williams-Beuren综合征)表现为智力低下,周围肺动脉狭窄和主动脉瓣以上狭窄,从而引起相应的症状如发绀、眩晕等。

肺动脉瓣以上狭窄也可伴先天性心脏病,如法洛四联症、大动脉转位、房间隔缺损等。患者可因左向右分流而出现症状,如发绀、杵状指等长期慢性缺氧的症状。少数病例可出现单纯肺动脉瓣以上狭窄。

【实验室检查】

先天性肺动脉发育不全实验室检查没有明显的异常。合并感染或其他先天性心血管异常时可出现相应异常。合并细菌感染急性期可出现白细胞计数增高、中性粒细胞比例增高、C反应蛋白、白细胞介素增高等,少数患者为混合感染。

支气管镜表现为慢性支气管炎,急性期表现为黏膜红肿、分泌物增多。合并其他先天性心血管异常产生左向右分流时,可出现氧分压和血氧饱和度不同程度下降,红细胞反应性增多等。

【影像学表现】

1. **单侧肺动脉缺如** CT增强检查可明确显示肺动脉闭锁的残端,并有利于显示其与近端肺动脉和远端肺动脉的分支的解剖连续性及患侧肺内相关征象。

主要表现为左或右侧肺动脉主干闭锁,其远端的分支消失(图2-4-1)。双侧胸廓不对称,患侧肺体积缩小,纵隔向患侧移位,可见多支侧支循环动脉供应患侧肺组织,CT可显示侧支循环间接征象,如肺血管灌注不均形成的马赛克阴影,小叶间隔增高、胸膜下网状影、胸膜下肺实质带,在胸片上可形成"假纤维化"或"假结核病"等征象。

此外,CTA及心脏超声可对心脏形态及功能进行评估,排除心血管畸形。

2. **肺动脉吊带** CT上可清晰显示左主肺动脉异常起源于右主肺动脉的后壁,沿右主支气管起始部上向左经气管和食管之间进入左肺。畸形常位于主动脉弓水平。异位起源的左肺动脉可异常变细或狭窄,其在肺门的位置低于正常肺动脉。

部分病例合并气管支气管发育异常,包括右侧气管性支气管,左主肺动脉在其下方经过(图2-4-2)。右主支气管受压狭窄或完全骨化。MRI对肺动

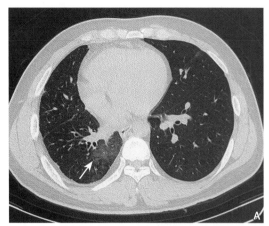
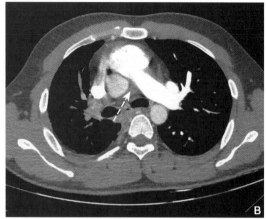
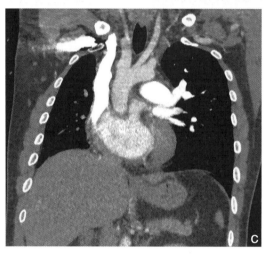

图 2-4-1 主肺动脉干缺如

男性,26 岁,咯血 1 周。胸部 CT 平扫肺窗(A)显示双侧胸廓不对称,右肺体积稍减小,纵隔轻度右偏;右肺下叶内基底段可见斑片状磨玻璃密度影(实箭),边缘模糊,考虑出血所致;纵隔窗增强动脉期(B、C)显示右侧主肺动脉干缺如(虚箭),左肺动脉主干粗细不均

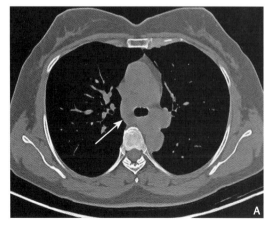
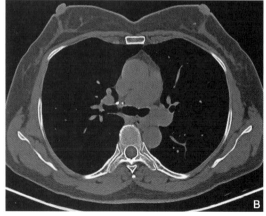

图 2-4-2 左肺动脉走行异常

女性,30 岁,胸部 CT 纵隔窗平扫(A)显示左主肺动脉绕气管右侧及后部、经食管前方汇入左侧(箭),左主肺动脉水平正常位置未见血管(B)

脉畸形诊断具有价值。

3. 肺动脉瓣以上狭窄 影像表现取决于狭窄的部位、其相关的血流动力学结果及狭窄后扩张情况。主要表现为患侧肺血管减少、稀疏、变细与肺血管梭形狭窄后扩张并存（图2-4-3）。主肺动脉近端及分支狭窄可引起双侧对称性血管减少。

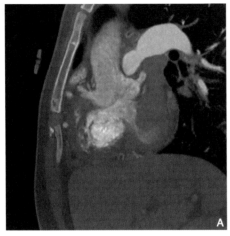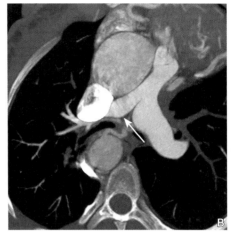

图 2-4-3 肺动脉瓣以上狭窄
男性，3岁，最大密度投影（MIP）斜矢状位（A）及轴位（B）显示肺动脉主干瓣上及右肺动脉主干狭窄（箭）

【诊断依据】

临床上肺动脉发育不全可引起不同症状，如长期慢性缺氧及反复呼吸道感染。合并其他先天性心脏病可出现相应的症状。CT增强对诊断先天性肺动脉发育不全具有重要价值，可清晰显示血管的变异及其相关的表现：

1. 单侧肺动脉缺如 CT增强扫描可显示缺如的肺动脉及其分支、侧支循环供应患侧肺组织，纵隔向患侧移位，患侧肺组织血管减少、稀疏、变细；可因血管灌注不均形成马赛克征象。

2. 肺动脉吊带 属于肺动脉起源异常畸形。主要表现为左肺动脉异常起源于右肺动脉后壁，走行于气管与食管之间进入左肺门，管腔变细，于左肺门的位置较正常低，左肺实质内血管纤细、稀疏。右侧主支气管可受压变窄。

3. 肺动脉瓣狭窄 CTA可显示肺动脉狭窄的程度、位置。双侧肺动脉狭窄表现为主动脉管腔狭窄，双肺内对称性血管纹理减少、稀疏、变细。单侧肺动脉狭窄可显示患侧肺动脉梭形狭窄和狭窄后扩张交替，患侧肺组织内血管变细、稀疏。

【鉴别诊断】

1. 原发性肺动脉肿瘤 可表现为单侧肺动脉软组织肿块，形态不规则，增强扫描可不同程度强化，其远端分支变细，与单侧肺动脉缺如不同。

2. 栓塞性单侧肺动脉中断 需与单侧肺动脉缺如鉴别。患者有慢性血栓栓塞或肿瘤病史，如长期下肢静脉血栓、恶性肿瘤。CTA可显示肺动脉分支存在，其内可见充盈缺损，增强扫描无或有强化，患侧肺实质内血管分支变细，不合并肺组织的发育不全，与单侧肺动脉缺如。

3. Takayasu动脉炎 常为双侧对称性发病，体循环动脉受累，同时出现体循环动脉及肺动脉受累的形态学异常应考虑到本病的可能性。

（赵绍宏 方 瑞）

第五节 肺隔离症

【概述】

肺隔离症（pulmonarysequestration）是指一部分肺从正常肺组织分离、不与正常的支气管相沟通，并有体循环供血的一种肺内病变。肺隔离症可分为叶外型和叶内型。叶内型肺隔离症，隔离的肺组织与正常肺组织相连续且位于同一脏层胸膜内。叶外型肺隔离症，隔离的肺组织与正常肺组织分离，由单独的胸膜包裹。肺隔离症罕见，占肺部先天性病变1.15%~6%。其中约90%为叶内型肺隔离症，叶外型较少见。

发病机制尚不清楚，为先天发育异常所致，可能病因：①胚胎发育期间异常肺胚芽离断；②前肠下部重复畸形；③局部肺动脉发育不良，由体循环供血，80%引流入体静脉，而非肺静脉，与叶内型不同；常伴有先天性异常，如先天性心脏病，先天性囊性腺瘤样畸形（Ⅱ型常见）及膈肌膨隆膈疝等。

该异常多见于左肺下叶脊柱旁，少数位于右肺下叶,左右侧发病比例约 1.5~2:1,可为实性或囊实性病变。其供血动脉多数来自胸主动脉,少数来自腹主动脉、肋间动脉、胸廓内动脉等。95%叶内型回流至肺静脉,80%叶外型可回流至下腔静脉、奇静脉或半奇静脉,产生左向右分流。

【临床表现】

1. **叶内型肺隔离症** 临床表现没有明显的特异性,诊断较晚,常于儿童期或青年时期诊断。临床上主要表现为长期反复呼吸道感染所引起的症状,比如长期反复咳嗽、咳痰、痰中带血、发热、胸痛等。少数患者可无明显临床症状,至成年后体检或因其他原因行肺部检查时偶然发现。

2. **叶外型肺隔离症** 叶外型肺隔离症多无症状,合并其他先天性异常时可出现相应的临床表现,如合并Ⅱ型先天性囊性腺瘤样畸形时可出现发绀、呼吸困难等;合并先天性心血管畸形时可产生左向右分流所致的长期慢性缺氧的症状,如端坐呼吸、口唇发绀、杵状指等。

3. **主要体征** 合并其他先天性心血管畸形出现左向右分流时可出现皮肤、口唇发绀,听诊可出现血管杂音等。合并呼吸道感染可出现患者呼吸音增粗、固定部位的湿啰音,以左肺下叶后、内基底段最为常见,少见于右肺下叶。

【实验室检查】

肺隔离症实验室检查没有明显特异性,主要是反复呼吸道感染相关的实验室异常,如白细胞计数增高,中性粒细胞比例增加,C反应蛋白增高等。

支气管镜检查,肺隔离症合并感染时可见中央引流支气管黏膜红肿、充血、分泌物增多等改变。

【影像学表现】

1. **叶内型肺隔离症**

(1) 好发部位:多见于左肺下叶脊柱旁,少数位于右肺下叶后、内基底段。特定的发病部位具有重要鉴别意义(图 2-5-1)。

(2) CT表现:叶内型肺隔离症密度多种多样,可表现为含气囊腔透亮影(图 2-5-1A),提示病变与周围肺组织或支气管有交通;囊内可见线样分隔,合并感染时囊腔内可含气-液平面,囊壁厚薄不均,边缘模糊;亦可表现为软组织密度,呈结节或肿块,密度不均,可见囊变及钙化影。病变形态呈圆形、椭圆形或分叶状、条带状密度增高影,部分病变呈不规则斑片影,内有不规则囊性成分。

当病变初次检查呈薄壁囊状透亮影,隔段时间复查密度增高、病变增大,边缘模糊,应考虑到感染可能

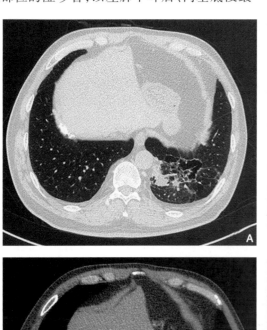

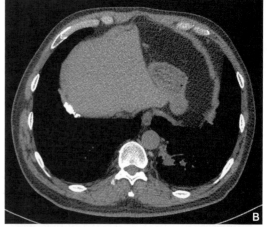

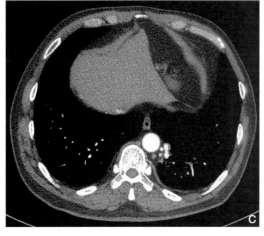

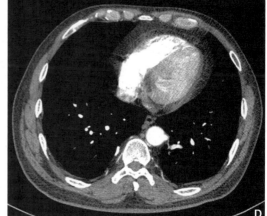

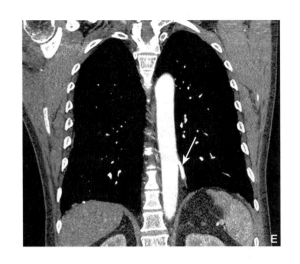

图 2-5-1　肺隔离症（肺内型）

男性，54 岁，反复咳嗽、咳痰半年余。胸部 CT 平扫肺窗（A）显示左肺下叶脊柱旁可见含气囊腔及实变，形态不规则，边界不清；纵隔窗（B）显示病变密度不均匀，后部为略低密度影，前部为多发短条状软组织密度影，增强扫描动脉期（C）示短条状影为血管影，显著强化，其上方层面轴位（D）及冠状位重建（E）显示胸主动脉分支（箭）供应左肺下叶病变

性。MRI 在鉴别肿块的囊性、实性、出血及黏液成分时具有优势，MRI 血管造影也可准确显示供血动脉。

（3）病变周围组织结构改变：病变周围肺组织内常见肺气肿或空气潴留，当合并感染囊腔张力增大时可见邻近肺组织受压肺不张呈囊壁一部分，增强扫描可见明显强化。

2. 叶外型肺隔离症

（1）好发部位：叶外型肺隔离症常表现为双肺下叶脊柱旁边界清楚的三角形阴影，左侧最多，与横膈相邻，少数病灶表现左侧横膈小肿块，病灶较小时 X 线胸片易漏诊。叶外型肺隔离症可异位于其他部位，如心包、纵隔、膈肌及腹膜后等。

（2）CT 表现：多为脊柱旁软组织密度肿块，密度均匀、边界清楚，偶可见囊性区。增强扫描呈轻中度强化；CT 增强或血管造影可见从胸主动脉下段或腹主动脉下段分出的供血动脉，具有确诊意义（图 2-5-2）。

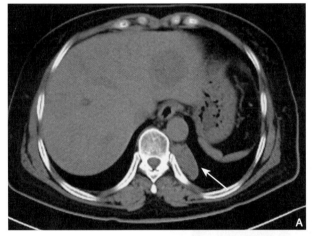
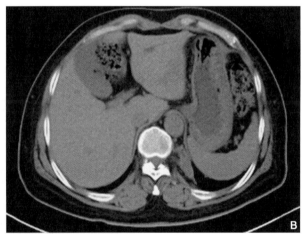
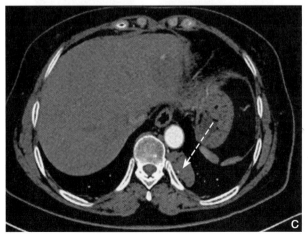

图 2-5-2　肺隔离症（肺外型）

男性，48 岁，胸部 CT 平扫横轴位（A）显示左侧脊柱旁软组织影（实箭），向下延伸至横膈下（B）；增强扫描可见血管进入病变（虚箭）

3. **肺隔离症供血动脉** 发现体循环供血动脉对诊断肺隔离症具有确诊意义。主动脉造影及增强CT薄层重建、多平面重组可以准确评价肺隔离症体循环供血动脉及引流静脉。供血动脉通常可从胸主动脉下段及腹主动脉上段走行至下肺韧带进入隔离的肺组织（图2-5-3）。

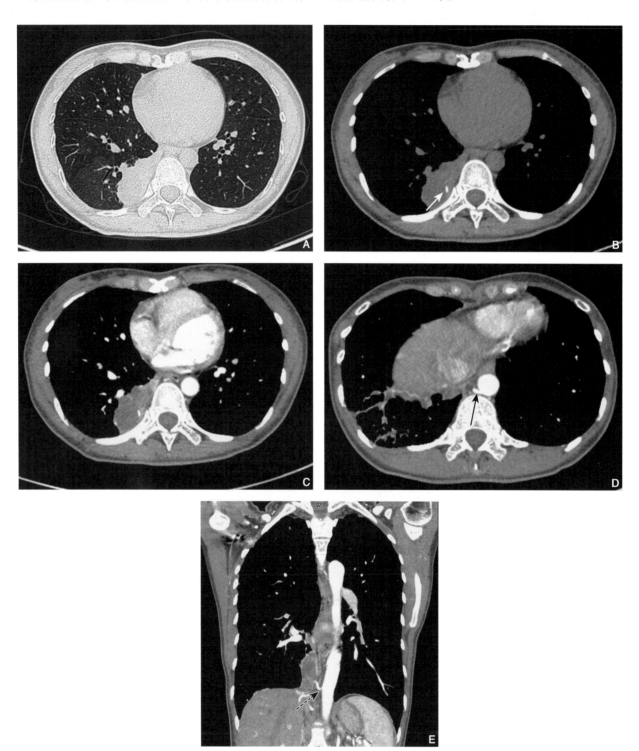

图 2-5-3 肺隔离症

女性,43岁,体检发现右肺下叶阴影。胸部CT平扫肺窗(A)显示右肺下叶脊柱旁团块状密度增高影,形态不规则,边界清晰;纵隔窗平扫(B)显示病灶呈软组织密度,CT值约38HU,其内可见点状高密度钙化影(白实箭);增强扫描(C)显示病灶呈轻度不均匀强化,CT值约53HU;D图及E图显示胸主动脉分支(黑实箭、虚箭)供应病灶

【诊断依据】

（1）常见于婴幼儿或青年人,叶内型肺隔离症发现较晚。临床上反复呼吸道感染病史,少数患者可出现其他相关症状及体征,如咯血、发绀等。

（2）影像学上双肺下叶内基底段囊性或软组织肿块,由胸主动脉下段及腹主动脉上段发出分支供血。

【鉴别诊断】

1. **左下肺体循环异常供血** 可见胸主动脉分支供应肺组织,易与肺隔离症相混淆。主要表现为主动脉旁异常增粗的血管影,供应下叶肺组织,肺组织正常,几乎均位于左侧;血管分支直径大于伴行的支气管,受累肺叶的肺动脉纤细或缺如。而肺隔离症体循环供血血管供应的为异常肺组织,呈囊性、实性或混合性肿块,其内无正常支气管影走行。

2. **先天性囊性腺瘤样畸形** 临床症状与肺隔离症相似,表现为反复感染的病史。影像学上常表现为较大的囊腔周围环以多发小囊或大小均匀的囊腔性病变,可发生于双肺任何位置,合并感染时囊壁厚薄不均,边界模糊。CT 增强无体循环供血有助于两者鉴别。

（赵绍宏　方　瑞）

第六节　肺囊性腺瘤样畸形

【概述】

先天性囊性腺瘤样畸形(congenial cystic adenomatoid malformation, CCAM)也称先天性肺气道畸形,以伴有支气管结构异常、增殖形成囊性或实性肿块为特征的少见的先天性疾病。其病因不明,推测与胚胎时期支气管树发育停止或支气管树错构瘤样病变有关。由于部分病变并非囊性,且仅Ⅰ型有腺瘤样结构,所以更名为先天性肺气道畸形更合适。绝大多数患者 5 岁前确诊,约64%可见于刚出生至 1 个月,但少数患者可至成年后发现。女性稍多于男性,CCAM 发病率为 1/35 000~1/25 000。

病理上分为 5 个亚型:

(1) 0 型:气管和支气管起源,腺泡发育不良,累及全部肺叶;非常罕见。

(2) Ⅰ型:大囊型,典型者累及单个肺叶,大的相互交通的囊腔,大小约 1cm~10cm,大囊周围环以较小的囊腔;最常见,占60%~70%。

(3) Ⅱ型:小囊型,病变较小,0.5~1.5cm 小囊腔;约占25%。

(4) Ⅲ型:实性型,大的、实性肿块状病变,可累及肺叶或全肺;约占10%。

(5) Ⅳ型:无衬覆的囊性病变,典型的累及单个肺叶;大的外周性薄壁囊腔。

虽然提出 0 型和Ⅳ型两个亚型,但很罕见,其在 CCAM 分型中具有争议,所以目前临床上多采用Ⅰ、Ⅱ、Ⅲ型分型。

【临床表现】

(1) 病变本身引起的症状,胎儿时期由于肿物压迫食管及纵隔移位影响胎儿羊水吞咽,患儿多表现为胎儿水肿及羊水过多。出生后主要表现为新生儿或婴幼儿进行性呼吸窘迫。局部肺组织结构异常导致长期肺动脉血氧合不足引起缺氧的症状,如发绀等。

(2) 合并感染症状,婴幼儿时期常合并反复呼吸道感染,表现为咳嗽、咳痰、发热、乏力等症状。

(3) 成人 CCAM,极少数成人的 CCAM 可无症状,体检或其他原因行肺部检查时偶然发现。大多数患者从幼儿时期即可出现反复性呼吸道感染,如咳嗽、咳黄痰、胸闷、发热。少数患者从幼儿时期出现反复咯血,可能与合并支气管扩张有关。

(4) 常见并发症有气胸和支气管扩张。气胸者表现为突发性胸痛、胸口紧促,呼吸困难;支气管扩张者易出现长期反复感染及咯血。

【实验室检查】

CCAM 实验室检查无明显特异性,不合并感染时血象多正常,合并感染时主要表现为感染所引发的血象改变,如白细胞计数增高,中性粒细胞比例增加,C 反应蛋白增高等。

支气管镜检查,由于 CCAM 发生于较远端的支气管及肺组织内,支气管镜检查常所不能及,但当 CCAM 合并感染时可见支气管黏膜红肿、充血、分泌物增多等改变。

【影像学表现】

1. **胎儿期 CCAM** 胎儿时期产前超声可显示单侧肺部多房囊性病变,囊腔大小不一,或胸部实性肿块,内部可含小的囊腔,纵隔移位,羊水过多,胎儿水肿。

越来越多 MRI 用于胎儿畸形产前诊断,可评估病变及其邻近结构的评价;或伴随的其他畸形的评价。大囊和小囊型可显示稀疏的囊性成分。实性"腺瘤样"病变与正常的肺组织相比呈高信号。

2. **出生后与成人 CCAM** 出生后及成人期 CCAM 常表现为肺内单房或多房囊状或复杂囊实性肿块,可致纵隔向对侧移位。囊腔大小不一,放射学分类将其分成大囊型及小囊型,前者多数囊腔>2.5cm,后者多数囊腔≤2.5cm。影像表现因病理分型而不同。

(1) Ⅰ型 CCAM:最常见,常表现为较大的囊腔周围环以较小的囊腔,囊腔大小为 1~10cm 不等,病变内间杂有正常肺组织。可为含气、含液或气-液平面囊腔。多为薄壁囊腔,厚壁囊腔为合并感染或邻近受压不张的肺组织所致,合并感染时病变边缘模糊,可见斑片状密度增高影(图 2-6-1)。

(2) Ⅱ型 CCAM:多发薄壁囊腔,囊腔大小均匀(图 2-6-2),大小约 0.5~1.5cm,可含气、含液、气-液平面。

(3) Ⅲ型 CCAM:罕见,为较大的软组织密度肿块,可为肺叶性。

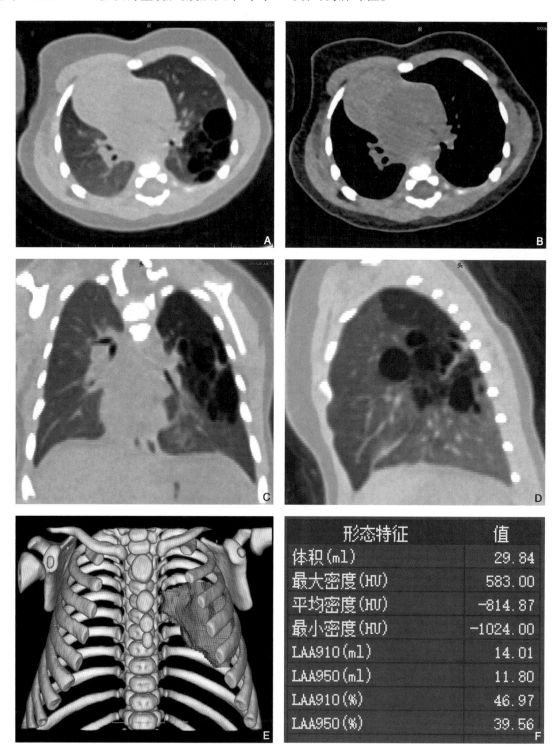

形态特征	值
体积(ml)	29.84
最大密度(HU)	583.00
平均密度(HU)	-814.87
最小密度(HU)	-1024.00
LAA910(ml)	14.01
LAA950(ml)	11.80
LAA910(%)	46.97
LAA950(%)	39.56

图 2-6-1 先天性囊性腺瘤样畸形(Ⅰ型)

男性,3 月龄,足月顺产儿,出生体重 3.4kg,出生后 2 个月因"肺炎"入院,CT 肺窗轴位(A)、冠状位(C)及矢状位(D)重建示左肺上叶及下叶多发较大薄壁囊腔,囊腔周围可见多发大小不等的较小的囊,病变内间杂有正常肺组织,囊腔内未见明显液体密度影及气-液平面;部分囊壁较厚,并可见部分高密度病变,提示感染征象。病变致左肺体积明显增大,纵隔窗(B)显示纵隔向右移位;基于"数字肺"感兴趣区手动辅助分割平台,将病变部分自动分割(E),并得到病变部分的定量指标(F)。注:LAA-910(ml)=密度小于-910HU 的体积;LAA-950(ml)=密度小于-950HU 的体积;LAA-910(%)=密度小于-910HU 的体积占整个病灶的比例,LAA-950(%)=密度小于-950HU 占整个病灶的比例

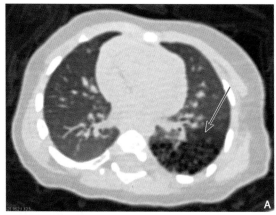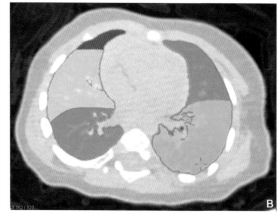

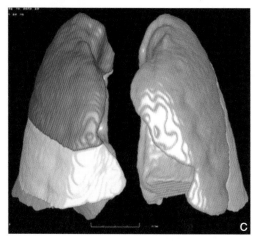

Index	Volume(ml)	Mean Intensity(...
Left / Right Lung	289.15	-576.68
RL	141.81	-541.55
LL	147.34	-610.48
RUL	44.10	-563.80
RML	38.60	-612.53
RLL	59.11	-478.62
LUL	63.93	-711.50
LLL	83.35	-533.10

图 2-6-2 先天性囊性腺瘤样畸形（Ⅱ型）

男性，2 岁，胸部 CT 平扫肺窗（A）显示左肺下叶多发薄壁囊腔（红箭），囊腔大小均匀，在 2cm 以内，囊腔内未见明显气体及液体密度影。基于数字肺分析平台，肺边界及肺叶自动识别（B）及表面三维重建（C）显示不同肺叶；自动计算并给出各叶肺体积及密度的数据表格（D）。注：LL=左侧全肺；LLL=左肺下叶；LUL=左肺上叶；RL=右侧全肺；RLL=右肺下叶；RML=右肺中叶；RUL=右肺下叶；枚红色=右肺上叶；黄色=右肺中叶；蓝色=右肺下叶；粉色=左肺上叶；绿色=左肺下叶

3. **支气管扩张及气胸** CCAM 可合并支气管扩张，CT 较胸片更易显示支气管扩张的形态、程度及范围。常表现为病变周围的支气管呈囊状、柱状及静脉曲张状扩张，合并感染时管壁增厚，管腔内可见黏液栓塞，增强扫描无明显强化。胸膜下囊性病变破裂入胸腔可见气胸及气-液胸。

【诊断依据】

（1）婴幼儿及儿童早期发病，极少数成人发病。临床上呼吸窘迫、发绀、反复呼吸道感染、咯血等症状。

（2）影像学表现：多为单侧多房薄壁囊腔，可含气、含液或气-液平面，合并感染或周围肺组织受压肺不张时可为厚壁囊腔。根据囊腔大小可辨别Ⅰ型和Ⅱ型 CCAM，Ⅰ型 CCAM 最常见，约占所有病例的 60%～70%，表现为较大囊腔周围环以较小的囊腔，囊腔大小不一，约 1～10cm 之间；Ⅱ型表现为大小均匀的薄壁小囊腔，大小约 0.5～1.5cm 之间，囊内密度可多种多样，与Ⅰ型无明显区别，病变间可间杂正常的肺组织。Ⅲ型 CCAM 罕见，主要表现为实性软

组织密度肿块。

（3）可伴发其他先天异常，如Ⅱ型 CCAM 可伴发叶外型肺隔离症，临床工作中需进行全面评估。

（4）采用超声及 MRI 可以进行产前诊断。

【鉴别诊断】

1. **囊状支气管扩张** CT 上可见支气管呈类圆形或圆形囊状扩张，管壁较薄，合并感染时管壁可增厚，部分可呈串珠状扩张，常累及双侧。

2. **肺隔离症** 叶内型肺隔离症见于较大的儿童或成人，临床可伴发反复感染。影像学可表现为双肺下叶脊柱旁的含气囊腔或实性病变。

增强 CT 检查发现体循环异常供血可确诊。肺隔离症的好发部位与体循环异常供血有助于两者鉴别。但叶外型肺隔离症为先天性病变，可合并 CCAM，以Ⅱ型最为多见，临床工作中需注意。

3. **先天性大叶性肺气肿** 好发部位：左肺上叶＞右肺中叶＞右肺上叶，表现为出生后肺叶不断增大，患侧胸廓变大，受累肺叶体积增大，肺实质密度明显

减低,其内肺血管及支气管纤细、稀疏,纵隔可向健侧移位,相邻的肺叶体积变小,邻近肺叶受压可形成肺不张。

（赵绍宏　方　瑞）

第七节　先天性支气管囊肿

【概述】

先天性支气管囊肿（congenial bronchogenic cyst）是由于胚胎第 3 和第 24 周气管支气管树从相邻的气道异常分离导致,支气管囊肿较少见,约 75% 发生于纵隔,中纵隔最常见,20% 发生于肺内,少见于前纵隔、胸膜、心包或膈肌。多为单发,多发罕见。囊肿是由于气管支气管树与邻近气道离断而成,由于囊壁内含软骨及浆液黏液腺体,因此具有分泌功能。大小约 2~10cm,其内常含有清亮的浆液性液体或蛋白,若存在感染时囊内可能出现浑浊、黏稠或血性液体。

根据支气管囊肿的位置可分为三类,即纵隔型、肺内型及异位型,以纵隔型最多见,中纵隔为主,占75%左右;肺内型约20%;异位型支气管囊肿可位于皮下、胸膜、心包等部位,极罕见,多为病理确诊含支气管上皮结构。

【临床表现】

（1）大多数支气管囊肿无明显临床症状,尤其是纵隔型且病灶较小时,常于成年后体检或其他原因行肺部检查时偶然发现。

（2）少数患者出现压迫症状。如气管支气管受压常表现为胸闷、呼吸困难、喘息、喘鸣及刺激性干咳等症状。如食管受压多表现为吞咽困难。上腔静脉受压时可影响静脉回流,常出现颜面部水肿、上肢肿胀、胸痛、颈部及胸部血管扩张等。肺静脉受压影响回流可引起肺水肿,临床上可出现粉红色泡沫痰、喘憋。

（3）合并感染时临床症状,20%肺内型支气管囊肿可合并感染,提示可能与邻近支气管相通。可表现为咳嗽、发热、咯血等表现,无明显特异性。

（4）主要体征,静脉回流受阻时可见颈静脉怒张,胸壁及上肢血管迂曲扩张。

【实验室检查】

先天性支气管囊肿实验室检查常无异常。当其合并感染时可出现血象异常,以细菌感染最常见,可出现白细胞计数增高,中性粒细胞比例增加,C 反应蛋白增高等。

支气管镜检查,可见支气管管腔受压狭窄,黏膜未见明显异常。食管镜检查可见食管管腔不同程度狭窄,主要呈受压性改变,黏膜未见异常。

【影像学表现】

1. 位置、形态

（1）纵隔支气管囊肿,纵隔支气管囊肿最常见,多位于右侧气管旁或隆嵴下区,极少病例可见于后纵隔。表现为圆形或椭圆形结节或肿块影,边缘光滑,与周围组织结构分界清晰,周围脂肪间隙清晰,邻近组织结构可呈受压改变(图 2-7-1)。

大多数病变长期随访后形状及大小变化不明显,少数囊肿数年后会逐渐增大,可能与囊壁分泌黏液或合并出血有关。

（2）肺内支气管囊肿,肺内支气管囊肿常位于双肺下叶内 1/3,中内带多见,形态与纵隔内支气管囊肿相似,周围肺组织呈受压改变,部分不张的肺组织可构成囊壁的一部分致囊壁增厚。20%肺内支气管囊肿可与邻近的支气管相通,可并发感染,表现为囊肿密度增高,囊壁不规则增厚,其内可含气、含液或气-液平面,边缘模糊,可见斑片状渗出(图 2-7-2)。当囊肿与支气管交通形成活瓣作用时会引起囊肿短期内迅速增大。

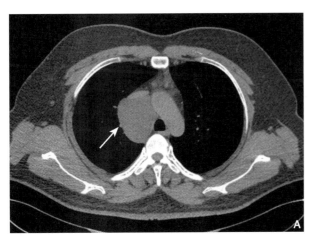

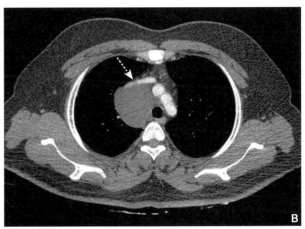

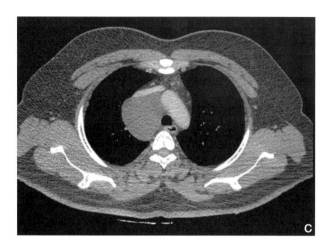

图 2-7-1　支气管源性囊肿 (中纵隔)

女性,27 岁,体检发现纵隔肿物 1 个月余。胸部 CT 平扫纵隔窗 (A) 显示
中纵隔右侧气管旁可见类圆形囊性低密度影 (实箭),边界清晰,密度均
匀,CT 值约 24HU;增强扫描动脉期、静脉期 (B、C) 显示病灶无强化,CT
值约 23HU,周围血管受压变形 (虚箭)

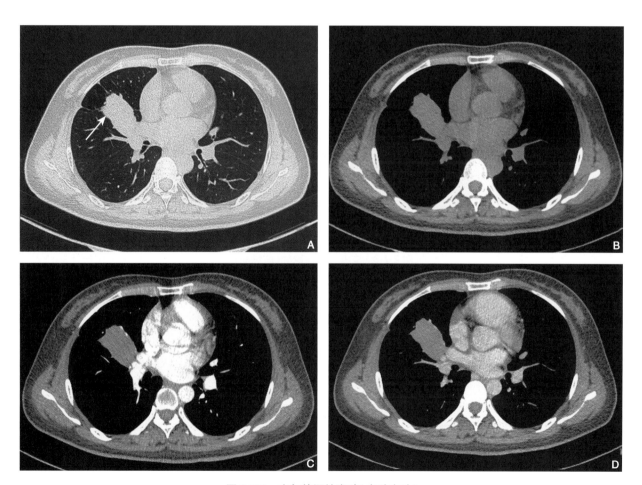

图 2-7-2　支气管源性囊肿 (右肺中叶)

女性,23 岁,体检发现右肺阴影 1 周。胸部 CT 平扫肺窗 (A) 显示右肺中叶可见梭形密度增高影 (箭),边界清晰,形态
不规则,其远端肺组织透亮度增高。纵隔窗 (B) 显示病灶密度均匀,CT 值约 30HU,增强扫描 (C、D) 显示病灶没有明
显强化。手术病理诊断为肺内支气管囊肿

（3）异位支气管囊肿，罕见。多位于膈下、皮下、心包、腹膜后及椎管内。表现为圆形或类圆形液性结节或肿块，CT值约-10~10HU，形态规则，边缘光滑，增强扫描病变无强化，常诊断为良性囊性病变，确诊支气管囊肿需病理检查确定其内结构和成分。

2. **密度多变性** 支气管囊肿在CT上表现为密度均匀结节或肿块，约50%者表现为均匀水样密度，CT值约-10~10HU，部分囊肿内密度较高，CT值可达40~60HU，平扫难以与软组织肿块鉴别，增强扫描及MRI无明显强化有助于鉴别囊肿内成分。囊肿密度增高的原因可能与囊液蛋白含量增高有关，少数患者合并出血或囊液内含草酸钙成分时密度导致增高（图2-7-3）。

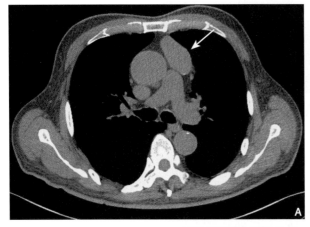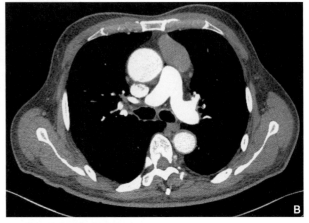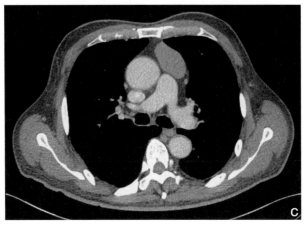

图2-7-3 支气管源性囊肿（前纵隔）

男性，74岁，胸闷1个月余。胸部CT平扫纵隔窗（A）显示前纵隔偏左侧椭圆形囊性低密度影（箭），边缘光滑，CT值约50HU，大小约5.4cm×2.8cm，囊壁可见点状高密度钙化影；增强扫描动脉期（B）及静脉期（C）显示病灶没有强化，CT值约51HU

3. **增强特性** CT或MRI增强对诊断支气管囊肿至关重要，尤其是CT平扫密度较高的囊肿，难以与软组织密度鉴别。增强扫描囊肿常无强化，但肺内支气管囊肿合并感染时囊壁可不均匀强化（图2-7-4）。

【诊断依据】

（1）临床可无明显症状，少数患者可因纵隔内结构受压出现症状，如喘息、刺激性干咳、吞咽困难、颜面部水肿、青紫等。肺内支气管囊肿合并感染可出现咳嗽、咳痰、发热等。

（2）影像学上表现为纵隔、肺内及其他部位均匀的液性密度或更高密度的囊性病变，CT值-10~60HU不等，大小约1~10cm不等，囊壁光滑、厚薄均匀，圆形或椭圆形，形态规则，周围组织结构呈受压改变。

增强扫描无强化；肺内支气管囊肿可与邻近支气管相通，可合并感染时囊腔内密度不均，囊壁增厚，其内可为含液、含气及气-液平面，增强扫描囊壁可不均匀强化。如果囊肿在短期随访内迅速增大应想到合并感染或出血可能或囊肿与支气管交通形成活瓣效应时也会引起囊肿短期内迅速增大。

【鉴别诊断】

1. **心包隐窝** 心包在大血管根部的返折，形成大小、形态各异的间隙，即心包隐窝，位于纵隔内，需

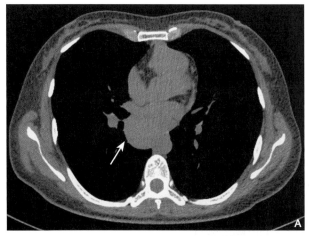
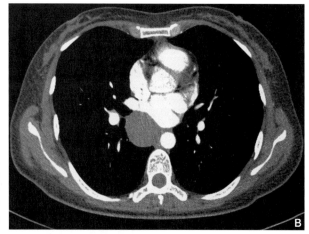
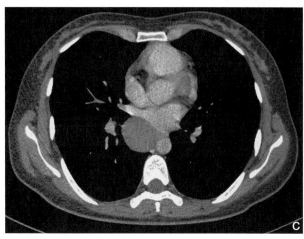

图 2-7-4　支气管源性囊肿（中纵隔）
女性,43 岁,体检发现纵隔肿物 1 个月余。胸部 CT 平扫纵隔窗(A)显示中纵隔类圆形软组织密度影(箭),与心腔及心肌密度相近,形态规则,边缘光滑,CT 值约 47HU;增强扫描动脉期及静脉期(B、C)显示病灶未见强化,CT 值约 50HU

与支气管囊肿鉴别。心包隐窝常位于大血管根部,如升主动脉后方、腔静脉后方及上下肺静脉之间,形态各异,多为三角形、梭形,而支气管囊肿多为圆形或类圆形,多位于气管右侧或隆嵴下。从位置及形态上有助于两者鉴别。

2. **肺脓肿**　主要与肺内支气管囊肿合并感染相鉴别。脓肿形态更不规则,周围更模糊,脓肿壁较支气管囊肿壁厚,增强呈环形强化,抗感染治疗后脓肿可完全吸收,而支气管囊肿可缩小,但不能完全消失。

3. **先天性囊性腺瘤样畸形**　肺内含气囊肿需与先天性囊性腺瘤样畸形相鉴别,后者常年幼时发病,具有幼年时期反复感染病史,影像学上表现为较大囊腔周围环以多发小囊或大小均匀的多发囊腔影,而支气管囊肿常以单囊为主,多囊者极罕见。

（赵绍宏　方　瑞）

第八节　其他肺先天性发育异常

【概述】

其他的肺先天性发育异常更为罕见,主要包括先天性大叶性肺气肿、先天性肺淋巴管扩张症等。

1. **先天性大叶性肺气肿**　先天性大叶性肺气肿(congenital lobar emphysema)又称先天性大叶性过度充气,是一种罕见的先天性肺部发育异常,指新生儿出生后肺部进行性过度充气膨胀,多见于新生儿或婴幼儿,男女比例3∶1,诱因不明。易合并其他先天性畸形,如先天性心脏病。好发于单侧肺上叶,少数见于右肺中叶,发生于肺下叶及双侧同时发生者概率低于1%。

2. **先天性肺淋巴管扩张症**　先天性肺淋巴管扩张症(congenital pulmonary lymphangiectasia,CPL)是一种以肺间质淋巴管呈异常囊状扩张为主要病理特征的罕见的先天性异常,部分患者合并乳糜胸及胎儿水肿。1865 年由 Virchow 首次报道,以男婴多见,发病率 0.5%~1%,预后很差,死亡率极高,约半数为死胎,多数患儿在出生后数周内死亡,少数患者可存活数月。

【临床表现】

1. **先天性大叶性肺气肿**

（1）症状:患儿出生后逐渐出现喘息、呼吸急促

（患儿呼吸偏快）、咳嗽，呈急性面容。合并感染时可出现反复咳嗽、咳痰、发热等症状。

（2）体征：患侧胸廓饱满，叩诊呈过清音，听诊呼吸音偏低，可闻及呼气相哮鸣音。少数患儿可见口周发绀及轻度三凹征。

2. 先天性肺淋巴管扩张症

（1）症状：患儿出生时可见严重的呼吸困难、呻吟。少数患儿在婴幼儿时期症状不明显，随年龄的增加逐渐出现呼吸困难而就诊，多死于呼吸衰竭或心功能衰竭。

（2）体征：患儿双侧胸廓饱满，可见明显吸气性三凹征，听诊双肺呼吸音低，皮肤可见不同程度水肿、发绀。

【实验室检查】

1. 先天性大叶性肺气肿 刚出生的患儿没有明显的实验室异常，少数患者可出现低氧血症表现，主要表现血氧饱和度及血氧分压降低。合并感染时可出现白细胞计数增高、中性粒细胞比例增高等。

2. 先天性肺淋巴管扩张症

（1）胸水生化检查：显示乳糜胸，有/无细菌生长。

（2）血生化检查显示：明显低蛋白血症。

（3）超声心动图显示肺动脉高压，无明显心血管结构缺陷。合并低氧血症者可见血氧饱和度及血氧分压降低。

【影像学表现】

1. 先天性大叶性肺气肿 多累及一个肺叶，少数病例可累及两个肺叶，以左肺上叶最常见，其次为右肺中叶及上叶，双肺下叶少见。患侧胸廓变大，受累肺叶体积增大，肺实质密度明显减低，其内肺血管及支气管纤细、稀疏，纵隔可向健侧移位（图 2-8-1）；

相邻的肺叶体积变小，邻近肺叶受压可形成肺不张。

极少数新生儿患者受累肺叶内黏液潴留可形成囊性肿块。部分病例可见气管及双侧主支气管管腔不同程度狭窄，CT 后处理 MinIP 可清晰显示管腔狭窄程度。

2. 先天性肺淋巴管扩张症 常表现为两肺体积增大，CT 上显示双肺弥漫性小叶间隔增厚及支气管血管束增粗，呈网状结节状影，以胸膜下及肺门周围分布为主（图 2-8-2）；双肺弥漫性或灶性磨玻璃影，儿童时期多见，伴或不伴有胸腔积液，多为双侧性，CT 值高于水样密度，短期内胸腔积液可逐渐增多，随着年龄增大，积液可稍减少或呈单侧。

胎儿时期可用 MRI 进行筛查，具有一定特异性。表现为"槟榔肺"（nutmeg lung），胎儿肺实质 T2WI 呈高信号，匍匐形的分支状结构延伸至肺实质表面，在肺表面构成网格状结构，形似槟榔，病理学上为充满液体的扩张的淋巴管。

【诊断依据】

（1）先天性大叶性肺气肿：最常见于左肺上叶，单侧多见。CT 显示单个肺叶体积增大，肺实质透亮度明显增高，其内血管及支气管纤细、稀疏，邻近肺组织可受压膨胀不全，纵隔可受压向对侧移位。

（2）先天性肺淋巴管扩张症：婴幼儿时期发病，CT 上表现两肺体积增大，双肺弥漫性小叶间隔增厚及支气管血管束增粗，呈网状结节状影，以胸膜下及肺门周围分布为主。

【鉴别诊断】

1. 先天性大叶性肺气肿的鉴别

（1）肺先天性囊性腺瘤样畸形：主要表现为较大的囊腔周围环以多发小囊或大小均匀的小囊腔，

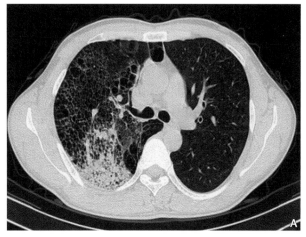
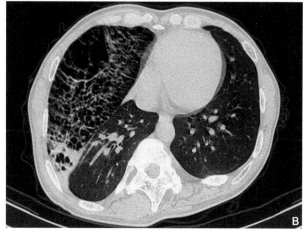

图 2-8-1 先天性大叶性肺气肿

男性，41 岁，胸部 CT 肺窗横轴位中肺野（A）及下肺野（B）显示右上肺体积增大，透亮度增高，呈大小不等囊状，内见片状密度增高

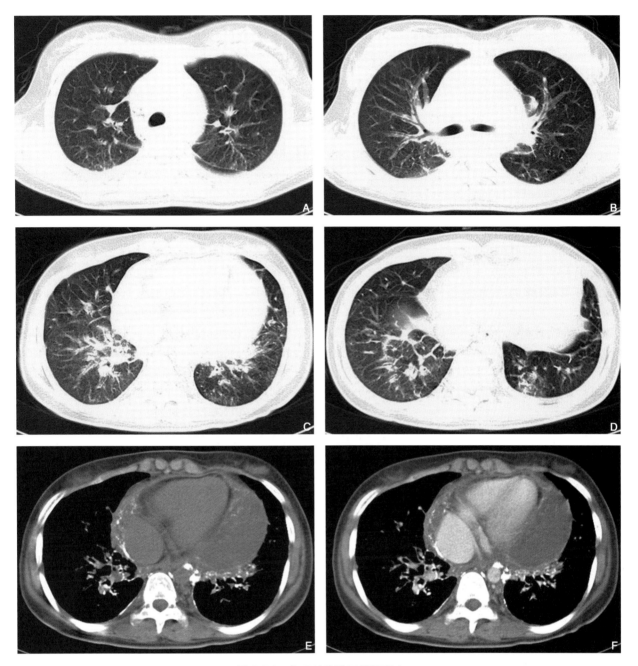

图 2-8-2　先天性肺淋巴管扩张症

女性,21 岁,胸部 CT 肺窗横轴位上肺野(A)、中肺野(B)、下肺野(C、D)显示双肺血管支气管束和小叶间隔增厚,肺门区及下肺为著;图 C 同层纵隔窗平扫(E)和增强(F)显示肺门区和心包周围高密度对比剂残留(淋巴管造影)和心包积液

可见囊壁,可含气、含液或气液平面;少数患者可表现为实性肿块,具有占位效应。

(2)局限性肺气肿:临床上多为中老年,吸烟患者,双肺上叶多见。CT 上主要表现为双肺上叶多发的无壁、无肺纹理透亮影,间隔以正常的肺组织,囊腔常常较小,可与大叶性肺气肿鉴别。

2. 先天性肺淋巴管扩张症的鉴别 主要与肺间质性疾病相鉴别,如间质性肺炎,间质纤维化等相鉴别。

(1)间质性肺炎:临床上发病年龄高于先天性肺淋巴管扩张症。影像学上主要表现双肺下叶胸膜

下分布为主的蜂窝影及磨玻璃密度影,小叶间隔增厚,有或无肺结构扭曲变形。

(2)间质纤维化:发病年龄高于先天性肺淋巴管扩张症,中老年多见。CT 上主要表现双肺下叶胸膜下分布为主的蜂窝影,肺结构扭曲、变形明显,易于鉴别。

(赵绍宏　方　瑞)

参　考　文　献

1. Dokumcu Z,Ozcan C,Alper H,et al. Pulmonary arteriovenous malformation in children[J]. Pediatrics International,2015,

57：708-711.

2. Saboo SS，Chamarthy M，Bhalla S，et al. Pulmonary arteriovenous malformations：diagnosis［J］. Cardiovasc Diagn Ther，2018，8：325-337.

3. 郑跃杰. 先天性肺发育异常［J］. 中华实用儿科临床杂志，2016，31：1209-1211.

4. Katsenos S，Antonogiannaki EM，Tsintiris K. Unilateral primary lung hypoplasia diagnosed in adulthood［J］. Respiratory Care，2014，59：e47.

5. Emren SV，Tülüce SY，Tülüce K. Isolated Congenital Unilateral Agenesis of the Left Pulmonary Artery with Left Lung Hypoplasia in an Asymptomatic Adult Patient［J］. Acta Cardiologica Sinica，2015，31：572-575.

6. 尹成俊，鲁国卫，章宏，等. 先天性支气管发育不良的多层螺旋 CT 表现分析［J］. 中国 CT 和 MRI 杂志，2016，14：52-54.

7. 薛潋滟，朱铭，钟玉敏. 小儿支气管桥的多层螺旋 CT 诊断［J］. 中国医学计算机成像杂志，2010，16：290-294.

8. 曾双林，李亚军，黄霆，等. 先天性心脏病和支气管发育异常相关性的探讨［J］. 中国当代儿科杂志，2011，13：893-895.

9. Hirsig LE，Sharma PG，Verma N，et al. Congenital Pulmonary Artery Anomalies：A Review and Approach to Classification［J］. J Clin Imaging Sci，2018，31，8：29.

10. Cabrera CE，Fernández Aguirre MC，Piñel JL. Incidental Finding of Right Pulmonary Artery Agenesis in an Adult［J］. Arch Bronconeumol，2017，53：693-694.

11. Polaczek M，Baranska I，Szolkowska M，et al. Clinical presentation and characteristics of 25 adult cases of pulmonary sequestration［J］. J Thorac Dis，2017，9：762-767.

12. Sun X，Xiao Y. Pulmonary sequestration in adult patients：a retrospective study［J］. Eur JCardiothorac Surg，2015，48：279-282.

13. 谢明汛，龚明福，张冬，等. 增强 CT 扫描及后处理技术对肺隔离症的诊断价值［J］. 中华肺部疾病杂志（电子版），2017，10：530-533.

14. Raman VS，Agarwala S，Bhatnagar V，et al. Congenital cystic lesions of the lungs：The perils of misdiagnosis-A single-center experience［J］. Lung India，2015，32：116-118.

15. Hammond PJ，Devdas JM，Ray B，et al. The outcome of expectant management of congenital cystic adenomatoid malformations（CCAM）of the lung［J］. Eur J Pediatr Surg，2010，20：145-149.

16. Chowdhury MM，Chakraborty S. Imaging of congenital lung malformations［J］. Semin Pediatr Surg. 2015，24：168-75.

17. Choo JY，Hwang J，Lee JH，et al. Bronchopulmonary foregut malformation presenting as extralobar pulmonary sequestration associated with a bronchogenic cyst：an unusual clinical and radiological feature in an adolescent patient［J］. J Thorac Dis. 2017，9：E632-E635.

18. von Ranke FM，Freitas HMP，Dinoá V，et al. Congenital lobar emphysema［J］. Radiol Bras，2018，51：205-206.

19. Mulvany JJ，Weatherall A，Charlton A，et al. Congenital lobar emphysema：diagnostic and therapeutic challenges［J］. BMJ Case Rep，2016，22：2016.

20. Chinya A，Pandey PR，Sinha SK，et al. Congenital lobar emphysema：Pitfalls in diagnosis［J］. Lung India，2016，33：317-319.

第三章　大气道疾病

第一节　大气道恶性肿瘤

大气道肿瘤指发生部位在气管到段支气管的肿瘤性病变,发病原因目前尚不明确,可能与空气污染、吸烟等有关。

原发性大气道肿瘤较罕见,约占人体所有肿瘤的 0.1%,主要见于成年人。大约 90% 的成人原发性气道肿瘤是恶性的,且多起源于气管与支气管黏膜层,以鳞状细胞癌和腺样囊性癌最多见,其他相对不常见的恶性肿瘤包括类癌和黏液表皮样癌。继发性气道肿瘤可以为邻近器官如甲状腺、食管肿瘤的直接侵犯;肺癌、乳腺癌及结直肠癌也可通过血行或淋巴转移至气道。

大多数气道内肿瘤患者的症状和体征缺乏特异性,包括咳嗽、呼吸困难、咯血,以及因支气管阻塞的位置和程度不同所致肺实变或肺不张而出现相应的症状与体征。其临床表现难以与其他胸部疾病相鉴别,易被误诊为支气管肺炎、气管炎或支气管哮喘,而延误病情。

目前,气道肿瘤性病变较为理想和可靠的检查手段是 CT 和纤维支气管镜。根据 CT 所见,可以了解病变与周围结构的关系,并判断是否外侵,有利于手术方案的制定。通过纤维支气管镜,可以了解病灶的大小、部位、性状,并通过活检初步明确病理诊断。但是纤维支气管镜检查可能导致大咯血、肿瘤部分脱落,导致患者窒息、肺炎,甚至呼吸、心跳停止等严重不良反应,而且无法通过纤维支气管镜检查了解病变有无外侵,如果气道呈外压性改变,往往很难获得阳性结果。因此,多层螺旋 CT 及其三维重组技术在气道肿瘤的诊断中日益发挥着重要作用。

一、鳞状细胞癌

【概述】

鳞状细胞癌(squamous cell carcinoma,SCC)是大气道内最常见的恶性肿瘤,约占气道原发肿瘤的 70%~80%,绝大多数见于吸烟的中老年男性(50 岁~70 岁),肿瘤起源于气管与支气管黏膜层,以气管下 1/3 段多见,常有邻近纵隔淋巴结的转移,提示预后较差。

【临床表现】

患者临床症状多为刺激性咳嗽、咯血及声音嘶哑等,有时可表现为吞咽困难、体重减轻,肿瘤较小者可无症状。

【实验室检查】

(1) 血清肿瘤标志物,如癌胚抗原(CEA)、鳞癌抗原(Scc-Ag)对气道鳞癌诊断有一定的价值。合并肺部感染的患者血白细胞计数可达 10×10^9/L,红细胞沉降率可以轻度增快。

(2) 纤维支气管镜下表现为腔内突起的结节或肿块,可伴有浅糜烂或小龛影,也可浸润气管壁使其增厚。组织学上表现为肿瘤细胞分层排列,如同复层鳞状上皮一样,胞质丰富,可有间桥形成,癌巢中央可见角化珠,可有异型核分裂,核深染。

【影像学表现】

1. X 线表现　由于气管与主支气管的前后有纵隔软组织及骨骼影相重叠,故大气道鳞状细胞癌的常规正侧位胸片多为阴性,或仅能显示气道阻塞的间接征象,如阻塞性肺不张或肺气肿。

2. CT 表现　气道鳞状细胞癌在 CT 上表现为气道腔内分叶状或息肉状肿瘤,气道壁偏心性不规则增厚,致管腔狭窄如新月状(图 3-1-1);肿瘤呈软组织密度,增强扫描可有强化;肿瘤常侵犯邻近纵隔或气管隆嵴下间隙,合并纵隔淋巴结转移及远处转移。

3. MRI 表现　MRI 矢状位与冠状位扫描可以直接显示肿瘤的范围,肿块或增厚的管壁在 T1WI 上多呈等低信号,T2WI 呈高信号。

4. PET 表现　PET 上肿瘤对 FDG 摄取增高,

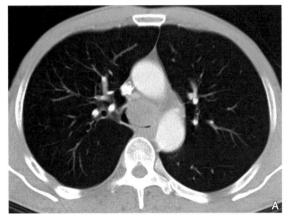
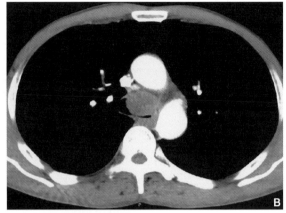
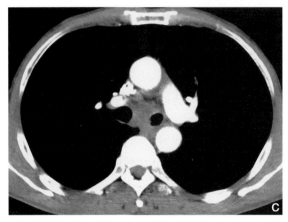

图 3-1-1 气管鳞状细胞癌

男性,55 岁,CT 肺窗(A)示气管下段近分叉处左前壁肿块影,宽基底与前壁相连并突向管腔内,气管腔变窄呈新月形,增强扫描(B)呈轻度强化,气管隆嵴下淋巴结增大并突向左主支气管(C)

有研究表明,鳞癌 FDG 摄取值 SUVmax 多大于 6.0 (图 3-1-2)。

【诊断依据】

患者发病年龄偏大(50 岁~70 岁),多为男性,且与吸烟密切相关,典型影像学表现为大气道腔内分叶状或息肉状肿瘤,宽基底,可突破气道壁浸润生长。

【鉴别诊断】

1. **气道腺样囊性癌** 腺样囊性癌患者的发病年龄小于鳞状细胞癌,与吸烟无明显相关,肿瘤生长缓慢,气管壁弥漫性增厚或肿瘤向腔外生长相对多见。

2. **气道类癌** 大气道类癌的形成纵隔肿块时,管腔外部分一般比管腔内部分更大,即"冰山征";并

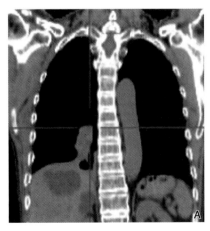
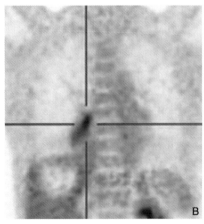
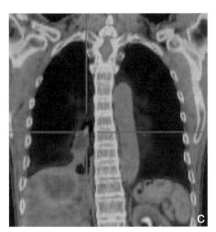

图 3-1-2 支气管鳞状细胞癌

男性,67 岁,CT 冠状位重建(A)显示右肺中间段支气管内结节影,PET 冠状位(B)及 PET 与 CT 融合图(C)显示病灶区放射性核素分布异常浓聚,SUVmax = 6.0~6.5

可发生钙化,肿瘤强化显著。

3. 支气管内膜结核 支气管内膜结核的病变范围较广,一般多处气道同时受累,局部无肿块,常合并肺内结核感染征象。

二、腺样囊性癌

【概述】

腺样囊性癌(adenoid cystic carcinoma,ACC)为最常见的原发性大气道唾液腺型肿瘤,也是仅次于鳞癌的第二位气道内恶性肿瘤,属低度恶性肿瘤,常起源于气管或主支气管,偶尔起源于更远端的支气管或周围肺。

【临床表现】

患者平均年龄 45~50 岁,女性偏多,与吸烟史无关。最常见的临床表现是咳嗽、呼吸困难、咯血、喘鸣和反复发作的肺炎。

【实验室检查】

(1) 腺样囊性癌在内镜下表现为气管或支气管腔内呈息肉状或环形生长,并可穿过软骨壁向周围组织浸润生长,有时可见溃疡。

(2) 在光学显微镜下具有筛状结构,也被称为筛状癌;又因其形态酷似唾液腺的圆柱瘤而被命名为圆柱瘤。同发生于唾液腺部位的腺样囊性癌相似,肿瘤细胞有三种生长方式:筛状、小管状与实性巢状,其中最常见的是筛状生长模式,特征性显示为酸性黏多糖丰富的硬化性基底膜样物质围绕圆柱体排列。

【影像学表现】

1. X 线表现 胸片一般难以发现病变,管壁弥漫性增厚可显示气道狭窄。孤立性结节少见。

2. CT 表现 腺样囊性癌局部侵袭性较强,可向腔外生长或在黏膜下浸润至远处,肿瘤大小范围约 1~4cm,CT 表现为沿管壁分布的梭形软组织肿块,气道管壁增厚,肿瘤的长径一般大于横径,水平方向气道壁侵犯常超过周长的 1/2。

根据肿瘤生长方式分为 3 型。

(1) 肿瘤呈宽基底向腔内突出,气道偏心性狭窄(图 3-1-3)。

(2) 管壁弥漫或环形增厚,反映了肿瘤沿气管黏膜下浸润蔓延,气道环形狭窄(图 3-1-4)。

(3) 腔内外肿块型:病灶沿气道浸润生长并向腔内外不同程度突出而形成结节或肿块。其中后两种类型是腺样囊性癌的主要特征。CT 平扫腺样囊性癌密度低于胸壁肌肉且较均匀。增强扫描强化方式多样,以轻度强化为主。

3. MRI 表现 任意角度、多参数成像可敏感显示肿瘤与周围组织的关系,有助于准确评估肿瘤侵犯纵隔脂肪和/或血管的情况。对于术后患者,由于肿瘤与纤维瘢痕的信号不同,有助于肿瘤复发的检测,对于评价手术效果及术后随访有很高的临床价值。

【诊断依据】

腺样囊性癌的发病率在气道恶性肿瘤中居第二位,好发于 40 岁左右的女性,有浸润性生长的特点,CT 上表现为腔内外突出或管壁弥漫性增厚。最终确诊依赖组织病理学检查。

【鉴别诊断】

腺样囊性癌需与气道内鳞癌、类癌及支气管内膜结核鉴别。参见本章本节的鳞状细胞癌。

三、类癌

【概述】

类癌(carcinoid)是一类神经内分泌肿瘤,按生

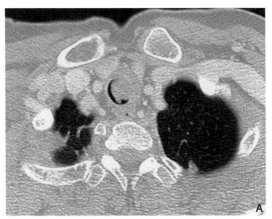
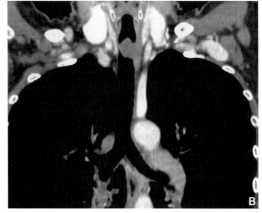

图 3-1-3 腺样囊性癌

女性,50 岁,CT 增强扫描肺窗(A)与纵隔窗(B)示上段气管腔内一分叶状结节影,呈宽基底与气管左侧壁相连,邻近气管壁增厚,病灶局部突破气管壁向腔外浸润,呈轻度强化

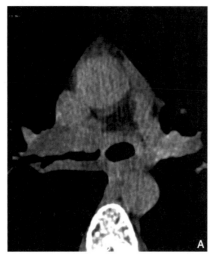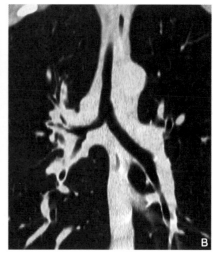

图 3-1-4　腺样囊性癌

男性,22 岁,CT 平扫纵隔窗(A)及冠状位重建肺窗(B)示右主支气管管壁弥漫性增厚、
管腔狭窄,内壁欠光整;左主支气管近端管壁环形增厚,内壁光滑,管腔狭窄不明显

物学行为分为低级别类癌、侵袭性类癌和小细胞癌。病变大多为中央型(60%~70%),发生于主支气管、叶支气管及段支气管。支气管肺类癌起源于支气管黏膜的嗜银细胞(Kulchitsky 细胞),因嗜银细胞分布于支气管上皮与黏液腺,多见于大支气管及分叉处,肺实质中相对少见。支气管类癌在成人中罕见,是儿童最常见的气道肿瘤。

【临床表现】

除了支气管阻塞表现外,50%的类癌患者可出现咯血症状,反映肿瘤血供丰富。10%的患者出现类癌综合征,表现为间歇性面部潮红、发绀、腹泻、面部及上臂水肿,甚至出现低血压、少尿,支气管收缩引起的哮喘。

【实验室检查】

(1) 类癌能产生各种激素和神经胺,包括肾上腺皮质激素、5-羟色胺、生长抑素等。由于癌组织不易溃破进入支气管腔中,故痰细胞学检查不易发现。

(2) 纤维支气管镜很容易发现病变,典型表现为光滑、樱桃红色的病变,活检时易出血。

【影像学表现】

大气道类癌多发生于气管支气管分叉处(图 3-1-5),X 线胸片一般难以直接显示病变,可见继发的肺不张等间接征象。

CT 上表现为不同的生长方式,但多数向腔内外生长,形成所谓的"冰山征";多数肿瘤直径多为 2~4cm,大者可达 10cm。1/3 的病例肿瘤发生钙化,呈弥漫性或斑点状。增强扫描病灶呈明显均匀强化。PET-CT 上肿瘤 FDG 摄取值增高,但一般 SUVmax<6。

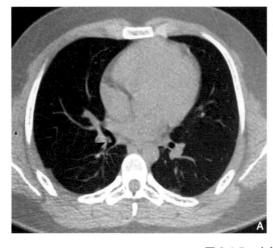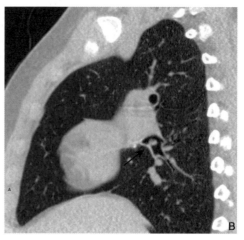

图 3-1-5　支气管类癌

男性,14 岁,CT 肺窗横断位(A)及矢状位重组(B)显示右肺中间段支气管分叉处管腔内软组织结节影(箭)

【诊断依据】

病灶边缘光整,好发于气管支气管分叉处,"冰山征",斑点状或弥漫性钙化,增强扫描显著强化,高度提示类癌。

【鉴别诊断】

大气道类癌应与气道内鳞癌、乳头状瘤及黏液表皮样癌鉴别。

1. **大气道鳞状细胞癌** 鳞状细胞癌常见于中老年人,与吸烟有关,肿瘤呈向管壁内外浸润性生长,常伴肺门、纵隔淋巴结的转移。

2. **大气道乳头状瘤** 气道乳头状瘤好发于年轻人,尤其是儿童,影像上表现为多发小结节突入支气管腔内,或支气管壁弥漫性结节样增厚。

3. **黏液表皮样癌** 黏液表皮样癌患者发病年龄小,病变多位于段支气管,表现为气道内边界清晰的类椭圆形结节,长轴常与气道长轴平行,管壁增厚或向腔外侵犯少见,增强扫描病灶多呈非均质明显强化。

四、黏液表皮样癌

【概述】

黏液表皮样癌(mucoepidermoid carcinoma, MC)是气道内第二常见的唾液腺型肿瘤,与腺样囊性癌不同的是,肿瘤多发生于叶、段支气管;常见于儿童及青年,30 岁以下者占 50%。

【临床表现】

患者以刺激性咳嗽、咯血、呼吸困难和反复发生的肺炎为主要症状。

【实验室检查】

纤维支气管镜下,中央大气道腔内软组织肿块,多为半球形,广基底,也可带短蒂,表面光滑,充血或苍白。光镜观察,肿瘤上皮由黏蛋白分泌细胞、鳞状细胞和没有特异性分化的中间型细胞组成,根据肿瘤细胞异型性、有丝分裂活性、局部侵袭范围及肿瘤坏死情况,将黏液表皮样癌分为低级别和高级别。其中高级别肿瘤较少见,约占 25%～50%。

【影像学表现】

黏液表皮样癌浸润性较弱,多表现为气道内边界清晰的类椭圆形结节,长轴常与气道长轴平行(图 3-1-6A),管壁增厚或向腔外侵犯少见,CT 罕见恶性浸润征象,偶尔可见沿气道壁浸润致管壁增厚或出现空洞。CT 平扫肿瘤密度不均,可高于或等于胸壁肌肉密度,25%～50% 的黏液表皮样癌可发生钙化,增强扫描病灶多呈非均质明显强化(图 3-1-6B)。常见肿瘤远端支气管扩张伴有黏液嵌塞,阻塞性肺炎、肺不张表现。

【诊断依据】

患者发病年龄较小,气道内边界清晰的类椭圆形结节,肿瘤长轴常与气道长轴平行,管壁增厚或向腔外侵犯少见,增强扫描病灶呈非均质明显强化。

【鉴别诊断】

(1)首先与腺样囊性癌鉴别:腺样囊性癌常表现为气道壁弥漫性增厚或腔内外生长的肿块,而黏液表皮样癌多位于气道腔内,类椭圆形,长轴一般与气道长轴平行。

(2)支气管内类癌好发于年轻人且增强扫描明显强化,与黏液表皮样癌的发病年龄与影像特点极其相似,但类癌多位于气管支气管分叉处,黏液表皮样癌多位于段或叶支气管。

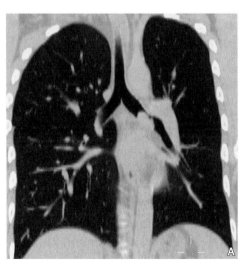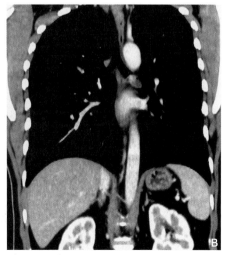

图 3-1-6 黏液表皮样癌(低级别)

男性,28 岁,CT 增强冠状位重组图像肺窗(A)和纵隔窗(B)示左主支气管内软组织密度结节影,呈明显不均匀强化

五、转移瘤

【概述】

除了原发性肿瘤,气管和中央支气管也可被其他肿瘤直接或间接侵犯。大气道转移瘤(metastases)可为邻近器官如甲状腺、食管肿瘤的直接侵犯;也可为肺癌、乳腺癌、肾癌及结直肠癌通过血液循环或淋巴转移至中央气道。

【临床表现】

继发性恶性肿瘤多为邻近脏器直接侵犯,临床上除了大气道阻塞产生的呼吸困难、喘鸣、刺激性咳嗽外,还常有原发肿瘤的症状,如食管癌患者有进行性吞咽困难,甲状腺癌患者可触及颈部不规则肿块,喉癌患者可有声音嘶哑。远处转移至气道的肿瘤,与气道原发肿瘤鉴别困难,需紧密结合患者病史。

【实验室检查】

痰和胸腔积液的细胞学检测可助于肺转移瘤的诊断,但与原发性支气管肺癌比较,阳性率较低。于原发性肿瘤有关的生化与免疫学检测指标包括甲胎蛋白、癌胚抗原、降钙素、绒毛膜促性腺激素、CA199 等。

【影像学表现】

1. **邻近肿瘤的直接侵犯** 肺部及邻近脏器肿瘤直接侵犯气道时,表现为气道壁不均匀增厚,与邻近脏器间的界限模糊。如食管中上段肿瘤向前生长时可侵犯气管后壁,在 CT 上可见气管后壁不规则增厚,二者串通时,形成气管食管瘘或支气管食管瘘;颈部甲状腺肿瘤可侵及气管前壁及两侧壁,致气管狭窄。

2. **远处肿瘤的播散** 远处肿瘤气道转移的 CT 表现多为偏心性管壁增厚或多发结节,至少一半的病例伴肺内多发结节及肺门-纵隔淋巴结肿大。约 5% 的原发性肺部肿瘤可转移到中央大气道(图 3-1-7)。

肿瘤的 FDG 摄取值与原发肿瘤的恶性程度相关。

【诊断依据】

典型转移瘤表现为气道周围原发肿瘤合并气道管壁增厚、管腔狭窄,或气道内多发或单发结节。

【鉴别诊断】

晚期食管癌向前侵犯气管与气管癌向后侵犯食管相似,两者都表现为气管腔内外的肿块,鉴别要点是寻找肿块的中心点。远处原发肿瘤转移至气道需与气道原发性恶性肿瘤鉴别,转移瘤常见多发结节,

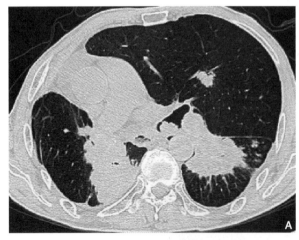
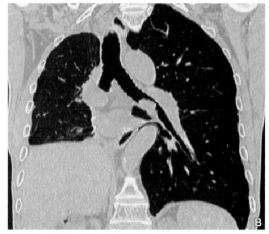
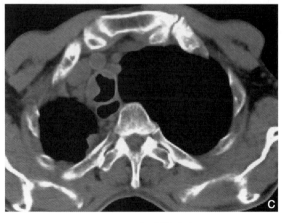

图 3-1-7 气道转移瘤

男性,61 岁,右肺癌术后 4 年余,肺鳞癌复发并气道转移。气管上段与左主支气管腔内多发类椭圆形结节影

如为单发结节,则与原发肿瘤鉴别困难,此时应结合患者的肿瘤病史与组织病理学检查。

六、其他恶性肿瘤

【概述】

气道内其他恶性肿瘤包括气管腺癌、平滑肌肉瘤、纤维肉瘤及淋巴瘤等。

【临床表现】

大气道恶性肿瘤的临床症状常是非特异性的,可以与良性肿瘤相仿,主要取决于管腔阻塞的程度。临床症状以呼吸困难和喘鸣最为显著。

【实验室检查】

大气道腺癌组织学形态特征为腺体样结构,并见乳头状排列,腺体不规则,衬以单层或复层柱状上皮,核染色深大。平滑肌肉瘤、纤维肉瘤均为中胚层来源的恶性肿瘤,组织结构同良性肿瘤相近,差异在于细胞形态不规则,核大小不一,染色深。发生在气道内的淋巴瘤多为黏膜相关性淋巴瘤。

【影像学表现】

上述原发性气道恶性肿瘤罕见,主要见于气管下 1/3 段(图 3-1-8),可累及双侧主支气管。CT 上多呈菜花状或分叶状不规则肿块,宽基底突向腔内,致管腔偏心性狭窄,肿瘤表面凹凸不平。肿瘤较大时可表现为肺门肿块,合并肺不张及阻塞性肺炎,肺门与纵隔淋巴结肿大多见。PET-CT 上,肿瘤代谢高低与其分化程度有关。

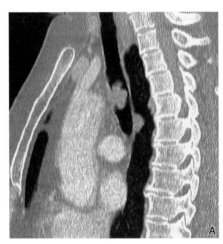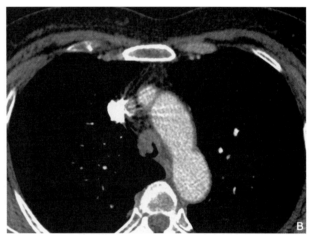

图 3-1-8 淋巴瘤(黏膜相关淋巴组织结外边缘区 B 细胞淋巴瘤)
女性,53 岁,CT 矢状位重组肺窗(A)示气管下段腔内结节,分叶状,大小约 1.3cm×1cm×2.3cm,增强扫描轴位纵隔窗(B)示病灶累及气管右前壁,管壁呈新月形不规则增厚并向腔内突起,中度均匀强化

【诊断依据】

主要依据组织病理学诊断。

【鉴别诊断】

上述气道恶性肿瘤在影像学上与鳞癌、腺样囊腺癌等鉴别困难,需要组织病理学检查确诊。部分需与良性肿瘤鉴别,良性肿瘤一般体积较小,可带蒂,多局限于腔内生长,气道局部管壁增厚不明显。

(史河水 韩小雨)

第二节 大气道良性肿瘤

良性肿瘤一般起源于气道管壁的中胚层组织,如错构瘤、平滑肌瘤和脂肪瘤。

一、错构瘤

【概述】

气道内错构瘤(hamartoma)为支气管内最常见的良性肿瘤。可能起源于支气管壁间质细胞,大多数患者为中老年男性。支气管内错构瘤比肺实质错构瘤少见,约占肺错构瘤的 5%。

【临床表现】

患者多无明显症状,有时可出现咯血或支气管阻塞症状。

【实验室检查】

纤维支气管镜下肿瘤呈圆形或卵圆形,包膜完整,一般有细小的蒂与气管、支气管壁相连,表面光滑,坚硬;活检钳不易取得肿瘤组织。

错构瘤分为软骨型和纤维型,典型错构瘤包含多种间充质成分,从纤维黏液样或软骨连接组织到成熟软骨、支气管上皮细胞,部分可见脂肪、肌肉、骨髓和骨骼组织。

【影像学表现】

CT 显示肿瘤内脂肪成分是诊断错构瘤的重要依据,气道内错构瘤的脂肪成分常多于肺实质内错构瘤,肿瘤可完全由脂肪组织构成或由脂肪组织、软组织及钙化混合组成,或呈软组织密度伴或不伴钙化,爆米花状钙化是其特征性表现(图 3-2-1)。对于既无

脂肪也无钙化的错构瘤,其诊断及鉴别诊断存在一定的难度(图 3-2-2)。增强扫描肿瘤强化不明显。在 PET-CT 图像上,病变一般为无明显 ^{18}F-FDG 摄取。

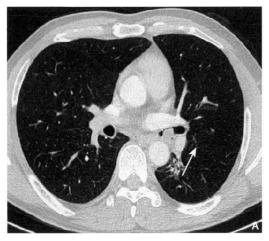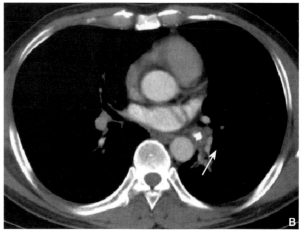

图 3-2-1 支气管错构瘤
男性,44 岁,CT 增强肺窗(A)示左下叶支气管开口处腔内结节影,左下叶背段局部阻塞性肺炎,其下方层面纵隔窗(B)示右下叶支气管管腔阻塞,软组织密度影中心可见爆米花样钙化,病灶无明显强化

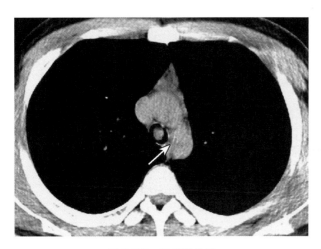

图 3-2-2 气管错构瘤
男性,17 岁,CT 平扫纵隔窗示气管腔内距分叉 2.3cm 处一类圆形软组织密度结节影,略呈分叶状,与气管壁有蒂相连

【诊断依据】

CT 显示肿瘤内脂肪和钙化成分是诊断错构瘤的重要依据。

【鉴别诊断】

需与脂肪瘤鉴别,主要是仔细寻找病灶内有无钙化,脂肪瘤内一般无钙化,错构瘤内除脂肪成分外还有软组织和钙化。对于既无脂肪也无钙化的错构瘤,其诊断及鉴别诊断存在一定的难度。

二、脂肪瘤

【概述】

大气道脂肪瘤(lipoma)是一种临床罕见良性呼吸道肿瘤,占所有肺部肿瘤的 0.1%~0.5%。气道

脂肪瘤起源于气道黏膜下软骨周围的脂肪组织,多见于主支气管或叶支气管,大部分位于管腔内。病情发展较缓慢,有学者认为吸烟、体型肥胖者为气道脂肪瘤的易感因素。

【临床表现】

肿瘤较小时患者一般无明显症状和体征,随着病灶的增大,阻塞气道,临床症状随之出现,表现为呼吸困难、咳嗽、咳痰及发热等。

【实验室检查】

纤维支气管镜下表现为淡红色或黄色圆形肿物,表面光滑,多为广基底,有时可见短蒂。病理学大体观表现为有蒂或息肉样支气管内肿瘤,质软,黄色外观,组织学上,肿瘤由成熟脂肪组织构成。

【影像学表现】

(1)普通 X 线胸片难以清晰显示气管支气管内肿瘤,或仅表现为一些间接征象,如肺不张、阻塞性肺炎、纵隔或肺门影增宽等,故气道脂肪瘤患者常被误诊为肺炎、支气管哮喘、支气管扩张、慢性支气管炎及其他肺部肿瘤等。

(2)CT 扫描肿物呈圆形或分叶状,边缘光滑,密度均匀,与皮下脂肪密度一致,带蒂或宽基底,罕见钙化。增强扫描不强化。

【诊断依据】

CT 显示肿瘤为脂肪密度是诊断的主要依据,一般无钙化,增强扫描无强化。

【鉴别诊断】

支气管内脂肪瘤需与错构瘤、纤维瘤、平滑肌瘤

等鉴别。与错构瘤的区别是脂肪瘤内一般无钙化，错构瘤内除脂肪成分外还有软组织和钙化；而纤维瘤和平滑肌瘤一般无脂肪成分。

三、平滑肌瘤

【概述】

原发性大气道平滑肌瘤（leiomyoma）是一种少见的良性肿瘤，约占气道肿瘤的 1%，而气管肿瘤的发病率约为 0.4/100 万。

【临床表现】

临床症状和大多数气道良性肿瘤相近，主要表现为刺激性咳嗽、痰少或无痰，有时痰中带血丝，随着肿瘤增大阻塞气管腔 50% 以上时，则出现气短、呼吸困难、喘鸣。

【实验室检查】

原发性气道平滑肌瘤主要发生于气管膜部，由气管黏膜下肌层向管腔内生长，多为宽基底，个别报道有短蒂。纤维支气管镜下肿瘤表面光滑，黏膜苍白。肿瘤大体病理呈淡粉色或灰白色，表面光滑，瘤体表面有丰富的新生血管，质地较韧。光镜下表现为束状排列的梭形平滑肌瘤细胞，胞质嗜伊红，无异型性，无核分裂象，瘤体表面覆盖完整的气管黏膜。

【影像学表现】

气道平滑肌瘤正位 X 线胸片难以辨别，CT 及三维重组易于显示病变位置、大小及其与周边组织的关系，表现为软组织密度的类圆形、表面光滑、密度较均匀的气道腔内占位性病变，瘤体对周围组织无明显浸润（图 3-2-3）。

有文献报道气道平滑肌瘤在 PET-CT 上无明显放射性浓聚，偶见瘤体呈高代谢。

【诊断依据】

气道内宽基底息肉状肿块，与后壁相连，具有典型良性肿瘤的特点，确诊需纤维支气管镜活检。

【鉴别诊断】

发生于大气道内的平滑肌瘤需与纤维瘤、腺瘤及神经鞘瘤鉴别，其 CT 与内镜表现极为类似，均不具有特征性改变，单纯依靠影像学和内镜检查很难区分，确诊需病理检查。

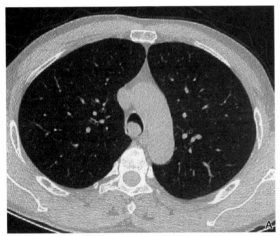
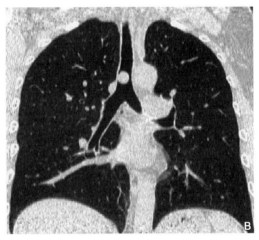
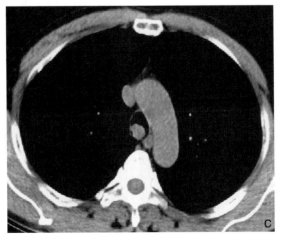

图 3-2-3　平滑肌瘤

47 岁，男性，CT 平扫轴位（A）、冠状位重组肺窗（B）示气管下段腔内结节，边缘光滑，窄基底与气管右后壁相连，纵隔窗（C）示结节为软组织密度，轻微分叶，内部密度均匀

四、乳头状瘤

【概述】

大气道乳头状瘤(papilloma)是一种良性肿瘤，但为癌前病变，约 8%～40%的病灶可发生癌变，若怀疑为乳头状瘤需密切随访。临床上乳头状瘤分单发型、多发型，单发型尚无乳头状瘤病毒感染的证据，非常罕见，多为慢性刺激所致。其中多发型(喉气管乳头状瘤病)与人乳头状瘤病毒感染有关，多发生在纤毛柱状-鳞状上皮交界处，儿童、青少年常见，易复发。病变多见于喉，部分波及气管、支气管，罕见乳头状瘤扩散到肺部并形成多发空洞结节。

【临床表现】

气道乳头状瘤发病率低，主要临床症状为咳嗽、咯血及呼吸困难，与肺癌临床表现极为相似，尤其当发生在老年吸烟患者时，极易被误诊为肺癌。

【实验室检查】

支气管镜下多为颗粒样新生物，呈乳头绒毛样突起，既可部分聚集形成桑葚样表现，也可单个排列，局部黏膜浸润变粗糙，且主要侵及气管与主支气管，段与段以下的支气管一般不受累。

【影像学表现】

(1) 胸部 X 线片不易发现病变，只有出现阻塞性肺炎或病变累及肺实质时才有相应改变。

(2) 高分辨率 CT 检查显示气管、支气管内单发或多发结节，单发乳头状瘤为边界清晰、局限于气道壁并突向腔内的瘤结节，外形呈分叶状或息肉状。多发性乳头状瘤多表现为自黏膜突入气道腔内的多发小结节或气道壁弥漫性结节样增厚，结节带蒂或广基底，表面光滑(图 3-2-4)。

除气管、支气管腔内病变外，肺内亦可见多发小

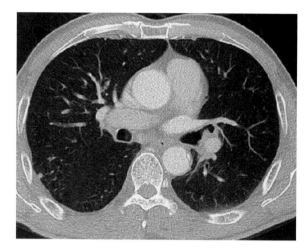

图 3-2-4　支气管乳头状瘤(单发)
男性,66 岁,CT 平扫肺窗显示左肺上叶支气管近段后下壁结节状影突向管腔,形态欠规则

叶中央密度增高影，呈多灶性和双侧分布。小叶中央的这种改变在普通 CT 无法观察到，随着病变沿着气道扩散，小叶中央密度增高影可逐渐增多形成圆形结节病灶，结节中央可液化坏死形成空洞(图 3-2-5)。FDG-PET/CT 上结节的放射性摄取明显升高。

【诊断依据】

单发乳头状瘤为边界清晰、局限于气道壁并突向腔内的瘤结节，外形呈分叶状或息肉状。多发性乳头状瘤多表现为自黏膜突入气道腔内的多发小结节或气道壁弥漫性结节样增厚，结节带蒂或宽基底。

【鉴别诊断】

气道乳头状瘤需与气道内恶性肿瘤鉴别，恶性肿瘤多为浸润性生长，而气道内乳突状瘤表现为管壁向腔内多个大小不一的隆起病灶，病变表面较规则，纤维支气管镜和 CT 检查所见有一定的鉴别价值，但病理诊断是最终诊断依据。

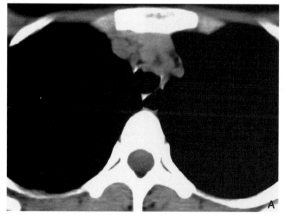
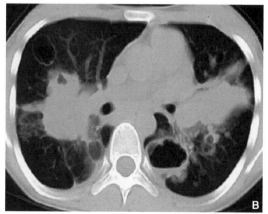

图 3-2-5　气管乳头状瘤病
女性,16 岁,CT 平扫纵隔窗(A)示气管下段前壁软组织结节突向腔内,肺窗(B)显示双肺上叶及下叶多发团块状与结节状软组织密度影,部分病灶内空洞形成

五、其他良性肿瘤

【概述】

其他良性气道内肿瘤包括:神经源性肿瘤、腺瘤、血管球瘤和纤维瘤等,均较罕见,在国内外文献中仅见个案报道。

【临床表现】

良性肿瘤体积较小时,患者可无相关症状,体积较大时,出现咳嗽、呼吸困难、咯血等呼吸道症状,偶有声音嘶哑,吞咽困难。

【实验室检查】

大气道良性肿瘤病理类型较多,纤维支气管镜下表现基本相似,表现为腔内息肉状占位,管壁通常完整,肿瘤边缘光滑,少数有蒂与气道壁相连,并有一定的活动度。

【影像学表现】

CT 显示气管、支气管腔内圆形或类圆形结节影,多数病灶较小,边缘光滑(图 3-2-6),窄基底或有蒂与气道壁相连,邻近气管壁无明显增厚。

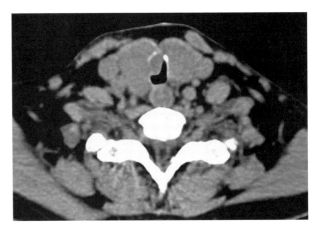

图 3-2-6 气管神经鞘瘤
男性,53 岁,CT 平扫纵隔窗示甲状腺中部平面气管腔内类椭圆形软组织密度结节,宽基底与气管右前壁相连,密度较均匀

多数肿瘤 MRI 显示为稍长 T1 稍长 T2 信号,神经鞘瘤和血管球瘤(图 3-2-7)增强扫描强化较明显,其他良性肿瘤强化不明显。

【诊断依据】

气管、支气管腔内类圆形或圆形结节影,边缘光

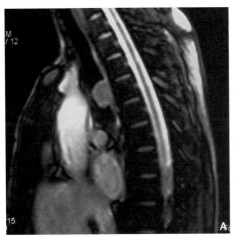
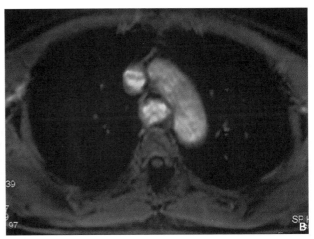

图 3-2-7 气管血管球瘤
女性,39 岁,T2WI 矢状位(A)和 T1 增强轴位(B)示气管腔内肿瘤宽基底附着于气管后壁,呈稍长 T2 信号,明显均匀强化

滑,邻近气管壁无增厚。

【鉴别诊断】

需与大气道内类肿瘤样病变相鉴别,如气道内痰栓和气道淀粉样变,气道内痰栓在胸片和CT上表现为自气管壁向腔内突出的圆形或卵圆形软组织影,可能被误认为气道内肿瘤,但其密度不均,位置易发生变化,排痰后复查可消失。气管、支气管淀粉样变如表现为局限性气管狭窄或突出于腔内的结节,也可被误认为良性肿瘤,但前者管壁多呈局限性增厚,边缘不光滑。

(史河水 韩小雨)

第三节 气管非肿瘤性狭窄

一、气管、支气管结核

【概述】

气管支气管结核(tracheobronchial tuberculosis)是肺结核的一种类型,约占肺结核的10%,女性发病率高于男性。随着抗结核药物的广泛使用,气管主支气管结核的患病率也随之下降,但在流行区域内仍不少见。病变早期支气管黏膜下淋巴细胞浸润出

现管壁黏膜单纯红斑和红肿,未经治疗的患者可发生结节状溃疡,广泛多发溃疡破坏取代黏膜和黏膜下层后发生纤维化改变,最终导致管腔狭窄。

感染途径包括结核分枝杆菌由肺结核病灶经患者咳痰直接感染气管支气管黏膜,或经过周围淋巴结结核直接侵蚀累及气管支气管,也可经过淋巴管或血行播散至黏膜下层形成病灶。

【临床表现】

气管支气管结核患者临床症状多变,无明显特异性,早期隐匿,因此临床早期诊断困难,易漏诊或误诊。咳嗽是患者最为常见的症状,多数表现为干咳,其次发热、盗汗、咯血、胸闷气促等,少数患者无明显临床症状。

【实验室检查】

实验室检查包括痰结核分枝杆菌抗酸染色、结核分枝杆菌 T 细胞检测以及结核菌素皮肤试验,上述检查方法敏感性不高,仅作为常规辅助检查。

纤维支气管镜检查是目前敏感性、特异性相对较高的临床检查手段。镜检时根据气管支气管病变的形态学特征可分为四种类型,炎性浸润型、溃疡坏死型、肉芽增殖型以及瘢痕狭窄型,其中气管黏膜炎性水肿以及发生干酪性坏死并溃疡形成最为常见。此外,还可以通过气道分泌物检查、组织活检以及支气管肺泡灌洗联合检查,从而最大程度寻找气道结核的证据。

【影像学表现】

1. X 线表现　气管支气管结核患者的常规胸部 X 线检查无特异性,约10%的患者胸片表现正常,常出现漏诊或误诊。一般常见的异常胸片表现为肺部炎性浸润病灶,肺不张,局限性肺充气过度,阻塞性肺炎等。

2. CT 表现　CT 检查能够全面观察分析肺内病变,包括气管支气管受累长度,管壁增厚、管腔狭窄,病变的进展程度,受累支气管远端肺内伴发病变以及淋巴结增大。在活动性气管支气管结核中,CT 主要表现为气管壁水肿,呈环形增厚伴不规则管腔扩张,增强扫描可有强化,病变周围纵隔内淋巴结常见肿大,正规有效治疗后上述病变可恢复正常或管腔呈光滑的狭窄。在慢性纤维性气管支气管结核中(图 3-3-1),CT 常表现为光滑的管腔狭窄,无明显的管壁增厚与水肿征象,而且狭窄的管壁一般无结核结节。

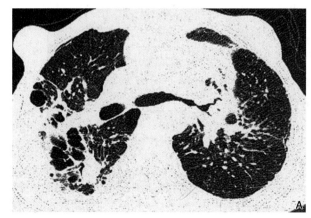 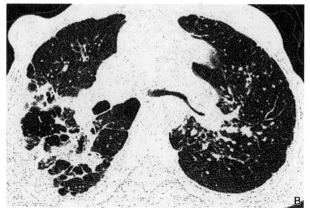

图 3-3-1　气管支气管结核

男性,46 岁,CT 平扫轴位肺窗(A、B)示双肺多发实变影、索条影、结节、空洞及肺大疱,左主气管及其分支管腔不规则狭窄、扭曲

【诊断依据】

气管支气管结核患者临床症状无明显特异性,对于患者出现咳嗽咳痰、胸闷气促以及发热盗汗等情况,均应完善相关实验室以及影像学检查,早诊断早治疗。诊断依据包括患者的结核病相关病史,临床典型症状与体征、痰结核分枝杆菌抗酸染色阳性,CT 检查气管支气管壁增厚和管腔不规则狭窄以及纤维支气管镜下病变的形态学表现与病理活检。

【鉴别诊断】

中央气道结核 CT 表现无特异性,需与中央气道肿瘤鉴别。气管支气管结核患者发病年龄较年轻,管腔受累范围较长,常大于 3cm,呈环形不规则狭窄,无明显腔内肿块征象,而肿瘤患者常有明显占位效应以及腔内腔外侵犯征象。但是两者征象可重叠出现,因此纤维支气管镜活检仍是鉴别诊断的"金标准"。

二、淀粉样变性

【概述】

气道淀粉样变(airway amyloidosis)是指无定型

的异常蛋白-多糖复合体组成的淀粉样蛋白物质在呼吸道细胞外基质沉积,原因不明,可为原发性或继发于各种感染性、遗传性与肿瘤性病变,可仅累及气道和肺实质或是全身广泛受累中的一部分。气管支气管局灶性淀粉样变罕见,表现为气管支气管黏膜下淀粉样物质沉积,单发或多发肺内结节,弥漫性肺间质淀粉样物质沉积。

淀粉样物质位于气道壁的黏膜下层和肌层内,致管腔不规则狭窄。气管淀粉样变发病率男性高于女性,常见于 50～60 岁患者,5 年生存率为 30%～50%,上段气道受累的患者较中下段受累预后更差。

【临床表现】

气道淀粉样变患者临床症状无特异性,可出现咳嗽、咯血、呼吸困难和哮鸣,若淀粉样变发生于上段气管,患者主要表现为上气道症状;发生于中远段气管和主支气管,表现为下气道症状、肺不张以及复发性肺炎;若继发感染可有发热、咳脓痰和气急等。

【实验室检查】

(1) 累及多器官的系统性淀粉样变(AL 型)患者的血清总蛋白正常或偏高,白/球蛋白比例倒置,贫血,血小板增多;而累及单器官或组织的淀粉样变

(AA 型)患者的血清和尿电解质可能正常,少数患者有微量 M 蛋白成分。淀粉样沉积物 HE 染色呈无定型粉红色蜡块样,部分可有裂纹征;免疫组化淀粉沉积物呈轻链限制性。

(2) 纤维支气管镜可发现受累气管支气管黏膜弥漫性增厚,管腔不规则狭窄,表面不光滑,部分患者可见小结节赘生物。

【影像学表现】

1. X 线表现　局限性或管壁增厚程度较轻者,X 线胸片表现正常,管腔狭窄与变形、因气道狭窄所致的阻塞性肺炎与肺不张可在胸片上直接显示气道异常与肺内实变。

2. CT 表现　CT 上典型表现为气管与支气管管壁斑点、结节状或不规则环形增厚,可局限性或弥漫性分布(图 3-3-2),严重者管腔狭窄,腔内阻塞时合并叶或段的肺不张;病变范围较弥漫者中可见明显钙化或骨化,并可累及气管后膜,文献报道发生率约 10%。值得注意的是,对于部分气管支气管弥漫性淀粉样变患者,CT 轴位图像表现可为阴性,而沿气道长轴方向的多平面重组图像可观察到气管壁轻度广泛增厚。此外,病变无腔外侵犯,少见纵隔与肺

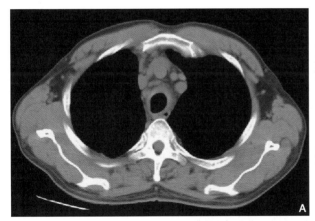
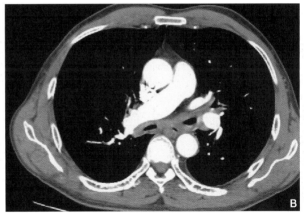
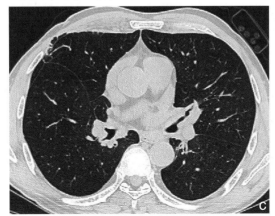

图 3-3-2　气管支气管淀粉样变
男性,59 岁,CT 平扫(A)、增强(B)及肺窗(C)示气管与双侧主支气管管壁广泛、弥漫性增厚,以双侧主支气管管壁增厚为著,管腔狭窄,管腔内外未见结节样改变

门淋巴结肿大。

3. MRI 表现 MRI 检查对诊断气管支气管淀粉样变有所帮助,但是缺少相关临床应用。

4. PET 表现 PET-CT 能够通过监测受累部位的 ^{18}F-FDG 摄取程度,早期诊断淀粉样变以及随访治疗效果,指导临床管理。

【诊断依据】

淀粉样变常见于 50～60 岁患者,男性多于女性,临床表现为咳嗽、咯血、呼吸困难和哮鸣等非特异性症状,CT 表现为气道管壁结节状或不规则环形增厚,严重者管腔狭窄,如已知患者有其他系统淀粉样变,可以诊断。否则,难以与其他疾病鉴别,最终诊断仍需通过纤维支气管镜活检病理证实。

【鉴别诊断】

1. 气管支气管骨化病 气管支气管骨化病好发于 50 岁左右患者,主要表现为黏膜下多发局灶性或弥漫性骨软骨性结节,主要累及气管中下段和近端主支气管,后侧膜部一般不受累。

2. 复发性多软骨炎 复发性多软骨炎是一种系统性自身免疫性疾病,表现为气道壁局灶或弥漫性增厚,管腔狭窄发生较晚,无软骨成分的气道后部常不受累。

3. 气管支气管结核 气管支气管结核常见于年轻人,临床可有结核感染症状,CT 显示气管支气管壁增厚和管腔不规则狭窄,常合并肺不张以及结核肺内浸润表现。

三、气管支气管软化症

【概述】

气管支气管软化(tracheobronchomalacia,TBM)是指由于纵行弹性纤维、气管软骨发育不良或受到破坏,导致管壁硬度降低,呼气时管腔过度塌陷。可分为先天性与后天获得性,先天性 TBM 患者 2 岁以前多为自限性,可伴有其他先天性畸形,如腭裂、喉软化等;获得性 TBM 患者常有各种危险诱因,如 COPD、感染、哮喘、囊性纤维化以及复发性多软骨炎等,有时也与某些医源性因素有关,如气管造口术、气管内插管、肺移植等。

【临床表现】

TBM 患者临床表现不典型,可表现为呼吸困难、咳嗽咳痰以及咯血,伴或不伴有呼吸性喘鸣。

【实验室检查】

纤维支气管镜检查可直接动态观察气管管腔形态与结构,目前被认为是 TBM 诊断的"金标准"。但是,纤维支气管镜属于有创检查,存在一定并发症,不适用慢性咳嗽和其他特异性呼吸道症状的患者。

【影像学表现】

1. X 线表现 常规吸气相胸片无明显异常表现,而在呼气相胸片上气管的矢状径减小 75% 以上,可作为诊断 TBM 的一个指标。

2. CT 表现 常规深吸气末 CT 扫描,TBM 患者气管支气管多表现正常,故漏诊率较高。动态呼吸 MSCT 检查表现为气管和中央主支气管在吸气时扩张,呼气时塌陷。一般认为呼气时气管的横截面积塌陷≥70% 时即可诊断为气管支气管软化。在严重的气管软化病例中,呼气状态扫描时气管几乎完全萎陷,此时用肉眼观察 CT 图像即可诊断(图 3-3-3)。约 50% 的获得性气管软化病例在呼气时气管呈特征性的"皱眉"征(frown sign),表现为气管后膜过度向前膨出,气道横径大于前后径,导致气管腔呈新月形,该征象高度提示气管支气管软化症。

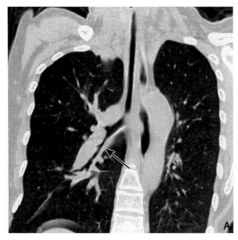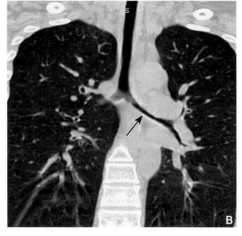

图 3-3-3 气管支气管软化症

呼气相 CT 平扫冠状位重组图像(A、B)显示气管及双侧主支气管管壁塌陷、管腔明显狭窄(箭)

【诊断依据】

TBM 患者以反复咳嗽、咳喘伴呼吸困难表现为主，易被漏诊和误诊。因此，当常规治疗无效时应选择动态呼吸 CT 扫描或纤维支气管镜检查，明确有无气管支气管软化的可能。影像学上常表现为气管和中央支气管吸气时扩张，呼气时明显塌陷。

四、气管支气管骨化症

【概述】

气管支气管骨化症（tracheobronchopathia osteochondroplastica，TBPOCP）是一种发生在气管和主支气管的罕见良性病变，其特征是局灶性或弥漫性的黏膜下多发性骨软骨结节，主要累及中下段气管和近端主支气管，好发于 50 岁左右人群，男性多于女性。

本病的发病率较低，常规纤维支气管镜检查中的检出率约为 0.02% ~ 0.7%。本病的发病原因以及发病机制目前尚不清楚，可能与先天异常、慢性感染、代谢紊乱、化学或机械刺激等因素有关。病理上骨软骨结节位于黏膜下，包含异位的骨和软骨以及无

细胞钙化蛋白基质，与气管环不连接，黏膜表面完整或轻度萎缩，由于气管后壁无软骨成分，故常不受累。

【临床表现】

多数病例通常无明显临床症状，部分患者可有咳嗽、呼气时呼吸困难、反复感染或喘鸣，偶有咯血。少数患者因喘息和呼吸困难会被误诊为哮喘或气管炎。

【实验室检查】

纤维支气管镜显示气管支气管的前壁、侧壁有多个骨或软骨结节样突起，常见于气管远侧 2/3 段，有时近端气管、声门下以及喉区也可见病变。当喉部和上气道受累时，喉镜检查也有助于疾病的诊断。

【影像学表现】

1. **X 线表现**　胸片对 TBPOCP 不敏感，多数患者胸片难以发现异常，当阻塞严重时可表现为胸内气管不规则狭窄，肺不张、实变或感染，若气道显示清晰，可发现管腔内突出的钙化结节。

2. **CT 表现**　CT 显示病变主要位于气管下段和/或主支气管的前壁以及侧壁，黏膜下软骨增厚伴不规则钙化（图 3-3-4），还可见多发性有或无钙化的

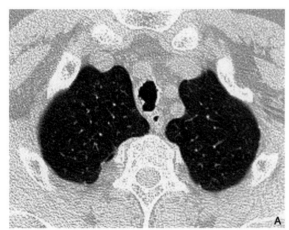
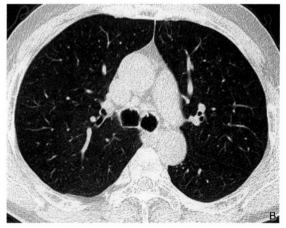
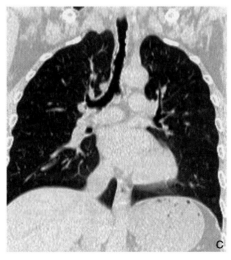

图 3-3-4　气管支气管骨化症

男性，53 岁，肺部 CT 平扫轴位肺窗（A、B）与冠状位重组图像（C），气管和双侧主支气管多发小结节向管腔内突出

结节突入气管腔内，大小约 1~3mm，个别可达 10mm，与气管环不连续，病变一般不累及气管后壁。

【诊断依据】

TBPOCP 发病率较低，常见于 50 岁左右人群，男性多于女性，多数病例无明显临床症状，当患者发生咳嗽、呼吸困难、反复感染和喘鸣等不典型临床症状时，可行 CT、纤维支气管镜检查或病检排除 TBPOCP。CT 主要表现为气管软骨增厚伴不规则局灶性钙化，突入前壁和侧壁气道腔内。纤维支气管镜检查可行组织活检确诊。

【鉴别诊断】

1. **气管支气管淀粉样变**　气管支气管淀粉样变表现为管壁斑点/结节状或不规则环形增厚，通常累及气管后壁膜部。

2. **气管支气管结核**　气管支气管结核 CT 表现为气管支气管壁增厚和管腔不规则狭窄，可合并肺结核以及肺门淋巴结增大，可累及气管后壁膜部。

3. **气管支气管软骨钙化**　老年患者的气管支气管软骨钙化，一般不会引起管壁增厚、管腔狭窄，纤维支气管镜下无结节样改变。

五、复发性多软骨炎

【概述】

复发性多软骨炎（relapsing polychondritis，RP）是一种病因不明、罕见的系统性自身免疫性疾病，可累及人体不同部位的软骨，如耳、鼻、喉部、关节以及气管支气管树，以呼吸道受累表现最为严重。约 50% 病例可累及呼吸道，呼吸道累及将使其预后恶化，是导致死亡的主要原因。

据文献报道 RP 的患病率每年约为（0.71~4.5）人/百万，病因可为异常的酸性黏多糖类代谢的结果或与自身免疫性脉管炎有关。组织学上，由于软骨和软骨膜组织的反复发作的急性炎症浸润，软骨渐进性溶解、破裂，进而发生坏死和纤维化改变。

【临床表现】

RP 患者累及呼吸道的临床表现多无特异性，呼吸道受累是导致死亡的首要原因。早期气管黏膜水肿可引起咳嗽、咳痰、喘息等非特异性临床症状，随着软骨破坏、纤维化等严重病变致气道塌陷，可发生呼吸困难。

【实验室检查】

（1）实验室检查无明显特异性，可表现为 ESR 增快、CRP 阳性、尿中黏多糖排泄增多、血清磷酸酶及 IgA 升高。

（2）病理检查可见软骨分节、周围纤维化表现，软骨基质的嗜碱染色丧失，血管内皮细胞增生，周围淋巴细胞和浆细胞浸润，破坏的软骨被纤维结缔组织取代。

【影像学表现】

1. **喉和气管表现**　喉和上段气管最易受累，但病变也可累及肺段支气管。胸片可显示气管与支气管腔狭窄。

CT 不仅能够显示气管腔狭窄，更能显示管腔狭窄发生前的气管壁增厚，这种增厚呈渐进性加重，增厚的管壁较均匀。当软骨明显破坏，呼气时气管壁松弛塌陷，管腔狭窄加重；严重纤维化可致管腔弥漫性狭窄（图 3-3-5），甚至闭塞。喉软骨炎患者 CT 表现为声门下区向心性狭窄，而且可以直接累及主支气管以及叶段支气管。

2. **气道外改变**　76% 患者有多发性关节炎，X 线表现为关节积液，周围软组织肿胀，有或无软骨下糜烂。80% 的患者合并耳软骨炎，耳廓部反复红肿，X 线和 CT 可见耳廓软骨钙化。

【诊断依据】

复发性软骨炎为少见病，多见于中年人，女性多于男性。临床主要表现为软骨炎症状，多突然发病，气管变形狭窄可导致声音嘶哑、喘鸣和呼吸困难。CT 显示气管支气管管腔狭窄变形、管壁增厚，病变多呈弥漫性，肺内受累出现继发性感染征象。

【鉴别诊断】

RP 患者需与气管淀粉样变鉴别。气管淀粉样变典型 CT 表现为管壁斑点/结节状或不规则环形增厚，可局限性或弥漫性分布，严重者可致管腔狭窄，病变范围较弥漫者可发生明显钙化或骨化，并可累及后膜。

六、肉芽肿性多血管炎

【概述】

肉芽肿性多血管炎（granulomatosis with polyangiitis，GPA）是一种多系统受累的肉芽肿血管炎性疾病，也称作韦格纳肉芽肿（Wegener's granulomatosis，WG）。病理特征是上下呼吸道炎性肉芽肿性坏死、肾小球肾炎以及肺实质和心脏大血管等受累的坏死性血管炎。GPA 较为罕见，每年百万人中约 3 人受累，常见于 50 岁中年白人，男性略多于女性。有关 GPA 的病因以及发病机制尚不清楚，可能与血浆中循环的抗中性粒细胞（c-ANCA）拮抗蛋白酶 3 和髓过氧物酶有关。

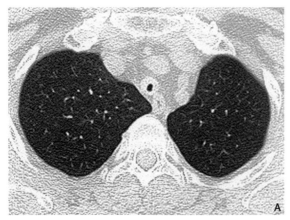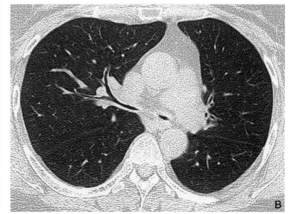

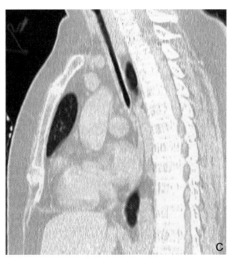

图 3-3-5　复发性多软骨炎

男性,45 岁,CT 轴位(A、B)及矢状位重组图像(C)示气管、双侧主支气管管壁弥漫性明显增厚,管腔显著狭窄

【临床表现】

大多数 GPA 患者存在以呼吸道受累为主的非特异性临床表现,包括咽痛、鼻塞、鼻出血、咳嗽、咯血、呼吸困难等。其他症状包括发热、疲劳、体重减轻等,关节受累也较为常见,表现为关节炎、关节痛。50%~80% 患者可有肾小球肾炎的症状。

【实验室检查】

GPA 患者由于多系统受累,实验室检查可存在许多非典型异常表现,包括红细胞减少,白细胞、嗜酸性粒细胞、炎性标志物以及血肌酐升高等。其中血清中存在 ANCA,阳性率可达 90% 以上;支气管肺泡灌洗液 ANCA 阳性率 100%。

【影像学表现】

GPA 患者声门下区受累最常见,CT 表现主要为声门下区以及上段气管管壁增厚,范围长短不一。超过 18% 的气道受侵患者可发生气管狭窄,狭窄管腔局部光滑或不规则,狭窄也可见于主支气管、叶支气管以及段支气管。有时可在气道内见到结节样或息肉样病变,气管病变常累及后膜。远侧气道可见管壁增厚与支气管扩张表现,也可合并阻塞性肺不张或肺炎。

【诊断依据】

GPA 常见于 50 岁中年白人,男性略多于女性。气管声门下区最常受累,管壁呈光滑或结节状环形增厚,气管后膜受累较为常见,该征象可用于鉴别其他气管后膜表现正常的气道疾病,如气管支气管骨化症。远端气道受累可表现为管壁增厚与支气管扩张,阻塞性肺不张或肺炎。实验室检查患者血清 ANCA 阳性率达 90% 以上,可确诊 GPA。

【鉴别诊断】

1. **复发性多软骨炎**　复发性多软骨炎为罕见的自身免疫性疾病,呼吸道受累较为严重,通常存在对称性声门下气管壁光滑增厚、管腔弥漫性狭窄,病变早期通常不侵犯气管后膜。

2. **气管支气管骨化症**　气管支气管骨化症是一种发生在气管和主支气管软骨的罕见良性病变,表现为气管软骨环增厚,不规则钙化,气管前和侧壁软骨呈结节样凸出,后壁通常不受累。

3. **气管支气管淀粉样变**　气管支气管淀粉样变可以是全身多系统受累的一部分,也可单独发生,表现为局灶或弥漫性管壁增厚、管腔狭窄；病变范围较弥漫者中可见明显的钙化或骨化，并可累及气管后膜。

七、剑鞘状气管

【概述】

剑鞘状气管（saber-sheath trachea）是因病变导致正常椭圆形气管变成剑鞘样，表现为胸内气管的左右径弥漫性狭窄。许多研究表明该病与COPD的发生显著相关，而且几乎只见于男性。本病的发病机制目前尚不清楚，可能与COPD患者胸膜腔内压异常变化有关。

【临床表现】

该病本身不引起患者临床症状，大多数患者并发COPD，表现为咳嗽、咳痰、呼吸困难等。

【实验室检查】

剑鞘样气管患者无明显病理学改变，可发现气管壁钙化或骨化，但无管壁增厚。

【影像学表现】

胸片以及CT表现为气管的冠状位或轴位左右内径明显狭窄，小于或等于相同层面矢状位内径的一半（图3-3-6）。一般胸内气管均受累，而胸廓入口处上方的气管管径显示正常。气管内壁多光滑，气管软骨环钙化较为常见。

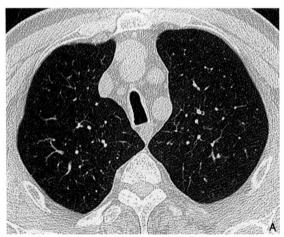
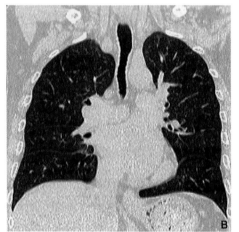
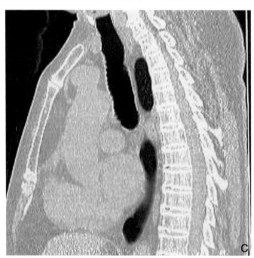

图3-3-6　剑鞘状气管

男性，66岁，CT平扫轴位（A）、冠状位重组图像（B）和矢状位重组图像（C）显示胸内气管呈剑鞘样，左右径明显小于前后径，胸廓入口处上方的气管管径正常

【诊断依据】

该病绝大多数患者年龄大于50岁，胸片以及CT诊断该病较为容易，冠状位或轴位气管左右径测值小于或等于同层面气管前后径的一半，且胸腔以上气管正常。

【鉴别诊断】

剑鞘样气管需与较大的上纵隔肿瘤压迫气管变形鉴别，此时肿块在CT或MRI上表现明确，鉴别诊断不难。此外，肉芽肿性或硬化性纵隔炎也可引起局限性或弥漫性气管狭窄，但是狭窄往往仅累及主支气管,而较少累及气管。

(史河水 曹玉坤)

第四节 气管管径异常增粗

一、气管憩室

【概述】

气管憩室(tracheal diverticulum)是指由于先天或后天原因气管壁局部向外凸出的一种良性病变,是气管旁含气囊性病变的一种类型。本病常无明显临床症状,多为影像学检查偶然发现,发病率约2.4%。气管憩室分为先天性和获得性,先天性气管憩室发生率女性高于男性,多由于气管软骨进化缺陷所致;获得性气管憩室常见于中年男性,由于慢性咳嗽或COPD等气管内压力升高所致。

【临床表现】

气管憩室常在患者胸部CT检查中偶然发现,患者一般不会因憩室出现明显临床症状,少数可合并慢性咳嗽、咳痰、呼吸困难、哮喘等。

【实验室检查】

患者在纤维支气管镜检查时可观察到憩室与气管腔间较大的通道,而大多数患者憩室在气管壁上的开口细小,镜检不易发现。

【影像学表现】

1. **X线表现** 胸片仅能看到少数较大的憩室,表现为与气管相连、位于气管旁的类圆形或椭圆形含气囊状影,多位于气管右侧。而对临床常见的气管小憩室的诊断价值不大。

2. **CT表现** CT轴位以及三维重组图像能够清晰显示病变的位置、大小、形态、壁厚以及憩室开口;气管憩室多位于胸1~3椎体水平的气管右后外侧壁(图3-4-1),距气管壁平均1.7mm,表现为与气管相通的卵圆形或不规则气体密度影,MPR技术更容易发现憩室在气管壁上的细小开口。

动态呼吸CT扫描时,病变大小可随呼吸运动而改变。此外,CT检查可以鉴别先天性和获得性气管憩室,先天性憩室气管软骨常存在缺陷,多位于声带下方或隆嵴上方4~5cm,其直径较获得性憩室小,相邻的气管腔狭窄。而获得性憩室可位于气管的任何水平,较先天憩室大。

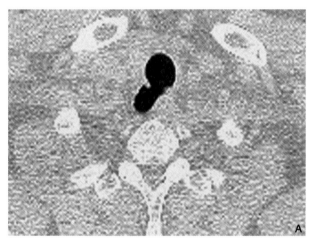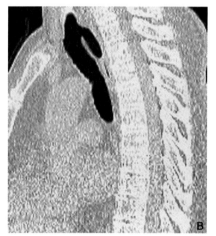

图3-4-1 气管憩室
男性,61岁,CT平扫轴位(A)和矢状位重组图像(B)示胸廓入口平面气管右后方类椭圆形含气囊状低密度影与气管连通,憩室口部略窄

【诊断依据】

气管憩室患者多因其他原因行CT检查时偶然发现,表现为气管旁类圆形或不规则气体密度影,常位于胸腔入口处的气管右后方,与气管相通。由于先天性气管憩室长期的黏液积聚可继发感染,某些患者需要外科手术干预,临床上一般需要鉴别先天性与获得性气管憩室。

【鉴别诊断】

1. **气管囊肿** 气管囊肿为气管旁类圆形水样密度影,极少数为软组织密度影,边缘光整,无明显强化。

2. **气管性支气管** 气管性支气管是指起源于气管、隆嵴或主支气管的支气管发育异常,多距隆嵴2cm以内,最常见的是起源于气管下部供应右上叶尖段的支气管。

3. **肺尖疝** 肺尖疝是肺尖区局部胸壁薄弱致肺组织疝入的良性病变,可见到其底部与肺组织相连,而且一般与气管距离较远。

二、巨大气管支气管症

【概述】

巨大气管支气管症(tracheobronchomegaly)又称Mounier-Kuhn综合征,是指常伴有气管憩室以及慢性反复呼吸道感染的气管和主支气管的显著扩张。该病较为罕见,主要好发于30~40岁男性患者。发病原因尚不明确,可能与弹性纤维组织的潜在缺陷有关,有研究报道倾向于家族性常染色体隐性遗传,大多数为偶发。

【临床表现】

临床症状无特异性,可表现为咳嗽、咳痰,咯血较少见,当患者合并反复严重感染时,可能发生进行性呼吸困难或呼吸衰竭。

【实验室检查】

病理学可见气管支气管软骨以及纵行弹性纤维萎缩,扩张的气管肌肉变薄;肺功能测定常有无效腔增加、潮气量增大和呼气流速下降,部分患者血气分析可呈低氧血症表现。

【影像学表现】

1. X线表现 胸片上可见气管气柱明显扩大,气管支气管壁呈波浪样表现,可合并憩室,正位片较侧位更易发现。透视时可见气管异常柔软,易弯曲。

2. CT表现 CT上气管管径扩大较为明显(图3-4-2),在主动脉弓上方2cm处测量气管管径大于3cm,左主支气管和右主支气管分别大于2.3cm和2.4cm,可诊断本病。同时CT可见气管壁呈波浪样改变、气管后壁憩室以及肺气肿、支气管扩张和肺纤维化等并发症。

【诊断依据】

本病影像学诊断不难,对于有反复肺部感染的患者应行X线或CT检查。如胸片检查发现气管支气管管腔显著扩张,管壁呈波浪样改变,即可诊断该病。CT及其后处理图像较胸片更直观地显示气道扩张,以及肺气肿、支气管扩张和肺纤维化等并发症。

【鉴别诊断】

本病主要与获得性气管巨大症鉴别,后者多见于弥漫性肺纤维化患者,常进行性加重而无主支气管扩大;此外,长期气管插管患者也可发生获得性气管软化,气管扩大多为局限性,偶尔可致弥漫性气管

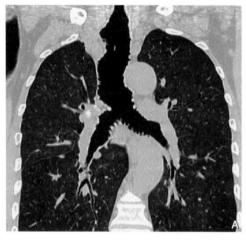
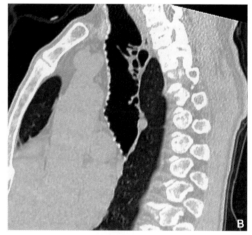
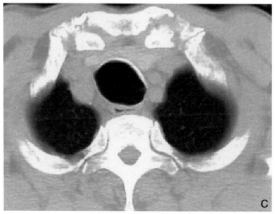

图 3-4-2 巨大气管支气管症

男性,65岁,CT平扫冠状位重组(A)、矢状位重组(B)和轴位(C)显示气管及双侧主支气管管径明显增粗,并可见腔内分泌物与后壁憩室

扩大,常合并气管局部狭窄,应注意鉴别。

(史河水　曹玉坤)

第五节　气管异常通道

一、气管食管瘘

【概述】

气管食管瘘(tracheoesophageal fistula)是指由于发育异常或其他病变导致气管与食管间出现异常通道,可分为先天性和后天性。

先天性气管食管瘘多合并食管闭锁畸形,常在新生儿出生时被诊断;无食管闭锁的气管食管瘘称为H型瘘,多在患儿出生后偶然发现。此外,先天性患者约半数可合并其他先天发育异常,包括心血管、胃肠道、泌尿生殖器官以及肺发育不全。

后天性气管食管瘘多见于成年人,原因包括肿瘤(气管、食管和纵隔肿瘤)、创伤(挫裂伤、异物压迫或医源性损伤)以及感染等,其中食管癌所致瘘管最常见,发生率约5%~15%,预后不佳。

【临床表现】

患者饮水或进食时剧烈咳嗽,可伴咳痰、发热、化脓性支气管炎以及吞咽困难等,可有胸骨后疼痛或肩部牵涉性疼痛。

【实验室检查】

通过纤维支气管镜/食管镜检查可发现瘘管位置、范围以及周围情况,必要时可行局部组织活检确定病因。内镜检查较容易发现位于气管后壁的瘘管,但是不同患者瘘管位置、大小差异很大,内镜检查很难评价局部肿胀的小瘘管,结合腔内超声可以同时评价腔外情况。

【影像学表现】

(1) 常规平片较难发现异常,当气管气体持续进入食管,可发现患者胃肠道明显扩张积气;支气管碘水或食管碘水造影,可清楚显示对比剂通过气管食管之间的瘘管。当瘘口较小时造影显示不佳,口服对比剂可能造成患者呛咳并继发肺感染。

(2) CT扫描能够反映气管食管瘘的瘘口位置以及周围病变组织情况。气管与食管之间瘘口的显示是诊断气管食管瘘的直接征象(图3-5-1),其他间接征象也需注意,包括气管闭锁、肺部感染灶(图3-5-2)、消化道含气过多膨胀,气道含气液平、肿瘤等。轴位和三维重组图像均可清晰显示较大的瘘口,评价周围组织结构。当瘘口较小时,需调整合适窗宽窗位并结合多平面重组图像进行评价。

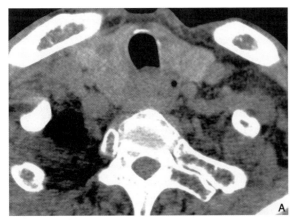

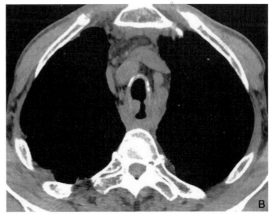

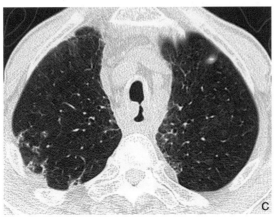

图3-5-1　气管食管瘘(食管癌)
男性,63岁,CT平扫轴位纵隔窗(A)示胸廓入口处食管壁肿块,含气的食管腔左移,食管与气管之间脂肪间隙消失,主动脉弓上平面纵隔窗(B)和肺窗(图C)示食管前壁与气管后壁连通

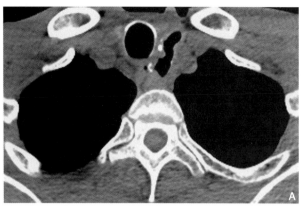
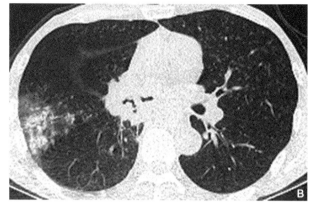

图 3-5-2 气管食管瘘（食管癌）
男性，58 岁，食管癌术后患者，CT 平扫纵隔窗（A）、肺窗（B）显示食管吻合口位于胸廓入口平面，右肺中间段支气管与中下叶支气管管腔狭窄并与胸内胃腔相通，右肺中叶可见模糊的斑片状实变影

【诊断依据】

气管食管瘘患者临床表现为饮水或进食时剧烈咳嗽，可伴咳痰、发热，化脓性支气管炎以及吞咽困难等。通过气管或食管造影可发现瘘口的位置，CT 检查可进一步评估瘘口以及周围组织情况，内镜检查还可通过活检寻找病因，对部分患者进行治疗。

二、气管支气管胸膜瘘

【概述】

气管支气管胸膜瘘（bronchopleural fistula，BPF）是指气管或支气管与胸膜之间形成的异常通道，可分为中央型和周围型。中央型 BPF 是胸膜与气管至段支气管间的瘘管，主要由全肺或部分肺切除、肺移植或气管支气管树挫裂伤所致；周围型 BPF 是胸膜与段以下支气管或肺实质间的瘘管，可能为坏疽性肺炎、肺气肿或囊肿破裂、胸部介入手术或放射性损伤所致。文献报道，全肺切除术后 BPF 发生率约 2%～20%，肺叶切除术后 BPF 发生率约 0.5%～3%，其中右肺切除较左肺更有可能发生 BPF，BPF 相关

死亡率约 16%～23%。

【临床表现】

BPF 患者临床表现包括发热、频发刺激样咳嗽、咳胸水样痰、皮下气肿以及呃逆性打嗝等，其中皮下气肿和咳胸水样痰是 BPF 的典型症状。改变体位可能会使患者咳嗽咳痰加重，痰液排出后感染症状往往减轻。

【实验室检查】

本病亚甲蓝实验阳性，即胸腔内注入亚甲蓝液体，可观察到患者咳出蓝色痰液。通过纤维支气管镜检查可发现部分瘘管位置、大小，可行局部组织活检确定病因，通过注胶技术充填瘘管达到治疗的目的，但小瘘口以及气管腔外情况镜检难以评价。

【影像学表现】

1. X 线表现 BPF 患者 X 线重要征象是术侧胸腔出现液气平面，或在切除肺后的残余空腔内包裹性积气增加，伴纵隔移向对侧。继发感染时，余肺可发生实变，新发或进行性气胸、皮下及纵隔气肿。

2. CT 表现 多数病例薄层 CT 可显示支气管与胸膜腔之间的通道（图 3-5-3），合并支气管壁增

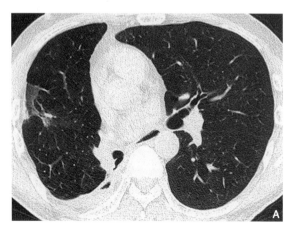
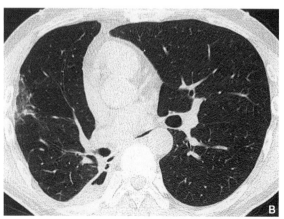

图 3-5-3 支气管胸膜瘘
男性，50 岁，右肺下叶切除术后，CT 平扫轴位肺窗（A、B），右肺下叶残端支气管与胸膜腔相通，胸膜腔包裹性积液积气

厚、部分支气管腔稍有扩张;胸膜常增厚并包裹性积气积液影、相邻肺组织常有斑片状浸润影、部分患者局部胸廓凹陷。此外,CT 扫描还能发现 BPF 潜在病因,评估周围邻近血管、横膈和纵隔结构的解剖关系。

【诊断依据】

患者多有胸部手术史或长期脓胸史,合并典型的皮下气肿和咳胸水样痰等症状,X 线典型表现为术侧出现包裹性气液平;CT 可发现支气管与胸膜腔之间的瘘管,伴邻近胸膜增厚和包裹性积气、积液影,周围肺组织常有斑片状浸润影。

(史河水　曹玉坤)

参 考 文 献

1. Stevic R, Milenkovic B. Tracheobronchial tumors[J]. J Thorac Dis, 2016, 8: 3401-3413.

2. Heidinger BH, Occhipinti M, Eisenberg RL, et al. Imaging of Large Airways Disorders[J]. AJR, 2015, 205: 41-56.

3. D. Travis W, Brambilla E, p. Burke A, et al. Pleura, Thymus and Heart[M]. International Agency for Research on Cancer, Lyon, France, 2015: 99-105.

4. Wang SY, Wang SX, Liao JQ, et al. 18F-FDG PET/CT and Contrast-Enhanced CT of Primary Malignant Tracheal Tumor[J]. Clinical Nuclear Medicine, 2016, 41: 595-605.

5. 雷强, 余煜栋, 包盈莹, 等. 原发性气管主支气管低度恶性肿瘤的 CT 及 PET/CT 表现[J]. 放射学实践, 2017, 32: 1137-1140.

6. 王云华, 侯伟伟. 气管支气管内膜结核的 CT 诊断[J]. 中国中西医结合影像学杂志, 2008, 6: 412-414.

7. Moran CA. Primary salivary gland-type tumors of the lung[J]. Seminars in Diagnostic Pathology, 1995, 12: 106-122.

8. Zhu F, Liu Z, Hou Y, et al. Primary salivary gland-type lung cancer: clinicopathological analysis of 88 cases from China[J]. J Thorac Oncol, 2013, 8: 1578-1584.

9. Falk N, Weissferdt A, Kalhor N, et al. Primary Pulmonary Salivary Gland-type Tumors A Review and Update[J]. Adv Anat Pathol, 2016, 23: 13-23.

10. Elnayal A, Moran CA, Fox PS, et al. Primary salivary gland-type lung cancer: imaging and clinical predictors of outcome[J]. AJR, 2013, 201: 57-63.

11. 王爽, 石木兰, 吴宁, 等. 气管支气管树涎腺样肿瘤的影像表现[J]. 中华放射学杂志, 2002, 36: 127-130.

12. 杨燕, 孟娴, 黄信源, 等. 原发性支气管肺类癌 MSCT 诊断(附 7 例报告)[J]. 影像诊断与介入放射学, 2017, 26: 388-391.

13. 林奇辉, 张善华, 严金岗, 等. 中央型肺类癌的临床及 CT 表现(附 7 例分析)[J]. 医学影像学杂志, 2014, 24: 1845-1847.

14. Sayeg Y, Sayeg M, Baum RP, et al. Pulmonary neuroendocrine neoplasms[J]. Pneumologie, 2014, 68: 456-477.

15. Travis WD, Brambilla E, Nicholson AG, et al. The 2015 World Health Organization Classification of Lung Tumors: Impact of Genetic, Clinical and Radiologic Advances Since the 2004 Classification[J]. J Thorac Oncol, 2015, 10: 1243-1260.

16. Cheng DL, Hu YX, Hu PQ, et al. Clinicopathological and multisection CT features of primary pulmonary mucoepidermoid carcinoma[J]. Clin Radiol, 2017, 72(7): 610 e611-610 e617.

17. Wu CC, Shepard JA. Tracheal and airway neoplasms[J]. Seminars in Roentgenology, 2013, 48: 354-364.

18. Tabacchi E, Ghedini P, Cambioli S, et al. Endotracheal metastasis from colorectal cancer[J]. Eur J Nucl Med Mol Imaging, 2015, 42: 1335-1336.

19. Blanc CD, Donati G, Carbone E, et al. Tracheal metastasis[J]. Journal of Craniofacial Surgery, 2015, 26: 982-983.

20. Madariaga ML, Gaissert HA. Secondary tracheal tumors: a systematic review[J]. Ann Cardiothorac Surg, 2018, 7: 183-196.

21. 张进玲, 张帆. 食管癌侵犯气管主支气管的 CT 特征[J]. 临床肺科杂志, 2013, 18: 728-728.

22. Varela P, Pio L, Brandigi E, et al. Tracheal and bronchial tumors[J]. J Thorac Dis, 2016, 8: 3781-3786.

23. 王思云, 王淑侠, 陈刚. 原发性气管癌的 18F-FDG PET/CT 表现[J]. 中国医学影像学杂志, 2015, 23: 591-595.

24. 韩英, 蔡长忠, 马大庆. 多层螺旋 CT 多平面重建对气管、主支气管腔内少见肿瘤的鉴别诊断[J]. 中国医学影像技术, 2009, 25: 620-622.

25. Alfano DDF, Totaro M, Zagà C, et al. Endobronchial lipomatous hamartoma diagnosed on computed tomography scan in young new mother—A case report[J]. International Journal of Surgery Case Reports, 2014, 5: 1113-1116.

26. 潘晶晶, 方浩徽. 支气管腔内型错构瘤 3 例报告及文献复习[J]. 中华肺部疾病杂志(电子版), 2013, 6 81-81.

27. 金梅, 陈宏, 刘力, 等. 支气管内脂肪瘤并阻塞性肺炎一例[J]. 中华结核和呼吸杂志, 2016, 39: 404-405.

28. 杨翼萌, 蒲纯, 李毅, 等. 支气管内脂肪瘤二例报道并文献复习[J]. 中华结核和呼吸杂志, 2012, 35: 176-179.

29. Rooi jakkers M, Wynants J, Aumann J. Endobronchial lipoma, an extremely rarebenign tumour of the lung, mimicking asthma bronchiale[J]. Acta Clin Belg, 2014, 69: 74-75.

30. Park JS, Lee M, Kim HK, et al. Primary leiomyoma of the trachea, bronchus, and pulmonary parenchyma--a single-institutional experience[J]. European journal of cardio-thoracic surgery: official journal of the European Association for Cardio-thoracic Surgery, 2012, 41: 41-45.

31. 卢丽,丁东,帅智闯. 长期误诊为哮喘的气管平滑肌瘤一例并文献复习[J]. 中国呼吸与危重监护杂志,2011,10:186-187.

32. Kitada M,Yasuda S,Ishibashi K,et al. Leiomyoma of the Trachea:a case report[J]. J Cardiothorac Surg,2015,10:78.

33. Koul A,Sood J. Leiomyoma of trachea:An anaesthetic challenge[J]. Indian J Anaesth,2013,57:412-414.

34. Bowen AJ,Bryson PC. OR Management of Recurrent Respiratory Papilloma[J]. Current Otorhinolaryngology Reports,2016,4:76-84.

35. 曾祥鑫,许孟君,殷浩,等. 小儿复发性呼吸道乳头状瘤病1例[J]. 医学影像学杂志,2017,27:1907-1907.

36. 李洪强. 气管单发乳头状瘤一例[J]. 中华放射学杂志,2011,45:796-796.

37. Himuro N,Niiya Y,Minakata T. Asolitary bronchial squamous cell papilloma with increased 18-fluorodeoxyglucose-uptake and high serum levels of squamous cell carcinoma antigen. J Thorac Dis,2018,10:E435-E437.

38. Ko JM,Jung JI,Park SH,et al. Benign tumors of the tracheobronchial tree:CT-pathologic correlation[J]. AJR,2006,186:1304-1313.

39. Luo M,Duan C,Qiu J,et al. Diagnostic Value of Multidetector CT and Its Multiplanar Reformation,Volume Rendering and Virtual Bronchoscopy Postprocessing Techniques for Primary Trachea and Main Bronchus Tumors[J]. PLoS One,2015,10:e0137329.

40. 杨志远,陈超,黄伟,等. 原发性气管支气管淀粉样变的MSCT诊断[J]. 放射学实践,2016,31:613-616.

41. Pathak V,Shepherd RW,Shojaee S. Tracheobronchial tuberculosis[J]. J Thoracic Dis,2016,8:3818-3825.

42. 覃红娟,谭守勇,邝浩斌,等. 727例气管支气管结核临床特点分析[J]. 中国防痨杂志,2017,39:238-241.

43. 中华医学会结核病学分会. 气管支气管结核诊断和治疗指南(试行)[J]. 中华结核和呼吸杂志,2012,35:230-238.

44. Chu H,Zhao L,Zhang Z,et al. Clinical characteristics of amyloidosis with isolated respiratory system involvement:A review of 13 cases[J]. Ann Thorac Med,2012,7:243-249.

45. Czeyda-Pommersheim F,Hwang M,Chen SS,et al. Amyloidosis:Modern Cross-sectional Imaging[J]. Radiographics,2015,35:1381-1392.

46. 孟宇宏. 原发性淀粉样变性病的病理诊断[J]. 诊断病理学杂志,2013,20:321-325.

47. Buitrago DH,Wilson JL,Parikh M,et al. Current concepts in severe adult tracheobronchomalacia:evaluation and treatment[J]. J Thorac Dis,2017,9:E57-E66.

48. Carden KA,Boiselle PM,Waltz DA,et al. Tracheomalacia and tracheobronchomalacia in children and adults:an in-depth review[J]. Chest,2005,127:984-1005.

49. 史彧,赵德育. 小儿气管支气管软化症40例临床分析[J]. 南京医科大学学报(自然科学版),2012,32:1283-1285.

50. Ulasli SS and Kupeli E. Tracheobronchopathia osteochondroplastica:a review of the literature. Clin Respir J,2015,9:386-391.

51. 曹孟淑,蔡后荣. 骨化性气管支气管病的临床特征[J]. 中国呼吸与危重监护杂志,2009,8:307-309.

52. 曾庆思,陈苓,李时悦. 骨化性气管支气管病的CT诊断[J]. 中华放射学杂志,2003,37:255-257.

53. Hong G,Kim H. Clinical characteristics and treatment outcomes of patients with relapsing polychondritis with airway involvement[J]. Clinical Rheumatology,2013,32:1329-1335.

54. Ernst A,Rafeq S,Boiselle P,et al. Relapsing polychondritis and airway involvement[J]. Chest,2009,135:1024-1030.

55. 陈楠,王振刚,崔莉,等. 复发性多软骨炎气道受累的临床特征及其早期诊断[J]. 中国医刊,2016,51:27-31.

56. Martinez F,Chung JH,Digumarthy SR,et al. Common and uncommon manifestations of Wegener granulomatosis at chest CT:radiologic-pathologic correlation[J]. Radiographics,2012,32:51-69.

57. Ananthakrishnan L,Sharma N,Kanne JP. Wegener's granulomatosis in the chest:high-resolution CT findings[J]. AJR,2009,192:676-382.

58. 李登维,何晓鹏,黄新文,等. 肺肉芽肿性多血管炎的MSCT特征及其动态分析[J]. 临床放射学杂志,2014,33:1855-1858.

59. 官新立,梁恩海,陈秉刚,等. 韦格纳肉芽肿病的临床及肺部影像学表现[J]. 放射学实践,2009,24:1207-1209.

60. Das SK,Das A,Sarkar S,et al. Sabersheath trachea. J Assoc Chest Physicians,2017,5:60-61.

61. Tanrivermis SA,Elmali M,Saglam D,et al. The diseases of airway-tracheal diverticulum:a review of the literature[J]. J Thorac Dis,2016,8:E1163-E1167.

62. Lin H,Cao Z,Ye Q,et al. Tracheal diverticulum:a case report and literature review[J]. Am J Otolaryngol,2014,35:542-545.

63. 陈七一,李玉静,谢汝明. 气管憩室的CT影像特征及后处理技术优劣分析[J]. 医学影像学杂志,2017,27:1686-1688.

64. Krustins E,Kravale Z,Buls A. Mounier-Kuhn syndrome or congenital tracheobronchomegaly:a literature review[J]. Respiratory Medicine,2013,107:1822-1828.

65. 张奇瑾,陈起航,吴国庚. 巨大气管支气管症的低剂量多层CT表现[J]. 中国医学影像技术,2011,27:1603-1606.

66. Garge S,Rao KL,Bawa M. The role of preoperative CT scan in patients with tracheoesophageal fistula:a review[J]. Jour-

nal of Pediatric Surgery,2013,48:1966-1971.

67. Zhou C,Hu Y,Xiao Y,et al. Current treatment of tracheo-esophageal fistula[J]. Therapeutic Advances in Respiratory Disease,2017,11:173-180.

68. Gaur P,Dunne R,Colson YL,et al. Bronchopleural fistula and the role of contemporary imaging[J]. Journal of Thoracic & Cardiovascular Surgery,2013,148:341-347.

69. Chae EJ,Seo JB,Kim SY,et al. Radiographic and CT findings of thoracic complications after pneumonectomy[J]. Radiographics,2006,26:1449-68.

70. 梁冬云,曾蒙苏,张兴伟,等. 多层螺旋CT后处理技术对气管支气管胸膜瘘的诊断价值[J]. 中国临床医学,2013,20:61-63.

第四章　小气道疾病

第一节　支气管扩张

【概述】

支气管扩张(bronchiectasis)是一种以支气管永久性扩张为特征的慢性呼吸系统疾病,病程相对较长且无法发生逆转,多累及肺段以下 3~6 级小支气管,多见于左肺下叶、左肺上叶舌段及右肺下叶,可两肺同时存在。在我国支气管扩张有较高的发病率,40 岁以上人群的患病率可达到 1.2%。慢性阻塞性肺疾病患者中约 40% 会合并支气管扩张,将近 65% 的支气管扩张为女性患者。少数为先天性,多数为后天性。先天性支气管扩张病因多样,主要包括以下几种:

(1) 支气管先天性发育障碍如巨大气管-支气管征,可能是先天性结缔组织异常、管壁薄弱所致的扩张。

(2) 软骨发育不全或弹性纤维不足,导致局部管壁薄弱或弹性较差,常伴有鼻窦炎及内脏转位(右位心),被称为 Kartagener 综合征。

(3) 肺囊性纤维化和遗传性 α_1 抗胰蛋白酶缺乏症等与遗传因素有关疾病都可有支气管黏稠分泌物潴留,引起阻塞、肺不张和感染,诱发支气管扩张。

后天性支气管扩张的主要病因是慢性感染引起的支气管壁组织破坏,支气管内分泌物淤积和长期剧烈咳嗽,引起支气管内压力增高,肺不张和肺纤维化对支气管产生外在性牵引,这几种因素互相作用,促成并加剧支气管扩张。根据支气管扩张的形态,可分为以下三种。

(1) 柱状支气管扩张:扩张的支气管远端与近端宽度相似。

(2) 囊状支气管扩张:扩张的支气管远端的宽度大于近端,远端呈球囊状。

(3) 静脉曲张型支气管扩张:支气管扩张的程度稍大于柱状,管壁有局限性收缩致支气管形态不规则,形似静脉曲张。三种类型可同时混合存在或以其中一种为主。

【临床表现】

支气管扩张的病程多呈慢性经过,咳嗽、咳痰、咯血为支气管扩张的三个主要症状。尤其是反复感染后,常咯大量腥臭味脓痰。

约半数患者咯血,表现为痰中带血到大咯血。咯血多见于成人,小儿咯血少见。少数患者以大咯血为首发症状或仅表现为反复的大咯血,而无咳嗽或咳痰。合并感染时患者可有发热、胸痛,病变广泛时可有呼吸困难、发绀及杵状指等。

【实验室检查】

(1) 血常规及炎性标记物,当细菌感染导致支气管扩张症急性加重时,血常规白细胞计数、中性粒细胞分类及 C 反应蛋白可升高。

(2) 血清免疫球蛋白,有些患者合并免疫功能缺陷,可出现血清免疫球蛋白(IgG、IgA、IgM)缺乏。

(3) 血气分析可判断患者是否合并低氧血症和/或高碳酸血症。

(4) 微生物检查,留取合格的痰标本送检涂片染色以及痰细菌培养,痰培养和药敏试验结果可指导抗菌药物的选择,痰液中找到抗酸杆菌时需要进一步分型是结核分枝杆菌还是非结核分枝杆菌。

(5) 肺功能检查,支气管扩张患者通常有阻塞性通气功能障碍,FEV_1、FEV_1/FVC、PEF 降低,肺残气量/肺总量比值增高,后期常有低氧血症。

【影像学表现】

1. X 线表现　早期轻度支气管扩张在平片上可无异常表现。较重的支气管扩张,由于支气管及肺间质的慢性炎症引起管壁增厚及纤维结缔组织增生而使局部肺纹理增多、增粗、排列紊乱。扩张且含气的支气管可表现为粗细不均匀的管状透明影,扩张而含有分泌物的支气管则表现为不规则的杵状致密影。囊状支气管扩张呈囊状或蜂窝状影,表现为多个圆形或卵圆形薄壁透亮区,有时囊底有小气液平面,多伴有肺纹理粗乱或肺实质炎症。支气管扩张继发感染时,表现为斑片状模糊影(图4-1-1~4-1-3)。

2. CT 表现 高分辨率 CT(HRCT)检查是目前诊断支气管扩张最常用的检查方法。

(1)柱状支气管扩张:多发生在 3~5 级支气管,表现为支气管的内径大于伴随动脉的直径。当柱状扩张的支气管平行于扫描层面时呈现轨道状,称为"轨道征"(图4-1-4~4-1-6);与扫描层面垂直时表现为厚壁的透亮影,扩张的支气管与伴行的肺动脉共同呈现印戒状,称为"印戒征"(图4-1-7~4-1-9)。

(2)囊状支气管扩张:多见于 5~6 级以下或者末端支气管,表现为薄壁或厚壁囊腔。合并感染时,其内可出现气液平面。串状囊腔、簇状囊腔可呈葡萄串样,称为"葡萄串征"(图4-1-10~4-1-12)。

(3)曲张型支气管扩张:多发生于 4~5 级支气管,扩张的支气管平行于扫描层面时呈串珠状,垂直于扫描层面时呈粗细不均的囊柱状扩张(图4-1-13~4-1-15)。

(4)常见伴发征象

1)指套征:扩张的支气管内气体消失,呈 Y 形或 V 形高密度影,为分泌物潴留在支气管内所形成的支气管内黏液栓(图4-1-16~4-1-18)。

2)肺实变:支气管感染波及周围的肺泡及呼吸性细支气管时常可伴发肺组织的实变。

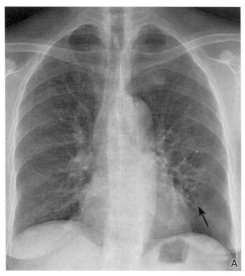
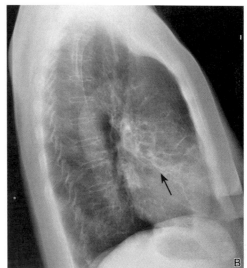

图 4-1-1 支气管扩张(左肺上叶)
女性,71 岁,胸部正位片(A)示左肺中下野可见肺纹理增多、紊乱,并可见多发囊状透亮区;胸部侧位片(B)示扩张的支气管位于左肺上叶舌段(箭)

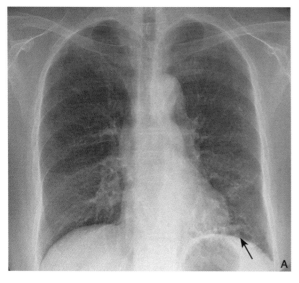
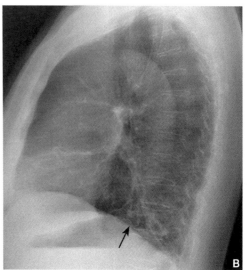

图 4-1-2 支气管扩张(左肺下叶)
女性,66 岁,胸部正位片(A)示左肺下野可见多发囊柱状支气管扩张,支气管壁增厚;胸部侧位片(B)示扩张的支气管位于左肺下叶(箭)

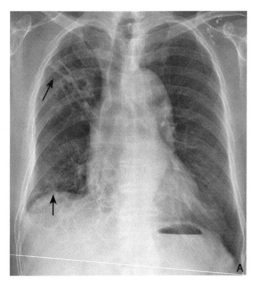 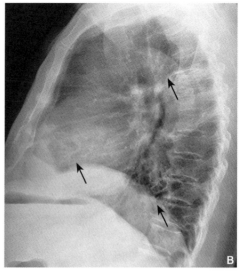

图 4-1-3 支气管扩张（右肺上叶及下叶）

男性，81 岁，胸部正（A）侧位（B）片示右肺野可见多处囊状及柱状支气管扩张，支气管壁增厚（箭）

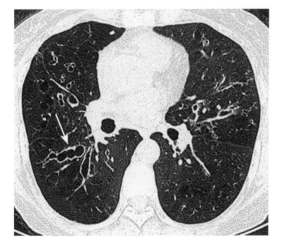 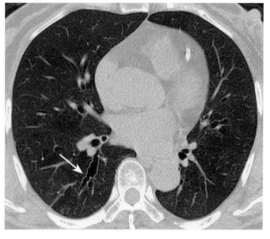

图 4-1-4 支气管扩张（双肺）

女性，64 岁，胸部 CT 肺窗示左肺舌叶、右肺中叶及右肺下叶多发囊状、柱状支气管扩张，右肺下叶柱状扩张的支气管平行于扫描层面，表现为"轨道征"（箭）

图 4-1-5 支气管扩张（右肺下叶）

女性，52 岁，胸部 CT 肺窗示柱状扩张的支气管平行于扫描层面，表现为"轨道征"（箭）

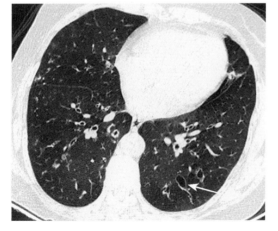 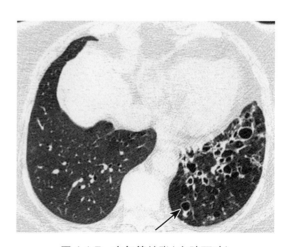

图 4-1-6 支气管扩张（左肺下叶）

女性，62 岁，胸部 CT 肺窗示柱状扩张的支气管平行于扫描层面，表现为"轨道征"（箭）

图 4-1-7 支气管扩张（左肺下叶）

女性，64 岁，胸部 CT 肺窗示扩张的支气管与扫描层面垂直，与伴行的肺动脉共同呈现"印戒征"（箭）

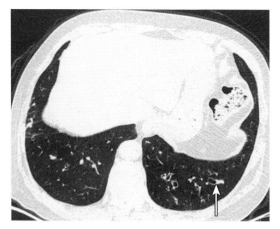

图 4-1-8 支气管扩张（左肺下叶）
男性,62 岁,胸部 CT 肺窗示扩张的支气管与扫描层面垂直,与伴行的肺动脉共同呈现"印戒征"（箭）

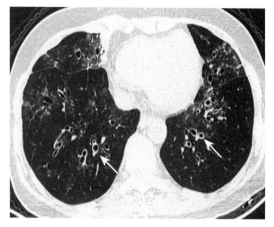

图 4-1-9 支气管扩张（双肺）
女性,65 岁,胸部 CT 肺窗示右肺下叶扩张的支气管与扫描层面垂直,与伴行的肺动脉共同呈现"印戒征"（箭）

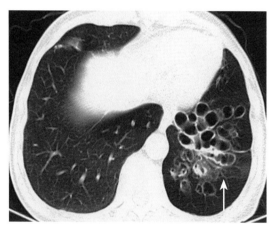

图 4-1-10 支气管扩张（左肺下叶）
女性,52 岁,胸部 CT 肺窗示左肺下叶扩张的支气管呈串状囊腔,呈现"葡萄串征"（箭）

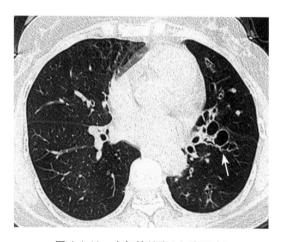

图 4-1-11 支气管扩张（左肺下叶）
男性,53 岁,胸部 CT 肺窗示左肺下叶扩张的支气管呈薄壁囊腔（箭）

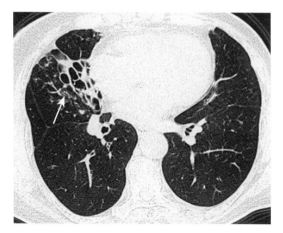

图 4-1-12 支气管扩张（右肺中叶）
女性,66 岁,胸部 CT 肺窗示扩张的支气管表现为囊状、簇状囊腔（箭）

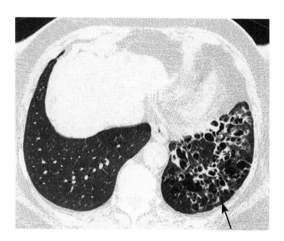

图 4-1-13 支气管扩张（左肺下叶）
女性,64 岁,胸部 CT 肺窗示扩张的支气管呈串珠状,囊壁较厚（箭）,表现为曲张型支气管扩张

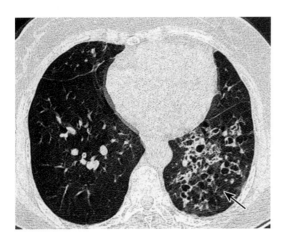

图 4-1-14　支气管扩张（左肺下叶）
男性,60 岁,胸部 CT 肺窗示扩张的支气管呈串珠状,
囊壁较厚(箭),表现为曲张型支气管扩张

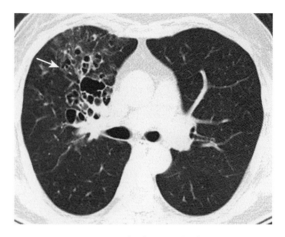

图 4-1-15　支气管扩张（右肺中叶）
女性,56 岁,胸部 CT 肺窗示扩张的支气管呈串珠状,
囊壁较厚,表现为曲张型支气管扩张(箭)

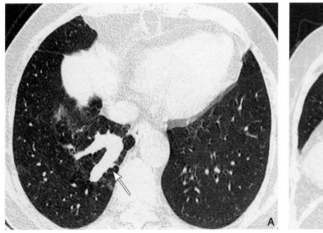
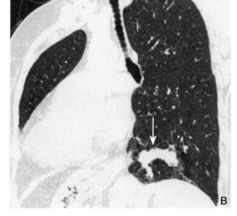

图 4-1-16　支气管扩张伴黏液潴留（右肺下叶）
女性,63 岁,胸部 CT 轴位(A)及矢状位(B)示右肺下叶支气管分泌物潴留在支气管内,形成 V 形的"指
套征"(箭)

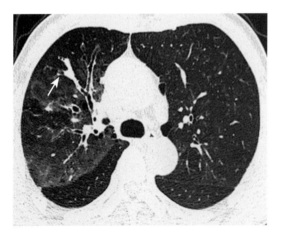

图 4-1-17　支气管扩张（右肺上叶）
男性,57 岁,胸部 CT 肺窗示扩张的支气管内气体消
失,呈 Y 形高密度影(箭)

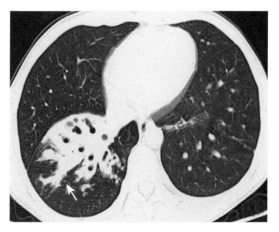

图 4-1-18　支气管扩张伴感染（右肺下叶）
男性,8 岁,胸部 CT 肺窗示分泌物潴留在支气管内形
成支气管内黏液栓,呈"指套征"(箭)

3）肺段性肺不张：表现为支气管并拢，相邻肺叶代偿性肺气肿，为支气管周围纤维化所引起的瘢痕性肺不张。

3. 支气管扩张的定量评价 计算机辅助定量测量支气管扩张除了可以得到支气管的内径、外径、内周长、外周长、壁厚、壁面积、内腔面积、壁面积比外，还可以得到支气管扩张的所累及的肺叶数目、扩张支气管总数、每支扩张支气管的扩张程度、管腔平均密度的定量参数（图4-1-19）。

4. MRI表现 病变区主要表现为肺野结构紊乱，可见索条状或蜂窝状信号影，在心电门控T1WI上显示最为清晰。扩张的支气管管壁增厚而不规则，横断面上可见印戒征，或表现为粗细不均的长柱状或串珠状影。囊状支气管扩张可呈多环状异常信号影，其内可见气液平面。MRI借助其三维图像观察可以明确定位诊断，但是其肺窗成像效果不如胸片和CT，定性诊断较困难。

【诊断依据】

根据反复咳脓痰、咯血病史和既往有诱发支气管扩张的呼吸道感染病史，HRCT显示支气管扩张

的异常影像改变，即可明确诊断为支气管扩张，诊断支气管扩张症的患者还应进一步仔细询问既往史，评估上呼吸道症状、根据病情完善相关检查以明确病因诊断。

患者初次诊断后的评估手段包括如下：

（1）痰液检查，包括痰涂片（真菌和抗酸染色）、痰培养加药敏试验。

（2）肺部CT随访，尤其适用于肺内出现空洞、无法解释的咯血或痰中带血、治疗反应不佳或反复急性加重的患者。

（3）肺功能用于评估疾病进展程度和指导药物治疗。

（4）血气分析用于判断是否存在低氧血症和/或CO_2潴留。

（5）实验室检查用于评估患者的炎症反应、免疫状态及是否合并其他病原体感染等。

【鉴别诊断】

需与支气管扩张鉴别的疾病主要有肺脓肿、肺大疱、蜂窝肺、肺气囊等，仔细研究相关病史和临床表现，结合影像学检查常可作出明确的鉴别诊断。

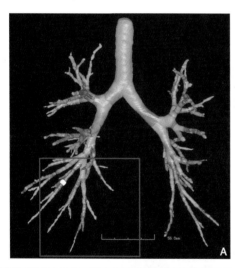
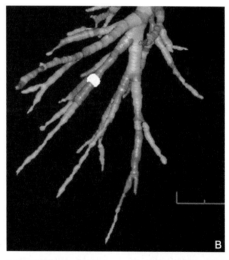
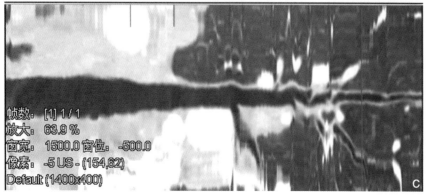

图4-1-19 支气管扩张计算机定量评估
女性，51岁，右下肺局部支气管扩张。计算机辅助软件自动标记扩张的部分（A），并局部放大（B），并行病变支气管的曲面重建，见局部支气管柱状扩张（C），并给出自动定量参数（D）

1. **肺脓肿** 肺脓肿起病急,有高热、咳嗽、大量脓臭痰等症状。CT检查可见较大片高密度影,多累及一个肺段或两个肺段的相邻部分,内有空腔及气-液或液-液平面。

2. **肺大疱** 肺大疱常发生在肺气肿基础上,一般继发于细小支气管的炎性病变,单发且张力不大时,临床症状不显著。巨大的肺大疱,泡内张力较高时,则有不同程度的呼吸困难。影像检查表现为较大的含气囊腔,壁薄,内无纹理,多位于胸膜下、肺尖及肺底部。

3. **蜂窝肺** 蜂窝肺是弥漫性肺间质纤维化的特征表现,大小一般在3~5mm,呈多发环形影,似蜂窝状,正常的肺结构消失;严重的肺间质纤维化病例,蜂窝肺中包含有支气管扩张的成分。

4. **肺气囊** 多见于金黄色葡萄球菌性肺炎,肺炎液化坏死形成空洞时,在斑片状阴影区内可见环形透亮区,即肺气囊。当引流支气管因炎症形成活瓣时,由于空洞内含气量逐渐增多、压力增大,空洞壁变薄,呈类圆形薄壁空腔。肺气囊变化快,大部分小的肺气囊常随炎症吸收而消退。

(侯　阳　殷晓丽)

第二节　支气管哮喘

【概述】

支气管哮喘(bronchial asthma,BA)简称哮喘,是呼吸系统疾病的常见病和多发病。是由多种炎性细胞和结构细胞均有参与的慢性气道炎症,包括T淋巴细胞、嗜酸性粒细胞、气道上皮细胞、气道平滑肌细胞等。

哮喘可在任何年龄发生,但大多数哮喘患者在5岁之前就会出现第一个症状。大多数早发性哮喘都有过敏成分。发病原因错综复杂,主要包括哮喘患者的体质和环境因素。患者的体质包括遗传素质、免疫状态、精神心理状态、内分泌和健康状况等,是患者易感哮喘的重要因素。环境因素包括各种变应原、刺激性气体、病毒感染、居住地区、居住条件、职业因素、气候、药物、运动(过度通气)、食物以及食物添加剂、饮食习惯、社会因素、甚至经济条件等,可能是导致哮喘发生发展的重要原因。

哮喘的发病机制尚不明确,目前可概括为气道免疫-炎症机制、神经调节机制及两者共同作用。

(1)气道免疫-炎症机制:①气道炎症形成机制:气道慢性炎症反应是由多种炎症细胞、炎症介质和细胞因子共同参与、相互作用的结果。②当气道受到变应原或其他刺激后,多种炎症细胞释放炎症介质和细胞因子,引起气道上皮损害、上皮下神经末梢裸露等,从而导致气道高反应性。

(2)神经调节机制:非胆碱能(NANC)神经系统能释放舒张支气管平滑肌的神经介质及收缩支气管平滑肌的介质,两者平衡失调则引起支气管平滑肌收缩。再者,从感觉神经末梢释放的炎症介质等导致血管扩张、血管通透性增加和炎症渗出,即为神经源性炎症。神经源性炎症能通过局部轴突反射释放感觉神经肽而引起哮喘发作。

【临床表现】

典型症状为发作性伴有哮鸣音的呼气性呼吸困难,可伴有气促、胸闷和咳嗽。症状可在数分钟内发作,并持续数小时或数天,经平喘药物治疗后缓解或自行缓解。夜间及凌晨发作或加重是哮喘的重要临床特征。临床上还存在没有喘息症状的不典型哮喘,可表现为发作性咳嗽、胸闷或其他症状。

发作时典型的体征为双肺可闻及广泛的哮鸣音,呼气音延长。但非常严重的哮喘发作,哮鸣音反而减弱,甚至完全消失,表现为"沉默肺",是病情危重的表现。

【实验室检查】

(1)痰嗜酸性粒细胞计数:大多数哮喘患者诱导痰液中嗜酸性粒细胞计数增高(>2.5%),此可作为哮喘气道炎症评价指标之一。

(2)肺功能检查

1)通气功能检测:哮喘发作时呈阻塞性通气功能障碍表现,用力肺活量(FVC)正常或下降,第1秒用力呼气容积(FEV_1)、1秒率($FEV_1/FVC\%$)下降,以$FEV_1/FVC\% < 70\%$或FEV_1低于正常预计值的80%为判断气流受限的最重要指标。

2)支气管激发试验(BPT)用于测定气道反应性。常用吸入激发剂为醋甲胆碱和组胺,观察指标包括FEV_1和最高呼气流量(PEF)等。通常以FEV1下降20%所需吸入激发剂累积剂量或浓度表示,如FEV_1下降≥20%,判断结果为阳性,提示存在气道高反应性。BPT适用于非哮喘发作期、FEV_1在正常预计值70%以上的患者检查。

3)支气管舒张试验(BDT)用于测定气道的可逆性改变。当吸入支气管舒张剂20分钟后重复测定肺功能,FEV_1较用药前增加≥12%,且其绝对值增加≥200ml,判断结果为阳性,提示存在气道可逆性的改变。

4)呼吸流量峰值(PEF)及其变异率测定:哮喘发作时PEF下降。PEF平均每日昼夜变异率(连续7天,每日PEF昼夜变异率之和/7)>10%,或PEF

周变异率{(2 周内最高 PEF 值−最低 PEF 值)/[(2 周内最高 PEF 值+最低 PEF 值)×1/2]×100%}> 20%,提示存在气道可逆性的改变。

(3)特异性变应原检测:外周血变应原特异性 IgE 增高结合病史有助于病因诊断;血清总 IgE 增高的程度可作为重症哮喘使用抗 IgE 抗体治疗及调整剂量的依据。

(4)动脉血气分析:严重哮喘发作时可出现缺氧。

【影像学表现】

1. X 线表现 哮喘并没有特异性影像学表现,胸部 X 线异常可表现为肺过度充气、支气管壁增厚、支气管扩张及一过性肺动脉高压等,最常见的是两肺透过度增加,呈过度通气状态(图 4-2-1~4-2-3)。

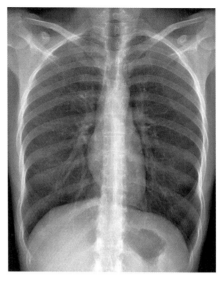

图 4-2-3 咳嗽变异性哮喘

女性,32 岁,胸部正位片示双肺透过度增加

2. CT 表现 含气肺组织具有优良的天然对比,HRCT 的空间分辨率可达 0.3~0.5mm,是目前肺无创性检查最敏感的方法,为准确观察和测量支气管管径及壁厚提供优越的条件。

哮喘发作时的影像表现如下。

(1)马赛克征:反映小气道病变或血流灌注异常。支气管哮喘患者出现马赛克征象提示有小气道狭窄的存在,以呼气末 HRCT 来估计潴留的位置和范围更为效(图 4-2-4~4-2-6)。

(2)支气管扩张:支气管扩张的判定标准采用支气管内径等于或大于相伴行的肺动脉管径(图 4-2-7~4-2-9)。

(3)支气管壁增厚:气道壁增厚的程度与气流阻塞和临床疾病的严重程度直接相关(图 4-2-10~4-2-12)。

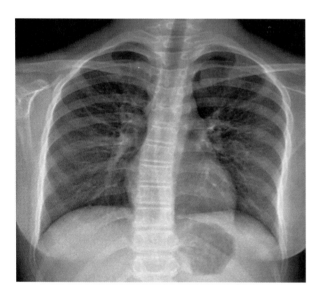

图 4-2-1 支气管哮喘

女性,11 岁,胸部正位片示双肺透过度增加

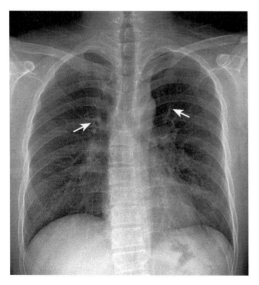

图 4-2-2 支气管哮喘

男性,36 岁,胸部正位片示双肺透过度增加,在肺门周围可见厚壁气道(箭)

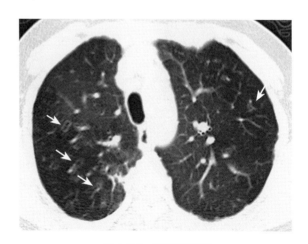

图 4-2-4 支气管哮喘

男性,62 岁,呼气末胸部 CT 轴位图示双肺透过度不均,呈"马赛克"征,双肺上叶支气管扩张(箭)

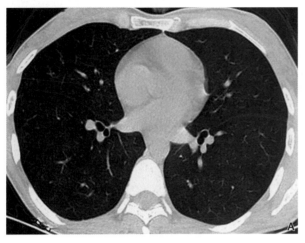
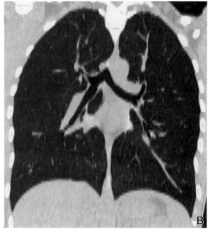

图 4-2-5 咳嗽变异性哮喘

女性,32 岁,胸部 CT 轴位(A)及冠状位重建(B)示双肺过度充气,透光度不均,呈"马赛克"征、肺纹理稀疏

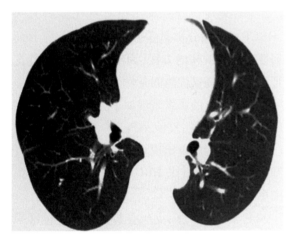

图 4-2-6 咳嗽变异性哮喘

男性,36 岁,吸气末胸部 CT 轴位图示双肺透光度不均匀,呈"马赛克"征

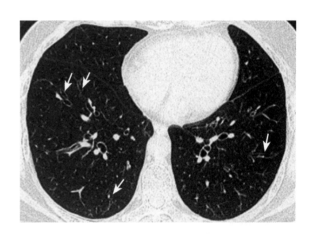

图 4-2-7 支气管哮喘

女性,53 岁,胸部 CT 轴位图示双肺下叶基底段细支气管扩张(箭)

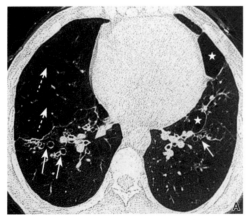
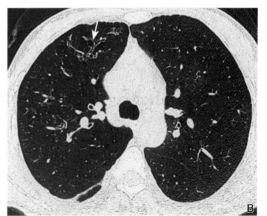

图 4-2-8 哮喘慢性持续期

女性,47 岁,胸部 CT 轴位下肺野平面(A)及中野平面(B)示双肺透光度不均,双肺下叶基底段、右肺上叶前段多发支气管囊状扩张,管壁增厚(实箭),右肺中叶弥漫性密度减低,呈全小叶型气肿(虚箭),左肺上叶下舌段及下叶内前基底段肺大疱(星号)

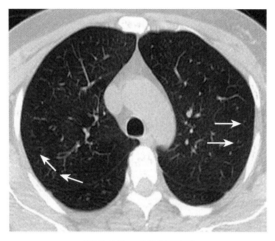

图 4-2-9 支气管哮喘
女性,47 岁,胸部 CT 轴位图示双肺过度充气,肺野密度不均,右肺上叶尖段及左肺上叶尖后段支气管远端扩张(箭)

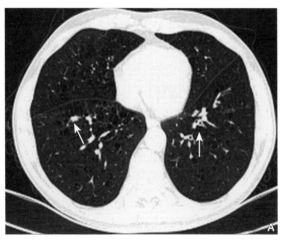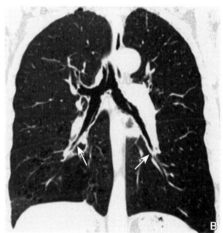

图 4-2-10 支气管哮喘
男性,62 岁,胸部 CT 轴位(A)及冠状位重建(B)示双肺透光度增高,双肺可见多发小叶中心型肺气肿,双肺下叶基底段支气管壁弥漫性增厚、管腔变窄(箭)

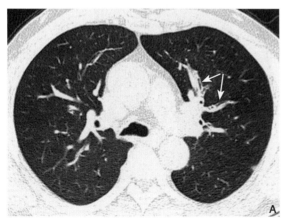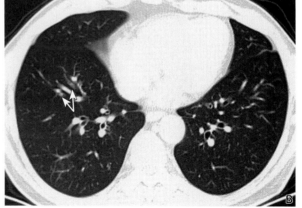

图 4-2-11 支气管哮喘
男性,54 岁,肺中野(A)及肺下野(B)CT 轴位图示左肺上叶前段、右肺下叶前基底段支气管壁增厚(箭)

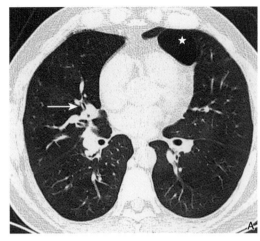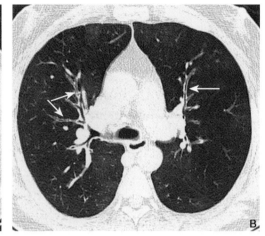

图 4-2-12　支气管哮喘

男性,52 岁,肺下野(A)及肺中野(B)CT 轴位图示双肺透光度不均,双肺上叶前段及右肺中叶内侧段支气管壁增厚(箭),左肺上叶肺大疱(星号)

(4) 支气管哮喘患者的并发症:如轻度的小叶中心型肺气肿、气胸、纵隔气肿(图 4-2-13~4-2-15),有或无肺不张的黏液栓塞和肺炎等。

3. **MRI 表现**　常规 MR 成像通常不用于诊断支气管哮喘,近年来使用超极化氦-3(^{3}He)气体的磁共振(MR)成像在评估哮喘患者气道及肺功能方面显示出新的前景,该技术能够评估通气的空间和时间分布,定量评估气隙大小,并确定区域氧分压。尽管吸入超极化^{3}He 通常是安全的,但它仍被美国食品和药品管理局列为研究性对比剂,尚未能用于临床。

Tzeng 等使用超极化^{3}HeMR 和 MDCT 来比较采用醋甲胆碱激发前、后的 7 名志愿者(5 名哮喘患者,2 名健康者)气道情况。该技术在 MR 和 MDCT 上测量的患者气道口径变化的差异没有显著相关

性。尽管^{3}He MR 图像分辨率较差且解剖学细节较少,它尚未与 MDCT 的"金标准"相媲美,但超极化^{3}He MR 仍然很有前景。^{3}He MR 没有电离辐射,可以给患者提供更大的安全性的同时,还可提供更好的功能性生理数据。随着超极化^{3}He MR 的研究的持续增加,广泛应用于临床是可能的。

【诊断依据】

2012 年卫生部支气管哮喘诊断指南,诊断标准如下。

1. **典型哮喘的临床症状和体征**

(1) 反复发作喘息、气急,胸闷或咳嗽,夜间及晨间多发,常与接触变应原、冷空气、理化刺激以及病毒性上呼吸道感染、运动有关。

(2) 发作时双肺可闻及散在或弥漫性哮鸣音,呼气相延长。

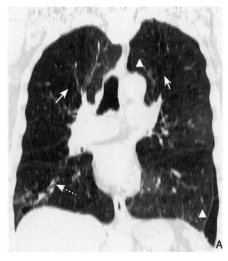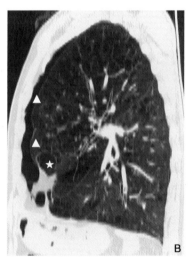

图 4-2-13　哮喘合并肺气肿、左侧气胸

男性,73 岁,胸部 CT 冠状位(A)及矢状位重建(B)示双肺透光度不均匀增高,可见多发肺气肿(实箭)、左肺上叶下舌段肺大疱(星号),左侧胸腔见游离气体影(箭头),右肺下叶内前基底段支气管壁增厚伴周围少许炎症(虚箭)

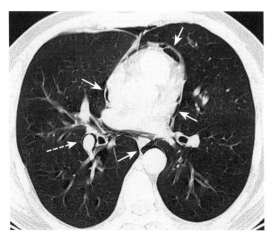

图 4-2-14 哮喘合并纵隔气肿、间质性气肿
男性,36 岁,胸部 CT 轴位图示纵隔内多发气肿(实箭)及右下肺动脉旁间质性气肿(虚箭)

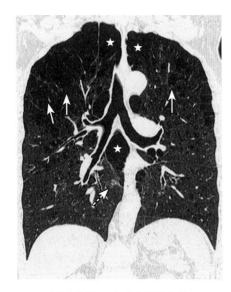

图 4-2-15 哮喘合并肺气肿
男性,50 岁,胸部 CT 冠状位重建图示双肺透光度不均匀伴多发气肿(实箭)、肺大疱(星号),右肺下叶内基底段少许局灶性炎症(虚箭)

(3)上述症状和体征可经治疗缓解或自行缓解。

2. 可变气流受阻的客观检查

(1)支气管舒张试验阳性。

(2)支气管激发试验阳性。

(3)平均每日 PEF 昼夜变异率>10%或 PEF 周变异率>20%。

符合上述症状和体征,同时具备气流受限客观检查中任一条,并除外其他疾病所引起的喘息、气急、胸闷和咳嗽,可诊断为哮喘。

【鉴别诊断】

1. 慢性阻塞性肺疾病 慢性阻塞性肺疾病(以下简称慢阻肺)多见于中老年人,多有长期吸烟或接触有害气体的病史和慢性咳嗽史,喘息长年存在,有加重期。体检双肺呼吸音明显下降,两肺或可闻及湿

啰音。胸部影像检查可见双肺气肿及慢性支气管炎改变。对中老年患者,严格将慢阻肺和哮喘区分有时十分困难,用支气管舒张剂和口服或吸入激素做治疗性试验可能有帮助。如患者同时具有哮喘和慢阻肺的特征,可诊断哮喘合并慢阻肺或慢阻肺合并哮喘。

2. 上气道阻塞 中央型支气管肺癌、气管支气管结核等气道疾病或异物气管吸入,导致支气管狭窄或伴发感染时,可出现喘鸣或类似哮喘样呼吸困难,肺部可闻及哮鸣音。但根据病史,特别是出现吸气性呼吸困难,痰细胞学活细菌学检查,胸部影像检查可显示支气管管腔狭窄及周围肿块,还可结合支气管镜检查,常可明确诊断。

3. 变态反应性支气管肺曲菌病 变态反应性支气管肺曲菌病(ABPA)常以反复哮喘发作作为特征,可咳出棕褐色黏稠痰块或咳出树枝状支气管管型。痰嗜酸性粒细胞数增加,痰镜检或培养可查及曲菌。胸部 X 线呈游走性或固定性浸润灶,CT 可显示近端支气管呈囊状或柱状扩张。曲菌抗原皮肤试验呈双相反应,曲菌抗原特异性沉淀抗体 IgG 测定阳性,血清总 IgE 显著升高。

(侯 阳 孙 娜)

第三节 慢性阻塞性肺疾病

【概述】

慢性阻塞性肺疾病(chronic obstructive pulmonary disease,COPD,简称慢阻肺)是一种以持续气流受限为特征的可以预防和治疗的疾病,其气流受限多呈进行性发展,与气道和肺组织对烟草烟雾等有害气体或有害颗粒的慢性炎性反应增强有关。慢阻肺与慢性支气管炎和肺气肿密切相关。通常,慢性支气管炎是指在除外慢性咳嗽的其他已知原因后,患者每年咳嗽、咳痰 3 个月以上,并连续 2 年以上者。慢阻肺是一种严重危害人类健康的常见病、多发病,严重影响患者的生命质量,病死率较高,并给患者及其家庭以及社会带来沉重的经济负担。

慢阻肺的发病机制尚未完全明了,吸入有害颗粒或气体可引起肺内氧化应激、蛋白酶和抗蛋白酶失衡及肺部炎性反应。COPD 特征性的病理学改变存在于气道、肺实质和肺血管。慢性炎性反应导致气道壁损伤和修复的过程反复发生。修复过程导致气道壁结构重塑,胶原含量增加及瘢痕组织形成,这些病理改变造成气道狭窄,引起固定性气道阻塞。慢阻肺患者典型的肺实质破坏表现为小叶中心型肺

气肿,涉及呼吸性细支气管的扩张和破坏。慢阻肺的肺血管改变以血管壁增厚为特征。

【临床表现】

慢阻肺的特征性症状是慢性和进行性加重的咳嗽,咳痰和呼吸困难。慢性咳嗽通常为首发症状,初起咳嗽呈间歇性,早晨较重,通常伴少量黏液性痰,部分患者在清晨较多,少数病例咳嗽不伴有咳痰。合并感染时痰量增多,常有脓性痰。

慢性咳嗽和咳痰常先于气流受限多年而存在,然而有些患者也可以无慢性咳嗽和咳痰的症状。部分患者特别是重症患者有明显的喘息,胸部紧闷感常于劳力后发生,与呼吸费力和肋间肌收缩有关。

呼吸困难是慢阻肺最重要的症状,也是患者体能丧失和焦虑不安的主要原因。程度较重的患者可伴发全身性症状,如体重下降、食欲减退、外周肌肉萎缩和功能障碍、精神抑郁和/或焦虑等,长时间的剧烈咳嗽可导致咳嗽性晕厥,合并感染时可有血痰。

慢阻肺的早期体征可不明显,随着疾病进展,胸廓形态常出现异常,如胸部过度膨胀、前后径增大、剑突下胸骨下角(腹上角)增宽和腹部膨凸等,常见呼吸变浅、频率增快,重症患者可见胸腹矛盾运动,呼吸困难加重时常采取前倾坐位,低氧血症患者可出现黏膜和皮肤发绀,伴有右心衰竭的患者可下肢水肿和肝脏增大。

叩诊:心浊音界缩小,肺肝界降低,肺可呈过清音。

听诊:双肺呼吸音可减低,呼气延长,平静呼吸时可闻及干性啰音,双肺底或其他肺野可闻及湿啰音。重症患者伴有明显喘息的,可闻及广泛的吸气相或呼气相哮鸣音。

【实验室检查】

(1)肺功能检查,FEV_1/FVC 是慢阻肺的一项敏感指标,可检出轻度气流受限。FEV_1 占预计值百分比是评价中、重度气流受限的良好指标,因其变异性小,易于操作,应作为慢阻肺的肺功能检查基本项目。

患者吸入支气管舒张剂后的 $FEV_1/FVC<70\%$,可以确定为存在持续气流受限。气流受限可导致肺过度充气,使肺总量、功能残气量和残气容积增高,肺活量减低。

(2)脉搏氧饱和度(SpO_2)检测和血气分析,如果 $SpO_2<92\%$,应该进行血气分析检查,呼吸衰竭的血气分析诊断标准为海平面呼吸空气时动脉血氧分压 $PaO_2<60mmHg(1mmHg=0.133kPa)$,伴或不伴有动脉血二氧化碳分压 $PaCO_2>50mmHg$。

(3)其他实验室检查,低氧血症($PaO_2<55mmHg$)时血红蛋白和红细胞可以增高,红细胞比容>0.55 可诊断为红细胞增多症。患者合并感染时,痰涂片中可见大量中性粒白细胞,痰培养可检出各种病原菌。

【影像学表现】

1. X 线表现　X 线检查对确定肺部并发症及与其他疾病(如肺间质纤维化、肺结核等)鉴别具有重要意义。由于对于轻度 COPD 的诊断准确性有限,在胸片上诊断 COPD 应谨慎。慢阻肺早期 X 线胸片可无明显变化,以后出现肺纹理增多和紊乱等非特征性改变;主要 X 线征象为肺过度充气,肺容积增大,胸腔前后径增长,肋骨走向变平,肺野透亮度增高,横膈位置低平,心脏悬垂狭长,肺门血管纹理呈残根状,肺野外周血管纹理纤细稀少等(图 4-3-1、4-3-2),有时可见肺大疱形成。正位气管管径缩小,侧

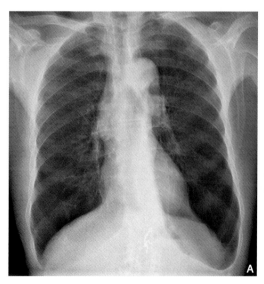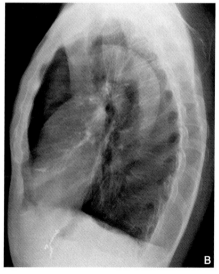

图 4-3-1　慢性阻塞性肺疾病
男性,72 岁,确诊为 COPD 10 余年。胸部正位(A)侧位(B)片示胸腔前后径增宽,肺过度充气,双肺内带纹理紊乱,中外带血管纹理稀疏,横膈位置低平

位气管管径增大,呈"剑鞘状气管"征象。并发肺动脉高压和肺源性心脏病时,除右心增大的 X 线特征外,还可有肺动脉圆锥膨隆,肺门血管影扩大及右下肺动脉增宽等征象(图 4-3-3)。

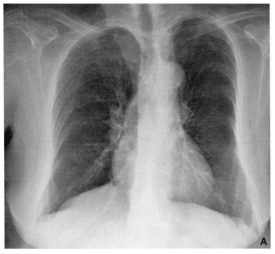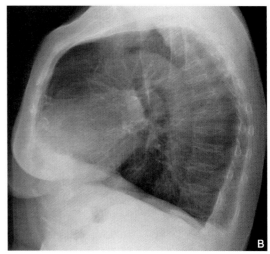

图 4-3-2 慢性阻塞性肺疾病

女性,66 岁,确诊为 COPD。胸部正位(A)侧位(B)片示胸腔前后径明显增长,肋骨走向变平,肺过度充气,肺纹理紊乱,横膈位置低平

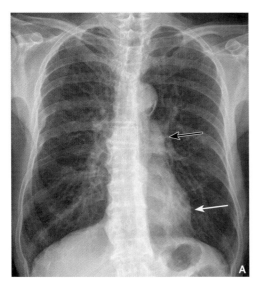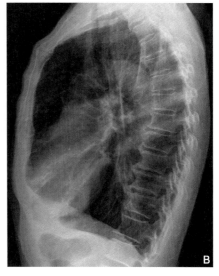

图 4-3-3 慢性阻塞性肺疾病

男性,63 岁,确诊 COPD 5 年。胸部正位(A)侧位(B)片示胸腔前后径增长,肋骨走向变平,肺过度充气,肺纹理增多和紊乱,横膈位置低平,心脏悬垂狭长,肺动脉段凸出(黑箭),心尖圆隆上翘(白箭),提示右室增大

2. **CT 表现** CT 检查一般不作为常规检查,部分 COPD 患者在 CT 上未见明显异常,但是在鉴别诊断时,CT 检查有益,高分辨率 CT 对辨别小叶中心型或全小叶型肺气肿及确定肺大疱的大小和数量,有很高的敏感性和特异性,对预计肺大疱切除或外科减容手术等的效果有一定价值。COPD 的 CT 影像表现主要包括以下征象:

(1) 剑鞘状气管(图 4-3-4):当气管指数<2/3 时提示气管剑鞘状改变,气管指数指的是主动脉弓上方 1cm 处的平面处的横向/前后直径的比率,研究提示鞘状气管与气道阻塞的严重程度有关,但与 COPD 的其他放射学征象无关,因此建议评估胸部气管指数。

(2) 胸廓前后/横径比增大,胸廓比率可在气管隆嵴和颈椎下方 5cm 两个平面上进行评估。

(3) 胸主动脉间距增宽,胸主动脉间距指从胸骨后表面到主动脉水平的主动脉前缘的距离。

(4) 肺血管稀疏,部分患者在 CT 上可见肺血管管壁变薄和数量减少(图 4-3-5)。

(5) 肺血管扭曲、肺血管分支角增大或肺血管走行过平直(图 4-3-6)。

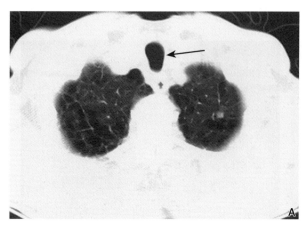
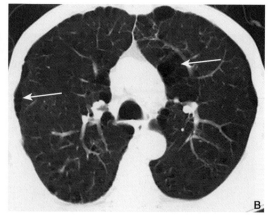

图 4-3-4 慢性阻塞性肺疾病

男性,73 岁,确诊为 COPD。上肺野(A)及中肺野(B)CT 肺窗示胸腔前后径增长,气管左右径变窄,前后径增宽,呈"剑鞘状气管"改变(黑箭),肺纹理稀疏紊乱,双肺多发小叶中心型及间隔旁型肺气肿(白箭)

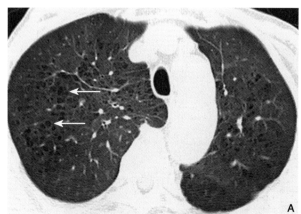
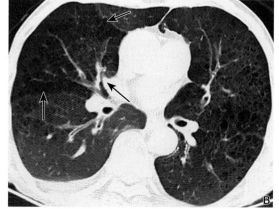

图 4-3-5 慢性阻塞性肺疾病

男性,60 岁,确诊为 COPD。上肺野(A)及中肺野(B)胸部 CT 肺窗示剑鞘状气管,肺纹理稀疏、减少,双肺多发小叶中心型肺气肿(白箭),右肺中叶大片透光度减低区,符合全小叶型肺气肿(黑箭)

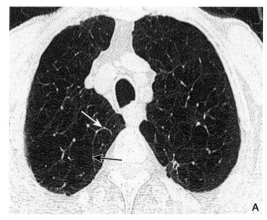
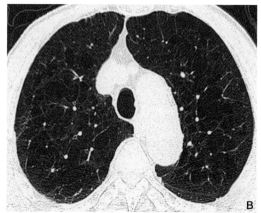

图 4-3-6 慢性阻塞性肺疾病

男性,70 岁,确诊为 COPD。胸部 CT 肺窗(A、B)示剑鞘状气管,双肺多发小叶中心型、间隔旁型肺气肿,可见血管走行平直(黑箭)及血管分支角增大(白箭)

（6）马赛克改变，不均匀的肺密度导致马赛克征象的出现，是指为在相对透光度增加的区域内，散布着正常的"较高肺密度"的区域（图4-3-7）。

（7）部分 COPD 患者 HRCT 上可见内径小于 2mm 的小气道，COPD 伴发的慢性支气管炎症导致气道扩张及支气管管壁增厚（图4-3-8）。

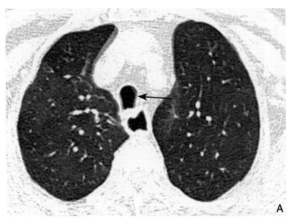
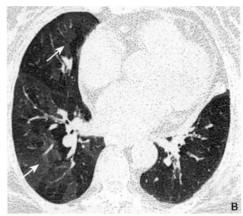

图 4-3-7　慢性阻塞性肺疾病

女性，72岁，确诊为 COPD。上肺野（A）及下肺野（B）胸部 CT 肺窗示剑鞘状气管（黑箭），双肺透光度不均，呈"马赛克"改变（白箭）

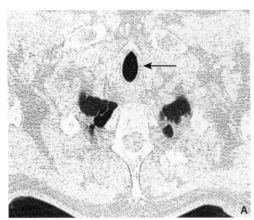
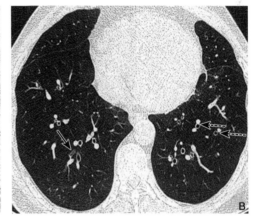

图 4-3-8　慢性阻塞性肺疾病

男性，64岁，确诊为 COPD。肺尖（A）胸部 CT 肺窗示剑鞘状气管（实箭），右肺尖间隔旁型肺气肿，双肺下叶（B）基底段细支气管管壁增厚（实箭），部分呈"印戒样"改变（虚箭）

（8）胸部横截面积增加，通过在主动脉弓顶部下方 1cm 处的 HRCT 图像上测量胸部横截面积，计算患者的胸部横截面积与高度的平方之比，当比值 $\geq 80.00\text{cm}^2/\text{m}^2$ 提示异常改变。

（9）肺气肿，呈现小叶中心型、全小叶型及间隔旁型等不同类型的肺气肿 CT 表现。

3. 计算机辅助定量测量　基于计算机软件定量检测对 COPD 患者进行影像学表型分析：肺气肿为主型、小气道病变为主型、混合型（图4-3-9）。肺气肿区肺血管分布稀疏（图4-3-10）。

4. MRI 表现　常规 MR 成像对慢阻肺诊断无明显价值。近年来，有研究使用超极化惰性气体如氦-3（^{3}He）和氙-129（^{129}Xe）的 MR 成像，可以获得高空间和时间分辨率肺部图像，表明 COPD 中的^{3}He

MR 成像对早期肺微观结构变化敏感，并且与肺功能测量值显著相关，^{3}He 和^{129}Xe MR 成像对于检查 COPD 患者肺的结构和功能异常非常有用。COPD 患者在^{3}He 和^{129}Xe MR 成像中表现为通气充盈缺损，文献提示^{129}Xe MR 成像的显示通气缺损比^{3}He 更敏感。COPD 患者^{3}He MR 检查中的通气缺陷反映了阻塞或重塑的气道和肺气肿，提示 COPD 患者肺功能急性加重需要住院，可用于鉴别因病情恶化而有住院风险的轻度疾病患者。

【诊断依据】

（1）中年发病，症状缓慢进展，长期吸烟史或其他烟雾接触史。

（2）肺功能检查是诊断慢阻肺的"金标准"。吸入支气管舒张剂后 $FEV_1/FVC < 70\%$ 即明确存在

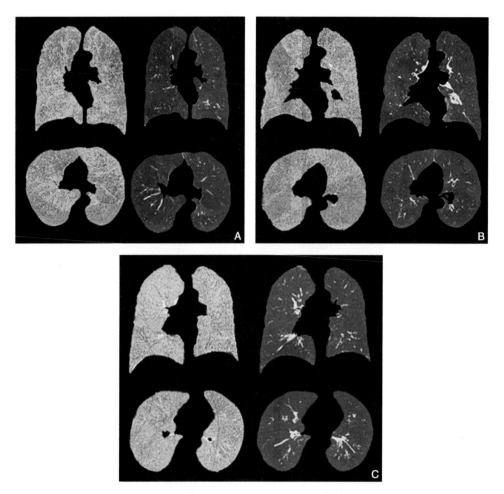

图 4-3-9　慢性阻塞性肺疾病计算机辅助影像学分型
基于计算机软件,测量双气相(即吸气末、呼气末)的 CT 图像,测定功能性小气道病变和肺气肿,
采用聚类方法将 COPD 分成三类:肺气肿为主型(A)、混合型(B)和小气道病变为主型(C)

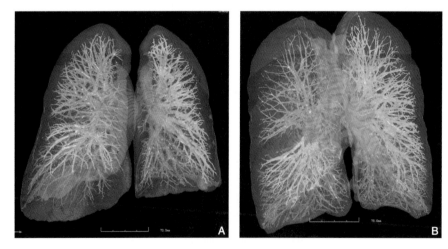

图 4-3-10　计算机辅助肺血管检测
A 为正常 63 岁男性,血管体积/肺体积为 3. 15%;B 为 COPD 患者,男性,66 岁,血管体
积/肺体积为 2. 70%。与正常人比较,COPD 患者两上肺血管稀疏,以右上肺叶血管稀
疏程度更为明显

持续的气流受限,除外其他疾病后可确诊为慢阻肺。

(3) 胸部 X 线、CT 检查有助于确定肺过度充气的程度及与其他肺部疾病鉴别。

【鉴别诊断】

1. 哮喘

(1) 早年发病(通常在儿童期),每日症状变化快,夜间和清晨症状明显,也可有过敏史、鼻炎和/或湿疹,有哮喘家族史。

(2) 大部分患者影像表现正常,部分患者表现为肺过度充气、支气管管壁增厚及肺水肿。

2. 充血性心力衰竭

(1) 肺功能检查提示有限制性通气障碍而非气流受限。

(2) X 线胸片及 CT 示心脏扩大、肺水肿可伴胸腔积液。

3. 支气管扩张

(1) 大量脓痰,常伴有细菌感染、粗湿音、杵状指。

(2) X 线胸片或 CT 可见支气管扩张、管壁增厚,合并感染时,扩张的支气管内可见液-气平面。

4. 弥漫性泛细支气管炎

(1) 主要发生在亚洲人群,多为男性非吸烟者,几乎均有慢性鼻窦炎。

(2) 高分辨率 CT 示弥漫性小叶中心结节影和过度充气征。

(侯 阳 马全美)

第四节 吸 烟 者 肺

【概述】

吸烟危害众多,是引起多种呼吸系统疾病的重要原因,尤其与小气道的损害密切相关。随着吸烟量的不断增加,肺的损害逐渐加重,在此基础上引起或加重一系列呼吸系统甚至其他系统的疾病。早期的小气道改变,通常无临床症状,随后可偶然检测到"亚临床性肺间质改变"。

后期的吸烟肺改变通常为弥漫性的肺部疾病,吸烟相关性间质性肺疾病(smoking-related interstitial lung disease,SR-ILD),此类肺部疾病主要包括(本部分内容详见第十四章间质性肺疾病):

(1) 呼吸性细支气管炎相关性间质性肺疾病(respiratory bronchiolitis-ILD,RB-ILD)。

(2) 脱屑性间质性肺炎(desquamative interstitial pneumonia,DIP)。

(3) 肺朗格汉斯细胞组织细胞增生症(pulmonary Langerhans cell histiocytosis,PLCH)。

(4) 急性嗜酸性肺炎(acute eosinophilic pneumonia,AEP)。

(5) 特发性肺纤维化(idiopathic pulmonary fibrosis,IPF)。

(6) 肺纤维化合并肺气肿(combined pulmonary fibrosisand emphysema,CPFE)等。

烟草烟雾是一种有毒的微粒物质和各种化学物质,吸入肺内后易于沉积在范围广阔、纤毛上皮细胞少、气流流速慢的小气道(<2mm),主要造成小气道损害,故细支气管远端尤其在呼吸细支气管、肺泡区域受害较早、损伤较大。其发病机制为烟雾中有害物质激活了肺泡内的巨噬细胞、T 淋巴细胞(尤其 $CD8^+$)和中性粒细胞,使这些炎性细胞释放多种介质引起气道、肺实质、肺血管的病变。

其病理生理改变主要包括以下几个方面:小气道壁的炎症细胞浸润、杯状细胞化生、平滑肌细胞肥大、呼吸性细支气管炎及肺泡炎,小气道管腔狭窄,肺泡接触段的破坏,小气道的反应性升高,最终导致肺纤维化。

吸烟者肺组织病理变化在戒烟后是可逆的,可逐渐减轻,但如果患者继续吸烟,则病变持续存在,甚至恶化。

【临床表现】

吸烟者肺改变早期多无临床症状,至 SR-ILD 时,其发病率、起病特点、病情程度及典型临床症状及体征不尽相同。

RB-ILD 通常见于 30~50 岁吸烟者,男女比例为 2∶1。临床症状轻或无症状,少数有呼吸困难和低氧血症、咳嗽咳痰,无杵状指,戒烟后病情好转。

DIP 主要见于 30~50 岁的吸烟者,男女比例为 2∶1。临床症状主要有渐进性呼吸困难及干咳,呈亚急性发病,数周至数月内加重,半数有杵状指,预后较好,10 年生存率为 70%。如果没有得到及时的诊断和治疗,会导致双肺纤维化,患者的肺脏将逐渐丧失通气和气体交换的能力。DIP 患者的预后较 IPF 为佳,60% 以上的患者对糖皮质激素治疗有反应。

PLCH 为罕见疾病,20~40 岁吸烟者多见,性别差异不明显。25% 的患者无症状,常于胸片体检时发现。典型症状包括干咳、气短、易疲劳、体重减轻、胸痛及发热等,咯血少见,25% 以上患者合并气胸。

AEP 少见,急性起病,症状表现为发热性肺炎,可伴有低氧血症。

IPF 好发生于中老年人群,60~70 岁多见,其发病率随年龄增长而增加,低于 50 岁的 IPF 患者罕见,男性患者明显多于女性,合并肺癌者发病率比普通人群可增加 14 倍。IPF 以弥漫性肺泡炎和肺泡结构紊乱最终导致肺间质纤维化为特征。所有表现为原因不明的慢性劳力性呼吸困难,并且伴有咳嗽、双肺底爆裂音和杵状指的成年患者均应考虑 IPF 的可能性。

CPFE 发病年龄稍高,男性更为常见。在临床上表现出与 IPF 和肺气肿相似的症状,如呼吸困难、干咳。CPFE 的平均存活时间约为 6 年,几乎是 IPF 的两倍,但其总体生存率明显比无纤维化的肺气肿患者低。此外,在 CPFE 患者中,肺动脉高压的发生率较高,合并肺动脉高压者整体生存率明显降低。与 IPF 或肺气肿患者相比,CPFE 患者的肺癌发病率可能更高,CPFE 患者的肺癌发病率为 42%。

总之,吸烟是该类疾病患者的主要致病因素,长期吸烟史是首要临床依据,及时戒烟辅以其他治疗方案后病变可以减轻。

【实验室检查】

(1) 主要的检查方法包括肺功能检查及支气管肺泡灌洗术(BALF)。

(2) 吸烟者早期常规实验室检查及肺功能检查可无异常。

(3) RB-ILD 常规实验室检查无特异性,肺功能检查常为限制性或混合性通气功能障碍和弥散量轻度降低,偶有肺功能正常。肺容积增加提示在阻塞的细支气管内有气体陷闭。BALF 可见大量含棕黄、黑色素颗粒的肺泡巨噬细胞,白细胞总数可轻度增高。

(4) DIP 实验室检查常为正常值,肺功能及 BALF 所见同 RB-ILD。

(5) PLCH 实验室检查常为正常值,部分患者血白细胞增高,中性粒细胞增多,嗜酸性粒细胞很少能在血液中发现,免疫学检查可正常。肺功能以限制性通气功能障碍、弥散功能下降为主。BALF 细胞总数增多,以中性粒细胞和嗜酸性粒细胞增多为主,$CD4^+/CD8^+$ 比值降低,如朗格汉斯组织细胞大于 5%,则强烈提示该病的可能。

(6) AEP 实验室检查外周血白细胞总数明显增高,而嗜酸性粒细胞增高不明显,BALF 可见嗜酸性粒细胞。

(7) IPF 实验室检查血乳酸脱氢酶增高,类风湿因子、抗核抗体和丙种球蛋白可增高。肺功能检查表现功能障碍,用力肺活量下降。BALF 细胞总数增高,中性粒细胞比例增加。

(8) CPFE 实验室检查同 IPF。肺功能检查示两肺弥散功能显著下降。BALF 所见同 IPF。

【影像学表现】

长期吸烟者早期肺病理改变主要是呼吸性细支气管炎和肺泡炎,后期导致小气道管腔狭窄及肺泡接触段的破坏,最终导致肺纤维化,这是吸烟者肺部影像异常表现的病理基础。

1. X 线表现 X 线胸片不能显示早期的小气道改变(图 4-4-1)。后期典型的吸烟者肺表现为肺纹理增强、双肺野透光度增高、桶状胸等肺气肿征象(图 4-4-2),还可表现为弥漫点状、结节状、网格甚至蜂窝状等肺纤维化征象(图 4-4-3)。

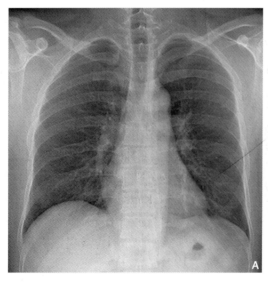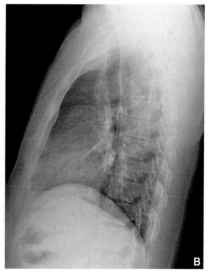

图 4-4-1 吸烟者肺
男性,33 岁,吸烟史 16 年,健康体检。胸部正位(A)侧位(B)片示双肺纹理清晰,肺野透光度良好

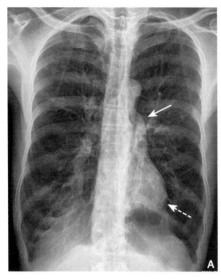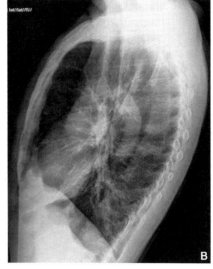

图 4-4-2 慢阻肺合并肺心病
男性,61 岁,吸烟史 41 年,胸部正位(A)侧位(B)片示胸廓前后径增宽呈桶状胸,双肺透光度增高,肺纹理增强紊乱,肺动脉段凸出(实箭),心尖圆隆提示右室大(虚箭)

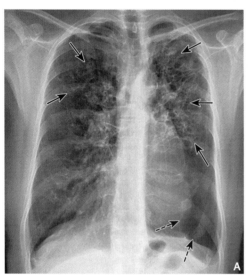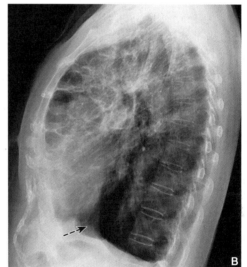

图 4-4-3 肺纤维化合并肺气肿
女性,63 岁,吸烟史 26 年。胸部正位(A)侧位(B)片提示桶状胸,双肺纹理增强、紊乱,左肺上叶、右肺多发囊状透亮影,呈蜂窝状改变(实箭),左肺下叶见囊状无肺纹理区(虚箭),左侧肋膈角变钝

2. **高分辨率 CT(HRCT)表现** HRCT 可较清晰地显现肺小叶结构,发现微小病灶,故能很好显示吸烟早期引起的小气道损害的细微征象。

(1)早期小气道病变:目前无症状吸烟者肺的 HRCT 影像表现主要包括:肺气肿、微结节、磨玻璃密度影及空气潴留。其中,小叶中心型肺气肿是吸烟引起的肺气肿中最常见(图 4-4-4),全小叶型肺气肿可见于严重的吸烟者中,但多伴有小叶中心型肺气肿(图 4-4-5)。

磨玻璃密度影多见于青年吸烟者,长期吸烟者肺的磨玻璃密度影可呈弥漫或局限分布(图 4-4-6、4-4-7),病理上表现为肺泡壁和隔性间质的轻度增厚或肺泡腔内充满巨噬细胞、中性粒细胞和液体(反

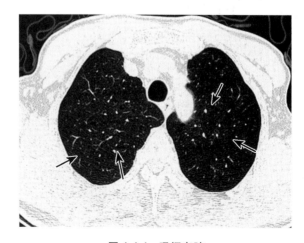

图 4-4-4 吸烟者肺
男性,62 岁,吸烟史 36 年,健康体检。胸部 CT 肺窗显示双肺上叶为主的多发小叶中心型肺气肿(箭)

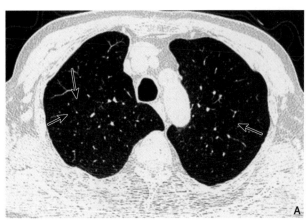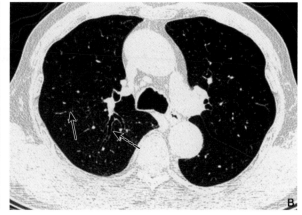

图 4-4-5　吸烟者肺

男性,83 岁,吸烟史 56 年,健康体检。上肺野(A)及中肺野(B)CT 肺窗显示双肺多发全小叶型肺气肿(实箭),右肺上叶支气管管壁增厚、管腔略扩张(虚箭)

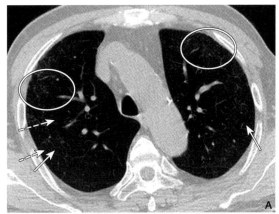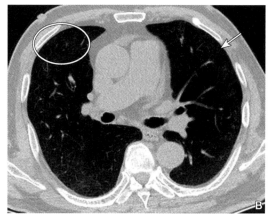

图 4-4-6　吸烟者肺

男性,53 岁,吸烟史 26 年,健康体检。上肺野(A)及中肺野(B)CT 肺窗示双肺上叶为主的胸膜下磨玻璃密度影(实箭)、小叶中心微小结节(感兴趣区)及小叶中心型肺气肿(虚箭)

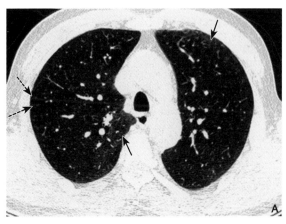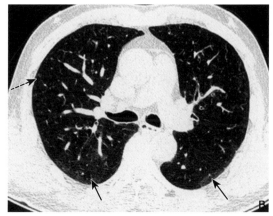

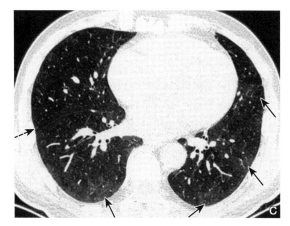

图 4-4-7　吸烟者肺

男性,64 岁,吸烟史 31 年,健康体检。上肺野(A)、中肺野
(B)及下肺野(C)CT 肺窗示双肺弥漫性磨玻璃密度影(实
箭)及散在小结节(虚箭)

映活动性肺泡炎)。

空气潴留是小气道狭窄或阻塞的结果,空气
潴留征象被视为小气道病变的诊断依据,吸烟者
肺多表现为肺段型或肺叶型空气潴留(图 4-4-8、

4-4-9)。

此外,有文献表明,尚可通过 MSCT 肺功能成像
技术进行肺功能测定,实现早期发现及评估吸烟对
肺造成的损害,以及时指导临床干预。

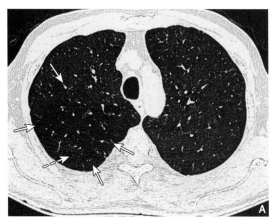
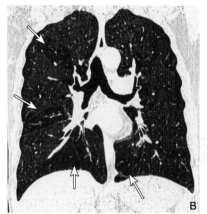

图 4-4-8　吸烟者肺

男性,42 岁,吸烟史 16 年,健康体检。胸部 CT 轴位(A)及冠状位重建(B)示双肺野透光度不
均,吸气末双肺多叶段见透光度增高区(实箭),右肺上叶散在小叶中心型肺气肿(虚箭)

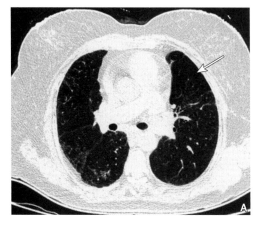
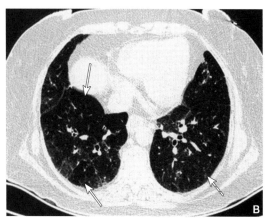

图 4-4-9　吸烟者肺

女性,60 岁,吸烟史 27 年,健康体检。中肺野(A)及下肺野(B)CT 肺窗示双肺野透光度不均,呼气末多
肺段透光度增高区(实箭),左肺下叶胸膜下模糊小结节(虚箭)

（2）吸烟相关性间质性肺疾病

1）呼吸性细支气管炎相关性间质性肺疾病：典型的影像表现包括病变分布广泛，以双肺上叶为著，主要特点是有小叶中心细小结节、磨玻璃密度影和小气道管壁增厚，亦可见肺不张、小叶内或小叶间隔间质增厚、肺气肿和外周性肺大疱。

磨玻璃样密度是与肺泡管及肺泡腔内有巨噬细胞堆积有关，而小叶中心结节可能是由于呼吸性细支气管慢性炎症及巨噬细胞堵塞，常并存中度小叶中心型肺气肿（图4-4-10）。在临床实践中，未行手术取病理活检时，典型的HRCT表现及支气管肺泡灌洗液中无淋巴细胞增多的情况下含有吸烟者巨噬细胞时可提升诊断效能。

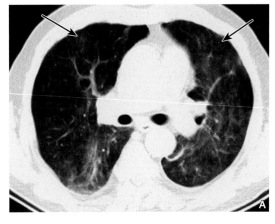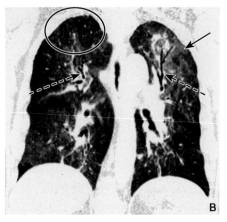

图4-4-10　呼吸性细支气管炎相关性间质性肺疾病

男性，63岁，吸烟史36年，诊断为RB-ILD。胸部CT轴位（A）及冠状位（B）示双肺上叶为主的胸膜下磨玻璃密度影（实箭）、小叶中心微小结节（感兴趣区）及小叶中心型肺气肿，支气管壁增厚（虚箭），提示存在细支气管炎和间质性炎症

2）脱屑性间质性肺炎：表现为弥漫性、磨玻璃样阴影，主要见于中、下肺野。后期也可出现线状、网状、结节状间质影像（不具特征性）（图4-4-11）。DIP和RB-ILD两组患者在临床和影像学特点上无显著差异，分别代表肺部对于吸烟反应的不同严重程度。

3）肺朗格汉斯细胞组织细胞增生症：HRCT可以见到分布于双上肺的结节和空腔。有些患者由于胸膜下的空腔破裂导致自发性气胸，就诊时才发现患有该病。

早期表现为斑片状高密度影和磨玻璃样改变；增生期可见小叶中心分布的多发小结节病变，大小为1~5mm，也可更大；上中肺野多，肺底部少；软组织密度，边缘不规则，特别是周围有空腔或纤维化改变者；多合并空腔，很少单独出现。

病变可持续到晚期，并且随纤维化进展结节数量逐渐减少；纤维化期表现为网状阴影；空腔样病变从增生期至纤维化期均可见到（图4-4-12）。上肺野分布居多；大小：多小于10mm，也可大于20mm；多合并结节，但也可单独出现；形态：圆形、卵圆形或融合成不规则形即形态怪异空腔或空洞；空腔壁：无壁、薄壁、厚壁或壁上结节；呼气相空腔小于吸气相，空腔与气道相通。

4）急性嗜酸性肺炎：早期影像表现为非特异性，胸片可显示出轻微的纹理模糊，有时可见Kerley B线，易被误认为是间质性肺水肿。HRCT显示广泛而分散的磨玻璃密度和实性边界清晰的结节、支气管血管束增粗以及平滑的小叶间隔增厚，通常伴有胸膜腔积液（图4-4-13）。

5）特发性肺纤维化：胸片对于疑似IPF患者的诊断价值明显地低于HRCT，不应该作为IPF的诊断依据。胸部HRCT是诊断IPF的必要诊断手段。HRCT诊断IPF准确性可达到90%~100%。典型IPF在HRCT上以网格影和蜂窝肺为主要特征，典型者通常以双下肺和外带分布为主，通常伴有牵拉性支气管和细支气管扩张，蜂窝样改变常见并且是确定诊断的关键，磨玻璃影少见，且通常范围小于网格影（图4-4-14）。

6）肺纤维化合并肺气肿：在胸部X线片中可表现为正常，因上叶肺气肿和下叶肺纤维化同时存在，使肺容积保持正常。CPFE在HRCT上的特征性表现为上叶以小叶中心性或间隔旁性肺气肿为主，及下叶以弥散性肺实质性病变为主，如表现出蜂窝状的、结构扭曲或牵拉性支气管扩张。厚壁囊肿可以位于上叶及基底段，说明肺泡腔扩张、伴有肺纤维化或纤维化与肺气肿叠加（图4-4-15）。

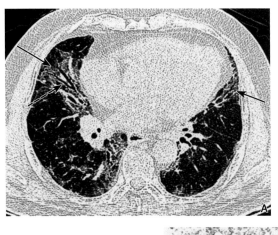
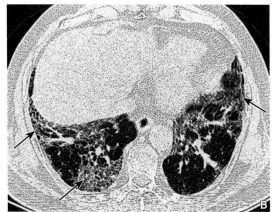
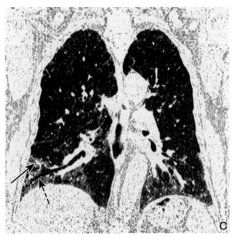

图 4-4-11 脱屑性间质性肺炎

男性,65 岁,吸烟史 45 年,诊断为 DIP。胸部 CT 轴位(A、B)及冠状位 MPR(C)示双肺中下肺野胸膜下磨玻璃密度影、网格影、肺体积减小(实箭),支气管壁增厚、伴有轻微的牵拉性支气管扩张(虚箭)

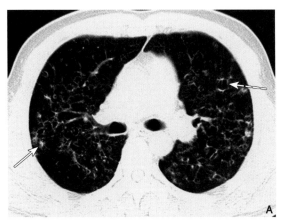
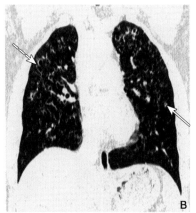

图 4-4-12 肺朗格汉斯细胞组织细胞增生症

男性,50 岁,吸烟史 22 年,诊断为 PLCH。胸部 CT 轴位(A)及冠状位重建(B)示双肺多发不规则形结节(实箭)和空腔(虚箭),部分空腔壁薄而规则,部分不规则有结节状突起。病变上肺野居多,中下肺野较少

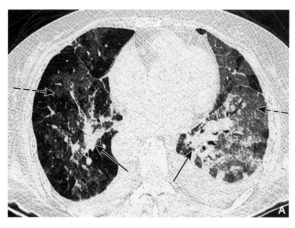
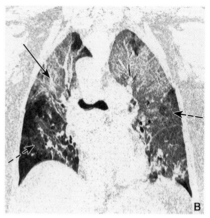

图 4-4-13　急性嗜酸性肺炎

女性,58 岁,吸烟史 30 年,确诊为 AEP。胸部 CT 轴位(A)及冠状位重建(B)示双肺多发实变影(实箭)和磨玻璃密度影(虚箭),左肺为著;双侧胸腔积液,符合肺水肿、急性多灶性肺炎和肺泡内出血

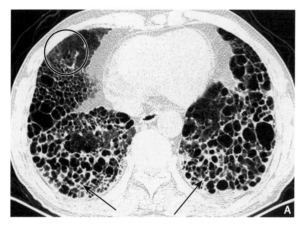
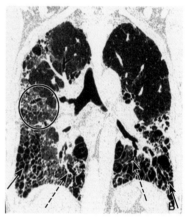

图 4-4-14　特发性肺纤维化

男性,63 岁,吸烟史 26 年,诊断为 IPF。胸部 CT 轴位(A)及冠状位重建(B)示网状阴影、蜂窝样改变(实箭),小叶内间质增厚、牵引性支气管和细支气管扩张(虚箭),斑片状磨玻璃影(感兴趣区),病变范围从肺尖到基底部增加

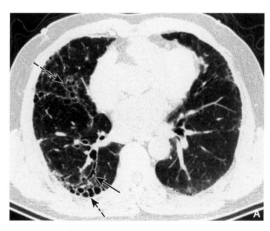
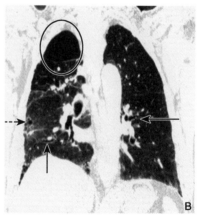

图 4-4-15　肺纤维化合并肺气肿

重度吸烟患者,诊断为 CPFE。胸部 CT 轴位(A)及冠状位重建(B)示右肺上叶肺气肿(感兴趣区),中、下叶有支气管扩张(实箭)和蜂窝改变(虚箭)

【诊断依据】

吸烟者肺患者必须有明确的吸烟史,此为诊断的首要依据。临床症状、肺功能及影像学改变可协助诊断,典型的病理改变是各类型诊断的"金标准"。

(1)早期小气道病变:吸烟者肺早期改变主要为小气道病变,HRCT 影像表现主要包括肺气肿、微结节、磨玻璃密度影及空气潴留。

(2)吸烟相关肺间质病变:影像诊断依据主要包括 HRCT 见对称分布的胸膜下磨玻璃影或网格状影、小叶中心细小结节、磨玻璃密度影及小叶间隔增厚等,多位于双方下叶基底段,详见第十四章间质性肺疾病。

【鉴别诊断】

吸烟者肺的早期改变需要与过敏性肺炎相鉴别,晚期间质性病变的鉴别诊断详见第十四章间质性肺疾病。

1. 急性过敏性肺炎 过敏性肺炎通常有明确的过敏原接触史,典型症状有发热(可达 40℃)、咳嗽、畏寒、乏力及呼吸困难。急性期 CT 表现为双肺多发磨玻璃密度影或弥漫性粟粒状影,分布无明显区域性,密度不均,边缘模糊,部分伴有不规则实变影、其内可见支气管气像。

2. 慢性过敏性肺炎 慢性过敏性肺炎的 CT 表现为多发不规则小结节、条索状影、网状或蜂窝状影,病变分布以肺中部区域为主,肺尖、肺底及肋膈角分布稀少,横断面上显示病变随机分布,过敏性肺炎的肺内结节均位于小叶中央。

(侯 阳 马 跃)

第五节 弥漫性泛细支气管炎

【概述】

弥漫性泛细支气管炎(diffuse panbronchiolitis,DPB)是一种以两肺弥漫性分布并累及呼吸性细支气管壁及其周围为特征的慢性炎症疾病。"泛"的含义为炎症累及细支气管壁全层。本病形态学表现为以呼吸性细支气管为中心的细支气管炎及其周围炎,有淋巴细胞、浆细胞等炎症细胞浸润,往往伴有淋巴滤泡形成。呼吸性支气管内肉芽组织和瘢痕灶,可导致管腔闭塞,病情进展可出现末梢支气管扩张。

DPB 的病因及发病机制目前尚不清楚。目前普遍认为 DPB 是一种涉及多种因素的疾病,包括遗传、免疫异常及感染因素等。DPB 具有人种特异性的可能性很强,目前发现该病多见于日本、韩国及我国等东亚地区。DPB 可能与人类白细胞抗原(human leukocyte antigen,HLA)、抗原加工相关转运体(transporter associated with antigen processing,TAP)基因、黏蛋白(mucprotein)基因的异常有关。部分DPB 患者可出现血清冷凝集试验效价升高,IgA、IgG 升高。肺组织活检提示中性粒细胞、淋巴细胞、抗原提呈细胞的参与,细胞因子表达异常。此外,DPB 发病还可能与铜绿假单胞菌、支原体、人类嗜 T 细胞病毒的感染有关。

【临床表现】

(1)症状:DPB 常见症状为慢性咳嗽、咳较多脓痰,可伴有进行性加重的活动后呼吸困难,部分患者无明显自觉症状。病程早期易反复出现下呼吸道感染,急性感染时可有发热。晚期感染时病原体多为铜绿假单胞菌。如不及时治疗,可继发支气管扩张,表现为痰中带血,甚至咯血。

(2)体征:DPB 患者体格检查无特异性表现。部分患者可有发绀、杵状指。肺部听诊常可闻及细小湿啰音或哮鸣音,或两者同时存在,以两下肺为主。啰音的多少主要取决于合并支气管扩张及气道感染的严重程度、造成气流阻塞的严重程度等。经充分排痰或有效的抗感染治疗后,啰音可明显减少。晚期可出现桶状胸、肺心病及心功能不全,呼吸衰竭等相应体征。

【实验室检查】

(1)肺功能检查:主要表现为阻塞性通气功能障碍,部分患者可伴有轻、中度的限制性通气功能障碍或混合性通气功能障碍。DPB 患者弥散功能(D_L)及肺顺应性测定通常尚可,进展期可有降低。

(2)动脉血气分析:残气量增加,肺活量减少,气体分布不均。早期就发生低氧血症($PaO_2 < 80mmHg$)。随着病情进展,肺泡通气不足,也可出现高碳酸血症。

(3)血清冷凝集试验(cold agglutination test,CAT):DPB 患者血清冷凝集试验效价在患病 2 周内即可上升,1 个月时达到高峰,可持续数月至数年;效价升高多在 1:64 以上。

(4)经纤维支气管镜肺活检:方法简便且安全,但由于 DPB 的病变主要在细支气管、呼吸性细支气管处,所以一般经支气管镜肺活检往往由于标本少或取不到病变,影响病理诊断,如欲提高检出率,可取 3~5 块肺组织,如仍不能确诊,应行胸腔镜下肺活检或开胸肺活检。

(5)支气管肺泡灌洗:中性粒细胞数目及百分

比升高,淋巴细胞绝对数升高,但 CD4+/CD8+ 比值明显下降。

【影像学表现】

1. X 线表现 早期病例因有轻度的气流受限仅表现为双肺野透光度增强。随着病情的进展,胸部 X 线片可呈现弥漫性播散性的小结节或粟粒状结节影等特征性表现,直径多在 2~5mm,边缘不清楚,形状不规整,主要分布于双肺底部(图 4-5-1、4-5-2)。随着病情恶化或经治疗,胸部 X 线片的双肺结节影可扩大或缩小乃至消失。

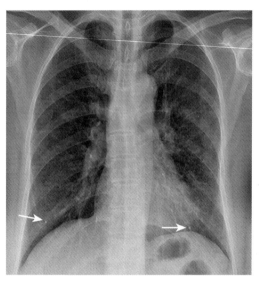

图 4-5-1 弥漫性泛细支气管炎
女性,56 岁,胸部正位片示双肺中下野网状阴影伴弥漫分布小结节(箭),以两肺下野为著

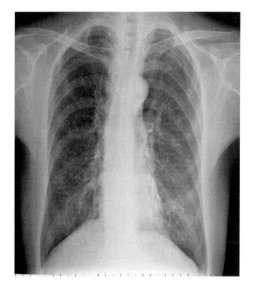

图 4-5-2 弥漫性泛细支气管炎
女性,64 岁,胸部正位片示双肺纹理增强,肺野透光度减低,双肺多发模糊小结节,中下肺野为著

合并支气管扩张的患者还可见到典型的双轨征改变(图 4-5-3)。病变后期在胸片上双肺下野可出现网状阴影及囊性支气管扩张的影像,有时伴局灶性肺炎,并出现肺气肿表现。

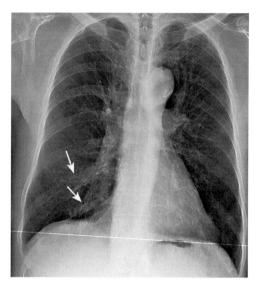

图 4-5-3 弥漫性泛细支气管炎
男性,70 岁,胸部正位片示双肺纹理增强,双肺下叶支气管扩张,右肺为著,可见"双轨征"(箭)

2. CT 表现 根据病变的严重程度,DPB 的 HRCT 主要有下述表现。

(1) 小叶中心结节和树芽征:小结节直径在 5mm 以内,边缘模糊,位于小叶中心,一般无融合趋势,小叶间隔无增厚,在叶段之间分布不均,以两肺下叶显著,相邻叶段正常细支气管、肺组织可完全不受累。部分小结节沿增多增粗的肺纹理分布,主要代表细支气管壁的增厚和渗出(图 4-5-4)。

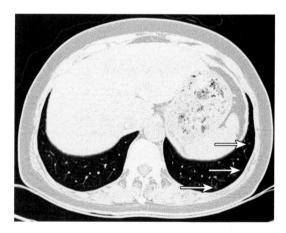

图 4-5-4 弥漫性泛细支气管炎(Ⅰ型)
女性,56 岁,HRCT 示双肺下叶胸膜下区多发模糊小结节(箭),位于支气管血管分支末端周围

树芽征代表小叶中央细支气管为液体所嵌塞,表现为肺野周围分支状致密影(图 4-5-5)。经治疗后,小叶中心型结节、树芽征、黏液栓影可减少或吸收。

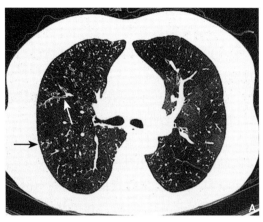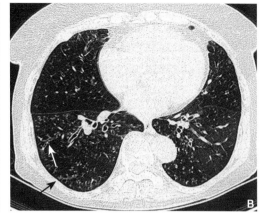

图 4-5-5　弥漫性泛细支气管炎

女性,71 岁,HRCT 示双肺多发小叶中心性小结节,伴树芽征(黑箭),并有支气管扩张(白箭),左肺可见马赛克灌注

（2）细支气管扩张和支气管扩张:随着病变的进一步发展,在 HRCT 上可见小叶中心性结节影与树芽征或管状影并存,后者为轻度扩张的终末细支气管(图 4-5-5)。

随病情进展,管状影更明显,而结节影逐渐不明显(图 4-5-6、4-5-7)。到病变晚期,可见近端终末细支气管及支气管扩张,相当于大囊影,而结节影不明显(图 4-5-8)。小支气管和细支气管扩张表现为双轨征或小环形影,多数病例以两肺下叶最为明显,多呈弥漫性。细支气管及支气管扩张为不可逆改变。

（3）马赛克灌注、空气潴留和肺容积增大:DPB时由于反射性血管收缩或毛细血管床减少,通气不良肺区的灌注也不良,表现为肺野密度不均匀,肺外围区域和中心区域的透亮度有明显差异,外围区密度较低,胸膜下区在 HRCT 上几乎表现为透亮影,但两者无明确的分界线,即马赛克灌注(图 4-5-4)。空气潴留是由于气道阻塞或肺顺应性异常引起的肺或部分肺内含气量增加,特别是在呼气时或呼气后明

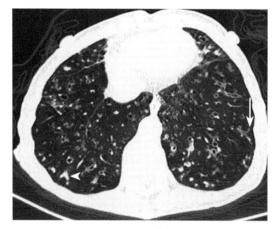

图 4-5-7　弥漫性泛细支气管炎(Ⅲ型)

女性,74 岁,胸部 CT 肺窗示双肺多发支气管扩张,可见小结节与小环状或管状影相连(箭),支气管管壁增厚,部分支气管内可见黏液栓(箭头)

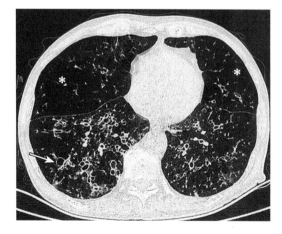

图 4-5-8　弥漫性泛细支气管炎(Ⅳ型)

男性,77 岁,胸部 CT 肺窗示双肺可见多发扩张支气管,下叶为著。右肺下叶支气管扩张形成大囊状影(箭),右肺中叶、左肺上叶舌段肺野透光度增高,呈空气潴留改变(＊)

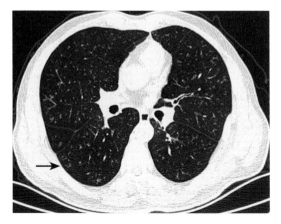

图 4-5-6　弥漫性泛细支气管炎(Ⅱ型)

男性,63 岁,胸部 CT 肺窗示双肺多发小结节,部分结节与从支气管血管束发出的小细线相连(箭)

显。DPB 可表现为周围性空气潴留征象,这是由于外围区域小气道狭窄的程度及范围较中央大气道更

明显所致(图4-5-8)。

由于弥漫性细支气管炎的长期存在,呼吸性细支气管及其周围的慢性炎症引起小气道狭窄,呼气时小气道部分阻塞,肺泡内气体不能充分排出,造成肺泡过度充气和支气管扩张,最终导致肺体积增加。

(4) DPB 的 HRCT 分型:根据病变的发展过程,Akira 把本病的 HRCT 表现分为 4 型。

Ⅰ型:是本病的最早期,可见小而边缘模糊的圆形影位于小叶内支气管血管分支末端周围,距胸膜面 2~3mm,结节无融合倾向(图4-5-5)。

Ⅱ型:结节与从近端的支气管血管束上发出的相距1mm 的第 2 级或第 3 级小细线相连,这种细线相当于增厚的终末细支气管,结节则位于呼吸性细支气管内(图4-5-6)。

Ⅲ型:有些结节与同样起源自近端支气管血管束的小环状或管状影相连,后者代表轻度扩张的终末细支气管。病变进展时,环状或管状影增加,而同时结节影减少(图4-5-7)。

Ⅳ型:为疾病的晚期,可见相当于扩张的近端终末细支气管和支气管的大囊状影。周围气道较近端气道扩张更显著,前者连接于后者上形成"果树状"表现。同时,仍可见小环状或管状影(图4-5-8)。

(5) 合并鼻窦炎:绝大多数 DPB 患者行鼻窦 CT 扫描提示鼻窦炎。

【诊断依据】

目前我国使用的 DPB 临床诊断标准是日本厚生省 1998 年第二次修订的标准,诊断标准包括必需指标和参考指标。

1. **必需指标**　①持续性咳嗽、咳痰,活动时呼吸困难。②合并有慢性鼻窦炎或有既往史。③胸部 X 线可见两肺弥漫性散在的颗粒样结节状阴影或胸部 CT 可见两肺弥漫性小叶中心性颗粒样结节状阴影。

2. **参考指标**　①胸部听诊持续性湿啰音。②1秒钟用力呼气容积占预计值百分比(FEV_1 占预计值%)低下(70%以下)以及低氧血症(动脉血氧分压 80mmHg 以下)。③血清冷凝集试验(CAT)效价增高(64 倍以上)。

3. **临床诊断**

(1) 确诊:满足所有的必需指标和 2 项以上的参考指标。

(2) 一般诊断:满足所有的必需指标。

(3) 可疑诊断:满足必需指标中的①和②。

【鉴别诊断】

1. **继发性肺结核**

(1) 本病多见于青春期女性、营养不良、抵抗力弱的群体及免疫功能受损的患者。

(2) 临床上可有结核中毒症状,无鼻窦炎、缺乏大量黄脓痰、无明显活动后气促。

(3) 实验室检查可表现为痰涂片及痰培养阳性,结核菌素试验阳性等。

(4) 结核沿支气管播散时,在 HRCT 上可见边缘模糊的小叶中心性结节和树芽征,主要沿支气管分布,可局限于病变支气管所支配的肺叶或肺段某一个区域。但往往同时伴有结核性空洞及明显的结节、斑片状影。急性粟粒性肺结核 HRCT 表现为肺内弥漫分布的结节,但未见明显树芽征,结节具有分布、大小、密度三均匀的特点。

2. **过敏性肺炎**　过敏性肺炎是由反复吸入各种具有抗原性质的粉尘所引起的以肺泡和肺间质改变为主的肺病,也称为外源性过敏性肺泡炎(extrinsic allergic alveolitis,EAA)。通常分为急性、亚急性和慢性。以急性多见,多于抗原接触数小时后发病,临床可表现为发热伴寒战、呼吸困难、咳嗽,查体双肺呈湿啰音。与 DPB 相比,临床上多无鼻窦炎、无大量黄脓痰,多在与过敏原接触后起病,病程较短,有助于鉴别。

过敏性肺炎肺功能检查常表现为限制性通气功能障碍,一氧化碳弥散能力下降。支气管肺泡灌洗(bronchoalveolar lavage fluid,BALF)检查显示明显增加的淋巴细胞,可以作出明确诊断。

在 HRCT 上,过敏性肺炎与 DPB 类似,可表现为双肺多发小叶中心性结节及马赛克征,但不伴有树芽征。此外,本病可表现为多发斑片状或弥漫分布的磨玻璃密度影,而 DPB 无此征象。急性/亚急性 EAA 少数有少量纤维化表现(网状影或蜂窝影)。

(侯　阳　隋　时)

参 考 文 献

1. 葛均波,徐永健,王辰. 内科学[M]. 第 9 版. 北京:人民卫生出版社,2018.

2. 白人驹,张雪林,李健丁. 医学影像诊断学[M]. 第 3 版. 北京:人民卫生出版社,2016.

3. Milliron B, Henry TS, Veeraraghavan S. Bronchiectasis:Mechanisms and imaging clues of associated common and uncommon diseases[J]. Radiographics,2015,35:1011-1030.

4. 中国支气管哮喘防治指南(基层版)——支气管哮喘的诊断与鉴别诊断[J]. 中国全科医学,2013,16:3030-3030.

5. 邹利光,戚跃勇.支气管哮喘的影像学诊断进展[J].中华肺部疾病杂志(电子版),2012,5:376-379.

6. 张旭升,邹利光,白莉,等.哮喘与慢性阻塞性肺疾病支气管改变的 HRCT 定量研究[J].第三军医大学学报,2011,33:611-614.

7. Tzeng YS,Hoffman E,Cook-Granroth J,et al. Investigation of hyperpolarized [3]He magnetic resonance imaging utility in examining human airway diameter behavior computed tomography[J]. Acad Radiol,2008,15:799-808.

8. 贺煜.慢性阻塞性肺疾病的 CT 及 MRI 影像学的鉴定价值[J].中国 CT 和 MRI 杂志,2015,13:54-56.

9. Gupta PP,Yadav R,Verma M,et al. High-resolution computed tomography features in patients with chronic obstructive pulmonary disease[J]. Singapore medical journal,2009,50:193-200.

10. den Harder AM,Snoek AM,Leiner T,et al. Can routine chest radiography be used to diagnose mild COPD? A nested case-control study[J]. Eur J Radiol,2017,92:159-165.

11. Ciccarese F,Poerio A,Stagni S,et al. Saber-sheath trachea as a marker of severe airflow obstruction in chronic obstructive pulmonary disease[J]. La radiologia medica,2014,119:90-96.

12. Kirby M,Pike D,Coxson HO,et al. Hyperpolarized (3)He ventilation defects used to predict pulmonary exacerbations in mild to moderate chronic obstructive pulmonary disease[J]. Radiology,2014,273:887-896.

13. Madan R,Matalon S,Vivero M. Spectrum of smoking-related lung diseases:Imaging review and update[J]. J Thorac Imaging,2016,31:78-91.

14. Kumar A,Cherian SV,Vassallo R,et al. Current Concepts in-Pathogenesis,Diagnosis,and Management of Smoking-Related Interstitial Lung Diseases[J]. Chest,2018,154:394-408.

15. Teel GS,Engeler CE,Tashijian JH,et al. Imaging of small airways disease[J]. Radiographics,1996,16:27-41.

16. 钟桂棉,张金娥,赵振军.256 层螺旋 CT 对吸烟肺的形态学分析[J].实用放射学杂志,2011,27:1351-1355.

17. 刘树芳,张若曦,王立强,等.吸烟损伤肺小气道的高分辨率 CT 诊断价值[J].河北医药,2017,39:3778-3780.

18. 中华医学会呼吸病学分会间质性肺疾病学组.特发性肺纤维化诊断和治疗中国专家共识[J].中华结核和呼吸杂志,2016,39:427-432.

19. 李惠萍.弥漫性泛细支气管炎[M].北京:人民卫生出版社,2015.

20. Kudoh S,Keicho N. Diffuse panbronchiolitis[J]. Clin Chest Med,2012,33:297-305.

21. Rossi SE,Franquet T,Volpacchio M,et al. Tree-in-bud pattern at thin-section CT of the lungs:radiologic-pathologic overview[J]. Radiographics,2005,25:789-801.

第五章　肺气肿疾病

第一节　肺　气　肿

【概述】

肺气肿(emphysema)是指肺部终末细支气管远端出现异常持久的扩张,伴有肺泡壁和细支气管破坏而无明显的肺纤维化,是慢性阻塞性肺疾病的最常见表现。

肺气肿常继发于慢性支气管炎、支气管哮喘等疾病,并与吸烟、大气污染及感染等因素密切相关。肺气肿的发病机制尚未完全清楚,大多认为与蛋白酶-抗蛋白酶系统失衡有关。肺组织弹性收缩功能障碍、气道阻力升高等原因导致肺组织在较小压力下膨胀,且膨胀后不能将气体排空,不断增加的呼吸做功可引起胸壁顺应性和呼吸功能降低,并加重膨胀程度。

病理学上,根据病变的解剖学部位,将肺气肿分为肺泡性肺气肿和间质性肺气肿两大类。

1. 肺泡性肺气肿　病变发生于肺腺泡内,根据其发生部位及范围不同可分为以下3类。

(1)小叶中心型肺气肿:最为常见,位于小叶中央的呼吸性细支气管囊状扩张,而小叶周围部分肺泡囊、肺泡管和肺泡不受累,好发于上叶。与长期大量吸烟和粉尘吸入相关。

(2)间隔旁型肺气肿:小叶远端肺泡囊和肺泡管扩张,近端呼吸细支气管基本正常。直径超过1~2cm的间隔旁型肺气肿称作肺大疱,好发于肺尖,破裂可导致气胸。

(3)全小叶型肺气肿:整个肺小叶从呼吸性细支气管至肺泡弥漫扩张,好发于下叶。常见于 α_1-抗胰蛋白酶缺乏的患者。

2. 间质性肺气肿　肺内压急剧增高导致肺泡壁或细支气管壁破裂,气体进入间质所致。常由胸部外伤、肋骨骨折所致。

除以上主要类型外,其他类型肺气肿还包括:瘢痕旁型肺气肿为在瘢痕区周围肺组织破坏形成的局限性肺气肿。代偿性肺气肿为在肺叶切除、肺萎陷及炎症周围,肺泡过度充气、膨胀。老年性肺气肿为肺组织退行性改变,弹性减低,肺残气量增加,肺组织膨胀。后两者不伴有肺组织结构破坏,因而并非真性肺气肿。

【临床表现】

早期临床症状及体征不明显。随病情进展,可有咳嗽、咳痰、喘息等症状,慢性反复呼吸道感染可加重病情,因阻塞性通气障碍而出现呼气性呼吸困难,气促、胸闷及发绀等缺氧表现,严重者可出现肋间隙增宽,肋骨上抬,胸廓前后径增大,形成肺气肿特有的体征"桶状胸"。晚期肺循环阻力增加,肺动脉压升高引起肺源性心脏病。

【实验室检查】

(1)该病变血液生化检查无特异性,其诊断及病变程度分级主要依靠肺功能检测。

(2)肺功能,通过测定整个呼吸道气流量间接反映肺功能状况,通过测得患者剩余残气量RV、肺总量TLC、RV/TLC比值等指标诊断肺气肿,对其严重程度进行分级。RV/TLC>35%,可诊断肺气肿;RV/TLC在35%~44%为轻度,45%~54%为中度,>55%为重度。通过一秒钟用力呼气量(FEV$_1$)和FEV$_1$与肺活量(FVC)或用力肺活量的比例减少来确定有无气道阻塞性异常,患者吸入支气管舒张剂后的 FEV$_1$/FVC<70%,可以确定存在持续气流受限。

【影像学表现】

1. X线表现　X线片表现主要为肺膨胀过度和血管改变。

(1)肺膨胀过度征象包括如下。

1)肺野透光度升高。

2)肺高增大:即测量正位片从右膈顶至第1肋

骨结节间的距离,若>29.9cm,则70%的病例提示肺功能异常。

3)膈肌低位:右膈位于或低于第7前肋;膈肌变平:正位片上右膈顶至右肋膈角和右心肋角连线的最大垂直距离<2.7cm,则2/3肺功能有阻塞性改变,80%为中至重度异常。侧位片示前肋膈角>90°,膈顶至前、后肋膈角连线最大垂直距离<1.5cm或膈肌翻转(图5-1-1~5-1-3)。

4)胸骨后间隙增宽。侧位片示从胸骨角下3cm至升主动脉前缘水平间距>2.5cm。

此外,还可有肋间隙增宽、纵隔向健侧移位等间接征象。

(2)血管改变:包括气肿区肺血管纹理变细、稀疏,非气肿区则代偿性的血管增粗、增多,为血流再分配表现。

(3)肺大疱:肺大疱指直径>1cm的气腔,表现为局限性透亮区,其内可见少量肺纹理,向四周膨胀,将肺组织压向肺尖、肋膈角及心膈角处(图5-1-4~5-1-6)。

轻度小叶中心型、间隔旁型或全小叶型肺气肿在X线片诊断检出率及准确率较低,发生肺大疱时诊断明确。

2. **CT表现** CT可以直接显示肺的破坏区,在检出肺气肿方面能力优于平片,HRCT由于极高的分辨率还可显示常规CT不能发现的肺气肿,从而可以更好地评估病变范围及严重程度,并成为定量评估肺气肿的理想工具。

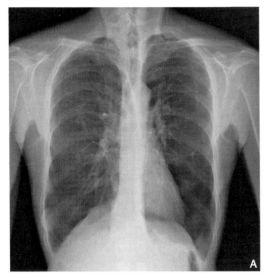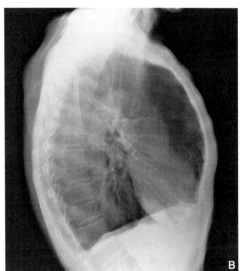

图 5-1-1 肺气肿
男性,56岁,胸部正位片(A)示肺野透光度增高,膈肌低位,胸部侧位片(B)示胸骨后间隙增宽,胸腔前后径增大,前肋膈角>90°

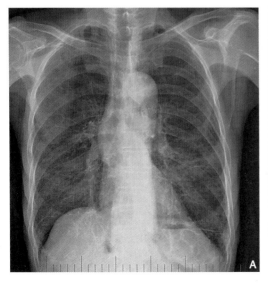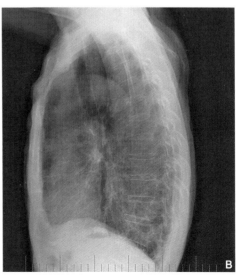

图 5-1-2 慢性支气管炎合并肺气肿
男性,76岁,胸部正位(A)侧位(B)片示胸廓前后径增大。双肺纹理紊乱,走行僵直,肺野透光度增高,双肺下叶多发大小不等囊状影,提示多发肺气肿形成

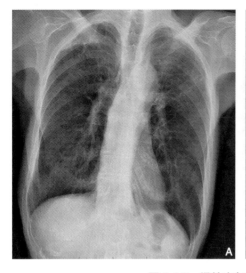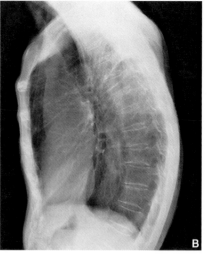

图 5-1-3 慢性支气管炎,肺气肿
男性,81 岁,双肺上叶继发型结核。胸部正(A)侧(B)位片示胸廓前后径增大,肺野透光度增高,肺纹理紊乱,双肺上叶散在条索,斑片影及致密小结节,提示纤维增殖钙化病变

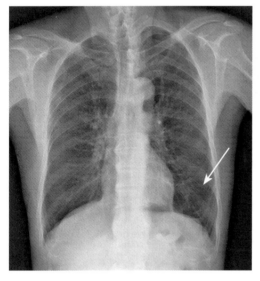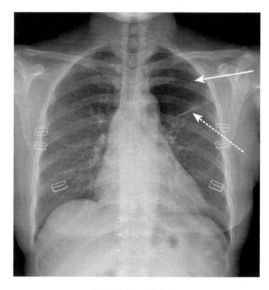

图 5-1-4 肺大疱
男性,62 岁,胸部正位片示左肺下野心缘旁囊状局限性透亮区(箭),向周围膨胀生长

图 5-1-5 肺大疱
女性,47 岁,胸部正位片示左肺上野囊状局限性透亮区(实箭),向周围膨胀生长,邻近肺组织受压、膨胀不良(虚箭)

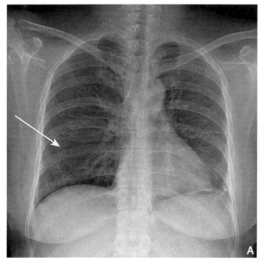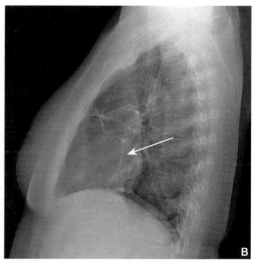

图 5-1-6 肺大疱
女性,31 岁,胸部正(A)侧(B)位片示右肺中叶囊状局限性透亮区,向周围膨胀生长(箭)

（1）各型肺气肿在 HRCT 上的表现如下。

1）小叶中心型肺气肿：直径 2 ~ 10mm 低密度区，位于小叶肺动脉周围，具有小叶分布特点，多无明确的壁，其边缘为肺组织，在双肺散在分布。严重者可融合，或聚集呈簇状（图 5-1-7 ~ 5-1-9）。

2）间隔旁型肺气肿：胸膜下、小叶间间隔旁以及血管和支气管周围的局限低密度区，边界清楚，排列成单层（图 5-1-10、5-1-11），肺气肿的间隔形成与胸膜垂直的细线影，可形成胸膜下肺大疱（图 5-1-12）。

3）全小叶型肺气肿：小叶一致性破坏，弥漫的肺密度减低，无明确边界（图 5-1-13 ~ 5-1-15），肺血管分支变细扭曲、分布稀疏，病变范围几乎无正常肺组织，下叶好发且严重。

4）瘢痕旁型肺气肿：发生于纤维化病灶周围，多见于 3 期尘肺进行性纤维融合块、结核纤维化及慢性炎症周围，可表现为结节、纤维条索病变或斑块等原发病变旁的局限性气腔，大小不一，形态不规则，部分低密度区可在病灶周围放射状排列（图 5-1-16 ~ 5-1-18）。

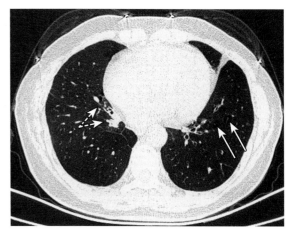

图 5-1-9　肺气肿（小叶中心型）
女性，60 岁，慢性阻塞性肺疾病。胸部 CT 肺窗示左肺下叶前内基底段小低密度透亮区，无壁，中心见小叶肺动脉（实箭），扫描范围内，右肺中叶支气管管壁增厚，部分管腔显示不清（虚箭）

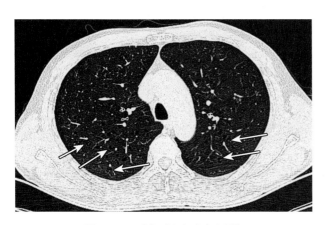

图 5-1-7　肺气肿（小叶中心型）
男性，44 岁，胸部 CT 肺窗示双肺散在分布小低密度透亮区，无壁，中心见小叶肺动脉（箭）

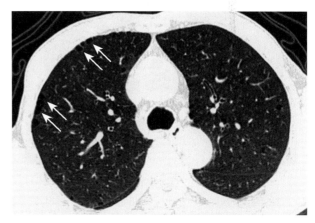

图 5-1-10　肺气肿（间隔旁型）
男性，47 岁，胸部 CT 肺窗示右肺上叶胸膜下区见小囊状低密度透亮区，单层排列，边界清楚（箭）

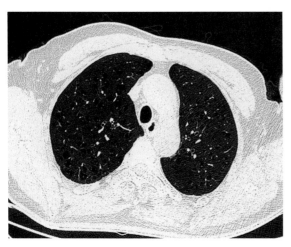

图 5-1-8　肺气肿（小叶中心型）
男性，63 岁，小叶中心型肺气肿。双肺弥漫多发小低密度透亮区，无壁，中心见小叶肺动脉

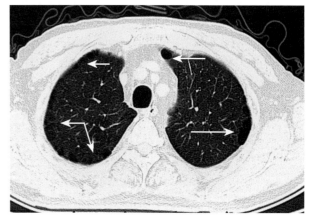

图 5-1-11　肺气肿（间隔旁型）
男性，71 岁，慢性阻塞性肺疾病。胸部 CT 肺窗示双肺上叶胸膜下区多发小囊状低密度透亮区，单层排列，边界清楚（箭）

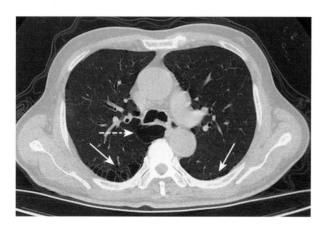

图 5-1-12　肺气肿(间隔旁型)

男性,65 岁,胸部 CT 肺窗示双肺胸膜下区多发小囊状低密度透亮区,单层排列,边界清楚(实箭),部分融合形成肺大疱(虚箭)

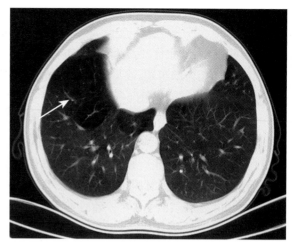

图 5-1-15　肺气肿(全小叶型)

男性,62 岁,胸部 CT 肺窗示右肺下叶基底段肺野透光度局限升高,小叶一致性破坏,可见多发融合囊状透亮区(箭),肺血管分支变细、分布稀疏

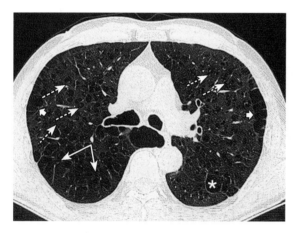

图 5-1-13　肺气肿(全小叶型)

男性,54 岁,胸部 CT 肺窗示双肺间隔旁型肺气肿(短箭)、小叶中心型肺气肿(虚箭),右肺组织密度减低,小叶一致性破坏,可见多发融合囊状透亮区,形成全小叶型肺气肿(长实箭),肺血管分支变细、分布稀疏,部分透亮区融合形成肺大疱(*)

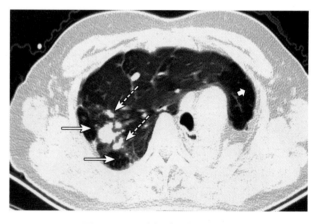

图 5-1-16　肺气肿(瘢痕旁型)

女性,56 岁,双肺继发型肺结核、右肺上叶瘢痕旁型肺气肿、右肺上叶代偿性肺气肿、左肺不张、纵隔疝。胸部 CT 肺窗示右肺上叶体积增大,右肺上叶后段纤维斑块及钙化病变(虚箭),其旁肺组织密度减低,透光度升高,形成瘢痕旁型肺气肿(细实箭);左肺不张,纵隔左移,右肺疝入左侧胸腔,形成纵隔疝伴右肺代偿性肺气肿(粗短箭)

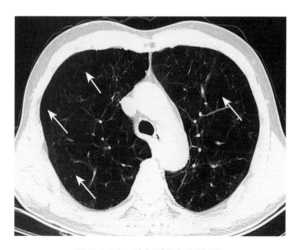

图 5-1-14　肺气肿(全小叶型)

男性,62 岁,胸部 CT 肺窗示双肺组织弥漫性密度减低,小叶一致性破坏,可见多发融合囊状透亮区,并见肺大疱形成(箭),肺血管分支变细、分布稀疏

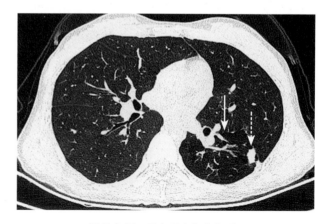

图 5-1-17　肺气肿(瘢痕旁型)

女性,27 岁,左肺下叶上段继发型肺结核。胸部 CT 肺窗示左肺下叶上段结节(虚箭),其旁肺组织密度减低,透光度升高(实箭)

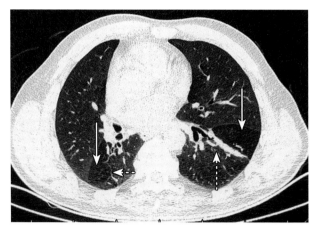

图 5-1-18　肺气肿（瘢痕旁型）
男性,69 岁,双肺炎症。胸部 CT 肺窗示双肺下叶纤维索条病变（虚箭）,其旁肺组织密度减低,透光度升高（实箭）

5）肺大疱表现为直径>1~2cm,肺大疱的壁由胸膜、肺结缔组织和被压缩的肺组织构成,厚度多为 1mm 以下,多位于胸膜下,也可见于肺内,单发或多发,可为单房性（图 5-1-19）,或为多个扩张气腔融合而成,较大肺大疱内可残留血管影（图 5-1-20）。

肺大疱按大小及内部结构,可分为 3 型:① Ⅰ型,较小,与胸膜接触面小,但有较重的肺过度膨胀,内部无结构可见,易破裂;② Ⅲ型,肺大疱体积大,与胸膜接触面大,常仅有中度肺过度膨胀,内部可有相当数量的肺组织血管参与;③ Ⅱ 型,介于 Ⅰ型与 Ⅲ型之间。如肺大疱过大,至少占据一侧胸腔 1/3 以上时为特发性巨大肺大疱肺气肿,称为"消失肺综合征"。

（2）肺气肿 CT 定量诊断技术包括如下。

1）视觉评价及主观半定量评分法:主观半定量评分法基于影像医师对图像的主观评价和视觉评

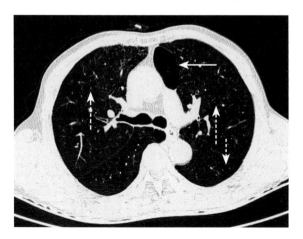

图 5-1-19　肺大疱
男性,53 岁,慢性阻塞性肺疾病。胸部 CT 肺窗示左肺上叶胸膜下囊状透亮区,直径>2cm（实箭）。双肺另见散在小叶中心型肺气肿（虚箭）

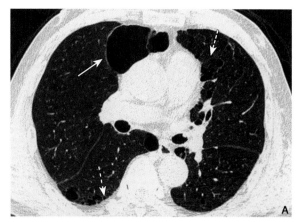

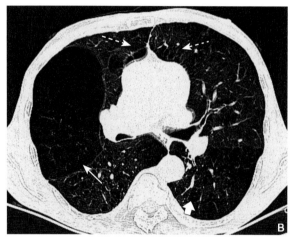

图 5-1-20　肺气肿、肺大疱
图 A 为男性,70 岁,胸部 CT 肺窗示右肺纵隔旁胸膜下多发囊状透亮区,直径>2cm（细实箭）。双肺胸膜下区间隔旁型肺气肿（虚箭）。图 B 为男性,69 岁,胸部 CT 示右肺含气大囊腔,为多个扩张气腔融合而成,内可残留血管影（细实箭）。双肺另见间隔旁型肺气肿（虚箭）及小叶中心型肺气肿（粗短箭）

分。视觉评分即在常规层厚（5~10mm）扫描结束后分别在主动脉弓、气管隆嵴及下肺静脉开口处层面加扫 3 层 HRCT,代表上、中及下肺野,再根据低衰减区的范围作出评价并计分、分级。

目前国际上常用 HRCT 视觉评价方法对肺气肿的严重程度和累及范围进行评估,将肺气肿的严重程度分为 4 级,0 级为正常肺;1 级为直径<5mm 的低密度区,伴或不伴肺纹理的减少缺失;2 级为直径<5mm 和直径>5mm 的低密度区共存于肺组织,常伴有肺纹理的减少;3 级为低密度区弥漫存在于肺组织中,不局限于肺叶,伴有肺纹理的减少和扭曲。累及范围也分为 4 级:单侧肺野内病变范围小于 25% 为 1 级;25%~50% 为 2 级;50%~75% 为 3 级,大于 75% 为 4 级（图 5-1-21）。

2）客观量化评估:指标主要包括像素指数、平均肺密度值、肺容积指标。像素指数法也称密度屏蔽法或阈值限定法,使低于该阈值的低衰减区发亮,

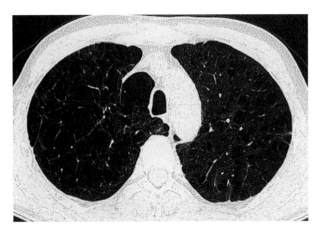

图 5-1-21　肺气肿

男性,54 岁,慢性阻塞性肺疾病。视觉评价法对肺气肿严重程度和累及范围进行评估:严重程度为 3 级,累及范围为 4 级

由计算机计算低衰减区所占全肺容积的百分比,称为像素指数或气肿指数,但目前对于肺气肿阈值的选定尚无统一标准。密度分析法主要有平均肺密度法、直方图法。平均肺密度指肺野内所有像素的平均 CT 值。直方图法为将肺内所有像素 CT 衰减值的分布情况进行统计,以直方图形式表现,并在直方图上选定某个点或范围,低于这个点或范围的区域

即为肺气肿。正常肺密度直方图曲线为 −750 ~ −850HU,肺气肿患者的分布曲线较正常曲线"左移",为−1 000~−900HU(图 5-1-22);肺大疱患者密度直方图呈双峰样改变。

3) 容积测定法:利用阈值设定、分割技术和 VR 等后处理方法对肺部容积进行测定,测量指标包括深吸气末肺容积、深呼气末肺容积、上述两者容积差及容积比(图 5-1-23)。

3. MRI 表现　MRI 常规序列正常肺组织难以显示,肺气肿诊断困难,且 MRI 费用高、耗时长,临床较少采用。随着 MRI 扫描技术的发展,肺实质灌注成像在肺气肿及肺功能评价中具有潜在价值。对于肺灌注异常方面的检测,MRI 具有高达 95% 的准确率,且特异性极高。而 MRI 3D 容积灌注显像技术能对局部肺灌注缺损区域进行精准的解剖学定位,进而从肺叶、肺段、亚段甚至更细微的肺部结构层面对肺气肿进行评估。

^{3}He 为 MRI 研究常用试剂,可提供气管及整个肺部空气空间图像。^{3}He MRI 对于轻度肺气肿患者气流异常的检出较常规 CT 及肺功能检查要敏感得多,单次呼吸周期即可检测到不规则的、延时的气流

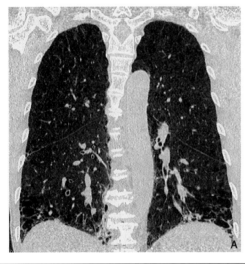

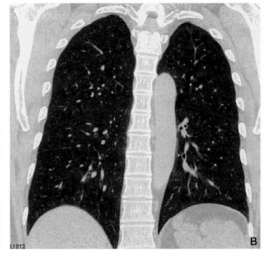

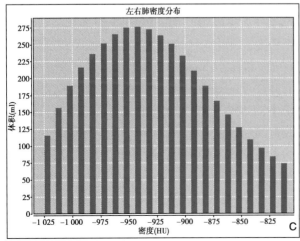

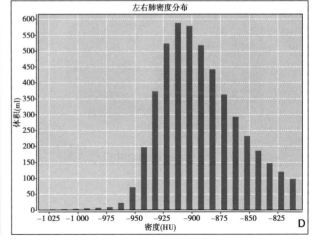

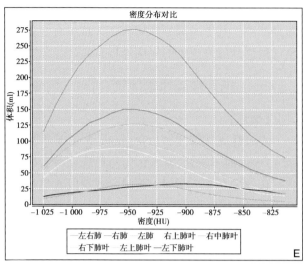
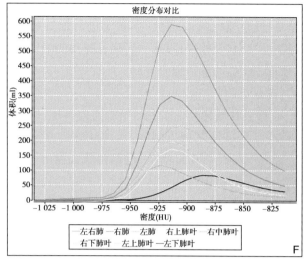

图 5-1-22　肺气肿客观量化评估

A、C、E 为男性 76 岁慢性阻塞性肺疾病(COPD)Ⅲ级患者,FEV1% = 47.5%,FEV1/FVC = 40.4%;B、D、F 为男性 67 岁肺功能正常患者。CT 平扫冠状位重建 COPD 患者(A)双肺散在多发肺气肿,正常肺功能患者(B)双肺未见明显肺气肿征象;与正常患者(D)相比,COPD 患者(C)肺密度分布直方图曲线左移;密度分布对比图显示 COPD 患者(E)比肺功能正常患者(F)的全肺平均密度峰值明显左移,且肺密度曲线的离散度增加,尤以双肺上叶为著

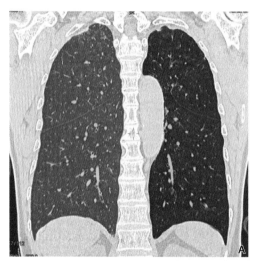
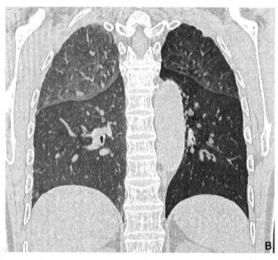

左右肺	肺叶	肺裂	支气管	支气管分支	肺血管													
序号	体积	LAA9...	LAA9...	LAA9...	LAA9...	异质性	平均...	支气...	支气...	支气...	Agats...	体积...	肺血...	肺组...	空气...	宽度(mm)	高度(mm)	深度...
左右肺	6581.70	4266.59	2684.72	64.82	40.79	0.04	-891.11	186.00	345.79	101.93	1370	5799...	195.29	731.28	5850.42	274.65	205.99	304.00
右肺	3563.05	2252.40	1379.39	63.22	38.71	0.03	-887.54	110.00	182.48	25.31	7728...	3269...	105.47	406.53	3156.52	152.75	204.44	304.00
左肺	3018.66	2014.20	1305.33	66.72	43.24	0.05	-895.33	73.00	139.72	23.05	5973...	2529...	89.82	324.76	2693.90	138.10	199.81	295.0

左右肺	肺叶	肺裂	支气管	支气管分支	肺血管													
序号	体积	LAA9...	LAA9...	LAA9...	LAA9...	异质性	平均...	支气...	支气...	支气...	Agats...	体积...	肺血...	肺组...	空气...	宽度(mm)	高度(mm)	深度...
左右肺	3240.69	931.97	498.34	28.76	15.38	0.17	-788.72	26.00	61.71	52.00	8251...	4049...	155.01	637.52	2603.18	239.16	184.38	232.00
右肺	1690.96	432.35	218.04	25.57	12.89	0.18	-772.63	17.00	24.60	8.23	4846...	2393...	88.69	355.40	1335.56	124.21	182.07	232.00
左肺	1549.73	499.62	280.29	32.24	18.09	0.18	-806.28	7.00	37.11	7.65	3404...	1656...	66.32	282.12	1267.61	126.52	178.21	227.0

图 5-1-23　肺气肿容积测定评估

男性,66 岁,胸部 CT 扫描冠状位重建肺内未见明显异常,肺功能正常,基于计算机软件,肺边界自动识别,从左至右分别为吸气相肺边界自动识别(A)、呼气相肺边界自动识别(B);C 为吸气相全肺的定量参数,D 为呼气相全肺的定量参数

潴留及重新分配。

【诊断标准】

临床上,诊断慢性阻塞性肺气肿主要包括以下4方面:慢性支气管炎病史;症状为进行性呼吸困难;肺气肿症状及体征;影像学表现和肺功能测定异常,伴或不伴有小气道阻力增加。

【鉴别诊断】

1. **局限性气胸** 气体将肺组织向内推压,压向纵隔或肺门,可见气胸压缩线,压缩线外肺纹理消失。肺大疱向四周膨胀,肺尖、肋膈角及心膈角均可见被压缩的肺组织。

2. **蜂窝囊肿** 间隔旁型肺气肿需与蜂窝囊肿鉴别。蜂窝囊肿见于肺间质纤维化,蜂窝由密集的多个囊腔构成,在胸膜下排列多层,在肺下部和基底部较重。蜂窝囊肿有完整的壁,直径多小于10mm。间隔旁型肺气肿多位于双肺上叶,胸膜下单层排列多见,囊腔大小不等。

3. **肺淋巴管平滑肌瘤病** 小叶中心型肺气肿需与该病鉴别。肺淋巴管平滑肌瘤病好发于女性,表现为双肺散在多发囊状影,直径多为5~10mm,囊腔有薄壁,而小叶中心型肺气肿多无壁,且临床上有COPD表现。

(侯 阳 王悦人)

第二节 其他类型肺气肿疾病

除上述介绍的肺气肿、慢阻肺、支气管哮喘等疾病外,以肺气肿或类似气肿样表现为主的疾病还有很多,可见于先天性肺疾病,如先天性囊性腺瘤样畸形、先天性支气管闭锁、先天性肺叶性肺气肿、囊性肺隔离症等;感染性疾病,如伊氏肺孢子菌肺炎、金葡菌性肺炎等;胶原血管病,如干燥综合征、淋巴细胞性间质性肺炎等。还有一些特发性疾病,如淋巴管平滑肌瘤病、朗格汉斯细胞组织细胞增生症、BHD综合征等。其中大部分疾病在相关章节有涉及。本节仅就部分较为少见的疾病进行介绍。

一、先天性支气管闭锁

【概述】

先天性支气管闭锁(congenital bronchial atresia,CBA)病因尚不清楚,有人认为与血管发育后期支气管发育缺失有关。病理上是肺段或亚段支气管局限性闭锁,但闭锁远端的气道发育正常,因此气道远端及近端并无直接连接。闭锁端支气管内形成黏液潴留,支气管扩张等,远端肺实质的过度充气是由肺间隔孔(Kohn 孔、Lambert 孔及 Martin 孔)的侧支充气造成的。

【临床表现】

临床上多见于儿童及青少年,也可于成年就诊时发现,病变多发生于右肺下叶,其次是左肺及右肺上叶。患儿多表现为咳嗽、呼吸困难及反复多次肺内感染。

【影像学表现】

1. **X 线表现** 该病在 X 线片上主要表现为肺门旁结节或肿块影(黏液栓),一般伴有局限性肺透光度增高。如果合并感染可出现渗出、实变等影像表现。

2. **CT 表现** CT 图像可见局限性肺气肿样改变,呈肺段或亚段分布,重症者可累及肺叶,病变部肺门旁可见结节样或分叉状支气管扩张,同时伴有黏液栓形成(图 5-2-1)。

【鉴别诊断】

该病影像学表现具有一定特征性,对诊断具有

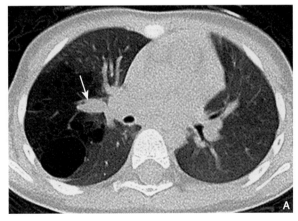
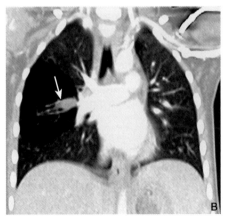

图 5-2-1 先天性支气管闭锁

男性,14 个月,胸部 CT 肺窗轴位(A)及冠状位重建(B)示右肺局限性透光度增高,肺纹理稀疏,并可见肺门旁支气管扩张伴黏液栓形成(箭)

高度提示意义。但有些情况仍需要鉴别,影像上部分病例需要与肺囊肿及先天性支气管扩张鉴别:肺囊肿一般不伴有肺气肿表现,多数为多发;先天性支气管扩张多为双肺弥漫性改变。在平片上本病有时需要与肺内肿块鉴别,根据好发年龄,伴有肺气肿等特点一般不容易混淆,CT 检查更有利于鉴别诊断。

二、先天性肺叶气肿

【概述】

先天性肺叶气肿(congenital lobar emphysema, CLE)是一种较为罕见的呼吸系统疾病。病因目前尚不清楚,部分可能与遗传因素有关。影像学上主要表现为肺叶性的过度充气。发病机制可能与小气道异常或支气管的狭窄有关。部分较严重的病例可能导致心脏功能异常。

【临床表现】

症状多出现在新生儿或小婴儿,个别可在成年后偶然发现。病变较常累及双肺上叶。多在婴儿时出现症状,主要表现为呼吸急促、咳嗽、气短、吸气和呼气性喘鸣,也可出现发绀。

【影像学表现】

目前已经有文献表明产前超声检查即可发现 CLE,表现为正常肺组织内的高回声团影,这对 CLE 的早期发现非常重要。

对于新生儿,CLE 多表现为胸片上的肺叶体积增大,肺纹理稀疏。胸部 CT 可见患儿肺血管发育正常,肺叶呈现过度充气表现(图 5-2-2)。

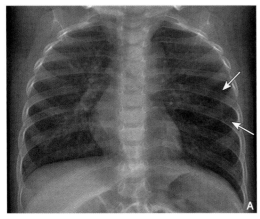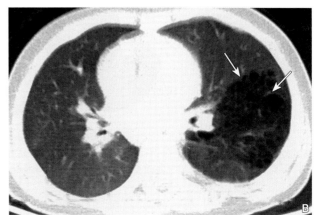

图 5-2-2　先天性肺叶气肿
男性,18 个月,胸部正位片(A)示见左下肺局限性透光度增高(箭),左肺体积增大,纵隔轻度右移;胸部 CT 肺窗(B)示左肺过度充气(箭),纵隔右移,但支气管形态无明显异常

【鉴别诊断】

1. **气胸**　CLE 在新生儿,尤其行床头平片检查时,容易误诊为气胸,仔细观察气胸一般会出现肺叶间裂分离等表现,鉴别困难时可行 CT 检查。

2. **支气管异物**　幼儿时出现症状者可能误诊为支气管异物,HRCT 的气道三维重建有利于鉴别,必要时需支气管镜检查。

3. **肺隔离症**　成人出现在肺下叶时可能误诊为肺隔离症,增强 CT 可鉴别两者血供来源不同。

三、斯-詹综合征

【概述】

斯-詹综合征(Swyer-James syndrome, SJS)或称 Swyer-James-Macleod 综合征,是一种以单侧性肺透光度增高为主要特点的疾病,又称单侧透明肺、单侧性肺气肿。

现在认为是一种继发于婴幼儿时期严重感染造成的闭塞性细支气管炎(bronchiolitis obliterans, BO)。主要常见于病毒性感染,如腺病毒、麻疹等,也可出现于其他感染,如支原体、结核等。BO 造成的肺泡壁纤维化可进一步引起肺血流减少及肺动脉发育不良。

【临床表现】

SJS 多见于儿童,女性多见,左肺较右肺更常见。一般累及单个肺叶或单侧肺,也可能累及多个肺叶。患者主要表现为反复咳嗽、咳痰、喘息,严重者出现呼吸困难、咯血等症状,主要与合并肺纤维化及支气管扩张有关,部分成人可能无明显症状,于体检或其他原因就诊时偶然发现。

【影像学表现】

1. **X 线表现**　主要为肺野单侧性或肺叶性透光度增高,累及部分多数伴有肺体积减小,肺纹理纤细,可同时伴有肺门缩小。

2. **CT 表现**　与 X 线表现类似,可出现单肺、肺

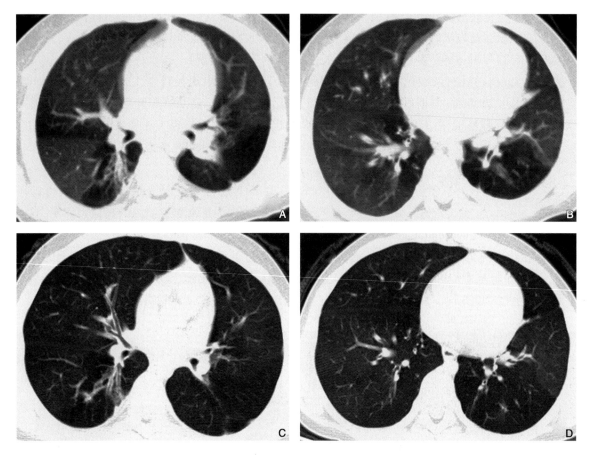

图 5-2-3 Swyer-James 综合征

A、B 为患儿 9 个月龄时的图像,双肺多发局限性透过度增高区,当时诊断为麻疹性肺炎;C、D 为患儿 9 岁时的胸部 CT,可见受累部位出现明显气肿改变,同时伴有局限性纤维化及支气管扩张改变

叶或肺段的透光度增高,肺体积减小,肺动脉纤细,肺门减小,同时可观察到受累部分伴发的肺纤维化及牵拉性支气管扩张等征象(图 5-2-3)。

【鉴别诊断】

1. **支气管异物** 在小儿时期影像上可能与支气管异物混淆,但支气管异物常有明确病史,刺激性咳嗽、喘鸣等症状,CT 三维重建可见气道异物造成支气管狭窄,而 SJS 无气道狭窄表现。

2. **先天性肺叶性气肿** 该病患儿较小,以呼吸困难为主,没有感染病史,影像上受累肺叶体积以增大较常见,而 SJS 受累肺体积一般减小。

3. **成人肺动脉发育不全** 该病造成的局限性肺透光度增高较常见,需要与 SJS 鉴别,这类患者没有明显感染表现,影像上一般没有纤维化及支气管扩张表现。

四、消失肺综合征

【概述】

消失肺综合征(vanishing lung syndrome,VLS)又称特发性大疱性肺气肿(idiopathic giant bullous emphysema,IGBE),病因尚不清楚,目前报道可能与吸烟、α_1 抗胰蛋白酶缺乏及吸食大麻等因素有关。

病理表现为单侧或双侧进行性增大的肺大疱,中上肺多见,体积超过单侧肺体积的三分之一。

【临床表现】

VLS 多见于青年男性,有家族性发病的报道。影像上主要表现为肺大疱增多、增大,并引起呼吸困难,在早期一般无明显症状,容易被忽视。病情进展期呼吸困难加重。

【影像学表现】

本病的影像学表现具有一定特征性。

1. **X 线表现** 胸部 X 线上表现为巨大肺大疱,多位于中上肺,单发或多发,肺体积增大;肺大疱体积较大,整体占据单侧胸腔体积三分之一以上;肺大疱内可见纤细的条状分隔影;邻近肺叶受压,膨胀不良。

2. **CT 表现** 与 X 线表现类似,肺内可见多发大小不等肺大疱影,伴有纤维分隔,偶尔可见肺大疱内的气液平面;周围肺组织膨胀不良。定量测量可作为手术前评估的依据(图 5-2-4)。

【鉴别诊断】

本病的特征性表现不容易误诊,部分严重肺大

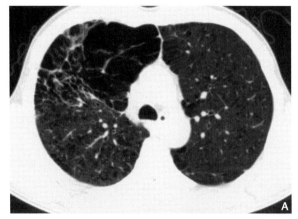

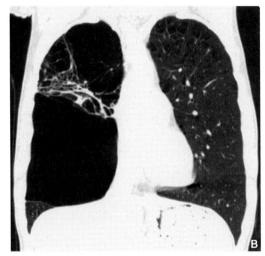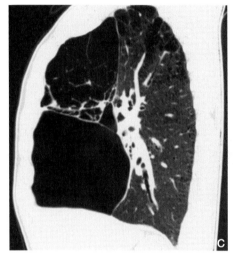

图 5-2-4　消失肺综合征

男性,19 岁,胸部 CT 轴位(A)、冠状位(B)、矢状位(C)示右肺多发肺大疱,肺大疱体积超过同侧
胸腔体积 1/3,肺大疱内部可见多发细小分隔,周围肺组织受压膨胀不良

疱可能被误诊为气胸,尤其是合并有胸膜粘连时。
气胸一般表现为单个囊腔,当有胸膜粘连时表现为
粗大分隔;而 VLS 为肺内多发囊腔,内部分隔纤细。

(侯　阳　岳　勇)

参 考 文 献

1. 中华医学会呼吸病学分会慢性阻塞性肺疾病学组. 慢性阻
   塞性肺疾病诊治指南(2013 年修订版)[J]. 中华结核和呼
   吸杂志,2013,36:1-10.

2. 方元,管宇,夏艺,等. CT 定量评估肺气肿的研究进展[J].
   中国医学影像技术,2017,33:132-136.

3. 李玉林. 病理学[M]. 第 8 版. 北京:人民卫生出版社,
   2013.

4. 李铁一. 中华影像医学·呼吸系统卷[M]. 第 2 版. 北京:
   人民卫生出版社,2010.

5. 江杰,李睿,陈虹. 肺气肿的无创影像学测量进展[J]. 国际
   呼吸杂志,2014,34:74-78.

6. Tulek B,Kivrak AS,Ozbek S,et al. Phenotyping of chronic ob-
   structive pulmonary disease usingthe modified Bhallascoring
   system for high-resolution computed tomography[J]. Can Re-
   spir J,2013,20:91-96.

7. Fink C,Puderbach M,Bock M,et al. Regional lung perfusion:
   assessment with partially parallel three-dimensional MR ima-
   ging[J]. Radiology,2004,231:175-184.

8. Fink C,Ley S,Kroeker R,et al. Time-resolved contrast-en-
   hanced three-dimensional magnetic resonance angiography of
   the chest:Combination of parallel imaging with view sharing
   (TREAT)[J]. Invest Radiol,2005,40:40-48.

9. Fain S,Schiebler ML,McCormack DG,et al. Imaging of lung
   function using hyperpolarized helium-3 magnetic resonance
   imaging:Review of current and emerging translational methods
   and applications[J]. J MagnReson Imaging,2010,32:1398-
   1408.

10. Ishii M,Hamedani H,Clapp JT,et al. Oxygen-weighted hy-
    perpolarized 3He MR Imaging:A short-term reproducibility
    study in human subjects[J]. Radiology,2015,277:247-258.

11. Matsushima H,Takayanagi N,Satoh M,et al. Congenital
    bronchial atresia:Radiologic findings in nine patients[J]. J
    Comput Assist Tomogr,2002,26:860-864.

12. 冯玉生. 先天性支气管闭锁在 MSCT 扫描中的表现特征
    分析[J]. 中国 CT 和 MR 杂志,2017,15:47-49.

13. Man DW,Hamdy MH,Hendry GM,et al. Congenital lobar

emphysema：Problems in diagnosis and management［J］. Arch Dis Child，1983，58：709-712.

14. 俞刚，洪淳，王丽敏，等.胎儿先天性大叶性肺气肿的诊断与治疗［J］.中华实用儿科临床杂志，2014，29：818-820.

15. Lucaya J，Gartner S，García-Peña P，et al. Spectrum of manifestations of Swyer-James-MacLeod syndrome［J］. J Comput Assist Tomogr，1998，22：592-597.

16. 丁长青，李军，王文生，等.Swyer-James 综合征的 CT 表现［J］.实用放射学杂志，2007，23：752-753.

17. Stern EJ，Webb WR，Weinacker A，et al. Idiopathic giant bullous emphysema（vanishing lung syndrome）：Imaging findings in nine patients［J］. AJR，1994，162：279-282.

18. Sharma N，Justaniah AM，Kanne JP，et al. Vanishing lung syndrome（giant bullous emphysema）：CT findings in 7 patients and a literature review［J］. J Thorac imaging，2009，24：227-230.

19. 童永秀，张玮，余庆华，等.消失肺综合征的影像表现［J］.中国医学影像学杂志，2016，24：756-757.

20. 何隽祥，黄宝生，高希春，等.家族性消失肺综合征（附一家系五例报告）［J］.中华放射学杂志，2002，36：465-466.

第六章 肺感染性疾病

第一节 急性支气管炎

【概述】

支气管炎(bronchitis)泛指各种原因导致的支气管炎性病变,病因包括感染、毒气吸入、粉尘吸入、吸烟、自身免疫疾病、器官移植、药物性损伤、免疫缺陷等,患病部位为各级支气管,支气管末梢为小气道,小气道为无软骨通气管道,包括膜性细支气管,终末细支气管和呼吸性细支气管,细支气管炎通常指气道直径<2mm 小气道炎性病变,常可伴发大气道病变。

急性起病时称为急性支气管炎(acute bronchitis),这里仅阐述感染性急性支气管炎。感染性急性支气管炎可发生各个年龄阶段,常见于儿童,病原体包括病毒、细菌、肺炎支原体、肺炎衣原体等,病毒为主要致病菌,以呼吸道合胞病毒最常见,其他病毒有腺病毒、流感病毒、副流感病毒、偏肺病毒等,结核分枝杆菌、非结核分枝杆菌、曲菌等病原体也可以引起感染性支气管炎。

【临床表现】

(1)常常有发热、咳嗽、咳痰、呼吸困难、发绀及低氧血症,出现这些症状前常有上呼吸道感染症状。

(2)查体可闻及干性啰音,位置常不固定,并发支气管肺炎及细菌感染可有相应肺部体征,整个病程相应延长。

【实验室检查】

病毒感染性支气管炎白细胞可不增高,仅有淋巴细胞增高,病原学检查包括病毒分离、血清学检查以及病毒抗原的检测、电镜检测病毒包涵体等。其他病原体有相应的检测方法。

【影像学表现】

感染性支气管炎病理为气道壁上皮细胞损伤,出现急性炎性细胞浸润及炎性渗出,炎性渗出物填充支气管管腔结构,支气管管腔内可形成肉芽肿性病变,显示为增生性细支气管炎;或者炎症发生在小气道时,导致细支气管狭窄,小气道闭塞,发生闭塞性细支气管炎,小气道的炎性病变可进一步向周围肺实质蔓延,形成支气管肺炎,并发细菌感染。不同的病理表现有不同的影像学表现。

1. **X 线表现**　胸片检查可无阳性征象,或因支气管炎性水肿显示为肺纹理增多、增粗,边缘模糊,由于支气管炎性水肿,气道狭窄,部分阻塞时可出现病变区小叶性肺气肿,水肿加重,气道完全阻塞时可出现病变区小叶性肺不张;当周围肺实质显示支气管肺炎时,显示为肺叶、段内腺泡结节影、实变影及磨玻璃影。

2. **CT 表现**　支气管炎性水肿 CT 显示为支气管管壁增厚,管腔扩张或狭窄,边缘模糊(图 6-1-1),较严重的感染导致支气管周围炎症或者黏膜下纤维组织增生,导致支气管向心性阻塞,显示为闭塞性细支气管炎,常见原因有腺病毒,流感病毒,肺炎支原体感染,HRCT 主要显示为细支气管管壁增厚、管腔扩张、小叶中心结节及树芽征(图 6-1-2),间接征象为马赛克灌注、空气潴留征(图 6-1-1B、图 6-1-3)。

小叶中心性支气管被病变填充形成小叶中心结节,细支气管及其分支充填炎性渗出物或肉芽肿形成树芽征,小叶中心结节及树芽征均提示小气道病变,是感染性细支气管炎的特征性表现(图 6-1-4)。

空气潴留或肺血流重新分布导致肺透亮度不均匀,称为马赛克灌注,小气道病变时,呼气时因小气道狭窄、肺泡内气体排出受阻,导致呼气相局部肺组织密度减低,支气管血管束稀疏变细,而周围正常肺组织肺密度相对较高,这种呼气相马赛克灌注更明显的表现,为空气潴留征,强烈提示为小气道病变(图 6-1-1B、图 6-1-3)。

【诊断依据】

(1)2003 年 Ryn 分类将细支气管病变分为:

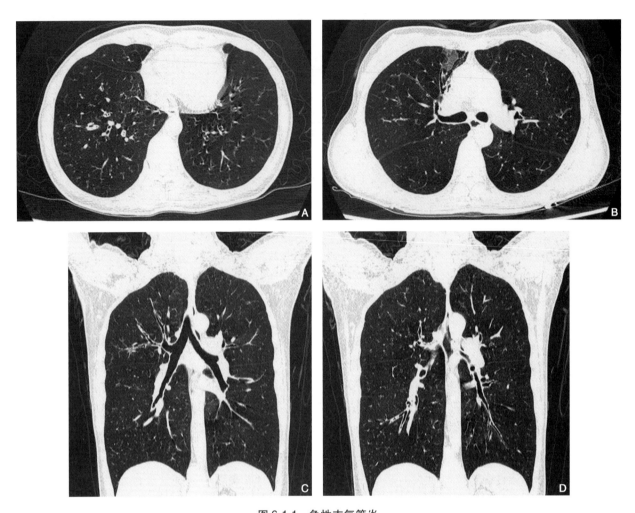

图 6-1-1　急性支气管炎

女性，41 岁，发热，呼吸困难 3 天。胸部 HRCT 轴位（A、B）及冠状位重建（C、D）显示支气管管壁增厚、管腔扩张、边缘模糊，右中叶内侧段显示马赛克灌注，未见明显小叶中心结节及树芽征

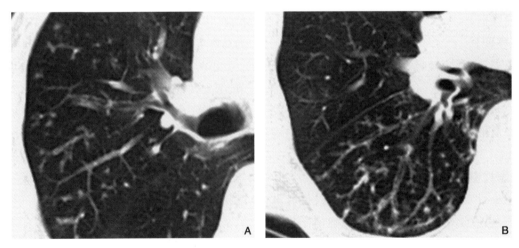

图 6-1-2　感染性支气管炎（真菌性）

男性，62 岁，COPD 患者，发热、气促 4 天。HRCT（A、B）显示支气管管壁增厚、边缘模糊、小叶中心结节、树芽征。支气管分泌物培养示烟曲菌

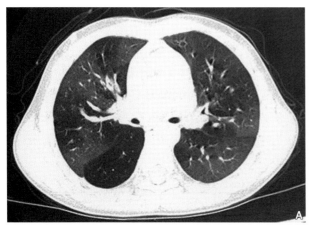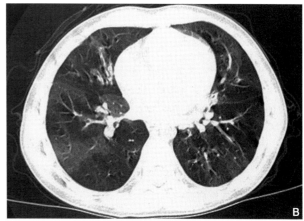

图 6-1-3 感染性支气管炎（病毒性）

男性，3 岁，CT 轴位肺窗（A、B）示双肺弥漫性马赛克征伴小气道炎症，符合闭塞性细支气管炎

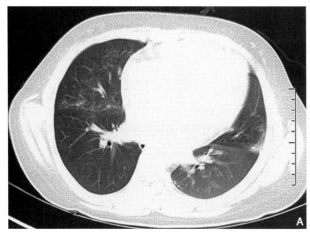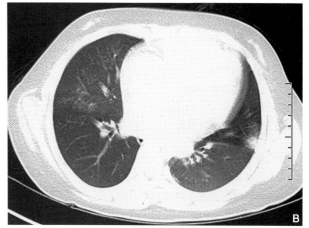

图 6-1-4 感染性支气管炎（细菌性）

胸部 CT 平扫肺窗（A、B）显示两肺多发点片状、斑片状模糊影，右中叶显示小叶中心性结节及树芽征，边界模糊，符合感染性支气管炎，小叶性肺炎，支气管分泌物培养示肺炎链球菌

①原发性细支气管病变；②间质性肺病累及小气道；③大气道病变累及小气道三个大类。每个大类中包含几个小类。

（2）2009 年 Rice 分类将细支气管病变分为：①原发性细支气管病变；②继发性细支气管病变。其中感染性细支气管炎是非特异性改变中细胞性细支气管炎的一种。

（3）小气道感染性病变往往合并大气道炎症，具有典型影像学表现，辅以病原学诊断，可诊断感染性支气管炎。

【鉴别诊断】

细支气管炎的鉴别包括病因鉴别与各种类型细支气管炎影像学鉴别。引起细支气管炎病因很多，包括感染、化学损伤、物理损伤、药物性损伤、自身免疫性疾病等，有明确病史支持时鉴别诊断并不难。各种类型细支气管炎影像学相互鉴别是鉴别诊断的难点。

1. 细支气管炎病理学分类 综合 2003 年 Ryn 分类（表 6-1-1）及 2009 年 Rice 分类（表 6-1-2），在

病理学上，细支气管炎分为原发性细支气管病变与继发性细支气管病变两大类。

表 6-1-1 细支气管病变分类（2003，Ryn 分类）

原发性细支气管病变
缩窄性细支气管炎（阻塞性细支气管炎）
急性细支气管炎
弥漫性细支气管全壁炎
呼吸性细支气管炎（吸烟相关）
矿尘沉积性小气道病变
滤泡性细支气管炎
其他（如吸入性细支气管炎，淋巴细胞性细支气管炎）

间质性肺病累及小气道
呼吸性细支气管炎伴间质性肺病/脱屑性间质性肺炎
机化性肺炎（隐源性机化性肺炎或增生性细支气管炎）
过敏性肺炎
其他间质性肺病（如肺朗格汉斯细胞组织细胞增生症，结节病，气道中心性间质性肺病）

大气道病变累及小气道
慢性支气管炎
支气管扩张症
哮喘

表 6-1-2　细支气管病变分类（2009,Rice 分类）

1. 原发性细支气管病变

非特异性改变

　　细胞性:急性、急性/慢性、慢性炎性浸润

　　纤维化性:细支气管周、细支气管内、细支气管壁

特征性细支气管病变

　　滤泡性细支气管炎

　　嗜酸性细支气管炎

　　肉芽肿性细支气管炎

　　矿尘性气道病变

特异性细支气管病变

　　特异性细支气管全壁炎（泛细）

　　特发性弥漫性内分泌细胞增生

　　婴儿内分泌细胞增生

　　其他

2. 继发性细支气管炎

大气道病变

　　哮喘

　　支气管扩张

　　慢性阻塞性肺病

肺间质病变

　　呼吸性细支气管炎

　　过敏性肺炎

　　机化性肺炎

　　结节病

　　朗格汉斯细胞组织细胞增多症

　　Wegener 肉芽肿

　　气道中心性间质纤维化、小叶中心性纤维化,特发性支气管中心性间质性肺炎、细支气管旁化生和纤维化

　　其他

（1）原发性细支气管病变包含特征性病变与特异性病变两个小类,特征性病变中包括滤泡性细支气管炎、嗜酸性细支气管炎、肉芽肿性细支气管炎和矿尘性气道病变;特异性病变包括弥漫性细支气管全壁炎（泛细支气管炎）、弥漫性神经内分泌细胞增生、婴儿内分泌细胞增生及其他。

（2）继发性细支气管病变包括肺间质病变累及细支气管与气道病变累及细支气管两个小类,肺间质病变累及细支气管包括肺间质病变（RBILD、DIP、BOOP-COP）、过敏性肺炎、肉芽肿性肺病（结节病、PLCH、GPA）累及细支气管,气道病变累及细支气管包括支气管哮喘、支气管扩张、COPD 累及细支气管。各型临床表现、影像表现、治疗与预后均有不同。

2. 细支气管炎影像学分类　在影像学表现上主要为管壁增厚与管腔扩张不同模式的组合,在段及亚段支气管测量管壁厚度超过管腔经外缘连线的直径的20%以上定义为管壁增厚;管腔经内缘连线

的直径与同层面伴行肺动脉直径的比值在 0.7~1 之间为正常,小于 0.7 为管腔缩小,1.1~1.5 之间为管腔扩张,大于 1.5 为支气管扩张。

在影像学上,细支气管炎管壁增厚与管腔扩张组合模式示意图（图 6-1-5）。根据病理学分类及影像学组合模式的不同,细支气管炎的影像学分类分为细胞性细支气管炎与纤维性细支气管炎两个大类。

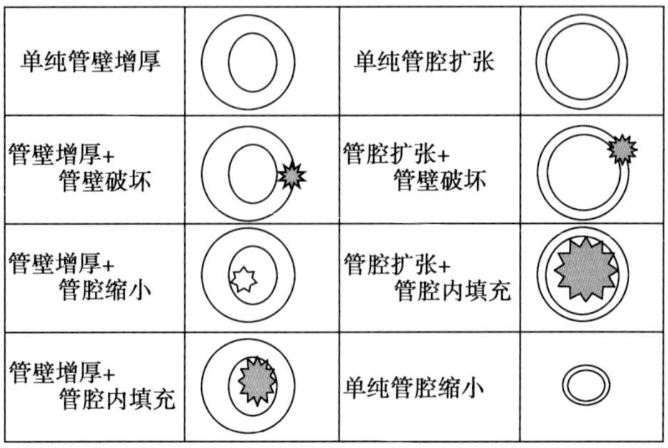

图 6-1-5　细支气管炎管壁增厚与管腔扩张组合模式示意图

（1）细胞性细支气管炎根据支气管壁浸润的细胞类型不同分为 5 个小类

1）感染相关性炎性细胞浸润:感染性细支气管炎是其中的主要类型,主要包括细菌、病毒、结核、肺结核分枝杆菌等病原体感染,还有支气管扩张并感染等。

2）非感染相关性炎性细胞浸润:包括吸入性肺炎（如毒气、误吸相关液体等）、弥漫性细支气管全壁炎（又称泛细支气管炎）、RB-ILD、DIP 等。

3）淋巴滤泡细胞增生:包括类风湿关节炎、干燥综合征、免疫缺陷病相关的淋巴滤泡浸润引起的细支气管炎。

4）嗜酸性粒细胞浸润:包括哮喘、过敏性肺炎、嗜酸性粒细胞相关性细支气管炎,一般诱导痰嗜酸性粒细胞比例高于 3%。

5）肉芽肿浸润:包括肉芽肿相关性病变（GPA、结节病、组织细胞增生症等）、尘肺、神经内分泌细胞增生等。

（2）纤维性细支气管炎分成 2 个小类

1）增生性细支气管炎:主要由于小气道内增生阻塞所致,包括增生性全细支气管炎,主要显示为管腔阻塞、管壁病变轻,无纤维化。

2）闭塞性细支气管炎:主要由于小气道壁纤维增生,管腔闭塞所致,包括移植后 BOOP、BOOP-

COP、COPD、中轴纤维化或结节病后期。

（刘进康 熊 曾 江登科）

第二节 细菌性肺炎

一、肺炎链球菌肺炎

【概述】

肺炎链球菌属于链球菌属，革兰氏染色阳性，呈矛尖状，双排列，无芽孢，无动力，细胞外壁荚膜含多糖抗原，具有抗吞噬作用，是肺炎链球菌必要的毒力因子，也是分型的基础。根据肺炎链球菌的荚膜多糖抗原差异性，已发现 90 多种血清型，其中 20 多种血清型有致病性，我国 5 岁以下儿童患者最常见血清型为 19F、19A 和 14 型；成人患者最常见血清型有 19F、19A、3、23F、15 型。

肺炎链球菌是人体定植菌，可在 5%～10% 的健康成年人及 20%～40% 的健康儿童鼻部发现，肺炎链球菌为条件致病菌，通过飞沫和呼吸道分泌物传播，通常不会致病，在机体免疫力下降时可致病，是引起社区获得性肺炎最常见病菌之一，所致疾病包括社区获得性肺炎、鼻窦炎、脑膜炎等。

【临床表现】

（1）肺炎链球菌发病前常有受凉、疲劳、淋雨等，起病急骤，突发寒战、高热、肌肉酸痛，体温数小时内可达 39～40℃，患侧胸痛，咳嗽咳痰，痰可带血或者呈铁锈色。其他可伴食欲下降、恶心、呕吐、腹痛及腹泻。

（2）早期肺部体征无明显异常，当有肺内渗出实变时，叩诊浊音、触诊语颤增强，听诊可闻及支气管呼吸音，及湿啰音。肺炎链球菌不分泌酶，不产生毒素，致病因素为荚膜多糖对肺组织的侵袭作用，通常不破坏肺组织，一般发病 1 周～2 周达高峰，然后逐渐好转，预后良好，肺组织炎症常可完全恢复。

（3）近年来由于抗生素的早期应用，肺炎链球菌性肺炎的临床表现往往不典型。

【实验室检查】

（1）外周血白细胞计数增高，中性粒细胞百分比增高，在严重感染者中，白细胞可减少。

（2）C 反应蛋白这些炎症指标亦增高。

（3）病原菌诊断是肺炎链球菌肺炎诊断的"金标准"。

【影像学表现】

影像学表现与病理学变化分期相关，最常见显示为大叶性肺炎，其次为小叶性肺炎，治疗不及时或混合感染时，也可出现肺脓肿、脓胸或脓气胸等，与其他细菌感染难以鉴别，CT 评价这些并发症的发生较胸部平片更有价值，CT 能更早地显示空洞形成，更明确地显示治疗中影像学的变化。

1. 大叶性肺炎

（1）充血期（初期）：可无阳性发现，或仅表现为肺纹理增多，肺透光度下降（图 6-2-1）

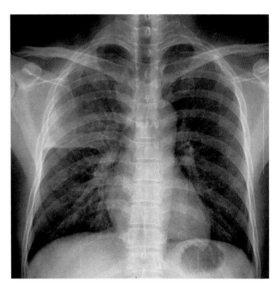

图 6-2-1 肺炎链球菌肺炎（初期）
胸部正位片显示右上肺斑片状磨玻璃密度影，其内肺纹理边缘模糊，胸膜下密度较高

（2）急性期（实变期）：炎性渗出液迅速经肺泡孔扩散至多个肺段或整个肺叶，通常不累及支气管，影像显示为大片实变影（图 6-2-2），实变影常紧贴胸膜，由肺外周开始向内发展，逐步累及多个肺段（图 6-2-1），甚至肺叶，大多只累及一个肺叶，以下叶多

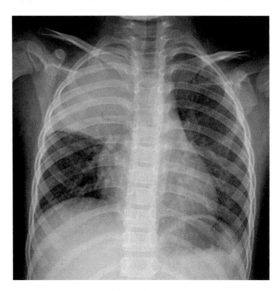

图 6-2-2 肺炎链球菌肺炎（实变期）
胸部正位片显示右上肺实变，显示"空气支气管征"

见,也可同时或先后发生于两个以上的肺叶,不破坏肺结构,也不累及支气管,在密度增高的实变肺组织中常显示"空气支气管征"(图6-2-3),一般不形成空洞,10%的患者可出现实变区叶间裂膨出,累及胸膜时可引起胸膜的渗出性炎症,出现胸腔积液。

(3)消散期:实变密度逐渐降低,范围缩小(图6-2-4),并可分解成散在的、大小不等的斑片影,最后如果病变完全吸收,则肺组织结构完好,不残留任何痕迹。但如果肺泡内纤维素吸收不全,则形成局限性机化性肺炎。

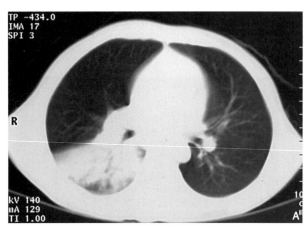
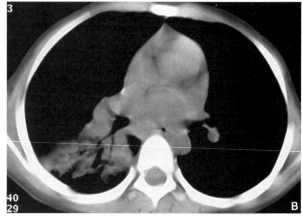

图 6-2-3　肺炎链球菌肺炎

女性,11岁,胸部CT平扫肺窗(A)及纵隔窗(B)显示右下肺实变,内可见树枝状分布的低密度影——"空气支气管征"

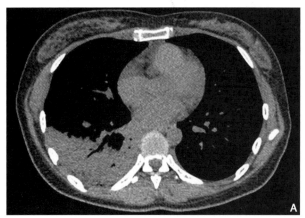
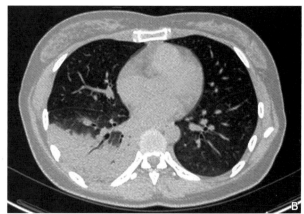

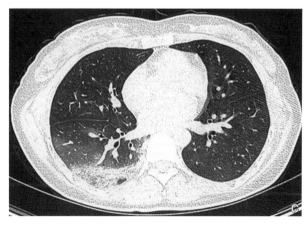

图 6-2-4　肺炎链球菌肺炎

女性,40岁,胸部CT平扫(A、B)显示右下肺实变,显示"空气支气管征",一周后复查(C)显示右下肺病变密度减低,高密度范围缩小,胸膜下出现透亮影

2. 小叶性肺炎　除大叶性肺炎外,小叶性肺炎是细菌感染的第二常见影像学表现,显示为多发的斑片样影,边缘模糊,沿支气管分布,支气管壁增厚,肺纹理紊乱(图6-2-5);夹有小叶中心性结节,边缘模糊(图6-2-6)。治疗不及时或混合感染时,也可出现肺脓肿、脓胸或脓气胸等。

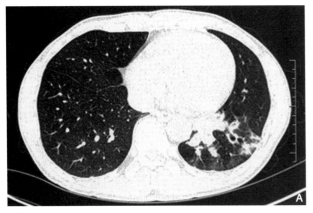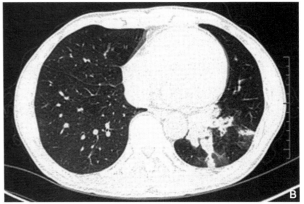

图 6-2-5 肺炎链球菌肺炎
胸部 CT 平扫肺窗（A、B）显示左下肺多发斑片状模糊影,形态不规则,边界模糊,沿支气管走行分布,支气管管壁增厚

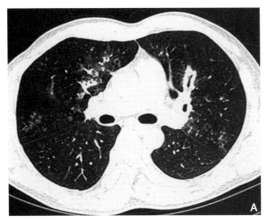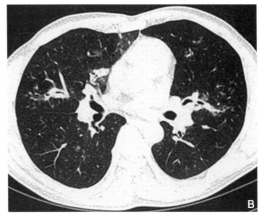

图 6-2-6 肺炎链球菌肺炎
男性,40 岁,胸部 CT 平扫肺窗（A、B）显示双肺支气管管壁增厚,边缘模糊,夹有小叶中心性腺泡样结节

【诊断依据】

（1）社区获得性肺炎,典型的临床表现,影像学显示为大叶性实变时不难诊断,常无需获得病原学证据即可临床诊断。

（2）临床表现不典型,或影像学显示为小叶性肺炎时,确诊依赖病原学诊断,病原菌诊断是肺炎链球菌肺炎诊断的"金标准"。

【鉴别诊断】

肺炎链球菌肺炎影像显示为大叶性肺炎时主要与显示为气腔实变影的疾病群相鉴别,主要包括炎症型肺泡癌、机化性肺炎（COP）、肺泡蛋白沉积症、药物性肺炎、淋巴瘤、类脂质性肺炎、结节病、感染性肺炎（细菌感染、结核性干酪性肺炎）、嗜酸性粒细胞性肺炎、支气管阻塞导致阻塞性肺炎等,其中最需要鉴别的是干酪性肺炎、淋巴瘤、炎症型肺泡癌及显示为气腔实变影的其他细菌性肺炎相互鉴别。

1. **干酪性肺炎** 干酪性肺炎是结核性病变的一种,主要因为机体抵抗力非常低下,对结核菌高度过敏,大量结核分枝杆菌经支气管侵入肺组织而迅速引起干酪样坏死改变,常好发于结核好发部位,上叶多见,显示为肺段、肺叶实变,酷似大叶性肺炎,病灶内显示虫蚀样空洞,显示为蜂窝样无壁小空洞,形状如奶酪的切面,同侧或对侧肺显示支气管播散病灶。对于大叶性肺炎,尤其是症状持续时间长、影像上有空洞、界限清楚的小叶中心结节及树芽状征的患者,应考虑结核性病变可能。

2. **肺淋巴瘤** 肺原发性淋巴瘤病理学多数起源于支气管黏膜相关的淋巴结组织,沿支气管、血管周围或胸膜下淋巴组织蔓延扩散。影像学可显示为磨玻璃影、含"空气支气管征"的气腔实变影,伴或不伴纵隔肺门淋巴结增大。看到显示为磨玻璃影及含"空气支气管征"的边界清晰的气腔实变影、慢性发展的肿块、小叶周围分布的网状结节阴影时应想到本病,病变周边渗出影较少是该病与一般炎症相区分的要点。

3. **炎症型肺泡癌** 炎症型肺泡癌常被误认为炎症性病变,组织学上肿瘤细胞沿着肺泡壁生长且分泌黏液而引起肺组织实变,其内的支气管与血管结构破坏少。影像学上显示为肺段或整个肺的实变,实变病灶密度均匀,由于肺泡及细支气管未受累,实变病变中常伴有含气间隙,非叶段分布,边缘性分布,形态不规则,增强 CT 显示肺泡腔内充满黏液,形成的实变影增强不明显,呈相对低密度,实变病变中支气管不规则狭窄、扭曲僵硬呈枯枝状,细小分支消失截断,部分支气管扩张呈囊腔,血管呈实变区内与支气管相伴行的树枝样高密度影,受压变形少,形成"血管造影征",抗感染治疗无效。

4. 其他感染性肺炎　据文献报道,社区获得性肺炎中显示为大叶性肺炎的病原体最常见的为军团菌(39.1%),其次是肺炎链球菌(27.5%)和肺炎支原体(26.1%),此外,肺炎克雷伯杆菌、金黄色葡萄球菌、流血嗜血杆菌、鲍曼不动杆菌、病毒等致病菌也可显示为大叶性肺炎。

二、葡萄球菌肺炎

【概述】

葡萄球菌是革兰氏阳性球菌,直径 0.5 ~ 1.5μm,呈单个、成双、短链状或成簇排列成葡萄串样,无鞭毛、无芽孢,共有 22 个种,葡萄球菌可以耐受干燥以及常用的化学消毒剂,大多为需氧或者兼性厌氧生长,营养要求不高。金黄色葡萄球菌是其中最重要的一种,涂片为成对的短链状,四联球菌或簇状,菌落为金黄色,含多种溶血素。

葡萄球菌肺炎是致病性葡萄球菌引起的急性肺部感染,金黄色葡萄球菌是人体常见的定植菌之一,主要定植于鼻前庭黏膜、阴道、会阴以及皮肤损伤处。金黄色葡萄球菌肺炎可发生于任何年龄,以 5 ~ 15 岁儿童和 50~80 岁的老年人多见。

金黄色葡萄球菌肺炎约占社区获得性肺炎 2%,但在医院获得性肺炎中占 15% 以上,为医院获得性肺炎主要病原体之一;慢性消耗性疾病患者(如恶性肿瘤)、严重肝病尤其是门脉高压有侧支循环患者、糖尿病、长期静脉途径吸毒者、长期激素治疗、服用抗肿瘤药物以及服用其他免疫抑制剂患者均为金黄色葡萄球菌肺炎易感人群。

近年来,耐甲氧西林金黄色葡萄球菌(MRSA)感染发生率显著增加,相关的病死率也明显增加。

【临床表现】

(1) 金黄色葡萄球菌肺炎常常起病急骤,病情发展迅速;高热、寒战、体温可达 39 ~ 40℃,呈稽留热型。大汗淋漓,并可出现胸痛、呼吸困难以及发绀,可进行性加重。

(2) 可以伴有显著的毒血症状,如全身肌肉关节酸痛,呼吸脉搏增快,也常常并发循环衰竭。咳嗽

于初期时多较轻微,以后由咳黄色黏稠痰转为脓性痰或脓血性痰。

(3) 少部分患者肺炎症状不典型,病程缓慢,形成慢性肺炎或者慢性肺脓肿。

【实验室检查】

(1) 金黄色葡萄球菌肺炎患者外周血 WBC 升高,在 $20×10^9/L$ 左右,甚至高达 $50×10^9/L$,重症患者 WBC 可低于正常,中性粒细胞增高,核左移。

(2) 耐甲氧西林金黄色葡萄球菌(MRSA)由于可产生杀白细胞素导致白细胞计数明显减少,常引起坏死性肺炎与肺泡出血。

(3) C 反应蛋白及降钙素原常常明显增高,急性期为高凝状态,纤维蛋白原、D-二聚体可有不同程度增高。

【影像学表现】

1. 经气道吸入而致病的金黄色葡萄球菌肺炎　当人体免疫力下降或其他易感因素,吸入大量定植菌可使细菌在肺内繁殖,从而引起金黄色葡萄球菌肺炎。HRCT 能更清晰的显示气道病变,细支气管周围炎显示为支气管壁增厚、树芽征、小叶中心及腺泡结节影,常可快速进展为小叶性、亚段或段性片状模糊影(图 6-2-7),亦可融合成大叶性实变(图 6-2-8)。40% 患者累及双肺,常以两下肺多见。

化脓性炎症破坏肺组织,形成肺脓肿,肺脓肿显示为空洞或蜂窝状透亮影,内壁不规则,脓肿壁强化,常见液气平面;张力性肺气囊多见于儿童及青少年,肺气囊形成机制为支气管周围脓肿使终末细支气管和肺泡坏死,邻近支气管炎性狭窄,形成活瓣,坏死物质排出形成含气空腔,显示为两肺多发圆形或类圆形薄壁空腔,壁厚约 1 ~ 2mm,肺气囊可存在数月,随病变好转而吸收。病变易于累及胸膜,形成脓胸或脓气胸(图 6-2-9)。

2. 经血源性感染而致病的金黄色葡萄球菌肺炎　经血行播散(脓毒败血症)导致的金黄色葡萄球菌肺炎由细菌栓子经血液循环至肺引起,如毛囊炎、伤口化脓、骨髓炎、静脉吸毒等。

(1) 早期多为非浸润灶,显示为两肺外周及基底部多发小结节影或小片状模糊影,结节边界可清晰或模糊,常见"血管滋养征"或挂果征(图 6-2-10B)。多数结节发展成为肺脓肿,形成空洞(图 6-2-10),肺动脉栓塞时引起肺出血或者肺梗死(图 6-2-10D),表现胸膜下楔形实变灶,病灶中心可形成空洞。

(2) 肺气囊常伴随空洞性病变出现,显示为圆形或类圆形薄壁空腔,壁厚约 1 ~ 2mm(图 6-2-11)。

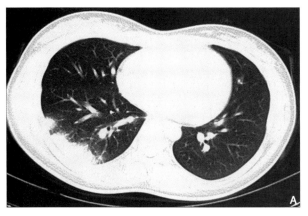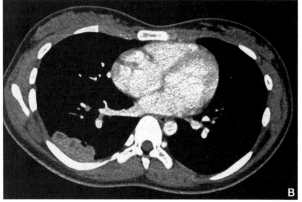

图 6-2-7　金黄色葡萄球菌肺炎

胸部 CT 肺窗(A)显示右下肺基底段斑片状密度增高影,边缘模糊,邻胸膜下宽基底分布,增强纵隔窗(B)显示多发小脓肿形成

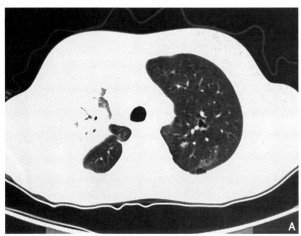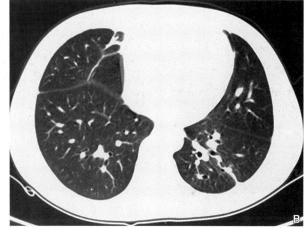

图 6-2-8　金黄色葡萄球菌肺炎

胸部 CT 平扫肺窗(A)显示右上肺大片实变,边缘模糊,显示"空气支气管征",左上叶胸膜下小斑片影,边缘模糊,左上叶支气管管壁增厚,边缘模糊,小脓肿形成,肺窗(B)显示左下肺基底段支气管管壁增厚,边缘模糊,小脓肿形成

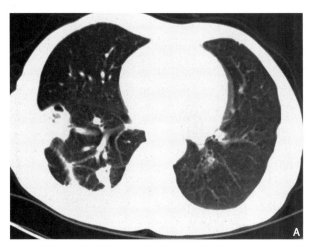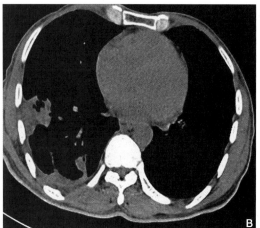

图 6-2-9　金黄色葡萄球菌肺炎

胸部 CT 平扫肺窗(A)右下肺基底段化脓性炎症,肺脓肿形成,显示厚壁空洞及液气平面,纵隔窗(B)显示病变累及胸膜,形成脓胸

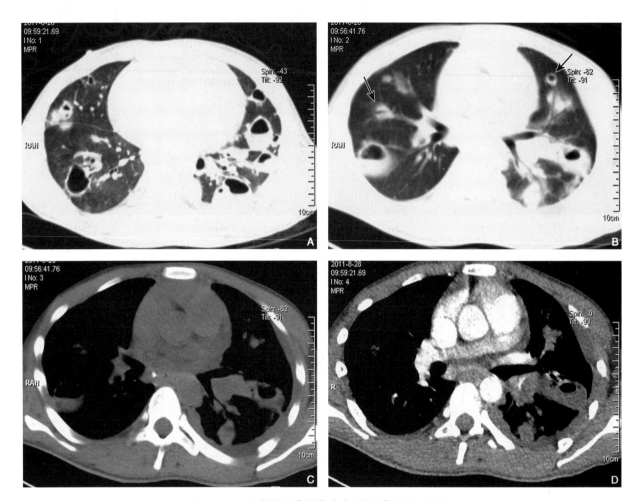

图 6-2-10　金黄色葡萄球菌肺炎（静脉药瘾性血源性）

19 岁,男性,静脉吸毒 2 年,高热、咳嗽、气促 1 个月,胸部 CT 肺窗(A、B)及纵隔窗(C)显示双肺大小不等实性结节、空洞及肺气囊,部分结节与气管血管束相连,形成挂果征(箭),双肺多发斑片状渗出实变影,病变累及左侧胸膜,增强扫描(D)显示左下肺动脉栓塞形成

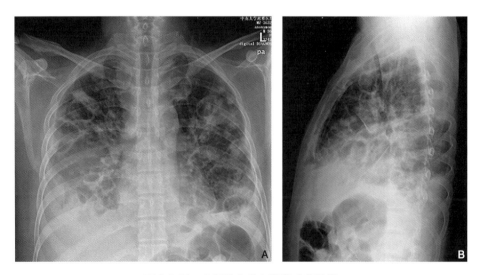

图 6-2-11　血源性金黄色葡萄球菌肺炎

男性,15 岁,唇周痈肿,发热半个月,胸片正侧位(A、B)显示双肺多发薄壁空腔、结节,病变累及胸膜,双侧胸腔积液形成,胸膜肥厚粘连

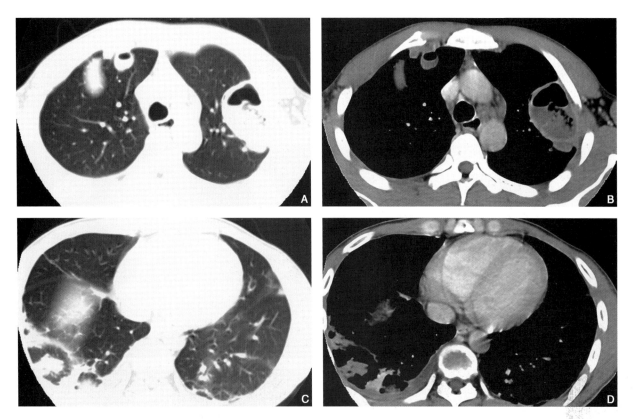

图 6-2-12　血源性金黄色葡萄球菌肺炎
主动脉弓下平面肺窗（A）及纵隔窗（B）示双肺外带胸膜下多发大小不等结节,部分结节内可见气-液平面,其中左侧空洞的液体内可见多发小气泡;膈上平面肺窗（C）及纵隔窗（D）示胸膜下多发渗出实变影,病变累及右侧胸膜,右侧胸腔脓胸形成

病变易于侵犯胸膜,导致脓胸或脓气胸(图 6-2-12)。病变常进展迅速,在数天内,甚至数小时即可发生明显的变化。

多数学者认为肺浸润、肺脓肿、肺气囊和脓胸或脓气胸为金黄色葡萄球菌肺炎的四大影像征象,在不同类型和不同病期以不同的组合表现。

3. 耐甲氧西林金黄色葡萄球菌肺炎　耐甲氧西林金黄色葡萄球菌(MRSA)多重耐药,病情进展迅猛,常引起坏死性肺炎与肺泡出血,更容易形成空洞与磨玻璃样改变,起病急,影像学进展迅速(图 6-2-13),短期内出现空洞、气胸、脓胸等(图 6-2-14),快速进展的两肺渗出实变、磨玻璃影、空洞等征象高度提示 MRSA 肺炎。

【诊断依据】

(1) 通常结合患者的易感因素,典型的临床表现,胸部影像学表现,呼吸道分泌物涂片或者培养可作出诊断。细菌学是确诊本病的依据,由于金黄色葡萄球菌为常见定植菌,痰液中发现金黄色葡萄球菌只能怀疑金黄色葡萄球菌感染,确诊需要从血培养,脓胸的脓液,或胸腔抽取物发现金黄色葡萄球菌。

(2) 影像学动态检查肺部影像病变进展快,或者发现多发肺气囊、多发肺脓肿,常常提示金黄色葡萄球菌肺炎。

【鉴别诊断】

1. 肺内其他空洞性病变　肺脓肿是金黄色葡萄球菌肺炎的一个重要表现,常显示为空洞形成,需要和肺内其他空洞性病变鉴别,最常见为癌性空洞、结核性空洞、其他可以形成肺脓肿的感染性肺炎,此外,坏死性肉芽肿性血管炎、肺梗死、肺隔离征、肺囊肿等也显示空洞。

(1) 癌性空洞:当肺癌生长速度过快,瘤体中心血供不足时,瘤体内部容易发生坏死,坏死液化物经支气管排出后形成空洞,肺癌中形成空洞的病理类型最常见为鳞癌。空洞壁常厚薄不均,显示壁内结节,空洞内气液平面少见,周围炎性反应较少,出现气液平面及周边炎性反应往往提示合并细菌感染,增强扫描空洞壁内亦显示坏死灶,空洞壁强化不均匀,坏死与非坏死区分界不清,最具特征性的影像征象为空洞引流的支气管壁不规则增厚、狭窄、闭塞及包绕支气管生长的肿块,其他部位可发现转移灶,注重观察骨窗常有助于鉴别诊断。

(2) 结核性空洞:结核性空洞发生于结核病灶的基础上,所以首先必须具备结核性病变的基本特

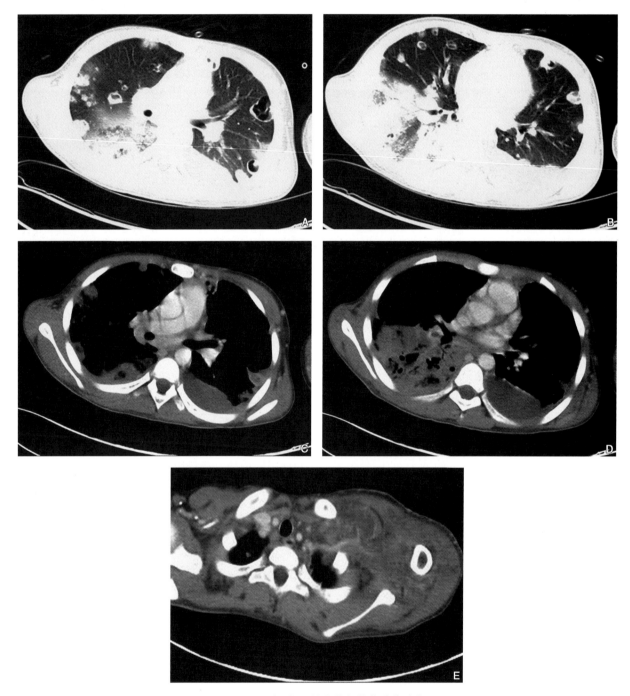

图 6-2-13　耐甲氧西林金黄色葡萄球菌肺炎

男性,15 岁,左上臂脓肿,高热 10 天,胸部 CT 显示双肺多发肺浸润、肺脓肿及肺气囊(A、B),病变累及双侧胸膜,脓胸形成(C、D),右下肺动脉栓塞形成(D),病变危重,短期内快速进展,左上臂脓肿(E)

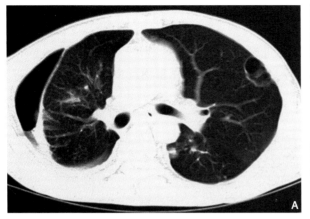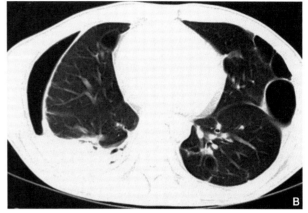

图 6-2-14　耐甲氧西林金黄色葡萄球菌肺炎
胸部 CT 肺窗（A）显示右侧脏层胸膜增厚,左肺脊柱旁小结节,左前胸膜下肺气囊,膈上平面（B）示右侧脓气胸,相邻右下肺实变影,双肺多个肺气囊

征,即:发生于结核好发部位(上叶尖后段及下叶背段),破坏性病变(如空洞、渗出等)与修复性病变(如纤维、钙化等)同时存在,病变有收缩性、乏血供等特点。结核性空洞内壁光滑,空洞形态可不规则,两肺常显示叶段分布支气管播散灶,增强扫描空洞壁大多不强化或轻度强化,引流支气管壁常有增厚、僵直。值得注意的是,即使影像学与临床均提示病变为结核性病变时,也须特别注意病变与支气管的关系,有无恶性特征存在,有无合并感染,因为结核合并肺癌、结核合并感染的情况在临床并不少见。

（3）其他可以形成肺脓肿的感染性肺炎:细菌性肺炎代表性病原体为铜绿假单胞菌、肺炎克雷伯杆菌、厌氧菌、放线菌等,真菌性肺炎代表性病原体为曲菌、毛霉菌等。

（4）其他:如坏死性肉芽肿性血管炎、肺梗死空洞形成、肺隔离征、肺囊肿等。

2. 肺内弥漫性/多发性囊性或类囊性病变的鉴别诊断　空洞和肺气囊均是金黄色葡萄球菌肺炎的重要征象,需要和肺内弥漫性/多发性囊性或类囊性病变鉴别诊断。

（1）肺部类囊性病变:是指一组具有类似囊腔性结构的病变,除肺囊性病变与空洞外,还包括肺气肿、支气管扩张、蜂窝征。肺气肿显示为多边形无壁透亮区,如果是小叶中心性肺气肿,小动脉位于小叶结构的中心,周边伴行小支气管,围绕花瓣样无壁透亮区。支气管扩张显示为肺实质内含气空腔,与气道连接,合并气道异常包括空气潴留,支气管壁增厚、细支气管黏液栓。蜂窝征显示为胸膜下多层含气结构,呈蜂窝样,大小和壁厚度多变,合并肺结构扭曲,牵拉性支气管扩张和网状影等反映肺间质纤维化的征象。

（2）肺囊性病变:肺囊性病变显示为肺实质内界限清晰、薄壁的含气结构,壁厚度小于等于 3mm,常见的肺囊性病变有肺组织细胞增多症、肺淋巴管肌瘤病、肺孢子虫病、淋巴源性间质性肺炎、BHD 综合征等。空洞为肺实质含气结构,内壁较厚,大于 4mm,典型的空洞性病变与其他类囊性病变及囊性病变不难鉴别。

三、肺炎克雷伯杆菌肺炎

【概述】

克雷伯菌属属于革兰氏阴性需氧杆菌,是肠杆菌科;是革兰氏阴性杆菌肺炎中最重要的致病菌之一,人类致病菌有肺炎克雷伯杆菌、鼻硬结克雷伯杆菌、肉芽肿克雷伯杆菌以及产酸克雷伯杆菌。

克雷伯杆菌存在于人类皮肤,喉部,胃肠道和泌尿道,被认为是肠道中的正常菌群。肺炎克雷伯杆菌引起的肺部炎症,占社区获得性肺炎 5%,占医院内获得性肺炎 7%~11%,不同文献报道比例有所区别。

克雷伯杆菌肺炎常发生于 40 岁以上的男性,社区获得性肺炎常常好发于酗酒者、糖尿病血糖控制不佳者及具有慢性支气管肺疾病患者;院内感染易感因素有免疫力低下,手术后,恶性肿瘤,肝胆疾病,血液系统疾病,长期卧床、气管插管、鼻饲管等。无论是院内感染还是社区获得性感染,误吸是最常见的因素。

【临床表现】

（1）本病临床表现起病急,高热、寒战、胸痛、咳嗽、咳痰,典型痰液常黏稠脓性,带血,黏液样或胶冻状,灰绿色或砖红色。

（2）病情较重者可以出现呼吸急促,心悸,甚至可出现休克。

【实验室检查】

（1）患者通常白细胞升高,核左移。

（2）病原学检查革兰氏染色典型显示为短粗的革兰氏染色阴性杆菌,通常有荚膜包围,显示为透亮区,菌落表现非常黏稠,由于正常人口咽部有较高的病菌携带率,痰培养阳性结果不一定可靠,需多次培养。

（3）血培养阳性可确定致病菌,如有胸腔积液,可抽取胸水进行病原学检查。

【影像学表现】

1. 社区获得性克雷伯杆菌肺炎　典型表现为肺叶实变(图 6-2-15),是引起大叶性肺炎常见病原体之一,常发生于上叶,右肺多见,伴有"空气支气管征",受累肺叶由于凝胶样黏稠痰液充填引起叶间裂膨出(图 6-2-16),偶尔情况下,相邻肺叶呈压迫性节

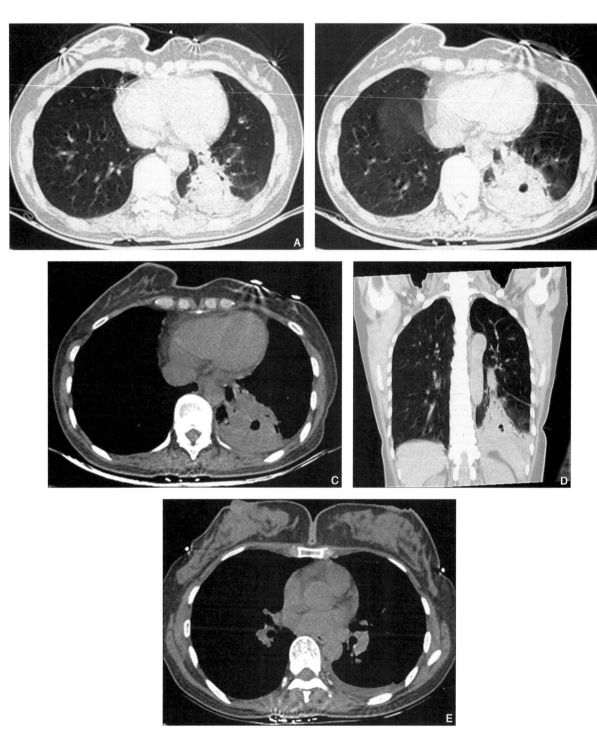

图 6-2-15　社区获得性克雷伯杆菌肺炎
女性,45 岁,胸部 CT 肺窗(A、B)及纵隔窗(C)显示左下肺基底段实变,伴有"空气支气管征"及小脓肿,小空洞形成,
冠状位重建(D)显示病变呈楔形分布,左侧胸腔积液(E)

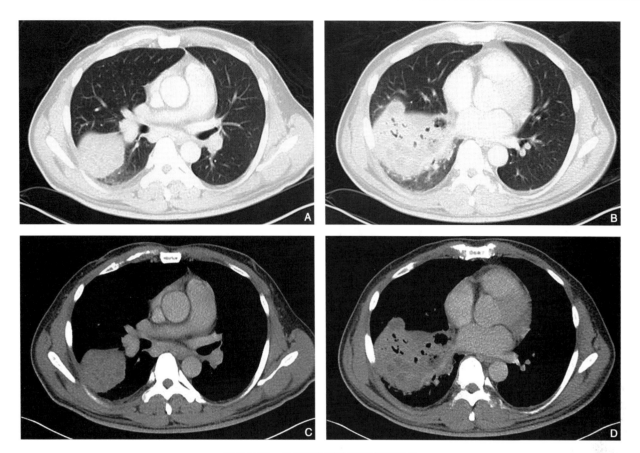

图 6-2-16 社区获得性克雷伯杆菌肺炎

男性,35 岁,胸部 CT 肺窗(A、B)及对应的纵隔窗(C、D)显示右下肺基底段实变,伴有"空气支气管征"及多发小脓肿,
多发小空洞形成,叶间裂下坠向前突起,右侧少量胸腔积液,隆嵴下(7 组)淋巴结大

段性肺不张。但应该强调的是叶间裂膨出并不是克雷伯杆菌肺炎的特异性征象,它仅显示于 30% 的克雷伯杆菌肺炎,也可见于其他疾病,如链球菌肺炎和原发性肺腺癌。

2. 医院获得性克雷伯杆菌肺炎 典型表现为多发性片状实变,显示为两肺或一侧肺内多发片状磨玻璃影及实变,边界模糊,部分可融合(图 6-2-17)。

3. 常见伴随表现 50%~70% 的克雷伯杆菌肺炎伴发胸水及淋巴结肿大(图 6-2-17)。CT 能更好地评价并发症,该病易导致坏死性肺炎,早期可形成肺脓肿(图 6-2-18),发生率约 16%~50%,显示为多发小空洞,空洞大小一般不超过 2cm,多无气液平面,内壁光滑。脓胸发生率约 20%,胸膜弥漫性增厚并强化要考虑脓胸。克雷伯杆菌肺炎恢复后,常有局部或者广泛的纤维化,影像显示为纤维条索影。

【诊断依据】

(1)确诊依赖于病原学检查,来自下呼吸道痰液的多次痰培养或痰涂片该菌占优势或为唯一菌种,可基本确定为克雷伯杆菌肺炎诊断;无其他原发病灶的阳性血培养可确立该病诊断。

(2)根据患者的症状、体征,如起病急骤、高热寒战,咳嗽咳痰,出现砖红色黏稠痰液,结合典型影像学表现如实变并叶间裂膨出应怀疑本病的可能。

【鉴别诊断】

其他病原体感染相互鉴别,主要鉴别依据为病原学检查。详见本章第二节细菌性肺炎肺脓肿章节。

四、流感嗜血杆菌肺炎

【概述】

流感嗜血杆菌为需氧革兰氏阴性小球杆菌,大小为(0.3~0.4)μm×1.5μm,两端钝圆。无鞭毛,无芽孢,不能运动。流感嗜血杆菌根据吲哚、脲酶及鸟氨酸脱羧酶试验,分为 8 个生物型,Ⅰ~Ⅳ型菌株脲酶试验阳性,Ⅰ、Ⅳ、Ⅴ、Ⅵ型菌株鸟氨酸脱羧酶试验阳性。同时根据荚膜多糖抗原不同分为 a~f6 个血清型,其中 b 型致病性最强,f 型次之,临床上 b 型流感嗜血杆菌引起肺炎最多。人是流感嗜血杆菌唯一宿主,该菌存在于正常人上呼吸道,定植率可达 50%,该菌可引起上呼吸道、泌尿道及神经系统感染。流感嗜血杆菌肺炎易发生于 3 岁以下儿童,成年人近年发病率逐渐上升,为社区获得性肺炎重要致病菌,10%~20% 社区获得性肺炎由该菌引起,成

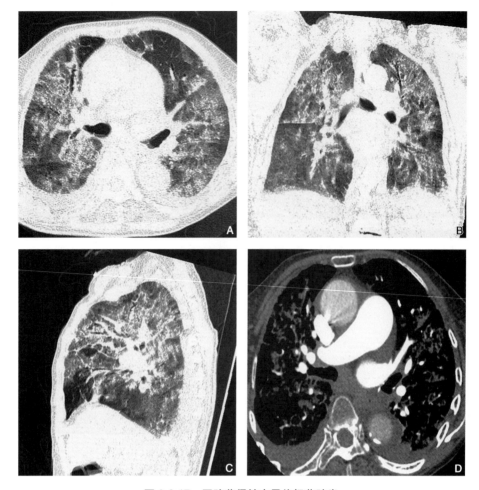

图6-2-17　医院获得性克雷伯杆菌肺炎
女性,77岁,胸部CT肺窗轴位(A)、冠状位(B)及矢状位重建(C)显示双肺多发片状磨玻璃影及
实变,边界模糊,部分融合,散在小脓肿,双侧胸腔积液,少量心包积液,隆嵴下(7组)淋巴结大

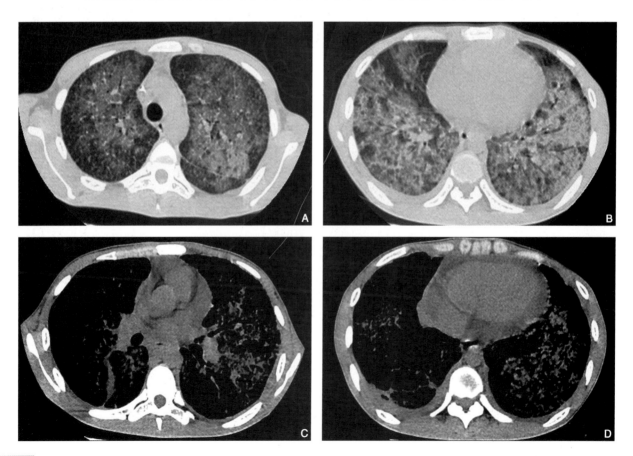

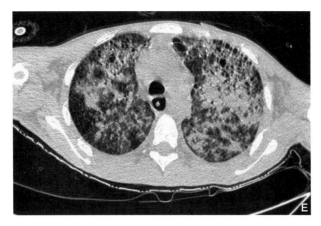

图 6-2-18　医院获得性克雷伯杆菌肺炎
男性,23 岁,胸部 CT 肺窗(A、B)显示双肺多片状磨玻璃影及实变,边界模糊,
部分融合,纵隔窗(C、D)显示右侧胸腔积液,部分进入斜裂,心包积液,隆嵴下(7
组)淋巴结大,1 周后复查(E)病变融合,密度增高,实变形成,多发小脓肿形成

人易感因素包括 COPD,糖尿病,肾病综合征,长期服用免疫抑制药物,血液性疾病等。该病菌通过飞沫传播,可导致家庭内传播;秋冬季为发病高峰季节。

【临床表现】

(1) 患者常缓慢起病,起病前多有上呼吸道感染症状,可有发热、咳嗽、咳脓痰、胸痛;免疫力低下者或婴幼儿发病急骤,常发热、咳嗽、胸痛、气促或呼吸困难,发绀;婴幼儿患者常可并发菌血症,化脓性脑膜炎。

(2) 体查可闻及湿啰音,肺实变体征,叩诊浊音。

(3) 合并化脓性脑膜炎出现脑膜刺激征,甚至出现谵妄、嗜睡、烦躁、神志模糊、昏迷等。

【实验室检查】

实验室检查外周血白细胞增高,可达$(20 \sim 70) \times 10^9/L$,淋巴细胞升高。

【影像学表现】

1. 小叶性肺炎　流感嗜血杆菌肺炎起病初期多表现为小叶性肺炎(图 6-2-19),显示为多发斑片

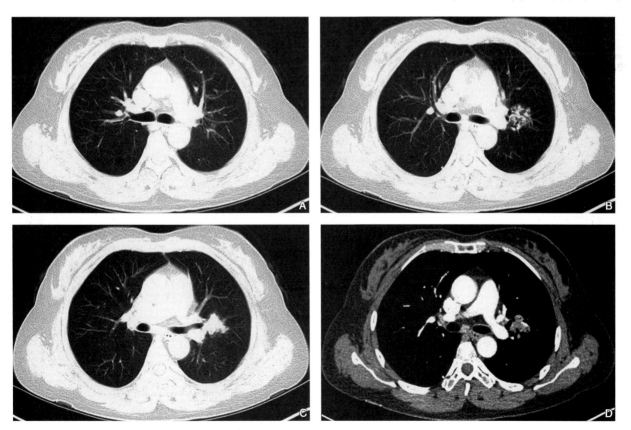

图 6-2-19　流感嗜血杆菌肺炎
女性,45 岁,胸部 CT 肺窗连续断面(A~C)显示左上肺小叶性斑片状模糊影,左肺门片状实变影,边缘模糊,增强扫描纵隔窗(D)示病变轻度强化

状模糊影或实变影,可伴有小叶中心结节影,腺泡结节影,边界模糊。

2. 化脓性支气管炎 小叶性肺炎进一步发展,则形成化脓性支气管炎,表现为支气管壁增厚,管腔扩张,细菌继续侵犯肺泡引起充血、水肿、渗出,炎性细胞浸润,引起肺实变,显示为单侧或双侧的段性分布实变影,主要发生于两下肺,病变可融合,呈大叶性肺炎改变(图6-2-20),成人脓肿及空洞少见,婴幼儿脓肿形成较成人多见,如有脓肿显示无强化坏死区,或气液平面(图6-2-21)。一般不合并胸腔积液。

【诊断依据】

(1) 确诊依赖于病原学检查,来自下呼吸道痰液的多次痰培养或痰涂片该菌占优势或为唯一菌种,可基本确定为流感嗜血杆菌肺炎诊断;无其他原发病灶的阳性血培养可确立该病诊断。

(2) 根据患者的症状、体征,结合典型影像学表现应怀疑本病的可能。

【鉴别诊断】

其他病原体感染相互鉴别,主要鉴别依据为病原学检查。详见本章第二节细菌性肺炎肺脓肿章节。

五、铜绿假单胞菌肺炎

【概述】

铜绿假单胞菌为革兰氏阴性需氧杆菌,具备运

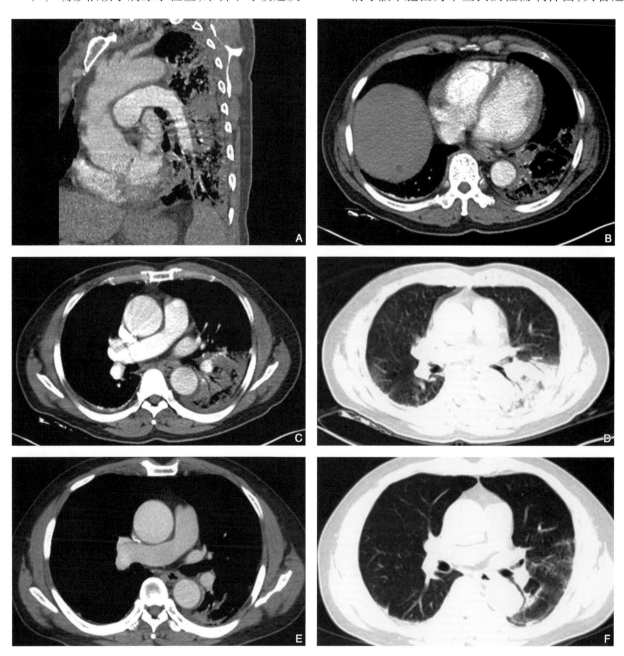

图6-2-20 流感嗜血杆菌肺炎
纵隔窗左肺矢状位(A)、下肺野(B)、中肺野(C)及中肺野肺窗(D)显示左下叶渗出实变灶,其内可见"空气支气管征",未见明显胸水征及淋巴结增大,抗感染1周后复查,与图C同层面(E)及图D同层面(F)CT显示病变明显吸收

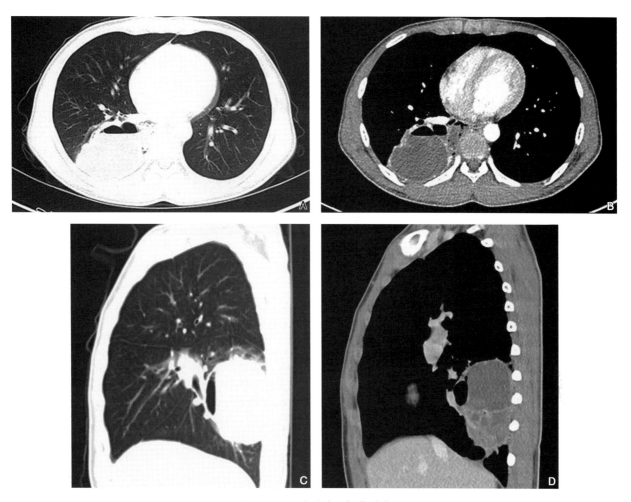

图 6-2-21 流感嗜血杆菌肺炎
胸部 CT 肺窗轴位(A)及矢状位重建(C)显示右下叶后基底段脓肿,周边有晕状渗出,其内可见空洞及液平,同层增强
扫描(B、D)示空洞内呈多房样,分隔及空洞壁明显强化,未见明显胸水征及淋巴结增大

动能力,菌体大小约(1.5~5.0)μm×(0.5~1.0)μm,呈杆状或长丝状,成双或呈短链状排列,无芽孢。根据其外膜脂多糖蛋白免疫特异性分为 20 个血清型。广泛存在于土壤、空气、水,人体皮肤、肠道、呼吸道均可存在,儿童带菌比率比成人高。

本病为条件致病菌,常发生于免疫力低下或具有基础疾病患者。易感因素包括长期使用激素或免疫抑制剂患者,长期使用多种抗生素、化疗药物患者、粒细胞缺乏症、血液性肿瘤、糖尿病、严重烧伤、囊性纤维化、AIDS、气管插管、机械通气等,是医院内感染最主要的致病菌,占医院获得性肺炎 10%~35%,患者往往病情重,治疗困难,死亡率高,在院内菌血症性肺炎和呼吸机相关性肺炎中,死亡率在40%~60%之间。铜绿假单胞菌是支气管扩张患者的主要病原菌之一。

【临床表现】

(1)血行感染绿脓假单胞菌肺炎发病较急,高热、寒战、咳嗽、咳脓痰,典型者为绿色脓痰,重症肺炎者很快出现呼衰,循环衰竭,休克,并可在较短时间内死亡。有严重基础疾病患者,肺部感染症状可能被掩盖而没被重视;部分患者发病缓慢。

(2)患者听诊多为散在性干湿啰音,大片实变者出现叩浊。

【实验室检查】

实验室检查白细胞计数可正常或轻中度升高,核左移,白细胞计数与本病的预后有密切相关性,治疗后白细胞增高预后较好,而持续降低患者预后不佳。

【影像学表现】

1. **小叶性肺炎** 铜绿假单胞菌肺炎常见的影像学表现为小叶性肺炎(图 6-2-22),显示为小叶、亚段分布的实变影,大小不等,边界模糊,累及多个肺叶,两下肺多见,少数可融合呈大片实变影(图6-2-23)。

由于支气管扩张容易合并化脓性炎症,其最常见的病原体是铜绿假单胞菌,因此,在影像学上,铜绿假单胞菌肺炎常具有支气管扩张的背景(图 6-2-22)。

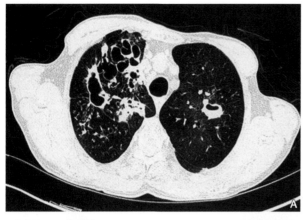
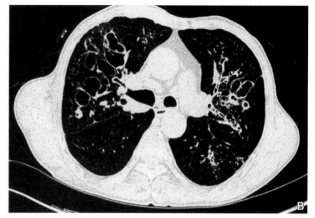
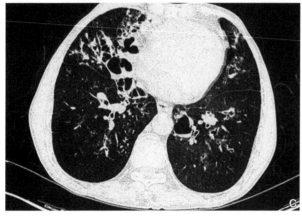

图 6-2-22　铜绿假单胞菌肺炎

男性,61 岁,胸部 CT 肺窗上肺野(A)、中肺野(B)及下肺野(C)显示双肺各叶支气管扩张伴小叶性肺炎,呈小叶、亚段分布的渗出灶,边界模糊,左上叶尖后段及后基底段空洞内有气液平面,提示脓肿形成

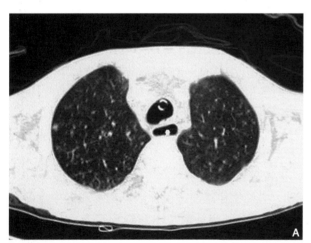
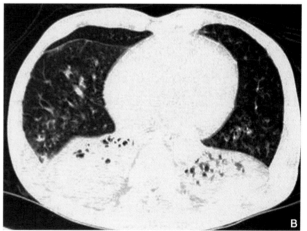
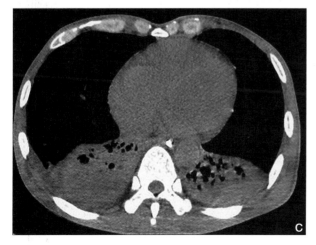

图 6-2-23　铜绿假单胞菌肺炎

男性,42 岁,胸部 CT 上肺野(A)肺窗显示双肺支气管血管束紊乱,边缘模糊,伴小点状小叶中心性结节,双下肺大片实变影伴多发小空洞(B),纵隔窗(C)未见明确胸腔积液

2. **多发肺脓肿** 与呼吸机相关的铜绿假单胞菌肺炎最常见的表现是小叶性肺炎伴小脓肿(图6-2-24);部分患者表现为感染性细支气管炎,在CT上显示为两肺多发小叶中心分布小结节,呈"树芽征"。还可显示为较大的磨玻璃影或结节,边缘模糊,组织坏死引起多发小脓肿,空洞可单发或多发,空洞可大可小(图6-2-22、6-2-24)。

尽管铜绿假单胞菌肺炎容易出现小脓肿,但脓胸发生率极低,有时可伴少量胸水(图6-2-25)。

【诊断依据】

(1)确诊依赖于病原学检查,来自下呼吸道痰液的多次痰培养或痰涂片该菌占优势或为唯一菌种,可基本确定为铜绿假单胞菌肺炎诊断;无其他原发病灶的阳性血培养可确立该病诊断。

(2)根据患者的症状、体征,如支气管扩张病史,咳绿色脓痰等,结合典型影像学表现应怀疑本病的可能。

【鉴别诊断】

其他病原体感染相互鉴别,主要鉴别依据为病原学检查。详见本章第二节细菌性肺炎肺脓肿章节。

六、军团菌肺炎

【概述】

军团菌属于革兰氏阴性需氧菌,菌体大小 $0.3\mu m \times (2 \sim 3)\mu m$,无芽孢,无荚膜,有鞭毛。该菌广泛存在于水和土壤中,病菌常经供水系统、溶洞或雾化吸入进入细支气管和肺泡,造成肺部炎症。军团菌至少有50种属和70个血清型,最常见的人类致病菌为嗜肺军团菌。

军团菌是社区获得性肺炎的重要致病菌之一,尤其是重症肺炎,该菌易侵犯免疫功能低下患者,如恶性肿瘤、慢性阻塞性肺病等,以及长期服用激素或免疫抑制剂患者、器官移植患者,糖尿病、肝肾功能衰竭、高龄也为其易感因素。大多数患者散发,暴发大多数发生在医院,酒店,水疗中心。

【临床表现】

(1)军团菌肺炎多种多样,典型显示为亚急性起病,胸痛、发热,常高于39℃,畏寒、头痛、寒战、厌食、恶心呕吐、腹泻、肌痛乏力等。

(2)体查显示相对缓脉。

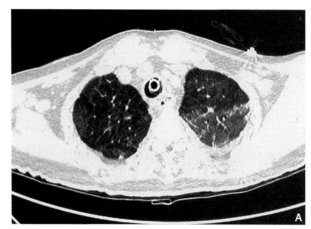
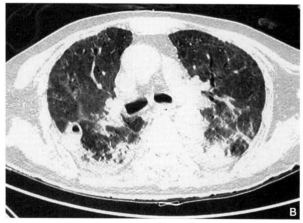
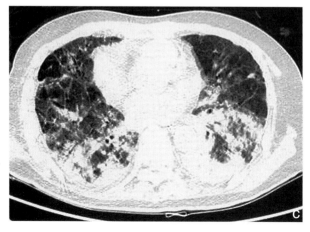

图6-2-24 铜绿假单胞菌肺炎

男性,69岁,气管插管术后,呼吸机支持。胸部CT肺窗上肺野(A)、中肺野(B)及下肺野(C)显示双肺支气管血管束紊乱,边缘模糊,伴小叶性肺炎,显示为小叶、亚段分布的实变影,大小不等,边界模糊,累及多个肺叶,两下肺病灶融合呈大片实变影,病灶伴小脓肿,未见胸腔积液

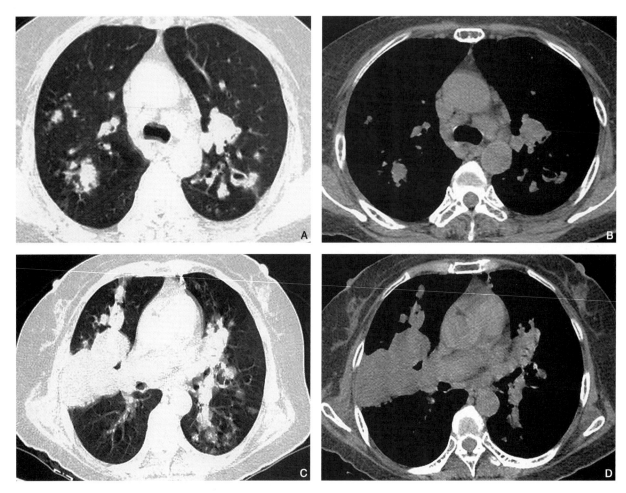

图 6-2-25　铜绿假单胞菌肺炎
男性,59 岁,胸部 CT 肺窗(A、C)及对应的纵隔窗(B、D)显示双肺支气管管径增粗,被液体充盈(支气管化脓性感染),形成边缘锐利的球形、分支状高密度影,肺外周带可见沿支气管分布的边缘模糊小叶中心结节(C),左下肺可见多发小空洞,空洞内可见液平(A),空洞内未见分隔,未见胸水征

（3）神经系统多表现头痛、意识模糊、嗜睡、定向障碍、谵妄等。肾损害显示镜下血尿、蛋白尿,部分出现横纹肌溶解。

【实验室检查】

（1）实验室检查白细胞中度增高,伴核左移,血沉加快,转氨酶、碱性磷酸酶、乳酸脱氢酶可升高。血清 IgG 抗体感染后 1 周左右出现、IgM 抗体 2 周开始升高。

（2）低钠血症常见、可伴低磷血症。

【影像学表现】

1. **肺炎**　超过 90% 的患者显示呈肺叶或肺段分布的实变与磨玻璃影,早期累及一侧肺,与急性肺炎链球菌肺炎类似,病变始于肺外周,病变常迅速进展累及整个肺叶或呈多叶性肺炎,以下肺多见(图 6-2-26)。

2. **肺脓肿**　脓肿及空洞的发生与患者免疫状态相关,仅 5% 的免疫功能正常者发生脓肿及空洞,免疫功能低下者,如使用高剂量类固醇、器官移植等患者,脓肿及空洞形成较常见。部分患者显示胸腔

积液和心包积液。

3. **其他少见表现**　少见影像学表现包括球形肺炎、结节样病变。军团菌肺炎急性期后肺部残留异常密度影可持续存在较长时间、包括条索影、段性实变影、支气管细支气管扩张、肺气囊。

【诊断依据】

（1）确诊依赖于病原学检查,特异性检查包括分离培养、血清学检查、尿抗原测定以及军团菌核酸检测。

（2）根据患者的症状、体征,如免疫功能正常的社区获得性肺炎、典型的肺部感染表现、相对缓脉、出现神经系统症状、肾损害,低钠血症、低磷血症等,结合典型影像学表现两肺多发实变,特别是大片实变,边缘模糊呈磨玻璃影,进展迅速时,应怀疑本病的可能。

【鉴别诊断】

其他病原体感染相互鉴别,主要鉴别依据为病原学检查。详见本章第二节细菌性肺炎肺脓肿章节。

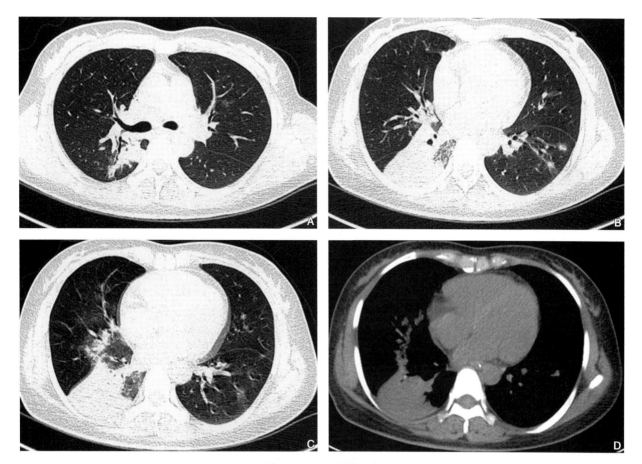

图 6-2-26　军团菌肺炎
女性,35 岁,胸部 CT 肺窗(A~C)及图 C 对应的纵隔窗(D)显示右下叶实变,病变累及右中叶,右中叶显示支气管血管束增粗,边缘模糊,沿支气管血管束分布的渗出影,左下叶基底段小片状渗出灶,双肺病灶内未见脓肿及空洞,未见胸腔积液

七、厌氧菌肺炎

【概述】

厌氧菌是指必须在无氧条件下才能生长,在有氧的条件下不能生长的细菌,分为有芽孢的革兰氏阳性梭菌,无芽孢的革兰氏阳性及革兰氏阴性杆菌与球菌。广泛存在与自然界与人体中。人和动物的口腔、上呼吸道、肠道、泌尿生殖道等是厌氧菌存在的主要部位,属于人体正常菌群,绝大多数为无芽孢厌氧菌,多为条件致病菌,且多为混合性感染。

厌氧菌易感因素有糖尿病、肝硬化、免疫缺陷、酗酒等,肺部含氧量很高,厌氧菌不易生长,肺部厌氧菌感染主要来自口咽部菌群,当意识障碍、酗酒时可吸入口咽部内容物导致肺部感染,也可以从远处感染灶通过脓毒血症或淋巴道播散至肺部。肺部感染的常见致病菌普雷沃菌属、类杆菌属、梭型杆菌属和消化链球菌属。

【临床表现】

(1) 临床上常有发热、胸痛、咳嗽、咳痰,发病初期为干咳,形成脓肿后为咳嗽、脓臭痰。

(2) 约 25% 的患者发病前曾出现过意识障碍、急性脑血管意外、癫痫、药物滥用及酗酒等。

【实验室检查】

实验室检查有白细胞及中性粒细胞升高。常规细菌培养时常为阴性,厌氧培养可发现病原菌,常规抗生素治疗无效,为某些感染性疾病反复发作和迁延不愈的重要原因之一。

【影像学表现】

厌氧菌肺炎影像学可显示为吸入性肺炎、急性重症坏死性肺炎、肺脓肿或脓胸的慢性感染等。发病初期显示为小叶性肺炎,呈叶、段分布,边缘模糊,病灶可融合呈大片实变影(图 6-2-27),可累及多个肺叶,与吸入因素相关的厌氧菌肺炎多见于两肺背侧,呈重力分布,20%~60% 患者形成脓肿及空洞(图 6-2-28),引流区域纵隔淋巴结肿大,50% 患者可累及胸膜,发展为胸膜炎,出现胸腔积液,甚至脓胸。

【诊断依据】

(1) 确诊依赖于病原学检查。

(2) 根据患者的症状、体征,如有误吸病史、发病前曾出现过意识障碍、急性脑血管意外、癫痫、药物滥

225555555555555555

555

5

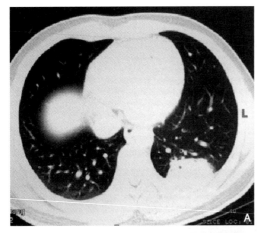
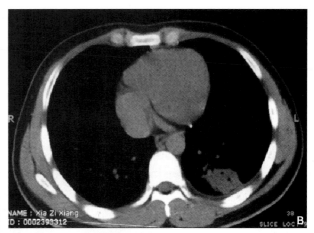
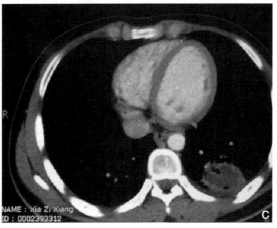

图 6-2-27　厌氧菌肺炎

男性,22 岁,胸部 CT 肺窗(A)显示左下肺后基底段大片密度增高影,纵隔窗平扫(B)及增强扫描(C)显示病变内部液化坏死及小气泡,周边环形强化,考虑为急性坏死性肺炎

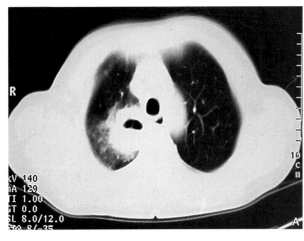
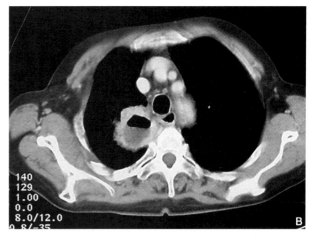

图 6-2-28　厌氧菌肺炎

胸部 CT 肺窗(A)显示右上肺后段单发圆形软组织密度影,伴厚壁空洞,外壁炎性浸润,边界模糊,呈大片状模糊影,增强扫描纵隔窗(B)显示空洞内有气液平面,空洞内壁较光滑,考虑为急性肺脓肿

用及酗酒等、咳脓臭痰、典型时痰液呈分层状,结合典型影像学表现肺内脓肿及空洞,常规细菌培养时为阴性,常规抗生素治疗无效时,应怀疑本病的可能。

【鉴别诊断】

其他病原体感染相互鉴别,尤其是空洞性病变及坏死性肺炎的鉴别,主要鉴别依据为病原学检查。详见本章第二节细菌性肺炎"肺脓肿"部分。

八、鲍曼不动杆菌肺炎

【概述】

鲍曼不动杆菌是需氧革兰氏阴性球杆菌或杆菌,是不动杆菌种最常见的菌种,广泛存在于自然界的水和土壤中,医院环境内也很常见,特别是ICU病房,易在住院患者口腔、呼吸道、皮肤、胃肠道及泌尿生殖道定植,细菌污染的病床、被褥、呼吸机、导管内可导致院内感染流行的发生。

鲍曼不动杆菌肺炎为医院获得性肺炎,尤其是呼吸机相关性肺炎重要致病菌,在呼吸科病房和呼吸监护病房确诊的医院获得性肺炎中,鲍曼不动杆菌感染率占第1位,约30%。该菌是常见机会致病菌,往往侵犯免疫功能低下患者,如大面积烧伤、血液淋巴系统疾病、恶性肿瘤、严重创伤、手术后、ICU患者、营养不良、呼吸机相关肺炎、严重基础疾病等。

【临床表现】

鲍曼不动杆菌肺炎为医院获得性肺炎,临床表现有院内患者新近出现咳嗽、咳痰,或原有呼吸疾病症状加重,发热,肺部可闻及湿啰音,白细胞计数可升高或减低。

【实验室检查】

实验室检查白细胞计数可正常或轻中度升高,核左移,C反应蛋白升高等。

【影像学表现】

1. **间质性肺炎** 鲍曼不动杆菌肺炎影像学与病毒性肺炎类似,常常引起肺间质改变(图6-2-29、图6-2-30),表现弥漫磨玻璃影,小叶间隔增厚、间质增粗、支气管血管束增厚、蜂窝影。

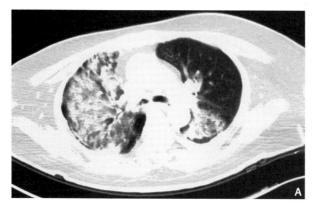
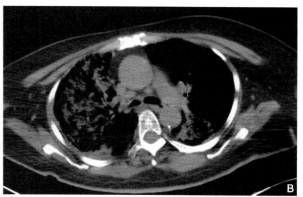

图 6-2-29 鲍曼不动杆菌肺炎
女性,60岁,胸部CT肺窗(A)显示双肺支气管血管束及中轴间质增粗,弥漫性磨玻璃渗出影,部分融合呈实变,右肺较多,纵隔窗(B)未见脓肿形成,未见明显胸腔积液,但胸膜略增厚

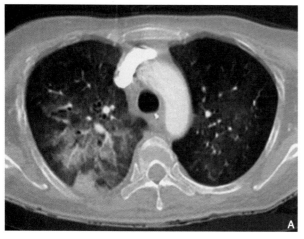
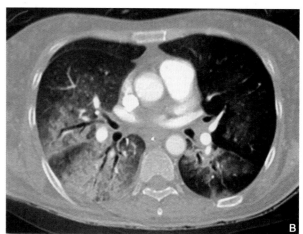

图 6-2-30 鲍曼不动杆菌肺炎
女性,48岁,胸部CT肺窗(A、B)显示双肺弥漫性磨玻璃影,渗出实变影,小叶间隔增厚,间质水肿,部分磨玻璃影融合呈实变,显示"空气支气管征"

2. 肺实变 鲍曼不动杆菌肺炎第二常见的影像为斑片状、大片状实变影，沿支气管束分布（图6-2-31、图6-2-32），常伴发胸水。

鲍曼不动杆菌肺炎常常合并其他病菌的感染，混合感染往往导致肺内实变范围更大，也可以表现为渗出实变影与间质性肺炎混杂存在（图6-2-33）。混合感染常导致胸水发生率更高，亦更容易出现脓肿及空洞。

【诊断依据】

（1）符合医院获得性肺炎诊断标准，结合患者易感因素，影像表现为广泛磨玻璃影或大片状实变影、胸水，应考虑到鲍曼不动杆菌肺炎的可能。

（2）诊断可靠依据为深部痰、支气管分泌物或肺组织细菌培养。

【鉴别诊断】

应注意与其他病原体感染相互鉴别，尤其是广泛磨玻璃影及气腔实变影的鉴别，如常显示为广泛磨玻璃影的病毒性肺炎、与呼吸机相关的铜绿假单胞菌肺炎、军团菌肺炎等。

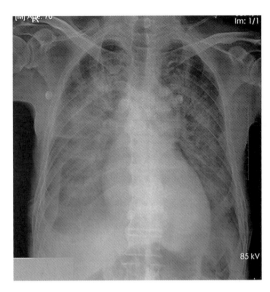

图6-2-31 鲍曼不动杆菌肺炎
男性，70岁，胸部正位片显示双肺纹理紊乱，边缘模糊，弥漫性磨玻璃影，小部分实变，右侧少量胸腔积液，右侧水平裂增厚

主要鉴别依据为病原学检查。鲍曼不动杆菌肺炎经常合并其他病菌的感染，往往对鉴别诊断带来困难。对怀疑本病者应尽早行病原学检查明确诊

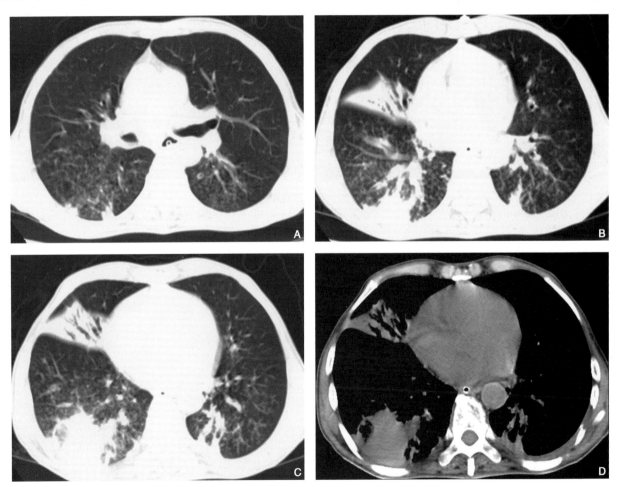

图6-2-32 鲍曼不动杆菌肺炎
男性，55岁，胸部CT肺窗（A～C）显示双肺支气管管壁增厚，边缘模糊，双肺磨玻璃渗出影，右中肺、右下肺基底段及左下肺后基底段实变，未见脓肿形成，纵隔窗（D）显示双侧少量胸腔积液

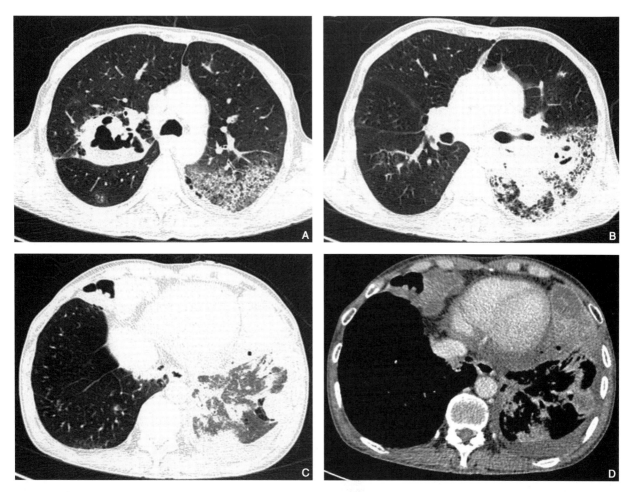

图 6-2-33 鲍曼不动杆菌伴肺炎克雷伯杆菌混合感染性肺炎

男性,54 岁,胸部 CT 肺窗(A~C)显示左下肺磨玻璃渗出影,病变融合呈实变,左下肺病变大片坏死伴小脓肿形成,右肺上叶及右肺中叶内侧段可见厚壁空洞,右侧斜裂下坠,纵隔窗(D)示左侧胸腔积液

断。详见本章第二节细菌性肺炎肺脓肿章节。

九、肺脓肿

【概述】

肺脓肿是肺内常见疾病,是由化脓性细菌所引起的肺部坏死性炎症,由于肺实质坏死、液化形成脓腔,常显示气-液平面。常见病原体包括:金黄色葡萄球菌、铜绿假单胞杆菌、大肠埃希菌、肺炎克雷伯杆菌等,真菌与寄生虫也可引起肺脓肿。细菌性肺脓肿常为口咽内容物吸入,与口腔、上呼吸道常存细菌一致,误吸为厌氧菌性肺脓肿最重要因素。血源性肺脓肿为脓毒血症并发症。肺脓肿根据存在时间分急性肺脓肿与慢性肺脓肿。

急性肺脓肿位发病时间小于 6 周的肺脓肿,多发生于青年人,男性多于女性,冬春季发病率高。

慢性肺脓肿在急性炎症迁延未愈,持续时间大于 6 周以上,病变周围及内部大量纤维组织增生,形成慢性肺脓肿。

肺脓肿的易感因素包括口腔卫生不佳,酗酒,癫

痫发作,意识模糊,其他因素有心内膜炎、支气管扩张、肝脓肿、慢性阻塞性肺病、免疫缺陷、糖尿病等。

由于近年来抗生素的广泛使用,肺脓肿形成的自然过程受到干预,急性肺脓肿的临床表现及影像学表现常不典型。

【临床表现】

(1)肺脓肿患者大多数起病较急,高热、寒战、咳嗽、咳痰,痰量较大,发热常高于 38.5℃,可达 40℃以上,胸痛、疲劳乏力,食欲缺乏,咯血常见。患侧肺可闻及湿啰音,脓腔形成可闻及空瓮音,实变肺呼吸音低,叩浊。

(2)起病后大约 2 周左右,肺脓肿病灶中心完全坏死液化,患者突然咳出大量有分层的脓臭痰,影像学显示空洞内壁光滑、外壁显示宽大炎性渗出带,有空气液平面。慢性肺脓肿多由急性肺脓肿治疗不及时发展而成,显示为反复发热、咳嗽、咳痰、消瘦等全身慢性中毒症状。

【实验室检查】

急性肺脓肿血白细胞总数较高,常达(20~30)×

$10^9/L$，中性粒细胞在90%以上，核明显左移，常有毒性颗粒。慢性患者的血白细胞可稍增高或正常，血红细胞及血红蛋白减少。

【影像学表现】

1. **急性肺脓肿**　右上叶腋段是肺脓肿的好发部位，一般为单发，肺脓肿形成早期表现为肺内大片实变影，坏死物形成排出后形成空洞，典型肺脓肿为圆形或类圆形软组织密度影，伴厚壁空洞，空洞内有气液平面，空洞内壁较光滑，外壁炎性浸润，边界模糊，呈大片状模糊影（图6-2-34），部分患者显示脓腔位于成楔形的叶段性实变中，坏死与非坏死区分界清楚（图6-2-35）。脓肿壁有肉芽组织，增强扫描显示明显环形强化，常为空洞内壁环形强化，有时显示典型双环征象。

2. **血源性肺脓肿**　血源性肺脓肿常有其他部位感染，找不到原发感染灶时应想到静脉药瘾性金黄色葡萄球菌肺炎的可能，早期显示为两肺外围部位多发小片状或类圆形影，显示"血管滋养征"，随后发生坏死性肺炎，形成多发薄壁小空洞，部分伴气-液平面，增强扫描病灶中央坏死区无强化，胸膜下可伴发楔形肺梗死灶（图6-2-36）。

3. **慢性肺脓肿**　急性肺脓肿周围炎性病变被吸收，边界变清晰，病灶周围形成纤维化病灶，内部形成纤维分割，出现多房样空洞，多个液平，有的空洞内可无气液平面，脓肿壁可厚可薄，由于慢性炎性反应，邻近胸膜增厚粘连。慢性肺脓肿最具特征性的影像学表现概括为"三多"，即多个空洞、多发液平、纤维组织大量增生（图6-2-37）。

【诊断依据】

确诊依赖于病原学检查。根据患者典型的临床表现，如起病较急、高热、畏寒、咳嗽、咳痰，大量浓臭痰，结合肺部影像学肺内发现厚壁空洞，内见气液平面，白细胞计数增高等实验室检查，肺脓肿诊断可基本确立。

【鉴别诊断】

细菌性肺炎的诊断较为困难，临床及影像学表现性均不强，临床与影像密切结合，综合分析，对判断病原体较有帮助，临床需关注的信息主要有社区

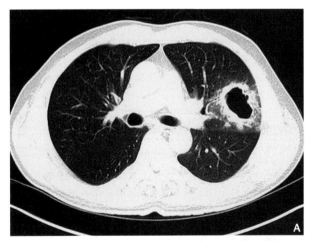
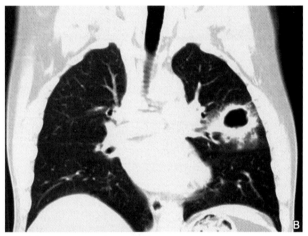
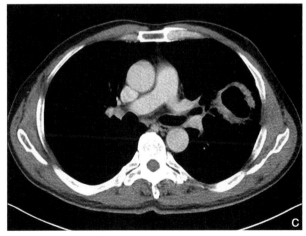

图6-2-34　急性肺脓肿（1）

男性，66岁，CT肺窗轴位（A）及冠状位重建（B）显示左上叶单发圆形软组织密度影，伴厚壁空洞，洞内无明确气液平面，空洞内壁较光滑，外壁炎性浸润，边界模糊，呈大片状模糊影，纵隔窗（C）未见胸膜增厚及胸腔积液

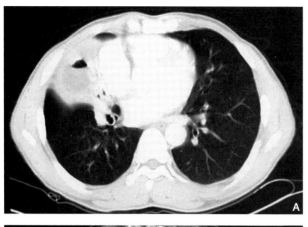
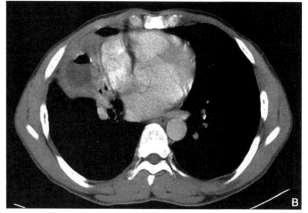
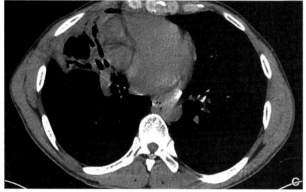

图 6-2-35　急性肺脓肿（2）
男性，43 岁，胸部 CT 肺窗（A）及纵隔窗（B）显示右中叶大片实变影，中心见脓腔，空洞形成，内有气液平面，空洞内壁较光滑，坏死与非坏死区分界清楚。抗感染 2 周复查（C）显示坏死物基本排出，空洞壁变薄，支气管较前通畅，显示"空气支气管征"

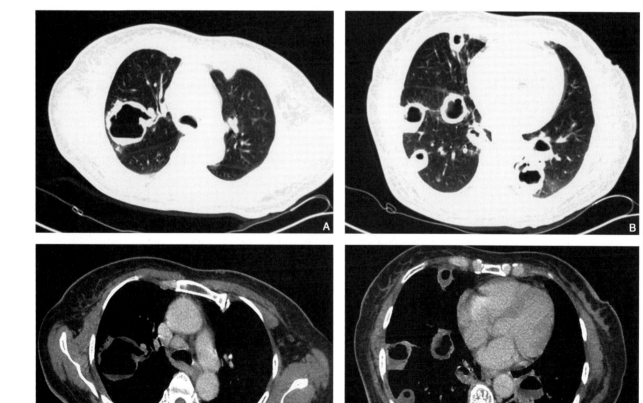

图 6-2-36　血源性肺脓肿
女性，55 岁，胸部 CT 肺窗（A、B）及对应的纵隔窗（C、D）显示双肺多发薄壁小空洞，部分伴气液平面，增强扫描病灶中央坏死区无强化

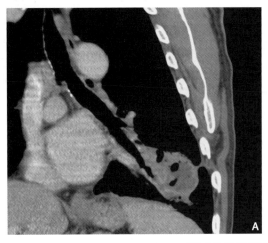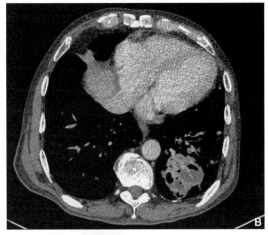

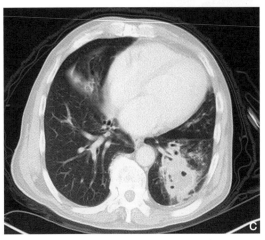

图 6-2-37 慢性肺脓肿

男性,61 岁,胸部 CT 纵隔窗冠状位重建(A)及轴位(B)显示左肺下叶多房多腔厚壁空洞,伴气液平面,增强扫描病灶中央坏死区无强化,肺窗(C)病灶周边见纤维组织增生,少许渗出灶

获得性或医院获得性、起病急缓、有无前驱症状、伴随症状、痰涂片为 G⁺ 或 G⁻、血常规结果等,影像学医师需关注的信息主要有磨玻璃影、渗出或实变、脓肿或坏死、空洞有无及大小、胸水或脓胸、淋巴结有无肿大等,主要关注点汇总(表 6-2-1)。

表 6-2-1 细菌性肺炎临床及影像关注点汇总表(附典型 CT 图)

病种	CAP 或 HAP（社区或者医院获得性肺炎）	临床特点	G⁺或 G⁻	实变	支气管壁增厚	空洞	胸水	脓胸	淋巴结大
肺炎链球菌肺炎	CAP		G⁺	++	−或+	−	−或+	−	−
图 6-2-3									

续表

病种	CAP 或 HAP（社区或者医院获得性肺炎）	临床特点	G⁺或 G⁻	实变	支气管壁增厚	空洞	胸水	脓胸	淋巴结大
金黄色葡萄球菌肺炎	CAP2% HAP15%		G^+	+	+	++	+	++	−
	图 6-2-10								
肺炎克雷伯杆菌肺炎	CAP5% HAP10%	误吸因素	G^-	+	+	+ 小	++	+	++
	图 6-2-18								
流感嗜血杆菌肺炎	CAP15%	缓起	G^-	+	+	−	−	−	−
	图 6-2-20								
铜绿假单胞菌肺炎	CAP10% HAP25%	支扩	G^-	+	+	++	−	−	+或−
	图 6-2-25								
军团菌肺炎	CAP5%	急起	G^-	++	+	−	−	−	−
	图 6-2-26								

续表

病种	CAP 或 HAP（社区或者医院获得性肺炎）	临床特点	G⁺或G⁻	实变	支气管壁增厚	空洞	胸水	脓胸	淋巴结大
厌氧菌肺炎			G⁺G⁻	+	+	++	+	+	+
	图 6-2-27								
鲍曼不动杆菌肺炎	HAP30%		G⁻	++	+	−	++	−	−
	图 6-2-32								

（刘进康　熊　曾　江登科）

第三节　病毒性肺炎

病毒性肺炎是由病毒通过上呼吸道感染、向下蔓延所致的肺部炎症。常通过飞沫和密切接触传染，可由上呼吸道病毒感染向下蔓延导致，也可继发于全身性病毒感染。在社区获得性肺炎中，病毒感染约占 5%～15%。在非细菌性肺炎中，病毒性肺炎可占 25%～50%。病毒性肺炎一年四季均可发病，以冬春季多见，可散发、小流行或暴发流行。

病毒性肺炎的病原体多种多样，如流感病毒、副流感病毒、冠状病毒、巨细胞病毒、呼吸道合胞病毒、腺病毒、麻疹病毒、水痘病毒、鼻病毒和某些肠道病毒。流感病毒是成年人及老年人病毒性肺炎最为常见的病原体。呼吸道合胞病毒则常是婴幼儿病毒性肺炎的致病因素。近年来，新型冠状病毒（severe acute respiratory syndromes，SARS）、禽流感病毒 H1N1、H7N9、中东呼吸综合征（middle east respiratory syndrome，MERS）的出现，再次引起了人们对于病毒性肺炎的关注。影像学检查作为一种无创性检查方法，对病毒性肺炎的诊治发挥重要作用，尤其对于临床症状和体征无明显特异性的病毒性肺炎患者，胸部影像学检查能观察肺内病灶形态、大小和累及范围，了解病情变化，监测疾病转归，为合理治疗提供客观理论依据。

一、流感病毒肺炎

【概述】

流感病毒是正黏病毒科的代表种，包括人流感病毒和动物流感病毒，人流感病毒分为甲（A）、乙（B）、丙（C）三型，是流行性感冒的病原体，其中甲型流感病毒抗原性易发生变异，多次引起世界性大流行。流行性感冒的传染源主要是患者，其次为隐性感染者，被感染的动物也可能是一种传染源。主要传播途径是带有流感病毒的飞沫，经呼吸道进入体内。少数也可经共用手帕、毛巾等间接接触而感染。

流感病毒一般只引起表面感染，不引起病毒血症，进入人体的病毒，如果不被咳嗽反射、特异性 IgA 抗体及非特异性抑制物所清除，则可感染少数呼吸道上皮细胞，引起细胞产生空泡、变性并迅速产生子代病毒体扩散至邻近细胞。病毒可降低呼吸道黏液层的黏度,使细胞表面受体暴露,有利于病毒的吸附,同时促进含病毒的液体散布至下呼吸道,在短期内使许多呼吸道细胞受损,使机体易于继发严重的肺部感染。

【临床表现】

(1)潜伏期长短取决于侵入的病毒量和机体的免疫状态,一般为 1～4 天。

(2)起病后患者有畏寒、头痛、发热、肌肉酸痛、乏力、鼻塞、流涕、咽痛、咳嗽等非特异性症状,无并发症患者发病后第 3～4 天就开始恢复;如有并发症,则恢复期延长,流感的死亡通常由并发细菌性感染(如肺炎链球菌、金黄色葡萄球菌、流感嗜血杆菌)所致,并发症多见于婴幼儿、老人和慢性病(心血管疾病、慢性气管炎和糖尿病等)患者。

【实验室检查】

(1)病毒性肺炎的诊断需结合临床及胸部影像学检查,同时排除由其他病原体引起的肺炎。确诊需要找到病原学证据,病原学检查包括病毒分离、血清学检查以及病毒抗原的检测、电镜检测病毒包涵体。病毒培养较困难,不易常规开展。

(2)血清学检查以及病毒抗原的检测临床意义较大,急性期和恢复期的双份血清,补体结合试验、中和试验或血清抑制试验抗体滴度增高 4 倍或以上有确诊意义。

(3)免疫荧光,酶联免疫吸附试验,酶标组化法,辣根过氧化物酶-抗辣根过氧化物酶法等,可进行病毒特异性快速诊断,监测病毒特异性 IgM 抗体有助早期诊断。电镜检测病毒包涵体也有助于诊断。

(4)其他实验室检查包括血白细胞计数、血沉等,痰涂片所见的白细胞以单核细胞居多,痰培养常无致病细菌生长,肺炎患者的痰涂片仅发现散在细菌及大量有核细胞,或找不到致病菌,应怀疑病毒性肺炎的可能。

【影像学表现】

了解流感病毒性肺炎的基本影像学特征、累及程度、范围、动态变化过程对制定诊疗方案及预测病情转归有重要的作用。

1. 流感病毒性肺炎的一般影像学表现

(1)轻症或感染早期(发病 3 天以内):患者最常见表现为间质性肺炎,最早仅有双肺支气管血管束增粗、模糊、小叶间隔增厚及胸膜下线,大多数 X 线片无异常发现,或显示为肺过度充气,肺野透亮度增高,合并肺部炎症可显示为肺纹理增粗、模糊,散在小斑片状阴影。

在 HRCT 上显示肺小叶中心性结节呈树芽征、小斑片状的磨玻璃影或实变影、小叶间隔增厚呈线样征、可形成铺路石征等(图 6-3-1)。病变比较局限,右肺常受累,尤其是右肺上叶及中叶。胸膜可有增厚,无明显胸腔积液。由于多数患者确诊较晚,早期 CT 检查不多。

(2)重症或进展期:患者 X 线片显示为两肺透亮度不同程度减低,肺纹理模糊不清,大片状实变密度增高影,其内可见透亮的空气支气管征(图 6-3-2)。有时候也表现为磨玻璃密度影内散在片状高密度影,边缘模糊不清,密度不均匀(图 6-3-3)。

进展期 HRCT 上显示小叶中央实变的结节影,肺内局灶性磨玻璃影(图 6-3-4),伴或不伴斑片状实变,密度增高的肺泡浸润性区域与因小气道阻塞、支

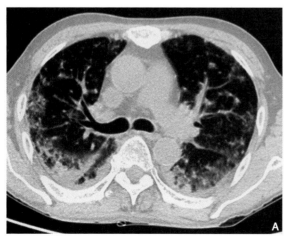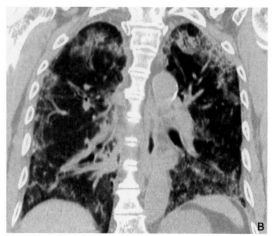

图 6-3-1　流感病毒性肺炎(早期)

男性,60 岁。发热,呼吸困难(起病 3 天内),胸部 CT 平扫肺窗轴位(A)及冠状位重建(B)显示双肺各叶弥漫性肺小叶中心性结节形成树芽征、小斑片状的磨玻璃影或实变影

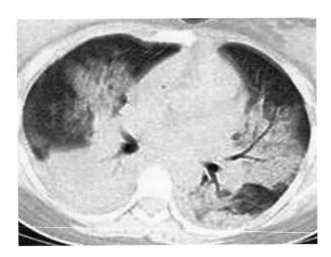

图 6-3-2　流感病毒性肺炎（甲型 H1N1，进展期）
胸部 CT 肺窗显示两肺大片状实变影和磨玻璃影，
伴"空气支气管征"

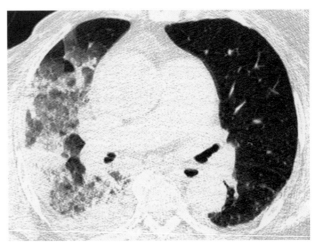

图 6-3-3　流感病毒性肺炎（H7N9 禽流感，进展期）
女性，75 岁，胸部 CT 显示右肺大片状实变，磨玻璃影
与正常肺组织混杂，呈地图样分布，即马赛克肺灌注
表现

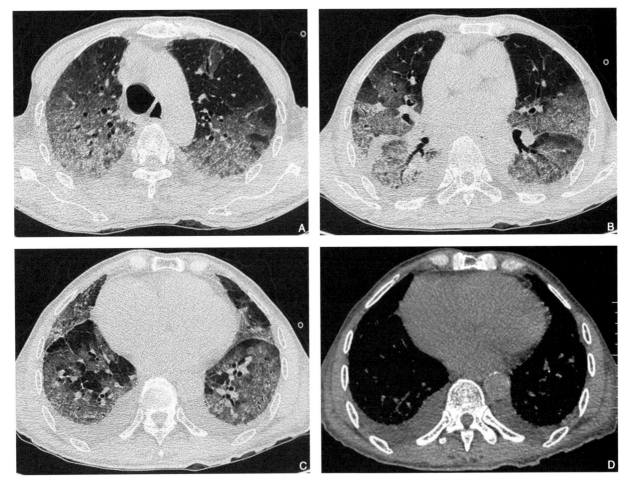

图 6-3-4　流感病毒性肺炎（进展期）
男性，81 岁。咳嗽，呼吸困难 10 天，加重 3 天，HRCT 肺窗（A～C）显示肺内磨玻璃影，伴或不伴斑片状实变，密度增高的
肺泡浸润性区域与密度降低的过度充气区域互相交错呈地图样分布，即马赛克肺灌注表现，病变呈重力分布。纵隔窗
（D）显示双侧胸腔积液

气管活瓣作用所致的过度充气低密度区域或病灶之间正常通气呈低密度的肺组织互相交错呈地图样分布,即马赛克肺灌注表现(图6-3-4C),病变以肺门附近及两下肺为显著,肺门周围病灶多沿支气管血管束呈条索、网格状影以及小斑片状磨玻璃影、实变,因肺泡弥漫性损伤、肺组织充血、间质水肿,两肺病变显示重力分布趋势(图6-3-4A、B),病程有自限性,少数患者可合并胸腔积液(图6-3-4D),心包积液和纵隔淋巴结肿大。

2. 合并感染时的影像学表现 合并细菌性感染时,因感染病原体不同有不同的表现,可显示为大叶性实变、小脓肿和胸腔积液等。院内感染最常见的病原体为鲍曼不动杆菌(图6-3-5),表现为在病毒性感染开始吸收的时候,突然出现新发渗出实变影。

3. 流感病毒性肺炎变化转归的影像学表现 重症流感病毒肺炎病变短期内进展迅速,甚至1日内病灶就有很大变化,出现进行性呼吸困难、低氧血症,甚至呼吸衰竭,需要气管插管、机械通气等。因此当患者入院转运入ICU时,推荐在CT室短暂停留,急诊行CT检查了解肺部情况,同时拍摄同期床旁胸片,如患者因病情进一步加重,不能脱离呼吸机而无法行CT检查时,可通过床旁胸片的变化来对病情进行监测,以利于临床诊疗方案的选择。

(1)病变进展:显示为病变密度增加、范围增大、互相融合,呈多段、叶的大片状磨玻璃影或实变,磨玻璃影被实变影替代,实变病灶内有时显示"空气支气管征",支气管内显示条状相对高密度的分泌物,支气管血管束周围广泛分布磨玻璃影,单侧或双侧弥漫性分布(图6-3-6)。实变明显、出现空洞、基础疾病不能解释的胸腔积液往往提示患者出现了合并的感染性病变。

(2)病变好转:如无并发症,病毒性肺炎有自限性,一般两周左右开始好转,病变密度降低、范围缩小,由弥漫性磨玻璃影或多发片状实变转变为较局限病变,或过度充气区域消失,肺密度均匀,均反映小气道通气功能改善、肺泡损伤修复,为好转的标志(图6-3-7)。病变恢复期肺实质病灶大部分可以吸收,主要遗留肺间质炎及纤维化表现,显示为局限性索条、网

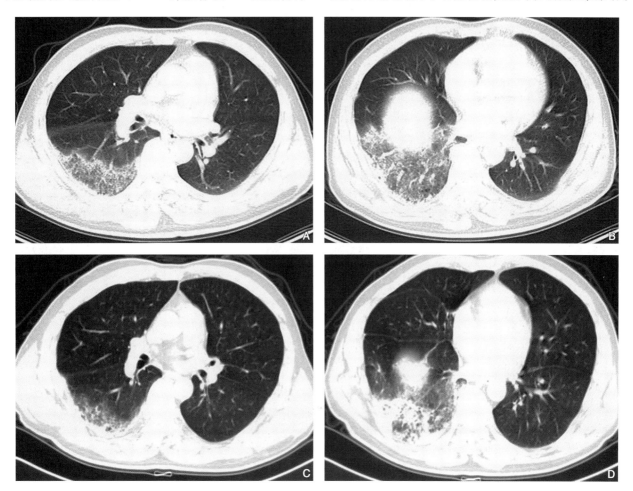

图6-3-5 流感病毒性肺炎
男性,56岁,病毒感染初期胸部CT(A、B)显示右下肺斑片状磨玻璃影,密度增高的肺泡浸润区域与周边低密度正常肺组织区域分界清晰,7天后胸部CT(C、D)显示磨玻璃影范围明显缩小,右下肺出现实变灶,病变边缘较前模糊,提示病毒性肺炎开始吸收,合并出现细菌性肺炎,痰培养示鲍曼不动杆菌

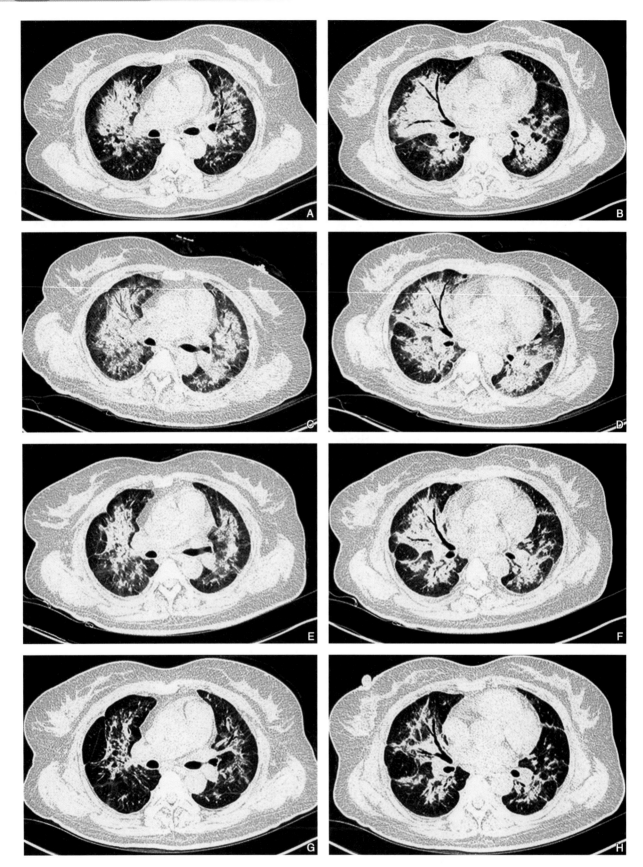

图 6-3-6 病毒性肺炎

女性,46 岁,起病时胸部 CT(A、B)显示大片磨玻璃影及实变灶,双侧弥漫性分布;8 天后胸部 CT(C、D)病变进展,表现为病变密度增加、范围增大、互相融合,呈多段、叶的大片状磨玻璃影或实变,磨玻璃影被实变影替代,实变病灶内"空气支气管征"较前明显,支气管内显示条状相对高密度的分泌物充填;13 天后胸部 CT(E、F)显示病变开始吸收,表现为病变密度降低、范围缩小,由弥漫性磨玻璃影或多发片状实变转变为相对较局限病变;19 天后胸部 CT(G、H)显示肺实质病灶大部分已吸收,遗留肺间质炎及纤维化表现,表现为局限性索条、网格、点条状影、小叶间隔增厚,并显示支气管牵拉扭曲以及肺叶膨胀不全,为病变恢复期

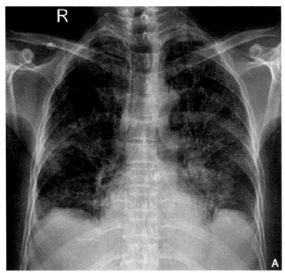
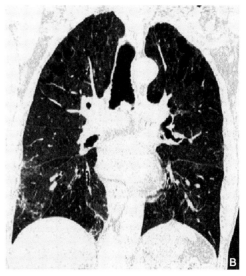
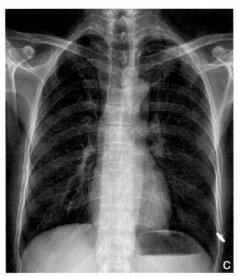

图 6-3-7　流感病毒性肺炎

男性,76 岁,起病时胸部正位片(A)显示两肺透亮度不同程度减低,肺纹理模糊不清,大片状磨玻璃影伴小片状实变密度增高影,边缘模糊不清,双侧弥漫性分布;7 天后胸部 CT(B)显示支气管血管束呈条索、网格状影,边缘显示大片状磨玻璃影,右下肺胸膜下片状实变;14 天后胸部正位片(C)显示病变基本吸收

格、点条状影、小叶间隔增厚以及胸膜下线等,并显示支气管牵拉扭曲、血管聚集以及肺叶膨胀不全,病变的吸收时间较长,与临床症状的改善并不完全同步。

【诊断依据】

病毒性肺炎的诊断依据为临床症状及影像学改变,并排除由其他病原体引起的肺炎。确诊则有赖于病原学检查,包括病毒分离、血清学检查以及病毒抗原的检测。下呼吸道分泌物或肺活检标本中细胞核内的包涵体可提示病毒感染。

【鉴别诊断】

详见本章第三节病毒性肺炎巨细胞病毒章节。

二、麻疹病毒肺炎

【概述】

麻疹病毒,属副黏病毒,呈球形,直径约 100～

250nm。麻疹病毒的唯一自然储存宿主是人。急性期患者是传染源,通过飞沫传播,也可经用具、玩具或密切接触传播。麻疹病毒导致的疾病为麻疹,是一种具有高度传染性的急性病毒性疾病,易感者接触后几乎全部发病,发病的潜伏期为 9～12 天。由于 CD46 是麻疹病毒受体,因此具有 CD46 的大多组织细胞均可为麻疹病毒感染的靶细胞。

经呼吸道进入的病毒首先与呼吸道上皮细胞受体结合并在其中增殖,继而侵犯淋巴结内增殖,随后入血形成第一次病毒血症。病毒到达全身淋巴组织大量增殖再次入血,形成第二次病毒血症。此时开始发热,继之由于病毒在结膜、鼻咽黏膜和呼吸道黏膜等处增殖而出现上呼吸道卡他症状。病毒也在真皮层内增殖,口腔颊黏膜出现中心灰白、周围红色的麻疹黏膜斑(Koplik 斑),3 天后出现特征性皮疹,皮疹形成的原因主要是局部产生超敏反应。

麻疹病毒一般不累及肺部,累及肺部时称麻疹肺炎,病理主要显示为上皮细胞增生和弥漫性肺泡损伤。麻疹病毒感染后容易合并肺部感染,称为麻疹继发肺炎,病理主要显示为化脓性炎症,麻疹肺炎或麻疹继发肺炎吸收后易遗留支气管扩张。

【临床表现】

麻疹可出现发热、呼吸道炎症、眼结膜炎等,以颊黏膜的麻疹黏膜斑及全身斑丘疹为特征,病程常持续 7~10 天。并发症常发生于 5 岁以下患儿及 20 岁以上患者。

【实验室检查】

(1)病原学检查包括取患者发病早期的血液、咽洗液或咽拭子行病毒培养,经 7~10 天可出现有多核巨细胞、胞内和核内有嗜酸性包涵体,再以免疫荧光技术确认接种培养物中的麻疹病毒抗原。由于病毒分离鉴定方法复杂而且费时,至少需 2~3 周,因此多用血清学诊断,取患者急性期和恢复期双份血清,常进行 HI 试验,检测特异性抗体,也可采用 CF 试验或中和试验。当抗体滴度增高 4 倍以上即可辅助临床诊断。

(2)也可用间接荧光抗体法或 ELISA 检测 IgM 抗体。也可用荧光标记抗体检查患者卡他期咽漱液中的黏膜细胞有无麻疹病毒抗原。用核酸分子杂交技术也可检测细胞内的病毒核酸。

【影像学表现】

麻疹肺炎较少见,CT 显示为边界模糊的小叶中央结节、磨玻璃影、小叶间隔增厚及呈肺叶或段分布的实变影,可伴有支气管扩张,但肺门淋巴结肿大罕见(图 6-3-8)。麻疹继发肺炎主要显示为化脓性炎症,麻疹肺炎或麻疹继发肺炎吸收后易遗留支气管扩张。

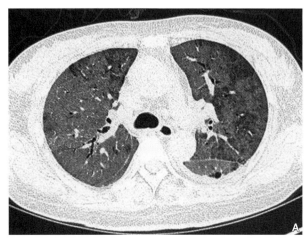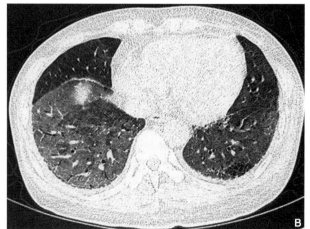

图 6-3-8 麻疹肺炎
36 岁,男性,胸部 CT 肺(A、B)显示边界模糊的磨玻璃影,其内含气支气管清晰可见,轻度扩张,小叶间隔及叶间裂增宽

【诊断依据】

典型麻疹患者无需实验室检查,根据临床症状即可诊断。对轻症和不典型患者则需做病原学检查以求确诊。

【鉴别诊断】

详见本章第三节病毒性肺炎巨细胞病毒章节。

三、水痘病毒肺炎

【概述】

水痘病毒,全称为水痘—带状疱疹病毒。在儿童初次感染引起水痘,恢复后病毒潜伏在体内,少数患者在成人后病毒再发而引起带状疱疹,故称为水痘—带状疱疹病毒。水痘病后可获终身免疫。人是水痘—带状疱疹病毒的唯一自然宿主,皮肤上皮细胞是主要靶细胞。

传染源主要是患者,患者急性期水痘内容物及呼吸道分泌物内均含有病毒。病毒借飞沫经呼吸道或接触感染进入机体,经 2 次病毒血症,病毒大量复制,扩散至全身,特别是皮肤、黏膜组织。约经 2~3 周潜伏期后全身皮肤广泛出现丘疹、水疱疹和脓疱疹,皮疹分布呈向心性,以躯干较多,可发展为疱疹。

【临床表现】

健康儿童罕见脑炎和肺炎并发症。细胞免疫缺陷、白血病、肾脏病或长期使用皮质激素、抗代谢药物的儿童患水痘显示为重症,甚至危及生命。成人水痘症状较严重,常并发肺炎,死亡率较高。如孕妇患水痘除病情严重外,并可导致胎儿畸形、流产或死亡。近年来因婴幼儿广泛接种相关疫苗,水痘肺炎,尤其发生于成人的水痘肺炎或水痘继发肺炎在临床上已属罕见。

【实验室检查】

临床典型的水痘或带状疱疹，一般不需要实验室诊断。但对无免疫应答和症状不典型的患者，可应用疱疹液做电镜快速检查，或细胞培养来分离病毒；或应用免疫荧光试验检测疱疹底基部材料涂片和活检组织切片的疱疹病毒抗原；或应用 PCR 扩增脑脊液的水痘-带状疱疹病毒 DNA。这些方法都有助于明确诊断。

【影像学表现】

水痘肺炎的影像学表现与大多数病毒性肺炎表现类似，HRCT 有助于观察病灶分布及细节。HRCT 显示为双肺散在多发边界模糊的小叶中央结节，直径通常为 5~10mm，伴周围磨玻璃影浸润。

水痘继发肺炎主要显示为化脓性炎症，水痘肺炎或水痘继发肺炎吸收后易遗留支气管扩张（图6-3-9）。

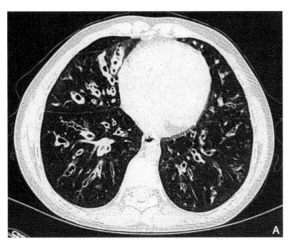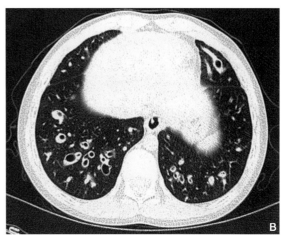

图 6-3-9 水痘肺炎
男性，12 岁，幼年感染水痘后，水痘肺炎基本吸收，胸部 CT 肺窗（A、B）显示多发支气管扩张，部分管壁增厚，管腔内充填黏液栓，提示存在合并感染

【诊断依据】

典型水痘患者无需实验室检查，根据临床症状即可诊断。对轻症和不典型患者则需做病原学检查以求确诊。

【鉴别诊断】

详见本章第三节病毒性肺炎巨细胞病毒章节。

四、巨细胞病毒肺炎

【概述】

巨细胞病毒（cytomegalovirus，CMV）是一种疱疹病毒组 DNA 病毒。由于感染的细胞肿大，并具有巨大的核内包涵体，亦称细胞包涵体病毒。本病毒对宿主或培养细胞有高度的种特异性，人巨细胞病毒（HCMV）只能感染人，CMV 在人群中感染非常广泛，中国成人感染率达 95% 以上，通常呈隐性感染，多数感染者无临床症状，免疫力下降时，尤其细胞免疫缺陷者，可导致严重的和长期的 CMV 感染，引起以生殖泌尿系统，中枢神经系统和肝脏疾患为主的各系统感染，从轻微无症状感染直到严重缺陷或死亡。CMV 肺炎约占移植后 CMV 相关病变的 1/3，绝大多数 CMV 肺炎发生在移植后早期（100 天内），不过移植后晚期（100 天后）感染 CMV 肺炎患者近年来逐渐增多，与移植物抗宿主病、持续性淋巴细胞减少等原因相关。

【临床表现】

1. **急进型** 在移植后 1~2 个月即出现发热、咳嗽、不适、呼吸困难、活动力下降、缺氧和呼吸衰竭；肺部听诊多无体征，合并细菌或真菌感染者可闻及啰音；病情进展快，可迅速恶化和死亡。常见于原发感染，体内无特异性抗体，因而发病急、重，易导致全身病毒血症和继发细菌、真菌感染。

2. **缓进型** 移植后 3~4 个月发生，症状与急进型相似，但进展缓慢，症状较轻，死亡率低；肺部 X 线显示为弥漫性间质性肺炎、纤维化；病理显示为肺泡间质水肿，不同程度的纤维化，淋巴细胞浸润和上皮细胞增生。常见于 CMV 再感染或潜伏的病毒激活所致。

【实验室检查】

（1）以呼吸道分泌物、唾液、尿液、子宫颈分泌物、肝、支气管肺泡灌洗液、肺活检标本接种至人胚成纤维细胞培养基中可分离到巨细胞病毒。

（2）测定血清的巨细胞病毒抗体，双份血清抗体呈 4 倍或以上增长时，有助于诊断。

（3）呼吸道分泌物和纤维支气管镜肺组织活检标本内发现嗜酸性核内包涵体巨细胞，即能确诊。

【影像学表现】

CMV 肺炎主要显示为两肺弥漫性间质性或肺泡性浸润,最常见的影像表现为双肺广泛、弥漫性的间质性改变,如磨玻璃影、小叶间隔增厚等征象(图6-3-10),可伴气腔实变及小叶中央结节(图 6-3-11),局灶性病变少见,偶尔出现胸腔积液征象。

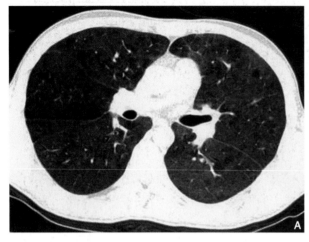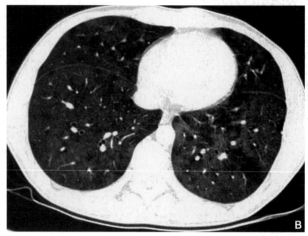

图 6-3-10　巨细胞病毒肺炎

23 岁,男性,肾移植术后 8 个月,咳嗽 7 天,活动后气促乏力 2 天,巨细胞病毒 DNA 拷贝数明显增高,胸部 CT 肺窗(A、B)显示弥漫性磨玻璃影,局部呈现马赛克灌注

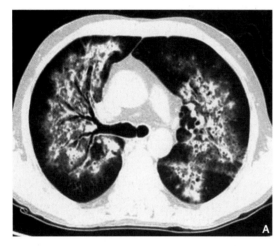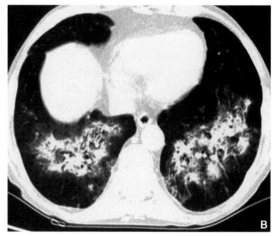

图 6-3-11　巨细胞病毒肺炎

51 岁,男性,肾移植后 8 年,发热胸闷气促 10 余天,胸部 CT 肺窗(A、B)显示两肺弥漫性肺泡性浸润,双肺广泛、弥漫性磨玻璃影及气腔实变影,伴小叶间隔增厚及小叶中央结节

合并其他病原体感染后肺部影像复杂多变,缺乏特异性,当呈现肺实变时,多提示并发细菌性或真菌感染。

【诊断依据】

CMV 肺炎的诊断依据为临床症状及影像学改变,并排除由其他病原体引起的肺炎。确诊则有赖于病原学检查,包括病毒分离、包涵体检测、血清学检查以及病毒抗原的检测。下呼吸道分泌物或肺活检标本中细胞核内的包涵体可提示病毒感染。

【鉴别诊断】

1. **肺内以弥漫性或多发性磨玻璃影为主要表现的疾病群**　病毒性肺炎主要与以肺部磨玻璃影病变显示为主的病变鉴别,如腺病毒肺炎、伊氏肺孢子菌肺炎、单纯疱疹病毒肺炎、传染性非典型肺炎、支原体肺炎、流感病毒肺炎等。肺密度由肺内气腔密度、固有肺组织密度、肺内血管外体液量及肺血容量构成。任何疾病导致肺密度生理因素发生改变将造成肺密度改变,即气腔密度、固有肺组织密度、肺内血管外体液量及肺血容量的改变导致磨玻璃影形成,肺内密度进一步增加会形成实变阴影,该表现的疾病群及主要鉴别要点如下:

（1）固有肺组织密度异常主要显示为中下肺周围分布的磨玻璃影伴有间质增厚、纤维化,主要疾病有间质性肺炎和结缔组织相关性间质性肺病。

（2）气腔密度异常以中央分布为主，伴或不伴小叶中心结节、腺泡结节或肿块性病变，主要疾病有过敏性肺炎、肺出血、肺转移瘤、肺泡癌、淋巴瘤、结节病、类脂质性肺炎等。弥漫性肺泡出血患者通常起病更急，进展更快，肺水肿或化疗相关（如西罗莫司、环磷酰胺、美罗华等）的肺部并发症在影像学上同样可显示为类似病毒性肺炎的间质性改变。

（3）肺内血管外体液量增加主要显示为重力性分布的磨玻璃影，自上而下、从前往后的梯度曲线变化，主要疾病有肺水肿、肺挫伤。

（4）肺血容量的改变主要疾病有肺栓塞、白塞综合征。

（5）同时具有气腔和固有肺结构异常，其磨玻璃影是间质性病变与实质性病变共同作用的结果，主要疾病有慢性阻塞性肺病、肺泡蛋白沉积症、CMV 病毒性肺炎、肺孢子虫肺炎等。显示为双肺弥漫性磨玻璃影的肺孢子虫肺炎影像学与临床特点均与 CMV 肺炎极其类似，与 CMV 肺炎常难以鉴别。

2. 其他类型感染性肺炎相互鉴别 腺病毒肺炎多见于儿童、婴幼儿和免疫力低下者，好发于冬春季，肺间质改变为主。病变初期，肺纹理增多、紊乱、模糊。病变进展时，显示两肺点状、小片状密度增高影及粟粒状结节影；严重患者显示大片状磨玻璃密度影，也可进展为肺实变，病变单发或多发或两肺弥漫分布。

细菌性肺炎双肺渗出多呈叶、段分布，病变较局限，病变多发生在单段/叶，少见两肺或一侧肺弥漫性病变。病变进展速度较危重甲型 H1N1 流感肺炎慢，流感病毒感染后，机体易于继发严重的肺部感染，继发肺炎时常较危重，进展较快，麻疹继发肺炎主要与以化脓性炎症显示为主的肺炎鉴别。CMV 肺炎如在双肺弥漫性磨玻璃影基础上合并结节、实变影，需想到是否合并细菌、真菌感染可能。应用敏感抗生素后，细菌性肺炎可迅速治愈。各种细菌性肺炎的影像学表现见本章第二节细菌性肺炎肺脓肿章节。

支原体肺炎多见于青年和儿童。起病缓慢，病变以肺间质改变为主。早期显示为肺纹理增多模糊及网状纹理，进展时呈局限或广泛的片状磨玻璃影，自肺门向肺野外围伸展的大片扇形阴影。CT 可以显示早期小叶中心性磨玻璃影或实变、肺间质炎症、网状阴影及小叶间隔增厚影。患者的临床症状与胸部 CT 改变不匹配，显示为临床症状明显好转或消失，但是肺部渗出吸收不明显。支原体肺炎的影像学表现见本章第四节支原体肺炎。

3. 病毒感染后遗留表现 麻疹肺炎、水痘肺炎或麻疹/水痘继发肺炎吸收后易遗留支气管扩张，主要与以支气管扩张显示为主的疾病鉴别。

（刘进康　熊　曾　何欣源）

第四节　支原体肺炎

【概述】

支原体肺炎（mycoplasma pneumoniae）的病原体为肺炎支原体，肺炎支原体属于柔膜体纲，支原体属，是介于细菌和病毒之间的已知能独立生活的病原微生物中的最小者，能通过细菌滤器。病原体呈球状、杆状、丝状等多种形态，革兰氏染色阴性，直径为 125~150nm，与黏液病毒的大小相仿，对红霉素、四环素、螺旋霉素、链霉素、卡那霉素等药物敏感，因支原体无细胞壁，故对作用于细胞壁的抗菌药物（如青霉素类的抗生素）天然耐药。

支原体肺炎约占社区获得性肺炎的 10%~40%，好发于 4 岁以上的儿童及青少年，成人散发性支原体肺炎约占社区获得性细菌性肺炎的 4%~8%，研究表明支原体肺炎发病与气候变化密切相关，尤其在夏季，随着气温及湿度的增高，发病率明显上升，支气管哮喘及 COPD 病史是感染支原体肺炎的危险因素。

支原体感染致病的主要机制包括：直接作用、通过免疫系统调节细菌与人体细胞之间的相互交叉反应间接致病、血管炎和/或血栓形成。病理改变以间质性炎症为主，可引起肺间质的充血、水肿和炎性细胞浸润，病变沿支气管、肺血管周围发展，可通过肺泡间隔引起肺泡炎性改变。

【临床表现】

（1）支原体肺炎常见于学龄前及学龄期儿童，据统计 3 岁以下发病率低，5~9 岁占 33%，9~15 岁占 70%，多数成年人因隐匿感染或轻症感染后形成相关抗体，因此该病几乎不见于成年人。支原体感染后潜伏期 2~3 周（8~35 天），大多起病不急，症状轻重不一，隐匿感染或轻症感染为多，症状严重程度随着病原体负荷的增加而增加，最常见的症状有发热，刺激性干嗽，肌肉酸痛，胃肠道症状等非特异性表现，与呼吸道病毒感染前驱症状难以区分，合并支气管哮喘、支气管肺发育不良或慢性阻塞性肺疾病的患者可使病情恶化，重症患者可发展成急性呼吸窘迫综合征(ARDS)或弥漫性肺泡出血。

（2）体征和影像学表现不平行,症状与体征也不平行,体征轻微而影像学表现明显,是本病特征之一。约25%的患儿在起病2天至数周可出现其他系统表现,如皮肤、黏膜系统、心血管系统、血液系统、神经系统、消化系统等。

近年来新生儿经 PCR 确诊的支原体肺炎报道增加,对比年长儿支原体肺炎,新生儿有以下特点:发病日龄偏大,多为晚期新生儿,仅有50%的患儿显示为发热和咳嗽,30%的患儿有明显啰音而 X 线没有阴影,即使有阴影及病灶也消失快,危重患者比例高,1/3 的患儿细菌重复感染。

【实验室检查】

1. 病原体检查　由于缺乏细胞壁,革兰氏染色不能看到支原体。分离培养从患儿咽喉、鼻腔、胸水或体液中分离出肺炎支原体是诊断感染的可靠标准,但常规培养需要10~14天,甚至更长时间,对早期诊断价值不大。

2. 冷凝集素试验　大约75%的支原体感染的患者发病第二周起冷凝集素效价增高至少为1:32,通常于6周~8周后缓解。冷凝集素试验属于非特异性检查,但肺炎患者冷凝集素效价越高(>1:64),越有可能是支原体感染所致。

3. 血清学检测　血清学诊断的"金标准"是抗体滴度在恢复期和急性期相差4倍(IgM 抗体滴度升高)早于 IgG 抗体)时可确诊支原体感染。IgM 检测的敏感性随着症状的持续时间增加,出现症状16天后敏感性超过70%。IgM 的阳性预测值约80%。PCR 和血清学检测在儿童及成人患者中均表现出良好的一致性和相关性。这两种技术的使用提高了支

原体肺炎诊断的可靠性和准确性。

【影像学表现】

1. X 线表现　支原体肺炎的影像表现同样缺乏特异性,体征和影像学表现不平行,症状与体征也不平行,体征轻微而影像学表现明显,是本病特征之一。

约5%的支原体肺炎患者胸部 X 线检查无明显异常,病理学常为间质炎症的基础上合并有肺泡的炎症,常见的 X 线表现有支气管血管束增粗、紊乱,网状结节影,气腔实变影及结节肿块影,合并胸腔积液多见,其他少见改变有空洞性病变及肺门淋巴结肿大等,根据上述 X 线表现,支原体肺炎的影像学表现分四型,包括:支气管肺炎型、间质性肺炎型、大叶性肺炎型、肺门淋巴结增大型。

2. CT 表现　支原体肺炎的最常见 CT 显示为肺间质炎症伴气腔实变及磨玻璃影。病变常沿支气管血管束分布为主,支气管壁增厚提示支气管周围炎症发生;显示腺泡结节,部分伴"树芽征"改变(图6-4-1);常伴间质受累,显示为"树雾征"改变,指受累及的间质显示为磨玻璃影,围绕、深入实质病灶与血管之间,如同树周围的雾一般,是炎症沿肺间质蔓延的表现之一;病变分布较为广泛,局限于肺叶/段少见;部分患者可显示为大叶性实变(图6-4-2);部分患者可伴有胸腔积液、肺气肿、肺不张等继发改变,重症患者可出现混合感染。

自然病程自数天至2~4周不等,大多数在8~12天退热,恢复期需1~2周,25%的患者治疗后胸片反而恶化,不能作为病变进展的评价指标,临床症状好转或消失后2~3周左右,X 线阴影才会完全消失,无并发症时,一般4周时吸收,8周时完全吸收。

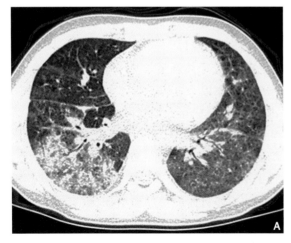 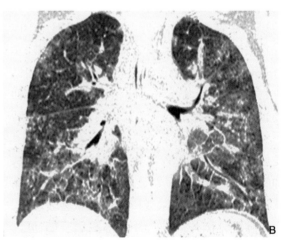

图 6-4-1　支原体肺炎

男性,13岁,咳嗽、咳痰、气促2周,胸部 CT 轴位(A)及冠状位重建(B)显示双肺多发磨玻璃影,部分实变,显示小叶中心结节,部分呈"树芽征"改变,伴小叶间隔增厚

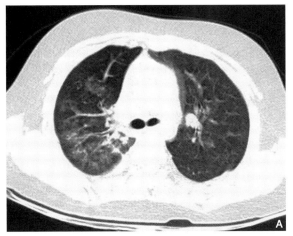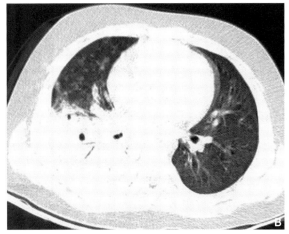

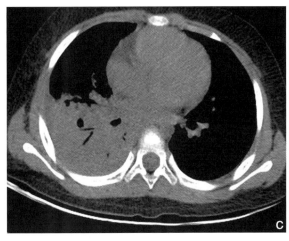

图 6-4-2 支原体肺炎

女性,4 岁,干咳 16 天,发热 14 天,胸部 CT 肺窗(A)显示支气管血管束紊乱,管壁增厚,边缘模糊,右下肺(B、C)大片实变阴影内可见空气支气管征,实变区内有小灶性脓肿

【诊断依据】

日本呼吸协会针对非典型肺炎制定了一套评分系统对于诊断支原体肺炎具有较高的敏感性(88.7%)和特异性(77.5%)。

至少满足以下四个以上则强烈提示支原体肺炎。

(1) 年龄<60 岁。

(2) 无或仅伴有轻微基础疾病。

(3) 顽固性咳嗽。

(4) 阳性胸部听诊发现。

(5) 无痰。

(6) 病原体快速诊断依据,以及血清白细胞计数<10×10^9/L。

【鉴别诊断】

1. **病毒性肺炎** 病毒性肺炎临床症状及体征与支原体肺炎难以鉴别,显示为间质性肺炎的支原体肺炎在影像学表现上亦难以与病毒性肺炎鉴别。支原体肺炎临床常表现两个不一致,咳嗽重而肺部体征轻微,体征轻微但胸片显著异常,具有较大提示意义。确诊依赖于病原体检查。

2. **细菌性肺炎** 双肺渗出多呈叶、段分布,病变较局限,病变多发生在单段/叶,少见两肺或一侧肺弥漫性病变。应用敏感抗生素后,细菌性肺炎可迅速治愈。青、链霉素及磺胺药对支原体肺炎无效,应用相应抗生素肺炎无明显好转,应警惕支原体肺炎可能。

3. **衣原体肺炎** 支原体及衣原体感染均多见于青年和儿童。临床症状、体征及常规实验室检查均不能明确区分两者。二者影像学表现相仿,同样难以区分。病原体确诊依赖细菌培养及其他实验室检查。

(刘进康 熊 曾 何欣源)

第五节 衣原体肺炎

【概述】

导致衣原体肺炎的病原体是肺炎衣原体。肺炎衣原体为细胞内寄生的微生物,四环素、红霉素、氯霉素对它有抑制作用,而链霉素、新霉素对它则无效。肺炎衣原体传染途径是通过呼吸道分泌物的人-人传播。肺炎衣原体、肺炎链球菌、流感嗜血杆菌、嗜肺军团菌、肺炎支原体等是引起社区获得性肺炎的主要病原体。

【临床表现】

衣原体肺炎多见于学龄儿童,大部分为轻症,发病常隐匿。感染率没有性别差异,四季均可发生。早期表现多有上呼吸道感染症状、急性结膜炎史、鼻咽炎、咽喉炎史。临床上与支原体肺炎颇为相似。通常症状较轻,咳嗽明显,多无发热。有些患者可显示为双阶段病程:开始显示为咽炎,经对症处理好转,1~3周后又发生肺炎或支气管炎,咳嗽加重。衣原体患者同样可伴有肺外表现,如中耳炎、关节炎、甲状腺炎、脑炎、吉兰-巴雷综合征等。体格检查肺部偶闻湿啰音。

【实验室检查】

确诊最可靠的方法是进行肺炎衣原体的培养,取鼻咽部或咽后壁拭子、气管和支气管分泌物、肺泡灌洗液等标本培养。但由于肺炎衣原体的培养要求

高,较难获得可靠的阳性结果。应用PCR试验对上述标本进行检测对诊断有很大帮助,但需防止出现假阳性结果。微量免疫荧光试验(MIF)是目前国际上标准的且是最常用的肺炎衣原体血清学诊诊断方法,血清学诊断标准为:MIF试验IgG≥1:512和/或IgM≥1:32,在排除类风湿因子(RF)所致的假阳性后可诊断为近期感染,双份血清抗体滴度4倍或以上升高也诊断为近期感染。1:16≤IgG<1:512为既往感染。

【影像学表现】

衣原体肺炎的影像表现无明显特异性。X线表现多为双肺发病,对称性分布,间质性肺炎最多见,显示为网状影或网状结节影,中内带分布为主;双肺可有不同程度的过度充气,透亮度增高。少见显示为肺内实变,胸腔积液罕见。胸部常见CT显示为网状影或网状结节影,气腔实变及磨玻璃影。无明显胸腔积液及纵隔淋巴结肿大有助于与其他疾病鉴别(图6-5-1)。

【诊断依据】

衣原体肺炎的临床症状及影像学表现均无特异

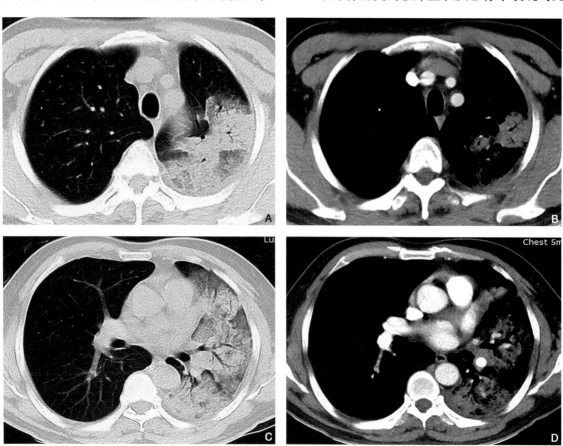

图6-5-1 鹦鹉热衣原体肺炎

男性,33岁,受凉后咳嗽12天,加重4天,伴咳痰、发热及气促。上肺野(A)及下肺野(B)CT平扫肺窗显示左侧大片渗出实变灶,可见"空气支气管征",相应纵隔窗(C、D)显示病变相邻胸膜增厚,伴少量胸腔积液形成(本病例由中南大学湘雅三医院呼吸科刘纯教授提供)

性,不能和其他非典型肺炎相区别,尤其是支原体肺炎,两者均多见于青年和儿童,临床症状、体征及影像学表现均极为相似,常不能明确区分两者,确诊有赖于实验室诊断。

【鉴别诊断】

影像学表现及鉴别诊断详见本章第四节支原体肺炎。

(刘进康　熊　曾　何欣源)

第六节　立克次体肺炎

【概述】

立克次体(rickettsia)为革兰氏阴性菌,是一类寄生于真核细胞内的 G^- 原核生物。细胞大小为 $(0.3 \sim 0.6)\mu m \times (0.8 \sim 2.0)\mu m$,介于细菌与病毒之间,而接近于细菌。一般呈球状或杆状,有细胞形态,主要寄生于节肢动物,如蚤、虱、蜱、螨等,通过节肢动物传入人体。

与人类关系密切的立克次体主要有四类。

(1) 普氏立克次体,是流行性斑疹伤寒和斑疹伤寒的病原体。

(2) 莫氏立克次体,是地方性斑疹伤寒(也称鼠型斑疹伤寒)的病原体。

(3) 立克次体是落基山斑疹伤寒的病原体。

(4) 恙虫病立克次体,是恙虫病(丛林斑疹伤寒)的病原体。

在进入体内后,立克次体先与宿主细胞上的受体结合,进入宿主细胞内,接下来会在局部淋巴组织或血管内表皮组织内繁殖。然后经由淋巴液和血液扩散至全身血管系统内,导致大量细胞破损、出血。血管壁细胞破损后,血管通透性增强,血液渗出,在皮肤上显示为皮疹。有些立克次体在侵入宿主时,会释放出溶解磷脂的磷脂酶 A,大量聚集后会导致细胞破裂。立克次体还会释放脂多糖,因而导致内皮细胞损伤,出现中毒休克等症状。

虽然不同的立克次体症状不同,但主要症状都为血管病变,有时还会出现血栓,主要病理改变为内皮细胞破坏和血管周围白细胞浸润引起的局灶性或弥散性血管炎。由于血管病变,立克次体还会引起神经、呼吸、循环、消化系统的并发症。

【临床表现】

立克次体感染后潜伏期为 5~15 天。大部分起病急骤,高热、寒战、头痛、肌肉酸痛及全身皮疹,常伴有反应迟钝、谵妄、双手震颤等神经系统及恶心、呕吐、腹胀、腹痛、便秘等消化系统症状。以恙虫病为例,恙虫病是一种急性发热性疾病,临床的典型显示为叮咬部位出现焦痂,局部淋巴结肿大和斑丘疹。发热 5~8 天后,躯干可出现斑疹或斑丘疹,渐渐向胳膊和腿部延伸,叮咬处的焦痂是重要的诊断依据,体检显示淋巴结肿大和脾大,叮咬处或焦痂区的肿大淋巴结可有触痛。

【实验室检查】

(1) 血常规检查白细胞计数多在正常范围,少数高于 $10 \times 10^9/L$。血小板计数下降。嗜酸性粒细胞显著减少或消失。外斐反应、补体结合试验、立克次体凝集试验、间接免疫荧光抗体试验等。

(2) 分子生物学检查是用 DNA 探针技术或 PCR 方法检测标本中的立克次体特异性 DNA,具有快速、敏感、特异性强等优点,但受限于标本采集及实验室条件等原因,临床上难以常规开展。

(3) 病原体检测为取发热期患者血液 0.5ml,接种小白鼠腹腔,小白鼠于 1~3 周死亡,剖检取腹膜或脾脏作涂片,经 Giemsa 染色或荧光抗体染色镜检,于单核细胞内显示立克次体。也可作鸡胚接种、组织培养分离病原体。

【影像学表现】

以恙虫病为例,恙虫病主要病理改变为内皮细胞破坏和血管周围白细胞浸润引起的局灶性或弥散性血管炎,镜下显示小叶间隔和肺泡壁内局部或弥散性血管炎和血管周围炎,周围见单核细胞浸润。

主要累及肺、心脏、肝、脾和中枢神经系统。恙虫病的影像学表现反映了细胞浸润、水肿、血管炎或心源性间质性肺水肿所引起的出血。

几乎所有患者均有间质性肺炎(图 6-6-1)。X线显示为双肺弥漫的网状结节影,肺门淋巴结肿大和小叶间隔线,或间质性水肿和血管炎引起的出血,显示为斑片状磨玻璃影,不按叶段分布,出血量较大时按重力分布,少数情况下可有肺实变,双肺下野病变明显,另外显示双侧或单侧肺门增大和胸腔积液(图 6-6-1D)。

HRCT 主要显示为小叶间隔增厚、磨玻璃影和小叶中心性结节(图 6-6-2),偶见肺实变及较大结节,主要位于双肺下部。在心脏显示为心影增大,肺血管增粗。在腹部显示为脾大、门静脉周围水肿、胆囊壁增厚和淋巴结肿大(图 6-6-2C)。在中枢神经系统则引起脑膜脑炎。

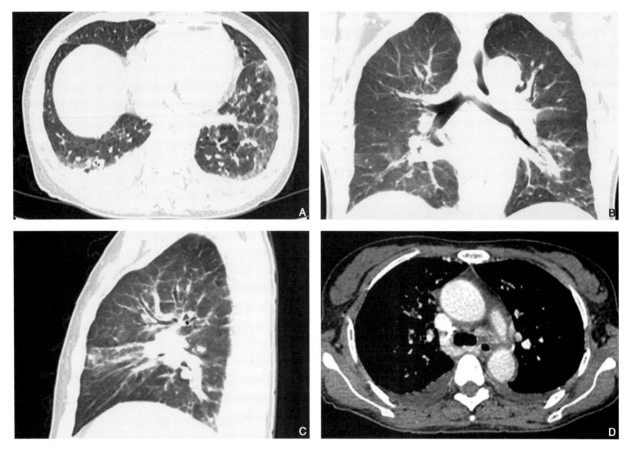

图 6-6-1　立克次体肺炎

59 岁,女性,发热 14 天,胸闷气促 5 天,全身散在出血点,右侧腹股沟可见黑色焦痂,恙虫病。胸部 CT 肺窗轴位(A)、冠状位(B)及矢状位(C)重建显示小叶间隔增厚,显示线样征,提示肺间质水肿,不按叶段分布的磨玻璃影,肺血管增粗,纵隔窗(D)显示纵隔内小淋巴结,双侧胸腔积液

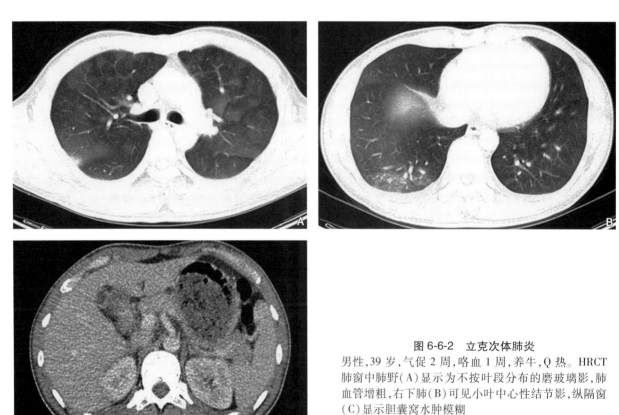

图 6-6-2　立克次体肺炎

男性,39 岁,气促 2 周,咯血 1 周,养牛,Q 热。HRCT 肺窗中肺野(A)显示为不按叶段分布的磨玻璃影,肺血管增粗,右下肺(B)可见小叶中心性结节影,纵隔窗(C)显示胆囊窝水肿模糊

【诊断依据】

（1）诊断以流行病学、热程、皮疹、胸部症状与体征及外斐反应为主要依据。借鉴流行季节、症状轻重、皮疹性质等特点综合诊断。疑难患者依赖病原体检测及分子生物学检查。

（2）影像学表现特异性较少。

【鉴别诊断】

鉴别诊断主要为肺内弥漫性、多发性磨玻璃影的鉴别，详见本章第三节病毒性肺炎"巨细胞病毒肺炎"部分。

（刘进康 熊 曾 何欣源）

参考文献

1. 袁新宇. 细支气管炎影像学特征[J]. 中国实用儿科杂志, 2017, 32: 912-916.

2. 赵成松, 赵顺英, 温潇慧. 急性感染性细支气管炎[J]. 中国实用儿科杂志, 2017, 32: 893-895.

3. 史景云, 费苛, 孙鹏飞, 译. 胸部影像学[M]. 上海: 上海科学技术出版社, 2015.

4. 孟凡青. 细支气管病变的分类及临床病理特点[J]. 临床与实验病理学杂志, 2010, 26: 609-612.

5. 陆权. 全面认识儿童细支气管炎[J]. 中华儿科杂志, 2012, 50: 722-725.

6. 熊曾, 胡铃, 刘进康, 等. 易误诊的皮肌炎并发吸入性肺炎一例[J]. 中华医学杂志, 2014, 94: 3243.

7. Poletti V, Costabel U, Casoni GL, et al. Rare infiltrative lung diseases: a challenge for clinicians[J]. Respiration, 2004, 71: 431-443.

8. Sundaram B, Gross BH, Martinez FJ, et al. Accuracy of high-resolution CT in the diagnosis of diffuse lung disease: effect of predominance and distribution of findings[J]. AJR, 2008, 191: 1032-1039.

9. Seaman DM, Meyer CA, Gilman MD, et al. Diffuse cystic lung disease at high-resolution CT[J]. AJR, 2011, 196: 1305-1311.

10. Aquino SL, Gamsu G, Webb WR, et al. Tree-in-bud pattern: frequency and significance on thin section CT[J]. J Comput Assist Tomogr, 1996, 20: 594-599.

11. Kinkade S, Long NA. Acute Bronchitis[J]. Am Fam Physician, 2016, 94: 560-565.

12. Hart AM. Evidence-based diagnosis and management of acute bronchitis[J]. Nurse Pract, 2014, 39: 32-39.

13. 刘鸿瑞. 肺非肿瘤性疾病诊断病理学[M]. 北京: 人民卫生出版社, 2010.

14. 刘士远, 韩萍, 吴宁, 等. 中华临床医学影像学[M]. 北京: 北京大学医学出版社, 2015.

15. Ishiguro T, Yoshii Y, Kanauchi T, et al. Re-evaluation of the etiology and clinical and radiological features of community-acquired lobar pneumonia in adults[J]. J Infect Chemother, 2018, 24: 463-469.

16. Franquet T. Imaging of Community-acquired Pneumonia[J]. J Thorac Imaging, 2018, 33: 282-294.

17. 宋涛, 黎海亮, 李辛, 等. 恶性肿瘤继发金黄色葡萄球菌肺炎临床及 CT 表现分析[J]. 临床放射学杂志, 2011, 12: 1765-1767.

18. 王菡侨, 刘树卿, 杨敬芳, 等. 192 例肺部感染的厌氧菌菌谱分析[J]. 中华医院感染学杂志, 2001, 11: 68-69.

19. Verma P. Laboratory diagnosis of anaerobic pleuropulmonary infections[J]. Semin Respir Infect, 2000, 15: 114-118.

20. 郭佑民, 陈起航, 王玮. 呼吸系统影像学[M]. 第 2 版. 上海: 上海科学技术出版社, 2016.

21. 张志勇, 施裕新. 胸部疾病循证影像学[M]. 第 4 版. 上海: 第二军医大学出版社, 2017.

22. 中华医学会呼吸病学分会. 中国成人社区获得性肺炎诊断和治疗指南（2016 年版）[J]. 中华结核和呼吸杂志, 2016, 39: 241-242.

23. 李晶晶, 曾政, 陆普选, 等. 人感染 H7N9 禽流感病毒性肺炎影像学随访研究[J]. 放射学实践, 2016, 31: 228-231.

24. 王青乐, 施裕新, 张志勇, 等. 新型重组禽流感病毒（H7N9）性肺炎的影像学初步观察[J]. 中华放射学杂志, 2013, 47: 505-508.

25. 马倩, 张志勇, 袁敏, 等. 人感染 H7N9 禽流感与 H1N1 重症病毒性肺炎的 CT 影像比较[J]. 中华放射学杂志, 2013, 47: 830-831.

26. Koo HJ, Lim S, Choe J, et al. Radiographic and CT Features of Viral Pneumonia[J]. Radiographics, 2018, 38: 719-739.

27. Franquet T. Imaging of pulmonary viral pneumonia[J]. Radiology, 2011, 260: 18-39.

28. Uyeki TM, Cox NJ. Global concerns regarding novel influenza A (H7N9) virus infections[J]. N Engl J Med, 2013, 368: 1862-1864.

29. Gao HN, Lu HZ, Cao B, et al. Clinical Findings in 111 Cases of Influenza A (H7N9) Virus Infection[J]. N Engl J Med, 2013, 368(24): 2277-2285.

30. Ishiguro T, Takayanagi N, Kanauchi T, et al. Clinical and Radiographic Comparison of Influenza Virus-associated Pneumonia among Three Viral Subtypes[J]. Intern Med, 2016, 55: 731-737.

31. Lin ZQ, Xu XQ, Zhang KB, et al. Chest X-ray and CT findings of early H7N9 avian influenza cases[J]. Acta Radiol, 2015, 56: 552-556.

32. Bray M, Lawler J, Paragas J, et al. Molecular imaging of influenza and other emerging respiratory viral infections[J]. J Infect Dis, 2011, 203: 1348-1359.

33. 贾翠宇, 赵大伟, 张彤, 等. 成人麻疹病毒肺炎的影像表现[J]. 中华放射学杂志, 2011, 45: 524-526.

34. 王莉, 樊卓, 覃净静, 等. 水痘-带状疱疹病毒治疗的研究进展［J］. 中华传染病杂志,2017,35:571-573.

35. Taga S,Nakamura S,Makita M,et al. Adult primary varicella pneumonia:high-resolution computed tomography findings ［J］. Internal Medicine,2014,53:331-332.

36. Bajantri B,Venkatram S,Diazfuentes G. Mycoplasma pneumoniae:A Potentially Severe Infection［J］. Journal of Clinical Medicine Research,2018,10:535-544.

37. Khoury T,Sviri S,Rmeileh AA,et al. Increased rates of Intensive Care Unit admission in patients with Mycoplasma pneumoniae:a retrospective study［J］. Clinical Microbiology & Infection,2016,22:711-714.

38. Waites KB,Xiao L,Liu Y,et al. Mycoplasma pneumoniae from the Respiratory Tract and Beyond［J］. Clin Microbiol Rev,2017,30:747-809.

39. Jacobs E,Ehrhardt I,Dumke R. New insights in the outbreak pattern of Mycoplasma pneumoniae［J］. International Journal of Medical Microbiology,2015,305:705-708.

40. Youn YS,Lee KY. Mycoplasma pneumoniae pneumonia in children［J］. Korean Journal of Pediatrics,2012,55:42-47.

41. Onozuka D,Chaves LF. Climate Variability and Nonstationary Dynamics of Mycoplasma pneumoniae Pneumonia in Japan ［J］. Plos One,2014,9:e95447.

42. Diaz MH,Benitez AJ,Winchell JM. Investigations of Mycoplasma pneumoniae infections in the United States:trends in molecular typing and macrolide resistance from 2006 to 2013 ［J］. Journal of Clinical Microbiology,2015,53:124-130.

43. Waller JL,Diaz MH,Petrone BL,et al. Detection and Characterization of Mycoplasma pneumoniae during an Outbreak of Respiratory Illness at a University［J］. Journal of Clinical Microbiology,2014,52:849-853.

44. Katherine L,Margareta I. Mycoplasma pneumoniae:Current Knowledge on Nucleic Acid Amplification Techniques and Serological Diagnostics［J］. Frontiers in Microbiology,2016, 7:448-448.

45. Parrott GL,Takeshi K,Jiro F. A Compendium for Mycoplasma pneumoniae［J］. Frontiers in Microbiology,2016,7:513-513.

46. He XY,Wang XB,Zhang R,et al. Investigation of Mycoplasma pneumoniae infection in pediatric population from 12,025 cases with respiratory infection［J］. Diagnostic Microbiology & Infectious Disease,2013,75:22-27.

47. Reittner P,Müller NL,Heyneman L,et al. Mycoplasma pneumoniae pneumonia:radiographic and high-resolution CT features in 28 patients［J］. AJR,2000,174:37-41.

48. Kashyap S,Sarkar M. Mycoplasma pneumonia:Clinical features and management［J］. Lung India,2010,27(2):75-85.

49. 曹永丽,彭芸,孙国强. 新生儿衣原体肺炎的临床及影像表现特点分析［J］. 中华放射学杂志,2012,46:512-515.

50. 邵芳,王亚娟,林影. 新生儿肺炎衣原体肺炎的临床表现及影像学特征［J］. 中华实用儿科临床杂志,2010,25:1411-1412.

51. Kim EA,Lee KS,Primack SL,et al. Viral pneumonias in adults:radiologic and pathologic findings［J］. Radiographics,2002,22:S137-149.

52. Theodoratou E,Aljilaihawi S,Woodward F,et al. The effect of case management on childhood pneumonia mortality in developing countries［J］. International Journal of Epidemiology,2010,39:i155-i171.

53. Darville T. Chlamydia trachomatis infections in neonates and young children.［J］. Seminars in Pediatric Infectious Diseases,2005,16:235-244.

54. Webley WC,Tilahun Y,Lay K,et al. Occurrence of Chlamydia trachomatis and Chlamydia pneumoniae in paediatric respiratory infections［J］. European Respiratory Journal,2009,33:360-367.

55. Esposito S,Blasi F,Bellini F,et al. Mycoplasma pneumoniae and Chlamydia pneumoniae infections in children with pneumonia. Mowgli Study Group［J］. European Respiratory Journal,2001,17:1281-1289.

56. Radkowski MA,Kranzler JK,Beem MO,et al. Chlamydia pneumonia in infants:radiography in 125 cases［J］. AJR,1981,137:703-706.

57. Okada F,Ando Y,Wakisaka M,et al. Chlamydia pneumoniae pneumonia and Mycoplasma pneumoniae pneumonia:comparison of clinical findings and CT findings.［J］. Journal of Computer Assisted Tomography,2005,29:626-632.

58. Lee PI,Wu MH,Huang LM,et al. An open,randomized,comparative study of clarithromycin and erythromycin in the treatment of children with community-acquired pneumonia ［J］. J Microbiol Immunol Infect,2008,41:54-61.

59. Ong BH,Gao Q,Phoon MC,et al. Identification of human metapneumovirus and Chlamydophila pneumoniae in children with asthma and wheeze in Singapore［J］. Singapore Med J,2007,48:291-293.

60. Velascotirado V,Hernándezcabrera M,Pisosálamo E,et al. Rickettsia typhi. A new causative agent of round pneumonia in adults［J］. Enferm Infecc Microbiol Clin,2012,30:427-428.

61. Schulze MH,Keller C,Müller A,et al. Rickettsia typhi Infection with Interstitial Pneumonia in a Traveler Treated with Moxifloxacin［J］. Journal of Clinical Microbiology,2011,49:741-743.

62. Caron F,Meurice JC,Ingrand P,et al. Acute Q fever pneumonia:a review of 80 hospitalized patients［J］. Chest,1998,114:808813.

63. Jeong YJ,Kim S,Wook YD,et al. Scrub typhus:clinical,pathologic,and imaging findings. Radiographics,2007,27:161-172.

第七章　肺真菌感染

第一节　肺曲菌病

【概述】

曲菌病(aspergillosis)是由曲菌、通常是 A 型曲霉引起的真菌性疾病。该菌在土壤中广泛存在。老人、糖尿病患者是最常见易感者,但任何年龄都可发病。本病的组织学、临床、影像学表现取决于致病微生物的数量、毒力及患者的免疫反应。

肺曲菌病可分为以下五种类型。

(1) 腐生曲菌病(曲菌球):以曲菌感染但没有组织侵犯为特征。常见于免疫功能正常者。经典病理特征是相互缠绕的菌丝与黏液、细胞碎屑聚集,存在于一个早已存在的肺空洞或扩张的支气管及其他腔隙内。本病并发于结核或支气管扩张最常见,通常单发,但也双肺多发。本病可稳定存在数年,预后较好。40%可发生咯血,部分可危及生命。

(2) 半侵袭性曲菌病:病变以组织坏死和肉芽肿性炎症为特征,见于轻度免疫受损患者。本型进展缓慢,预后通常较好。

(3) 变态反应性支气管肺曲菌病:在并发长期支气管哮喘者常见。段和亚段扩张的支气管内是饱含曲菌微生物和嗜酸细胞的黏液栓。霉菌在气腔内生长产生抗原,导致过敏反应。免疫复合物和炎性细胞沉积于支气管黏膜,嗜酸细胞浸润、支气管壁坏死并管腔扩张。大量黏液产生与纤毛功能异常导致黏液栓。

(4) 气道侵袭性曲菌病:其组织学特征是气道基底膜上可见曲霉微生物。血管侵袭性曲菌病则以曲菌丝侵犯和阻塞小中肺动脉分支、肺内坏死出血结节、以及以胸膜为基底的楔形出血性梗死为特征。

(5) 血管侵袭性曲菌病:发生于严重免疫功能不全患者,进展迅速。骨髓、肺、肝移植患者发病率高达 25%,急性白血病化疗患者约达 20%发病。本病进展迅速,进展以天或周计,预后较差、死亡率高。

【临床表现】

(1) 咳嗽、发热、寒战、呼吸困难、胸痛、体重减轻、咯血常见。腐生曲菌病最常见临床表现是咯血。

(2) 长期哮喘在变态反应性支气管肺曲菌病病例最为常见。

(3) 曲菌病患者常有慢性基础疾病或不良嗜好,常发生于营养不良者、酗酒者及老年人,可有皮质激素治疗史及慢性阻塞性肺疾病。

(4) 侵袭性曲菌病绝大部分发生于免疫功能不全合并严重白细胞减少的患者,对实体瘤的大剂量化疗、难治性淋巴瘤、骨髓瘤、耐药性白血病或实性器官移植、以及自身免疫类疾病是常见诱发因素。

【实验室检查】

(1) 涂片显微镜检:对痰液、支气管肺泡灌洗液进行直接显微镜检查,是最简单的真菌学诊断方法。过碘酸希夫染色(PAS)和银染等特殊染色可清楚显示真菌细胞。曲菌感染可见无色、450 分支分隔的菌丝。

(2) 真菌培养:从无菌部位如血液、胸腔积液、支气管肺泡灌洗液及活检组织块中分离出条件致病菌常提示肯定的感染。但对痰液等标本则应谨慎解释结果。一次培养阳性往往不能确定诊断,必要时应多次重复检查。

(3) 组织病理学:在组织中证实真菌成分的存在是深部真菌诊断的"金标准"。经纤维支气管镜肺活检、经胸壁穿刺活检或开胸活检获取标本,进行病理检查。

(4) 抗原及其代谢物质、抗体外周血检测:与抗体检测相比,抗原和代谢物成分的检测敏感性高、特异性好,能够反映病情的变化,对于免疫功能受损的患者更有价值。体液(血液、支气管肺泡灌洗液)中抗原半乳甘露聚糖(galactomannan,GM)检测是一种较好的方法。GM 是曲霉细胞壁上的一种多糖抗原,由甘露聚糖和呋喃半乳糖侧链组成,呋喃半乳糖具有抗原性,采用双夹心酶联免疫吸附(double-direct sandwich ELISA)方法检测。文献报道,GM诊断侵袭性曲霉病敏感性80.7%,特异性89.2%。国内制定的侵袭性肺部真菌感染的诊疗原则规定GM两次阳性有临床诊断意义,其缺点是受某些食物或药物的影响可致假阳性结果。

此外,还可采用检测真菌细胞壁成分(1,3)-β-D-葡聚糖试验(G试验),可对系统性真菌病的诊断进行筛查。文献报道,如果以>60pg/ml为诊断阈值,诊断侵袭性真菌感染的敏感性为97%,特异性90%~96%,所有确诊或高度可疑的侵袭性真菌感染患者在出现明显临床症状之前,至少有一次血浆G试验结果为阳性。G试验结果无法区分真菌种类。污染、溶血、血液透视、和使用香菇多糖的患者、使用某些抗菌药物,有可能导致G试验呈假阳性。

(5)变态反应性支气管肺曲菌患者,血清总IgE可明显增高,大于正常两倍以上有诊断意义,总IgE>1 000ng/ml为主要诊断条件之一。血清抗烟曲菌的沉淀抗体:90%以上的变态反应性支气管肺曲菌病患者血清中至少有1~3条抗烟曲菌的沉淀带。IgG烟曲菌和总IgE升高是疾病活动的敏感指标。此外,在变态反应性支气管肺曲菌病,外周血嗜酸性粒细胞明显增多。嗜酸性粒细胞>8%或嗜酸性粒细胞计数>0.6×10⁹/L(>600/mm³),大多在(1.0~3.0)×10⁹/L范围。

【影像学表现】

1. 腐生型曲菌病

(1)胸部平片示曲菌球的经典表现为肺空洞内实性、圆形或卵圆形软组织密度结节。结节与洞壁间可见气体,形成“洞中球征”。曲菌球位置可随患者体位改变而变。胸膜增厚亦可见。约10%曲菌球可自动吸收。

(2)胸部CT可更准确显示曲菌球与肺空洞、支气管扩张、肺大疱或局限性气胸及其他并发异常(图7-1-1)。

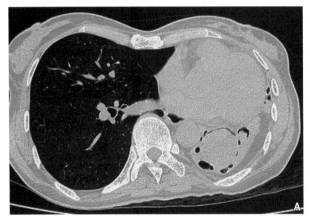
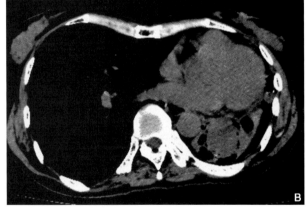
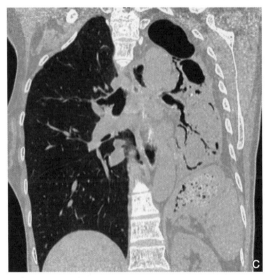

图7-1-1　多发支气管扩张并寄生型曲菌病

女性,68岁,左侧毁损肺多年。CT轴位肺窗(A)、纵隔窗(B)显示左肺下叶类圆形软组织密度结节,周围被不规则气体环绕,冠状位重建(C)显示部分气体向上与支气管相通,左侧膈顶明显升高,肺不张伴肺内支气管扭曲扩张,肺空洞形成

2. **变态反应性支气管肺曲菌病** 病变易累及上叶段和亚段支气管,在 X 线片上表现为沿支气管分布的均匀、管状、指套状密影(图 7-1-2A)。可同时出现肺叶、肺段不张。

在 CT 上多表现为分支状的支气管黏液栓、支气管扩张(图 7-1-2B-F)。在 30% 病例,黏液栓密度较高,有时甚至出现钙化。

3. **半侵袭性曲菌病** 本病影像学诊断特异性不高。平片表现为单侧或双侧肺段实变、多发结节状密度增高,可并发空洞或邻近胸膜增厚。进展缓慢可达数月或数年。CT 征象包括因曲菌坏死性支气管炎所致支气管内团块、阻塞性肺炎和不张或肺门肿块。

4. **气道侵袭性曲菌病** 胸片最初可以表现正

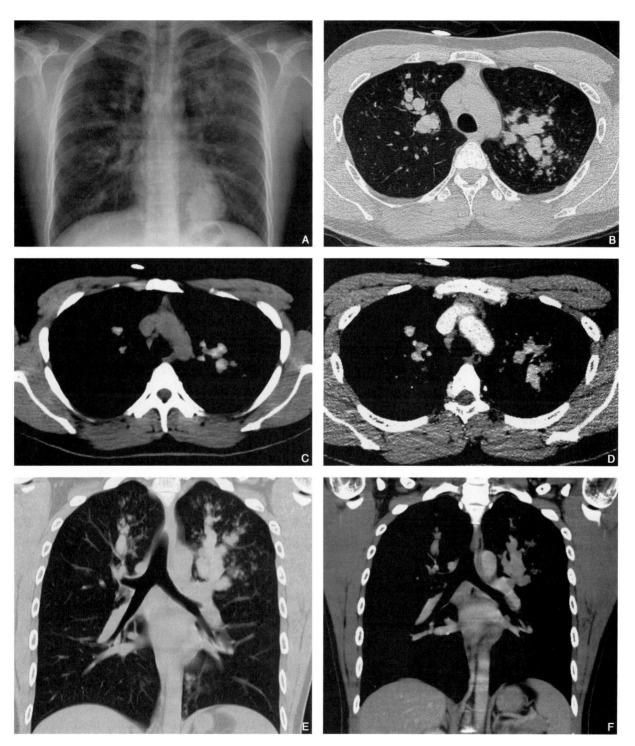

图 7-1-2 变态反应性支气管肺曲菌病
男性,21 岁,反复咳嗽咳痰喘息 1 年。X 线胸片(A)显示双肺多发密度增高影,边缘模糊不清,沿支气管分布;CT 肺窗轴位(B)及冠状位(图 E)显示并变成类圆形、分支状及不规则状,沿支气管分布,纵隔窗平扫(C)显示病灶密度高于同层大血管,略不均匀,增强扫描动脉期(D)及静脉期冠状位重建(F)显示病灶未见确切强化

常,后快速进展为肺结节或实变。经典的 CT 表现为弥漫性双肺小叶中心结节,密度增高,边界不清,部分呈树芽表现(图 7-1-3)。在免疫功能严重不全者出现上述征象,多强烈提示本病。

5. **血管侵袭性曲菌病**　胸片表现为快速进展的肺结节或实变,靠近周边实变可呈楔形(图 7-1-4)。特征性的 CT 表现包括空气新月征和晕征(图 7-1-4C)。结节由晕状磨玻璃密度包围,胸膜基底、楔形实变,这些发现与出血梗死相符。在严重中性

粒细胞减少患者,晕征强烈提示血管侵袭性曲菌病。相应受累肺组织坏死脱落,形成空气半月征。血管侵袭性曲菌病的空气新月征通常见于恢复期。部分病例可见胸腔积液或气胸。

【诊断依据】

1. **腐生型曲菌病**　痰镜检或培养一般为阴性,如曲菌球与支气管相通,则痰检真菌检可能发现曲菌。在免疫功能正常的患者,胸部平片或 CT 提示软组织团块充填于空洞或空腔,可随体位发生

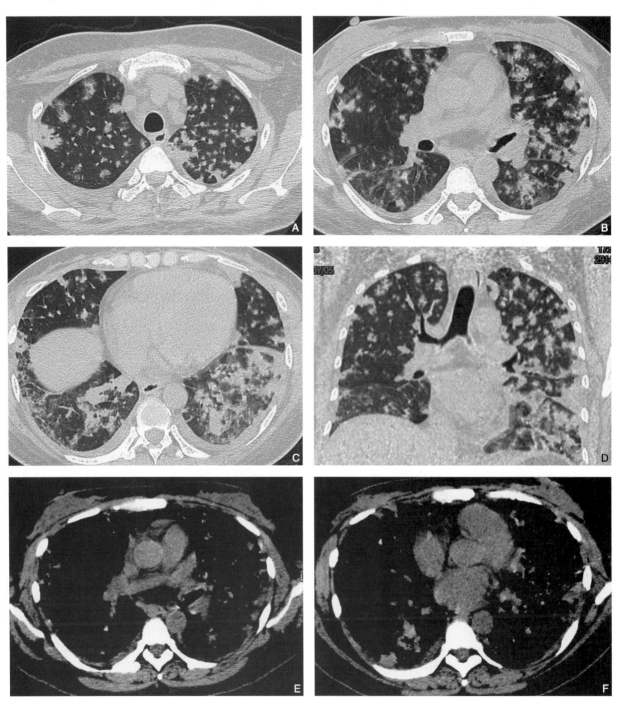

图 7-1-3　气道侵袭性肺曲菌病

女性,57 岁,阵发性睡眠性血红蛋白尿 5 年,近日体温升高达 38.7℃。CT 肺窗轴位上肺野(A)、中肺野(B)、下肺野(C)及冠状位重建(D)显示双肺散在分布大小不等结节,多数外形不整,边缘模糊,下肺野病灶较上肺野病灶外形大且多;纵隔窗(E、F)显示下肺野病变密度较上肺野高

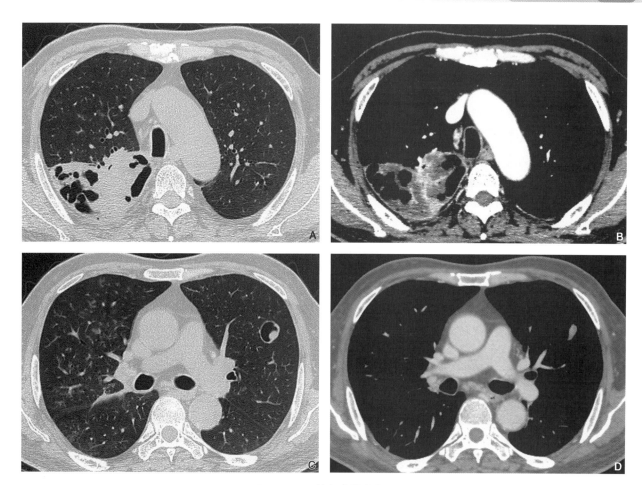

图 7-1-4 血管侵袭性曲菌病
男性,59 岁,特发性血小板减少性紫癜、糖尿病史。CT 肺窗(A、C)示右肺上叶后段片状致密影内不规则含气囊腔,左肺上叶空洞内偏在性结节形成典型的"空气半月征"。同层增强扫描(B、D)显示右肺上叶后段病变不密度极不均匀,左肺空洞内结节均匀强化

位置变化,呈所谓"空气新月征",则考虑腐生型曲菌病。

2. **变态反应性曲菌病** 主要依靠 1997 年 Greenberger 制定的 5 条诊断标准。

(1)哮喘。

(2)血清总 Ig 升高(IgE>1 000ng/ml)。

(3)对烟曲菌出现阳性的速发皮肤反应。

(4)血清 IgE-烟曲菌和 IgG 烟曲菌升高。

(5)平片及 CT 示主要累及上叶段和亚段支气管的黏液栓和支气管扩张。

3. **侵袭性肺曲菌病** 诊断标准包括宿主因素、临床标准、微生物标准及组织学标准。诊断分三个级别:确诊、临床诊断及拟诊。总的来说,免疫功能不全合并严重白细胞减少的患者,如胸部影像显示双肺迅速变化的弥漫性小叶中心边界不清结节,或楔形实变内空气半月征或晕征,则需考虑侵袭性支气管肺曲菌病。

4. **半侵袭性曲菌病** 特异性不强,需结合实验室及影像学综合诊断。

【鉴别诊断】

1. **肺毛霉菌病** 发生于严重免疫功能不全患者、因接合菌属导致的严重致命感染,是一种侵袭性机缘性真菌病。影像学特点为肺外围分布、内含磨玻璃影大的结节和实变,即反晕征。部分病例亦可表现为肺的局限性楔形坏死。

2. **肺结核病** 青年女性上叶尖后段下叶背段好发的渗出、空洞、增殖、钙化性多形性病变为主要特征。

3. **肉芽肿性多血管炎**(granulomatosis with polyangiitis,GPA) 中老年,肺内迅速变化的多发结节、肿块,可出现空洞、晕征,常有肾功能不全、鼻窦炎病史。C-ANCA 常阳性。

4. **肺动脉栓塞** 长期卧床或有静脉血栓史。多无免疫功能抑制病史。肺动脉内常见充盈缺损,肺外围可见楔形无强化尖段指向肺门实变。

5. **肺癌** 中老年咯血男性较多,肿块呈分叶状、可呈不规则厚壁空洞,短毛刺、支气管可见截断、肺门纵隔淋巴结增大。

(杨有优)

第二节 肺毛霉菌病

【概述】

毛霉菌病(mucormycosis)是一组由接合菌属导致的严重、致命的机缘感染。毛霉菌病是血液恶性肿瘤患者常见的机遇性霉菌病,并通常出现于严重中性粒细胞减少症。其他重要的易感因素包括不能控制的糖尿病、酸中毒、肾功能不全、去铁治疗、严重烧伤、实性器官移植后的免疫抑制等。

临床上本病被分为六个类型:鼻脑、肺、腹盆、皮肤、弥散及未分型。肺毛霉菌病是第二种常见类型,占病例总数的30%,但是肺毛霉菌病的死亡率高达45%~80%。肺部病变常由吸入孢子或血行播散来。肺毛霉菌病的病理学特征是侵犯血管、血栓形成和肺缺血性坏死。少数情况下,可侵犯支气管、导致脓肿或炎性肉芽肿。

【临床表现】

(1)发热和咳嗽是最常见临床表现。部分患者可有咯血、胸痛、呼吸困难。

(2)本病几乎所有病例都有易患因素,如白血病、淋巴瘤、糖尿病、实性器官和造血干细胞移植、静脉药物史、激素治疗等。本病进展迅速、死亡率高。

【实验室检查】

(1)常规实验室检查无诊断价值。目前尚没有特异的抗原或抗体能确定诊断。

(2)活检或刮片可见大量真菌,而培养并不生长。菌丝粗大、无或极少分隔,分支呈直角。极易侵犯动脉管壁,导致梗死和组织坏死。

【影像学表现】

1. **X线表现** 平片征象主要包括单侧或双侧肺实变、单发或多发肺结节、肺门淋巴结增大及胸腔积液(图7-2-1A、图7-2-2A)。

2. **CT表现** 胸部CT的主要征象包括反晕征、实变坏死征(楔形坏死征)、空气新月征、外围分布征、大晕征、反晕征。

(1)反晕征:在本病出现率约38%~67%,是本病比较有特异性的征象(图7-2-1B、C)。

(2)楔形坏死征:指实变肺段或亚段实变出现坏死并无强化,病变尖段指向肺门,基底靠肺外围呈楔形(图7-2-2)。病理上,实变代表炎症并血管侵犯、栓塞导致的肺梗死和出血。实变坏死征在本病出现率约40%,可表现为空气新月征,但后者的发生率为12%。在血管侵袭性肺曲菌病,空气新月征的

发生率为40%。

(3)外围分布征:是本病第三个较具特征性的征象,表现为病灶较常分布于肺的周边(图7-2-1、图7-2-2)。本征发生率为87%,病理基础为中小肺动脉分支受累导致其远侧肺感染和梗死。

(4)晕征:定义为实性病灶周围的环状磨玻璃密度影(图7-2-3A~C)。

(5)大晕征:是指玻璃晕的范围比它中心的实性部分更大,其病理基础是致病菌侵蚀导致的肺出血。本征出现率为53%。

【诊断依据】

(1)肺毛霉菌病患者病情严重,临床症状、体征无特异性,同时缺乏实验室检查支持。在有血液病、糖尿病及免疫抑制病史的患者,如胸部CT提示反晕征、楔形坏死征和外围分布征,则应高度怀疑肺毛霉菌病。

(2)病灶刮片或培养中找到毛霉菌,或者在组织切片中发现侵入血管壁的菌丝即可确诊。呼吸道分泌物或异常组织涂片检查结果不可靠,痰培养往往阴性,血培养的阳性率比痰培养更低。文献报道,痰培养阳性的患者中,最后经纤维支气管镜活检证实为肺毛霉感染者仅为50%,由开胸活检证实者仅为32%。当同一患者不同来源标本同时检出毛霉,或同一标本多次培养出毛霉时应高度重视。

(3)有创检查,如纤维支气管镜活检(包括支气管肺泡灌洗)、经皮肺穿刺活检或开胸肺活检。

(4)影像学检查如能根据某些有特征性的征象及时提示本病的诊断,对争取时间及早手术、挽救患者的生命有重要意义。

【鉴别诊断】

1. **肺曲菌病** 腐生型曲菌病。通常患者的免疫状态正常。经典征象是扩张支气管内、肺大疱或局限性气胸腔内可随体位而发生位置变化的"洞中球"。

侵袭性曲菌病。发生于严重免疫功能不全、糖尿病患者。表现为双肺弥漫性小叶为中心多发结节或肺实变灶内空气半月征。肺侵袭性曲菌病空气半月征的发生率明显高于肺毛霉菌病。

2. **肺奴卡菌病** 本病亦发生于免疫功能不全患者。胸部表现为肺内斑片或结节病灶内易出现空洞。本病常并发脑部脓肿,臀背部脓肿偶可出现。

3. **肺结核** 年轻女性,上叶尖后段和下叶背段为主,渗出、空洞、增殖、纤维、钙化、支气管扩张等多形性病灶为特征。

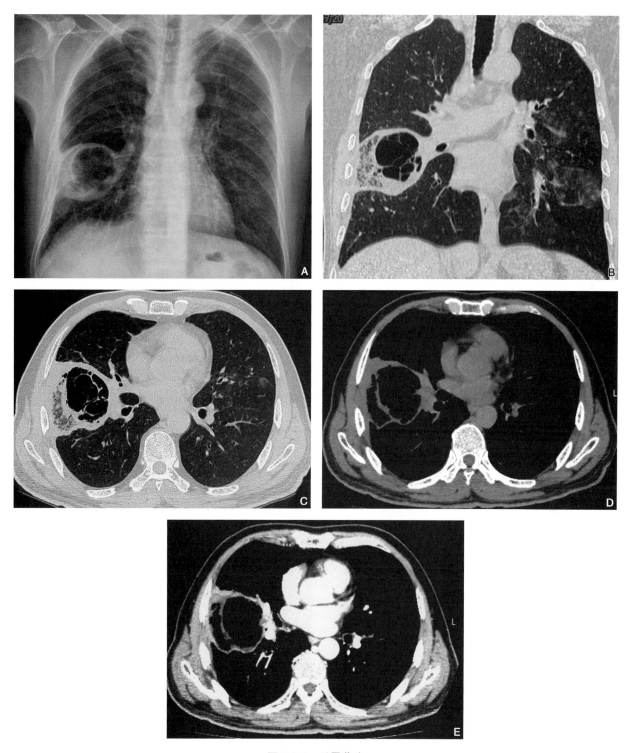

图 7-2-1　毛霉菌病

男性,63 岁,咳嗽、咳痰、发热 2 个月,既往有糖尿病史 2 年。胸部正位片(A)显示右肺中下野"空洞样"结节,壁厚,偏在,内壁较光滑,CT 肺窗冠状位重建(B)及轴位(C)显示该病灶位于右肺中叶,洞内可见多发条索影,洞外侧壁中间为磨玻璃,周围环绕致密影——即"反晕征";与平扫(D)相比,环壁强化(E)

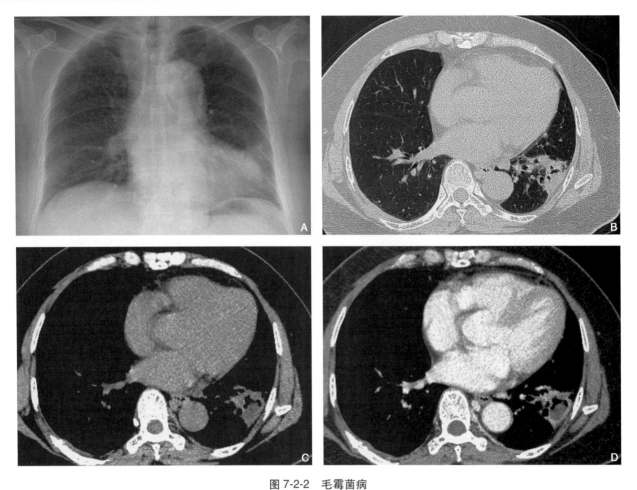

图 7-2-2　毛霉菌病

女性,62 岁,胸部正位片(A)示左肺下野心缘旁片状稍高密度影,边缘模糊,CT 肺窗(B)及纵隔窗(C)显示病灶位于左肺下叶外基底段侧胸壁胸膜下,呈楔形,密度不均,增强扫描(D)病灶内低密度坏死,囊壁环形强化

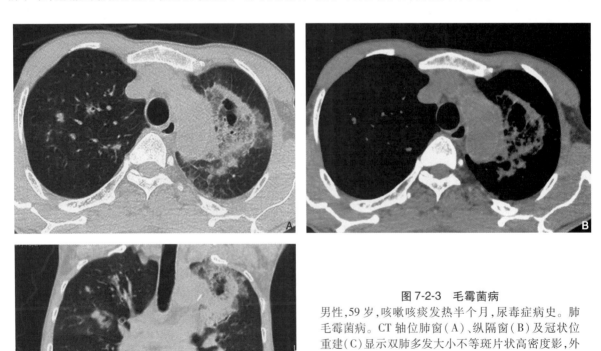

图 7-2-3　毛霉菌病

男性,59 岁,咳嗽咳痰发热半个月,尿毒症病史。肺毛霉菌病。CT 轴位肺窗(A)、纵隔窗(B)及冠状位重建(C)显示双肺多发大小不等斑片状高密度影,外形不规则,最大者位于左肺上叶尖后段,密度混杂,病变中间呈磨玻璃影,周边环绕致密软组织密度影——即"反晕征",软组织密度影周围还可见毛玻璃密度影——即"晕征"

4. 肉芽肿性多血管炎(granulomatosis with polyangiitis,GPA) 自身免疫疾病,胸部影像的特征是多发、多变、易于出现空洞的结节和团块病变。临床上常并发呼吸道肉芽肿、肾小球肾炎、坏死性血管炎,C-ANCA 常阳性。

(杨有优)

第三节　伊氏肺孢子菌肺炎

【概述】

伊氏肺孢子菌肺炎(pneumocystis jiroveci pneumonia)是一种通常累及免疫功能不全患者的机缘性真菌感染。伊氏肺孢子菌广泛存在于肺泡并黏附于肺泡上皮,过去被划归原虫,后证实属真菌。肺泡内巨噬细胞是其最初宿主,巨噬细胞缺陷或功能不全导致感染。CD4 T 淋巴细胞,对消灭伊氏肺孢子菌感染有重要作用,在 HIV 感染时其计数减少,导致炎症性肺部损害。实性器官和血干细胞移植受者、血液恶性病患者、恶性肿瘤化疗、因炎症和结缔组织病长期皮质类固醇治疗者,如韦格纳肉芽肿和系统性红斑狼疮均亦属易感人群。

伊氏肺孢子菌肺炎患者死亡率较高,不伴 HIV 感染者为 20%~49%,HIV 感染者为 8%~14%。口服复方新诺明是本病的第一线治疗。

【临床表现】

进行性呼吸困难、干咳、低热为伊氏肺孢子菌肺炎最重要的临床表现。低氧血症非常常见,是重要的临床特征。急性胸痛、咯血也可发生于部分患者。

【实验室检查】

本病的实验室检查包括病原学诊断及相关分支生物学技术的应用。

(1) 由于尚无伊氏肺孢子菌的体外培养技术,病原学诊断方法是在呼吸道标本中找到病原体。染色方法包括吉姆萨染色法、哥氏银染色、甲苯胺蓝染色法等。呼吸道标本包括痰、支气管肺泡灌洗液和各种肺活检标本。

(2) 分子生物学技术主要包括 PCR 技术和肺孢子菌成活力测定。有研究报道,用定量 touch-down PCR 方法检测口腔含漱液标本中肺孢子菌 MSG 基因,诊断伊氏肺孢子菌肺炎的敏感性为 88%,特异性为 85%。运用反转录 PCR 的方法检测 Phsbl 转录产物,可区分存活的或加热灭活的伊氏肺孢子菌。该方法用于支气管肺泡灌洗液的敏感性为 100%、特异性 86%,用于诱导痰其敏感性为 65%、特异性为 80%。

【影像学表现】

1. X 线表现 最常见的征象是肺门旁或弥漫性磨玻璃密度影,如未得到有效治疗,可逐渐演变为实变(图 7-3-1A)。部分患者可表现为上叶分布的囊性病变、多发结节和网状影。淋巴结增大与胸腔积液罕见。

2. CT 表现

(1) 磨玻璃影:弥漫性、中心分布为著的磨玻璃影(图 7-3-1),上叶相对明显,其病理基础为肺泡积液、肺泡间隔增厚等,本征出现率为 92%。

(2) 囊状影:随机分布的囊状影是本病第二个重要征象,其形态、大小和壁厚度各异。其病理基础为肺组织坏死、破坏、肉芽肿性炎症或支气管扩张,本征出现率为 34%(图 7-3-1,7-3-2)。囊常导致自发气胸(图 7-3-2)。

(3) 碎石路征:磨玻璃影中光滑增厚的间隔线出现,即所谓碎石路征。其病理基础为细胞浸润或水肿所致肺泡间质增厚。

(4) 网状影:反映肺泡内积液的机化并由此造成的肺间质增厚(图 7-3-3),其出现在磨玻璃影区域,在急性和慢性期均可见。

(5) 不常见的征象,包括小叶中心结节、空洞、支气管扩张、细支气管炎、气胸、肺门纵隔淋巴结增大(图 7-3-3D)及胸腔积液。

【诊断依据】

(1) 高危人群(HIV 感染、尤其是外周血 CD4 T 淋巴细胞<200/μl 者,肿瘤、移植患者及其他使用免疫抑制治疗的患者)。

(2) 出现进行性呼吸困难、干咳、低热和低氧血症,胸部 CT 提示弥漫性、中心分布、上叶明显的磨玻璃影和形态、大小和壁厚度各异、随机分布的囊性病灶时,需高度怀疑伊氏肺孢子菌肺炎。影像学检查对疾病定性及变化观察起着重要作用。

(3) 本病的最终确诊仍然有赖于病原学诊断,即在呼吸道标本中找到病原体。

【鉴别诊断】

1. 巨细胞病毒肺炎 本病多见于实体器官、骨髓移植后 1~4 个月。胸部主要征象为弥漫磨玻璃影或实变,但囊性病灶极少。

2. 淋巴细胞性间质性肺炎 本病表现为双肺磨玻璃密度影并薄壁囊腔。多见于干燥综合征等自身免疫疾病患者,常有眼干、口干、腮腺肿大。

3. 弥漫性肺泡出血 年轻人咯血来诊,既往有

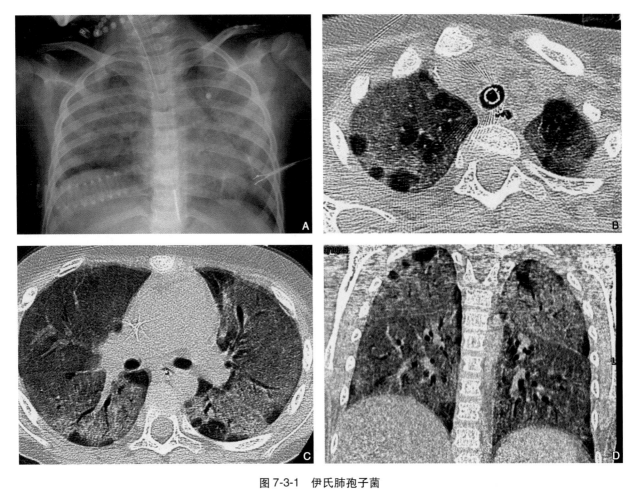

图 7-3-1 伊氏肺孢子菌
女性,7 岁,急性淋巴细胞白血病化疗 2 个月,气促发热来诊。X 线胸片(A)示双肺弥漫性密度增高,肺纹理模糊不清,心缘模糊,CT 肺窗轴位(B、C)及冠状位重建(D)显示双肺弥漫性磨玻璃影,夹杂多发大小不等囊状低密度影

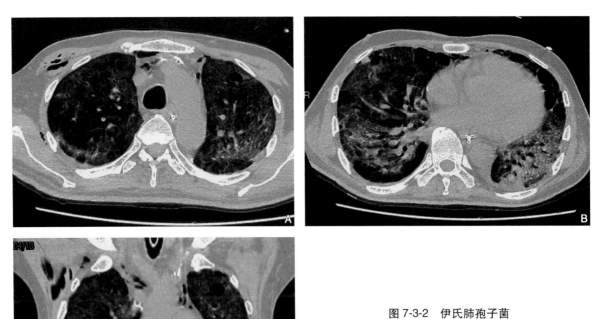

图 7-3-2 伊氏肺孢子菌
男性,53 岁,小肠淋巴瘤化疗半年后,发热、气促 20 天来诊。CT 肺窗轴位(A、B)及冠状位重建(C)示双肺弥漫性磨玻璃影,夹杂多发壁薄厚不均的囊状病灶,可见纵隔和胸壁皮下气肿

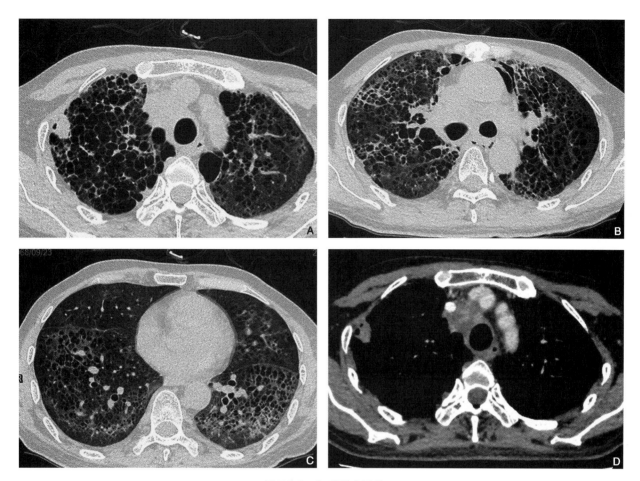

图 7-3-3 伊氏肺孢子菌

男性,48 岁,右肺上叶肺癌化放疗半年,咳嗽气促 3 天来诊。CT 肺窗轴位上肺野(A)、中肺野(B)、下肺野(C)显示双肺磨玻璃影,并多发囊状、网状影,右肺上叶前段可见分叶状大小 21mm×18mm 结节,纵隔窗(D)显示上腔静脉于气管之间淋巴结肿大

肾脏或支气管扩张史。影像显示肺门周围及中下肺片状磨玻璃影,通常 2~3 天明显吸收。

4. 肺水肿 患者发热不明显。蝶翼状、肺门为中心磨玻璃迅速进展为实变,常见胸腔积液与心脏增大。

5. 肺蛋白沉着症 极少出现发热和严重低氧血症,病变与正常区域交错分布呈地图样为其经典征象。

(杨有优)

第四节 肺隐球菌病

【概述】

隐球菌病(cryptococcosis)是由新型隐球菌引起的亚急性或慢性深部真菌病,主要侵犯中枢神经系统和肺,常发生于恶性肿瘤、白血病、淋巴瘤或应用大量皮质激素或化疗等免疫功能低下患者。

新型隐球菌在组织中呈圆形或卵圆形,直径 4~6μm,菌体被宽厚的荚膜包裹,不形成菌丝和孢子。

多存在于土壤和鸽粪中,也可见于空气、水果和蔬菜。主要通过吸入新型隐球菌的孢子发病。新型隐球菌的孢子由呼吸道吸入人头,在肺形成初感染灶。健康人可自愈。病灶仅局限于肺脏,局部病变进展缓慢。当抵抗力减弱时,可经血行播散至全身,累及中枢神经系统,以隐球菌脑膜炎常见。

【临床表现】

(1) 1/3~1/2 的肺部病变者表现为肺部结节,而无任何症状。隐匿起病,轻度咳嗽、发热。少数呈急性肺炎表现,高热、气急、胸痛。

(2) 并发脑脊髓膜炎时,症状明显加重,常有中等度发热,并出现脑膜脑炎症状和体征。

【实验室检查】

(1) 常规检查多正常。

(2) 病原学检查:痰培养和涂片检查阳性率低、特异性不高。经皮穿刺活检、细针抽吸、经支气管镜防污染毛刷获得的标本,经镜检和/或培养出新隐球菌则具有诊断价值。

(3) 免疫学试验:隐球菌厚荚膜含有特异抗原

性多糖。应用乳胶凝集试验检测血清或脑脊液中隐球菌荚膜多糖体抗原，简便、快速、灵敏、特异性强，是早期诊断的主要手段。

【影像学表现】

1. **X线表现**　胸片常变现为单发或多发结节或团块，可有空洞。

2. **CT表现**　胸部CT最经典的征象是多发结节簇状、肺外周分布（图7-4-1）。同一结节可见数个小空洞，可见晕征。簇状分布多与感染沿气道播散有关。单发结节或肿块常强化不著（图7-4-3），可有厚壁空洞与液平，多见晕征（图7-4-2），也可见内含无强化低密度的单发片状病灶（图7-4-4）。

【诊断依据】

（1）有免疫抑制或养鸽史患者，临床表现轻微，胸部CT发现多发结节簇状肺外周分布，单个结节内数个小空洞，伴或伴晕征，应首先需考虑肺隐球菌病。如同时合格痰液或支气管肺泡灌洗液直接镜检或培养新生隐球菌阳性或血液、胸腔积液标本隐球菌荚膜多糖体抗原阳性，则属临床诊断。由于隐球菌细胞壁没有（1,3）-β-D葡聚糖抗原，故血清G试验在隐球菌感染时阴性。

（2）本病确诊依据包括手术切除标本、各种有创穿刺活检获取的组织学证据，血液和无菌腔液（如胸腔积液、脑脊液）隐球菌直接镜检或培养阳性。

如仅有宿主危险因素而无临床症状和病原学检查支持，则为拟诊病例。

【鉴别诊断】

1. **肺转移瘤**　肺血行性转移瘤常为多发结节随机分布，不同于肺隐球菌病的簇状分布。鳞癌、肉瘤、肾癌、绒癌转移易出现空洞，但不似隐球菌病，极少出现单一病灶内多个小空洞征。肺转移瘤多数有原发瘤病史或可发现原发病灶。

2. **原发性肺癌**　中老年抽烟男性多。受累支气管局限狭窄或阻塞。肺内结节或肿块多见短毛刺、分叶，偶见不规则厚壁空洞。晚期可有肺门纵隔淋巴结增大、胸膜转移胸腔积液。

3. **肺奴卡菌病**　免疫功能不全者多见。本病双肺多发含空洞的片状或结节病灶少呈簇状分布，且常见脑脓肿并发。

4. **肺金葡菌感染**　多发肺内随机分布、迅速形

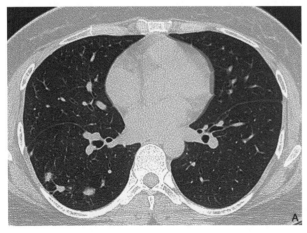
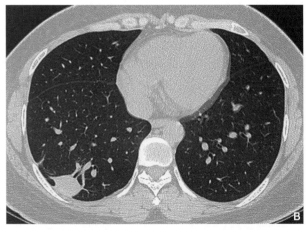
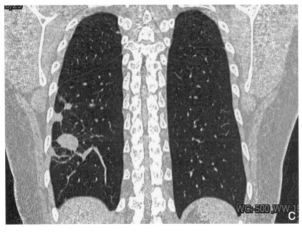
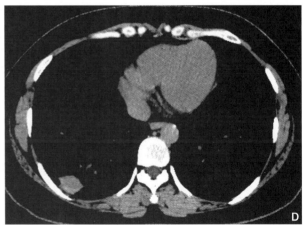

图7-4-1　肺隐球菌病

女性，32岁，外伤后胸痛。CT肺窗轴位（A、B）及冠状位重建（C）显示右下肺外带多发大小不等结节，结节呈簇状分布，结节轴位可见粗大索条影，纵隔窗（D）显示结节密度不均匀

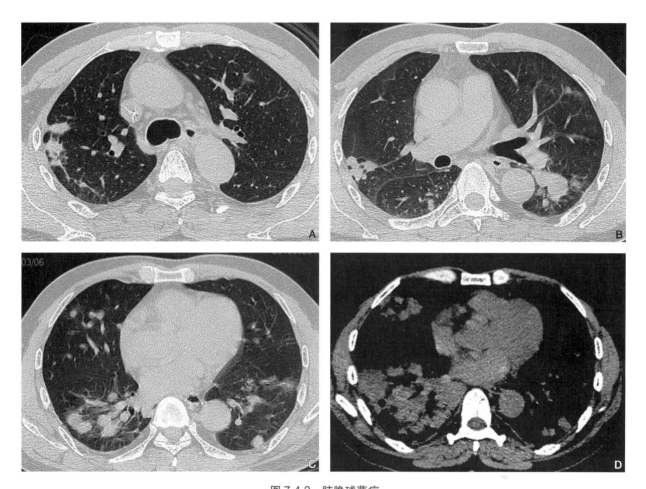

图 7-4-2　肺隐球菌病

男性,50 岁,肾移植术后,咳嗽咳痰半个月。肺隐球菌病。隐球菌抗原阳性。治疗后吸收好转。中~下肺野肺窗(A~C)及纵隔窗(D)显示双肺多发结节,结节周围可见磨玻璃密度晕征,病灶以下肺野、肺外带为著

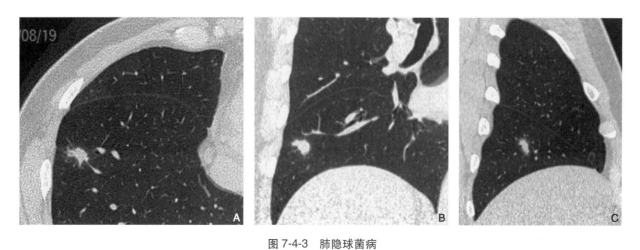

图 7-4-3　肺隐球菌病

男性,52 岁,体检 CT 轴位(A)、冠状位(B)及矢状位(C)重建显示右肺下叶前基底段 9mm×13mm 分叶状小结节,周围轻微晕征

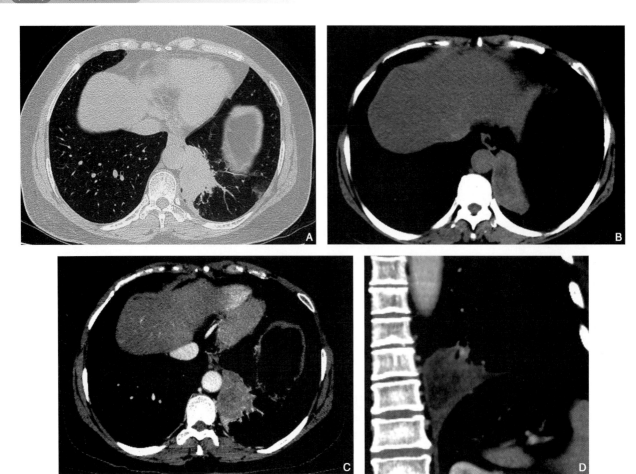

图 7-4-4 肺隐球菌病

女性,53 岁,咳嗽、痰中带血 20 天。CT 肺窗(A)显示左肺下叶后基底段高密度影,边缘毛糙,可见长毛刺,纵隔窗(B)显示病变密度不均匀,增强扫描轴位(C)及冠状位重建(D)显示病变内散在多发大小不等低密度无强化

成空洞的结节。肺外如腮腺、肝脏、心脏瓣膜常有感染性病变,血培养葡萄球菌常阳性。

5. 肺结核 年轻女性,上叶尖后段下叶背段为著的包含渗出、空洞、结节、纤维、钙化、支气管扩张或较长狭窄的多形性病灶。主病灶周围的卫星灶、树芽征具有一定特征性。

6. 肉芽肿性多血管炎(granulomatosis with polyangiitis,GPA) 中老年男性多见,双肺多发结节迅速变化易出现空洞,常合并呼吸道肉芽肿、肾小球肾炎。C-ANCA 常阳性。

(杨有优)

参 考 文 献

1. Franquet T, Muller NL, Gimenez A, et al. Spectrum of pulmonary aspergillosis: histologic, clinical, and radiologic findings [J]. Radiographics, 2001, 21: 825-837.

2. Rosado-de-Christenson M. Diagnostic imaging: chest [M]. 2nd ed. Salt Lake City, UT: Amirsys, 2012: 4-62.

3. Torres PPTES, Rabahi MF, Moreira MAC, et al. Tomographic assessment of thoracic fungal diseases: a pattern and signs approach [J]. Radiol Bras, 2018, 51: 313-321.

4. Ghasi RG, Bajaj SK. Infectious pneumonia in the immunocompetent host: What the radiologist should know [J]. Indian J Radiol Imaging, 2017, 27: 23-32.

5. Hammer MM, Madan R, Hatabu H. Pulmonary Mucormycosis: Radiologic Features at Presentation and Over Time [J]. AJR, 2018, 210: 742-747.

6. Nam BD, Kim TJ, Lee KS, et al. Pulmonary mucormycosis: serial morphologic changes on computed tomography correlate with clinical and pathologic findings [J]. Eur Radiol, 2018, 28: 788-795.

7. Choo JY, Park CM, Lee HJ, et al. Sequential morphological changes in follow-up CT of pulmonary mucormycosis [J]. Diagn IntervRadiol, 2014, 20: 42-46.

8. Georgiadou SP, Sipsas NV, Marom EM, et al. The diagnostic value of halo and reversed halo signs for invasive mold infections in compromised hosts [J]. Clin Infect Dis, 2011, 52: 1144-1155.

9. Won HJ, Lee KS, Cheon JE, et al. Invasive pulmonary aspergillosis: prediction at thin-section CT in patients with neutropeniaa prospective study [J]. Radiology, 1998, 208: 777-782.

10. Jung J, Kim MY, Lee HJ, et al. Comparison of computed tomographic findings in pulmonary mucormycosis and invasive

pulmonary aspergillosis[J]. Clin Microbiol Infect, 2015, 21: 684-688.

11. Martinez-Jimenez S, Rosado-de-Christenson M, Carter BW. Specialty imaging: HRCT of lung[M]. 2nd ed. Salt Lake City, UT: Elsevier, 2017: 164-167.

12. Song KD, Lee KS, Chung MP, et al. Pulmonary cryptococcosis: imaging findings in 23 non-AIDS patients[J]. Korean J Radiol, 2010, 11: 407-416.

13. KanneJP, Yandow DR, Meyer CA, et al. Pneumocystis jiroveciPneumonia: High-Resolution CT Findings in Patients With and Without HIV Infection[J]. AJR, 2012, 198: W555-561.

14. Wang SY, Chen G, Luo DL, et al. ^{18}F-FDG PET/CT and contrast-enhanced CT findings of pulmonary cryptococcosis[J]. Eur J Radiol, 2017, 89: 140-148.

15. Igai H, Gotoh M, Yokomise H. Computed tomography (CT) and positron emission tomography with [18F]fluoro-2-deoxy-D-glucose (FDG-PET) images of pulmonary cryptococcosis mimicking lung cancer[J]. Eur J Cardiothorac Surg, 2006, 30: 837-839.

16. Hsu CH, Lee CM, Wang FC, et al. F-18 fluorodeoxyglucose positron emission tomography in pulmonary cryptococcoma [J]. Clin Nucl Med, 2003, 28: 791-793.

17. Lee CH, Tzao C, Chang TH, et al. Case of pulmonary cryptococcosis mimicking hematogeneousmetastases in an immunocompetent patient: value of absent 18F-fluorodeoxyglucose uptake on positron emission tomography/CT scan[J]. Korean J Radiol, 2013, 14: 540-543.

18. Xie LX, Chen YS, Liu SY, et al. Pulmonary cryptococcosis: comparison of CT findings in immunocompetent and immunocompromised patients[J]. Acta Radiol, 2015, 56: 447-453.

19. 郭佑民, 郭顺林, 译. 胸部影像学[M]. 北京: 科学出版社, 2014: 371-427.

20. 蔡柏蔷, 李龙芸. 协和呼吸病学[M]. 北京: 中国协和医科大学出版社, 2011: 918-1068.

第八章 肺结核病

第一节 结核病分类与临床

【概述】

肺结核病（pulmonary tuberculosis）是由结核分枝杆菌在肺内引起的一种常见的慢性传染性疾病，也是人体结核病中最常见的一种，约占所有结核病发病的90%。肺结核病在我国流行广泛，是我国法定的乙类传染病之一。据最新统计，目前我国每年新发肺结核患者约为90万例。同时，我国也是世界上肺结核病高发的国家之一，肺结核病的防控形势依然严峻。由于其临床症状和影像学表现复杂多样性，有时在临床上与其他肺部疾病鉴别诊断较为困难，有研究显示肺结核病的误诊率可达14.2%~20%。

肺结核病的致病菌为结核分枝杆菌，主要包括人型分枝杆菌与牛型分枝杆菌等。结核分枝杆菌为兼性需氧菌，最适宜生长温度为37℃，结核分枝杆菌生长缓慢，菌体细长而弯曲，不能运动；其主要毒力因子可能为结核分枝杆菌细胞壁上某些脂类成分或蛋白分子等。结核病流行与传播包括三个环节，即传染源、传播途径和易感人群。

在我国最新的结核病分类标准中，将结核分枝杆菌潜伏感染者也纳入其中，这也是结核病发病的重点人群；据不完全估计，全球约有1/3的人群属于结核分枝杆菌潜伏感染者，在无任何抗结核药物治疗情况下，约有1%~2%的结核分枝杆菌感染者在感染后不久即可发病，其一生中发展为结核病的风险约为5%~10%。

【病理与转归】

肺结核病的基本病理变化性质主要包括肺渗出性病变、增殖性病变与变质性病变。实际上，肺结核病是机体组织对体内生存、繁殖的人型或牛型结核分枝杆菌的炎症反应性疾病。在整个病理变化过程中，既有结核分枝杆菌作用，也有宿主抵抗力与免疫状态的效应。其病理演变过程大致为：机体被结核分枝杆菌侵犯后首先发生炎症反应，表现为血管渗透性改变导致炎性渗出；渗出性病变如早期不吸收则很快可形成结核结节即增殖性病变；如渗出性病变发展迅速或相互融合则可形成干酪性坏死即变质性病变。

干酪性坏死属于凝固性坏死，是结核病特有的病理成分，其中包含类脂质和乳酸，呈黄色，似乳酪状半固体或固体结构；由于组织乏氧、酸性和局部脂肪酸积聚，结核分枝杆菌增殖受抑制，故干酪样坏死病变中结核分枝杆菌数量较少；但当中性粒细胞和巨噬细胞释放水解酶，干酪样物质发生软化和液化，并由引流支气管排空，此时结核分枝杆菌可大量繁殖。

肺结核病的进展与转归取决于机体的抵抗力和结核分枝杆菌的致病力以及临床抗结核药物治疗情况。一般来说，肺结核病变具有稳定愈合或恶化进展两种趋势。

（1）稳定愈合：一是吸收消散，主要为肺结核渗出性病变的愈合方式，可不留任何痕迹；二是纤维化或纤维包裹，主要是增殖性病变或较小干酪样病变（直径0.1~3mm）的愈合方式。

（2）恶化进展：主要表现为直接蔓延、淋巴道播散和血行播散等；其中浸润性进展系继发型肺结核恶化常见方式，干酪样坏死和溶解播散也是结核病直接蔓延、恶化进展的根本原因；此外，继发型肺结核病患者伴有免疫功能低下时易通过淋巴道与血行播散方式导致结核病进一步恶化与进展。

【分类】

我国结核病分类的历史沿革可分为如下几个阶段：

1. 1949年以前　主要采用美国结核病协会（NTA）1922年制定的分类法，即依据胸部X线表现及病理学改变将结核病分轻、中、重度三类。

2. 1949—1978 年　主要采用前苏联 1935 年制定、1948 年修订的十大分类，即"十型四期"的分类法。

3. 1978—1998 年　原卫生部在柳州召开全国结核病防治工作会议，在前苏联结核病分类法基础上修订，形成了我国首个自己的结核病分类法，即"五型"分类法。具体为原发型肺结核（Ⅰ型）、血行播散型肺结核（Ⅱ型）、浸润型肺结核（Ⅲ型）、慢性纤维空洞型肺结核（Ⅳ型）、结核性胸膜炎（Ⅴ型）。

4. 1998—2017 年　中华医学会结核病学分会在原"五型"分类法基础上再制定出新的结核病分类法；2001 年原卫生部将此结核病分类法固化为中华人民共和国卫生行业标准，即《WS 196—2001 结核病分类》，该分类法仍将结核病分为以下 5 型。

（1）原发型肺结核（Ⅰ型）：为初次结核感染的临床病症，包括原发综合征及胸内淋巴结结核。

（2）血行播散型肺结核（Ⅱ型）：急性粟粒型肺结核和亚急性或慢性血行播散型肺结核。

（3）继发型肺结核（Ⅲ型）：为肺结核病中主要类型，包括渗出浸润为主型、干酪为主型和空洞为主型肺结核。

（4）结核性胸膜炎（Ⅳ型）：为临床上已经排除其他病因引起的胸膜炎，包括结核性干性胸膜炎、结核性渗出性胸膜炎和结核性脓胸。

（5）其他肺外结核（Ⅴ型）：按部位及脏器命名，如骨结核、肾结核等。

5. 2017 年之后　为了适应我国现代肺结核防控形势的需要，2017 年 11 月 19 日国家卫生和计划生育委员会发布了新版的《WS 196—2017 结核病分类》和《WS 288—2017 肺结核诊断》，同时废止了《WS 196—2001 结核病分类》和《WS 288—2008 肺结核诊断》，并决定于 2018 年 5 月 1 日起正式施行。在 2017 新版的结核病分类中，结核病被分为肺结核和肺外结核，其中肺结核分型略有变化，但仍分为以下 5 型。

（1）原发型肺结核：包括原发综合征和胸内淋巴结结核（儿童尚包括干酪性肺炎和气管、支气管结核）。

（2）血行播散型肺结核：包括急性、亚急性和慢性血行播散型肺结核。

（3）继发型肺结核：包括浸润性肺结核、结核球、干酪性肺炎、慢性纤维空洞性肺结核和毁损肺等。

（4）气管、支气管结核：包括气管、支气管黏膜及黏膜下层结核病。

（5）结核性胸膜炎：包括干性、渗出性胸膜炎和结核性脓胸。

【临床表现】

1. 症状

（1）咳嗽、咳痰：咳嗽是肺结核的常见呼吸道症状，如咳嗽、咳痰持续两周以上，对症治疗与抗感染治疗无效，且痰普通培养阴性者应高度疑诊肺结核可能。通常肺结核患者痰量不多，多为白色黏痰，如合并肺内感染，痰量可明显增多，并出现黄色脓性痰。

（2）咯血：咯血是肺结核较为常见症状，一般由肺组织炎性充血和组织坏死引起。可表现为痰中带血或咯血，痰中带血意味着病灶内出血量较少；当肺组织坏死较为严重如空洞性肺结核时，其内较大动脉血管被侵蚀导致破裂，可大量出血或失血性休克。

（3）胸痛：肺结核病变累及胸膜时，由于胸膜具有丰富的感觉神经末梢，可以产生胸痛等症状，其特点是在咳嗽、用力呼吸时症状加重。

（4）呼吸困难：多见于较重肺结核患者和结核性胸膜炎者，当发生肺不张或两肺弥漫性病变时，也可导致通气障碍而出现呼吸困难。此外，结核性胸膜炎者胸腔积液量较多时，患侧肺组织受压发生萎缩，也是导致呼吸困难的原因。

（5）全身症状

1）一般症状，无诱因周身不适、疲倦、无力和盗汗，或日渐消瘦等，上述症状易被患者忽视而延误诊断及治疗。

2）发热，是活动性肺结核的常见和重要症状，约 37%~80% 结核病患者出现不同程度发热，以午后低热多见，体温多不超过 37.5℃，常伴有盗汗、疲乏、无力、消瘦和面色潮红等；此外，该种发热对抗感染治疗无效，在试验性抗结核治疗后 2~4 周后可退热。

3）消化系统，食欲缺乏、恶心、腹胀、腹泻、便秘等。

4）血液系统，可出现贫血，多发于儿童；此外，部分患者可见白细胞与血小板减少等。

5）变态反应，皮肤结节性红斑、硬红斑、疱疹性结膜炎、结核性风湿症等，可先于结核病出现，可视为肺结核发病的先兆。

2. 体征　肺结核患者病情较轻时，可没有任何临床体征。当肺结核病的渗出性病变范围较大或干酪样坏死时，可出现肺实变体征，如触觉语颤增强，叩诊浊音，听诊可闻及支气管呼吸音和湿鸣音。较大空洞性病变，听诊可闻及支气管呼吸音。

当有较大范围的纤维化病灶形成时，气管向患侧移位，患侧胸廓塌陷，叩诊呈浊音，听诊呼吸音减弱并可闻及湿鸣音。结核性胸膜炎时可出现胸腔积液体征，如气管移向健侧，患侧胸廓饱满，触觉语颤减弱，叩诊实音，听诊呼吸音消失。支气管结核可出现局限性哮鸣音或哨音等。

总之，以下临床表现特点有助于提示肺结核可能。

（1）起病较隐匿，病程较迁延，抗感染治疗无效或效果不佳；如患者咳嗽 2~3 周以上，或伴有咳痰、胸闷、胸痛、发热、体重减轻等可视为肺结核可疑症状。

（2）与排菌肺结核患者有密切接触史者。

（3）既往有淋巴结结核、胸膜炎等肺外结核病史者。

（4）既往或近期有结节性红斑、疱疹性角膜炎、结膜炎、结核性风湿性关节炎等超敏感综合征者（应除外其他病因）。

【实验室检查】

1. 结核菌素试验 结核菌素试验又称结核菌素纯蛋白衍生物试验（purified protein derivative，PPD），用于检测机体有无感染过结核分枝杆菌。PPD 皮试阳性者，表现为注射局部皮肤红肿，至 72 小时达高峰，形成中心深红色，周围浅红色晕包绕硬结，直径 20mm 以上者为强阳性，提示体积内受到明显结核菌感染。但该试验变异性较大，敏感度为 87%~92%，特异度仅为 34%~38%，不能作为活动性结核病确诊依据。

2. 结核分枝杆菌检测 包括以下检测技术。

（1）涂片检查：标本主要来源于痰液，内镜抽吸物、刷片、灌洗液，炎性分泌物，浆膜腔积液及活检组织标本等；包括直接厚涂片法、浓缩涂片法和离心集菌涂片法，其中直接厚涂片法最为常用。

（2）结核菌培养：吸取预处理标本 0.1ml，无菌接种于培养基斜面上，37℃ 平卧放置 24 小时后，再直立放置继续培养；培养 3、7 天时各观察一次细菌生长情况，此后每周观察一次；若 7 天内发现菌落生长，并经抗酸染色证实为抗酸杆菌者可报告快速生长分枝杆菌；7 天后菌落生长，且抗酸染色阳性，可报告分支枝杆菌生长，若培养 8 周仍未见菌落生长，可报告分枝杆菌培养阴性。

（3）结核分枝杆菌快速培养：需借助专用培养仪系统，特点是自动化程度高，操作较为简便，仅需 1~2 周即可报告结果。

（4）噬菌体技术：根据裂解后菌体在培养平板上表现为噬菌斑的有无来判断检测结果，有噬菌斑

则表明标本中含有结核分枝杆菌，反之为阴性。

（5）结核分枝杆菌分子生物学技术，主要包括：①核酸探针法，优点是特异性强，缺点是直接检测临床标本敏感度较低。②多聚酶链反应技术（PCR），具有敏感度高、特异度强、重复性好和无需纯化标本等优点；但不能区分死菌与活菌。③结核基因芯片，优点为检测系统性能指标优良，符合临床辅助诊断要求；且检测速度快（血清分离后 5 分钟即可出结果）；可单人份操作，节约试剂；但对设备、技术要求很高，难在基层实验室开展。

3. 体液免疫检测 常用抗原物质有三种：结核分枝杆菌蛋白、多糖抗原、菌体和细胞壁抗原。主要采用酶联免疫吸附试验、斑点免疫渗滤试验、斑点免疫层析试验和免疫印迹试验等方法。但结核分枝杆菌抗体在结核病诊断中假阳性率可达 3%~15%，假阴性率达 10%~35%。使用 LAM 抗原（脂阿拉伯酸甘露糖）检测敏感度 71.9%，特异度 91.9%，且与结核病活动性密切相关，具有一定应用前景。在缺乏病理学诊断时，血清结核分枝杆菌抗体诊断对肺外结核的诊断具有重要提示作用。

γ-干扰素释放试验（IGRA）是近年来在国际上流行的结核分枝杆菌感染免疫学检测手段。对临床结核病感染诊断以及在诊断结核潜伏感染方面均具有较高的特异度和敏感度，可将结核分枝杆菌感染从卡介苗和绝大多数环境非结核分枝杆菌感染中区分出来。

（伍建林 于 晶）

第二节 原发型肺结核

原发型肺结核（primary pulmonary tuberculosis）是指结核分枝杆菌经呼吸道或其他途径首次侵入人体到达肺部而发生的原发感染性病变。当结核分枝杆菌首次侵入人体后，大约有 5%~15% 比例可发展成原发型肺结核，尤以儿童和青年多见。近年来，流动人群的结核病呈高患病率趋势，成年人感染原发型肺结核比例有所增加，约占 8%~10%。在原发型肺结核中，约有 5%~15% 可发展成临床活动性结核病。原发型肺结核又包括原发综合征和胸内淋巴结结核两种类型。

一、原发综合征

【概述】

原发综合征（primary complex）是由肺内原发结

核病灶、肺门淋巴结肿大和连接两者之间的淋巴管炎三者共同组成的。多见于儿童及青少年,少数成人亦可发生。当人体初次感染结核分枝杆菌是否发病取决于机体免疫功能状态、结核分枝杆菌数量及毒力。如既往没感染过结核分枝杆菌,且机体免疫力低下,则结核分枝杆菌经呼吸道侵入肺脏即可在肺组织内生长繁殖,首先形成渗出性或实变病灶,即肺部原发病灶(所谓 Ghon 灶),其中央为坏死灶,周围有上皮样组织细胞与散在多核巨细胞环绕;多位于肺上叶底部和下叶上部。

初始感染灶形成后 4~8 周即可产生变态反应,在原发病灶周围出现炎性反应,约 2 周后炎性反应吸收演变为结核增殖性病灶,主要包含淋巴细胞、类上皮细胞和朗格汉斯巨细胞等,随后病灶中央可发生干酪样坏死。

少数患者结核分枝杆菌可进入血流发展成血行播散型肺结核。在原发病灶形成过程中,结核分枝杆菌可沿着淋巴管道首先抵达同侧肺门和纵隔淋巴结并形成结核性淋巴管炎和淋巴结炎。此时机体处于高敏状态,炎症反应和干酪样坏死进展迅速,使得淋巴结增大显著,有时亦可出现对侧淋巴结增大。

虽然原发型肺结核最多见于儿童及青少年,但近年来成人患病率亦不断增加,且与儿童者有所不同,主要以肺部实变更为多见(占 90%),而淋巴结肿大较少见(仅 10%~30%);同时胸腔积液发生率(30%~40%)亦较儿童多见(仅为 10% 左右)。

【临床表现】

原发综合征在临床上起病缓慢,部分患儿可无明显呼吸道症状,但婴幼儿可急性起病,突然高热 2~3 周后降为持续低热。多数患儿可表现为全身结核中毒症状为主,长期不规则低热、食欲缺乏、盗汗、乏力等,部分患儿可出现发育迟缓、营养不良、消瘦、贫血等。

如淋巴结明显肿大可出现相应压迫与刺激症状,如刺激性干咳、哮鸣、声音嘶哑、呼吸困难等。值得注意的是,少数患儿可出现结核变态反应引起的过敏反应,如结节性红斑、疱疹性结膜炎、游走性关节痛等。

【实验室检查】

可做结核菌素试验(PPD),如无卡介苗接种史,2 年内做 PPD 实验阴性,发病后 PPD 转阳性者,且符合影像学表现者,则可考虑为原发型肺结核。此外,结核分枝杆菌痰涂片检查可以阴性,亦可以阳性。患者血清的结核分枝杆菌抗体检测可出现阳性。

【影像学表现】

1. X 线表现   目前,胸部 X 线片或数字化 CR、DR 依然是基层医疗机构常用的检查方法。但在 X 线片上,典型的原发综合征已经很少见;一旦出现典型 X 线表现则具有一定的特异性,即表现为肺部浸润性原发病灶、条索状淋巴管炎和肺门肿大淋巴炎构成的所谓"哑铃型"征象(图 8-2-1)。

构成典型原发综合征 X 线表现的三个征象分别包括如下特点。

(1)肺原发病灶:好发生于两肺上叶(1/2 以上),以右上肺为多见,且多位于肺野外带胸膜下(故易引起胸膜炎)。X 线片上表现为大小不等云絮状或斑片状影,密度不均,边缘模糊,有时原发病灶很小、密度很淡,或被肋骨等结构遮挡,需要仔细观察;有时亦可形成大片状致密实变影,易误诊为大叶性肺炎;

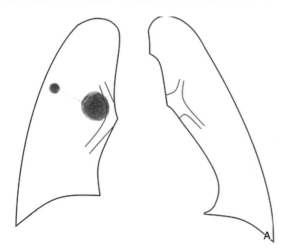
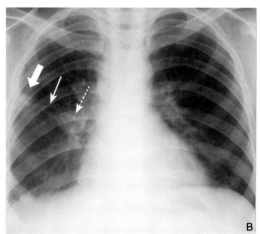

图 8-2-1   原发综合征

男性,13 岁。A.示意图,显示右上肺原发综合征"哑铃型"征象。B.胸部正位片示右上肺原发病灶呈斑片影(粗箭),右肺门增大淋巴结影(虚箭)以及两者之间线条状淋巴管炎(白细箭)

少数可见病灶内低密度空洞影;由于原发型肺结核具有自限性,伴随机体免疫应答建立,较小的原发病灶可自行愈合,大多数亦可瘢痕愈合或发生钙化。

(2)淋巴管炎:表现为原发病灶与同侧肺门肿大淋巴结之间的一条或多条线样及条索状较高密度影,或仅显示相应支气管血管束增粗、模糊;但多数情况下淋巴管炎可自行消退,或呈一过性,有时 X 线检查很难捕捉或显示。

(3)淋巴结炎:表现为同侧肺门阴影增大增浓,并向肺野内突出,边缘可清晰或模糊,可同时伴右上纵隔及对侧纵隔的淋巴结肿大;如肿大淋巴结压迫邻近支气管则可出现阻塞性炎症或阻塞性肺不张,尤其小儿患者较易发生。此外,胸腔积液在原发综合征中较常见,约为 20%~25%,甚至有的原发型肺结核中以胸腔积液为独立征象出现,而无肺内任何异常表现;亦有学者认为,胸腔积液可能是原发型肺结核病灶发生之前的前驱征象。

2. CT 表现 CT 扫描为数字化断层成像,具有肺组织结构不重叠、图像密度分辨力高等优点,在原发综合征各病变的显示与诊断中具有明显优势和重要价值。首先,CT 图像可敏感显示肺内各种大小与形态的原发肺部病灶;其次,对于 X 线片不易显示的淋巴管炎,尤其是可能伴发的小结节、小空洞、支气管播散以及胸膜改变等也均可清晰显示;此外,通过 CT 增强检查对肺门或纵隔的淋巴结肿大可以作出明确诊断,在形态上可呈结节状或多个融合形成的分叶状肿块影,在结构与血供上表现为均匀中等强化,但更多表现为分隔样、周边环形强化,这些征象很有助于提示淋巴结结核的诊断(图 8-2-2)。

3. MRI 表现 有关原发型肺结核或原发综合征的 MRI 表现资料鲜见报道。由于肺脏特殊结构

与 MRI 信号缺失,其在显示肺内原发灶及淋巴管炎方面均明显不如 CT 与 X 线片,但在显示和评价 X 线片无法显示的胸内淋巴结结核方面具有较好的价值,形态上与 CT 表现类似,信号上 T1WI 多呈中等或略低信号,T2WI 呈略高信号或混杂信号;增强时亦可出现明显的均匀性或不均匀性周边环形强化。

4. PET-CT 表现 关于原发综合征的 PET-CT 表现鲜见报道。基于肺原发病灶与肺门淋巴结结核的病理组织学改变,[18]F-FDG PET-CT 显像可出现不同程度糖代谢增高表现,但不具特征性。

【诊断依据】

原发综合征好发于儿童与青少年,临床上可出现呼吸道或全身结核中毒症状;典型者在 X 线与 CT 上表现为斑片状的肺部原发病灶、条索状的淋巴管炎和结节或肿块状的淋巴结炎,形成所谓“哑铃型”征象,此时诊断并不困难。但有时不典型原发综合征需与肺部其他炎症进行鉴别,肺门与纵隔淋巴结结核需与肺癌、结节病等进行鉴别。

【鉴别诊断】

1. 肺炎 肺炎的病原体主要为细菌、非典型病原体和病毒等。一般急性肺炎具有典型临床症状、结合实验室检查和影像学表现,多不难鉴别。但由于免疫系统发育不完善(尤其是儿童)时,普通肺炎也容易引起肺门与纵隔淋巴结肿大,临床上易与肺结核病混淆。

主要鉴别点:①原发肺病灶、淋巴管炎和淋巴结肿大在原发综合征诊断中具有特异性;而在儿童肺炎中很少见。②原发综合征有时以肺门和纵隔淋巴结肿大较常见,且较为明显;而普通肺炎淋巴结肿大少见,即使有也呈淋巴结数量少、直径小特点;如 CT 增强出现环形强化和边缘性强化更有助于结核诊

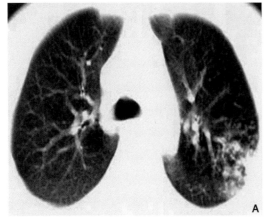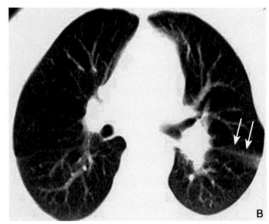

图 8-2-2 原发综合征
女性,15 岁,A 胸部 CT 肺窗示左上肺斑片影与小结节影,边缘模糊;B 胸部 CT 肺窗示左肺门影增大增浓,两者之间可见线条状致密影(箭)

断。③原发综合征的肺实变好发于胸膜下,易合并胸腔积液,短期复查,吸收缓慢;而普通肺炎一般吸收较快,病程较短。

2. 周围型肺癌 原发综合征主要需与周围型小细胞肺癌鉴别,该病亦可见于中青年患者,主要表现为肺内原发病灶小、肺门及纵隔淋巴结肿大(转移)很明显的特点,并易向肺内和纵隔内明显浸润,呈快速生长及高度侵袭性等生物学行为;纵隔肿大淋巴结多数密度较均匀,虽易于发生融合,但内部坏死相对少见,对纵隔血管挤压和推移更为显著;增强时呈中度或明显强化,基本不出现边缘环状强化。

二、胸内淋巴结结核

【概述】

胸内淋巴结结核(tuberculosis of intrathoracic lymph node)包括肺门和纵隔内各部位淋巴结的结核,后者以气管旁和支气管隆嵴下多见。其发病机制,一是肺内原发病灶结核分枝杆菌沿肺内或支气管血管束周围的引流淋巴管到达相应肺门和/或纵隔淋巴结而致病,二是结核分枝杆菌感染后在肺内不形成明显原发病灶而经引流淋巴管直接感染至肺门或纵隔淋巴结。

在儿童原发型肺结核中的原发病灶易于较快吸收,故在原发型肺结核中更多见以肺门和/或纵隔淋巴结肿大为首发征象,属于其临床亚型。肺门淋巴结结核以单侧肺门常见,继之可引起纵隔多组淋巴结肿大,直径大于2cm淋巴结易发生干酪样坏死,多个受累淋巴结可融合成肿块样。纵隔淋巴结结核可由肺门淋巴结结核扩散、蔓延所致,亦可独立发病。如肺门淋巴结干酪样坏死物破入邻近支气管可形成淋巴结支气管瘘,可引起肺内继发性支气管播散病

灶。发病1年后,约有36%的肺门和/或纵隔淋巴结可以发生钙化。

【临床表现】

胸内淋巴结结核是原发型肺结核的临床亚型。患者临床症状的有无以及轻重程度与结核分枝杆菌感染程度、机体抵抗力高低、过敏性强弱等因素有直接关系。该类患者除与原发综合征临床表现相似外,还可出现以压迫和刺激性症状为主要表现的特点,如刺激性咳嗽、哮喘和呼吸困难等,以及吞咽困难,喉返神经受侵出现的声音嘶哑,上腔静脉梗阻综合征等。

【影像学表现】

1. X线表现 当肿大的肺门和/或纵隔淋巴结结核直径较小时,X线片多无异常发现。当肺门淋巴结结核直径较大时,可表现为患侧肺门影增大、密度增高,可见外突的结节或肿块状影,外缘多较清楚,部分亦可模糊。如为体积较大的纵隔淋巴结结核,则表现为相应部位纵隔影增宽或局限性外突,有时外缘可呈分叶状,边缘清楚。当发生钙化时,X线片可清楚显示其位置、形态与大小,呈明显高密度影。

2. CT表现 CT是发现胸内淋巴结结核并提供重要诊断信息的理想影像学方法。通常诊断标准为淋巴结短径大于1cm,但有时短径小于1cm淋巴结亦可能有结核病变,怀疑时需通过CT增强或其他方法明确诊断。一般来说,肺门淋巴结结核以单侧受累为多见,根据其边缘是否清楚又可分为如下类型。

(1)肿瘤型:单个或多个肿大淋巴结相互融合形成肺门区或纵隔内的结节或团块影,可呈分叶状,特点是外缘清楚,密度较均匀;CT增强呈现均匀强化或中央无强化、周边环形强化的模式,强化区代表肉芽肿性纤维组织包膜(富含血供),非强化区代表淋巴结内干酪样坏死物(图8-2-3)。

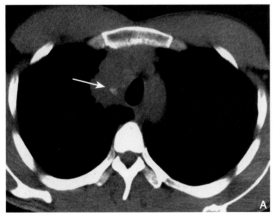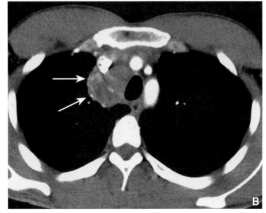

图8-2-3 纵隔淋巴结结核(肿瘤型)
男性,28岁。A.胸部CT平扫显示右上纵隔见肿大且融合的淋巴结,内见钙化(箭);B.胸部CT增强显示肿大淋巴结呈不均匀性强化,周边略呈环状,外缘清晰光整(箭),类似纵隔内来源的肿瘤样病变

（2）炎症型：肺门处肿大的淋巴结及其周围炎性病变融合形成团片状影，特点是外缘模糊不清，中央密度较高（图8-2-4）。如肺门肿大淋巴结压迫或破溃并侵蚀支气管时可引起管壁增厚、狭窄或闭塞，导致相应肺叶或肺段不张，以儿童与青年患者右上肺叶多见。CT上显示不张的肺叶体积明显缩小，呈三角形或楔形致密阴影，其外缘清楚，其尖端指向肺门，但肺门处无明显肿块影，可见钙化或低密度影，受累支气管完全闭塞，借此与中央型肺癌区别。

纵隔淋巴结结核可单独发生，亦可与肺门淋巴结结核同时发生，可为一组或多组淋巴结受累，其中以右侧气管旁和隆嵴下最为常见，而前纵隔淋巴结受累少见。如为多组淋巴结受累，易发生融合形成较大软组织肿块影。受累淋巴结易发生钙化，系由于干酪样坏死组织钙盐沉积所致，呈点状或层状，提示良性病变。

CT增强对纵隔淋巴结核诊断与鉴别具有重要价值，较为特征性表现为淋巴结周边环形强化，融合性淋巴结结核可表现为多房或分隔样强化，但直径较小的孤立性淋巴结可出现均匀性强化。

此外，根据CT表现还可有助于判定淋巴结结核病变的活动性，其典型CT表现为增强图像上淋巴结的中央不强化呈低密度、周边呈环状强化或见分隔状强化，其显示率约为51%，也有利于为临床制订合理的治疗方案提供重要依据。

3. MRI表现 MRI具有软组织分辨力高和血管流空效应等特点，可在显示肺门淋巴结结核方面优于CT平扫。资料表明，纵隔淋巴结结核在非增强MRI上，呈中等T1、中等T2信号，其内可见斑片状稍长T1、稍长T2信号；在增强MRI上，淋巴结结核增强的方式与CT增强模式相仿，即表现为结节状、环状、分隔状或不均匀强化，以中央无强化、周边环状及分隔状强化具有一定特征性及较高诊断价值。与手术及病理检查结果对照研究显示，淋巴结中央不强化低信号区为干酪样坏死，周边环状及分隔样强化是由于血管增生、肉芽、炎症、包膜与周围结构炎症反应所致。

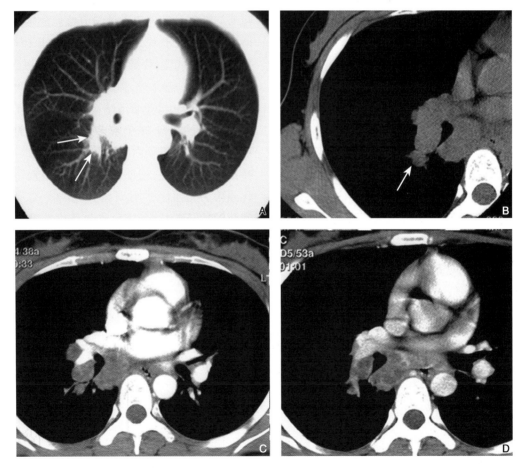

图 8-2-4 肺门淋巴结结核（炎症性）

女性，25岁。A、B. 胸部CT肺窗与纵隔窗显示右肺门影增大，部分边缘模糊呈斑片状（箭）；C、D. 胸部CT增强动脉期与静脉期，可见右肺门与纵隔内多发肿大淋巴结，部分呈融合状，表现为中央坏死无强化，边缘呈环状强化特点

4. **PET-CT 表现** ^{18}F-FDG PET-CT 显像对于发现纵隔淋巴结肿大与反映其糖代谢情况具有重要的价值,依据肿大淋巴结是否有干酪样坏死及纤维肉芽组织既可表现为低代谢,亦可表现为高代谢,其鉴别诊断尚需结合其他多模态影像学表现及临床病史与实验室检查。

【诊断依据】

胸内淋巴结结核常见于右侧气管旁、右侧肺门及隆嵴下等区域。受累淋巴结可孤立、部分融合或完全融合,其靠近肺部的外侧缘可清晰(肿瘤型)或模糊(炎症型)。

淋巴结内钙化有助于其定性诊断。CT 或 MRI 增强时,受累淋巴结可出现较均匀强化,但更具特征性征象是周边环形强化或伴内部分隔样强化,中央为无强化坏死区;有时亦可表现为多房或分隔样强化、明显融合性肿块影,并可伴有邻近肺脏病灶,此时需与纵隔恶性肿瘤鉴别。胸内淋巴结结核需与结节病、淋巴瘤和巨淋巴结增生症等鉴别。

【鉴别诊断】

1. **结节病** 当胸内淋巴结结核呈双侧肺门淋巴结肿大时,应与结节病鉴别。前者主要发生于儿童与青少年,可出现全身结核中毒性症状,PPD 多为强阳性;在影像上,有时可伴肺部原发浸润性病灶,CT 增强时淋巴结多出现环形强化。后者多见于中年女性,可无明显临床症状,多可表现为双侧肺门淋巴结较对称性增大,同时可伴有纵隔内多组淋巴结增大,肺内病变多以小结节或间质改变为主,CT 增强时淋巴结多为较明显均匀强化,基本无坏死发生。PPD 多为阴性。

2. **淋巴瘤** 淋巴瘤好发于青年或老年人,临床上多为波浪热或持续高热。虽然少数可能仅有某一组淋巴结增大,但病情进展较为迅速,很快表现为多组淋巴结受累,发生于前纵隔者明显多于淋巴结结核,且常为两侧淋巴结增大,多有纵隔内器官压迫症状;常合并全身淋巴结增大,约有 2/3 患者可合并脾大,尤其是霍奇金病患者更多见。

3. **巨淋巴结增生症** 该病又称 Castleman 病,多认为是一种慢性炎症或感染过程,约 70% 见于 30 岁以下;70% 以上发生于胸内,以右上纵隔及右肺门区为多见。CT 上多表现为单发或孤立的类圆形结节或肿块影,边缘清楚,密度较均匀,其主要特征是 CT 增强时可出现明显均匀性强化,CT 值增加多在 100HU 以上。

(伍建林 于 晶)

第三节 血行播散型肺结核

【概述】

血行播散型肺结核(hematogenous pulmonary tuberculosis)是指结核分枝杆菌一次或多次进入血液循环并导致肺部弥漫病变以及相应病理生理改变与临床表现者。肺的血行播散型肺结核占全身的血行播散的 90%~95%。进入血液循环结核分枝杆菌可能来源于肺部原发病灶、气管支气管及纵隔淋巴结结核破溃,也可能来自于其他脏器或骨关节结核病灶干酪样坏死物质破溃进入血管所致。根据结核分枝杆菌进入血液循环途径、时间、数量以及机体反应的情况,可以分为急性、亚急性及慢性血行播散型肺结核三种。此外,部分老年人与免疫力低下人群易患急性血行播散型肺结核,有研究显示,肾移植后患者肺结核的患病率较普通人群高出约 50 倍,其中大部分为血行播散型肺结核。

急性血行播散型肺结核早期主要发生于肺间质,表现为肺泡间隔增厚、明显充血,部分可见巨噬细胞;继而在肺泡间隔、小叶间隔、脏层胸膜及血管支气管束周围出现增殖性结节和渗出坏死性粟粒样结节,边界清楚,呈弥漫性分布,大小较均匀,直径 1~3mm 之间,呈黄白色及灰白色改变,中央呈干酪样坏死,周边可见单核细胞、淋巴细胞及朗格汉斯细胞等。此时肺泡内很少见到结核病变,故痰菌检查为阴性。病变进展则向肺泡内浸润出现结核结节、干酪样坏死、空洞形成等;有时可见支气管播散改变,表现为小结节病灶呈分支状,提示位于小气道中心。

此外,在免疫功能损害患者中多不能形成肉芽肿,仅表现干酪样坏死,病灶内有大量结核分枝杆菌,缺乏或很少渗出、增殖及淋巴细胞反应,不能形成典型结核结节,称为无反应性肺结核,是重症血行播散型肺结核的特殊类型,预后很差。

【临床表现】

临床表现与结核分枝杆菌侵入肺内数量、次数与患者机体免疫状态等有关。急性血行播散型肺结核多起病急骤,超过 95% 的患者可出现高热(39~40℃),呈稽留热或弛张热,常伴有盗汗、乏力等结核中毒症状。肺部可表现为咳嗽、咳痰(白色泡沫痰)、咯血、胸痛等,严重者可出现呼吸困难、发绀等呼吸衰竭症状。

亚急性或慢性血行播散型肺结核起病相对缓慢,表现为长期低热或阶段性发热、盗汗、乏力、咳嗽、消瘦等,总体上临床症状相对轻微。全身粟粒性肺结核还可出现皮疹、复视和肝脾肿大等相应临床表现。少数可并发气胸、浆膜腔积液和肺外结核等,其中以结核性脑膜炎多见。

【实验室检查】

急性粟粒型肺结核患者的痰菌检查 70%~90% 为阴性,并且 1/3~1/2 患者的结核菌素试验亦为阴性,但约 80% 以上患者的血沉加快,部分伴有全身性贫血。婴幼儿可采取胃液检查。行血液结核分枝杆菌 PCR 检测时,阳性率为 80% 左右,特异性可达 90% 以上。

【影像学表现】

(一)急性粟粒型肺结核

1. X 线表现 早期急性粟粒型肺结核在胸部 X 线片上可显示正常或仅出现肺纹理增强、模糊,肺野透过度降低等轻微表现,显现出“临床症状重、X 线表现轻”的特点。约在发病 2~3 周后,可出现两肺弥漫分布的细小结节状阴影,直径多在 1~3mm 之间,称之为粟粒结节,形态基本一致呈圆形或类圆形,密度较均匀,两肺分布较均匀或上中肺野较密集,当病变进展时病灶可逐渐增大达到 3~5mm。在 X 线片上呈现出双肺野透过度降低,呈磨玻璃样改变,可部分遮盖肺纹理而显示不清晰(图 8-3-1)。

通常在典型阶段,胸部 X 线片对急性粟粒型肺结核检出敏感度为 59%~69%,特异度为 97%~100%。经临床上系统和积极抗结核治疗下,约在 2~10 周肺部病灶开始逐渐吸收,6~7 个月可完全吸收,少部分可融合向浸润性肺结核进展。

2. CT 表现 HRCT 与 MSCT 薄层扫描具有高密度分辨力和高空间分辨力等优势,在急性粟粒型肺结核的早期发现和及时诊断方面明显优于 X 线

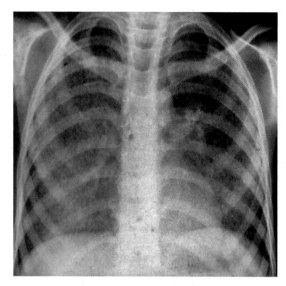

图 8-3-1 急性粟粒型肺结核
男性,23 岁,胸部 X 线正位片示双肺野密度略增高呈磨玻璃影,肺纹理显示不清晰,其内可见大量弥漫性分布的粟粒结节影,其大小较为均匀,以中下肺野分布较多

片。因此,当怀疑急性粟粒型肺结核时应进行胸部 CT 扫描,应以肺窗观察为主。在胸部 X 线片仅显示磨玻璃影的早期阶段,薄层 CT 肺窗图像上即可清晰显示弥漫分布的微小结节及不同程度的肺间质改变,检出率高达 90% 以上。

通常典型急性粟粒型肺结核 CT 表现为“三均匀”特点,即从双肺尖至肺底的分布均匀,病灶大小较均匀,呈 1~3mm 粟粒结节影,病灶密度均匀,尤以薄层或 HRCT 显示更为清晰(图 8-3-2);但在 CT 纵隔窗图像上多不能显示肺粟粒结节影,有时可见纵隔淋巴结略肿大及少量胸腔积液等征象。

此外,急性粟粒型肺结核的结节具有随机分布特点,在血管束、细支气管分支、小叶间隔、叶间裂及胸膜下均能检出小结节。早期者一般不合并小气道

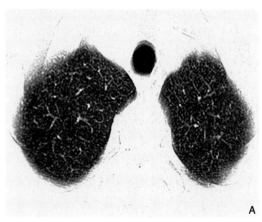
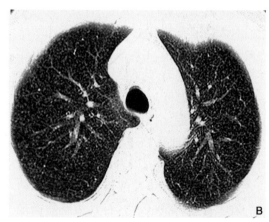

图 8-3-2 急性粟粒型肺结核
男性,27 岁,A、B 为胸部 CT 肺窗不同层面,显示两肺弥漫性均匀分布的粟粒性结节影,表现出典型的“三均匀”特点,即大小均匀、密度均匀、分布均匀

损害,但随病变进展可引起小气道病变,导致支气管内播散。有时部分患者的肺部结节病灶可融合呈斑片状,需结合临床作出正确判断。在部分老年患者中,急性粟粒型肺结核的 CT 表现可呈多样性,很少呈现"三均匀"特点。

3. MRI 表现　正常肺脏在常规 MRI 图像上呈明显低信号影。由于急性粟粒性肺结核病灶很小,且密度较淡,在 MRI 图像上难以显示,目前鲜见有关方面报道。但急性血行播散型肺结核有时可并发全身粟粒结核病灶,尤其是脑部感染较多见,此时 MRI 检查具有优势,尤其增强 MRI 对显示脑膜及脑实质多发明显强化的粟粒结节病灶十分敏感。

(二)亚急性或慢性血行播散型肺结核

1. X 线表现　由于结核分枝杆菌少量、多次进入血流侵犯肺内,故肺部结核病变多表现为新老交替、分布不均等特点。在胸部 X 线片表现为结节大小不一、密度高低不均和两肺分布不均的"三不均匀"特点,多以双肺上野分布为多且致密,中肺野次之,下肺野最少。新近播散至肺部的病灶呈边缘模糊的渗出影,多位于肺下野,早期播散至肺内病灶可出现钙化或纤维条索影,多位于肺尖或锁骨下区;部分结节可融合成肺实变、形成空洞并伴发支气管播散病灶。此时,痰结核分枝杆菌检出率较高。

2. CT 表现　亚急性或慢性血行播散型肺结核 CT 表现与 X 线片类似,也呈现为"三不均匀"特点,但显示病变部位、范围及密度等更加清晰、直观和准确。通常病灶分布以中上肺为多,下肺为少;病灶大小明显不一,可从粟粒样小结节到大结节或肿块及肺实变病灶,有时可出现空洞与支气管播散。各种病灶的密度呈高低不等、质地不均匀等多样化改变,包括渗出实变、钙化、纤维化、空洞、播散等,以及肺外其他部位结核病变等(图 8-3-3)。

3. CT 定量分析　对于血行播散型肺结核伴有呼吸急迫的患者,计算机辅助定量分析有助于病情严重程度的客观分析(图 8-3-4)。

4. MRI 表现　由于亚急性或慢性血行播散型肺结核病灶较大、较密集,故在 MRI 上有时可见两侧上中肺的结节或斑块影,在 MRI 上以中等信号为主。但总体上 MRI 诊断该病的价值有限,多不用于本病的检查。

【诊断依据】

急性血行播散型肺结核中的粟粒结节具有血行来源的随机分布规律,在 X 线与 CT 上表现为大小、密度、分布"三均匀"的特点。临床上起病急骤,可表现稽留型或弛张型高热(39~40℃),伴有咳嗽、咳痰、呼吸困难及盗汗、乏力等中毒症状,但痰结核菌检查多为阴性。亚急性或慢性血行播散型肺结核影像学表现为"三不均匀"特点,症状相对较轻,应结合临床和实验室检查明确诊断。

【鉴别诊断】

1. 弥漫性肺转移瘤　通过血行途径转移至肺部的弥漫性肺转移瘤也呈弥漫随机分布特点。乳腺癌、甲状腺癌等肺内转移可表现为粟粒状结节,需与急性粟粒型肺结核鉴别。通常肺转移瘤以中下肺外带或胸膜下分布为主,结节大小一致或不等,界限清楚,边缘光滑;有时结节较大或形成肿块,经 1~2 个月短时间内随诊可进行性增大;部分患者可伴发小空洞或气囊性结节。临床上,患者有原发癌病史,且多无持续高热症状,病程进展快,预后差。

2. 尘肺　以硅沉着病最为常见,患者初期多无明显呼吸道症状。其小结节多位于肺小叶中心或胸膜下;直径 2~5mm;密度较高,中心更致密,界限更

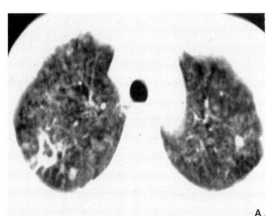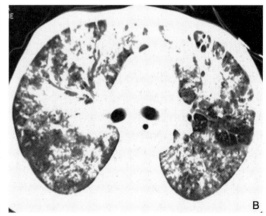

图 8-3-3　亚急性血行播散型肺结核
男性,31 岁,A、B 为胸部 CT 肺窗不同层面,显示两肺弥漫性分布的肺部病灶,呈大小不均、分布不均、密度不均的特点,以右下肺分布更为明显

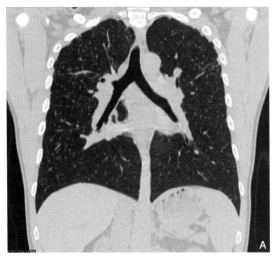
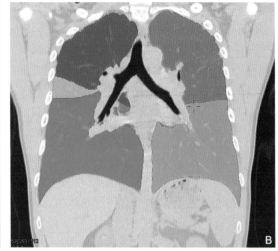
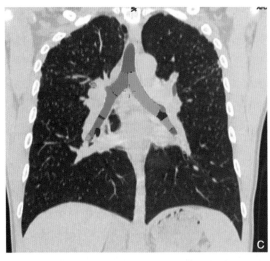
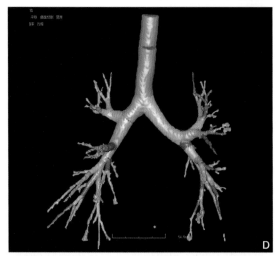

左右肺	肺叶	肺裂	支气管	支气管分支												
序号	体积(ml)	LAA9...	LAA9...	LAA9...	LAA9...	异质性	异质...	异质...	平均...	支气...	支气...	支气...	Agat...	体积...	肺血...	肺组...	空气...	宽度...	高...	深...
左右肺	4979.63	665.38	64.57	13.36	1.30	0.38	-	-	-815.73	123.00	214.59	82.13	282.11	258.72	178.55	867.16	411...	280.15	177.40	275.00
右肺	2553.75	309.86	23.47	12.13	0.92	0.55	-	-	-812.45	63.00	107.97	17.76	55.29	55.29	94.75	451.71	210...	145.30	176.60	272.80
左肺	2425.89	355.51	41.10	14.66	1.69	0.27	-	-	-819.18	89.72	18.65	226.82	203.43	83.81	415.45	201...	146.90	176.60	264...

图 8-3-4　亚急性血行播散型肺结核

女性,37 岁,血行播散型肺结核。CT 冠状位重建(A)示双肺弥漫分布的粟粒状结节,上肺多,基于数字肺分析平台,肺边界自动分割工具分割肺(B)及气管、支气管(C、D),自动计算全肺、左右肺及各个肺叶的体积、密度等参数(E)

清晰;以两肺中下野和肺门区分布为主,内带多于外带。随病变进展可出现小叶间隔、胸膜下和支气管血管束淋巴管周围分布结节。约 72% 结节可出现钙化,72% 伴灶周肺气肿,96% 可有肺门和纵隔淋巴结增大及钙化,典型为蛋壳样。临床上患者有粉尘接触史。

3. 结节病　结节病是一种累及全身多系统非干酪性肉芽肿性病变,以 20～40 岁多见,约 80%～90% 可累及胸部。临床上表现为劳累性呼吸困难与干咳,呈现"临床症状轻、影像表现重"的不对称特点。经激素治疗有效,约 50%～70% 患者可自行缓解,约 2/3 患者结核菌素皮内实验为阴性。影像学上,典型者表现为双肺门对称性淋巴结肿大,可伴纵隔内淋巴结肿大;在肺部改变中约 75%～90% 呈网

织小结节影,双肺弥漫分布、边界清晰,多沿支气管血管束、脏层胸膜下与叶间裂分布,以中上肺分布较密集,结节直径多在 2～4mm。与急性粟粒型肺结核随机分布和"三均匀"特点有明显不同。

(伍建林　于　晶)

第四节　继发型肺结核

【概述】

继发型肺结核(secondary pulmonary tuberculosis)是成年人最常见的类型,约占 90% 以上。系由结核分枝杆菌初次感染机体后,潜伏下来并在身体抵抗力下降等因素作用下,重新活跃、繁殖生长而使静止病灶复燃,即内源性复发,此为继发型肺结核主要发病原

因,多发生在原发病灶同侧肺野上部。另一发病机制是受到活动性肺结核患者传染后,结核分枝杆菌被吸入肺内而形成肺内的新发病灶,即外源性再感染。总之,继发型肺结核倾向于发生在肺脏的特定局部位置,如肺尖、锁骨下区及肺下叶背段等部位;病变性质具有复杂性与多样性特点。

继发型肺结核基本病理改变包括渗出、增殖和变质。渗出性病变常为结核分枝杆菌数量多、毒力强、机体变态反应明显或在病变急性发展阶段出现;增殖性病变是结核病特异性改变,典型者表现为结核结节,中央为巨噬细胞衍生的朗汉斯巨细胞,周围是层状排列的类上皮细胞,外围是淋巴细胞和浆细胞;变质改变主要为干酪样坏死,常为结核分枝杆菌数量多、毒力强和机体免疫反应作用下发生细胞坏死和干酪化,后者液化后经引流支气管排出可形成空洞,因此结核分枝杆菌大量繁殖,易引起播散和传染。继发型肺结核病变可上述三种基本病变同时存在或一种为主,并相互转化,其演变转归结果包括:愈合(表现为吸收、纤维化和钙化)或恶化(表现为病灶扩大、空洞形成、结核播散灶等)。

【临床表现】

继发型肺结核临床表现多种多样,包括两大部分,即全身结核中毒症状与呼吸系统症状。但约20%或更高比例患者无明显症状或症状轻微,在体检或其他检查偶然发现。

全身中毒症状包括:发热(多为午后低热)、夜间盗汗、疲倦、乏力、食欲减退、体重减轻和月经失调等,可伴有失眠、性格改变等。结核病发热症状占60%~70%,经抗结核治疗2周后,约60%患者退热。呼吸道症状包括:咳嗽、咳痰、咯血、胸痛和呼吸困难等;其中咯血是继发型肺结核较常见症状,多见于空洞或合并支气管扩张患者;如出现刺激性干咳应考虑合并支气管内膜结核可能。有时还可出现结核变态反应引起的超敏症状,主要表现为结节性红斑、泡性结膜角膜炎、结核风湿症等。

【实验室检查】

包括患者痰液的结核分枝杆菌检查,可采用涂片法、集菌法和培养法。培养法不仅可以进行准确诊断,还可进行结核菌药敏试验。无痰患者可进行胃液结核菌检查。结核PCR检查敏感度很高,阳性者可诊断结核病,同时还有助于鉴别诊断。继发型肺结核患者血常规检查可无明显变化,长期慢性病程者可有继发性贫血;干酪性肺炎或继发感染者外周血白细胞总数及中性粒细胞计数可出现升高。

继发型肺结核的临床表现及实验室表现相似,但影像学表现十分复杂,其病灶性质具有多样性与多变性,影像学上具有部位好发性与征象多样性特点。不同特点的影像学表现又带来不同的诊断及鉴别诊断疾病谱,以下根据继发型肺结核影像学特征进行分类讲述。

一、浸润为主型的继发型肺结核

【影像学表现】

1. X线表现 从发病部位上,以两肺上叶尖段、后段(约占80%)和两肺下叶背段(约占15%)多见;病变可呈局限性或可累及多个肺段或双侧肺。病灶多呈斑片状或大片状,密度不均、边缘模糊;病灶内可见低密度透亮区即空洞影,可表现为薄壁空洞、厚壁空洞或张力空洞等(图8-4-1);有时可伴有支气管播散、胸腔积液等征象。

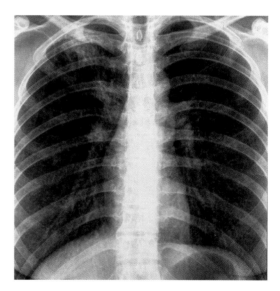

图8-4-1 继发型肺结核(浸润为主型)
女性,32岁,胸部正位X线片示右肺上叶尖段病变,表现为斑片状、结节影及索条状,与右上肺门影相连,未见明显钙化与空洞影

2. CT表现 CT检查的价值明显优于胸部X线片,有助于发现重叠或隐匿部位及微小病变,还有助于显示病灶的多样性特点。可表现为渗出性磨玻璃影、致密实变影、增殖病灶以及各种各样的空洞影,还可显示纤维化病灶与钙化等;当活动性肺结核病灶发生气道播散时,可表现为同侧或对侧肺沿支气管分布的小结节影或树芽征等(图8-4-2);CT还有助于显示肺门和/或纵隔淋巴结肿大及胸腔积液等。在治疗随访中,CT可较准确地反映肺结核病灶的演变及吸收转规情况(图8-4-3)。

3. CT定量分析 浸润性肺结核病变的密度特

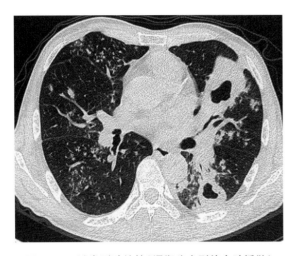

图 8-4-2 继发型肺结核(浸润为主型伴右肺播散)
男性,54岁,胸部CT肺窗显示左上肺舌段与下叶背段多发性厚壁空洞样病变伴周围实变及结节灶,右肺中叶与下叶背段见多发性支气管播散结节病灶

点常常与疾病的状态、传染特性及预后有关,通常病变早期,密度较低,病变陈旧,密度较高,病变内空洞形成常常意味着患者具有传染性,因此计算机定量分析有助于疾病的分期、预后的预测(图8-4-4)。

4. **MRI表现** 浸润性肺结核很少进行肺部MRI检查,其影像学表现与普通肺炎性病变没有明显区别,故诊断价值有限。

【诊断依据】

以浸润病灶为主的继发型肺结核常见于青年人或少部分免疫力低下的老年患者,临床上可表现为结核性全身中毒症状与呼吸系统症状,影像学上具有特定的好发部位(上叶尖段、后段及下叶背段)和病灶呈多样性(渗出、实变、空洞、结节与肿块、纤维化、播散病灶等)特点,典型者诊断不难。但有时需与普通肺炎、肺炎型肺癌等进行鉴别。后者好发于

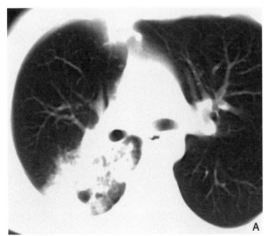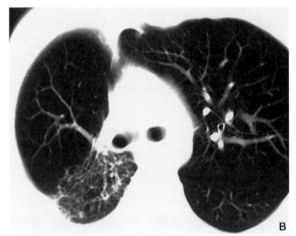

图 8-4-3 继发型肺结核(浸润为主型)
女性,29岁。A.胸部CT肺窗(治疗前)示右肺下叶背段大片状实变影,密度不均,内见空洞影,边缘模糊呈磨玻璃影;B.胸部CT肺窗(治疗后)示右肺下叶背段实变影明显吸收,残留部分纤维化改变及小结节影,邻近胸膜可见粘连增厚

下肺,病灶以渗出和/或实变为主,较少出现多样性改变;当肺炎发生于上肺且病灶较为局限时,与浸润性肺结核较难鉴别,可以通过临床症状和实验性抗感染治疗随访等方法加以鉴别。

【鉴别诊断】

1. **普通肺炎** 普通肺炎临床上可以无明显症状或出现发热、咳嗽、咳痰等症状,实验室检查外周血白细胞与中性粒细胞增多。影像学上,与浸润性肺结核好发部位有所不同,多易发生于双肺的下叶、后部,表现为较局限的斑片状或大片状病灶,通常中央密度高、周边密度低呈磨玻璃影,有时可见空气支气管征,而空洞、增殖、纤维化、钙化病变少见。经过短期抗感染治疗后,肺炎病灶通常可完全或部分吸收,病程较短。

2. **磨玻璃样肺腺癌** 发生于肺上叶以渗出改

变为主的肺结核病有时需与该处的磨玻璃样表现的肺腺癌进行鉴别。两者CT上均可表现为局限性磨玻璃样病灶,但肺结核患者以青年多见,肺腺癌患者则以中年或老年女性较多见,近年来发病呈年轻化趋势;肺结核病变通常以肺上叶尖段、后段多见,范围较大,界限不清,多沿支气管树分布,易出现实性成分及病灶边缘小结节或树芽征,短期变化较快;肺腺癌可见于肺上叶前段,较局限,形态规则,界限清晰,易出现分叶征、毛刺征、小泡征及胸膜凹陷征等,变化十分缓慢。

二、干酪为主型的继发型肺结核

【影像学表现】

1. **X线表现** 主要包括不同范围的干酪性肺炎

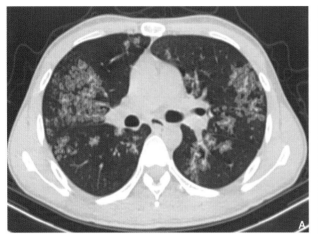
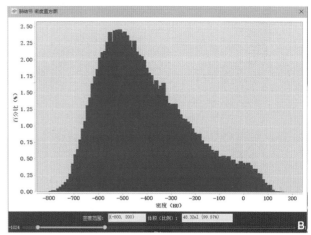

肺	肺叶	切	得分	体积	平均	表面	最大	平	平	非实	体积	不规	肺血	视	血管	空	血管	肺气
右肺	右上肺叶 -	87.00	0.50	- 99.58	-369.87	633.12	8.75	6.40	6.35	0.12	46.07	1.00	- 4.40	41.00	-500.51	-	1.00	0.04
左肺	左下肺叶 -	173.00	0.50	3.50	-450.67	16.16	2.25	1.91	1.41	0.19	-	0.92	- 0.45	5.00	-575.26	-	1.00	0.02
左肺	左上肺叶 -	44.00	0.50	14.60	-369.44	92.02	4.42	3.23	2.97	0.16	2.84	1.00	- 1.90	16.00	-491.15	-	1.11	0.03
左肺	左上肺叶 -	99.00	0.50	- 88.13	-443.89	547.67	7.55	6.11	5.87	0.23	72.30	1.00	- 2.72	31.00	-535.99	-	1.00	0.05
左肺	左下肺叶 -	155.00	0.50	1.24	-480.54	6.83	1.61	1.37	0.91	0.27	-	0.50	- 0.04	1.00	-604.76	-	1.10	0.02
右肺	右下肺叶 -	163.00	0.50	5.81	-471.87	36.27	3.13	2.24	2.06	0.26	1.42	1.00	- 0.38	3.00	-659.47	-	1.00	0.02
右肺	右上肺叶 -	143.00	0.50	1.09	-461.02	6.13	1.77	1.34	0.87	0.18	-	0.45	- 0.19	1.00	-557.10	-	1.14	0.02
右肺	右中肺叶 -	133.00	0.50	- 101.70	-320.30	497.87	9.63	6.33	6.18	0.20	309.76	1.00	- 2.65	37.00	-610.78	-	1.00	0.05
右肺	右上肺叶 -	47.00	0.50	- 36.31	-362.71	197.63	6.38	4.35	4.00	0.16	116.25	1.00	- 1.01	2.00	-524.65	0.00	1.00	0.03
右肺	右上肺叶 -	124.00	0.50	7.33	-495.78	53.56	4.33	2.76	2.44	0.31	-	1.00	- 0.91	8.00	-507.77	-	1.00	0.03
右肺	右上肺叶 -	73.00	0.50	5.90	-480.20	30.56	3.29	2.35	1.95	0.18	19.85	1.00	- 2.73	21.00	-480.58	-	1.00	0.03
左肺	左下肺叶 -	110.00	0.50	- 41.26	-256.62	194.60	6.26	4.74	4.58	0.14	321.10	1.00	- 0.74	12.00	-568.95	-	1.00	0.03
左肺	左下肺叶 -	128.00	0.50	3.31	-451.38	17.53	3.21	2.11	1.72	0.22	-	1.00	- 0.11	1.00	-628.80	-	1.00	0.02
左肺	左下肺叶 -	151.00	0.50	2.42	-444.87	11.34	2.41	1.75	1.15	0.20	-	0.65	- 0.29	8.00	-610.52	-	1.00	0.02

图 8-4-4　继发型肺结核（浸润为主型）

男性,30 岁,基于数字肺分析平台,对 CT 图像的肺部病变区进行自动分割,分割肺内高密度病变区域(A),采用肺密度直方图自动分析的方法,分析高密度区密度构成成分(B),并可以将高密度病变进行定量计算(C)

及结核球等改变。干酪性肺炎又称结核性大叶性肺炎,是继发型肺结核中最为急重的一种类型。易引起单发或多发小空洞及支气管播散病灶。在胸部 X 线片上,可表现为肺段或肺叶范围的大片状致密实变影,轮廓较模糊,与大叶性肺炎表现类似,但病灶密度更高,其内常可见大小不等、形态不整的透亮区,即虫蚀样空洞或称无壁空洞;有时在病灶同侧或对侧肺见到结节或斑片状支气管播散灶。

2. CT 表现　CT 更有助于显示病灶内部的多发虫蚀样空洞以及其他肺叶的支气管播散病灶。小叶性干酪性肺炎呈小叶性分布,以上肺多见,边缘模糊呈磨玻璃影;大叶性干酪性肺炎可累及肺段或整个大叶范围,其内易见虫蚀样空洞,有时可伴空气支气管征,多呈枯枝状改变,提示气道有破坏(图 8-4-5)。此外;干酪性肺炎还可发生支气管播散,多沿着支气管树呈节段性分布,可多发生在干酪样病灶周围,亦可发生于对侧肺,CT 表现为节段性分布的直径 2~4mm 小叶中心结节和/或树芽征,多提示病灶活动性。

3. MRI 表现　以干酪样病灶为主的继发型肺结核,在 MRI 上形态学表现与 CT 类似。一般来说,干酪样坏死病灶在 T1WI 上呈中等或略低信号,T2WI 上呈不均匀高信号,如周边伴有纤维或肉芽组织可出现强化,而干酪样坏死物质无强化;如伴有较大钙化灶亦可显示为低信号影。此外,MRI 显示干酪样病灶内的虫蚀样空洞较为敏感。

【诊断依据】

临床上,干酪性肺炎起病急,病情重,多表现为高热、咳嗽、咳痰,甚至咯血和呼吸困难等症状。CT 上表现为凝固性坏死所致的更高密度大片状致密阴影,其内可见多发的虫蚀样空洞及枯枝状空气支气管征,其他肺野可见支气管播散病灶,可伴有胸腔积液。有时需与其他致病菌引起的大叶性肺炎以及肺炎型肺癌等进行鉴别。

【鉴别诊断】

1. 大叶性肺炎　大叶性肺炎常见致病菌为肺炎链球菌。易发生于青壮年,临床症状为寒战、发热、咳嗽,咳铁锈样痰等。CT 上表现为肺段或肺叶性实变影,密度较均匀,其内可见走行自然、管壁光滑的空气支气管征。此外,大叶性肺炎肺实变的密

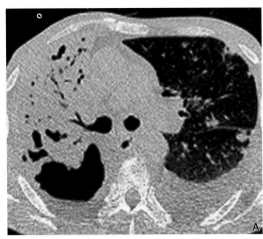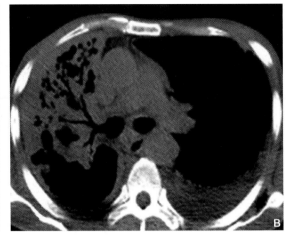

图 8-4-5 继发型肺结核(干酪为主型)

男性,45 岁,A、B 分别为胸部 CT 肺窗与纵隔窗,可见右上肺大片状实变影,其内密度明显不均,既可见枯枝状空气支气管征,又可见多发大小不等的虫蚀样空洞;左肺内可见支气管播散灶,双侧胸腔见积液征象;右上肺体积缩小导致纵隔右移

度相对低于干酪性肺炎,多无虫蚀样空洞,亦无支气管播散病灶,抗感染治疗有效。

2. 肺炎型肺癌 既往认为多见于细支气管肺泡癌,目前归类为肺腺癌,多为黏液型;患者多有咳嗽、咳痰与呼吸困难,多为白色泡沫痰,痰量较多。CT 上表现为肺段、肺叶或弥漫分布的磨玻璃影或实变影,密度不均、边界不清,其内可见枯枝状与蜂窝影等;有时 CT 增强可出现血管造影征,即病灶内强化的血管影与富含黏液的肺实变形成鲜明对比。有时需借助痰细胞学检查或纤维支气管镜检查进一步确定诊断。

三、结核球为主型的继发型肺结核

【影像学表现】

结核球(tuberculoma)是继发型肺结核中特殊的表现形态。病理上系具有较明确的界限且被纤维膜包裹的干酪性病灶,纤维包膜由上皮组织细胞、多核巨细胞和不等量的胶原组成。通常结核球直径以 2~3cm 较为多见,大于 5cm 者十分少见。结核球增大与缩小的动态变化很缓慢,常需数月或 1~2 年才有轻度增大或缩小。

1. X 线表现 胸部 X 线片可显示较大的结核球,多见于两肺上叶尖、后段及下叶背段,多为单发;形态多数规则,呈圆形或类圆形,大小以 2~3cm 多见;边界清晰,部分边缘可见浅分叶征,少数可见长毛刺征;内部密度中等,多较均匀,部分可出现钙化及小空洞。周围肺野有时可见卫星灶,可伴有邻近胸膜的肥厚粘连。

2. CT 表现 典型结核球 CT 表现包括:①部位

与数目,多见于两肺上叶尖、后段及下叶背段;大多为单发,少数可多发。②形态与直径,多呈圆形或类圆形,以 2~3cm 多见,少数可超过 5.0cm。③边缘征象,界限清晰,边缘多光整,部分出现浅分叶征,少数可有粗长毛刺征。④内部征象,多呈中等较高密度,部分可见钙化与小空洞或小裂隙;钙化发生率约为 20%~30%,可呈点状、斑块状、分层状、环状或完全钙化(图 8-4-6)。⑤卫星灶,指结核球周围出现的斑点或条索状影,多为纤维增殖及钙化等。⑥其他,有时可见引流支气管、胸膜肥厚粘连及钙化等。⑦增强扫描,多数结核球无明显强化,部分可见周边薄环形强化,与结核球纤维包膜层的肉芽组织及微血管有关。

少数结核球可出现非典型表现,易误诊为周围型肺癌等。主要 CT 表现为形态不规则,边缘可出现分叶征、毛刺征或棘突征,邻近可见支气管血管集束征及胸膜凹陷征;有时部分患者在 CT 增强上可出现较为明显的强化。

3. CT 定量分析 结核球是否存在钙化、液化及干酪坏死,其 CT 最高值、平均值有一定的差别,计算机定量测定有助于病灶内部密度特点的显示(图 8-4-7),也可用于动态观察病变演变的特点。

4. MRI 表现 MRI 对肺结核球的诊断与鉴别诊断具有较大的价值。其内干酪样坏死在 T1WI 上呈等信号,T2WI 上呈高信号,周边薄层纤维组织、肉芽组织及胶原等呈略低信号;当行 MRI 增强检查时,大多数结核球可出现典型的周边薄环形强化,中央无强化,该征象显示率和清晰度明显优于 CT 检查(图 8-4-8)。

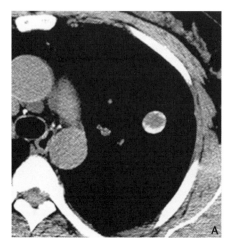
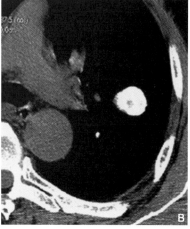

图 8-4-6 继发型肺结核（结核球伴钙化）

A. 胸部 CT 平扫示左上肺圆形结节灶，边缘清晰，见环形钙化；B. 胸部 CT 平扫示左上肺类圆形结节灶完全钙化，周围见小结节钙化灶，即"卫星灶"

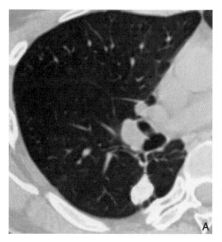
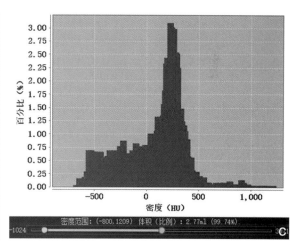

形态特征	值
肺	右肺
肺叶	右下肺叶
肺段	—
切片(位置)	140
得分	0.50
恶性概率	0.23
体积(ml)	2.77
平均密度(HU)	52.71
表面积(cm2)	10.25
最大直径(cm)	2.20
平均直径(cm)	1.77
平均直径(实...	1.67
非实性比例	—
体积钙化(mm3)	1452.41
不规则性	0.18
肺段边界距离	

图 8-4-7 继发型肺结核（结核球伴钙化）

男性，35 岁，基于"数字肺"肺结节自动分割工具，自动分割右肺下叶背段肺结节边缘（A），并自动给出肺结节的位置、体积、密度、表面积、平均直径及最大直径等定量值（B），并获得肺结节的密度直方图（C）

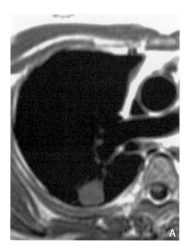
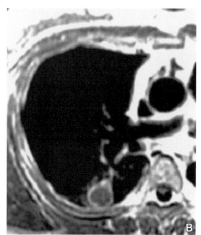

图 8-4-8 继发型肺结核（结核球）

女性，44 岁。A. 胸部 MRI T1WI 平扫示类圆形结节灶，呈中等信号影，内侧见引流支气管与右下肺门相连；B. 胸部 MRI T1WI 增强示周边薄环状强化

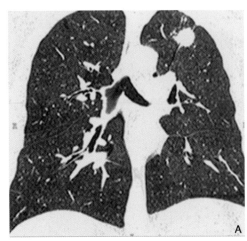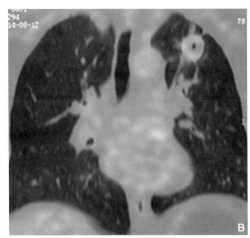

图 8-4-9　继发型肺结核（结核球）
女性,32 岁。A. 胸部 CT 冠状位重组示左肺上叶尖后段类圆形结节灶伴边缘毛刺征及胸膜凹陷征,周围见卫星灶;B. PET-CT 显像融合图,示结节周边环形高代谢征象

5. **PET-CT 表现**　在 ^{18}F-FDG PET-CT 显像时,典型结核球表现为中心干酪样坏死区无代谢,周边出现环形高代谢浓聚影(图 8-4-9),较具有特征性,与 CT 与 MRI 上的周边薄环状强化具有同样诊断价值。如结核球呈高代谢或 SUV 值增高,提示可能存在活动性,有助于提示临床进一步随访观察或进行必要抗结核治疗。

【诊断依据】

临床上多见于青年人,可有肺结核患病史;具有好发部位,形态较规则,大小以 2~3cm 多见,界限清晰,少见分叶及毛刺征,多见钙化与卫星灶;多数无强化,少数可出现薄环状强化,尤其 MRI 增强显示结核球薄环状强化更为敏感。典型结核球诊断不难。

【鉴别诊断】

1. **周围型肺癌**　非典型结核球需与周围性肺癌鉴别,两者均可出现分叶征、毛刺征、血管集束征、胸膜凹陷征等,但周围型肺癌多为深分叶、短细毛刺呈放射状分布;血管集束征界面清晰,胸膜凹陷征多无胸膜增厚;多无卫星灶,钙化少见;增强时较明显强化,可伴有肺门和/或纵隔淋巴结转移等改变。

2. **肺错构瘤**　临床上多无症状,病理上由软骨组织、纤维结缔组织、平滑肌和脂肪组织等构成。影像学上,典型者可见"爆米花"样钙化和脂肪成分;多呈圆形或椭圆形,边界清晰,可有分叶状或出现深分叶征,但无毛刺征;好发于肺浅表部位,但无胸膜改变;无卫星灶;增强时呈轻度强化或无明显强化。

3. **硬化性肺细胞瘤**　硬化性肺细胞瘤是一种少见的肺良性肿瘤,多见于中年女性,好发年龄 40~

60 岁。多呈圆形或类圆形,肺下叶多见,平均直径 3.0cm,界限清楚,密度均匀,偶可分叶状,无毛刺征;增强时可呈明显强化,CT 值达 90~100HU 或更高,边缘可见"血管贴边征"。

四、空洞为主型的继发型肺结核

【影像学表现】

1. **X 线表现**　空洞征象也是继发型肺结核十分常见的表现。干酪性病灶发生液化坏死与支气管相通是空洞形成的两个必要条件,早期者边缘模糊或呈虫蚀样空洞,后期纤维组织增生,可显示外壁较清晰。X 线片上空洞显示率约 80% 以上,并可见干酪性病变、纤维化、钙化、胸膜肥厚及支气管播散等多种征象;慢性者由于大量纤维组织增生而导致周围结构被牵拉和移位,病变处肺组织萎陷或毁损。

2. **CT 表现**　CT 更容易显示肺结核病灶中各种类型的空洞性改变。急性者多表现为形态和大小不一的透亮影,内壁凹凸不平,少见气-液平面;洞壁可厚薄不一;可单发或多发;外壁较清楚或有渗出而呈磨玻璃影(图 8-4-10A)。慢性者多表现为薄壁或厚壁的类圆形或不规则空洞,常多发,内壁光滑,外壁清楚,周围可伴纤维化、钙化、胸膜肥厚以及牵引性支气管扩张、肺气肿、肺门与纵隔结构移位等改变(图 8-4-10B)。

3. **CT 定量分析**　结核存在空洞是肺结核传播的重要标志,对结核球空洞的检出和分析有重要临床意义。在治疗过程中空洞逐渐缩小,提示治疗有效,空洞增大和愈合后空洞再次出现,提示病变进展。计算机定量评估有助于客观、精准的判断(图 8-4-11)。

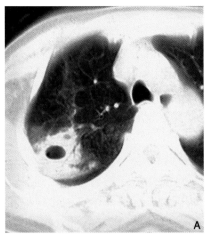
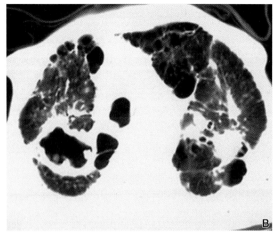

图 8-4-10　继发型肺结核（空洞为主型）
A.胸部 CT 肺窗示右肺上叶厚壁空洞影,内见气-液平面,内壁光滑,外壁模糊呈磨玻璃影,为急性肺结核空洞;B.另一位患者的胸部 CT,肺窗示右肺上叶厚壁不规则空洞,内壁不光整,外壁清楚,周围肺野可见大量小结节与纤维化病灶,肺气肿,肺大疱形成

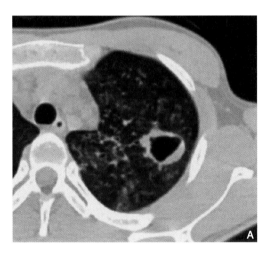
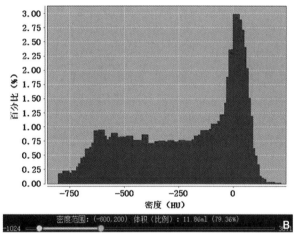

图 8-4-11　继发型肺结核（空洞为主型）
基于"数字肺"肺结节自动分割平台,自动分割空洞与肺组织的外边界(A),利用肺密度直方图分析空洞内成分,空洞的比例为占左上肺比例的 18%

4. MRI 表现　以空洞为主型的继发型肺结核往往伴有较多干酪样坏死与纤维化病变,前者在 MRI 上呈较高信号,后者呈低信号;病灶内空洞呈低信号;增强检查可见洞壁强化,与构成洞壁中的肉芽组织及纤维组织有关。

【诊断依据】

该类型肺结核临床上多具有结核中毒症状或呼吸道症状,影像学上特点是病灶征象的多样性和伴有各种各样的空洞影,如干酪化病变、增殖、纤维化与钙化等,其中引流支气管征是肺结核空洞的重要伴发征象;同时,支气管播散灶也是空洞性肺结核常见的继发改变,表现为同侧或对侧肺沿支气管分布的斑片、结节与树芽征。典型者诊断不难。

【鉴别诊断】

1. 肺脓肿　肺脓肿临床上起病较急,多有高热、畏寒、咳嗽,咳大量脓痰等症状。急性期者主要表现为肺实变、厚壁空洞(多有气-液平面)及周围磨玻璃影;增强时脓肿壁可见强化;经抗感染治疗有效,脓肿逐渐吸收,空洞闭合。慢性期者表现为多发空洞,形态不规则,壁厚薄不一,腔内多无气-液平面,周围多见纤维化及邻近胸膜增厚粘连。

2. 肺癌空洞　以肺鳞癌多见。临床上可出现慢性咳嗽、咳痰带血丝等症状,一般无发热。其影像学表现特点:①多为偏心性空洞。②多为厚壁空洞,内壁不规则,常见壁结节。③外壁多呈分叶状,可伴毛刺征、棘突征、血管集束征、胸膜凹陷征等,钙化、卫星灶少见。④动态变化较快,呈进行性增大,可见肺门与纵隔淋巴结转移等改变。有时薄壁空洞性肺结核应注意与含囊腔型肺癌鉴别,后者囊壁很薄较均匀,腔内易见分隔及血管分支。

五、间质改变为主型的继发型肺结核

【影像学表现】

近年来发现,部分肺结核病的病理演变主要表现为气道和肺间质的异常改变,多见于痰结核分枝杆菌涂阴患者,具有起病隐匿、临床症状不典型和治疗周期长等特点。

1. **X线与CT表现** 以两肺上叶多见,部分患者可出现两肺弥漫性改变,通常上肺密集、下肺分散,多沿支气管树分布或小叶性分布,表现为磨玻璃样斑片影,有时类似"雪花片"状。在部分痰结核分枝杆菌涂阳患者中,多可在间质改变中发现空洞性病变。

HRCT有助于更清晰显示该型肺结核间质改变特点:①肺小叶内间质异常,表现为小叶内细网织线影,通常病变的边缘与正常肺组织界限清楚。②支气管血管束增厚与小叶间隔增厚。③微小结节影,直径1~5mm,可形成树芽征,可能与结核病早期支气管性播散有关。④病变区或周边磨玻璃影,部分可伴空洞影,多单发,可薄壁或厚壁(图8-4-12)。⑤病变区小气道改变,约70%可检出病变内小气道壁增厚,约30%伴轻度支气管扩张,表明支气管播散可能系引起间质改变的原因之一。⑥抗结核治疗中,该类型肺结核间质病变转归滞后于普通浸润性肺结核。

2. **MRI表现** 间质改变为主型肺结核在MRI上表现不明显,应用价值有限,很少使用。

【诊断依据】

临床上多隐匿,可无任何临床症状,以青年患者多见。薄层CT与HRCT有助于显示和提示该型肺结核的诊断。典型者可表现为小叶内细网织线影、微小结节影、小叶间隔增厚、树芽征、磨玻璃影及小气道壁增厚与扩张等,以两上肺为多见(少数可见空洞),亦可呈上肺密集、下肺稀疏的弥漫性分布,多沿支气管树分布,病变边缘与正常肺组织界限清晰,有时呈肺小叶分布类似"雪花片"状。典型者不难诊断。

【鉴别诊断】

1. **特发性肺间质纤维化** 临床上多见于中老年人,可表现为进行性呼吸困难等症状。CT上早期表现为两下肺及胸膜下较对称分布的弧形磨玻璃影及小叶内间质轻度增厚细网状影;进展期病变可蔓延至中肺和上肺,纤维化改变亦逐渐广泛与加重,晚期可形成5~10mm大小囊腔;CT表现为两肺弥漫分布磨玻璃影、实变影、网状影、蜂窝影及牵引性支气管扩张等改变,同一患者可轻度与严重纤维化、轻度与显著炎症及正常肺组织同时存在。

2. **结节病** 临床上多见于20~40岁,女性多于男性;临床上可无症状或症状轻微,仅表现为干咳、轻微呼吸困难等,呈临床症状轻、影像表现重的不匹配特点,结核菌素实验阴性,激素治疗有效。CT上典型者表现为两侧肺门对称性增大和/或纵隔淋巴结增大;部分表现为肺部网状结节影,呈两肺对称或非对称性分布,以中上肺分布为主,结节较小,多2~4mm之间,特点是沿淋巴管分布或沿小叶间隔、胸膜下、叶间裂分布。

3. **弥漫性泛细支气管炎** 临床上主要表现为咳嗽、咳痰及活动时气短,好发于亚洲地区,以40~50岁后多见,男性明显多于女性,约80%患者既往或现有鼻窦炎病史;病理特点为小气道壁全层炎症,

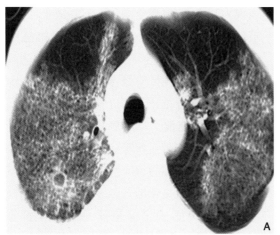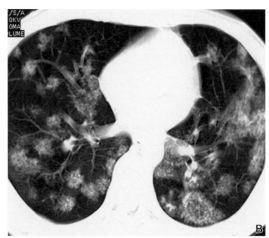

图8-4-12 继发型肺结核(间质为主型)

女性,33岁。A.胸部CT肺窗示两上肺大片状磨玻璃影伴小叶间隔增厚及微小结节影,右上肺病灶内见薄壁空洞影;B.胸部CT肺窗示两下肺多发的肺小叶范围的类似"雪花片"状磨玻璃影,左下肺者部分融合成较大的斑片状

引起狭窄、阻塞,管壁增厚。X 线片可见两肺弥漫性分布的粟粒结节影;CT 表现为两肺弥漫性分布的小叶中心性粟粒结节影及树芽征,以两下肺分布较多,可伴细支气管壁增厚及扩张,有时见空气潴留征象。多数患者可见慢性鼻窦炎改变。

(伍建林　于　晶)

第五节　气管、支气管结核

【概述】

气管、支气管结核(bronchial tuberculosis)是指发生于气管、支气管黏膜或黏膜下层的结核病,均为继发性结核。常见感染途径有四种。

(1) 肺内结核病变经气道播散,侵入气管、支气管黏膜或经黏液腺管开口进入支气管壁。

(2) 气管、支气管邻近组织结核病变(如淋巴结结核)直接蔓延。

(3) 肺内病灶结核分枝杆菌经血行播散至气管、支气管。

(4) 肺实质病变中的结核分枝杆菌经淋巴播散至支气管周围。病理组织学改变主要为结核肉芽肿,可见类上皮细胞、朗汉斯巨细胞和淋巴细胞浸润,并可产生干酪样坏死、液化,甚至破溃至管腔。

纤维支气管镜检查有助于诊断,镜下大体病理所见分为炎症浸润型、黏膜溃疡或干酪坏死型、肉芽增殖型和瘢痕狭窄型。

【临床表现】

本病以青年女性较多见,但近年来老年人患病有增加趋势。当肺结核合并气管、支气管结核时,痰结核分枝杆菌阳性率可达 60%～70%,但痰菌阴性者可占 25%～30%,肺部无结核病灶的单纯性气管、支气管结核仅占 5%～10%。

临床上本病起病缓慢,临床症状与体征缺乏特异性。主要症状包括:①咳嗽,典型者为剧烈阵发性干咳。②咯血,表现为咳嗽时伴有痰中带血或少量咯血。③喘鸣,由于黏膜水肿、肥厚导致管腔狭窄,气流通过时产生喘鸣音或哨音。④呼吸困难,表现为阵发性,痰液咳出后可缓解,亦可反复发作。

【实验室检查】

气管、支气管结核患者可间断排菌,持续多次的痰结核菌检查阳性率较高,甚至在 X 线片未显示异常时即可持续阳性,是本病重要的实验室检查方法。

纤维支气管检查获取分泌物或取得病理活检也是本病重要的确诊依据。在 2017 版最新《肺结核诊断标准》中,气管、支气管结核"确诊"的依据需符合下列条件之一:①支气管镜检查及气管、支气管病理学检查阳性;②支气管镜检查及气管、支气管分泌物病原学检查阳性。

【影像学表现】

1. X 线表现　X 线表现可分为直接征象与间接征象。在高质量胸部 X 线片上,直接征象可表现为气管、支气管腔内肉芽、息肉影或管腔不规则狭窄等改变,支气管造影可显示气管、支气管腔粗细不均,有时可见腔内溃疡性病变或支气管淋巴结瘘等征象。间接征象包括阻塞性肺气肿、肺不张及患侧肺内沿支气管树的播散灶及钙化等。

2. CT 表现　CT 扫描与后处理重组技术是气管、支气管结核常用而重要的影像学检查方法。本病多以单侧为主,气道受累范围较为广泛,严重者可自气管一直延续至主支气管、叶支气管和段支气管。通常当病变累及气道范围大于 3cm 时多提示为支气管结核,也是与中央型肺癌重要的鉴别点。受累气管、支气管壁多呈中心性环状增厚,亦可呈不规则增厚或结节样突起,常可伴肺部结核病灶及支气管播散灶;如管壁见到线样或斑点样钙化更具诊断价值;有时病变支气管可出现狭窄与扩张交替存在现象(图 8-5-1);CT 增强时可出现不均匀强化。

如支气管壁软骨破坏,导致管腔狭窄、塌陷或闭塞,则远端可出现阻塞性肺不张。部分患者可见气管旁淋巴结结核,以隆嵴下和气管旁常见,CT 增强时可出现淋巴结环形或分隔状强化。

3. CT 定量分析　MRI 冠状位图像有助于全貌显示气管、支气管树形态与病理学改变,并可发现纵隔内肿大淋巴结。典型者可表现为受累支气管壁不规则增厚、腔内结节与管腔狭窄,T1WI 呈等或略低信号,T2WI 呈中等或略高信号(图 8-5-2)。

4. MRI 表现　MRI 冠状位图像有助于全貌显示气管、支气管树形态与病理学改变,并可发现纵隔内肿大淋巴结。典型者可表现为受累支气管壁不规则增厚、腔内结节与管腔狭窄,T1WI 呈等或略低信号,T2WI 呈中等或略高信号。

【诊断依据】

根据临床病史、症状、影像学表现与痰结核分枝杆菌检查,大多数气管、支气管结核患者可以确定诊断,其影像学表现特点:①较长范围的气管、支气管

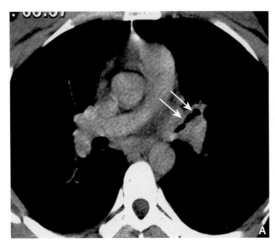
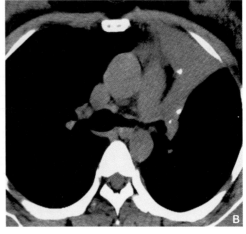

图 8-5-1　支气管内膜结核

不同患者,均为女性。A.胸部 CT 纵隔窗示左肺上叶支气管管壁增厚、管腔狭窄,范围较长,呈狭窄与扩张并存现象(箭);B.胸部 CT 纵隔窗示左肺上叶支气管狭窄、截断伴阻塞性肺不张,其内可见钙化影

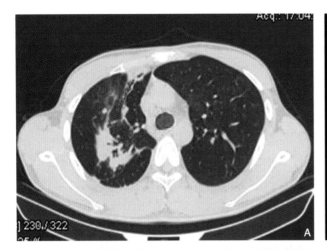
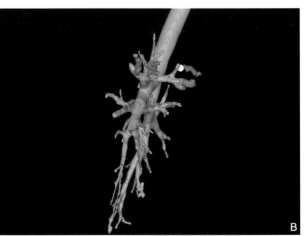
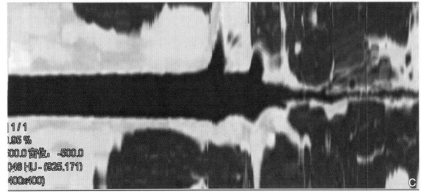

形态特征	值
肺	右肺
肺叶	右上肺叶
代	7.00
气管隆突距离(cm)	23.26
内腔横截面积(mm2)	2.70
内直径(mm)	1.89
扩张程度	0.86
视区血管总数量	2.00
视区血管总面积(mm2)	7.08

图 8-5-2　支气管内膜结核

基于"数字肺"支气管自动分割平台,对 CT 平扫(A)图像进行气管及支气管提取(B),将感兴趣的支气管进行曲面重建(C),可以看到右肺上叶支气管管壁增厚,管腔粗细不一,右肺上叶前段支气管局部扩张,管壁有不规则增厚。自动计算并给出支气管扩张处的位置、扩张程度、内直径(D)

壁不规则增厚与管腔狭窄,通常大于 3cm,可呈现狭窄与扩张交替存在。②病变支气管狭窄伴阻塞性肺不张,但无软组织肿块影,其内可见钙化、支气管扩张。③支气管狭窄可伴发肺内结核病灶及沿支气管播散灶。④肺门及纵隔淋巴结肿大,增强时出现环形强化。典型者诊断较容易。

【鉴别诊断】

1. 中央型肺癌　主要鉴别点如下:①中心型肺癌累及支气管壁范围较短,呈不规则增厚与狭窄,易引起支气管完全截断或闭塞,呈"鼠尾""锥形"或"杯口"状截断。②中心型肺癌约 10% 表现为环行增厚与狭窄,约 30%~40% 浸润至管壁外形成肿块。

③中心型肺癌易合并阻塞性肺炎或肺不张,增强时可显示强化的肿块影;右肺上叶者可出现反"S"征象。④中心型肺癌伴发淋巴结肿大多呈中度以上或全部强化,很少出现周边环形强化。

2. 复发性多软骨炎 复发性多软骨炎是很少见的全身自体免疫性疾病,发病高峰30~50岁,临床上表现为耳廓炎、关节炎和/或眼炎,重者可出现呼吸困难。CT表现为气道壁弥漫性增厚、密度增高、表面光滑,不累及非软骨结构的气道后侧膜部;晚期可呈环形气道壁明显增厚,呼气末CT可见明显气道塌陷,具有一定特征性。

（伍建林 于 晶）

第六节 结核性胸膜炎

【概述】

结核性胸膜炎(pleuritis tuberculosis)是结核分枝杆菌及其代谢产物进入处于高敏状态的胸膜腔而引起的胸膜炎症,约占2.5%~5%。可与肺结核同时发生,亦可单独出现。

结核性胸膜炎发生的两个必要条件是结核分枝杆菌及其代谢产物到达胸膜和机体变态反应增高。当变态反应程度不高时仅发生干性胸膜炎(纤维素性胸膜炎),变态反应很高时则发生渗出性胸膜炎。渗出性胸膜炎多为单侧积液,液体一般为浆液性,偶为血性;结核分枝杆菌培养或接种阳性率达70%以上;如病程较长,液体长期未吸收,则引起胸膜粘连、肥厚甚至钙化,常伴包裹性胸腔积液。

【临床表现】

渗出性胸膜炎患者可出现全身结核中毒症状如发热、消瘦、乏力等;如积液量很多可出现气短、气急等呼吸困难症状。干性胸膜炎多起病缓慢,无症状或出现轻咳、低热等;由于脏壁层胸膜表面粗糙,少量蛋白渗出,呼吸时产生摩擦、刺激胸膜可引起局限性针刺样胸痛,深呼吸及咳嗽时加重;如炎症刺激胸膜迷走神经可引起顽固性咳嗽。

【实验室检查】

抽取渗出性胸膜炎的结核性渗液多呈草绿色,少数为血性,含有大量纤维素;比重常>1.018,蛋白定量(2.5~3.0)mg/L以上。显微镜下检查,淋巴细胞数(100~10 000)/mm^{3}以上。结核性渗液的结核分枝杆菌培养或动物接种阳性率可>70%。

【影像学表现】

1. X线表现 干性胸膜炎由于蛋白渗出物较少,胸部X线片上常无异常所见。当局部胸膜产生粘连与肥厚(2~3mm)时,可出现局部透亮度减低,患侧膈肌出现幕状阴影及肋骨局部胸膜肥厚等改变;膈胸膜粘连可出现患侧膈肌运动受限或肋膈角轻度变钝。

渗出性胸膜炎X线表现为不同程度的游离性胸腔积液和/或局限性胸腔积液。

（1）游离性胸腔积液:是指液体未被局限或限制在胸膜腔的任何部位,随患者体位变动而自由改变其分布,并符合液体重力分布规律。可分为少量、中量与大量积液。少量胸腔积液是指积液量250~300ml,表现为患侧肋膈角变浅、变钝,但膈肌形态与轮廓仍存在。中量胸腔积液是指积液量超过少量,但液面不超过第二前肋下缘的积液,表现为积液上缘外高内低的弧线状阴影,上部密度较淡,下部密度较高的均匀致密影,膈肌形态与轮廓完全消失。大量胸腔积液是指积液量超过第二前肋下缘以上者,表现为患侧胸腔大量均匀致密影,肋间隙增宽,纵隔向健侧移位。

（2）局限性胸腔积液:根据发生部位与形态可分为以下3种类型:①包裹性积液,是指胸膜腔脏层与壁层胸膜粘连导致液体被局限和包裹在粘连的胸膜腔内,多发生于下部胸腔侧壁与后壁,表现为基底贴于侧胸壁并突向肺内的半圆形致密影,密度均匀,边缘光滑,其上下缘与侧胸壁呈钝角。②叶间积液,是指积液局限在叶间胸膜腔内,发生于水平裂者表现为横行的边缘光滑的梭形阴影;发生于斜裂者正位X线片可显示为结节影,而侧位上则表现为沿斜裂走行、边缘光滑的梭形致密阴影(图8-6-1)。③肺底积液,是指液体积聚在肺底与膈面之间的胸膜腔内,在立位X线片上表现为患侧肺下缘"膈肌"影升高,最高点位于外1/3处;在卧位X线片上,由于液体移出至患侧胸腔内,表现为患侧肺野密度增高,膈肌位置显示正常。

2. CT表现 CT显示胸腔积液十分敏感,可检出15~20ml的积液,X线片仅能检出250ml以上的积液。少量游离性胸腔积液表现为沿后胸壁内缘的新月形液性密度影,凹面向前,CT值多在0~20HU之间,如为血性积液CT值可达60~80HU;中量胸腔积液CT表现为半月形液性密度影(图8-6-2),有时内侧可见线条状较致密的胸膜影或受压肺组织影;大量胸腔积液CT表现为患侧胸腔大部分被液性密度占据,肺组织受压萎陷向肺门处形成类圆形的致密影。

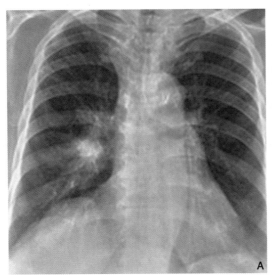
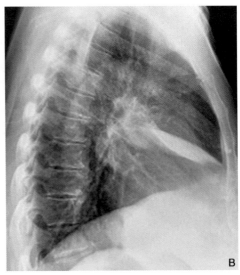

图 8-6-1 结核性胸膜炎
男性,46 岁,右肺斜裂叶间积液。A.胸部 X 线正位片显示右肺下野内带结节状致密影,边缘模糊;
B.胸部 X 线侧位片显示右肺下叶斜裂走行区梭形致密影,密度均匀,边缘清晰

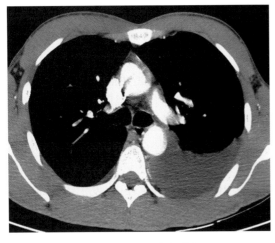

图 8-6-2 结核性胸膜炎
男性,24 岁,左侧中等量游离性胸腔积液。胸部 CT 增强显示左侧胸腔后部半月形液性密度影,密度均匀,上缘内凹,胸膜未见明显强化,纵隔内未见肿大淋巴结

　　CT 也有助于局限性胸腔积液的显示与诊断,其表现与 X 线类似。有时包裹性积液密度较高,类似软组织密度,内部可见钙化影,此时 CT 增强显示内部无明显强化,有助于提示诊断。叶间积液多呈梭形或椭圆形,长轴与叶间裂走行一致;有时发生于右侧水平裂者可表现为不规则形或片状阴影,利用 CT 重建技术有助于鉴别(图 8-6-3);发生于肺底的局限性积液,依据下肺被压缩成新月形或线条阴影,有助于提示诊断。

　　3. MRI 表现　　MRI 显示胸腔积液也十分敏感,其 MR 信号表现取决于积液内成分,尤其是蛋白含量多少或出血的期龄,通常 T1WI 呈低信号、T2WI 呈高信号,当积液内蛋白含量越高时,则 T1WI 上信号越高。如为血性胸腔积液且处于亚急性或慢性期时,由于积液内大量正铁血红蛋白形成,在 T1WI 上表现明显高信号,T2WI 上亦呈明显高信号。

【诊断依据】

　　结核性干性胸膜炎需结合临床及相关实验室检查方能作出诊断。渗出性胸膜炎临床上可出现结核中毒症状和/或气短、气急等呼吸困难症状;影像学上表现为不同程度游离性胸腔积液或各部位、不同形态的局限型胸腔积液征象。X 线片与 CT 均有助于提示胸腔积液诊断,后者优于前者,但病因诊断需结合临床和实验室检查。

【鉴别诊断】

　　1. 癌性胸腔积液　　好发于中老年患者,临床上多无发热,但可持续性胸痛;通常积液量较多,其中约 50%~90% 为血性,病情进展快。如肺癌胸膜转移,积液中癌细胞阳性率可达 85%~100%。影像学上胸腔积液多发生在肺癌同侧,多为中量或大量积液,有时可见胸膜不规则增厚与多发结节影,增强时可明显强化,肺门与纵隔内易见淋巴结转移征象。

　　2. 化脓性胸膜炎　　常继发于肺炎、肺脓肿或邻近器官感染(如膈下脓肿等),临床上起病急、症状重,如高热、寒战、胸痛等,外周血白细胞总数升高,胸腔积液为脓性。影像学上可见胸腔积液伴明显胸膜肥厚与粘连,易出现包裹积液,有时可见肺实变、空洞等病灶。

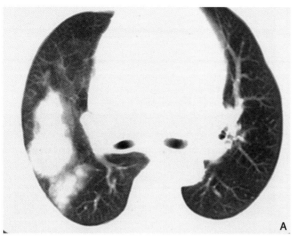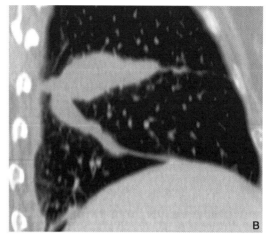

图 8-6-3 结核性胸膜炎

女性,28 岁,右侧水平裂与斜裂积液。A.胸部 CT 肺窗示右肺中叶与下叶区域的不规则片状致密影,边缘模糊,周围伴磨玻璃影;B.为胸部 CT 矢状位重组图像,显示右肺水平裂与斜裂下部均见不同程度的梭形致密影(水平裂明显),沿叶间裂走行,密度均匀,边缘较清晰

(伍建林 于 晶)

第七节 特殊人群肺结核

一、糖尿病合并肺结核

【概述】

糖尿病是一种代谢紊乱内分泌疾病,可出现细胞免疫功能损害,是肺结核病的易感因素,其合并肺结核的发生率约为 8.5%~16.5%,较非糖尿病患者高 2~4 倍,而活动性肺结核作为感染因素又可进一步加重糖尿病的病情。有资料表明,先有糖尿病后患肺结核者约为 70%~85%,两者同时发病者 20%~35%,先有肺结核后患糖尿病者仅为 5%~10%。因此,糖尿病患者是肺结核患病的高危人群,同时肺结核也是糖尿病患者最常见合并症之一。

此外,结核分枝杆菌生长速度与葡萄糖浓度呈正相关,故血糖控制不良者与结核病严重程度密切相关,随着空腹血糖的升高,肺结核病灶发生干酪样坏死概率增大。同时,糖尿病感染结核的发病率还与其病程成正相关,病程 1 年~5 年结核患病率约为 2.4%,而>10 年病程者患病率约为 5.9%或更高。

【临床表现】

好发于 40~60 岁患者,男性多于女性。临床上约有 10%~20%糖尿病合并肺结核患者无明显呼吸道症状,易延误诊断。通常可表现为多饮、多食、多尿和体重下降的"三多一少"糖尿病的临床症状,伴有咳嗽、咳痰、低热、乏力等肺结核的临床症状,咯血相对多见。该类患者通常起病较急,病情发展较快,肺部结核病变较广泛,易出现空洞与支气管播散灶,

故痰结核菌涂片检查多呈阳性,对抗结核治疗效果差,病情转归缓慢,产生获得性耐药的比例较高,成为临床上肺结核病治疗的难点。

【实验室检查】

实验室检查是该型肺结核确诊或协助诊断的重要依据。

(1) 痰涂片阳性者:凡符合下列项目之一者即可诊断。①痰涂片 2 份或 3 份抗酸杆菌检查阳性。②痰涂片 1 份阳性,影像学表现符合活动性肺结核者。③痰涂片 1 份阳性,且 1 份痰标本分枝杆菌培养阳性者。

(2) 分枝杆菌培养阳性者:同时符合下列项目者方可诊断。①影像学表现符合活动性肺结核者。②≥2 份痰标本涂片阴性者。③分枝杆菌培养阳性者。

(3) 分子生物学检查阳性者:影像学符合活动性肺结核,分枝杆菌核酸检测阳性者。

【影像学表现】

X 线与 CT 检查是本病常用而重要的影像学方法,尤其是 CT 检查的优势更加明显,MRI 检查很少使用。总体上,糖尿病患者并发肺结核的影像学表现复杂而缺乏典型性,大致可表现为以下几种类型。

1. **分布多叶性** 糖尿病患者合并肺结核的病变范围广泛,大多表现为 2 个或 2 个以上肺叶范围的受累,病变可不按肺叶、段分布,可跨叶、跨段分布;主要位于双肺上叶和下叶背段,常可同时累及上叶前段、中叶、下叶基底段等少见部位,与继发型肺结核的典型好发部位有所不同(图 8-7-1)。

2. **病变多样性** 以渗出、浸润及干酪样病变为

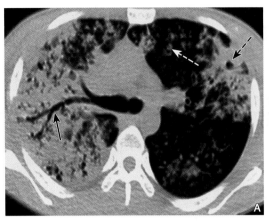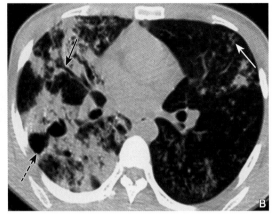

图 8-7-1 继发型肺结核

男性,23 岁,Ⅰ型糖尿病患者。A. 右上叶支气管开口层面肺窗 CT,显示双肺多段、多叶受累,可见大片状实变影与空气支气管征(黑实箭)、病灶内见小空洞影(黑虚箭)、周围见小结节与细支气管壁增厚(白虚箭);B. 右中叶支气管开口层面肺窗 CT,显示右下肺大片状实变影伴空洞形成(黑虚箭)、右肺中叶肺实变伴空气支气管征(黑实箭)、左上肺舌段见小结节与树芽征(白实箭)

主,易融合、易形成空洞及支气管播散灶等。

（1）渗出、浸润性病灶：以斑片状、大片状阴影为主,内易见空气支气管征,病灶中央密度高(实变影),边缘密度淡而模糊(磨玻璃影)。与普通炎症渗出、实变灶不同的是,该渗出、实变灶常夹杂干酪样病变,其内易见多发虫蚀样空洞(图 8-7-2)。

（2）干酪样病变：表现为团块状、片状致密影,密度较高,边界清楚或模糊,易向两侧蔓延,病灶内密度不均,易出现小空洞,周围常见支气管播散灶(图 8-7-3)。

3. 空洞多态性 糖尿病合并肺结核病灶内的空洞形态常常各种各样,如无壁空洞、薄壁空洞、厚壁空洞、内壁结节空洞等(图 8-7-4),部分可伴有气-液面等改变。其中以多发小空洞,尤其是虫噬状无壁空洞最为多见,且肺下叶空洞发生率较非糖尿病患者高。

4. 病灶播散性 糖尿病合并肺结核时,病灶易沿着支气管播散,表现为支气管管壁节段性增厚,或沿支气管树分布的斑片状、结节状影,呈典型的肺外围分布的粟粒影、"树芽征"及线样征(图 8-7-5)。

5. 纤维增殖及钙化少见性 糖尿病患者合并肺结核时,肺部结核病灶的纤维增殖性病变及钙化较为少见,故肺纤维化导致的牵拉性支气管扩张,肺门、纵隔及膈肌移位的发生程度较慢性纤维空洞型肺结核少见,且程度较轻。

【诊断依据】

（1）糖尿病合并肺结核病疑似人群：①糖尿病家族史,具有典型"三多一少"症状。②肥胖者,经常发生餐前低血糖者。③体质量减轻而未发现其他病因者。④反复皮肤化脓性感染或下肢溃疡持久不

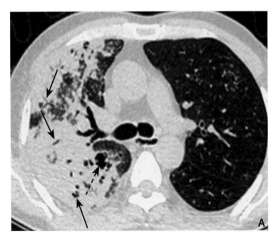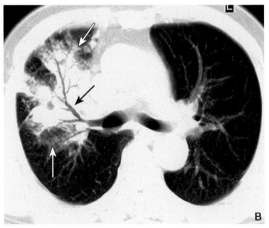

图 8-7-2 继发型肺结核

不同患者,均为男性。Ⅱ型糖尿病患者。A. 胸部 CT 肺窗示右肺大片状渗出、实变病灶(干酪样病变)中多发空气支气管征(黑实箭)和小虫蚀样空洞影(黑虚箭);B. 胸部 CT 肺窗示右肺上叶大片状干酪样病变,中央密度高伴空气支气管征(黑箭),周边密度淡呈磨玻璃影(白箭)

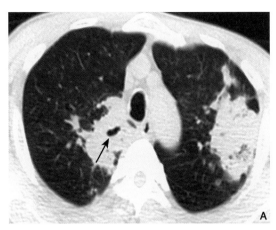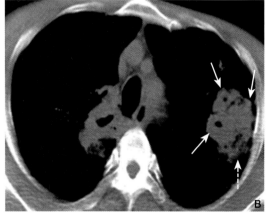

图 8-7-3 继发型肺结核

男性,33 岁,Ⅱ型糖尿病患者。A.胸部 CT 肺窗示两上肺干酪样病变,右上肺者内见小空洞影(黑箭),周围见卫星灶;B.胸部 CT 纵隔窗示左上肺病灶似由数个病灶融合而成(白实箭),内见多发的无壁小空洞,病灶后缘为渗出与实变混合影(白虚箭)

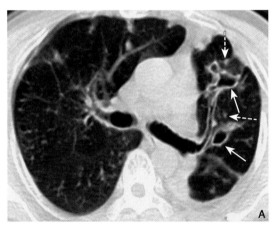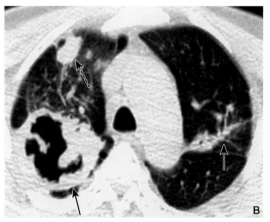

图 8-7-4 继发型肺结核

不同患者。均为女性。Ⅱ型糖尿病患者。A.胸部 CT 肺窗示左肺上叶尖后段见多个不同形态的薄壁空洞(白实箭),并见引流支气管影,周围见卫星灶(白虚箭)。B.胸部 CT 肺窗示右肺上叶后段巨大厚壁空洞,内壁不整并见肉柱状物突入腔内(黑实箭);此外,右肺上叶前段、左肺上叶尖后段见较大结节状、斑片片、条索状实变及磨玻璃影(黑虚箭)

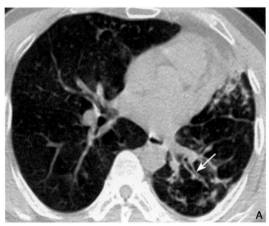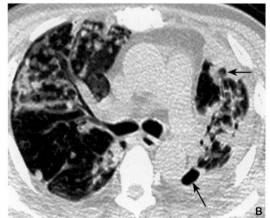

图 8-7-5 继发型肺结核

男性,55 岁,Ⅱ型糖尿病患者。A.胸部 CT 肺窗示左肺下叶支气管管壁增厚(白实箭)伴周围结节与"树芽征",左肺上叶下舌段见渗出与增殖性病变;B.胸部 CT 肺窗示右肺上叶前段沿支气管树分布的结节状、斑点状高密度影,部分呈"树芽征";左肺上叶前段及下叶背段斑片实变影伴大小不等的空洞影(黑实箭)

愈,或双下肢胫前皮肤黑色素沉着或皮肤发黄而不能用其他原因解释者。⑤经常四肢麻木、无力、刺痛或瘙痒,包括女性患者外阴部瘙痒者。⑥肺部病变以渗出、干酪为主,伴有明显空洞及下肺野或下叶肺结核者。⑦正规抗结核药物治疗,病情不能控制,而又可排除耐药结核分枝杆菌及非结核分枝杆菌感染者。

（2）糖尿病合并肺结核诊断人群:①糖尿病合并结核的疑似人群,有结核病的临床症状和体征者。②有结核感染及糖尿病实验室指标支持者。③具有糖尿病合并肺结核的影像学表现。④糖尿病患者体液涂片、细菌培养结核菌阳性者,或活检病理组织学证实结核肉芽肿者,也是诊断糖尿病合并结核的可靠依据。

【鉴别诊断】

1. 肺炎克雷伯杆菌肺炎　本病具有以下特点有助于鉴别:①多见于新生儿、免疫低下、酗酒、糖尿病等患者,病情重、并发症多和死亡率高。②临床上,主要症状为寒战、高热、咳嗽、咳痰(砖红色、果酱色脓痰约占 33.8%)、呼吸困难及胸痛。③影像学上,表现为肺外带楔形分布,相邻叶间裂不回缩反而膨隆;疾病早期即可形成脓肿,部分患者有胸腔积液和脓胸形成。

2. 大叶性肺炎　主要需与大叶性干酪性肺炎鉴别。普通的大叶性肺炎,在临床上起病急骤,多有高热、寒战、咳嗽、咳痰、胸痛,典型者咳铁锈色痰,外周血白细胞与中性粒细胞数增高,病程多为 1 周至10 天最左右。影像学上,典型者表现为大叶范围、密度较均匀的实变影,其内可见走行自然的空气支气管征,而无虫蚀样空洞,叶间裂清晰无外凸或内陷;邻近或对侧肺无支气管播散灶;经系统抗感染治疗有效,病变吸收较快。

3. 急性肺脓肿　急性肺脓肿具有以下特点:①临床上起病急骤,出现畏寒、高热,体温可达 39 ~40℃,伴有咳嗽、咳脓臭痰或脓血痰。②实验室检查,外周血白细胞计数显著升高,中性粒细胞百分比增高。③影像学上,表现为按叶、段分布的楔形实变影,尖向肺门,外侧紧贴胸廓,中央可见低密度区,边缘模糊;在抗感染治疗下,阴影变化很快,当坏死与支气管相通时,其内可形成空洞,常伴有较大的气-液平面,洞壁内缘光滑。

4. 肺隐球菌病　下述特点有助于肺隐球菌病的诊断:①临床上主要表现为咳嗽、咳痰(干咳或少量痰)、发热、头痛、胸痛等,罕有咯血。②多数隐球

菌感染具有自限性,或呈亚急性或慢性过程,肺部原发病灶通常无症状,呈自限性。③影像学上,肉芽肿型者多表现为单发或多发大小不等结节影;粟粒性肉芽肿型可表现为两肺多发粟粒状结节影;肺炎型者则表现为团片状、斑片状、大叶性渗出实变影。④收集患者痰液、胸腔积液、肺泡灌洗液、肺组织活检等发现隐球菌即可明确诊断。

二、AIDS 合并肺结核

【概述】

AIDS 是由 HIV 感染后引起的严重免疫缺陷综合征。由于患者免疫功能严重缺陷或丧失,易诱发各种机会性感染和/或 AIDS 相关性恶性肿瘤,其中肺结核病是 HIV 感染者最常见的机遇性感染疾病。据统计,AIDS 合并肺结核可占据 AIDS 患者的10%～60%不等;在 AIDS 流行区域的肺结核患者中,约有 20%～60%患者的血清呈 HIV 阳性;此外,HIV感染不仅可使结核病的发病率增加约 30 倍,还会加重肺结核病的病理演变过程,因此,两者关系密切,并互相影响加重病情。

AIDS 易合并肺结核病的主要机制是由于在抗结核免疫力中最重要的 $CD4^+T$ 淋巴细胞明显减少和免疫功能抑制有关。研究表明,当患者 $CD4^+T$ 细胞≥200/mm^3 时,易患支气管感染或细菌性肺炎;而患者 $CD4^+T$ 细胞<200/mm^3 时,则易发生机遇性感染,其中肺结核病即是该类患者最常见的机遇性感染之一,且病变易于播散,病情很重。因此,患者 $CD4^+T$ 淋巴细胞水平决定着肺结核病的病理改变与影像学表现的多样性,以及病情的轻重和患者的预后。

【临床表现】

AIDS 合并肺结核病患者的临床表现与机体免疫水平密切相关,在急性和无症状 HIV 感染期,细胞免疫轻度受抑制,其临床表现较为典型,与 HIV 阴性者基本类似,可有发热、咳嗽、咳痰、消瘦、痰中带血或咯血、盗汗、胸痛、胸闷或呼吸困难等,其中以干咳、低热和消瘦最为多见。当出现全身淋巴结肿大和进入 AIDS 期时,因细胞免疫功能明显减退,且 $CD4^+T$ 细胞<200/mm^3 时,临床上多呈不典型表现,可出现长期发热、持续性咳嗽、无明显原因消瘦、乏力,全身淋巴结肿大,可有触痛;如发生相关的并发症,常可掩盖原有临床症状,易导致误诊或漏诊。值得注意的是,在 HIV 感染早期,PPD 阳性率明显高于 AIDS 期患者。

【实验室检查】

AIDS 患者的血清 HIV 抗体呈阳性,CD3/CD4 淋巴细胞比值<1,CD4⁺T 细胞计数下降。结核病患者的痰涂片与培养阳性率高。但结核菌素试验(PPD)在 HIV/ARDS 进展期呈弱反应或阴性,必要时应进行肿大淋巴结或肺部病变的穿刺活检确定诊断。

【影像学表现】

尽管胸部 X 线片在肺结核病检出与诊断中发挥着较为重要的作用,但约有 15% 的 AIDS 和痰培养阳性患者的 X 线检查为阴性,也不能显示活动性肺结核的典型表现。有研究显示,在痰培养阳性的 AIDS 合并肺结核病患者的回顾性分析中,约有 32% 的胸部 X 线片不能作出正确诊断。随着 CT 技术的不断发展和普及应用,CT 检查已经成为 AIDS 患者合并肺结核病的一线影像学检查手段,尤其早期肺结核感染和潜伏期感染原则上应使用 HRCT;此外,对胸部 X 线片发现病变或可疑病变者,CT 检查可明确有无病变及显示其特点,有助于协助作出诊断;还可监测治疗疗效、病变演变及病变是否稳定等。MRI 通常不作为 AIDS 合并肺结核病的一线影像学检查方法。

AIDS 合并肺结核病患者的影像学表现总体上具有多样性与不典型的特点。发生于 HIV/AIDS 各个不同时期的肺结核病的影像学表现亦不相同,以 CT 检查的价值最大。

在 AIDS 早期,CD4⁺T 细胞无明显减少,其影像学所见与无免疫功能抑制患者的肺结核病表现相似。但在 AIDS 的中期与后期,由于 CD4⁺T 细胞数明显减少或极度减少,机体处于中、重度免疫抑制状态,肺结核病多为原发性感染表现,即出现肺内实变和单个或多个肺门及纵隔淋巴结肿大;此外,在肺部病变发生的部位与形态上,非典型影像学表现明显增多,其中血行播散、支气管播散病灶也十分常见,而空洞却少见;伴发肺外结核的发病率可高达 50%~60%。

AIDS 合并肺结核病的影像学表现大体上可概括为以下几方面的类型。

1. 原发型肺结核 AIDS 合并肺结核者多表现为原发综合征,其特点是增大淋巴结数目多,分布广泛,多出现淋巴结相互融合及干酪样坏死的表现,而纵隔淋巴结钙化率明显低于单纯性肺结核患者。其影像学表现如下。

(1)肺门和/或纵隔淋巴结肿大:可呈单发性或多个淋巴结肿大,后者更加易于融合成块状。有资料表明,约 30%~60% 的胸部 X 线片和 70%~90% 的胸部 CT 可显示患者肺门和/或纵隔淋巴结肿大;在 CT 平扫上多呈低密度,增强后多在边缘出现强化,而中心区坏死无强化,但仅有 25% 患者的淋巴结可出现典型明显的环形强化(图 8-7-6)。

(2)肺内实变影:通常出现在非结核的好发部位,以肺下叶、中叶的实变影较为常见,可同时累及多个肺段、肺叶,以浸润性病变为主;CT 增强时强化明显,病变的进展快,空洞较多见,小叶中心结节和树芽征等支气管播散征象很多见,但纤维化、钙化等征象少见。

(3)抗 AIDS 治疗后,短期内肺部病灶可增大,边缘更加模糊,但经过积极抗结核治疗较长时间后病灶可逐渐缩小。

2. 继发型肺结核 在急性和无症状 HIV 感染

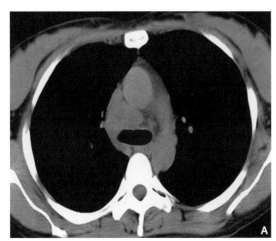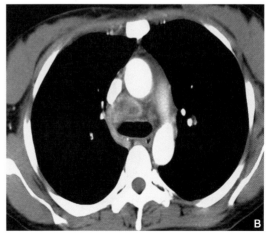

图 8-7-6 原发型肺结核
女性,25 岁,ARDS 患者。A.胸部 CT 平扫示纵隔内肿大淋巴结且相互融合,其内密度较低;B.胸部 CT 增强示肿大淋巴结的周边部位呈明显强化,中央不强化呈低密度

期,由于机体的免疫抑制程度较轻,肺结核病的影像表现与普通肺结核病患者相似。即病变多位于上肺尖后段,呈局灶斑片状渗出、实变和结节影,空洞较为常见(20%~25%),淋巴结肿大较少见,肺外病变也少见(10%~15%)。

当 AIDS 患者外周血 CD4$^+$T 细胞数极低和细胞

免疫功能极度低下时,其合并的肺结核病变广泛、严重且不典型,可同时累及多个肺叶,并出现浸润性病变与粟粒、小结节播散等多种病灶混合征象(图8-7-7),提示 AIDS 患者免疫功能抑制越严重,血行播散与支气管播散灶越容易同时发生,从而导致肺内病变十分广泛和更加严重。

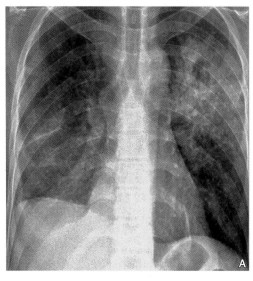
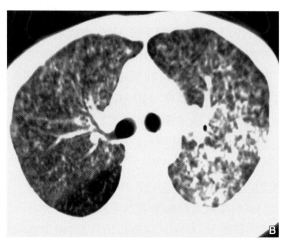

图 8-7-7　继发型肺结核

男性,31 岁,ARDS 患者。A. 胸部 X 线片示肺结核病变累及双肺多个肺叶、肺段,以左上肺病变较为严重伴空洞形成;B. 胸部 CT 肺窗示两肺弥漫性分布的小结节、树芽征、斑片影及融合性病灶

3. 血行播散型肺结核　当 AIDS 患者的 CD4$^+$T 细胞数极低时,急性粟粒型肺结核的发生率也较高,可达 20% 以上,其特点是两肺粟粒结节分布欠均匀,边界不清,下肺多于上肺,有融合趋势,也可呈小片或斑片状分布(图 8-7-8)。

4. 结核性胸膜炎　当 AIDS 患者合并肺结核病时,胸腔积液的发生率也较单纯性肺结核患者要高,

可以单侧或双侧积液。此外,AIDS 患者常出现胸腔积液同时合并心包积液的情况(图 8-7-9)。

5. 混合感染　由于 AIDS 患者机体免疫功能受到严重抑制或破坏,各种病原菌均可乘虚而入,多重感染可与肺结核病同时存在。常见的致病菌包括伊氏肺孢子菌、化脓性细菌和真菌等;故其影像学表现

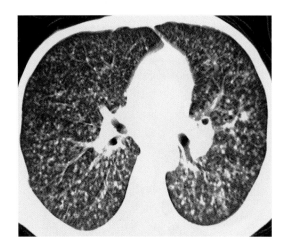

图 8-7-8　血行播散型肺结核

男性,22 岁,ARDS 患者。胸部 CT 肺窗示两肺弥漫性分布的粟粒性小结节影,大小及密度欠均匀,以两肺下部及肺的后部分布较为密集

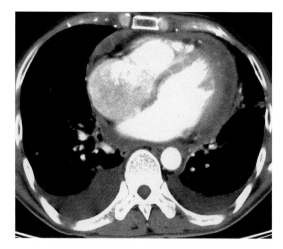

图 8-7-9　结核性胸膜炎

男性,33 岁,ARDS 患者。胸部 CT 纵隔窗(增强)示双侧胸膜腔可见新月形液性密度影(少量胸腔游离性积液);心脏较大伴心包少量积液;部分胸膜可见增厚粘连

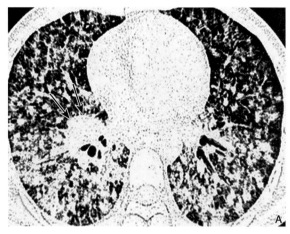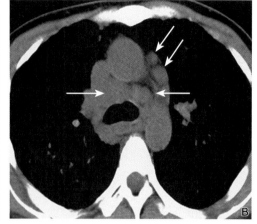

图 8-7-10　血行播散型肺结核及猪霍乱杆菌混合感染
男性,30 岁。ARDS 患者。胸部 CT 肺窗与纵隔窗显示双侧弥漫性分布结节、斑片及间质性改变,以肺后部
更加明显,右下肺门影增大增浓(A,箭);同时伴纵隔内多发淋巴结肿大,并有融合趋势(B,箭)

多种多样,十分复杂,常呈弥漫性分布,以下肺多见,病灶边缘模糊,易于融合形成大片状,常伴有纵隔淋巴结肿大(图 8-7-10)。

此外,AIDS 合并肺结核病患者的肺外结核的发生比率亦较普通肺结核为高,尤其是当 $CD4^+T$ 细胞 $<200/mm^3$ 时更为明显,常见者多合并颈部与腹腔淋巴结结核。

【诊断依据】

AIDS 合并肺结核病的影像学表现十分复杂,也给诊断带来较大挑战。其主要特点或提示性诊断的依据如下。

(1) 病变部位不典型,常可累及多肺叶、多肺段,多呈弥漫性分布,肺下叶、肺中叶或舌叶受累者不少见。

(2) 病变性质多样、病变形态复杂,可概括为"三多三少",即多种性质(渗出、干酪实变、空洞、播散等)病变共存、多形态、多叶段分布;而纤维化、钙化、肿块样病变少见。

(3) 空洞易发,可单发或多发,以多发性常见,可薄壁或厚壁,形态不规则,上、中、下肺野均可发生。

(4) 肺门与纵隔淋巴结肿大出现比率高,增强后呈环形强化。

(5) 结核性胸膜炎常见,可为单侧或双侧胸腔积液,可伴心包积液。

(6) 合并全身浅表淋巴结及椎体结核等肺外结核发病率高。

临床上,可出现发热、咳嗽、咳痰、消瘦、痰中带血或咯血、盗汗、胸痛、呼吸困难等症状,其中以干咳、低热和消瘦最为多见,全身浅表淋巴结可增大。实验室检查患者的血清 HIV 抗体呈阳性,CD3/CD4

淋巴细胞比值<1,$CD4^+T$ 细胞计数下降;初期时痰涂片与培养阳性率高;进展期或晚期时结核菌素试验(PPD)呈弱反应或阴性。

【鉴别诊断】

AIDS 合并肺结核时应与 AIDS 合并的非结核分枝杆菌肺病进行鉴别。后者多表现为弥漫分布及大片状实变阴影合并空洞、支气管扩张、纵隔和肺门淋巴结肿大,临床上较肺结核病的进展缓慢。如经长期抗结核治疗无效或反复发作,应考虑非结核分枝杆菌肺病可能,应尽早做非结核分枝杆菌培养鉴定以明确诊断。

在广东、广西及东南亚地区,当 AIDS 患者出现肺部弥漫粟粒性病灶时,应与合并的肺部真菌感染如马尔尼菲青霉菌、肺毛霉菌等进行鉴别,前者可表现为两肺弥漫性小结节与网织状阴影,同时易合并纵隔、腹膜后及肠系膜淋巴结明显肿大;后者亦可表现为肺部粟粒性病灶,但经过 1~3 周有效治疗,可明显吸收消散。

三、硅沉着病合并肺结核

【概述】

硅沉着病是尘肺中最常见的类型,硅沉着病又是肺结核病的易感人群。据统计,Ⅰ期硅沉着病合并肺结核的发生率为 33.9%,Ⅱ期硅沉着病合并肺结核的发生率为 47.9%,Ⅲ期硅沉着病合并肺结核的发生率可高达 60%~70%,由此可见,硅沉着病与肺结核病之间具有密切的关联性。

在硅沉着病发展的病理过程中,许多因素均有利于肺结核病的发生。如粉尘对呼吸道黏膜的慢性刺激与损坏,肺间质纤维化形成,病变区淋巴管和毛细血管结构破坏、淋巴系统免疫功能下降、病变区的巨噬细胞数量减少等，均有利于结核分枝杆菌的繁殖与扩散。硅沉着病的基本病理改变是以形成硅沉着病结节和伴有弥漫性肺间质纤维化以及淋巴结病变为特点；当合并肺结核病时，其病变具有进展快、破坏性强等特点，可在短期内病变明显增大、融合，出现空洞，并发生支气管播散灶；但由于肺结核病灶常被纤维组织所包围，结核分枝杆菌的排出较困难，因此，痰结核分枝杆菌的阳性检出率低于单纯性肺结核。

【临床表现】

当硅沉着病合并肺结核病时，仍可不同程度表现出两种疾病共有的呼吸道症状，如咳嗽、咳痰、咯血、气短、胸闷、胸痛、发热、盗汗与消瘦等，但较单纯硅沉着病出现症状要早和表现症状重，且两种疾病可互相影响，致使病情进展加快，晚期常因肺心病、心力衰竭、呼吸衰竭和大咯血导致死亡。值得注意的是，咯血可作为硅沉着病合并肺结核病的重要症状之一，合并胸膜炎也是并发肺结核病的征兆。当硅沉着病患者出现高热不退，抗生素治疗无效时，应考虑到可能并发肺结核病，应及时摄取 X 线片或 CT 扫描进行检查。

【影像学表现】

1. X 线表现 硅沉着病合并肺结核病时主要表现为两方面的 X 线征象：一是硅沉着病的 X 线表现，即两肺弥漫分布的小结节影，密度较高，界限清晰。

Ⅰ 期者以两肺中下野分布为主，两侧分布较为对称。

Ⅱ、Ⅲ 期者在两侧中上肺亦见多发微小结节影（图 8-7-11），并可见较大结节与肿块影。二是肺结核病的 X 线表现，一般也以两肺上叶尖后段和下叶背段为好发，主要以结节、斑块、索条、钙化和大小不等的空洞等多形态病变为特点，晚期常可导致明显的纤维化、瘢痕、钙化以及肺门与纵隔结构移位等改变（图 8-7-12）。

2. CT 表现 硅沉着病早期合并肺结核病主要位于普通肺结核的好发部位，即两肺上叶尖后段或下叶背段，多为不规则斑片状影、结节与条索状影等，密度不均，亦可出现多形性的特点。此外，由于硅沉着病病变具有对称性分布特点（图 8-7-13），如在单侧肺出现多发结节、斑片阴影，其形态、大小和分布明显与对侧肺不同则高度提示合并肺结核病的可能。

当 Ⅱ、Ⅲ 期硅沉着病患者合并肺结核病时，其病

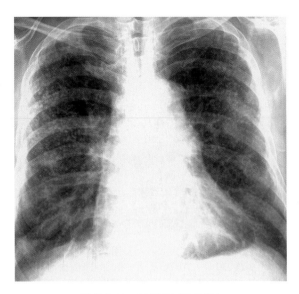

图 8-7-11 硅沉着病（Ⅱ 期）

男性，35 岁，胸部正位片示两肺弥漫分布小结节影，密度较高，界限清晰，以上中肺分布较多，无明显肿块与钙化影

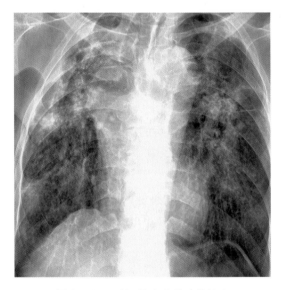

图 8-7-12 硅沉着病合并肺结核病

男性，41 岁，胸部正位片示两上肺见较大结节与肿块影，密度较高似有钙化，右上肺为著，伴明显纤维化及肺门、纵隔移位

程进展可加快，主要表现为原来硅沉着病的小结节影不断增大，线条影不断增粗，边缘模糊，较大病灶周围可出现结核播散病灶等；同时，Ⅲ 期硅沉着病的较大团块阴影合并肺结核时易出现干酪样坏死和溶解性空洞，壁较厚，内壁不光整，周围可伴有大量纤维化病灶及胸膜炎改变（图 8-7-14）。此外，硅沉着病患者的肺门与纵隔淋巴结肿大多伴有蛋壳样钙化，具有一定特征性，并易累及多组淋巴结，以肺门、隆嵴下和气管旁淋巴结更为多见。

3. MRI 表现 胸部 MRI 检查对本病诊断价值有限，一般很少行 MRI 检查，相关影像学资料甚少。

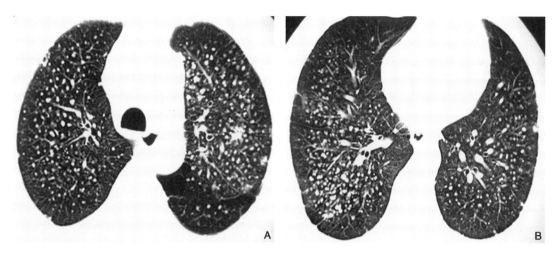

图 8-7-13 硅沉着病(Ⅱ期)
男性,39 岁,胸部 CT 肺窗不同层面显示两侧上、中、下肺均见弥漫性分布的微小结节灶,以上肺内中带较多,左上肺者可见较大结节影;结节密度较高,边缘清晰

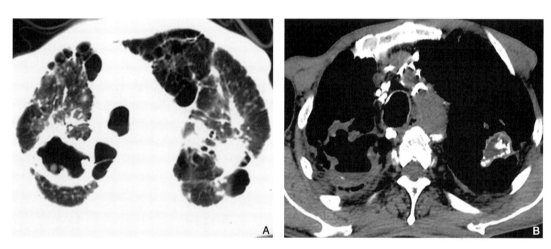

图 8-7-14 硅沉着病Ⅲ期合并肺结核病
男性,54 岁,胸部 CT 肺窗与纵隔窗显示两上肺较大结节与肿块影并伴有钙化,右上肺可见较大不规则的厚壁空洞,见内壁结节及气-液平面;此外,两上肺可见明显纤维化、肺气肿、肺大疱、纵隔移位及胸膜增厚粘连等改变,纵隔内见多发淋巴结钙化。

【诊断依据】

硅沉着病的临床诊断需紧密结合职业病史,临床上多可出现较明显的呼吸道症状。在影像上,早期硅沉着病具有双侧中下肺对称性分布、多发小结节影,密度较高,边缘清晰等特点;晚期者可出现两肺弥漫性分布的较高密度结节影,并伴有上肺的较大斑块阴影,易出现肺门与纵隔多部位的淋巴结肿大及蛋壳样钙化。如在两上肺尖后段或下叶背段出现非对称性结节、斑片、条索、钙化与空洞影,且进展较快或伴有胸膜炎时,多提示合并有肺结核病。

【鉴别诊断】

晚期硅沉着病(Ⅲ期)上肺部的较大斑块阴影合并肺结核病时易出现干酪样坏死与溶解性空洞,其内壁可凸凹不平或伴有结节影,此时应与周围型肺癌伴空洞进行鉴别。后者还可出现其他恶性征象,如肿块边缘的深分叶征、短细毛刺征、胸膜凹陷征以及纵隔淋巴结转移、胸壁转移等,而缺少病灶的多形性、钙化、卫星灶以及支气管播散病灶等。通常紧密结合临床病史、影像学表现和/或纤维支气管镜检查有助于两者的鉴别诊断。

(伍建林 于 晶)

参 考 文 献

1. 中华人民共和国国家卫生和计划生育委员会. WS 196—2017 结核病分类. 北京:中华人民共和国国家卫生和计划生育委员会,2017.
2. World Health Organization. Global tuberculosis report 2017. Geneva:World Health Organization,2017.
3. 中华人民共和国国家卫生和计划生育委员会. WS 288—2017 肺结核诊断. 北京:中华人民共和国国家卫生和计划生育委员会,2017.
4. 郭佑民,陈起航,王玮. 呼吸系统影像学[M]. 第 2 版. 上海:上海科学技术出版社,2016.

5. 赵旭,张磊,商利明.52 例糖尿病合并肺结核的胸部 X 线及 CT 分析[J].糖尿病新世界,2016,19:52-53.

6. 周新华.重视肺结核及其并发病变的影像学分析与诊断[J].中国防痨杂志,2017,39:552-554.

7. 李铁一.中华影像医学-呼吸系统卷[M].第 2 版.北京:人民卫生出版社,2015.

8. 伍建林,路希伟.临床结核病影像诊断[M].第 2 版.北京:人民卫生出版社,2011.

9. 于晶,王亮,伍建林,等.周围型肺癌伴薄壁空腔的 CT 表现与征象分析[J].中华放射学杂志,2015,49:99-102.

10. 韩英,马大庆,李铁一.多层螺旋 CT 多平面重建对支气管壁增厚的诊断价值及临床应用[J].中华放射学杂志,2004,38:389-392.

11. 林明贵.重视气管支气管结核的综合诊治-《WS 196—2017 结核病分类》标准解读[J].中国防痨杂志,2018,40:247-250.

12. 中华医学会放射学分会传染病放射学专业委员会.肺结核影像学及分级诊断专家共识[J].新发传染病电子杂志,2018,3:118-127.

13. 伍建林,沈晶,徐凯,等.肺间质改变为主的继发性肺结核的 CT 诊断价值与疗效评价[J].中国防痨杂志,2012,34:207-211.

14. 李宏军,张玉忠,程敬亮.艾滋病合并肺结核的 CT 表现多样性与 CD4+T 淋巴细胞计数的关系[J].放射学实践,2009,24:959-963.

15. Jung SS,Park HS,Kim jo,et al. Incidence and clinical predictors of endobronehial tuberculosis in patients with pulmonary tuberculosis[J]. Respirology,2015,20:488-495.

16. Yousang Ko,Ho Young Lee,Yong Bum Park,et al. Correlation of microbiological yield with radiographic activity on chest computed tomography in cases of suspected pulmonary tuberculosis[J]. PLOS ONE,2018,13:e0201748.

17. Lyon SM,Rossman MD. Pulmonary Tuberculosis[J]. Microbiol Spectrum,2016,5:32-39.

18. Bomanji JB,Gupta N,Gulati P,et al. Imaging in Tuberculosis[J]. Cold Spring Harb Perspect Med,2015,5:a017814.

19. Skoura E,Zumla A,Bomanji J. Imaging in tuberculosis[J]. International Journal of Infectious Diseases,2015,32:87-93.

20. Lakhani P,Sundaram B. Deep Learning at Chest Radiography:Automated Classification of Pulmonary Tuberculosis by Using Convolutional Neural Networks[J]. Radiology,2017,284:574-582.

21. Yan L,Zhang Q,Xiao H. Clinical diagnostic value of simultaneous amplification and testing for the diagnosis of sputum-scarce pulmonary tuberculosis[J]. BMC Infectious Diseases,2017,17:545.

第九章　肺寄生虫病

肺寄生虫病是寄生虫侵入人体所引起的肺部疾患，主要有肺血吸虫病、肺细粒棘球蚴病、肺棘球蚴病、肺弓形虫病及肺丝虫病等。

肺寄生虫病的流行有一定地域分布特点，如肺血吸虫病在我国主要流行于长江流域及其以南地区，肺棘球蚴病主要流行于西北牧区，尤其是新疆地区，肺吸虫病流行于国内大部分地区，其中浙江与东北以卫氏并殖吸虫为主，四川、云南、江西等地以四川并殖吸虫为主。

随着我国医疗水平及生活水平的提高，主要寄生虫病的防治工作已取得重要进展，而由于国内外人口流动的增加、免疫缺陷病毒感染率上升及免疫抑制剂的使用等，使新寄生虫病种的出现或流行成为可能，因此寄生虫病防治仍然是一个重要的公共卫生问题。因人体寄生的虫种不同，所致肺部疾病的病理和临床表现各异，肺寄生虫病的诊断、免疫学检查、胸部 X 线或 CT 检查等资料为依据。影像学检查在发现病变、鉴别诊断及观察疾病动态等方面有重要作用。

第一节　肺吸虫病

【概述】

肺吸虫病，由并殖吸虫引起的急性或慢性的地方性寄生虫病，又称并殖吸虫病。在国内主要有卫氏肺吸虫和斯氏肺吸虫两种。肺吸虫病的病原体为并殖吸虫囊蚴，并殖吸虫主要寄生在人的肺脏。主要通过粪-口传播，人体进食带有囊蚴的未煮熟食物或接触疫水后，囊蚴在肠道发育成幼虫，幼虫穿透肠壁进入腹腔，穿透膈肌进入胸腔和肺，并在肺内发育为成虫。肺吸虫成虫在肺内穿行使组织破坏出血而形成隧道样腔隙，病变周围有炎性渗出，并可形成脓肿及包围虫体的单房或多房囊肿。

肺内病变呈炎性反应，中性粒细胞和嗜酸性粒细胞浸润，肺组织被破坏，形成脓肿和囊肿，周围有纤维包膜，囊内含胆固醇结晶、夏科雷登结晶、虫卵等。囊内多数只有 1 个成虫，一处形成囊肿，移行至另一处，再形成新的囊肿，旧病灶空洞可闭合，也可形成肉芽组织，随病程进展也可发展为纤维化或钙化。

【临床表现】

肺为卫氏并殖吸虫最常寄生的部位，感染后一般临床症状较轻，多数无症状，以咳嗽、血痰、胸痛最常见。典型的痰呈果酱样黏痰，如伴肺部坏死组织则呈烂桃样血痰。90%患者可反复咯血，经年不断，痰中或可找到虫卵。

当并殖吸虫移行入胸腔时，常引起胸痛、渗出性胸腔积液或胸膜肥厚等改变。四川并殖吸虫感染，咳嗽、血痰少见而胸痛、胸腔积液较多，少数患者可有荨麻疹或哮喘发作。

【实验室检查】

（1）血常规：白细胞（10~30）×10^9/L，急性期可达到 40×10^9/L；嗜酸性粒细胞普遍增高，一般在 5%~20%，急性期可达 80%以上，但嗜酸性粒细胞增高与感染轻重不成比例，晚期患者增高不明显。四川并殖吸虫感染的血象变化较卫氏并殖吸虫为显著。红细胞沉降率升高。

（2）病原学检查，痰涂片：卫氏并殖吸虫感染者痰液常呈铁锈色，镜检显示虫卵，嗜酸性粒细胞及夏科氏结晶。四川并殖吸虫感染者痰中往往有多量嗜酸性粒细胞和夏科氏结晶，极少查见虫卵。

粪涂片：卫氏并殖吸虫感染者有 15%~40%阳性，而四川并殖吸虫感染者极少阳性。

（3）组织病理学检查：皮下结节或包块病理检查显示虫卵或童虫、成虫。由四川并殖吸虫所致的皮下包块显示典型嗜酸性肉芽肿，部分患者可发现童虫，几乎未发现过虫卵。

【影像学表现】

肺吸虫病的影像学表现包括虫体本身的机械性

损害、渗出和实变、虫体引起的纤维增殖性改变,常有胸膜受累,各种病变常同时存在、新旧共存。活虫常在肺内迁移,病灶的形态和位置会发生改变,为特征性影像学表现之一(图9-1-1、图9-1-2)。

1. 虫体本身的机械性损害　肺吸虫在肺组织中穿行迁移,常引起机械性损伤,主要显示为急性支气管炎、肺间质水肿、出血和淤血、肺脓肿或肺囊肿,即在片状渗出影或结节状阴影中见液化坏死低密度灶,呈蜂窝状小透明区、单房或多房,大小不等,典型者呈长条状含气腔隙,形成"隧道"征(图9-1-1C),周围散在条索影,为肺吸虫病特征性表现。

2. 渗出和实变　肺吸虫在肺组织中穿行迁移破坏肺组织、机械性损伤周边炎症及出血、局部过敏性反应及合并感染引起渗出实变影,显示为斑片状模糊影(图9-1-1),随后显示为片状或类圆形结节,密度较淡,边缘模糊,大小约1~3cm,虫道周边常有散在斑片状渗出,病理学显示嗜酸性粒细胞和中性

粒细胞浸润。如果是过敏反应或虫体为活体,病变可具有游走性、多变性。

3. 虫体引起的纤维增殖性改变　肺吸虫引起机体免疫反应,类上皮细胞、巨噬细胞、嗜酸性粒细胞和浆细胞聚集,形成肉芽肿,显示为均匀边缘光滑锐利的类圆形结节阴影,结节或囊肿性病变与支气管相通后形成空洞(图9-1-2C、D),空洞内壁显示小结节(图9-1-2C),多为肺吸虫或肉芽组织增生所致,肺吸虫肺内病变,如囊肿、结节、空洞、隧道等周边见条索状影,为局灶性纤维化。慢性感染患者显示形态多样的钙化灶,可呈点状、环状或片状钙化。

4. 胸膜受累　肺吸虫穿过横膈进入胸膜腔时早期可伴少量胸腔积液,可出现特征性双侧胸腔交替性积液,也可出现气胸或液气胸。病程长者可出现胸膜增厚、粘连及钙化(图9-1-2E)。40%的患者可以出现胸腔积液。

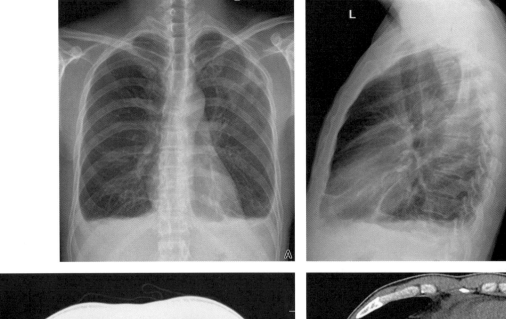

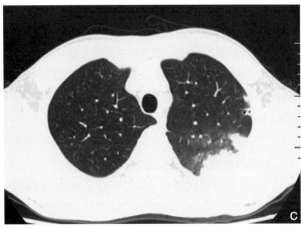

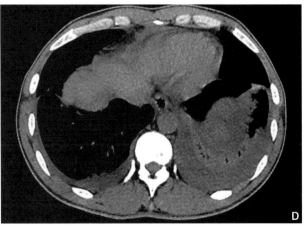

图9-1-1　肺吸虫病

男性,33岁。发热、咳嗽2个月。胸部正侧位片(A、B)显示左上肺尖后段渗出实变影,双侧少量胸腔积液。胸部CT肺窗(C)显示左上肺尖后段胸膜下不规则大片状渗出实变影,周围伴磨玻璃影,边缘模糊,胸膜下可见小结节伴薄壁小空洞形成,长条状空洞呈"隧道征"改变,周围散在条索影及散在斑片阴影,纵隔窗(D)显示双侧胸腔积液

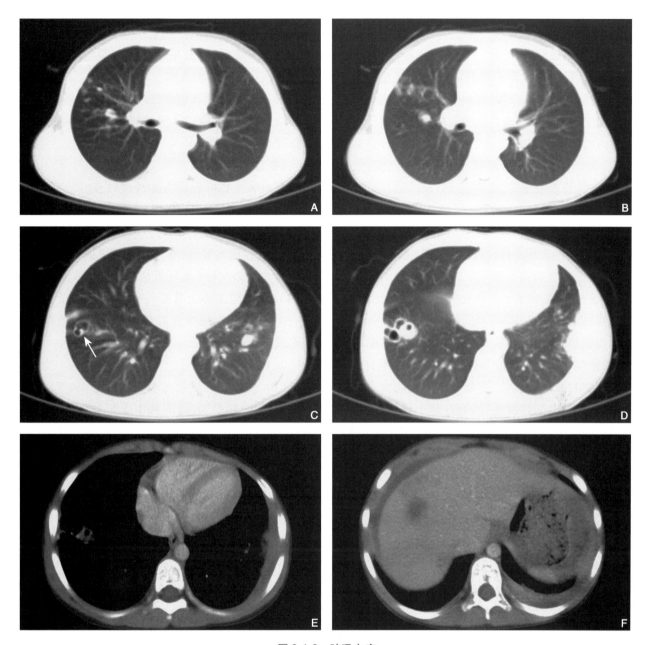

图 9-1-2　肺吸虫病

女性,5岁,胸部CT肺窗(A~D)显示右上肺及左下肺胸膜下结节影及渗出实变影,伴磨玻璃影,边缘模糊,小结节伴薄壁小空洞形成,空洞内壁显示小结节(箭);纵隔窗(E、F)显示肝多发脓肿,左侧胸腔积液

5. 肺内新旧病灶共存

（刘进康　熊曾　何欣源）

第二节　肺血吸虫病

【概述】

肺血吸虫病是由于血吸虫的幼虫或成虫在肺内移行、发育、寄生,或其虫卵在肺组织内沉着,引起的以肺内炎症、脓肿、肉芽肿、假结核等为主要表现的病变,也是最常见的异位血吸虫病。血吸虫传播媒介是钉螺,血吸虫活卵在水中孵化成毛蚴,毛蚴感染钉螺后形成尾蚴,尾蚴通过皮肤或口腔黏膜侵入体内,脱去尾部变为童虫,童虫进入小血管和淋巴管,一般在侵入后第2天随血流经右心、肺动脉到达肺部毛细血管,在侵入后第8~9天童虫到达门脉系统寄生并发育为成虫,之后成虫逆行到痔上静脉及肠系膜下静脉内寄生并产卵,自感染至产卵一般为4~6周。

童虫移行至肺部,可引起肺组织充血、出血和嗜酸性粒细胞浸润等过敏性肺炎的病理变化,这些病变常于感染后1~2周出现,随后迅速消散。虫卵沉积肺部引起的反应因虫卵发育成熟程度而异:成熟虫卵可引起组织坏死与急性渗出性炎症,虫卵沉积处常有血管内膜炎、嗜酸性肉芽肿,感染严重时可形成急性脓肿,随着虫卵的死亡,脓肿渐被吸收形成肉芽肿,该肉芽肿含有大量类上皮细胞并杂有异物巨细胞,酷似结核结节,小的肉芽肿可逐渐纤维化,虫卵死亡后偶可钙化;而未成熟的虫卵所引起的组织反应较轻,类结核结节形成,但嗜酸性粒细胞和中性粒细胞浸润较少。肺慢性血吸虫病主要是由于沉积在肺内的血吸虫卵的机械性或化学性刺激,引起肺间质、支气管黏膜下层充血、水肿、溃疡形成,支气管、细支气管管腔狭窄,黏膜上皮和纤维组织增生、细胞浸润等改变。

【临床表现】

(1) 临床表现多样,随侵入病原体数量、肺部累及范围、免疫力及过敏反应个体差异不同而成像不同临床特点。发病季节多在夏秋季,多数急性起病。在急性感染后1~2周,有不同程度的症状。如间歇热及弛张热、咳嗽、咳痰、痰中带血、胸痛等,也可有哮喘、腹痛、瘙痒、荨麻疹等过敏症状,卵周围有急性脓肿形成时可以有气急、哮喘、胸痛、咳血痰或脓血痰,严重的可引起弥漫性、闭塞性肺小动脉炎,少数可引起肺动脉高压和心力衰竭。

(2) 肺血吸虫病慢性期可显示为血吸虫性慢性支气管炎、反复发作的过敏性肺炎、支气管扩张症、胸膜炎等。

【实验室检查】

(1) 血常规:急性期白细胞总数和嗜酸性粒细胞计数增高,白细胞计数约(10~30)×10⁹/L,嗜酸性粒细胞一般占5%~20%,急性期可达80%以上,但嗜酸性粒细胞增高与感染轻重不成比例,重症患者可不增多,反见嗜酸性粒细胞减少或中性粒细胞增多。

(2) 病原学检查,痰涂片:可通过直接涂片法或沉淀和孵化法找到虫卵或毛蚴。粪涂片:直接涂片的阳性率不高,故一般采用沉淀和孵化法。直肠黏膜活检或压片可找到虫卵。

(3) 免疫学检查:血吸虫抗原皮内试验、环卵沉淀实验、尾蚴膜试验以及免疫电泳检测抗原等方法可以提供辅助诊断。

【影像学表现】

肺血吸虫病可表现为肺纹理改变/肺支气管血管束改变、结节影、斑片状影、胸膜病变,后期表现为肺动脉高压、肺心病。

1. 肺纹理改变/肺支气管血管束改变　早期主要显示为两肺纹理(支气管血管束)增多、增粗(图9-2-1),主要与虫卵沉着部位灶性血管炎及其周围炎有关,也可能与嗜酸性粒细胞增高引起的过敏反应有关。

2. 结节影

(1) 发生于急性肺血吸虫初期者,病变沿肺纹理分布,边缘较模糊,以两肺中下野多见,显示为一过性的肺部微小结节,或两肺弥漫性、大小不等的粟粒状结节影,边缘模糊,可伴有晕征或磨玻璃密度影,可能由尾蚴进入肺组织引起机械性损伤或尾蚴本身及代谢产物所致过敏反应引起(图9-2-2)。

(2) 发生于急性肺血吸虫后期者,显示为双肺散在分布的大小不等、密度不均的粟粒样阴影,直径约2~5mm,边缘较模糊(图9-2-3),以两肺中下野内中带多见,部分也可融合成小片状(图9-2-4),此时病灶中心密度较高,周围较淡,因虫卵沉着在肺间质形成假结节引起。

3. 斑片状影　因虫卵内毛蚴分泌毒素引起的

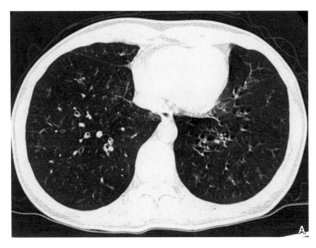
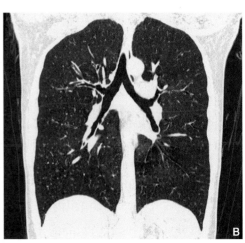

图9-2-1　肺血吸虫病
女性,49岁,胸部CT轴位(A)及冠状位重建(B)显示双肺支气管血管束增多、增粗,为血吸虫相关嗜酸性粒细胞肺炎的肺部表现

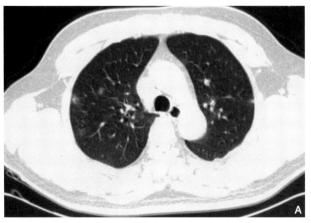
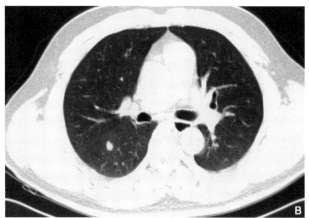
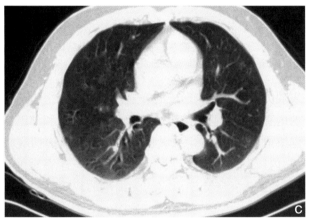

图 9-2-2 肺血吸虫病

男性,41 岁,上肺野(A)、中肺野(B)及下肺野(C)CT 肺窗显示双肺散在磨玻璃影,小结节,小结节伴磨玻璃影,为血吸虫相关嗜酸性粒细胞肺炎的肺部表现

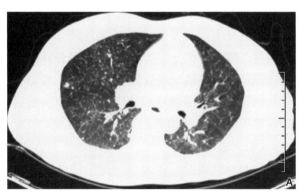
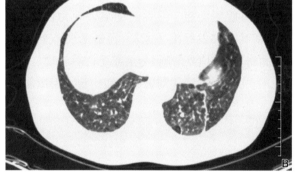

图 9-2-3 肺血吸虫病

胸部 CT(A、B)显示两肺弥漫性、大小不等的细小结节影,部分伴马赛克征

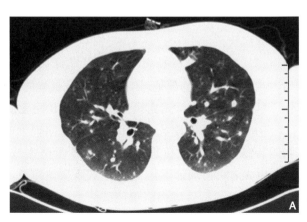
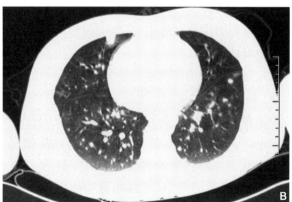

图 9-2-4 肺血吸虫病

男性,26 岁,发热 10 天、咳嗽 4 天。胸部 CT(A、B)显示双肺散在分布的大小不等、密度不均的小结节影,直径约 2~5mm,边缘较模糊,部分融合成小片状

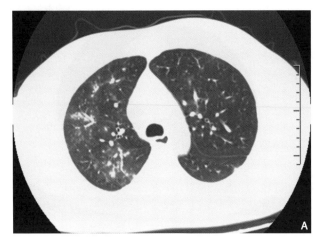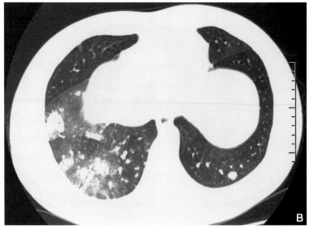

图 9-2-5　肺血吸虫病

男性,28 岁,咳嗽、咳痰 15 天,胸部 CT 肺窗(A、B)显示双肺散在多发大小不等结节,结节边缘模糊,部分小结节伴薄壁
小空洞形成,部分结节融合呈小斑片影,散在小条状密度增高影,双肺散在斑片状密度增高影及磨玻璃影,部分实变

急性炎症或组织坏死所致,或者由继发感染引起,或者由过敏反应等原因,可以引起表现肺部斑片影或大片状影,边缘模糊(图 9-2-5)。

4. 胸膜病变　可以表现为肋膈角变钝或肺底积液,部分患者以局限性的包裹性积液为唯一征象。

5. 肺动脉高压　当沉积于肺内的虫卵阻塞肺小动脉,可以引起血管内膜炎及组织坏死,也可以发展为左、右肺动脉及主肺动脉扩张,甚至肺心病。

6. 肺间质性炎症　慢性改变多表现为两肺纹理增多、紊乱及多发纤维条索影,还显示斑点状、网状结节高密度影,境界清晰,为虫卵死亡后表现。

(刘进康　熊　曾　何欣源)

第三节　肺棘球蚴病

【概述】

棘球蚴病,又称包虫病。是由棘球绦虫的幼虫寄生于人或动物体内引起的人兽共患慢性寄生虫病。棘球属有 4 种,引起公共卫生疾病的主要为细粒棘球绦虫和多房棘球绦虫,分别引起囊型棘球蚴病和泡型棘球蚴病。

细粒棘球绦虫的终宿主一般为犬和狼,中间宿主为羊、牛、猪、马、骆驼等。犬是本病最主要的传染源。犬因食入病畜内脏而感染,随犬粪排出的虫卵可污染水源、食物、草场和牲畜皮毛。食草动物和人由于误食病犬虫卵污染物而感染。虫卵进入人体后,卵内六钩蚴就会孵出,可穿入肠壁静脉或淋巴管,随血流侵入肝、肺等组织。经口感染的细粒棘球蚴虫卵后几乎可能在任何器官发育,约 70% 位于肝脏,20% 位于肺,其他少见部位约占 10%。包虫囊肿

表现为由宿主组织形成的外囊环绕寄生虫组织形成的内囊的双层囊壁结构。外囊由纤维组织和淋巴细胞组成,限制了寄生虫囊肿的生长。内囊由两层构成,内层为直接包裹着囊液的生发层。外层为角质层,系由生发层分泌形成的无细胞的较坚韧的板层状结构。

多房棘球绦虫的终宿主一般为狐狸、犬和狼,中间宿主为田鼠等鼠类小型哺乳动物。多房棘球绦虫的原发灶及主要受累器官为肝脏,以外殖性芽生繁殖为主。增生芽部分脱落后,若侵入肝静脉分支,则随体循环血流播散至远处器官,如肺、脑、骨骼、肾脏和其他器官。多房棘球绦虫转移灶以肺及脑居多,肺转移发生率约为 20%。

【临床表现】

肺棘球蚴病的临床表现因寄生的部位、病灶大小以及有无并发症而不同。主要有两类表现。

(1) 过敏反应:常见的有荨麻疹、血管神经性水肿和过敏性休克,甚至导致死亡。

(2) 占位性病变:在肺部可引起呼吸急促、胸痛等刺激症状。

(3) 肺囊型棘球蚴病起病隐匿,临床表现不典型,主要取决于发生部位、体积的大小及虫囊的完整性。早期体积较小常无症状,多在常规体检时发现。

(4) 随着体积增大,压迫支气管,可出现干咳、胸闷、胸痛等刺激或压迫症状,有时少量咯血或发热。巨大者可出现肺不张、肺淤血或阻塞性肺炎。

(5) 肺囊型棘球蚴病可能破裂引起胸腔积液,或侵蚀引起支气管肺瘘。也可能引起感染或气胸。若囊型包虫破裂,患者可咳出粉皮样物质。

(6) 明确诊断的肺泡型包虫,大多数为晚期,病

变主要以慢性消耗为主,往往使患者丧失劳动能力。

【实验室检查】

(1) 血常规显示嗜酸性粒细胞比例增高,可达25%~30%。血清学检查有助于棘球蚴病的诊断,但阴性的血清学检查结果并不能完全除外包虫。同时,肺包虫的血清学阳性率低。棘球蚴病特异性抗体检测试剂盒(胶体金法),是棘球蚴病快速诊断试剂盒,采用囊液抗原、B抗原、头节抗原和Em2共4种抗原并联检测,快速、简便、特异性强、准确性高、无需任何特殊设备,既能用于临床诊断又能应用于流行病学调查,兼顾诊断和鉴别诊断。EM2抗体则是一种泡型包虫活性相关蛋白,可以快速识别出泡球蚴绦虫的循环抗原来反映虫体活性变化。

(2) 典型的肺包虫无需行支气管镜检查,对于临床表现及影像特征不典型的囊型包虫,纤维支气管镜具有一定的诊断价值。若支气管镜下见到黄白色或白色胶样囊膜,可以明确诊断肺囊型包虫。

【影像学表现】

肺包虫囊肿多为单发,也有少数病例有多个囊肿,分布于一肺或两肺。包虫囊肿发生于右肺者略多于左肺,下叶比上叶多见,这是因为右肺容量及血流量均略多于左肺,又加右肺与肝脏邻近,也可能有的肝内包虫囊肿直接侵入右肺。

1. 肺单纯性囊型棘球蚴病 肺单纯性囊型包虫的典型 X 线表现为单发或多发囊性占位,多为圆形或椭圆形,密度均匀,边缘锐利,可随深呼吸发生形状变化。单纯性囊型包虫 CT 多表现为密度均匀的类圆形囊性病灶,大部分具有边界清晰光整的囊壁结构(图 9-3-1)。增强扫描时包虫囊壁无强化或轻度强化,囊液不强化。

2. 肺多子囊型棘球蚴病 包虫囊肿在生长发育的过程中,由于内囊的生发层内包虫头节外翻或内翻,脱离原囊壁而形成子囊。肺包虫囊肿含子囊者较为少见,有子囊者仅占10%,远低于肝棘球蚴病的68%。胸部 CT 主要表现为肺内单发或多发液性圆形低密度病灶,CT 值接近水密度,

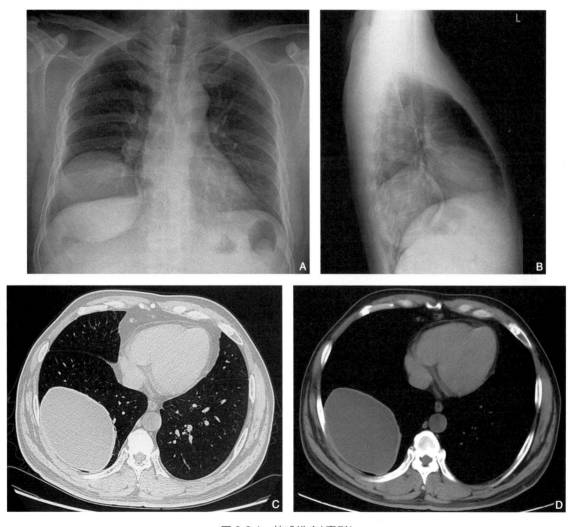

图 9-3-1 棘球蚴病(囊型)

男性,41 岁,胸部正侧位片(A、B)显示右肺下叶巨大圆形阴影,边界清楚,密度均匀。CT肺窗及纵隔窗(C、D)显示右肺下叶囊性占位,囊壁光整,囊液为均匀水样密度

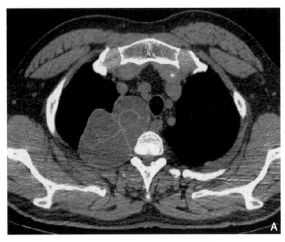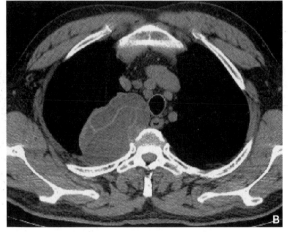

图 9-3-2 包虫囊肿（多子囊型）

男性，37 岁，胸部 CT 轴位图像（A、B）显示右肺上叶后段囊性占位，边缘可见囊壁，边界清楚，内可见线样分隔将病变分隔成大小不等的小囊性病变

囊肿内部形成较多分隔，从而使整个病灶呈"桑葚状"或"蜂窝状"，是含子囊型肺棘球蚴病的影像学特征（图 9-3-2）。

3. 肺囊型棘球蚴病破裂合并感染 肺包虫囊肿破裂合并感染时，可失去典型征象。其边缘模糊，密度增高。囊液外排形成气-液平面，类似肺脓肿表现（图 9-3-3）。包虫内囊破裂时，塌陷的内囊折叠蜷曲，漂浮在囊液上形成具有特征性的"水上浮莲"征

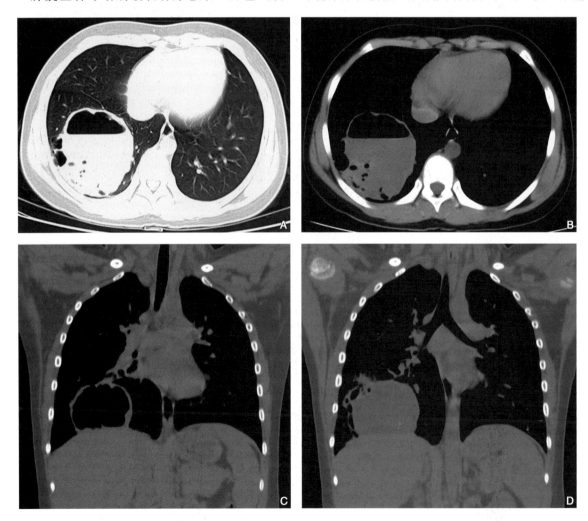

图 9-3-3 包虫破裂合并感染

女性，37 岁，胸部 CT 肺窗及纵隔窗（A、B）显示右肺下叶薄壁空洞，边缘可见囊壁，内见气液平面，外壁不光整，周围可见多发小气泡。冠状面（C、D）显示右肺下叶薄壁空洞情况，并显示右肺下叶支气管与病变相通

（图 9-3-4）。此征甚为少见,但具有特征性和诊断意义。肺包虫囊肿破裂感染后塌陷、变形,囊壁失去锐利的边缘,显示模糊不规则,可合并周围肺组织感染（图 9-3-5）,甚至造成密度不均或脓肿形成（图 9-3-6）。肺多发包虫囊肿,不同病灶可以具备不同的病变特征（图 9-3-7）。

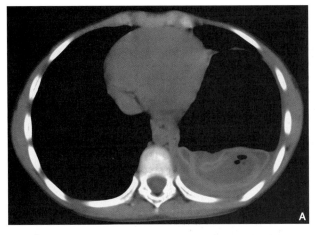
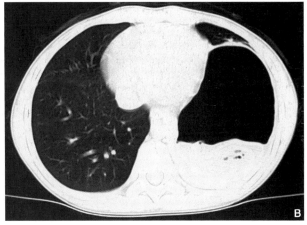

图 9-3-4 包虫内囊塌陷

男性,10 岁,胸部 CT 纵隔窗层面(A)显示左侧下叶巨大占位,边界清楚。病变外壁光整,厚薄均匀,内壁呈线样稍高密度,不规则,塌陷并向病变后方聚拢,在囊液内呈现"飘带"及"水上浮莲"征象。肺窗(B)显示薄壁空洞及"飘带"的上缘

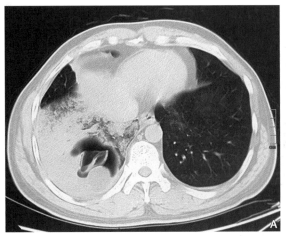
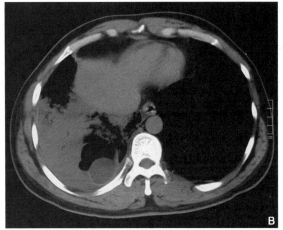

图 9-3-5 包虫囊肿破裂合并感染

男性,39 岁,胸部 CT 肺窗(A)及纵隔窗(B)显示右肺下叶空洞,内可见条带状塌陷的内囊影及残留的类圆形低密度囊肿,囊壁部分钙化,病变周围肺野可见大片渗出及实变,提示合并右肺下叶感染

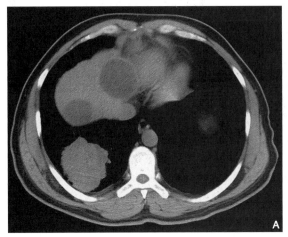
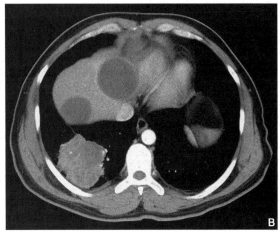

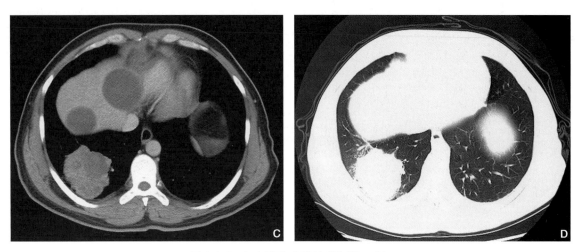

图 9-3-6 包虫囊肿破裂并感染(肝、肺)

女性,42 岁,胸部 CT 纵隔窗平扫及增强扫描(A~C)显示右肺下混杂密度肿块,形态不规则,增强扫描病变渐进性不均匀性强化,内可见不规则低密度区,邻近胸膜增厚。肺窗(D)显示病变外缘模糊

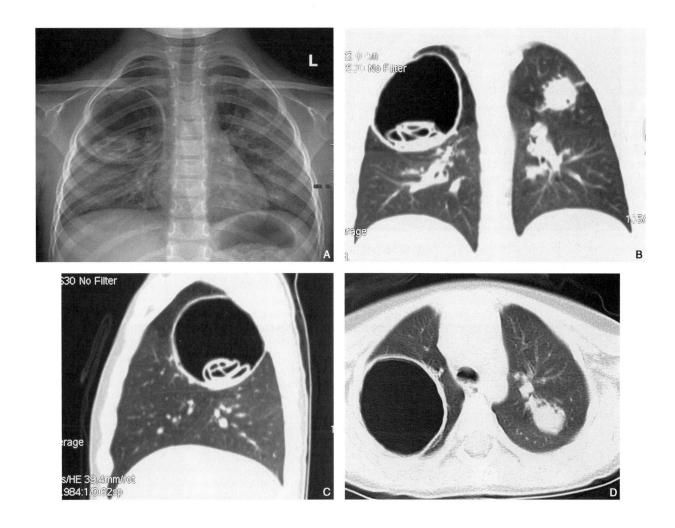

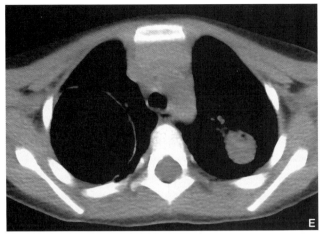
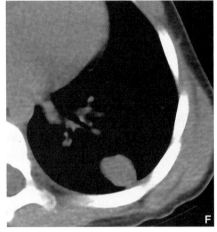

图 9-3-7 棘球蚴病

女性,4岁,右肺上叶囊肿内囊塌陷,左肺上叶及下叶包虫破裂合并感染。DR(A)显示右肺上叶薄壁空洞。CT冠状面(B)及矢状面重建(C)显示右肺上叶薄壁空洞,内可见塌陷的内囊,左肺上叶病灶边缘可见索条;肺窗及同层面纵隔窗(D、E)显示左肺上叶病灶边缘内含小空泡,纵隔窗(F)显示左肺下叶包虫结节

4. 肺泡型棘球蚴病 肺泡型棘球蚴病灶来自肝泡状棘球蚴病灶穿破膈肌直接侵犯肺底或/和通过血行转移至肺内。CT表现为肺内多发大小不等、密度高低不一的结节肿块,病变边界清楚,病灶内见斑点状钙化。斑点状钙化位于病灶边缘或中央,对于肺泡状棘球蚴病的诊断有一定的特异性。病灶主要分布双肺外带及肺底部,大小不等。如果病灶与支气管相通被引流则表现为含气小囊泡征像或形成不规则偏心性空洞(图9-3-8)。

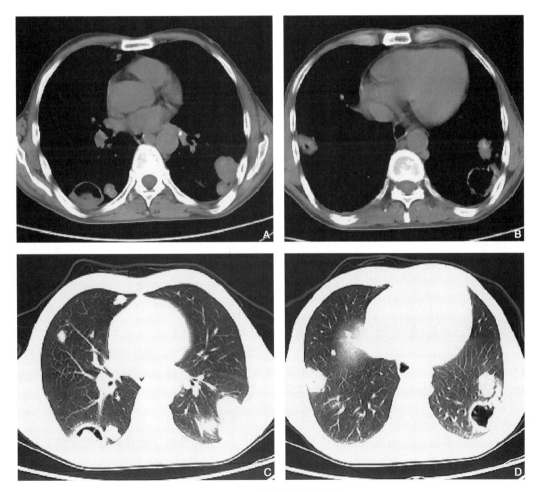

图 9-3-8 肺包虫(多发泡型)

女性,42岁,胸部CT纵隔窗(A、B)及同层面肺窗(C、D)显示两肺多发结节及肿块,多分布在肺野外带胸膜下,病变呈圆形,边界清楚,内密度不均匀。纵隔窗显示病变内点状及不定型高密度钙化影,肺窗显示更多的小病灶。部分病灶内可见空泡、不规则空洞及壁结节

【诊断依据】

（1）肺棘球蚴病诊断主要依据为疫区接触史、血清学检查及胸部影像检查。血清学检查有助于棘球蚴病的诊断，但阴性的血清学检查结果并不能完全除外包虫。

（2）肺单纯性包虫囊肿主要表现为密度均匀的类圆形囊性病灶，大部分具有边界清晰光整的囊壁结构，增强扫描时囊液无强化，囊壁无强化或轻度强化。囊肿破裂、合并感染后，囊壁增厚，囊液外排形成气-液平面，塌陷的内囊折叠蜷曲，漂浮在囊液上形成具有特征性的"水上浮莲"征，具有特征性诊断意义。

（3）肺泡型棘球蚴病灶主要分布双肺外带及肺底部，符合血行播散转移的特点。斑点状钙化为虫体钙盐沉着，如果转移病灶与支气管相通被引流则表现为含气小囊泡征象。病变也可以发生中央液化坏死，形成不规则厚壁偏心性空洞。

【鉴别诊断】

1. 肺脓肿　肺包虫囊肿破裂合并感染时，应与肺脓肿鉴别：肺脓肿起病急、常有寒战、高热、咳脓血痰等临床表现，血白细胞明显升高，抗生素治疗有效抗感染治疗有效。肺脓肿空洞壁厚，边缘模糊，内有液平，囊内花边样改变少见。

2. 肺转移瘤　血型转移瘤和泡型棘球蚴病均具有血型分布的特点，转移瘤大部分边缘光滑锐利，而泡型棘球蚴病边缘欠规整，转移瘤内的斑点状钙化亦少见。对来源于棘球蚴病流行区的肺内多发结节病灶及空洞肿块病灶的患者，伴斑点状钙化，无原发病史，且有肝脏泡状棘球蚴病史及CT表现，要考虑到本病的可能。对于怀疑肺泡状棘球蚴病的患者，建议同时行肝脏CT扫描。

（邢　艳）

第四节　弓形虫病

【概述】

弓形虫病，由刚地弓形虫所引起的人畜共患病。是最常见的人畜共患病。弓形虫广泛寄生在人和动物的有核细胞内，其终末宿主为猫或某些猫科动物。人通过食入未煮熟的肉、蛋、奶类及被污染的水果、蔬菜或者输入了感染有弓形虫的血浆而传染，也可通过接触猫的粪便或被污染的土壤而传染。

大部分人感染弓形虫后没有症状，但对于免疫受损患者，可引起中枢神经系统损害和全身性播散感染。孕妇感染可导致胎儿畸形，且病死率高。肺弓形虫病是指弓形虫所引起的急性或慢性呼吸道感染，包括弓形虫肺炎、支气管炎及胸膜炎。

病理学上肺部受累最早改变为间质性肺炎，显示为中性粒细胞、嗜酸性粒细胞及单核细胞局灶性浸润，随着间质性病变进展，纤维蛋白、中性粒细胞及巨噬细胞渗出至肺泡腔，最终可演变成弥漫性肺泡损伤，可伴纤维增生及局灶性坏死。

【临床表现】

（1）肺弓形虫病患者有接触家畜家禽史，养猫者应尤为警惕，肺弓形虫病的临床表现可呈急性发病或慢性经过。

（2）急性发病时，多数初始有类似上感症状，如头痛、肌痛、干咳等，咳嗽为阵发性，少数咳多量黏液痰或黏液血痰。

（3）慢性经过可有类似慢性支气管炎、喘息性支气管炎或支气管哮喘发作的临床表现。可合并有胸膜炎、心力衰竭、心包炎等。

（4）获得性免疫缺陷综合征（AIDS）合并肺弓形虫病，常为弥漫性肺部炎症，可有高热、咳嗽、发绀和呼吸困难，或出现皮疹、淋巴结肿大、脑膜炎症状。

【实验室检查】

弓形虫病的诊断主要是病原学诊断和血清学诊断。弓形虫抗原（CAg）的检出可作为确诊的依据；特异性IgM抗体的阳性滴度达到诊断标准时亦可确诊；对仅测出IgG阳性的患者进行确诊时需持慎重态度。

【影像学表现】

影像学最主要的改变为肺间质性病变，以网格状影为主，常合并双肺多发小结节（直径约1~2.5cm）及广泛磨玻璃影。支气管血管束增厚多见，小叶间隔光滑增厚。可合并肺不张及胸腔积液。肺弓形虫病的阴影多分布于两肺中下野，双肺上野特别是肺尖部甚少，呈点状斑点状影密度较淡，两下肺可有网状影。伴多处淋巴结肿大，可伴肝、脾肿大（图9-4-1）。

【鉴别诊断】

1. 空洞性或空腔性病变的鉴别

（1）肺脓肿：厌氧菌导致的肺脓肿常有误吸史，金黄色葡萄球菌导致的肺脓肿常有皮肤感染史。起病急，常有寒战、高热、咳脓血痰等临床表现，血白细胞明显升高。抗生素治疗有效。影像改变常见脓肿周围渗出，边缘模糊，脓肿壁厚、薄不均，囊内花边样

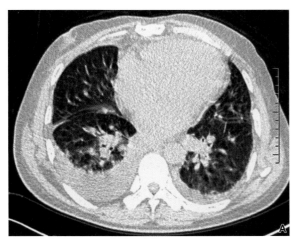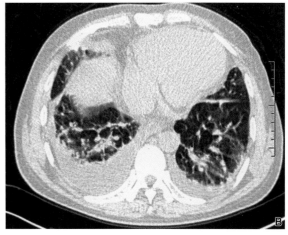

图 9-4-1　肺弓形虫病

男性,64 岁,胸部 CT 肺窗(A、B)显示双肺支气管血管束增厚,散在磨玻璃影,边缘模糊,部分小叶间隔增厚,双侧胸腔积液

改变少见。空洞型肺结核多见于上叶尖后段及下叶背段,以多形性病变为主(渗出病变、纤维增殖灶及钙化灶共存),空洞病变较小,周围显示卫星灶,显示"树芽征"等支气管播散征象,纵隔淋巴结可肿大且多呈环形强化。

(2)肺大疱:肺大疱合并感染者常常有明显肺气肿改变,双肺透亮度增高,常见气液平面,壁常厚薄均匀,直径较小。详见第六章第二节细菌性肺炎肺脓肿章节。

2. 感染性病变相互鉴别　如肺结核,多有低热、盗汗、疲乏、消瘦等临床表现。病灶以双上肺多见,呈多形性改变(渗出、增生、坏死)。T-SPOT 阳性。抗结核治疗有效。

肺真菌病多见于机体免疫功能低下者。病变好发于中下肺野,呈片状或絮状阴影。影像学常显示为双肺多发结节伴晕征,亦显示胸膜下大片实变。G/GM 试验可呈阳性。病原学检查可培养出真菌。抗真菌治疗有效。结合流行病学史、临床实验室检查及病原学检查有利于鉴别两者。肺孢子虫病影像学可显示为双肺多发磨玻璃影及小叶间隔增厚等间质性病变,随着病程发展还可显示为多发囊状影,甚至气胸。

(刘进康　熊　曾　何欣源)

参 考 文 献

1. 张志勇,施裕新.胸部疾病循证影像学[M].上海:第二军医大学出版社,2013.

2. 李宏军.实用传染病影像学[M].北京:人民卫生出版社,2014.

3. McManus DP,Zhang W,Li J,et al. Echinococcosis[J]. Lancet,2003,362(9392):1295-1304.

4. 李德生,张力为,张铸,等.胸部包虫病诊疗技术规范专家共识[J].中国胸心血管外科临床杂志,2015,22:799-802.

5. Argemi X,Santelmo N,Lefebvre N,et al. Pulmonary Cystic Echinococcosis[J]. Am J Trop Med Hyg,2017,97:641-642.

6. 吴钢.肺包虫病的 CT 诊断[J].放射学实践,2002,17:23-24.

7. 马永昌,马海英.肺弓形虫病误诊为肺结核四例分析[J].中华结核和呼吸杂志,2001,24:640-640.

8. Velasco-Tirado V,Hernández-Cabrera M,Pisos-álamo E,et al. Rickettsia typhi. A new causative agent of round pneumonia in adults[J]. Enferm Infecc Microbiol Clin,2012,30:427-428.

9. Schulze MH,Keller C,Müller A,et al. Rickettsia typhi Infection with Interstitial Pneumonia in a Traveler Treated with Moxifloxacin[J]. J Clin Microbiol,2011,49:741-743.

10. Goodman PC,Schnapp LM. Pulmonary toxoplasmosis in AIDS[J]. Radiology,1992,184:791-793.

11. Montoya JG,Liesenfeld O. Toxoplasmosis[J]. Lancet,2004,363:1965-1976.

12. Saadatnia G,Golkar M. A review on human toxoplasmosis[J]. Scandinavian Journal of Infectious Diseases,2012,44:805-814.

13. Schmidt M,Sonneville R,Schnell D,et al. Clinical features and outcomes in patients with disseminated toxoplasmosis admitted to intensive care:a multicenter study[J]. Clinical Infectious Diseases,2013,57:1535-1541.

14. De SGK,Costa AN,Apanavicius A,et al. Tomographic findings of acute pulmonary toxoplasmosis in immunocompetent patients[J]. Bmc Pulmonary Medicine,2014,14:1-5.

第十章 肺良性肿瘤

第一节 肺硬化性肺泡细胞瘤

【概述】

肺硬化性肺泡细胞瘤（pulmonary sclerosing pneumocytoma，PSP），最早由 Liebow 等于 1956 年报道，曾被称为肺硬化性血管瘤（sclerosing hemangioma of the lung，SHL）。是发生于肺的罕见良性上皮肿瘤，占肺部良性肿瘤的 18%，常见于中年妇女，尤其在东亚地区好发，常为偶然发现。PSP 的发病机制不明。2004 年 WHO 肺肿瘤分类将肺硬化性血管瘤归入"混杂性肿瘤"之中。

随着免疫组化技术的发展，认为肺硬化性血管瘤起源于呼吸道上皮细胞，2015 年 WHO 肺肿瘤分类将其更名为肺硬化性肺泡细胞瘤，归入"腺瘤"类别。肺硬化性肺泡细胞瘤多为单发孤立病灶，有报道极少数病例表现为多发小结节。大体形态为椭圆形或圆形边界清楚的实性结节或肿块，有些伴有出血，颜色由灰褐色至黄色。主要有基质圆形细胞和表面立方细胞组成（类似于 II 型肺泡细胞）。

肺硬化性肺泡细胞瘤主要有四种组织类型：乳头结构、硬化结构、实性结构及血管瘤结构，多数肿瘤具有 3 种以上结构。术前经皮或经支气管穿刺组织细胞学检查定性容易出错，且术中快速冷冻病理诊断亦困难，有报道诊断准确率为 44.1%，有 10% 的病例被误诊为恶性肿瘤。普通病理诊断亦存在难度，易被误诊为腺癌或类癌，常需要免疫组化诊断。免疫组化分析，肿瘤表面立方细胞 AE1/AE3 和 CK7 阳性，基质圆形细胞 AE1/AE3 阴性，但 CK7 阳性，两种细胞 TTF-1 及 EMA 均阳性。

【临床表现】

PSP 多在体检或因其他疾病检查中偶然发现。绝大多数 PSP 患者无症状，少数患者伴有咳嗽、咳痰、咯血、胸痛、胸闷等非特异性症状。当肿瘤较大压迫其他器官可能出现相应症状。但 PSP 增长缓慢，有报道一个 PSP 病例随访 10 年，长径由 3cm 增长到 5cm。PSP 治疗多采用切除术，PSP 切除后仍有少数病例发生复发。PSP 发生转移者极少见，有报道 PSP 可引起引流区淋巴结受累，亦有报道 PSP 引起对侧肺转移或骨转移。

【实验室检查】

PSP 实验室化验检查无特殊变化。PSP 可通过支气管内超声引导经支气管针穿刺（EBUS-TBNA）进行组织细胞学检查，也可通过经皮穿刺进行活组织细胞学检查，但存在误诊可能，易被经皮或经气管穿刺组织学检查误诊为腺癌或类癌，免疫组化检查可提高诊断准确性，见概述。

【影像学表现】

在影像学上 PSP 是多样的，仅凭影像学检查常较难作出准确诊断。

1. **X 线表现**　在 X 线片上无特异性表现。一般表现为肺内单发结节或肿块，类圆形，边缘光滑。

2. **CT 表现**　PSP 多为单发结节或肿块，发现时长径多小于 8cm，文献报道小于 5cm 者占 90%，CT 典型表现常为椭球形或球形，边缘光滑清晰（图 10-1-1），少数病例可边缘不光滑，密度可均匀或不均匀，可伴有钙化（图 10-1-2），邻近胸膜时可与胸膜粘连。

在肺窗图像上，有时，PSP 周围可见"空气间隙征"，即肿瘤边缘新月形或环形无肺纹理高透亮区，是由于气管周围的肺泡间质细胞增殖和透明变，束缚包裹小气道，导致气管远端充气扩张，此特征对诊断 PSP 较为特异，但出现的概率较小。有时，PSP 周围可见"晕征"，即肿瘤周围环形或半环形磨玻璃密度影，是由于肿瘤向周围浸润或周边伴出血引起（图 10-1-3）。部分 PSP 还可见"血管叠加征"，即粗大供血血管与 PSP 相连。增强 CT 显像 PSP 均匀（图 10-1-3C）或不均匀强化（图 10-1-2C）。PSP 在增强 CT

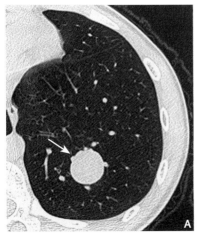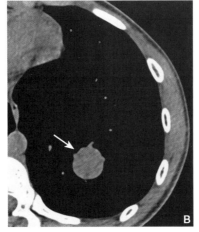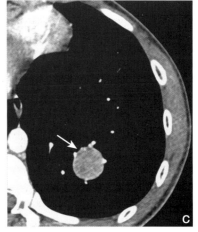

图 10-1-1　肺硬化性肺泡细胞瘤

男性,16 岁,感冒后出现发热最高 38.5℃,伴咳嗽 17 天,给予阿奇霉素抗感染治疗 4 天后症状缓解,无胸背部疼痛,无胸闷、憋气,无活动后气喘。CT 肺窗(A)示左肺下叶外侧基底段类圆形结节(箭),边界清楚,边缘光滑、整齐;纵隔窗(B)示密度尚均匀,无钙化;增强扫描(C)病变呈中度均匀强化,边缘强化更明显——包膜纤细,粗细均匀,周围可见多条紧贴病变的增强血管影,其中前缘血管影较粗大

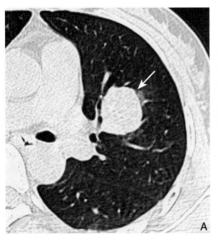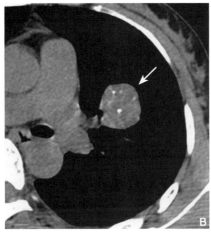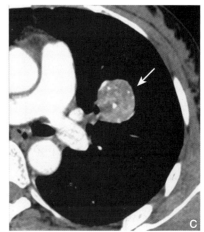

图 10-1-2　肺硬化性肺泡细胞瘤

女性,45 岁,查体。CT 肺窗(A)示左肺上叶支气管旁肿物(箭),边界清楚,气管未见明显受压变形,病变外侧可见片状密度增高影;纵隔窗(B)示病变密度不均匀,可见多发散在点状钙化影;增强 CT(C)示病变不均匀中度强化,病变前方可见增强血管影

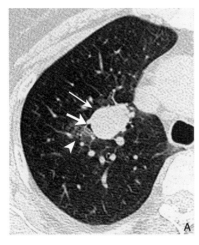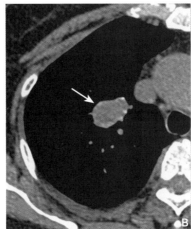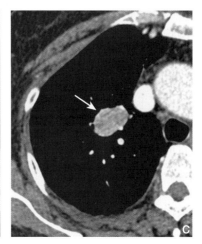

图 10-1-3　肺硬化性肺泡细胞瘤

女性,58 岁,干咳 3 个月。CT 肺窗(A)示右肺上叶一椭球形病变(细长箭),边缘光滑清晰,肿瘤右外侧见"空气间隙征"(短粗箭),"空气间隙征"外侧见片状磨玻璃密度影(箭头);纵隔窗(B)示病变密度欠均匀,边缘伴散在点状钙化;增强扫描(C)病变中度均匀强化,背侧可见与病变边缘紧贴的增强血管影

图像上的表现与肿瘤的组织成分有关,以血管瘤成分为主时肿瘤表现为明显强化,以实性成分和硬化成分为主时表现为轻中度强化。在强化 CT 上 PSP 边缘可见强化的"假包膜",包膜可不完整,厚薄较均匀,假包膜为 PSP 周围受压的肺组织(图 10-1-1C)。有文献报道 PSP 中 50% 具有假包膜,26.3% 具有血管叠加征,17.1% 具有晕征,2.6% 具有空气间隙征。但仅凭术前增强 CT 联合普通 CT 诊断 PSP 的准确性低,有报道仅为 30.3%。

有报道极少数病例表现为多发小结节,亦有文献报道一例 PSP 呈多发结节伴周围磨玻璃密度影。PSP 绝大多数不伴有区域淋巴结肿大,个别病例可发生引流区域淋巴结受累,增强 CT 受累淋巴结强化。

3. **MRI 表现**　MRI 图像上 PSP 在 T1 或 T2 加权像可表现为高信号或低信号,PSP 内实性和硬化成分在 T1 加权像为高信号,PSP 内纤维化成分在 T2 加权像为低信号。PSP 内血管瘤成分在 T2 加权像为高信号,如 PSP 存在出血灶则根据不同出血时相表现为相应的 T1 和 T2 信号强度,陈旧出血囊变则在 T2 为高信号。静脉注射 Gd-DTPA 静脉注射 Gd-DTPA 后肿瘤明显强化。

4. **PET 表现**　由于 PSP 具有良性肿瘤生长缓慢的特点,[18]F-FDGPET 显像 PSP 多呈低或中度高摄取,而肺部原发恶性肿瘤或转移瘤则多呈显著高摄取,有助于 PSP 与肺部恶性肿瘤鉴别。仅 Kamaleshwaran KK 等报道一例双肺多发 PSP 呈显著高摄取,SUVmax 为 10.5,PSP 的过高[18]F-FDG 摄取可能与细胞增殖活跃有关。多数文献报道 PSP 的 SUVmax 介于本底与 5.3 之间。目前还没有证据表明 SUVmax 值的升高与 PSP 的恶性程度具有相关性。有报道认为[18]F-FDG 的较高摄取与 PSP 内的血管瘤和乳头成分有关,但关于 PSP 对[18]F-FDG 的高摄取机制尚无定论。[18]F-FDG PET-CT 在帮助 PSP 与肺部恶性肿瘤鉴别方面优于 CT 平扫及增强 CT 检查。

【诊断依据】

目前 CT 检查还无法对 PSP 作出特异性诊断,多数情况 PSP 无症状,常为意外发现,CT 上边缘光滑、清晰,密度均匀,生长缓慢,具有良性肿瘤的特征。当病变存在"空气间隙征"、"晕征"、"血管叠加征"及强化"假包膜征"等征象时提示 PSP,特别是在中年妇女无症状情况下偶然发现肺部结节时。但有些 PSP 可表现各异,需与周围型肺癌、肺类癌、肺部转移瘤等鉴别。在 PSP 与肺部恶性肿瘤鉴别方面,[18]F-FDG PET-CT 显像优于 CT 平扫及增强 CT 检查,PSP 绝大多数呈低到中度[18]F-FDG 摄取增高,而肺部恶性病变绝大多数呈显著[18]F-FDG 高摄取。PSP 的最终确诊需要病理检查来诊断。

【鉴别诊断】

1. **周围型肺癌**　周围型肺癌病灶多呈不规则形结节或肿块,边缘多伴细小毛刺、深分叶、胸膜凹陷征及支气管截断或受压变窄,内部可伴空泡征、含气支气管征等,较大肿瘤可见血管集束征。增强扫描明显不均匀强化,一般强化程度较 PSP 低;可伴有肺门及纵隔淋巴结转移、肿大。动态观察周围型肺癌增长速度明显快于 PSP。

2. **肺类癌**　肺类癌是一种分化较好、低度恶性的神经内分泌肿瘤,轮廓较规整,边界清楚,密度均匀,边缘光滑锐利,少数有浅分叶。多呈明显均匀强化,少数呈不均匀强化。通过影像检查与 PSP 常鉴别困难。

3. **肺错构瘤**　肺错构瘤多位于肺周围实质,少数靠近肺门,亦可位于气管腔内。瘤体多较小,病灶边缘光滑,多呈圆形或类圆形,无或少毛刺征,瘤体较大的可有浅分叶征。肿块多为软组织密度肿块,其内多含有脂肪密度区,为其典型 CT 表现。脂肪密度表现为点圆形、条状或线状等。瘤内常伴有钙化,钙化形态不一,可呈点状、条状、环状、弧线状和不规则状。典型钙化为爆玉米花状,但具有此特征者少见。钙化或脂肪并存,为错构瘤特征性改变。增强后肿块无强化或仅有轻度强化。肺错构瘤内脂肪密度成分有助于与肺 PSP 鉴别。

4. **肺结核球**　肺结核球密度多不均匀,可有中心坏死、弥漫斑点状或层状钙化,有的可见边缘裂隙样空洞。周围多伴有大小不一多发卫星灶。增强 CT 扫描示边缘性强化或不强化。肺结核患者肺内常陈旧及新发病灶同时存在。可结合临床资料(结核病史、结核相关实验室检查)与肺 PSP 鉴别。

5. **肺曲霉菌球**　肺曲霉菌球常为单个,多见于上叶,亦可多发,多表现为空洞内致密软组织团块,占据空洞的部分或大部分,一般位于空洞或空腔最低处,空洞其余部分呈半月形或新月形透光区,常随体位改变而移动位置,此为典型特征。一般增强无强化。

6. **肺转移瘤**　肺内转移瘤多边缘光滑,边界清楚,密度均匀,常为多发、大小不一,亦可为单发。多见于中下肺野及胸膜下区。少数转移瘤可见内部空洞、边缘不规则等。增强多均匀强化或边缘强化。

原发肿瘤病史对诊断具有重要意义。

（叶兆祥　吴大勇）

第二节　肺错构瘤

【概述】

肺错构瘤(pulmonary hamartomas,PH)是一种最常见的肺内良性肿瘤,占肺内肿瘤的3%。错构瘤最早在1904年由Albrecht提出,用于描述包含异常混杂组织成分的病变或器官内正常存在的组织比例异常。错构瘤目前定义为一种良性间叶组织来源肿瘤,包含软骨、脂肪、纤维黏液样结缔组织、平滑肌和骨组织。其病因尚不清楚,错构瘤可以发生在任何组织或器官。根据含有组分不同分为两类:肺软骨瘤型错构瘤(pulmonary chondroid hamartomas,PCH)和肺纤维平滑肌瘤型错构瘤(pulmonary fibroleiomyomatous hamartomas,PLH)。根据发生部位不同PH分为肺内型和支气管内型。

PCH男女发病比例为2:4,高发年龄为60岁,很少见于儿童。PCH的组织起源不明,其由不同比例的间叶组织组成,包括软骨、脂肪、结缔组织及平滑肌,典型错构瘤内还可以存在呼吸道上皮细胞。PCH绝大多数为单发病灶,常位于肺边缘,长径多小于4cm,多发者罕见。约有10%的PCH位于气管内。常无症状,多为意外发现。在X线片上表现为边界清晰的孤立结节或肿块。气管内PCH当阻塞气管时会引起相应症状。

PCH大体解剖为多房的实性肿块,白灰色,内可见沙砾样或爆米花样钙化。气管内PCH常位于气道,多以广基底与气管壁相连。PCH组织病理上,主要为小叶状的成熟软骨,周围被间叶组织包绕,比如脂肪、平滑肌、纤维血管组织及骨组织等。间叶组织成分所占比例少,且组分不固定。PCH内可含有呼吸道上皮组织,多位于叶状间叶组织的间隙内,常沿夹缝排列。气管内PCH多以脂肪组织为主,上皮组织少或无。软骨样错构瘤的组织细胞学诊断依靠识别肿瘤内的间叶组分。免疫组化对PCH的诊断帮助不大。在病理上需与软骨肉瘤及肺软骨瘤鉴别,软骨肉瘤细胞的异型性高,而肺软骨瘤常不伴有呼吸道上皮组织。PCH可通过局部切除术或摘除术治疗,个别病例可复发。

肺纤维平滑肌瘤型错构瘤(pulmonary fibroleiomyomatous hamartomas,PLH)罕见,多见于女性。Logan等于1965年首次报道。常为双肺多发结节,

可发生于肺的任何部位。患者常无症状或症状轻微,多为体检或其他原因接受检查时偶然发现。

组织学上肿瘤边界较清楚,可见大量增生的纤维平滑肌组织呈束状、交织状及旋涡状结构,瘤细胞核细长,两端钝圆,胞质略嗜酸性。在梭形纤维平滑肌细胞之间,有少量大小不等的衬覆着立方或矮柱状上皮的腺管状及裂隙状结构。这些上皮结构可见杯状细胞化生,无明显异型性,核分裂象少见。肿瘤周围不见瘤细胞向周围肺组织浸润蔓延的现象,但见周围增生的肺泡上皮向瘤组织中延伸,逐渐形成不规则裂隙及腺管结构的倾向。瘤内一般无软骨、黏液、脂肪等间叶成分。免疫组织化学特异性对明确诊断有较大帮助,肿瘤梭形细胞表达波形蛋白和肌动蛋白,不表达CKpan、EMA和S-100蛋白,表明梭形细胞起源于平滑肌细胞和肌成纤维细胞。腺样结构表达CKpan和EMA,而不表达CR和间皮细胞抗原,且见周围增生的肺泡上皮向瘤组织中延伸,有逐渐形成不规则裂隙及腺管结构的倾向,提示腺样结构是增生内陷的肺泡上皮所致,而不是来自增生的间皮细胞。

【临床表现】

患者常无症状,在体检或因其他疾病就诊中检查X线胸片或CT发现。较大的错构瘤刺激支气管或引起气管受压狭窄及阻塞气管时,可引起相应症状,如咳嗽、咳痰、胸闷、气短、胸痛甚至咯血等。PH生长缓慢,对于无症状患者常无需特殊治疗,仅随访观察即可,如引起症状可行局部切除术。

【实验室检查】

各项肿瘤指标检测常阴性,经CT引导经皮穿刺组织活检可对PH作出病理诊断,支气管镜组织病理活检诊断对气管内型PH的价值更高。

【影像学表现】

1. X线表现　PCH肺内型占90%以上,常为单发边缘光滑的圆形或浅分叶状的结节或肿块,大小多为2~3cm,超过10cm PCH罕见。在X线胸片上表现为类圆形结节,密度均匀或不均匀,"爆米花样"钙化或骨样骨化有助于本病的诊断。

2. CT表现

(1)典型表现:肺内孤立性结节,结节有完整的纤维包膜,边缘光滑,多见浅分叶,一般无深分叶。瘤肺界面多清晰,无毛刺。一般无与肺门相连的索条影,病灶周围无卫星灶。病变内部密度多不均匀,"爆米花样"钙化及脂肪密度为特征性表现,约50%的病例可见爆米花样钙化,而含脂肪病例较少,脂肪在病

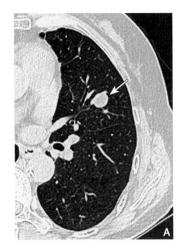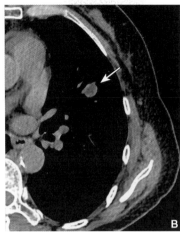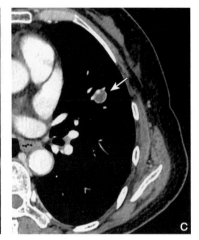

图 10-2-1　肺错构瘤

女性,63 岁,体检 CT 肺窗(A)示左肺上叶舌段椭球形结节(箭),边缘光滑,与肺组织分界清楚;纵隔窗(B)示病变内可见脂肪密度区,未见钙化密度;增强 CT(C)示病变轻度不均匀强化,边缘呈明显环形强化(包膜),病变前方可见紧邻病变边缘增强血管影

灶内可为局灶分布、亦可为弥漫分布(图 10-2-1)。

支气管内型 PCH 占 10% 以下,表现为支气管内软组织密度结节,边界清楚,表面光滑,多数呈宽基底与气管壁相连,少部分有蒂与气管壁相连,密度均匀或不均匀,内亦可含钙化及脂肪密度,同样脂肪密度也是支气管内 PCH 的特征性表现。

PCH 含血管少,血供不丰富,多数 PCH 增强 CT 轻度强化或无强化,少数呈中度强化(图 10-2-1C)。

(2)不典型表现:近一半的 PH 内部密度均匀,无钙化及脂肪密度成分(图 10-2-2、图 10-2-3),此时与肺部其他良性肿瘤鉴别困难。部分病灶如靠近胸膜可伴有局限性胸膜增厚,少数病例可与胸膜粘连,但极少出现胸膜凹陷征,少数 PH 可出现血管集束征,此时如其他形态征象不典型,则与肺癌鉴别困难。PH 患者肺门及纵隔多无肿大淋巴结。

有报道肺错构瘤多发的病例,表现为肺内不同肺叶多发大小不一结节影,边缘光整,密度均匀,易被误诊为转移性肿瘤。若结节可见浅分叶,病变内密度不均,伴有散在钙化或脂肪时有助于本病的诊断。

3. MRI 表现　有文献报道 MRI 化学位移成像可帮助探测 PH 内脂肪成分,尤其是 CT 显像不能明确是否含有脂肪时。PH 内含的脂肪在细胞内,表现为在同相位脂肪成分呈高信号,反相位脂肪成分呈低信号。

4. PET 表现　PET 显像 PH 的[18]F-FDG 摄取多为正常或轻度增高(SUVmax2.0),即摄取程度与纵隔组织相当,或低于纵隔组织。极少数病例也存在[18]F-FDG 的略高摄取,尤其是不含脂肪或脂肪含量少的病变。

【诊断依据】

PH 常为单发病变,好发于边缘肺野,病变与肺

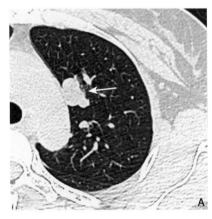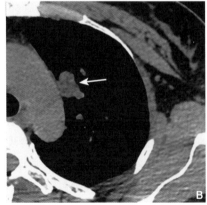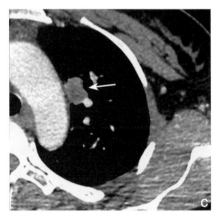

图 10-2-2　肺错构瘤

女性,45 岁,咳嗽、咳痰 3 个月余,多为白色泡沫痰,无痰中带血丝,偶有活动后气喘,无发热、寒战、胸背痛等症状。CT肺窗(A)示左肺上叶前段一结节(箭),紧邻主动脉弓,可见浅分叶,边缘光滑,与肺组织分界尚清;纵隔窗(B)示密度不均匀,可见小片状低密度区;增强 CT(C)示病变中度强化,强化程度不均

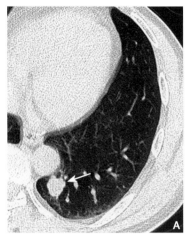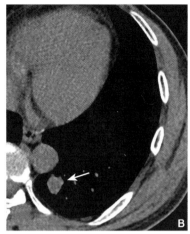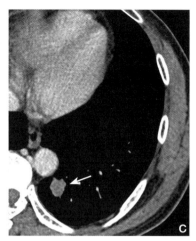

图 10-2-3　肺错构瘤

男性,50 岁,体检。CT 肺窗(A)示左肺下叶后基底段结节(箭),边缘光滑,可见浅分叶,无毛刺征;纵隔窗(B)示密度均匀,未见钙化及脂肪密度;增强 CT(C)示病变轻度均匀强化

组织常分界清楚,可有浅分叶,内密度可均匀或不均。病变内脂肪密度成分是 PH 的特征性表现,但仅约35%左右 PH 内可见脂肪密度成分,在较小病例中出现脂肪概率更小,当病灶内脂肪成分含量少时,在 CT 图像上易被漏掉,这就要求读片时认真仔细观察脂肪成分,寻找诊断依据。爆米花样钙化也是特征性表现之一,当出现此征象时,对诊断 PH 有重要提示意义。脂肪与钙化同时出现时对 PH 的提示意义更大,但此概率仅约为21%。病变仅有散在钙化而无脂肪密度时,需和类癌、结核及其他肺内肿瘤鉴别。胸膜牵拉征及血管集束征可见于少数 PH 病例,病变存在上述征象并不能排除 PH。对于影像表现不典型病变,需行 CT 引导经皮穿刺组织病理活检确诊。

气管及支气管内 PH 诊断难度更高,存在钙化及脂肪密度时,应首先考虑 PH,但无上述典型表现时,诊断困难,需支气管镜取组织病理检查确诊。CT 随诊对 PH 诊断亦具有价值,PH 生长缓慢,随诊中如发现此特征有助于诊断。

PET-CT 显像病变为[18]F-FDG 低摄取,提示病变为良性病变,对 PH 与恶性病变鉴别诊断有帮助。

【鉴别诊断】

1. **周围型肺癌**　CT 表现为肺内孤立性病灶,不规则形为主,边缘多伴细小毛刺、深分叶、胸膜凹陷征及支气管截断或受压变窄,内部可伴空泡征、含气支气管征等,较大肿瘤可见血管集束征。如无坏死病灶密度多均匀,部分呈点状钙化。增强扫描明显不均匀广泛强化,一般强化程度高于 PH;可伴有肺门及纵隔淋巴结转移、肿大。动态观察周围型肺癌增长速度明显快于 PH。

2. **肺类癌**　类癌是一种分化较好、低度恶性的神经内分泌肿瘤,轮廓较规整,边界清楚,密度均匀,边缘光滑锐利,少数有浅分叶。多呈明显均匀强化,少数呈不均匀强化。通过影像检查常可与 PH 鉴别。

3. **肺炎性肌成纤维细胞瘤**　属低度恶性肿瘤,多为单发软组织结节或团块,病灶呈楔形、类圆形或不规则形,病灶边缘近肺门侧有支气管引流影,可见长毛刺,多位于肺的表浅部位,邻近胸膜可引起粘连,少部分可见液化坏死区。多无钙化及脂肪。增强扫描呈均匀或不均匀中度至显著强化,较肺错构瘤强化明显。

4. **肺硬化性肺泡细胞瘤**　好发于中年女性,边缘光滑、清晰,密度均匀,生长缓慢,具有良性肿瘤的特征。但当病变存在"空气间隙征"、"晕征"、"血管叠加征"及强化"假包膜征"等征象时提示肺硬化性肺泡细胞瘤。肺硬化性肺泡细胞瘤强化显著,呈血管样强化,与 PH 的轻度强化明显不同,故强化 CT 对两者鉴别诊断帮助大。

5. **肺结核球**　好发于上叶尖后段及下叶背段,结核球密度多不均匀,可有中心坏死、弥漫斑点状或层状钙化,有的可见边缘裂隙样空洞。周围多伴有大小不一多发卫星灶。增强扫描无强化或环形强化。常病灶多发,陈旧及新发病灶同时存在。可结合临床资料(病史、实验室检查)与 PH 鉴别。

6. **肺转移瘤**　肺内转移瘤多边缘光滑,边界清楚,密度均匀,常为多发、大小不一,亦可为单发,当单发时需与 PH 鉴别。肺内转移瘤多见于中下肺野及胸膜下区。少数转移瘤可见内部空洞、边缘不规则等。增强多均匀强化或边缘强化。原发肿瘤病史对诊断具有重要意义。

（叶兆祥　吴大勇）

第三节　肺平滑肌瘤

【概述】

平滑肌瘤（leiomyoma）是起源于平滑肌的良性肿瘤，多见于子宫。平滑肌瘤也可以见于消化道及肺内，发生于肺内平滑肌瘤罕见。原发肺平滑肌瘤（pulmonary leiomyoma）占肺内良性肿瘤的2%，男女发病比例约为2：1。肺平滑肌瘤起源于支气管或细支气管的平滑肌细胞，发病原因尚不清楚。其可以发生于肺实质（51%）、支气管（16%）、细支气管（33%），通过影像学观察到位于支气管内的平滑肌瘤约占33%～45%，支气管内平滑肌瘤约占全部支气管内肿瘤的1%。儿童病例以支气管内平滑肌瘤居多。

肺平滑肌瘤多为单发。肺内平滑肌瘤位于肺周围实质，肿瘤多呈圆形，边缘清楚、光滑，也可轻度分叶，无毛刺。肿瘤生长在支气管腔内者可见肺不张或阻塞性肺炎，并可见突入支气管腔内的软组织影，支气管腔内结节影表面光整，其内密度均匀，多不破坏支气管壁。

肺平滑肌瘤的治疗方式选择主要取决于其发病部位、大小及是否引起严重的症状等。肺平滑肌瘤可行局部切除术或胸腔镜局部切除术，支气管内平滑肌瘤可行支气管镜切除术，但极少数患者切除术后可能会复发。

【临床表现】

肺平滑肌瘤的临床表现与肿瘤的位置、大小及对气管的压迫或阻塞程度有关。近90%的患者无症状，尤其肺内平滑肌瘤患者，常在体检或由于其他疾病就诊时检查发现。存在症状者多以咳嗽、咳痰、胸闷、胸痛等。支气管内平滑肌瘤可以引起阻塞性肺炎，会导致患者咳嗽、发热等症状。个别患者可有痰中带血丝及咯血。

【实验室检查】

肺平滑肌瘤无特异性实验室检查指标，各项肿瘤标志物对诊断意义不大。CT引导经皮穿刺活组织病理检查对肺内平滑肌瘤诊断具有重要意义，支气管内平滑肌瘤可经支气管镜活组织病理检查确诊。

【影像学表现】

肺内原发肺平滑肌瘤，典型CT表现为单发肺内结节或肿块，边缘光滑，密度均匀，内部常无钙化，边缘多无毛刺，少数病例可见浅分叶，病变与肺组织分界清。无胸膜牵拉征、血管集束征、支气管截断征等表现，周围无卫星灶（图10-3-1）。肺平滑肌瘤内含血管少，增强CT常为轻度强化或无强化（图10-3-1C）。如其他肺良性肿瘤，肺平滑肌瘤生长缓慢，CT随访病变增长不明显。但仅凭影像学检查多难以与其他肺内单发肿瘤鉴别，尤其是良性肿瘤，常需活组织病理检查确诊。

支气管内平滑肌瘤典型表现为支气管内宽基底肿物，突入支气管腔，边缘光滑，可见浅分叶，密度均匀，无支气管壁破坏（图10-3-2）。病变较大时可阻塞支气管腔，并引起远端阻塞性肺炎，甚至导致肺不张。支气管内平滑肌瘤通过影像学检查常难以与其他支气管内肿瘤鉴别。

影像学检查对指导治疗具有重要意义，可观察

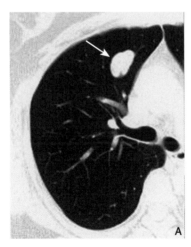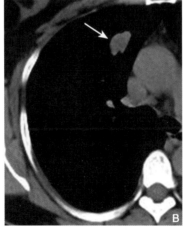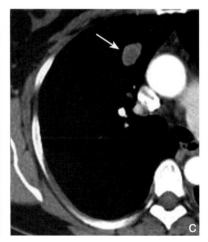

图 10-3-1　肺平滑肌瘤
女性，48岁，体检CT肺窗（A）示右肺中叶内段结节（箭），边缘光滑，可见浅分叶，无毛刺征及卫星灶；纵隔窗（B）示密度均匀，无钙化，未见脂肪密度；增强CT（C）示病变轻度均匀强化

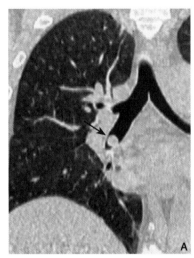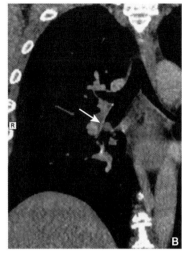

图 10-3-2　支气管内平滑肌瘤
男性,40岁,间断咳嗽4年,加重伴喘憋2个月余,CT肺窗(A)示右肺下叶支气管内可见球形结节(箭),
以窄基底与气管壁相连,边缘光滑;CT纵隔窗(B)示结节呈软组织密度,密度均匀,无钙化、无脂肪密度

病变位置、大小及对周边组织的关系,可观察支气管内平滑肌瘤对支气管的阻塞情况,指导切除术的进行。

【诊断依据】

肺内原发肺平滑肌瘤,典型表现为单发肺内结节或肿块,边缘光滑,密度均匀,内部常无钙化,边缘多无毛刺,少数病例可见浅分叶,病变与肺组织分界清。仅凭影像学检查多难以与其他肺内单发肿瘤鉴别,常需活组织病理检查确诊。但如遇到肺内单发病变具有上述表现,应考虑到肺平滑肌瘤可能性。

支气管内平滑肌瘤典型表现为支气管内宽基底肿物,突入支气管腔,边缘光滑,可见浅分叶,密度均匀,无支气管壁破坏。支气管内平滑肌瘤通过影像学检查亦常难以与其他支气管内肿瘤鉴别,需支气管镜活组织病理检查确诊。

肺平滑肌瘤的诊断依靠综合病理和影像学检查结果,另需除外由子宫或消化道平滑肌瘤转移到肺内的情况。

【鉴别诊断】

1. **肺良性转移性平滑肌瘤** 肺良性转移性平滑肌瘤多为双肺内多发大小不一类圆形结节或肿块,边缘光滑,密度均匀。少数病例表现为肺内弥漫多发粟粒样结节,与原发肺平滑肌瘤不难鉴别。肺良性转移性平滑肌瘤多于子宫平滑肌瘤术后发生或与子宫平滑肌瘤同时发现。肺良性转移性平滑肌瘤约13%为单发,其影像学表现与原发肺平滑肌瘤一致,但借助患者子宫平滑肌瘤或消化道平滑肌瘤病史,可进行鉴别。少数肺良性转移性平滑肌瘤伴有胸膜或腹膜平滑肌转移瘤。

2. **周围型肺癌** 周围型肺癌典型CT表现为肺内孤立不规则形病灶,边缘多伴细小毛刺、深分叶、胸膜凹陷征及支气管截断或受压变窄,内部可伴空泡征、含气支气管征等,较大肿瘤可见血管集束征。如无坏死病灶密度多均匀,部分呈点状钙化。增强扫描明显不均匀广泛强化,一般强化程度明显高于肺平滑肌瘤;周围型肺癌可伴有肺门及纵隔淋巴结转移、肿大。动态观察周围型肺癌增长速度明显快于肺平滑肌瘤。

3. **肺类癌** 肺类癌是一种分化较好、低度恶性的神经内分泌肿瘤,轮廓较规整,边界清楚,密度均匀,边缘光滑锐利,少数有浅分叶。多呈明显均匀强化,少数呈不均匀强化。通过影像检查常可与肺平滑肌瘤鉴别。

4. **肺炎性肌成纤维细胞瘤** 肺炎性肌成纤维细胞瘤属低度恶性肿瘤,多为单发软组织结节或团块,病灶呈楔形、类圆形或不规则形,可见长毛刺,多位于肺的表浅部位,邻近胸膜可引起粘连,少部分可见液化坏死区。多无钙化及脂肪。增强扫描呈均匀或不均匀中度至显著强化,较肺平滑肌瘤强化明显。

5. **肺硬化性肺泡细胞瘤** 肺硬化性肺泡细胞瘤好发于中年女性,边缘光滑、清晰,密度均匀,生长缓慢,具有良性肿瘤的特征。但当病变存在"空气间隙征"、"晕征"、"血管叠加征"及强化"假包膜征"等征象时提示肺硬化性肺泡细胞瘤。肺硬化性肺泡细胞瘤强化显著,呈血管样强化,与肺平滑肌瘤的轻度强化明显不同,故强化CT对两者鉴别诊断帮助大。

6. **肺结核球** 肺结核球好发于上叶尖后段及下叶背段,结核球密度多不均匀,可有中心坏死、弥漫斑点状或层状钙化,有的可见边缘裂隙样空洞。周围多伴有大小不一多发卫星灶。增强扫描无强化或环形强化。患者常有结核病史,结合结核相关实验室检查,可与肺平滑肌瘤鉴别。

7. 肺转移瘤　肺内转移瘤多边缘光滑,边界清楚,密度均匀,常为多发、大小不一,亦可为单发,当单发时需与肺平滑肌瘤鉴别。肺内转移瘤多见于中下肺野及胸膜下区。少数转移瘤可见内部空洞、边缘不规则等。增强多均匀强化或边缘强化。原发肿瘤病史对诊断具有重要意义。

（叶兆祥　吴大勇）

第四节　肺软骨瘤

【概述】

肺软骨瘤(pulmonary chondroma)是一种肺内良性肿瘤,中老年成人好发,软骨瘤多发于长骨,发生在肺内的罕见,目前推测肺软骨瘤起源于胚胎发育时期异位在肺组织的软骨细胞。肺软骨瘤约占所有肺良性肿瘤的0.1%。肺软骨瘤绝大多数为单发,但也有双肺多发病例报道,大体解剖呈半透明灰色,质硬,可见凸起分叶。显微镜下肿瘤由变异的成熟软骨组织组成,外周包绕软骨基质。软骨成分可以是透明软骨、弹性软骨、纤维软骨,或不同软骨混合而成,一般不含其他间叶成分。软骨细胞可发生钙化、骨化或黏液退变。一般认为肺软骨瘤是指发生在肺实质内软骨瘤,不包括气管内软骨瘤。

肺软骨瘤可是Carney三联征之一,Carney三联征最早由Carney等于1977年报道,包括肺软骨瘤、胃肠道间质瘤及肾上腺外副神经节瘤。目前尚不清楚其发病原因。一般存在两个征象即可诊断为Carney三联征,胃肠道间质瘤合并肺软骨瘤最常见,约占53%以上。Carney三联征罕见,且主要见于青少年。当患者诊断患有肺软骨瘤时,需要考虑到Carney三联征,进一步检查是否患有胃肠道间质瘤及肾上腺外副神经节瘤。此外Carney三联征的三种病征发病时间可不一致,故患有肺软骨瘤患者需终身随访,以预防另外两种病征发生。

肺软骨瘤存在向恶性肿瘤转化的风险,故肺软骨瘤治疗以局部完整切除为主。

【临床表现】

肺软骨瘤患者多无症状,常为体检或因其他疾病就诊进行影像学检查发现。患者的症状与肿瘤的部位与大小有关,部分患者可有咳嗽、咯血、气短、胸痛等不适,如果肿瘤压迫气管可引起阻塞性肺炎或肺不张。

【实验室检查】

肺软骨瘤实验室检查无特异性。CT引导经皮穿刺活组织病理检查或支气管镜引导穿刺活组织病理检查常是确诊的关键检查。

【影像学表现】

1. X线表现　病变在X线片上无特异性,较小时,不能显示,较大者,在胸片上呈类圆形或略不规则软组织密度结节,边缘光滑锐利,周围无卫星灶,病灶内可有钙化。

2. CT表现　肺软骨瘤CT显像常为孤立类圆形结节或肿块,中度软组织密度,常位于肺外周带也可位于近肺门位置(图10-4-1、图10-4-2)。肿瘤大小多在1.0~4.0cm之间。多数边界清楚、伴浅分叶,少部分边缘毛糙,一般无毛刺和卫星灶。密度均

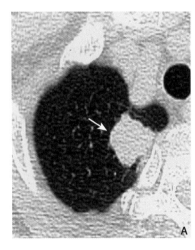
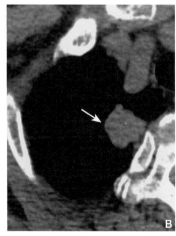
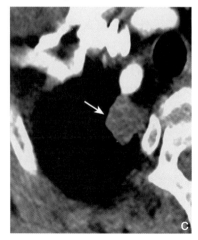

图 10-4-1　肺软骨瘤
女性,58岁,体检CT肺窗(A)示右肺上叶尖段结节(箭),紧邻胸膜,边缘不规则,可见浅分叶,无毛刺征,相邻胸膜增厚;纵隔窗(B)示密度均匀,无钙化及脂肪密度;增强CT(C)示病变轻度均匀强化

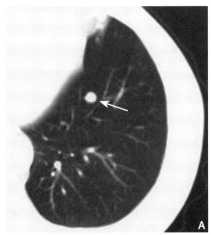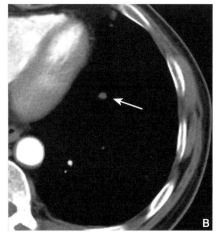

图 10-4-2　肺软骨瘤

男性,54 岁,食管癌术前行 CT 检查,CT 肺窗(A)示左肺上叶舌段小结节(箭),边缘光滑,
无分叶、毛刺征;增强 CT(B)示密度均匀,无钙化及脂肪密度,病变强化不明显

匀或不均匀,不均匀者多为多发斑片状或点状钙化,但肿瘤内也可无钙化出现。少部分邻近胸膜的较大肿瘤可与胸膜粘连(图 10-4-1)。同侧肺门及纵隔一般无肿大淋巴结。增强呈轻度强化或少数无明显强化(图 10-4-1、图 10-4-2)。

3. **MRI 表现**　MRI 典型表现为 T1 加权像见一边界清楚伴有分叶的低或等信号结节或肿块,信号常不均匀,内可见多发片状或点状更低信号灶(钙化),T2 加权像呈高信号,内仍可见多发片状或点状更低信号灶(钙化)。增强 MRI 可呈不均匀的强化、环形强化或蜂窝样强化,钙化灶不强化。肺软骨瘤 MRI 成像不具有特征性,一般不作为常规检查方法。

4. **PET 表现**　^{18}F-FDG PET-CT 显像可帮助肺软骨瘤与肺恶性肿瘤的鉴别,^{18}F-FDG PET-CT 显像软骨瘤多呈低摄取,^{18}F-FDG PET-CT 显像对判断肺软骨瘤是否发生恶性转化也有一定意义,当向恶性发生转化时病变往往 ^{18}F-FDG 呈高摄取。

有文献报道较大且钙化明显的肺软骨瘤可在 ^{99m}Tc-MDP 全身骨显像时摄取 ^{99m}Tc-MDP 而显像被意外发现。肺软骨瘤摄取 ^{99m}Tc-MDP 是由于肿瘤内钙化成分对 ^{99m}Tc-MDP 的化学吸附和离子吸附所致,但显像不具有特异性,其他伴有明显钙化的肿瘤也可在 ^{99m}Tc-MDP 全身骨显像中显影。

【诊断依据】

肺软骨瘤常为孤立类圆形结节或肿块,多数边界清楚、伴浅分叶,密度常不均匀,病变内常见多发斑片状或点状钙化。当肺内病变具有上述特征时,需要考虑到肺软骨瘤的可能性。但上述表现亦可见于肺结核球、软骨瘤型错构瘤或周围型肺癌等,需要进一步与上述疾病鉴别。当肺软骨瘤不伴有钙化

时,更加大了与其他肿瘤鉴别的难度,常需要 CT 引导经皮穿刺活组织病理检查或气管镜引导穿刺活组织病理检查进行鉴别。

【鉴别诊断】

1. **肺结核球**　肺结核球好发于下叶背段,易形成空洞,典型钙化为环形层状钙化、即洋葱皮样,部分活动期结核病变周围可见卫星灶。增强 CT 肿瘤边缘轻度强化或强化不明显。当肿瘤出现上述征象结合患者结核病史、临床症状、结核实验室检查等,较易与肺软骨瘤鉴别。但无上述典型表现时两者常鉴别困难。

2. **肺错构瘤**　错构瘤是肺内最常见的良性肿瘤,典型表现为边界清楚的孤立肺内结节或团块,肿瘤内见爆米花样钙化及脂肪密度区,如有上述典型表现较易与肺软骨瘤鉴别,但典型表现出现的概率并不大,通过影像检查对两者鉴别常较困难。

3. **周围型肺癌**　周围型肺癌典型表现为肺内孤立结节或肿块,深分叶,边缘伴毛刺,密度可均匀或不均匀,少数可见点状钙化,可引起血管集束征、气管截断征及胸膜牵拉征,增强 CT 多轻、中度强化,且强化常不均匀,可伴有肺门、纵隔淋巴结肿大。随访中肿瘤增长较快也是周围型肺癌区别于肺软骨瘤的特征之一。如肿瘤存在上述典型征象较易与肺软骨瘤鉴别。但多数情况周围型肺癌表现不典型,需借助活组织病理检查鉴别。

4. **肺转移瘤**　肺内转移瘤常为多发、少部分可为单发,肺内转移瘤多为类圆形结节或肿块,边缘光滑,密度可均匀或不均匀,一般不伴有钙化,但如骨肉瘤等肺内转移瘤可伴有明显钙化。增强 CT 常外缘环形轻度强化。转移瘤绝大多数都已知有原发肿

瘤病史,结合病史对鉴别诊断至关重要。

(叶兆祥　吴大勇)

第五节　肺海绵状血管瘤

【概述】

肺海绵状血管瘤(pulmonarycavernous hemangioma)是一种罕见的肺内良性肿瘤,肺海绵状血管瘤可为单发、亦可多发,肺海绵状血管瘤也可以和其他部位血管瘤并存,比如肝血管瘤、心脏血管瘤等。肺海绵状血管瘤可发生于任何年龄段。肺海绵状血管瘤绝大多数发生于肺实质,极个别情况也可发生于气管内,尤其是大的气道内,如气管内血管瘤阻塞气管或破裂出血,严重者可危及患者生命。肺海绵状血管瘤也可伴有胸腔少量积液,且可自行消失,可能是由于胸膜下血管瘤破裂血液浸入胸膜腔所致。肺海绵状血管瘤主要有血管组织组成,可有包膜,呈红褐色或黑红色,大体标本切面呈蜂窝状。显微镜下肿瘤由扩张的血管窦和互相缠绕的毛细血管构成,血管窦被覆单层内皮细胞,周围有少量纤维组织和淋巴细胞。免疫组化染色 CD31、FLI1、FVIII、CD34、CD35 阳性,表明其血管内皮细胞源性。肺海绵状血管瘤多生长缓慢,预后良好。治疗方法的选择与病变数量、部位、大小等有关。单发肺海绵状血管瘤治疗方法主要为局部完整切除,完整切除后复发率低。目前肺海绵状血管瘤尚无恶性转化的报道。

【临床表现】

肺海绵状血管瘤患者多数无症状,临床症状的出现与病变的数量、大小、部位及是否影响周围组织结构有关。部分患者可有咳嗽、咳痰、痰中带血、咯血、胸闷、胸痛等不适。支气管内血管瘤阻塞支气管可引起明显的呼吸困难,突然的破裂出血可引起咯血,出血量大时甚至阻塞支气管引起肺不张,导致患者突然出现呼吸困难,甚至窒息。

【实验室检查】

肺海绵状血管瘤患者实验室检查无特异性变化。支气管镜可以帮助诊断支气管内血管瘤。CT引导经皮穿刺活组织病理检查对肺海绵状血管瘤的诊断准确性更高,常用于诊断不明确时。

【影像学表现】

1. **X 线表现**　较大者胸片可呈类圆形软组织密度结节,边缘光滑,DSA 检查可显示扭曲畸形的血管团,甚至可以找出输入与输出的血管。

2. **CT 表现**　肺海绵状血管瘤多为单发,典型CT 表现为孤立边界清楚的结节或肿块,无毛刺,周边无卫星灶,可与肺动脉相连,密度多不均匀,较大血管瘤内也可伴有钙化,钙化可能为血管窦内的静脉结石引起。肺海绵状血管瘤也可发生囊变。

双肺多发肺海绵状血管瘤 CT 常表现为双肺内多发大小不一结节,边界多清楚光整,密度均匀,部分可相互融合。双肺多发肺海绵状血管瘤也可表现为双肺多发大小不一边界欠清的不规则密度增高影或结节影,病变内密度不均(图 10-5-1),少数病变可呈不规则的磨玻璃密度影。可伴有少量胸腔积液,且可自行吸收。

增强 CT 较小的肺海绵状血管瘤可轻度强化,部分病例增强 CT 可见引流静脉,较大的肺海绵状血管瘤增强 CT 表现为由病变边缘向中心逐渐强化的特点,早期边缘呈结节样强化(图 10-5-1C),随时间延长逐渐向内部延伸。

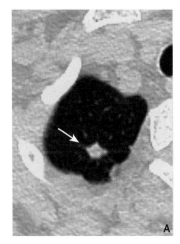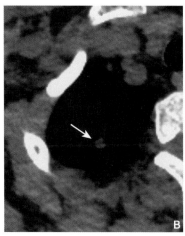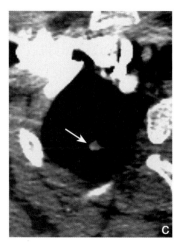

图 10-5-1　肺海绵状血管瘤

女性,63 岁,咽部疼痛20 余天。CT 肺窗(A)示右肺上叶尖段一小结节(箭),边缘不规则、毛糙,瘤肺边界欠清;纵隔窗(B)示结节内部密度欠均匀,无钙化;增强 CT(C)示结节轻度均匀强化

3. MRI 表现 MRI 显像海绵状血管瘤 T1 加权像呈边界清楚的低信号结节或团块，T2 加权像呈高信号，信号可均匀或不均匀。增强扫描较大病灶早期外周强化，随时间造影剂逐渐向病灶内填充。

4. PET 表现 ^{18}F-FDG PET-CT 显像肺海绵状血管瘤多呈低摄取或稍高摄取，当瘤体大伴囊变时，囊变区呈明显低摄取。[18]F-FDG PET-CT 显像可应用于双肺多发肺海绵状血管瘤与双肺多发转移瘤鉴别，前者多呈低代谢或稍高摄取，而后者多呈明显高摄取，且可帮助后者寻找原发灶。

【诊断依据】

肺海绵状血管瘤多为单发、亦可多发。单发肺海绵状血管瘤多边缘清晰、规整，密度可均匀或不均匀，可伴钙化，较大者可伴囊变，而患者多无症状或仅有轻微咳嗽、咳痰等。多发肺海绵状血管瘤双肺内多发大小不一结节或团块，边缘常光整、清晰，密度可均匀或不均匀，[18]F-FDG PET-CT 显像多呈低代谢或稍高代谢。

【鉴别诊断】

1. 肺错构瘤 肺错构瘤病灶边缘光滑，多呈圆形或类圆形，无或少毛刺征，瘤体较大的可有浅分叶征，肿块多为软组织密度肿块，其内多含有脂肪密度区，为其典型 CT 表现。瘤内常伴有钙化，钙化形态不一，可呈点状、条状、环状、弧线状和不规则状。典型钙化为爆玉米花状，但具有此特征者少见。单发肺海绵状血管瘤与伴有典型爆米花样钙化或脂肪密度的错构瘤不难鉴别，但与不典型错构瘤鉴别困难，需组织病理检查进行鉴别。

2. 肺结核球 肺结核球密度多不均匀，可有中心坏死、弥漫斑点状或层状钙化，有的可见边缘裂隙样空洞。周围多伴有大小不一多发卫星灶。增强 CT 扫描示边缘性强化或不强化。另可结合肺结核病史、结核相关实验室检查与单发肺海绵状血管瘤鉴别。

3. 肺内上皮样血管内皮瘤 肺内上皮样血管内皮瘤为低度恶性肺内肿瘤，常为双肺弥漫多发结节，两下肺为主，病灶多沿血管及支气管分布，结节周边可见晕征，部分结节中心可见实性组织密度，周边伴磨玻璃密度，形成"煎蛋征"，结节可内伴空洞形成。而肺内多发海绵状血管瘤结节多为边界清楚的类圆形实性密度结节或团块，结节与肺组织界限清晰，周围无晕。

4. 肺转移瘤 肺内转移瘤多边缘光滑，边界清楚，密度均匀，常为多发、大小不一，亦可为单发。多见于中下肺野及胸膜下区。增强多均匀强化或边缘强化。且多有原发肿瘤病史。[18]F-FDG PET-CT 显像多呈明显高代谢。肺内多发海绵状血管瘤亦为肺内多发大小不一、边界清晰结节，CT 表现与肺内多发转移瘤相似，但后者[18]F-FDG PET-CT 显像多呈低高代谢或稍高代谢，与前者表现明显不同，可借此予以鉴别。

（叶兆祥　吴大勇）

第六节　肺炎性肌纤维母细胞瘤

【概述】

肺炎性肌纤维母细胞瘤（inflammatory myofibroblastic tumor，IMT）是一种少见的间叶源性真性肿瘤，属低度恶性肿瘤。IMT 曾有多种名称，包括浆细胞肉芽肿、组织细胞瘤、纤维黄色瘤、炎性肌纤维组织细胞增生、黏液样错构瘤、假性淋巴瘤、炎性纤维肉瘤和炎性假瘤等。IMT 的病因尚不清楚，过去曾认为其起源于炎性病变，但目前普遍认为其为间叶组织来源的真性肿瘤。IMT 可发生于软组织和内脏器官，可位于全身各部位，最常见于肺。亦可见于其他部位：大网膜和肠系膜、纵隔、胃肠、胰腺、生殖器、口腔、乳腺、神经、骨和中枢神经系统等。肺 IMT 最早由 Brunn 于 1939 年报道，占肺原发肿瘤的 0.04%~0.7%，常为单发，极少数病例也可呈多原发灶。少部分病例 IMT 位于气管内，阻塞气管会引起咳嗽、咳痰、喘憋及呼吸困难等不适，严重者可引起一侧肺不张。肺 IMT 好发于儿童和青少年，平均年龄 10 岁，也可发生在成年人，女性略多见。肺 IMT 是最常见的儿童肺部肿瘤。IMT 多生长缓慢，但可侵犯周围组织。少部分病例可发生转移，如转移到纵隔淋巴结、肝脏等。

2015 年 WHO 肺肿瘤组织学分类将其分类为间叶性肿瘤。其含有分化的肌成纤维细胞性梭形细胞，常伴有大量浆细胞和/或淋巴细胞。免疫组化显示梭形细胞有肌源性蛋白的表达，其中 Vimentin、SMA、Desmin 阳性表达较有特异性。IMT 约 50% 伴有 ALK 基因阳性，ALK 基因阳性患者发生远处转移的风险低，ALK 是否阳性与局部复发无明显关联。ALK 阳性肿瘤代表肿瘤为低级别，此外 ALK 阴性预示预后不良及远处转移风险高。另有报道 IMT 可转化成梭形细胞肉瘤。

影像学检查对肺 IMT 的发现、诊断及指导治疗具有重要意义，但误诊漏诊率高。气管镜活组织病理检查及 CT 引导经皮穿刺活组织病理检查,甚至术中冷冻均常难以作出准确诊断,不易与肉瘤、恶性纤维组织细胞瘤、恶性浆细胞瘤及淋巴瘤鉴别,最终诊断需肿瘤切除后病理检查。治疗以局部完全切除为主,少数病例可切除后可复发。但五年生存率 > 91%。有文献报道 IMT 切除术后 9 年仍有复发或转移发生,所以有必要对 IMT 患者进行 10 年以上的随访。

【临床表现】

IMT 临床表现取决于发病部位,起病多较隐匿,多数患者无临床症状。临床症状多由肿块本身及其压迫或阻塞气管引起,可有咳嗽、发热、咯血、胸痛、体重下降等。症状和体征多在肿瘤切除后消失。

【实验室检查】

IMT 可伴有小红细胞性贫血、血沉增加、C-反应蛋白增高、血小板增多、多克隆性高病种球蛋白血症,一般认为上述实验室指标变化与白介素 6 的过多产生有关。

【影像学表现】

1. X 线表现　肺 IMT 的影像表现是多变的,各种影像诊断的特异性差。肺 IMT 在胸片上多表现为肺外周带孤立类圆形或不规则形结节影,有些病变平片可看到边缘毛刺。

2. CT 表现　在 CT 上分为浸润型、肿块型、结节型,以肿块型更多见。肺 IMT 典型表现为肺内边界清楚的单发结节或肿物,多位于肺的外带、近胸膜下处,下叶居多,呈球形或不规则形,可见分叶,部分病例边缘可见毛刺,密度可均匀或不均匀(图 10-6-1),少数伴有钙化,钙化在较大病变及儿童患者中更常见。肺 IMT 少数可伴有空洞或囊变。肿瘤可侵

犯、压迫气管或支气管。少数病例为双肺多发结节或肿块。肺 IMT 可与胸膜粘连、甚至形成条索牵拉胸膜。偶可伴有胸腔积液。少部分病例病变某一层面可见边缘平直,被称为"刀切样改变",可能是由于纤维化牵拉所致。肿块内侧缘有时可呈尖角样突起,被称为"尖桃征"。但这些特征不具有特异性,也可能见于其他病变,仅在某些病变存在这些征象时需要考虑到肺 IMT 的可能性。

气管内 IMT 表现为突入气管腔内宽基底肿物,边缘光滑或欠光整,可导致气管阻塞,引起阻塞性炎症或肺不张。增强 CT 对显示气管内 IMT 帮助大,肺 IMT 增强扫描呈均匀或不均匀中度至显著强化(图 10-6-1C),无明显特异性表现,如病变内伴有坏死、囊变,坏死和囊变部分无强化。

3. MRI 表现　肺 IMT 的 MRI 表现为 T1 加权像为中度信号,T2 加权像呈高信号。增强检查中度或显著明显延迟强化,一般认为存在延迟强化的病变常是由于富含纤维组织成分如肌纤维母细胞等。

4. PET 表现　^{18}F-FDG PET-CT 显像肺 IMT 可呈轻度到高度显著 ^{18}F-FDG 摄取增高,SUVmax 3.3~49.0。^{18}F-FDG 的摄取与 IMT 所含细胞异质性、增殖指数、炎性细胞(浆细胞)的比例及炎性细胞的活跃程度有关,细胞异质性、增殖指数、浆细胞比例及炎性细胞的活跃程度越高 IMT 摄取 ^{18}F-FDG 越多。另 ^{18}F-FDG PET-CT 显像可观察 IMT 对治疗的反应,及查找隐匿的转移灶。由于 ^{18}F-FDG PET-CT 显像 IMT 也表现为高摄取,故其对鉴别肺 IMT 与肺恶性肿瘤帮助不大。

【诊断依据】

当肺周围实质内发现孤立不规则结节或肿块,

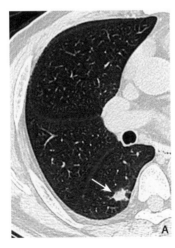
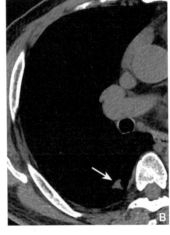
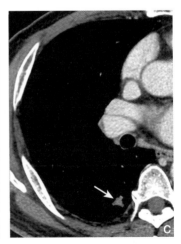

图 10-6-1　肺炎性肌纤维母细胞瘤
男性,61 岁,胸疼 6 个月,伴有咳嗽,无痰,无发热。肺窗(A)示右肺下叶背段近胸膜结节(箭),边缘可见分叶,伴有毛刺,边界不清,可见条索与胸膜相连;纵隔窗(B)示病变密度尚均匀,无钙化;增强 CT(C)示病变轻度均匀强化

边缘不规整,且伴有毛刺,增强 CT 强化较明显,影像学检查随访生长缓慢时,应考虑到肺 IMT 可能。但肺 IMT 影像学检查特异性差,常较难作出准确诊断,甚至某些时候 CT 引导经皮穿刺活组织病理检查及支气管镜活组织病理检查也不能明确诊断,最终诊断常需要完整切除后的病理检查。

【鉴别诊断】

1. **周围型肺癌** 肺癌多发生于老年人,肺 IMT 多发生于少年儿童和部分中年人。肺癌与肺 IMT 两者均可出现分叶、毛刺、气管截断及胸膜凹陷征等影像表现,但肺癌出现概率更高。肺 IMT 增强 CT 强化程度较肺癌略高。另影像检查随访中肺癌病变增大往往较肺 IMT 快。总体而言肺 IMT 与肺癌仅凭影像检查常鉴别困难,多需活组织病理检查进行鉴别。

2. **肺结核球** 肺结核球好发于上肺尖后段及下肺背段,多可见钙化及卫星病灶,一般强化不明显或仅边缘强化,而肺 IMT 多位于肺边缘部,周围无卫星灶,强化较明显;但结核累及胸膜产生结核性胸膜炎与伴有胸水的肺 IMT 较难鉴别,需结合结核相关实验室检查及抗结核治疗动态观察进行鉴别。

3. **肺类癌** 肺类癌是一种分化较好、低度恶性的神经内分泌肿瘤,轮廓较规整,边界清楚,密度均匀,边缘光滑锐利,少数有浅分叶。而肺 IMT 边缘多不规则,部分病例边缘可见毛刺,且可出现深分叶。但两者均可侵犯破坏周围结构,增强 CT 均强化较明显。故通过影像检查与肺 IMT 鉴别亦存在一定困难。

4. **肺错构瘤** 肺错构瘤是最常见的肺良性肿瘤,其特征性影像表现是病变内可见脂肪密度和爆米花样钙化,错构瘤内血管少,增强 CT 检查强化程度低,不同于肺 IMT 的较明显强化。而肺 IMT 钙化少见,内无脂肪成分,且强化程度明显高于错构瘤。

5. **肺硬化性肺泡细胞瘤** 肺硬化性肺泡细胞瘤好发于中年女性,边缘光滑、清晰,密度均匀,生长缓慢,具有明显良性肿瘤的特征。尤其当病变存在"空气间隙征"、"晕征"、"血管叠加征"及强化"假包膜征"等征象时常提示肺硬化性肺泡细胞瘤。另肺硬化性肺泡细胞瘤强化显著,呈血管样强化,较肺 IMT 强化更明显,可借助上述征象对两者进行鉴别。

6. **肺转移瘤** 肺转移瘤常为多发、大小不一,亦可为单发。单发肺转移瘤需与肺 IMT 鉴别,肺转移瘤多边缘光滑,边界清楚,密度均匀,多见于中下肺野及胸膜下区。增强多均匀强化或边缘强化。另

原发肿瘤病史有助于与肺 IMT 进行鉴别。

（叶兆祥　吴大勇）

第七节　肺脂肪瘤

【概述】

脂肪瘤(lipoma)是一种脂肪来源的良性肿瘤,好发于皮肤,质软、无痛、活动度大。脂肪瘤的发病原因尚不清楚。发生在肺部的脂肪瘤罕见,男性好发。肺脂肪瘤(pulmonary lipoma)起源于支气管黏膜下层的脂肪组织,由大气道到细支气管均可发生。发生于大支气管向腔内生长的脂肪瘤为支气管内脂肪瘤,而发生于细支气管或终末支气管黏膜下层脂肪的脂肪瘤,表现为肺实质内肿物为肺实质内脂肪瘤。支气管内脂肪瘤较肺实质内脂肪瘤发病率更高,支气管内脂肪瘤占所有肺部肿瘤的 0.1% ~ 0.5%。肺实质内脂肪瘤多为单发,亦可多发,肺实质内脂肪瘤可与其他部位脂肪瘤同时存在,如胸膜、心脏等部位,有文献报道脂肪瘤也可发生于肺动脉内。脂肪瘤大体病理呈淡黄色,质软,可有分叶。瘤体覆盖完整包膜。显微镜下肿瘤由成熟的脂肪细胞组成,多无细胞异型性,可伴有黏液变性,肿瘤周边有层状纤毛上皮细胞包裹形成包膜,而其他成分如纤维组织、腺体、骨及软骨组织等非常少见。

支气管内脂肪瘤首选支气管镜切除,其可兼顾诊断与治疗。如脂肪瘤生长于支气管壁间,支气管镜无法完整切除时,以及脂肪瘤生长在远端较细支气管时,可行病灶局部切除术。肺实质内脂肪瘤可行病灶局部切除术治疗。脂肪瘤预后好,完整切除后几乎不复发。

【临床表现】

支气管内脂肪瘤由于阻塞支气管,患者可有咳嗽、咯血、哮喘、逐渐加重的呼吸困难等症状,当伴有阻塞性炎症时,可有咳嗽、咳痰、伴发热。如支气管内脂肪瘤完全阻塞支气管引起肺不张,会导致呼吸困难、甚至窒息。

肺实质内脂肪瘤一般无临床症状,当压迫支气管时可引起胸闷、咳嗽等不适。

【实验室检查】

肺脂肪瘤的实验室检查无特异性改变。当支气管内脂肪瘤阻塞支气管引起阻塞性肺炎时可有相关炎性指标增高。支气管镜检查可清楚显示支气管内肿瘤,支气管内脂肪瘤在镜下表现为淡黄色息肉样肿物,质软,与支气管壁相连。支气管镜可咬检组织

进行病理检查,对支气管内脂肪瘤诊断具有重要意义。

【影像学表现】

1. **X 线表现**　脂肪瘤在 X 线胸片上无特异性表现。大气道脂肪瘤的表现主要为阻塞性肺不张和阻塞性肺炎,脂肪瘤自身显示不清。外周性脂肪瘤表现为肺内低密度结节,表面光滑。

2. **CT 表现**　支气管内脂肪瘤典型 CT 表现为支气管腔内低密度结节或肿物,边缘光整,部分病灶可有浅分叶,密度与脂肪组织相近,密度均匀,无钙化,与支气管壁相连,肿物较大可引起支气管完全阻塞,导致远侧肺组织不张,叶间裂向患侧移位(图 10-7-1)。

肺实质内脂肪瘤多为单发类圆形结节或团块,边缘光滑、无毛刺,肿瘤与肺组织界限清晰,呈均匀脂肪密度,CT 值在 -100 左右,无钙化,部分病灶可见较高密度包膜包绕在脂肪密度瘤体外。肺实质脂肪瘤亦可多发,CT 显像表现与单发肺实质脂肪瘤相似。

肺脂肪瘤内部几乎不含有血管,故增强 CT 检查肿瘤内部无强化或轻度强化,外周包膜可轻度强化。

3. **MRI 表现**　MRI 显像肺脂肪瘤表现为 T1 加权像为低信号,T2 加权像为明显高信号,STIR(压脂序列)病变信号减低。如有包膜 T1 加权像多成高信号。增强扫描无强化。

4. **PET 表现**　¹⁸F-FDG PET-CT 显像脂肪瘤多呈低摄取,¹⁸F-FDG PET-CT 显像可用于肺实质脂肪瘤及支气管内脂肪瘤与脂肪肉瘤的鉴别,脂肪肉瘤对 ¹⁸F-FDG 摄取强度高,呈明显高摄取,两者摄取程度差别明显,易于鉴别。

【诊断依据】

CT 及 MRI 显像肺脂肪瘤的特征性表现包括:无论是支气管内脂肪瘤还是肺实质内脂肪瘤,肿瘤均呈均匀脂肪密度,无钙化,肿瘤边缘光整,有包膜,对周围结构无侵犯、破坏,增强检查瘤体内部无强化,包膜轻度强化,肿瘤生长缓慢。¹⁸F-FDG PET-CT 显像肿瘤呈低摄取。如具有上述表现,则高度提示肺脂肪瘤。此外肺脂肪瘤生长缓慢,回顾患者既往影像检查对明确诊断亦有帮助,尤其有助于与脂肪肉瘤等恶性肿瘤鉴别。

【鉴别诊断】

1. **肺脂肪肉瘤**　肺脂肪肉瘤常为单发类圆形病灶,边缘光整,边界清晰,无毛刺,可有浅分叶,影像表现与肺脂肪瘤有相似之处。CT 显像肺脂肪肉瘤瘤体密度多略高于肺脂肪瘤的脂肪密度,常介于脂肪密度与水样密度之间,可于脂肪密度内见点状或灶状较高密度,周围常有包膜,且包膜多较肺脂肪瘤厚,与肺脂肪瘤相比发现时多体积更大,常可大于10cm,肿瘤内部可见分隔,MRI 显像可更清晰显示肺脂肪肉瘤内的非脂肪组织,表现为 T2 加权像脂肪高信号区内伴有不规则低信号。¹⁸F-FDG PET-CT 显像肺脂肪肉瘤多呈明显高摄取,而肺脂肪瘤为低摄取。

2. **肺错构瘤**　当不具有典型的爆米花样钙化,且脂肪密度成分多时,与肺脂肪瘤影像表现相近,但肺错构瘤脂肪成分只占瘤体的一部分、密度多不均匀,而肺脂肪瘤整体呈脂肪密度、密度均匀,可借此对两者鉴别。

3. **肺畸胎瘤**　肺畸胎瘤也可含有脂肪成分,当其不含有钙化或骨化成分时,影像表现与肺脂肪瘤相似。但肺畸胎瘤脂肪成分占比较小,其含有的其

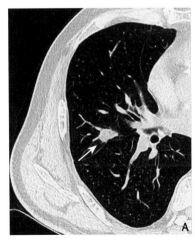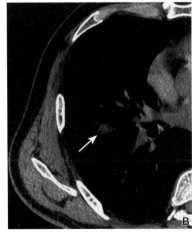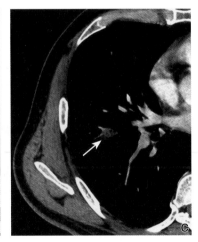

图 10-7-1　肺脂肪瘤

男性,52 岁,查体。CT 肺窗(A)示右肺中叶外段结节(箭),边缘光滑,病变呈近三角形,尖端指向肺门,与肺组织分界清,病变紧邻斜裂胸膜,且邻斜裂胸膜侧病变边缘平直,斜裂胸膜向病变侧移位;纵隔窗(B)示病变内多发类圆形脂肪密度区,无钙化;增强 CT(C)示病变轻度不均匀强化,脂肪密度区无强化,外周可见包膜轻度强化

他组织成分导致密度常不均匀,与肺脂肪瘤均匀的脂肪密度不同,可借此特点进行鉴别。

(叶兆祥 吴大勇)

参 考 文 献

1. Liebow AA, Hubbell DS. Sclerosing hemangioma (histiocytoma, xanthoma) of the lung[J]. Cancer, 1956, 9: 53-75.

2. Otani Y, Yoshida I, Kawashima O, et al. Benign tumors of the lung: a 20-year surgical experience[J]. Surg Today, 1997, 27: 310-312.

3. Zeng J, Zhou F, Wei XJ, et al. Sclerosing hemangioma: A diagnostic dilemma in fine needle aspiration cytology[J]. Cytojournal, 2016, 13: 9.

4. Noguchi M, Fan X, Lin L, et al. Genome profile in a extremely rare case of pulmonary sclerosing pneumocytoma presenting with diffusely-scattered nodules in the right lung[J]. Pathol Int, 2018, 19: 13-19.

5. Kawai H, Takayashiki N, Otani H, et al. A case of microscopic, multiple sclerosing pneumocytoma[J]. Pathol Int, 2018, 68: 196-201.

6. Zhu J. Analysis of the clinical differentiation of pulmonary sclerosing pneumocytoma and lung cancer[J]. J Thorac Dis, 2017, 9: 2974-2981.

7. Yang CH, Lee LY. Pulmonary sclerosing pneumocytoma remains a diagnostic challenge using frozen sections: a clinicopathological analysis of 59 cases[J]. Histopathology, 2018, 72: 500-508.

8. Shiina Y, Sakairi Y, Wada H, et al. Sclerosing pneumocytoma diagnosed by preoperative endobronchial ultrasound-guided transbronchial needle aspiration (EBUS-TBNA)[J]. Surg Case Rep, 2018, 4: 20.

9. Travis WD, Brambilla E, Nicholson AG, et al. The 2015 World Health Organization Classification of Lung Tumors: Impact of Genetic, Clinical and Radiologic Advances Since the 2004 Classification[J]. J Thorac Oncol, 2015, 10: 1243-1260.

10. Wei S, Tian J, Song X, et al. Recurrence of pulmonary sclerosing hemangioma[J]. Thorac Cardiovasc Surg, 2008, 56: 120-122.

11. Soo IX, Sittampalam K, Lim CH. Pulmonary sclerosing pneumocytoma with mediastinal lymph node metastasis[J]. Asian Cardiovasc Thorac Ann, 2017, 25: 547-549.

12. Pokharel S, Dhillon SS, Ylagan L, et al. Sclerosing Pneumocytoma with Lymph Node Metastasis[J]. J Thorac Oncol, 2016, 11: 1802-1804.

13. Shin SY, Kim MY, Lee HJ, et al. Clustered pulmonary sclerosing pneumocytoma in a young man: a case report[J]. Clin Imaging, 2014, 38: 532-535.

14. Shin SY, Kim MY, Oh SY, et al. Pulmonary sclerosing pneu-

mocytoma of the lung: CT characteristics in a large series of a tertiary referral center[J]. Medicine (Baltimore), 2015, 94: e498.

15. Cheung YC, Ng SH, Chang JW, et al. Histopathological and CT features of pulmonary sclerosing haemangiomas[J]. Clin Radiol, 2003, 58: 630-635.

16. Khoo AC, Hamzah F, Ong CK. Incidental Sclerosing Pneumocytoma Detected on Bone Scintigraphy[J]. Clin Nucl Med, 2017, 42: e77-e79.

17. Jiang L, Huang Y, Tang Q, et al. F-FDG PET/CT characteristics of pulmonary sclerosing hemangioma vs. pulmonary hamartoma[J]. Oncol Lett, 2018, 16: 660-665.

18. Kamaleshwaran KK, Rajan F, Mehta S, et al. Multiple pulmonary sclerosing hemangiomas (pneumocytoma) mimicking lung metastasis detected in fluorine-18 fluorodeoxyglucose positron emission tomography/computed tomography[J]. Indian J Nucl Med, 2014, 29: 168-170.

19. Lee E, Park C, Kang K, et al. 18F-FDG PET/CT features of pulmonary sclerosing hemangioma[J]. Acta Radiol, 2013, 54: 24-29.

20. Lim JH, Lee N, Choi DW, et al. Pulmonary sclerosing pneumocytoma mimicking lung cancer: Case report and review of the literature[J]. Thorac Cancer, 2016, 7: 508-511.

21. Hara K, Izumi N, Tsukioka T, et al. [Multiple Pulmonary Sclerosing Pneumocytoma with Abnormal Accumulation of Fluorodeoxyglucose-positron Emission Tomography Diagnosed by Surgical Treatment; Report of a Case][J]. Kyobu Geka, 2016, 69: 1123-1126.

22. De Luca G, Martucci N, Setola S, et al. Sclerosing hemangioma of the lung mimicking pulmonary metastasis[J]. Lung, 2015, 193: 447-448.

23. Chung MJ, Lee KS, Han J, et al. Pulmonary sclerosing hemangioma presenting as solitary pulmonary nodule: dynamic CT findings and histopathologic comparisons[J]. AJR, 2006, 187: 430-437.

24. Xiang Z, Ai Z, Zhong G, et al. Diagnostic value of using multiplanar reformation images: Case report for rare endotracheal hamartomas[J]. Medicine (Baltimore), 2017, 96: e8231.

25. Ekinci G, Ersev A, et al. The frequency of lung cancer in patients with pulmonary hamartomas: An evaluation of clinical, radiological, and pathological features and follow-up data of 96 patients with pulmonary hamartomas[J]. Rev Port Pneumol (2006), 2017, 23: 280-286.

26. Leiter Herrán F, Restrepo C, Alvarez Gómez D, et al. Hamartomas from head to toe: an imaging overview[J]. Br J Radiol, 2017, 90: 20160607.

27. Guo W, Zhao Y, Jiang Y, et al. Surgical treatment and outcome of pulmonary hamartoma: a retrospective study of 20-year experience[J]. J Exp Clin Cancer Res, 2008, 27: 8.

28. 吴楠,徐沛然,石东磊.多发性肺平滑肌瘤性错构瘤 1 例[J].中华胸心血管外科杂志,2013,29:37-37.

29. Fan M,Lin Y,Liu L. Multiple pulmonary chondroid hamartoma[J]. J Thorac Oncol,2014,9:1053-1054.

30. Coleman N,Chotirmall S,Forman E,et al. Recurring pulmonary hamartomas:cause for concern?［J］. Ir Med J,2013,106:279-280.

31. 岳振营,董艳光,田昭俭,等.肺纤维平滑肌瘤型错构瘤一例[J].中华病理学杂志,2015,44:914-915.

32. Elsayed H,Abdel Hady S,Elbastawisy S. Is resection necessary in biopsy-proven asymptomatic pulmonary hamartomas?［J］. Interact Cardiovasc Thorac Surg,2015,21:773-776.

33. Radosavljevic V,Gardijan V,Brajkovic M,et al. Lung hamartoma--diagnosis and treatment［J］. Med Arch,2012,66:281-282.

34. Hochhegger B,Marchiori E,dos Reis D,et al. Chemical-shift MRI of pulmonary hamartomas:initial experience using a modified technique to assess nodule fat[J]. AJR,2012,199:W331-334.

35. 刘飞,汪世存.肺软骨瘤型错构瘤伴股骨纤维结构不良 18F-FDG PET/CT 显像误诊一例[J].中华核医学与分子影像杂志,2017,37:492-493.

36. Uhlén N,Grundberg O,Jacobsson H,et al. 18F-FDG PET/CT Diagnosis of Bronchopulmonary Carcinoids Versus Pulmonary Hamartomas［J］. Clin Nucl Med,2016,41:263-267.

37. Christensen J,Nathan M,Mullan B,et al. Characterization of the solitary pulmonary nodule:18F-FDG PET versus nodule-enhancement CT[J]. AJR,2006,187:1361-1367.

38. Asad S,Aquino S,Piyavisetpat N,et al. False-positive FDG positron emission tomography uptake in nonmalignant chest abnormalities[J]. AJR,2004,182:983-989.

39. De Cicco C,Bellomi M,Bartolomei M,et al. Imaging of lung hamartomas by multidetector computed tomography and positron emission tomography［J］. Ann Thorac Surg,2008,86:1769-1772.

40. Siegelman S,Khouri N,Scott W,et al. Pulmonary hamartoma:CT findings［J］. Radiology,1986,160:313-317.

41. Hochhegger B,Nin C,Alves G,et al. Multidetector Computed Tomography Findings in Pulmonary Hamartomas:A New Fat Detection Threshold[J]. J Thorac Imaging,2016,31:11-14.

42. Dimitrakakis G,Challoumas D,Rama Rao Podila S,et al. The challenge of pulmonary endobronchial chondromatous hamartomas[J]. J BUON,2014,19:60-65.

43. Awasthi A,Dubey S,Sabhikhi AK,et al. Primary endobronchial myxoid leiomyoma in a child:An unusual case report and review of literature[J]. Indian J Pathol Microbiol,2016,

59:87-89.

44. Yoon YC,Lee KS,Kim TS,et al. Benign bronchopulmonary tumors:radiologic and pathologic findings［J］. J Comput Assist Tomogr,2002,26:784-796.

45. Ayabe H,Tsuji H,Tagawa Y,et al. Endobronchial leiomyoma:report of a case treated by bronchoplasty and a review of the literature［J］. Surg Today,1995,25:1057-1060.

46. AlAmodi A,Farhoud M,Mohammad N,et al. Sterile Bronchopleural Fistula Following Surgical Removal of Primary Lung Leiomyoma Inducing Secondary Hypertrophic Osteoarthropathy[J]. Am J Case Rep,2018,19:267-271.

47. Sharifi N,Massoum SH,Shahri MK,et al. Endobronchial leiomyoma;report of a case successfully treated by bronchoscopic resection［J］. J Res Med Sci,2010,15:364-370.

48. Sugiyama M,Yoshino I,Shoji F,et al. Endotracheal surgery for leiomyoma of the trachea［J］. Ann Thorac Cardiovasc Surg,2009,15:206-208.

49. Wu P,Venkatachalam J,Lee V,et al. Primary pulmonary leiomyoma[J]. Respirol Case Rep,2016,4:e00153.

50. Park JS,Lee M,Kim HK,et al. Primary leiomyoma of the trachea,bronchus,and pulmonary parenchyma--a single-institutional experience[J]. Eur J Cardiothorac Surg,2012,41:41-45.

51. Swarnakar R,Sinha S. Endobronchial leiomyoma:A rare and innocent tumour of the bronchial tree[J]. Lung India,2013,30:57-60.

52. Ma H,Cao J. Benign pulmonary metastasizing leiomyoma of the uterus:A case report［J］. Oncol Lett,2015,9:1347-1350.

53. Chen S,Liu R,Li T. Pulmonary benign metastasizing leiomyoma:a case report and literature review［J］. J Thorac Dis,2014,6:E92-E98.

54. Tian D,Wen H,Zhou Y,et al. Pulmonary chondroma:A clinicopathological study of 29 cases and a review of the literature[J]. Mol Clin Oncol,2016,5:211-215.

55. Ishii H,Akiba T,Marushima H,et al. A case of bilateral multiple pulmonary chondroma:necessity of follow-up for Carney's triad[J]. Gen Thorac Cardiovasc Surg,2012,60:534-536.

56. Rodriguez F,Aubry M,Tazelaar H,et al. Pulmonary chondroma:a tumor associated with Carney triad and different from pulmonary hamartoma［J］. Am J Surg Pathol,2007,31:1844-1853.

57. Bateson E. Histogenesis of intrapulmonary and endobronchial hamartomas and chondromas(cartilage-containing tumours):a hypothesis[J]. J Pathol,1970,101:77-83.

58. Carney J,Sheps S,Go V,et al. The triad of gastric leiomyosarcoma,functioning extra-adrenal paraganglioma and pulmonary chondroma[J]. N Engl J Med,1977,296:1517-1518.

59. Carney J. Gastric stromal sarcoma, pulmonary chondroma, and extra-adrenal paraganglioma (Carney Triad): natural history, adrenocortical component, and possible familial occurrence[J]. Mayo Clin Proc,1999,74:543-552.

60. Mei B, Lai Y, He G, et al. Giant primary mesenchymal chondrosarcoma of the lung: case report and review of literature[J]. Ann Thorac Cardiovasc Surg,2013,19:481-484.

61. Strano S, Ouafi L, Baud M, et al. Primary chordoma of the lung[J]. Ann Thorac Surg,2010,89:302-303.

62. Bocchialini G, Castellani A, Bozzola A, et al. Soft-Tissue Chondroma in the Preauricular Region: An Unusual Presentation[J]. Craniomaxillofac Trauma Reconstr,2018,11:49-53.

63. Duan F, Qiu S, Jiang J, et al. Characteristic CT and MRI findings of intracranial chondroma[J]. Acta Radiol,2012,53:1146-1154.

64. Jesus-Garcia R, Osawa A, Filippi R, et al. Is PET-CT an accurate method for the differential diagnosis between chondroma and chondrosarcoma? [J]. Springerplus,2016,5:236.

65. Purandare NC, Rangarajan V, Agarwal M, et al. Integrated PET/CT in evaluating sarcomatous transformation in osteochondromas[J]. Clin Nucl Med,2009,34:350-354.

66. Feldman F, Van Heertum R, Saxena C, et al. 18F-FDG-PET applications for cartilage neoplasms[J]. Skeletal Radiol,2005,34:367-374.

67. Yang G, Wang X, Wang Z, et al. Tc-99m MDP uptake in a giant pulmonary chondroma[J]. Clin Nucl Med,2011,36:1029-1030.

68. Yang L, Dai J, Xiao Y, et al. Cardiac cavernous hemangioma and multiple pulmonary cavernous hemangiomas[J]. Ann Thorac Surg,2014,97:687-689.

69. Wang C, Chen H, Sun L, et al. Cardiac Cavernous Hemangioma Coexisting With Pulmonary Cavernous Hemangiomas and Giant Hepatic Hemangioma[J]. Ann Thorac Surg,2017,103:e149-e152.

70. Quijano G, Drut R. Multiple congenital infantile hemangiomas of the lung in partial trisomy D[J]. J Clin Pathol,2007,60:943-945.

71. Fine S, Whitney K. Multiple cavernous hemangiomas of the lung: a case report and review of the literature[J]. Arch. Pathol. Lab. Med.,2004,128:1439-1441.

72. Kobayashi A, Ohno S, Bando M, et al. Cavernous hemangiomas of lungs and liver in an asymptomatic girl[J]. Respiration,2003,70:647-650.

73. Chen Q, Li H, Hu B, et al. Multiple cavernous hemangiomas of the lung[J]. Ann Thorac Surg,2014,98:1835-1837.

74. Miyamoto U, Tominaga M, Tomimitsu S, et al. A case of multiple pulmonary cavernous hemangioma[J]. Respirol Case Rep,2015,3:29-32.

75. Abrahams N, Colby T, Pearl R, et al. Pulmonary hemangiomas of infancy and childhood: report of two cases and review of the literature[J]. Pediatr Dev Pathol,2002,5:283-292.

76. Matsubara S, Nonaka H, Kobayashi M, et al. Uterine artery pseudoaneurysm after dilation and curettage in a woman with multiple hepatic and pulmonary cavernous hemangiomas[J]. Int J Gynaecol Obstet,2014,125:84-85.

77. Martins M, Francisco F, de Paula R, et al. Epidural cavernous hemangioma of the spine: magnetic resonance imaging findings[J]. Radiol Bras,2015,48:62-63.

78. Domoto S, Kimura F, Uwabe K, et al. Diagnostic features of cardiac cavernous hemangioma in the right ventricle on magnetic resonance imaging[J]. Gen Thorac Cardiovasc Surg,2017,65:40-43.

79. Brunn H. Two interesting benign lung tumors of contradictory histopathology. [J]. J Thorac Surg,1939,9:119-131.

80. Rasalkar D, Chu W, To K, et al. Radiological appearance of inflammatory myofibroblastic tumour[J]. Pediatr Blood Cancer,2010,54:1029-1031.

81. Dhouib A, Barrazzone C, Reverdin A, et al. Inflammatory myofibroblastic tumor of the lung: a rare cause of atelectasis in children[J]. Pediatr Radiol,2013,43:381-384.

82. Camela F, Gallucci M, di Palmo E, et al. Pulmonary Inflammatory Myofibroblastic Tumor in Children: A Case Report and Brief Review of Literature[J]. Front Pediatr,2018,6:35.

83. Rodrigues C, Cabral D, Almodovar T, et al. Unusual Behavior of a Lung Inflammatory Myofibroblastic Tumor: Case Report[J]. Rev Port Cir Cardiotorac Vasc,2017,24:140.

84. Gleason B, Hornick J. Inflammatory myofibroblastic tumours: where are we now? [J]. J Clin Pathol,2008,61:428-437.

85. Lovly C, Gupta A, Lipson D, et al. Inflammatory myofibroblastic tumors harbor multiple potentially actionable kinase fusions[J]. Cancer Discov,2014,4:889-895.

86. Dong A, Wang Y, Dong H, et al. Inflammatory myofibroblastic tumor: FDG PET/CT findings with pathologic correlation[J]. Clin Nucl Med,2014,39:113-121.

87. Tsuchiya T, Tanaka M. Pulmonary inflammatory myofibroblastic tumor: a case report[J]. Asian Cardiovasc Thorac Ann,2018,26:317-319.

88. Khatri A, Agrawal A, Sikachi R, et al. Inflammatory myofibroblastic tumor of the lung[J]. Adv Respir Med,2018,86:27-35.

89. Hammas N, Chbani L, Rami M, et al. A rare tumor of the lung: inflammatory myofibroblastic tumor[J]. Diagn Pathol,2012,7:83.

90. Takayama Y, Yabuuchi H, Matsuo Y, et al. Computed tomographic and magnetic resonance features of inflammatory myofibroblastic tumor of the lung in children[J]. Radiat Med,2008,26:613-617.

91. Huellner M,Schwizer B,Burger I,et al. Inflammatory pseudotumor of the lung with high FDG uptake[J]. Clin Nucl Med,2010,35:722-723.

92. Dogan MS,Doganay S,Koc G,et al. Inflammatory Myofibroblastic Tumor of the Kidney and Bilateral Lung Nodules in a Child Mimicking Wilms Tumor With Lung Metastases[J]. J Pediatr Hematol Oncol,2015,37:e390-e 393.

93. Carvalho A,Correia R,Sá Fernandes M,et al. Pulmonary inflammatory myofibroblastic tumor:report of 2 cases with radiologic-pathologic correlation[J]. Radiol Case Rep,2017,12:251-256.

94. Sonomura T,Hasegawa S,Takeuchi H,et al. Inflammatory myofibroblastic tumor of the lung indistinguishable from adenocarcinoma on imaging studies[J]. Clin Nucl Med,2014,39:740-741.

95. Alongi F,Bolognesi A,Samanes Gajate AM,et al. Inflammatory pseudotumor of mediastinum treated with tomotherapy and monitored with FDG-PET/CT:case report and literature review[J]. Tumori,2010,96:322-326.

96. Huisman C,van Kralingen K,Postmus P,et al. Endobronchial lipoma:a series of three cases and the role of electrocautery[J]. Respiration,2000,67:689-692.

97. Dy R,Patel S,Harris K,et al. Endobronchial lipoma causing progressive dyspnea[J]. Respir Med Case Rep,2017,22:95-97.

98. Parsons L,Shahir K,Rao N. Intraparenchymal pulmonary lipoma:pathologic-radiologic correlation of a rare presentation of a common neoplasm[J]. Ann Diagn Pathol,2014,18:244-247.

99. Pollefliet C,Peters K,Janssens A,et al. Endobronchial lipomas:rare benign lung tumors,two case reports[J]. J Thorac Oncol,2009,4:658-660.

100. Muraoka M,Oka T,Akamine S,et al. Endobronchial lipoma:review of 64 cases reported in Japan[J]. Chest,2003,123:293-296.

101. Menon A,Marchand C,Medford A. Intrapleural lipoma mimicking a lung cancer[J]. QJM,2015,108:649-650.

102. Wood J,Henderson R. Peripheral intrapulmonary lipoma:a rare lung neoplasm[J]. Br J Radiol,2004,77:60-62.

103. Liu M,Tao X,Xie W,et al. Primary Pulmonary Artery Lipoma Mimicking Pulmonary Thromboembolism[J]. Am J Respir Crit Care Med,2018,198:e111-e113.

104. On R,Kushima H,Ishii H,et al. Endobronchial Lipoma:The Diagnostic Benefit of Computed Tomography Findings[J]. Intern. Med. ,2018,57:285-286.

105. Nussbaumer-Ochsner Y,Rassouli F,Uhlmann F,et al. Endobronchial lipoma mimicking bronchial carcinoid tumour[J]. Thorax,2015,70:809.

106. Kim N,Kim H,Kim J,et al. Intrapulmonary lipomas:report of four cases[J]. Histopathology,2003,42:305-306.

107. Galvez C,Sesma J,Bolufer S,et al. Single-incision video-assisted anatomical segmentectomy with handsewn bronchial closure for endobronchial lipoma[J]. Ann Transl Med,2016,4:284.

108. Liew C,Tham K,Poh A,et al. Endobronchial lipoma[J]. Singapore Med J,2017,58:510-511.

109. Bansal S,Utpat K,Desai U,et al. Endobronchial lipoma with tuberculosis:A solitary coetaneousness[J]. Lung India,2018,35:90-91.

110. Rooijakkers M,Wynants J,Aumann J. Endobronchial lipoma,an extremely rare benign tumour of the lung,mimicking asthma bronchiale[J]. Acta Clin Belg,2014,69:74-75.

第十一章 肺癌

第一节 肺癌的筛查与处理策略

一、肺癌的筛查

【概述】

肺癌占癌症总发病人数的 11.6%,占癌症总死亡人数的 18.4%。居世界和我国肿瘤发病及死亡之首,构成重大疾病负担。美国国家肺癌筛查试验结果显示,采用 LDCT 进行肺癌筛查能降低肺癌患者死亡概率约 20%,该结果为筛查工作人员及政府财务机构提供了较权威的筛查策略和经济成本分析依据。为高效率地实现对潜在肺癌患者的早期发现、预防和治疗,以最终达到降低肺癌死亡率和整个社会与经济负担的目标,依据高质量的肺癌筛查指南进行实践工作是十分重要和必要的。

许多国家已经制定了或者正在制定各种不同的指南,我国中华医学会放射学分会心胸学组也在 2015 年颁布了《低剂量螺旋 CT 肺癌筛查专家共识》。指南的内容、质量等会因制定的时间、地域和组织不同而差异较大,一方面是由于 2011 年美国发布了具有广泛影响力的全美筛查试验(National Lung Screening Trial,NLST)的结果,使得各国肺癌筛查研究人员关注了这个严谨设计的随机对照试验所产生的高质量的证据,另一方面则是循证指南制定手册中明确规定了指南需要依据新证据的出现,推荐在 3 年左右更新。目前公布的肺癌筛查指南,涉及的内容全面,包括高危人群选择、筛查频率、筛查地点推荐及建立、筛查潜在利益和潜在危害、是否鼓励受试者参与和戒烟行为干预等,具有较好的实用性、适用性和推广性。

肺癌的早期诊断手段主要包括 X 线胸片、痰细胞学检查、低剂量螺旋 CT(low dose helical computed tomography,LDCT)、荧光纤维支气管镜和血肿瘤指标、肺癌自身抗体、循环肿瘤细胞(circulating tumor cells,CTCs)、痰和外周血 microRNAs 等。LDCT 已成为国内外指南推荐的肺癌筛查手段,生物标记物检测可以提升筛查有效性,但其价值有待于进一步研究。

【低剂量 CT 肺癌筛查现状】

1. 全球较著名的肺癌筛查研究项目

(1) 国际早期肺癌行动计划(International Early Lung Cancer Program,I-ELCAP),为非随机对照大型肺癌筛查项目。

(2) 美国国家癌症研究所(National Cancer Institute,NCI)发起的大型肺癌筛查随机对照研究——国家肺癌筛查试验(National Lung Screening Trial,NLST)。

(3) 荷兰-比利时的多中心随机对照研究项目——荷兰-比利时随机对照肺癌筛查试验(Dutch-Belgian Randomized Lung Cancer Screening Trial,NELSON)。

(4) 意大利的 LDCT 肺癌筛查的随机对照研究项目(ITALUNG 和 DANTE)。

2. 国内外已发表的肺癌筛查指南或指导意见

(1) 2011 年美国国家综合癌症网络(National Comprehensive Cancer Network,NCCN)率先发布了肺癌筛查指南(目前最新版本为 2018 年第 3 版)

推荐在高危人群中采用 LDCT 进行肺癌筛查,新指南的主要内容包括:肺癌的风险评估,筛查中检出的肺结节的评价及随访原则,LDCT 筛查扫描采集、存储、解释、结节报告以及 LDCT 筛查的获益及风险等。新指南较前版没有太大的改动,更新之处更偏向细化和具体化。NCCN 采用具有 I 类证据的 NLST 高危人群定义标准:年龄 55~74 岁,吸烟量≥30 包/年,戒烟<15 年(I 类证据);同时,NCCN 指南的高危人群定义在此基础之上,又增加了年龄≥50 岁,吸烟量≥20 包/年,并且另需附加一项危险因素

（ⅡA 类证据）。

这些危险因素包括：氡气暴露史，职业暴露史（砷、铬、石棉、镍、镉、铍、硅、柴油废气、煤烟和煤烟灰），恶性肿瘤病史，一级亲属肺癌家族史，慢性阻塞性肺气肿或肺纤维化病史，被动吸烟史。值得注意的是，目前的 NCCN 指南并没有将被动吸烟作为一个独立的附加危险因素。NCCN 专家组认为，具有这些附加风险因素的人群虽不满足 NLST 的入组标准，但仍存在与 NLST 队列相似的患肺癌风险。研究发现，这些附加危险因素（除外被动吸烟）在 6 年内可以增加患肺癌风险到 ≥1.3%，虽然现在对这些人进行筛查的利弊尚存在着极大的不确定性，但还是推荐对其进行 LDCT 肺癌筛查。新指南也提出遵循取整的原则，将结节数值区间的下限值与上限值做了相应的调整，使之具有连贯性。例如，在基线筛查中，对于实性结节，将 <6mm、6～8mm、8～15mm 及 ≥15mm 修改为 ≤5mm、6～7mm、8～14mm 及 ≥15mm。对基线筛查中部分实性、非实性结节以及在年度随诊中结节的各个区间端点值也有相似的变动。至于数值如何取整，新指南未作具体说明。

2017 版指南对 ≥15mm 的实性结节建议胸部 CT（平扫或增强）或 PET-CT 检查，对其中可疑肺癌者则需进行活检或外科手术切除，无论 PET-CT 绝对标准摄取值（SUV）的高低，只要病灶的代谢高于其周围肺组织背景均视为可疑恶性。新指南还指出对可疑肺癌的评估，需要在肺结节处理方面有专长的专家们（包括胸部影像学、呼吸内科和胸外科）进行多学科会诊。

新版指南在此基础上作了进一步的补充，即可以使用肺结节风险评估模型辅助概率测定，鉴于地域因素和其他因素会大大影响风险模型的准确性，故亦强调风险模型的使用并不能取代多学科专家会诊。这一修改使得新指南进一步完善，强调了对可疑肺癌的处理应全面考虑相关因素的综合影响，使得新指南能因地制宜，更合理的起到指导作用。

（2）2015 年欧洲肺癌筛查白皮书：采用 LDCT 进行肺癌筛查已得到全球专家的广泛认可，但仍需要对筛查流程进行不同程度的修改，提供一个更为准确、假阳性率更低的筛查流程。进一步推荐行高质量、性价比高的肺癌筛查，包括风险模型，降低有效辐射剂量，计算机辅助评估及合并症评估（慢性阻塞性肺疾病和血管钙化）。

（3）2015 年韩国肺癌筛查指南：推荐对 55～74 岁，吸烟史 ≥30 包/年（并且戒烟<15 年）现吸烟者

和既往吸烟人群进行年度 CT 筛查。

（4）2015 年中华医学会放射学分会心胸学组结合国外大型肺癌筛查项目经验及我国目前实际情况，起草并发布了《低剂量螺旋 CT 肺癌筛查专家共识》。建议将高危人群定义如下：

1）年龄 50～75 岁。

2）至少合并以下 1 项危险因素：①吸烟 ≥20 包/年，其中也包括曾经吸烟，但戒烟时间不足 15 年者；②被动吸烟者；③有职业暴露史（石棉、铍、铀、氡等接触者）；④有恶性肿瘤病史或肺癌家族史；⑤有慢性阻塞性肺疾病或弥漫性肺纤维化病史。建议具备综合实力的国内医疗机构积极地在肺癌高危人群中开展 LDCT 肺癌筛查，以推动中国肺癌筛查研究的不断前行以及筛查方案的不断完善。

【低剂量 CT 肺癌筛查方案】

1. LDCT 筛查人群的选择 合理、准确地选择筛查对象，可降低无效筛查比例，提高肺癌筛查的卫生经济学效益。国外的多个筛查指南都选择高危人群作为筛查对象，然而在不同的指南中，高危人群的定义又不尽相同。年龄和吸烟史是最重要的两个肺癌危险因素，其他危险因素包括慢性肺部疾病（慢性阻塞性肺疾病、肺纤维化）、环境或职业暴露、氡暴露、既往罹患癌症、接受过放射治疗、肺癌家族史等。

也有一些国外研究采用肺癌风险预测模型来筛选高危人群，包括利物浦肺癌项目（Liverpool Lung Project，LLP）的风险模型，前列腺、肺、结直肠和卵巢癌（Prostate，Lung，Colorectal，and Ovarian，PLCO）筛查研究的风险模型等，更有研究表明，PLCO 模型与 NLST 标准模型相比，能更加准确预测 6 年肺癌风险而且在肺癌筛查中能更有效的识别，似应将其纳入肺癌筛查。中国的肺癌危险因素与西方发达国家不尽相同，对于被动吸烟、空气污染和厨房油烟等危险因素需予以足够重视。

2. LDCT 技术及扫描方案 利用 CT 进行肺癌筛查是否可行，辐射剂量是首先要解决的问题。目前多层螺旋 CT 在我国已经基本普及到县域医疗机构，我们建议采用多层（最好 ≥16 层）螺旋 CT 进行扫描；扫描范围为肺尖至肋膈角尖端水平，受检者吸气末 1 次屏气完成扫描；采用螺旋扫描模式，建议螺距设定 ≤1，机架旋转时间 ≤1.0s；没有迭代重建技术的可使用 120kVp、30～50mAs 的扫描参数，有新一代迭代重建技术的可使用 100～120kVp、低于 30mAs 作为扫描参数；采用标准算法，或者肺算法和标准算法同时进行重建。

3. **LDCT 图像分析与记录**　图像观察由有经验的胸部专业放射科医师在 CT 工作站或 PACS(图像存储与传输系统)进行,采用纵隔窗(窗宽 350~380,窗位 25~40)及肺窗(窗宽 1 500~1 600,窗位-650~-600)分别进行阅片。结节测量采用电子测量仪通过结节最大截面测量其长径及宽径。

结节按照密度分为实性、部分实性及非实性(即纯磨玻璃密度)。

实性结节定义为病灶完全掩盖肺实质,部分实性结节为病灶部分掩盖肺实质,非实性结节为病灶没有遮盖肺实质、支气管和血管可以辨认。

记录肺结节部位、密度、大小、形态等;同时记录其他异常:肺气肿、肺纤维化、冠状动脉钙化及扫描范围内其他异常发现。

4. **LDCT 筛查检出肺结节的处理措施**　通常将 LDCT 筛查发现的结节分为两大类。

(1) 肯定良性结节或钙化结节:边界清楚,密度高,可见弥漫性钙化、中心钙化、层状钙化或爆米花样钙化。

(2) 性质不确定结节:通常指非钙化结节,包括实性结节、部分实性结节和非实性结节。非钙化结节的处理措施是 LDCT 筛查中的重要环节,恰当的处理方案可增加肺癌筛查的效益,节约有效的卫生资源,避免不必要的有创性操作及医源性辐射等。具体见肺结节的处理指南章节。

【LDCT 肺癌筛查的益处和风险】

LDCT 肺癌筛查的益处是显而易见的,主要包括:①检出更多更早的肺癌,降低肺癌死亡率,改善肺癌患者预后。②提高生活质量,包括减少肺癌相关症状负担、减少治疗相关并发症、提高戒烟率等。③同时检出其他需要治疗的疾病,如慢性阻塞性肺疾病、冠状动脉钙化、肺间质性病变、甲状腺病变、乳腺病变等。

LDCT 肺癌筛查也存在一定的潜在风险,主要包括:①假阳性结果,可能导致不必要的检测、不必要的有创性操作(包括手术)、经济负担及心理压力等。有效而准确地定义阳性结节的阈值可以降低假阳性率。对 LDCT 发现的结节采用恰当的随诊策略也是目前影像筛查降低其假阳性率的重要手段。②过度诊断,指的是所发现的肿瘤即使不经治疗也不会产生明显临床症状或导致死亡。惰性生长的肺癌在筛查中约占 18%~25%,过度诊断是难以避免的。合理的随诊、应用损伤较小的介入性诊疗方法(如胸腔镜等)或非手术治疗方法等可有效降低其

可能产生的风险。③放射暴露,放射线的风险依然是 LDCT 肺癌筛查时需要重点关注的内容之一。美国医学物理师协会(AAPM)认为如果影像学检查的单次剂量在 50mSv 以下、短期内多次累积剂量在 100mSv 以下时是安全的。

【肺癌筛查存在的问题】

在降低肺癌死亡率的同时肺癌筛查中还存在许多问题,如辐射的危害、较高的假阳性率、过度诊断所造成的经济负担、追加检查的并发症风险、如何界定高危人群、如何界定筛查阳性结果、确定随访间隔等,下面主要介绍假阳性和如何界定高危人群这两个方面。

1. **假阳性**　假阳性是低剂量 CT 筛查肺癌普遍而突出的问题,筛查项目普遍高于 90% 的结节阳性者并非肺癌。假阳性结果及其引起的焦虑心态会造成大量的不必要检查(如更多的辐射暴露和诊断性穿刺),并增加医疗支出,降低筛查成本效益。

在 NLST 实验的阳性结果中有 96.4% 为假阳性,总实验人数中 5.5% 的患者进行了追加 PET-CT 检查;1.5% 的患者进行了非手术有创性生物学检查,其中 73% 为良性结节;2.6% 的患者进行手术,其中 26% 为良性结节,这明显增加了肺癌筛查的成本和有创检查后并发症的可能性。

针对假阳性是否会让筛查者产生不必要的焦虑和不适感,有研究对 NLST 的参与者在得知结果后的第 1 个月和第 6 个月进行问卷调查,评估了被检者的健康相关生活质量和焦虑指数,结果显示在阴性结果人群和假阳性结果人群中健康相关生活质量和焦虑指数未见明显区别,但真阳性人群会体会到新出现的不适感。提醒我们在筛查前让参与者应充分了解假阳性结果的存在,以减轻其心理压力。

为了降低假阳性率,运用其他辅助诊断联合筛查成为了关键。运用于肺癌筛查的辅助手段必须有以下特点:①能无创应用于早期诊断;②有较好的量化指标和可重复性;③较高的敏感性和特异性。但基于蛋白的传统肿瘤标志物如癌胚抗原、血清鳞状细胞抗原等对早期肺癌的敏感性不佳。而微小核糖核酸(microRNAs,miRNAs)因具备良好的敏感性和特异性,且可在外周血内被定量检测而成为肿瘤早期诊断的新焦点。如今已有许多运用 miRNAs 进行肺癌早期诊断的实验。

目前,在肺癌筛查中应用 miRNAs 检测较成熟的研究来自于米兰的两家癌症研究机构——国家癌症研究所(National Cancer Institute,NCI)以及欧洲肿

瘤学研究所(European Institute of Oncology,EIO),这两家机构各自选取不同的 miRNAs 对无症状的高危人群进行检测;此外,EIO 的 miRNAs 标志物来自血清,而 INT 的标志物则来自血浆。

EIO 进行吸烟对象持续观察(continuous observation of smoking subjects,COSMOS)研究,将研究对象分为训练组和测试组,均包括非小细胞肺癌(non-small cell lung cancer,NSCLC)病例和非癌对照者,最终筛出 34 种 miRNAs 并验证。在训练组中,该组标志物的准确度为 78%,受试者操作特征曲线下面积(AUC)为 0.92。在测试组中,其准确度为 80%,AUC 为 0.89。在 COSMOS 研究的完整随访期间,33 例良性肺结节者的 miRNAs 表现与 30 例无结节者的 miRNAs 表现无差异,均可视为阴性。此外,研究还发现 miRNAs 对机体从正常状态转为恶性状态的变化较为敏感。随后,在大规模的验证研究中,EIO 将最初的 34 个 miRNAs 缩减到 13 个(现称 miR-Test),其检测能力仍与原来相同。

大样本验证中,miR-Test 敏感度为 79.2%,特异度为 75.9%。miR-Test 所测的 1 115 例中有 820 例为阴性,阴性预测值>99%,即 miR-Test 阴性的人群无需再行 LDCT 检查。miR-Test 与 LDCT 检查相比,敏感度和阴性预测值相当,但特异度低于 LDCT 检查,故 miR-Test 应当用于一线筛查,若结果为阴性,则无需接受 LDCT 检查;若结果为阳性,则需进一步接受 CT 检查以明确诊断。

另一家机构——INT 基于意大利多中心肺癌筛查(Multicentric Italian Lung Detection,MILD)研究对健康人和患者血浆样本中 miRNAs 的表达进行了分析,包括 870 名无病吸烟者(LDCT 组 594 名,观察组 276 名)。该机构选取 24 种 miRNAs,现称 miRNA 特征标识(miRNA signature classifier,MSC)。在两组中测试,敏感度为 88%,特异度为 80%,阴性预测值为 99%;单独在 LDCT 组中,敏感度为 87%,特异度为 81%,表明应用 MSC 与 LDCT 联合筛查可使 LDCT 的假阳性率降低到原来的 1/5。也证实了 miRNA 可作为生物标记物用于肺癌早期诊断和筛查。

另外,由上海市肺科医院牵头的多中心临床研究探讨 7 种血清自身抗体(GAGE7、CAGE、MAGE A1、SOX2、GBU4-5、PGP9.5、p53)在肺癌早期诊断中的作用,初步结果显示这组自身抗体的特异度可达到 90.0%,灵敏度 61.0%,并且在不同分期的患者自身抗体的灵敏度和特异度基本相当,适合做抗体的筛查。此外,该研究进一步在肺癌血清自身抗体

检测阳性的患者中探讨了其联合胸部高分辨率 CT(high resolution CT,HRCT)进行检查的可行性,发现肺癌血清自身抗体联合胸部 HRCT 后的阳性预测值可以到达 95%,远远高于单独肺癌血清自身抗体的 86% 和胸部 HRCT 的 69%,提示未来肺癌血清自身抗体和 LDCT 结合在一起应该是一个理想的筛查模式。

循环肿瘤细胞(circulating tumor cells,CTCs)是指存在于血液循环系统中的肿瘤细胞。目前研究已经证实在早期肿瘤甚至癌前病变的患者外周血中就已经存在 CTCs。因此,利用高灵敏技术捕获 CTCs 对肺癌的早期诊断具有潜在价值。目前国际上批准应用于检测外周血 CTCs 的产品为富集 CTCs 的细胞检测系统。上海市肺科医院、上海市胸科医院、中国医学科学院肿瘤医院进行了 1 210 例临床病例应用研究,是目前肺癌领域样本量最大的 CTCs 临床研究,结果显示:该技术在肺癌的辅助诊断方面显著优于一般肿瘤标记物,其灵敏度可提 3~10 倍,靶向 PCR CTCs 检测技术特异度达 88.2%,灵敏度达 79.6%;特别对于 I 期(早期)肺癌,灵敏度可达 67.2%。提示外周血检测 CTCs 可能为潜在的肺癌早期筛查的方法。

综上所述,作为辅助检测手段,肺癌生物标记物检测的发展对于肺癌筛查和早期诊断具有重要意义,这将使 LDCT 肺癌筛查的假阳性率及过度诊断情况得到改善,甚至有望作为一线辅助筛查手段得到推广。

2. 如何选择高危人群　前面所介绍的各筛查指南和推荐意见,都对高危人群进行了定义,虽不尽相同,都局限于吸烟人群,忽略了非吸烟的高危人群,并且缺乏对肺癌高危因素的量化评估。

利物浦肺计划(Liverpool Lung Project,LLP)风险模型的出现为肺癌高危人群的选择提供了新的思路。其原理是利用 logistic 回归模型估算出高危人群 5 年内肺癌的发生率。其中所确定的危险因素有肺癌家族史、粉尘接触史、肺炎史、除肺癌外的恶性肿瘤史和吸烟年限。继 LLP 之后出现了许多基于不同高危因素的新型模型,如 PLCO(Prostate,Lung,Colorectal,and Ovarian)模型,其中 PLCO(M201 2)模型被用来与 NLST 的高危人群标准作比较。

实验中先从 PLCO 筛查参与者中选出 14 144 名符合 NLST 高危标准的候选者,然后将 PLCO(M2012)模型的 6 年肺癌发生率定为 1.345 5% 以筛选出同样数量的被选者。结果显示,PLCO(M2012)

模型的真阳性率为 4.0%,敏感度为 83.0%,而 NLST 为 3.2% 和 71.1%,肺癌的检出率提高了 0.8%。另外来自前瞻性、单臂 Pan-Canadian 肺癌早期检测(PanCan)研究的结果显示,在 2 537 名入组受试者,通过 5.5 年(中位数)随访及 3 次 LDCT 扫描后,在 164 名受试者中共检测出 172 个肺癌,显著高于 NLST 研究中 3 次 LDCT 扫描及 6.5 年随访后的检出率 4%。而且,相比 NLST,PanCan 模型检测出早期(Ⅰ期或Ⅱ期)肺癌的比例更高:77%vs57%。

各种肺癌风险模型的出现为高危人群的选择提出了新的方向,但其是否可提高肺癌的检出率、减少死亡率仍需要大样本的随机实验来验证。

【总结和展望】

肺癌筛查可使肺癌的死亡率降低 20%,其效果远远优于当今的任何治疗手段。而且随着新的风险模型的应用、肺癌生物标志物检测的发展对于肺癌筛查和早期诊断具有重要意义,甚至有望成为一线辅助筛查手段而得到推广。目前,中国正面临着肺癌发病率和死亡率持续上升的严峻形势,除了加大控烟力度和减少空气污染等措施外,更应当鼓励有多学科协作能力的国内大型医疗机构积极地在肺癌高危人群中开展 LDCT 肺癌筛查,以推动我国肺癌筛查工作的不断前行以及筛查方案的不断完善,从而提高我国肺癌的早期诊断率,改善我国肺癌的治疗现状,最大限度地降低肺癌对人民健康和生命的威胁。

二、肺癌筛查中发现肺结节的处理策略

随着影像学技术的发展以及 LDCT 的普及,肺结节的检出率明显增高,肺结节的临床处理与决策逐渐成为困扰临床医生的问题之一。目前针对肺结节的处理指南层出不穷,但各大指南均未达成完全的统一。

【国内外已发表的肺小结节处理重要指南或推荐意见】

2011 年美国国家综合癌症网络(National Comprehensive Cancer Network,NCCN)发布了肺癌筛查指南(目前已更新至 2018 年第 3 版);2017 年 Fleischner 学会发布的肺部小结节管理指南,该指南应用广泛,旨在管理 CT 检出的肺小结节(包括低剂量肺癌筛查及日常诊断 CT);2014 年美国放射学院(American College of Radiology,ACR)发表了肺部影像报告和数据系统(Lung Imaging Reporting and Data System,Lung-RADS)。

2014 年加拿大放射医师协会杂志发布了肺结节分级报告系统(Lung Reporting and Data System,LU-RADS);美国胸科医师学院(American College of Chest Physicians,ACCP)及美国临床肿瘤协会(American Society of Clinical Oncology,ASCO)发布了临床指南;美国癌症协会(American Cancer Society,ACS)发布了肺癌筛查指南;美国预防服务工作组(U. S. Preventive Service Task Force,USPSTF)发表了肺癌筛查建议。2015 年英国胸科协会(British Thoracic Society,BTS)发布了肺结节管理指南。

2015 年中华医学会放射学分会心胸学组发布了《肺亚实性结节影像处理专家共识》(以下简称中放专家共识)。2016 年亚洲肺部疾病和胸外科多学科专家小组在美国胸科医师学会制定的肺结节评估指南的基础上结合亚洲患者的自身特点,制定了亚洲肺结节患者的评估指南,侧重指出临床医生应该重视室内和室外空气严重污染导致的肺癌风险,还有女性非吸烟人群肺腺癌的高发。

【指南内术语说明】

1. **结节分类** 通常将 LDCT 筛查发现的结节分为两大类。

(1)确定良性结节或钙化结节:边界清楚,密度高,可见弥漫性钙化、中心钙化、层状钙化或爆米花样钙化;或者含有脂肪。

(2)性质不确定结节:通常指非钙化结节,包括实性结节(solid nodule)、部分实性结节(part-solid nodule)和非实性结节(non-solid nodule)。实性结节定义为病灶完全掩盖肺实质;部分实性结节为病灶部分掩盖肺实质;非实性结节为病灶没有遮盖肺实质,支气管和血管可以辨认,亦称纯磨玻璃密度结节(pure ground-glass nodule,pGGN)。

2. **基线 LDCT 是指第 1 次行 LDCT 肺癌筛查** 年度复查 LDCT 是指基线 CT 扫描以后,每年 1 次的 LDCT 肺癌筛查;随诊 LDCT 是指检出的肺部病变需在 12 个月内进行 LDCT 复查,通常是 1～6 个月内复查。

【LDCT 检出肺结节的处理及进展】

国内外各肺癌筛查指南或研究项目推荐的肺结节处理方案不尽一致,但通常都是根据结节的长径或体积、密度、位置、分布等特点提出处理意见,下面主要介绍 NCCN 指南、Fleischner 学会指南、中放专家共识的处理意见。

1. **实性肺结节的处理建议**

(1)基线筛查:检出的肺实性结节根据结节的

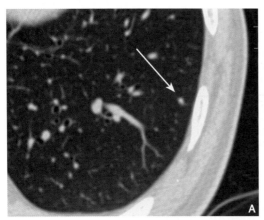
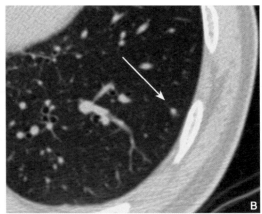
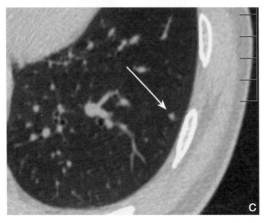

图 11-1-1　基线 LDCT 扫描 3mm 实性结节

男性,53 岁,无吸烟史,基线 LDCT 检查(A)显示左肺下叶外基底段 3mm 实性结节(箭),根据 NCCN 指南和中放专家共识进行年度复查,1 年后复查(B)及 2 年后复查(C)该结节未见明显变化

大小或体积(结节的大小测量采用最大径与垂直横径的平均值;体积采用自动或半自动体积测量,取决于测量软件),相关指南及专家共识推荐方案如下:

1)直径≤5mm 的非钙化实性结节:NCCN 指南推荐下年度复查,直到不需要治疗。Fleischner 学会指南推荐直径<6mm(≤100mm³)的单发或多发实性结节,低危组无需常规随访,高危组可选择 12 个月后行 CT 随诊,对于具有可疑恶性形态特点和/或位于上叶的实性结节,推荐下年度复查(低危组与高危组具体分类请参阅指南原文)。中放专家共识推荐直径<5mm 的结节,下年度复查(图11-1-1、图 11-1-2)。

2)NCCN 指南推荐直径为 6~7mm 的实性结节,6 个月复查 LDCT。Fleischner 学会指南推荐直径为 6~8mm(或体积为 100~250mm³)的孤立性实性结节,低危组 6~12 个月复查,18~24 个月后可考虑再次复查 CT,恶性可能极小的结节也可以不进行常规 2 年随访,初次复查时形态倾向恶性或结节有变化者,推荐在初次复查后间隔 6~12 个月再次复查

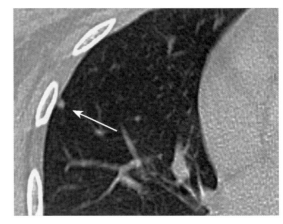

图 11-1-2　基线 LDCT 扫描 4mm 实性结节

女性,42 岁,无吸烟史,无肺癌家族史,基线 LDCT 扫描发现 4mm 实性结节(箭),无需常规随访

CT;高危组推荐 6~12 个月复查 CT,18~24 个月后再次复查 CT,复查间隔可根据风险因素及表现进行调整,若不能确定结节是否稳定,需进一步检查(图11-1-3、11-1-4)。

对于直径为 6~8mm(100~250mm³)的多发实性结节,Fleischner 学会指南指出,低危组应 ~6 个月后复查 CT,可考虑 18~24 个月后再复查 CT;高危组

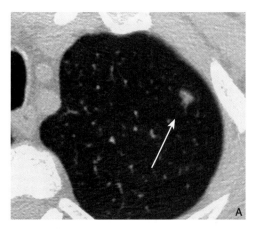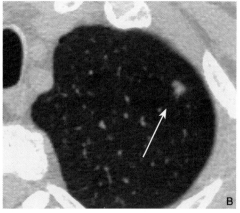

图 11-1-3 基线 LDCT 扫描 6mm 实性结节

女性,46 岁,无吸烟史,基线 LDCT 扫描(A)显示左肺上叶 6mm 实性结节(箭),根据 Fleischner 学会指南推荐,12 个月后复查 CT(B)该结节未见明显变化

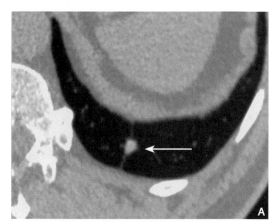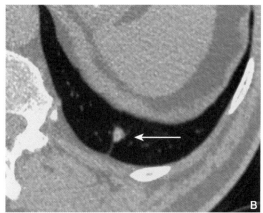

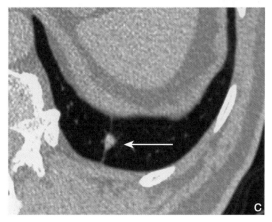

图 11-1-4 基线 LDCT 扫描 7mm 实性结节

男性,49 岁,无吸烟史,基线 LDCT 扫描(A)显示左肺下叶 7mm 实性结节(箭),系低危组患者,根据 NC-CN 及 Fleischner 学会指南,6 个月后(B)及 18 个月后复查(C),结节未见明显变化

3~6 个月复查 CT,18~24 个月再次复查 CT(图 11-1-5),复查间隔可根据结节大小及风险因素进行调整(图 11-1-6)。中放专家共识推荐直径为 5~9mm 的多发结节,3 个月后复查 LDCT。

3)直径>8mm 的非钙化实性结节:NCCN 指南推荐直径 8~14mm 的实性结节,3 个月行 LDCT 复查或可考虑 PET-CT 检查;直径≥15mm 的结节,推荐行胸部 CT(平扫或增强)或(和)PET-CT 检查(若

恶性可能低,3 个月后行 LDCT,若高度怀疑恶性,行活检或外科切除)。Fleischner 学会推荐直径>8cm(>250mm³)的孤立性实性结节,低危组与高危组均可考虑 3 个月时行 CT、PET-CT 检查或组织学证实。直径>8mm(>250mm³)的多发实性结节,高危组与低危组处理方式同直径为 6~8mm(100~250mm³)的多发实性结节。

4)推荐直径≥10mm 的实性结节:有抗感染治

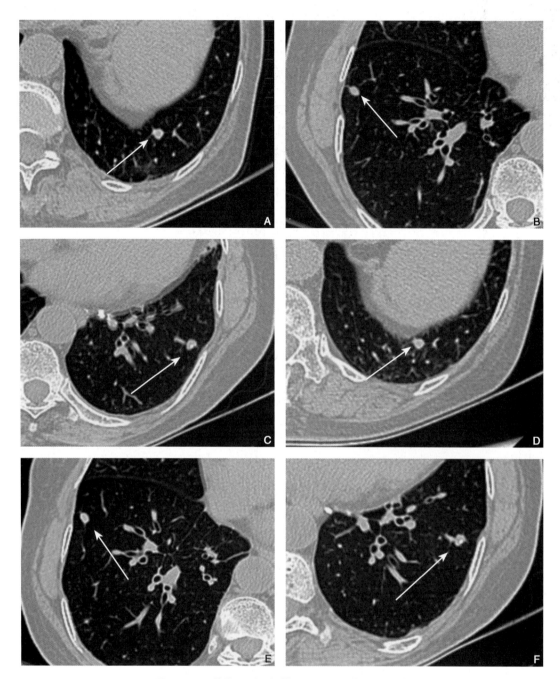

图 11-1-5　基线 LDCT 扫描 6~8mm 多发实性结节

女性,73 岁,无吸烟史,基线 LDCT 扫描(A~C)显示双肺散在多发实性结节(箭,最大者位于左肺下叶,直径约 7mm,部分结节可见点状致密影),依据 Fleischner 学会指南 3 个月后复查(D~F),结节变化不显著

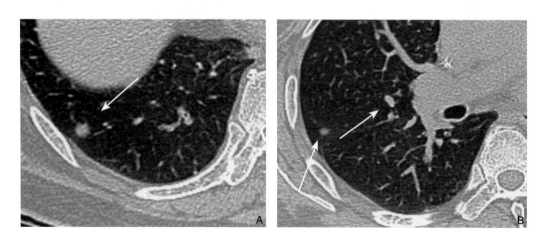

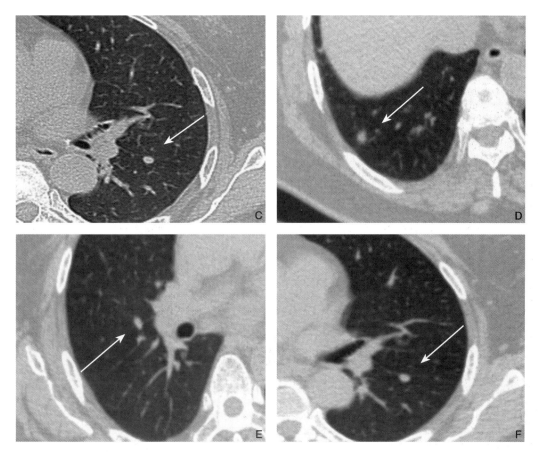

图 11-1-6　基线 LDCT 扫描 6~8mm 多发实性结节

女性,64 岁,有右侧乳腺癌病史,基线 LDCT 扫描(A~C)提示双肺多发实性结节(箭,最大者位于右肺下叶,直径约 8mm),依据 Fleischner 学会指南复查间隔可根据结节大小及风险因素进行调整,于 3 个月后复查(D~F)右肺下叶结节体积稍有变小,直径约 6mm,右肺中叶外侧段小结节消失,余相仿

疗和/或 1 个月后 CT 复查、行 PET-CT 检查、活检 3 个可选方案。抗感染治疗未吸收、PET-CT 阳性推荐行活检,活检阳性者进行临床干预。是否抗感染治疗,应请呼吸科专家会诊后决定,为避免抗生素滥用,如无明显炎性病变证据,建议首选直接观察 1 个月后复查 CT(图 11-1-7~11-1-9)。

5) 支气管腔内结节:NCCN 指南推荐 1 个月后

行 LDCT 复查(扫描前用力咳嗽),若未消失,行支气管镜检查。中放专家共识对于气道病变,推荐行痰细胞学、纤维支气管镜检查,阴性者进入下年度复查,阳性者进行临床干预。

(2) 年度复查或随诊:LDCT 检出的肺实性结节根据不同的复查时间、处理手段进行了如下分类,内容主要涉及 NCCN 指南和中放专家共识。

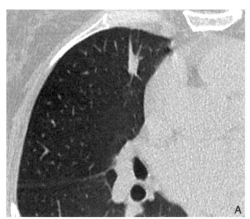
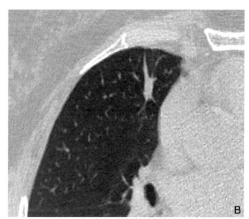

图 11-1-7　基线 LDCT 扫描 11mm 实性结节

女性,46 岁,无吸烟史,基线 LDCT 扫描(A)显示右肺中叶内侧段直径约 11mm 的实性结节,外形不规则,根据 NCCN 指南推荐 3 个月行 LDCT 复查或 PET-CT 检查,于 3 个月后复查 CT(B)片示结节形态、大小及密度变化不显著

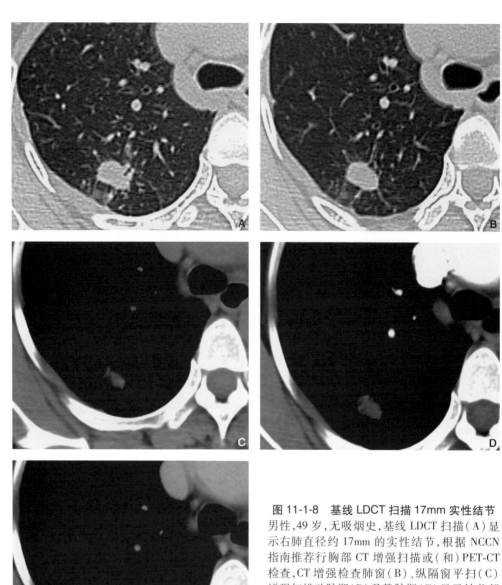

图 11-1-8　基线 LDCT 扫描 17mm 实性结节

男性,49 岁,无吸烟史,基线 LDCT 扫描(A)显示右肺直径约 17mm 的实性结节,根据 NCCN 指南推荐行胸部 CT 增强扫描或(和)PET-CT 检查,CT 增强检查肺窗(B)、纵隔窗平扫(C)增强扫描动脉期(D)及静脉期(E)显示结节部分边缘平直,周围可见散在斑片状密度增高影,增强扫描后病灶可见轻度强化,提示炎症可能性大

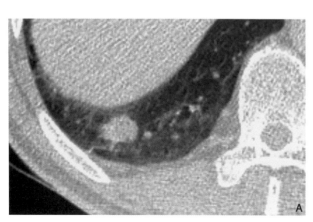
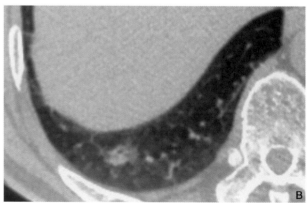

图 11-1-9　基线 LDCT 扫描 13mm 实性结节

男性,64 岁,吸烟指数 420 年·支,目前仍在吸烟,基线 LDCT 扫描(A)显示右肺下叶直径约 13mm 实性结节,根据 Fleis-chner 指南推荐抗感染治疗和/或 1 个月后 CT 复查,于抗感染治疗后 1 个月后复查(B)病灶吸收缩小

1）推荐进入下年度复查的情况，NCCN 指南：年度复查中无变化的实性结节；随诊 LDCT 中无变化，且直径≤7mm 的实性结节；随诊或年度复查 LDCT 中，新出现直径≤3mm 的实性结节。中放专家共识：阴性或年度复查中无变化的实性结节；气道病变纤维支气管镜阴性者；基线筛查直径≥5mm 的非钙化实性结节，根据基线筛查推荐方案处理后，在随诊 CT 中未增大或吸收者。

2）推荐 3/6 个月复查的情况，NCCN 指南。

a. 推荐 6 个月复查：直径 8～14mm 的实性结节，初次随诊 LDCT 无变化，可以 6 个月后再行 LDCT 复查，若仍无变化，则进入年度 LDCT 复查；直径≥15mm 的实性结节，初次随诊 LDCT 无变化，6 个月后再行 LDCT 复查，若 6 个月后 LDCT 复查仍无变化，则进入年度 LDCT 复查（图 11-1-10）；随诊或年度复查 LDCT 中，新出现直径为 4～5mm 的实性结节。

b. 推荐 3 个月复查：随诊或年度 LDCT 中，新出现直径为 6～7mm 的实性结节（图 11-1-11）；随诊或年度 LDCT 中，实性结节增大，但直径仍≤7mm 的实性结节。

3）中放专家共识

a. 年度复查 LDCT 中新出现直径>3mm 的非钙化实性结节，3 个月复查，必要时抗感染治疗，若完全吸收，进入下年度复查；若部分吸收，6 个月复查，未增大则进入下年度复查，若增大，推荐高年资临床医师凭临床经验判读是否临床干预。

b. 年度复查 LDCT 中新出现直径≤3mm 的结节，筛查后 3 个月复查 CT，未增大则进入年度复查，若增大，推荐高年资临床医师凭临床经验判读是否临床干预。

c. 基线筛查直径≥10mm 的结节，PET-CT 提示阴性或不能明确性质者，抗感染（或未抗感染）1 个月后随诊 CT 结节部分吸收者，推荐行 3 个月复查。

4）推荐行 PET-CT 或/和胸部 CT（平扫或增强）或活检或临床干预，NCCN 指南推荐以下情况行 PET-CT 或/和胸部 CT（平扫或增强）。

a. 随诊 LDCT 无变化，但直径≥15mm 的实性结节，若 PET-CT 检查提示肺癌可能性低，则建议继续 6 个月后 LDCT 复查，若高度怀疑肺癌，则建议活检或外科切除，如结果提示不是肺癌，则年度 LDCT 复查，直至患者不再是直接治疗方式的候选人。

b. 随诊或年度复查 LDCT 中，新出现直径≥8mm 的实性结节。

c. 随诊或年度复查 LDCT 中，实性结节增大，且直径≥8mm 行 PET-CT 或（和）胸部 CT（平扫或增

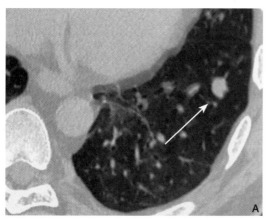

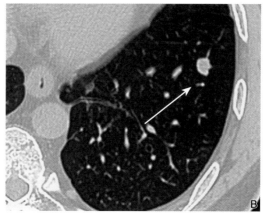

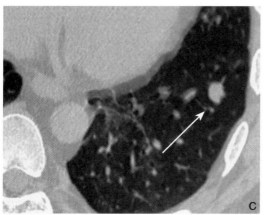

图 11-1-10　基线 LDCT 扫描 12mm 实性结节
男性，58 岁，无吸烟史，基线 LDCT 扫描（A）显示左肺下叶直径 12mm 的实性结节（箭），依据 NCCN 指南，6 个月后再行 LDCT 复查（B）结节无明显变化；12 个月 LDCT 再次复查（图 C）结节仍无明显变化

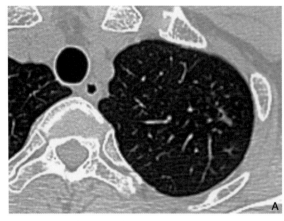

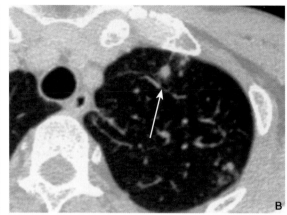

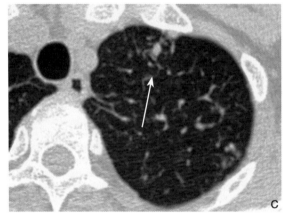

图 11-1-11 随访扫描中出现 6~7mm 的实性结节

女性,67 岁,无吸烟史,与基线 LDCT 扫描(A)比较,年度复查 LDCT 中(B)出现新发实性结节(箭),直径为 6~7mm,依据 NCCN 指南,3 个月后复查 CT 图像(C)病灶略有缩小

强)后,若恶性可能低,3 个月后行 LDCT 复查,若高度怀疑恶性,则行活检或外科切除。

5)中放专家共识对于以下情况推荐行活检或临床干预。

a. 基线筛查直径≥5mm 的非钙化实性结节,根据基线筛查推荐方案处理后,在随诊 CT 中增大,推荐活检,活检阳性者,推荐临床干预,或者直接进入临床干预。

b. 年度复查发现上年度结节增大,推荐临床干预。

c. 年度复查新出现的结节,根据推荐方案随诊后,结节增大,推荐高年资临床医师凭临床经验判读是否进入临床干预。

d. 年度复查 LDCT 中新发的气道病变,纤维支气管镜提示阳性者进入临床干预。

6)新出现的肺结节疑似感染或出现炎性病变,NCCN 指南:新出现的肺结节疑似感染或出现炎性病变,1~3 个月复查 LDCT,若完全消失,进入下年度 LDCT 复查(图 11-1-12);若部分吸收,3~6 个月复查 LDCT,至消失或稳定,随后进入下年度复查;若未吸

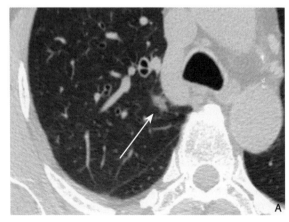

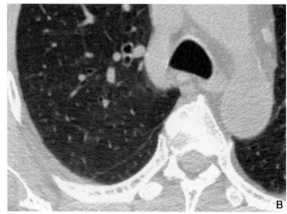

图 11-1-12 年度复查 LDCT 新发 10mm 实性结节

男性,52 岁,吸烟指数 360 年·支,目前仍在吸烟。年度复查 LDCT(A)显示右肺上叶新发 10mm 实性结节(箭),边缘模糊,疑似炎性病变;依据 NCCN 指南,1 个月后复查 LDCT(B)病变完全消失,进入下年度 LDCT 复查

收或增大,则根据结节大小、密度采取相对应的方法进行处理。

2. 亚实性(非实性和部分实性)肺结节的处理建议　根据结节的大小、密度以及数量,NCCN 指南、Fleischner 学会指南、中放专家共识推荐的方案如下:

(1) 孤立性非实性结节

1) 直径<6mm 的孤立性非实性结节,Fleischner 学会指南:不建议进行常规随访。NCCN 指南:直径≤19mm 的非实性结节,推荐年度 LDCT 复查,直到患者不再是需要确定治疗的候选者。中放专家共识:推荐 2 年后 LDCT 随访,没有变化则 4 年后随访。若患者情绪过于焦虑,可适当缩短随访周期(首次6~12 个月后复查,以后每 2 年随访 1 次,病灶变大、增浓则缩短随访周期或手术切除,变小、吸收则保持2 年随访或终止随访)(图 11-1-13)。

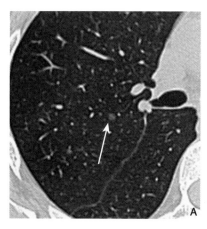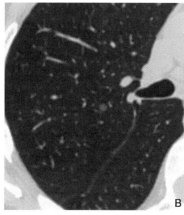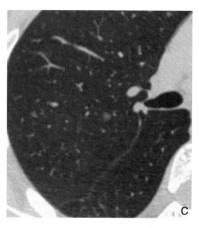

图 11-1-13　基线 LDCT　纯磨玻璃密度结节
女性,42 岁,无吸烟史。基线 LDCT(A)显示右肺上叶纯磨玻璃密度结节(箭),长径约 3mm。根据 Fleischner 学会指南:直径<6mm 的孤立性非实性结节,不建议进行常规随访;根据 NCCN 指南:直径≤19mm 的非实性结节,推荐年度 LDCT 复查。根据中放专家共识:推荐 2 年后 LDCT 随访,没有变化则 4 年后随访。于 1 年后年度复查 CT(B)没有变化,于 2 年后 LDCT 复查(C)没有变化

2) 直径≥6mm 的孤立性非实性结节,Fleischner 学会指南:推荐 6~12 个月随访以评估结节的持续存在与否,之后每 2 年随访,至 5 年。NCCN 指南:直径≤19mm 的非实性结节,推荐年度 LDCT 复查,直到患者不再是需要确定治疗的候选者(图 11-1-14、图 11-1-15);直径≥20mm 的非实性结节,6 个月后 LDCT 复查(图 11-1-16)。中放专家共识:发现病变后 3 个月进行 CT 复查,若病变持续存在且无变化,则每年 CT 随访复查,至少持续 3 年,之后应长

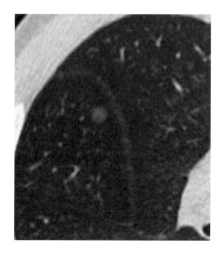

图 11-1-14　基线 LDCT　纯磨玻璃密度结节
男性,47 岁,无吸烟史。基线 LDCT 显示右肺中叶孤立性纯 GGN,长径约 7mm,根据 Fleischner 学会指南:推荐 6~12 个月随访以评估结节的持续存在与否,之后每 2 年随访,直至 5 年。根据 NCCN 指南推荐年度 LDCT 复查

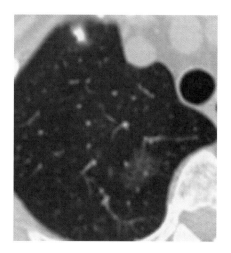

图 11-1-15　基线 LDCT　纯磨玻璃密度结节
女性,68 岁,无吸烟史。基线 LDCT 显示右肺上叶纯 GGN,长径约 16mm,根据 Fleischner 学会指南:推荐 6~12 个月随访以评估结节的持续存在与否,之后每 2 年随访,直至 5 年。根据 NCCN 指南推荐年度 LDCT 复查。根据中放专家共识:发现病变后 3 个月进行 CT 复查,若病变持续存在且无变化,则每年 CT 随访复查,至少持续 3 年

期随访,间隔期可适当放宽,有变化则调整随访周期,直径≥10mm,平均CT值超过-600HU,外形有分叶、内

部见空泡征的非实性结节,恶性可能较大,建议手术,不推荐使用抗生素或PET-CT检查(图11-1-16、11-1-17)。

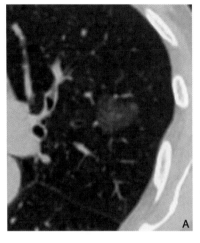
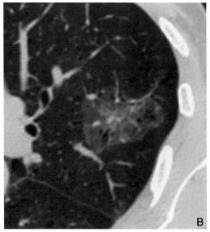

图 11-1-16　基线 LDCT　纯磨玻璃密度结节
女性,69 岁,无吸烟史。基线 LDCT(A)显示左肺上叶非实性结节,长径约 22mm,根据 NCCN 指南建议 6 个月后 LDCT 复查(B)示病灶明显增大,内部出现实性成分及含气囊腔影,建议手术,术后病理证实"肺腺癌"

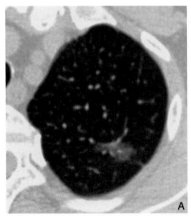
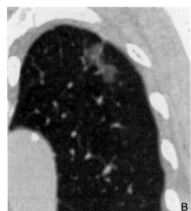
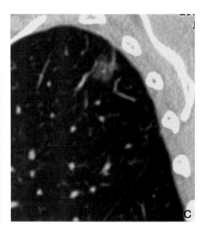

图 11-1-17　基线 LDCT　纯磨玻璃密度结节
男性,73 岁,吸烟指数 480 年·支,目前仍在吸烟。基线 LDCT 轴位(A)、冠状位(B)及矢状位重建(C)显示左肺上叶非实性结节,长径约 23mm,边界清楚,有分叶及胸膜凹陷征,平均 CT 值-446HU,影像学具有明显恶性征象,根据中放专家共识,建议手术,术后病理证实"肺腺癌"

3)随诊或年度复查中新出现的非实性结节,NCCN 指南:直径≤19mm 的结节,推荐年度复查(图11-1-18);直径≥20mm 的结节,推荐年度复查或考虑活检或外科切除。NCCN 指南:随诊或年度复查的非实性结节,若稳定,≤19mm 的结节推荐年度LDCT 复查,≥20mm 的结节推荐 6 个月后行 LDCT复查,若持续稳定,则推荐年度 LDCT 复查;若结节增大,但直径≤19mm,推荐 6 个月后 LDCT 复查,若直径≥20mm,推荐 6 个月后 LDCT 复查,或考虑活检及外科切除,如无肺癌,则年度 LDCT 复查,直到患者不再是直接治疗的后选择。

(2)孤立性部分实性结节

1)直径<6mm 的孤立性部分实性结节,Fleis-

chner 学会:不建议进行常规随访。NCCN 指南:直径≤5mm 的孤立性部分实性结节,推荐年度 LDCT复查,直到患者不再是需要确定治疗的候选者(图11-1-19)。

2)直径≥6mm 的孤立性部分实性结节,实性成分直径<6mm,Fleischner 学会指南:推荐 3~6 个月进行随访以评估结节持续性,对于持续存在且实性成分直径<6mm,每年行 CT 随访,至少 5 年,以评估实性成分的稳定性(图 11-1-20)。NCCN 指南:实性成分直径≤5mm,6 个月后行 LDCT 复查。

3)直径≥6mm 的孤立性部分实性结节,实性成分直径≥6mm,Fleischner 学会指南:推荐 3~6 个月短期随访以评估结节的持续存在与否,对形态可

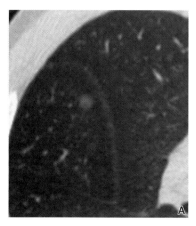
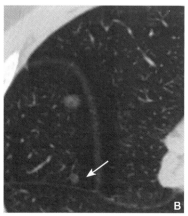
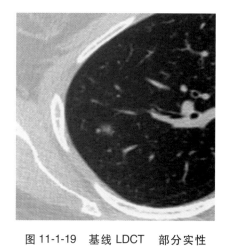

图 11-1-18　年度复查中新发磨玻璃密度结节

女性,49 岁,无吸烟史。基线 LDCT 检查(A)示右肺中叶长径约 7mm 的纯磨玻璃密度结节,1 年后复查(B)右肺中叶新出现的非实性结节(箭),根据 NCCN 指南:直径≤19mm 的结节,推荐年度复查

图 11-1-19　基线 LDCT　部分实性结节(<6mm)

女性,45 岁,无吸烟史。基线 LDCT 检查示右肺上叶部分实性结节,长径约 5mm,根据 Fleischner 学会推荐意见不建议进行常规随访;根据 NCCN 指南可推荐年度 LDCT 复查

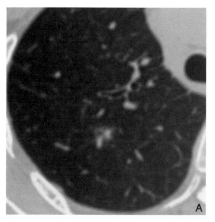
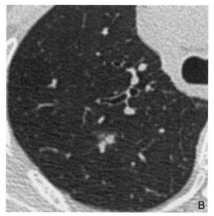
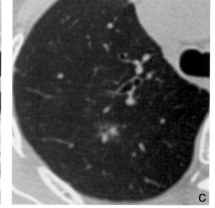
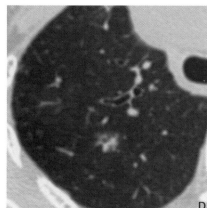
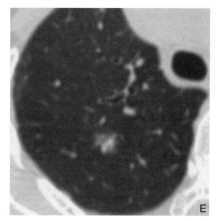

图 11-1-20　基线 LDCT　部分实性结节(≥6mm)

女性,58 岁,无吸烟史。基线 LDCT 检查(A)示右肺上叶不规则结节,呈部分实性,实性成分直径<6mm,1 年后复查 CT(B)结节变化不明显;2 年后复查(C)病灶略有增大;3 年后复查(D)显示实性成分稍增多;4 年后复查(E),病灶增大,实性成分增多。建议外科手术治疗,术后病理证实"肺腺癌"

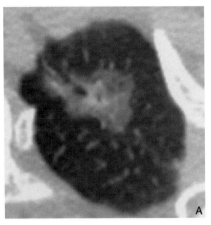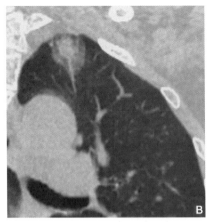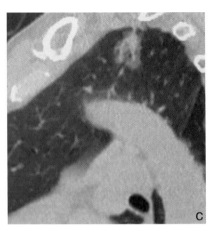

图 11-1-21　基线 LDCT　部分实性结节(≥6mm)

女性,63 岁,无吸烟史。基线 LDCT 轴位(A)、冠状位(B)及矢状位重建(C)显示左肺上叶孤立性混杂磨玻璃结节,实性成分直径≥6mm,边界清楚,边缘分叶,高度怀疑恶性,建议外科手术,术后病理证实"肺腺癌"

疑的结节(如边缘分叶或有囊性成分),实性成分增长,或实性成分直径>8mm,建议进行 PET-CT、活检或切除。NCCN 指南:实性成分直径为 6~7mm,3 个月后行 LDCT 复查或考虑行 PET-CT 检查。实性成分直径≥8mm,行胸部 CT 和/或 PET-CT,若恶性可能低,3 个月后行 LDCT,若高度怀疑恶性,则行活检或外科切除(图 11-1-21)。

4)年度复查或随诊中新出现的部分实性结节,NCCN 指南:新出现直径≤5mm 的部分实性结节,6 个月复查 LDCT;新出现结节直径≥6mm 且实性成分直径≤3mm,3 个月复查 LDCT;新出现部分实性结节,实性成分直径≥4mm,行胸部 CT(平扫或增强)和/或 PET-CT。中放专家共识对于孤立性部分

实性结节处理建议如下:3 个月复查,病灶变淡、变小则 2 个月后复查至病变消失;病变没有变化或增大时,考虑恶性可能,建议手术切除。直径≥10mm 以上,实性成分直径>5mm,可考虑行 PET-CT 进一步检查,有利于更准确地定性、预后评估及优化术前分期和治疗方案的选择。

3. 多发亚实性结节

(1)直径<6mm 的多发亚实性结节

1)Fleischner 学会指南:感染是原因之一,3~6 个月进行初次随访,若病变持续存在,依据临床具体情况,考虑 2 年和 4 年时进行随访以确定结节的稳定性(图 11-1-22)。

2)NCCN 指南:多发非实性结节,测量最大结

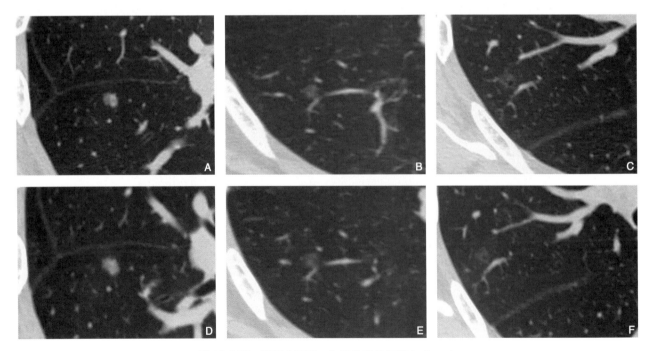

图 11-1-22　基线 LDCT　多发非实性结节(<6mm)

女性,42 岁,无吸烟史。基线 LDCT 检查(A~C)示右肺多发直径<6mm 的亚实性结节,根据 Fleischner 学会指南,6 个月后复查 CT(D~F),病变依然存在,根据 Fleischner 学会指南,建议 2 年和 4 年时进行随访以确定结节的稳定性

节后并根据非实性结节基线或随诊 LDCT 处理方案进行处理。

3）中放专家共识：应采取比较保守的方案。建议先 6 个月复查，病灶持续存在则 1 年后复查，若仍存在且无变化则 2 年后随访，之后每 2 年随访 1 次。病灶增多、增大、增浓则缩短随访周期，或通过评估病灶部位、大小和肺功能情况，选择性对变化明显的病灶局部切除；如病灶减少、变淡或吸收则延长随访周期或终止随访。

（2）多发亚实性结节，至少 1 个病变直径≥6mm

1）Fleischner 学会指南：感染性病变多见，3~6 个月行 CT 随访，若 3~6 个月后仍存在，考虑多发原发性腺癌的可能，治疗决策取决于最可疑的结节（图 11-1-23）。

2）NCCN 指南：有主要病灶，且伴部分实性成分，测量最大结节后并根据部分实性结节基线或随诊 LDCT 处理方式进行处理。

3）中放专家共识：首次检查后 3 个月进行 CT 随访，若无突出病灶，且无变化，每年 1 次 CT 检查，至少 3 年。若有突出病灶，病灶持续存在，建议对较大的突出病灶给予更积极的诊断和治疗。

除上述指南及共识以外，全球著名的肺癌筛查试验 I-ELCAP、NELSON 也发表 LDCT 肺癌筛查的肺结节处理方案。

2016 年 I-ELCAP 公布了最新的肺结节分类方法及处理原则，分为基线筛查及年度筛查，均根据结节大小和密度分为阴性、半阳性和阳性。

1）基线筛查：阴性结果为未发现非钙化结节；半阳性结果为任意大小的非实性结节，或最大的实性或部分实性（实性成分）直径<6.0mm，或最大的实性、部分实性（实性成分）结节直径为 6.0~14.9mm，基线筛查后 3 个月复查显示结节为非恶性率生长方式。阳性结节为最大的非钙化结节≥15.0mm，或最大的实性或部分实性（实性成分）结节直径为 6.0~14.9mm 基线筛查后 3 个月复查显示结节呈恶性率生长方式，或实性支气管内结节（图 11-1-24）。

2）年度重复筛查：阴性结果为无新发结节；半阳性结果为结节增大但直径<3.0mm，或新发非钙化结节直径<3.0mm，或任意大小非实性结节；阳性结果为新发或增大的最大的实性或部分实性（实性成分）结节直径≥3.0mm，或新发实性支气管内结节。

对于半阳性结节处理均推荐下年度复查，有效降低了胸部 CT 筛查次数，减少医疗成本和不必要的后期有创检查风险，提高了筛查效能。

NELSON 与其他指南的不同点主要体现在对结节的实性成分测量采用了计算机 3D 体积测量，根据良恶性倾向对结节进行了分类，并结合结节的体积倍增时间，进行相应的处理。基线筛查出的孤立性

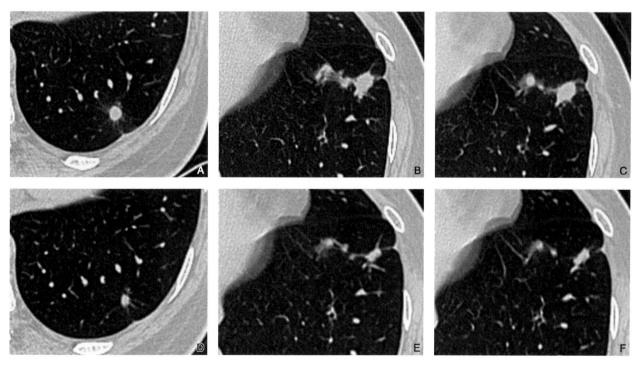

图 11-1-23　基线 LDCT　多发非实性结节(≥6mm)
女性,45 岁,无吸烟史。基线 LDCT 检查(A~C)示左肺多发亚实性结节,至少 1 个病变直径≥6mm,根据 Fleischner 学会指南,3~6 个月后 CT 复查(D~F)显示病变范围明显缩小,临床证实为真菌性肺炎

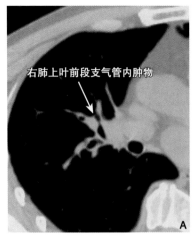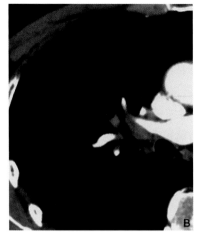

图 11-1-24　基线 LDCT　实性支气管内结节

男性,63 岁,无吸烟史。基线 LDCT 检查肺窗(A)显示右肺上叶前段支气管内结节(箭),增强扫描动脉期(B)显示病灶为实性结节,根据 I-ELCAP 的肺结节分类方法诊断为阳性,建议手术,术后病理证实为"肺鳞癌"

非钙化实性结节,若结节良性征象明显的,可进入下一年度的筛查;若不明显,则进行体积测量分析(若体积测量无法实现,则进行直径测量),直径<5mm 或体积<100mm³ 的,进入年度筛查。体积 100~300mm³ 或直径 5~10mm,3 个月后 CT 复查,若体积倍增时间≤600 天,则进入年度筛查,若体积倍增时间>600 天,则考虑进一步处理。体积≥300mm³ 或直径≥10mm,考虑进一步处理。

新发的实性非钙化结节,如结节良性征象不明显,体积<30mm³ 或直径<4mm 的,根据处理方案进行下一年度复查;结节体积为 30~200mm³ 或直径 4~8mm 的,3 个月 CT 随访复查,如结节消失、出现良性钙化或大小变小,或结节稳定,或结节体积倍增时间>600 天、结节体积<200mm³ 或直径<8mm,则进入下一年度筛查,如结节体积倍增时间≤600 天,或结节体积>200mm³、直径>8mm,则考虑进一步处理。新发结节体积≥200mm³ 或直径≥8mm,考虑临床进一步处理。

此外,ACR 发表了 Lung-RADS,Lung-RADS 根据肺结节的影像表现、处理原则、恶性概率和预期群体罹患率等将其分为 7 类:Lung-RADS 0、1、2、3、4(A、B、x)、S、C,并根据不同类型进行相应处理,规范了肺癌高危风险人群的 CT 诊断报告,有助于指导临床决策。

【小结与展望】

综上所述,肺结节作为临床工作中的常见问题,历经数十年研究及多版临床处理指南修订,虽然已经日趋完善,但仍有许多问题没有达成共识。这些指南之间之所以存在差异,与指南制定者的专业背景、所属地域、医院性质等密不可分,不同国家、甚至同一国家的不同地区肺癌的发生率也不相同,临床医生应该根据自己的实际情况选择适合的指南,在充分告知潜在风险和收益的基础上,为肺结节患者提供有效、经济的处理路径。国内应开展前瞻性临床研究,为制定中国的肺结节诊疗指南提供循证医学的证据。

(刘士远　李　琼)

第二节　肺肿瘤的病理分型与诊断

一、肺肿瘤的病理分型

【概述】

肺癌的病理组织学分型是目前治疗的重要参考。世界卫生组织(World Health Organization,WHO)于 20 世纪 60 年代出版了第一版肺癌的病理分型,将肺癌分为小细胞肺癌(small cell lung carcinoma,SCLC)和非小细胞肺癌(non-small cell lung cancer,NSCLC);20 世纪 80 年代第二版提出了腺泡状腺癌、乳头状腺癌、细支气管肺泡癌、实性腺癌四种基本分类;2004 年第四版除包括肿瘤组织学分类外,还增加了肿瘤遗传学相关信息,以肺腺癌表皮生长因子受体(epidermal growth factor receptor,EGFR)突变的发现最具划时代意义。

【病理分型】

但 2004 版纳入的肿瘤遗传学及临床信息仍然有限,基本是局限于病理学单学科的传统组织学分类,并没有多学科的融会贯通,因此迫切需要多学科参与新的肺癌分类,以更好地指导和服务于临床实践。

因此,在此背景上应运而生的 2015 年最新版 WHO 肺肿瘤分类,与 2004 版相比,发生了较大的变化。大致可归为两方面:

(1) 最新版 WHO 肺肿瘤分类是第一次整合了肿瘤学、分子生物学、病理学、放射学和外科学等各个领域肺癌研究成果的多学科分类体系,多学科参与分类标准的制定,使得病理学分类能够更好地服务于临床实践及临床/基础研究,病理诊断成为患者个体化治疗的基础环节。具体体现在诊断过程强调免疫组化的应用,减少非小细胞癌作为最终诊断出现;对于晚期肺癌患者,强调组织学诊断与分子分型同样重要;第一次单独提出活检标本和细胞学标本

的诊断标准。

(2) 具体的肿瘤分类和诊断标准变化,其中变化最大的是腺癌的分类及诊断标准,2015 版 WHO 肺肿瘤分类中腺癌的分类及诊断标准几乎完全根据 2011 肺腺癌国际肺癌研究协会/美国胸科学会/欧洲呼吸学会(International Association for the Study of Lung Cancer/American Thoracic Society/European Respiratory Society, IASLC/ATS/ERS)国际多学科分类执行,仅做了少许改变;此外,最新版 WHO 分类还对鳞状细胞癌(squamous cell carcinoma, SCC)、大细胞癌(large cell carcinoma, LCC)和某些类型的神经内分泌肿瘤(neuroendocrine tumours, NET)等作了相应调整(表 11-2-1)。

表 11-2-1　WHO(2015)肺肿瘤组织学分类

组织学分型和亚型	ICDO Code	组织学分型和亚型	ICDO Code
上皮性肿瘤		弥漫性特发性肺神经内分泌细胞增生	8040/0*
腺癌	8140/3	大细胞癌	8012/3
附壁生长型腺癌	8250/3*	肉瘤样癌	
腺泡型腺癌	8551/3*	腺鳞癌	8560/3
乳头状腺癌	8260/3	多形性癌	8022/3
微乳头型腺癌	8265/3	梭形细胞癌	8032/3
实体性腺癌	8230/3	巨细胞癌	8031/3
浸润性黏液腺癌	8253/3*	癌肉瘤	8980/3
浸润性黏液/非黏液混合型腺癌	8254/3*	肺母细胞瘤	8972/3
胶样型腺癌	8480/3	其他和未分类癌	
胎儿型腺癌	8333/3	淋巴上皮瘤样癌	8082/3
肠型腺癌	8144/3	NUT 癌	8023/3*
微浸润性腺癌		唾液腺型肿瘤	
非黏液型	8256/3*	黏液表皮样癌	8430/3
黏液型	8257/3*	腺样囊性癌	8200/3
浸润前病变		上皮-肌上皮癌	8562/3
非典型腺瘤样增生	8250/0*	多形性腺瘤	8940/0
原位腺癌		乳头状瘤	
非黏液型	8250/2	鳞状上皮乳头状瘤	8052/0
黏液型	8253/2	外生性	8052/0
鳞状细胞癌		内翻性	8053/0
角化性鳞状细胞癌	8071/3	腺样乳头状瘤	8260/0
非角化性鳞状细胞癌	8072/3	混合性鳞状细胞和腺样乳头状瘤	8560/0
基底样鳞状细胞癌	8083/3	腺瘤	
浸润前病变		硬化性肺泡细胞瘤	8832/0
原位鳞状细胞癌	8072/2	肺泡性腺瘤	8251/0
神经内分泌肿瘤		乳头状腺瘤	8260/0
小细胞癌	8041/3	黏液性囊腺瘤	8470/0
复合性小细胞癌	8045/3	黏液腺腺瘤	8480/0
大细胞神经内分泌癌	8013/3	**间叶性肿瘤**	
复合性大细胞神经分泌癌	8013/3	肺错构瘤	8992/0
类癌		软骨瘤	9220/0
典型类癌	8240/3	血管周上皮样细胞肿瘤	
非典型类癌	8249/3	淋巴管平滑肌瘤病	9174/1
浸润前病变		血管周上皮样细胞肿瘤,良性	8714/0

续表

组织学分型和亚型	ICDO Code	组织学分型和亚型	ICDO Code
透明细胞肿瘤	8005/1	黏膜相关淋巴组织结外边缘区淋巴瘤	9699/3
血管周上皮样细胞肿瘤,恶性	8714/3	（MALT 淋巴瘤）	
先天性支气管周肌成纤维细胞瘤	8827/1	弥漫性大 B 细胞淋巴瘤	9680/3
弥漫性肺淋巴管瘤病		淋巴瘤样肉芽肿病	9766/1
炎性肌纤维母细胞瘤	8825/1	血管内大 B 细胞淋巴瘤	9712/3
上皮样血管内皮细胞瘤	9133/3	肺朗格罕细胞组织细胞增生症	9751/1
胸膜肺母细胞瘤	8973/3	Erdheim-Chester 病	9750/1
滑膜肉瘤	9040/3	**异位起源性肿瘤**	
肺动脉内膜肉瘤	9137/3	生殖细胞肿瘤	
伴EWSR1-CREB1 基因易位的肺黏液样肉	8842/3*	畸胎瘤,成熟型	9080/0
瘤		畸胎瘤,未成熟型	9080/1
肌上皮肿瘤		肺内胸腺瘤	8580/3
肌上皮瘤	8982/0	黑色素瘤	8720/3
肌上皮癌	8982/3	脑膜瘤,非特指型	9530/0
淋巴组织细胞肿瘤		**转移性肿瘤**	

备注：NUT(nuclear protein in testis)睾丸核蛋白；ICDO(International Classification of Diseases for Oncology)肿瘤疾病国际分类生物行为学编码：良性肿瘤为/0,非特定、交界性或未确定生物学行为的为/1,原位癌及上皮内瘤变Ⅲ为/2,恶性为/3。
＊ 号代表国际癌症研究所/WHO 委员会认证的 ICDO 新编码

二、肺肿瘤的诊断

（一）肺腺癌

随着全球肺腺癌(adenocarcinoma)发病率的不断上升并已明显超过肺鳞癌,2015 版一改前几版的排序,将腺癌排至第一位论述。2015 版基本上全面采用 2011 年国际肺腺癌多学科分类的内容,只是在部分内容上有所增减。

1. 非典型腺瘤样增生 (atypical adenomatous hyperplasia,AAH) AAH 是一种衬覆肺泡和呼吸性细支气管上皮的局限性轻至中度非典型增生。病变通常位于肺的周围肺泡组织,直径<5mm,间质缺乏炎症和纤维化。大体检查时可见直径<5mm 的灰黄色病灶,单发或多发,常为多个散在病灶。组织学上,AAH 常位于中央肺泡区,靠近呼吸性细支气管,肺泡壁衬覆圆形、立方形、低柱状或“大头钉样”细胞,核圆形或卵圆形、类似 Clara 细胞或 Ⅱ 型肺泡细胞。增生的细胞大多呈不连续单层排列,细胞核无明显异型或轻度异型,偶尔单层细胞的核可有中度异型或有双核细胞,但核分裂象极罕见(图 11-2-1)。

2015 版提出 AAH 在浸润前病变中与肺鳞状上皮异型增生的地位相等同,AAH 和原位腺癌在形态学改变上是有连续性的,AAH 的诊断需结合组织结构、细胞学特征等多个因素进行综合分析判断。由于 AAH 与原位腺癌的鉴别存在一定困难,强调原位腺癌通常更大(>0.5cm),肿瘤细胞更加丰富、拥挤且原位腺癌的细胞异型性更大,而且肿瘤性肺泡形态与周围正常肺泡转换更加突然,而在 AAH 两者可

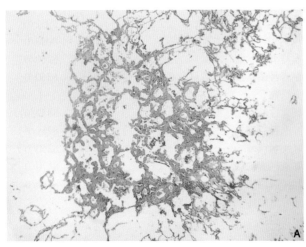
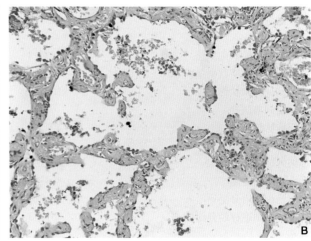

图 11-2-1　不典型腺瘤样增生

A. HE×40,示病灶为 3mm 的结节,由衬覆于肺泡壁的不典型增生的细胞组成,无浸润性成分。B. HE×200,示增生的细胞为立方形样细胞,呈不连续单层排列,细胞核无明显异型或轻度异型,少数细胞表现为核增大和多核化

见渐进改变的过程。不提倡将 AAH 分为低级别和高级别。

影像学上，AAH 通常为 ≤0.5cm 的磨玻璃样密度影（ground glass opacity, GGO），但少数可达 1.4cm，病变可为单个或多个，密度很低，有时需在高分辨率 CT 扫描（HRCT）上才能显示出来，表现为纯 GGN，病变内任何正常结构如血管都能清楚显现（图

11-2-2、11-2-3）。AAH 可长期稳定不变，临床上不需要处理，通常每年 CT 随访一次。

2. 原位腺癌（adenocarcinoma in situ, AIS） AIS 定义为 ≤3cm 的局限性小腺癌，癌细胞完全沿以前存在的肺泡壁生长，无间质、血管或胸膜浸润。肺泡间隔可增宽伴硬化，但无瘤细胞间质浸润（图 11-2-4）。此外，肺泡腔内无瘤细胞聚集，也无瘤细胞形

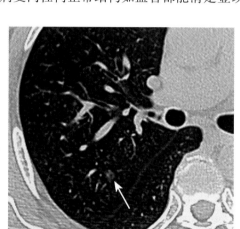

图 11-2-2　不典型腺瘤样增生
男性，63 岁，右肺上叶后段长径约 5mm 的纯磨玻璃密度结节（箭），边界清楚，病灶密度较低，内部见空泡

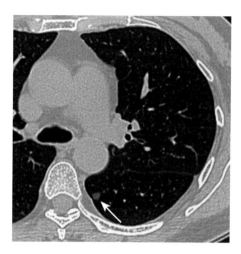

图 11-2-3　不典型腺瘤样增生
女性，64 岁，右肺上叶后段长径约 6mm 的纯磨玻璃密度结节（箭），边界清楚，病灶内密度较均匀

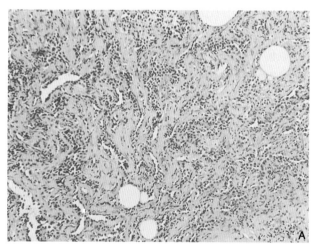

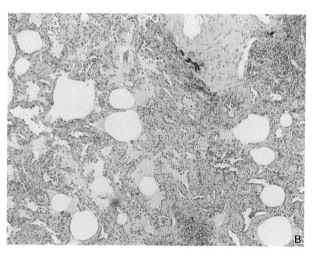

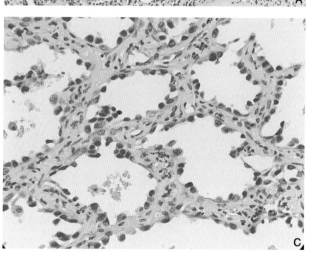

图 11-2-4　原位腺癌
A. HE×100，示癌细胞呈附壁样生长，无间质、血管或胸膜浸润。B. HE×200，C. HE×400，示癌细胞沿以前存在的肺泡壁生长，肺泡间隔可增宽

成真正乳头或微乳头生长方式、无腺泡及实性生长方式。值得注意的是,有时由于切面或制片的关系,可以形成少量的假乳头,不是真正具有二级和三级分支的乳头状结构,不能过度诊断为微浸润腺癌。AIS可分为非黏液性、黏液性两种。几乎所有AIS为非黏液性,由肺泡Ⅱ型上皮和/或Clara细胞组成。黏液性AIS极少见,癌细胞高柱状,细胞核位于基部,胞浆富含黏液,有时可类似杯状细胞(图11-2-5)。

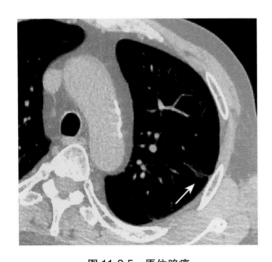

图 11-2-5　原位腺癌
男性,62岁,左肺上叶尖后段长径约1.5cm的纯磨玻璃密度结节(箭),边界清楚,病灶内见血管穿行

2015版对原位腺癌病灶大小作出了适当补充说明,强调病灶通常小于2cm,但偶尔还是可达3cm。原位腺癌相当于TNM分期中的Tis。提出在非黏液型原位腺癌中除了无腺泡型、乳头型、实体型和微乳头型癌的成分以及没有肺间质、脉管、胸膜的侵犯外,还将肿瘤气道播散概念应用于原位腺癌的诊断之中,强调无论在肿瘤内还是在肿瘤周围的正常肺组织中都不存在肺泡内肿瘤细胞(intra-alveolar tumour cells),同时表明原位腺癌肺泡间隔常可因硬化或弹力纤维增生而增宽。对于黏液型原位腺癌要与浸润性黏液腺癌鉴别,强调肿瘤边缘一定要干净,邻近的肺实质内没有粟粒状播散结节。由于发病率太低,2015版取消了非黏液和黏液混合性原位腺癌亚型。

2015版还提出对于>3cm的肿瘤,如形态完全符合原位腺癌的诊断标准,可作出"附壁生长为主的腺癌,倾向(或疑为)原位腺癌"的诊断;AIS切除后预后极好,手术切除的原位腺癌被证实有100%无病生存(DFS)和无复发发生存(RFS)。组织学上,AIS无真正浸润的证据,故新分类将AIS归入浸润前病变。影像学上,AIS的典型表现为纯GGN,在HRCT上比AAH的密度稍高,有时病变为部分实性结节,偶为实性结节。黏液性AIS常表现为实性结节或实变。AIS的大小不一,但大多数≤2cm,生长缓慢,临床上不需要立即干预。

3. 微浸润性腺癌(minimally invasive adeno-carcinoma,MIA)　微浸润性腺癌定义为肿瘤细胞明显沿肺泡壁生长的孤立性、≤3cm的小腺癌,伴有病变内一个或多个≤0.5cm浸润灶(图11-2-6)。针对同一肿瘤内有多灶性浸润性病灶,2015版提出可采用浸润性病灶的百分比之和乘以肿瘤的最大径,如数值≤0.5cm仍可诊断为MIA。同原位腺癌一样,MIA病灶的界线一定要干净,特别是黏液型MIA,要注意邻近的肺实质内一定没有粟粒状播散结节。

大多数MIA也为非黏液性,黏液型原位腺癌和MIA是十分少见的,更多见的是黏液型浸润性腺癌。

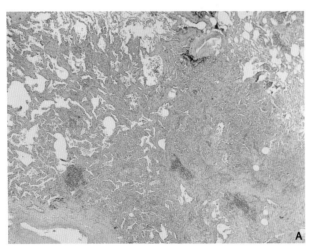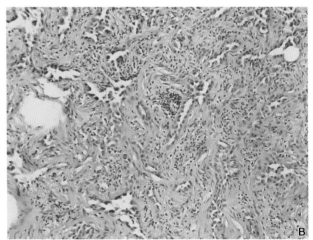

图 11-2-6　微浸润性腺癌
A. HE×40,示肿瘤细胞呈附壁样、腺泡样生长,中央浸润范围小于0.5cm。B. HE×200,肿瘤细胞沿肺泡壁生长,局部排列成腺泡样结构,细胞呈短柱状,浸润到肌纤维母细胞性间质中,浸润范围<0.5cm

对于肿瘤>3cm 的 MIA,如形态完全符合 MIA 的诊断标准,可以作出倾向 MIA 的诊断。与原位腺癌相同,手术切除的 MIA 被证实有 100%的 DFS 和 RFS,但仍需证实浸润性成分是低分化癌(实性腺癌、微乳头腺癌、梭形细胞癌及巨细胞癌)的 MIA,其 DFS 和 RFS 是否仍为 100%。浸润成分判断标准是:

(1)肿瘤细胞除沿肺泡壁生长外,还有腺癌的其他组织学亚型(即腺泡、乳头、微乳头和/或实性)成分。

(2)肿瘤细胞浸润到肌成纤维细胞性间质中。如存在血管淋巴管、胸膜、肺泡内肿瘤细胞,坏死和气道播散等,则不能诊断 MIA,更应诊断为附壁生长型腺癌(lepidemic adenocarcinoma)。

影像学上,MIA 表现不一,非黏液性 MIA 可表现为纯磨玻璃密度结节(图 11-2-7),也可表现为以磨玻璃样成分为主的部分实性结节,实性成分位于病变中央,≤0.5cm。黏液性 MIA 很少见,表现为实性或部分实性结节。

4. 浸润性腺癌(invasive adenocarcinoma, IAC)

(1)附壁生长型腺癌(lepidic adenocarcinoma, LA):由肺泡Ⅱ型细胞和/或 Clara 细胞组成,肿瘤细胞沿肺泡壁表面生长,形态学相似于上述的 AIS 和 MIA,但浸润灶至少一个最大直径>0.5cm 时诊断为 LA(图 11-2-8)。浸润性结构是指:

1)腺泡型、乳头型、实体型和微乳头型癌的成分。

2)肿瘤细胞周围间质有肌纤维母细胞反应。

3)存在血管淋巴管、胸膜侵犯。

4)有肿瘤细胞气道播散或坏死。

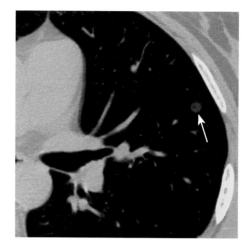

图 11-2-7 微浸润性腺癌
女性,48 岁,左肺上叶上舌段长径约 6.4mm 的纯磨玻璃密度结节(箭),中央见空泡

如在肿瘤中有多灶性浸润性病灶,同样可采用浸润性病灶的百分比之和乘以肿瘤的最大径,如数值>0.5cm 即可作出诊断。附壁生长型腺癌的诊断仅用于非黏液性腺癌。LA 区分出来作为浸润性腺癌一个亚型,还由于与其他组织学亚型为主浸润性腺癌相比,其预后较好。Ⅰ期 LA 的 5 年无复发生存率达 95%。

(2)腺泡型腺癌(acinar adenocarinoma):以立方形或柱状细胞组成腺泡和腺管为特征,可有黏液产物,起自支气管腺或支气管衬覆上皮细胞,包括 Clara 细胞(图 11-2-9)。强调了此类型腺癌的腺腔内和肿瘤细胞内可有黏液(与黏液型浸润性腺癌鉴别见后相关论述)。目前将筛孔样结构归为腺泡型腺癌,但有此类型组织结构的腺癌预后明显较差。腺泡型腺癌与原位腺癌时的附壁生长的肿瘤细胞塌陷于肺间质内的鉴别是比较困难的,鉴别要点其一

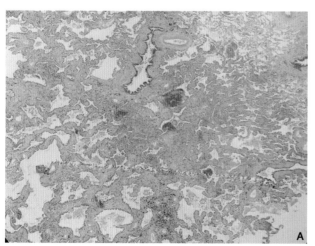
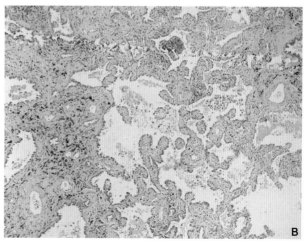

图 11-2-8 浸润性腺癌附壁生长为主型
A. HE×40,示肿瘤细胞以呈附壁样生长为主,局部呈腺泡样、乳头状生长。B. HE×200,示附壁样生长的肿瘤细胞由肺泡Ⅱ型细胞和/或 Clara 细胞组成,肿瘤细胞沿肺泡壁表面生长

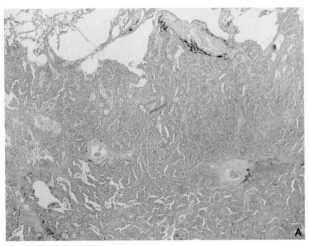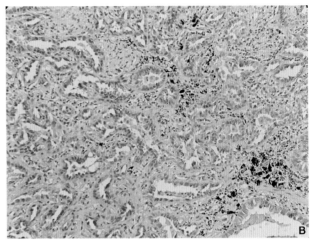

图 11-2-9 浸润性腺泡型腺癌

A. HE×40,示肿瘤细胞排列成大小不等的腺泡样结构。B. HE×200,示肿瘤细胞由立方样或柱状上皮构成,组成腺泡和腺管,浸润纤维间质,浸润范围>0.5cm

是腺泡型腺癌肿瘤细胞周围间质有肌成纤维细胞反应,其二是肺泡原有结构消失。

（3）乳头状腺癌（papillary adenocarinoma）:以衬覆纤维血管轴心表面的立方形或柱状细胞而成的二级和三级分支的乳头状结构为特征,可有或无黏液产物,起自支气管衬覆上皮细胞,Clara 细胞或可能肺泡Ⅱ型细胞。诊断标准是带有纤维轴芯的乳头状结构,间质是否有肌纤维母细胞反应不作为标准,要注意与各类呈附壁生长的腺癌（非浸润性）由于切面造成的假性乳头鉴别。

（4）微乳头型腺癌（micropapillary adenocarinoma）:最近研究显示以微乳头成分为主的腺癌具有较强的侵袭行为,易发生早期转移,与实性型腺癌一样,预后很差。微乳头型腺癌的肿瘤细胞小,呈立方形,以缺乏纤维血管轴心的乳头簇方式生长,这些微乳头可附着于肺泡壁上或脱落到肺泡腔内（图 11-2-10）。常有血管和间质侵犯,有时可见到砂粒体。

（5）实体型腺癌（solid adenocarcinoma）:肿瘤细胞以实巢状或片状排列为主,缺乏腺泡、腺管和乳头结构（图 11-2-11）,如百分之百为实巢状,注意与鳞癌和大细胞癌鉴别,因两者均可有少量肿瘤细胞含有细胞内黏液。黏液染色显示含有细胞内黏液的肿瘤细胞≥5/2 HPE（两个高倍视野中每个视野至少有 5 个肿瘤细胞内含有黏液）。

（6）浸润性黏液型腺癌（invasive mucinous adenocarcinoma,IMA）:肿瘤细胞是由柱状细胞和细胞质内含有大量黏液的杯状细胞组成（这两种肿瘤细胞形态与腺泡型腺癌细胞的不同是两者鉴别的要点）,瘤细胞核位于基底部,几乎无核不典型性或有

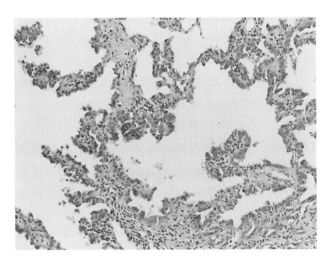

图 11-2-10 浸润性微乳头型腺癌

HE×200,示肿瘤细胞小,立方形,以缺乏纤维血管轴心的乳头簇方式生长,微乳头附着于肺泡壁上

轻微核不典型性,肿瘤周围的肺泡内常常充满黏液（图 11-2-12）。肿瘤细胞表达 CK7、CK20、HNF4α,常不表达甲状腺转录因子-1（TTF-1）、Napsin A。如果肿瘤中混有附壁生长型、腺泡型、乳头型和微乳头型癌等非黏液腺癌成分,且非黏液腺癌成分≥10%时,则诊断为混合性浸润性黏液型和非黏液型腺癌,并要注明非黏液腺癌成分的组织类型。

鉴别诊断首先要与黏液型原位腺癌和 MIA 鉴别（见前述）;其次要与伴有黏液成分的非黏液型浸润性腺癌鉴别,各类非黏液浸润性腺癌均可产生黏液,但缺少富有黏液的杯状细胞和柱状细胞;还要注意与转移性黏液腺癌鉴别（来自胰腺、卵巢、结肠等）,胰腺黏液腺癌表达 CK20 和 MUC 2;结肠黏液腺癌表达 CK20 和 CDX 2,很少表达 CK7,但在极少情况下可表达 TTF-1。浸润性黏液型腺癌 KRS 突变

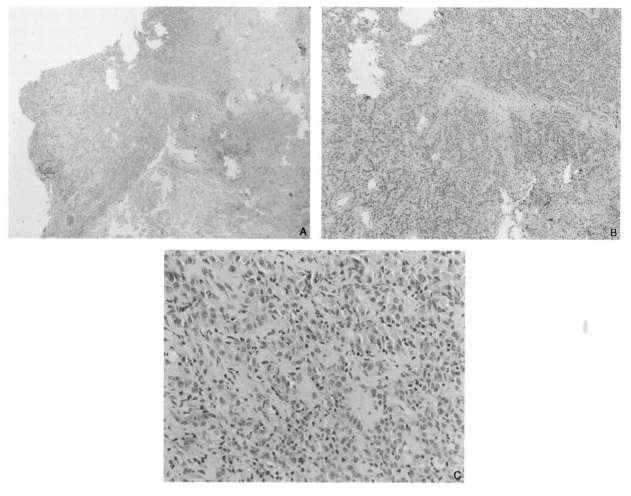

图 11-2-11　浸润性实体型腺癌
A. HE×40,B. HE×100,C. HE×200,示肿瘤细胞呈实片状、巢状排列,局部见腺泡样结构

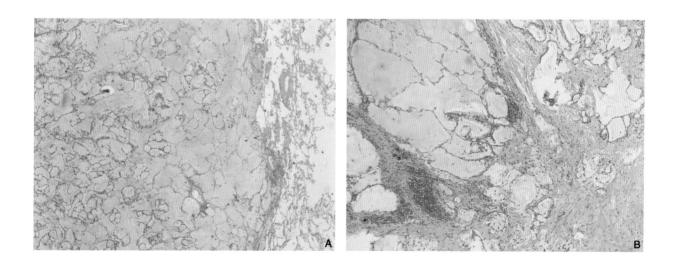

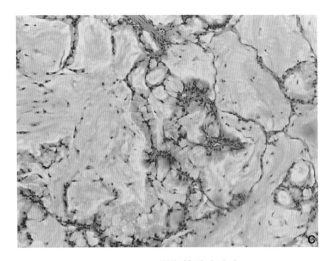

图 11-2-12　浸润性黏液腺癌
A. HE×40,B. HE×100,C. HE×200,示肿瘤细胞纯粹附壁样生长,肿瘤由柱状细胞组成,肺
泡腔结构尚完整,肿瘤周围的肺泡内充满黏液

可达 90%;近期的研究还证实有 NRG1 融合基因突变。

(7) 胶样型腺癌(colloid adenocarcinoma):组织学特征是肿瘤组织内见大量细胞外黏液并形成黏液池;肿瘤由杯状细胞和柱状细胞组成,细胞常无明显异型,可附壁样生长,也可漂浮在黏液池中。肿瘤细胞表达 CK20、MUC2 和 CDX2,可以弱表达或局灶表达 TTF-1、CK7 和 NapsinA。同样要注意与消化道、胰腺、卵巢和乳腺转移来的黏液腺癌区别。

(8) 胎儿型腺癌(fetal adenocarcinoma):分为低级别和高级别两种亚型。低级别胎儿型腺癌为分支状腺管结构并被覆假复层柱状上皮,细胞核小、相对均匀一致,核可有轻度异型性,胞质透亮或轻微嗜酸性,富于糖原,类似于假腺管期胎儿肺被覆上皮,通常肿瘤性腺体被疏松的纤维黏液间质包绕,可见桑葚样结构(morule formation),瘤细胞表达 TTF-1、嗜铬粒素 A(CgA)/突触素(90%),同时在低级别胎儿型腺癌肿瘤细胞可出现 β-catenin 和 ERβ 异常的核质表达。

高级别胎儿型腺癌肿瘤细胞核呈明显异型性,可见坏死,缺少桑葚样结构,并常混合有其他类型的各类浸润性腺癌成分(但这些成分仅是次要成分),肿瘤细胞可表达 CgA/突触素(50%)、甲胎蛋白、gly-piacn3 和 SALL4。应注意同转移的子宫内膜癌鉴别,胎儿型腺癌常表达 TTF-1,子宫内膜癌表达雌/孕激素受体(上皮细胞和间质细胞均表达)和 PAX-8。低级别胎儿型腺癌有独特的 CTNNB1 基因突变驱使,β-catenin 表达被认为与 Wnt 信号通路相关联(类似于双向型肺母细胞瘤)。

(9) 肠型腺癌(enteric adenocarcinoma):由具有结直肠腺癌某些形态学和免疫表型特点的成分所组成,且肠分化成分占肿瘤的 50% 以上。肠型腺癌可有结肠癌的免疫表型,例如表达 CK20、CK7、CDX2(villin 也可表达)。部分肠型腺癌仅组织学形态有肠型腺癌的特征,无结肠癌的免疫表型。由于有时肺肠型腺癌的组织学和免疫表型与结肠腺癌无法完全区别(有少数转移性结肠癌病例可表达 TTF-1),故只能在临床和影像学等各类检查排除了结肠腺癌后,才能作出肺肠型腺癌的病理诊断。

(二) 肺鳞状细胞癌

鳞状细胞癌(Squamous cell carcinoma,SCC)是一种起自支气管上皮,显示角化和/或细胞间桥的恶性上皮肿瘤(图 11-2-13)。肿瘤好发于 50~70 岁男性,男女之比为 6.6~15∶1。90% 以上患者有长期吸烟史。大多数 SCC 位于中央,起自主支气管、叶支气管或段支气管,约 1/3 肿瘤位于周围。组织学上,SCC 显示角化、角化珠形成或/和细胞间桥,依据这些特点的分化程度可分为高分化、中分化和低分化三级。

2015 版将肺鳞状细胞癌分为原位鳞状细胞癌(Squamous cell carcinoma in situ)、角化性鳞状细胞癌(Keratinizing squamous cell carcinoma)、非角化性鳞状细胞癌(Nonkeratinizing squamous cell carcinoma)、基底细胞样鳞状细胞癌(basaloid squamous cell carcinoma),不再沿用 2004 年肺鳞状细胞癌中的乳头状亚型、小细胞亚型及透明细胞亚型,主要是因为没有证据表明这 3 种亚型在预后及分子水平上有差异。

支气管的浸润前病变包括不同程度的异型增生(轻度、中度及重度)和原位癌,这 4 种病变依据上皮

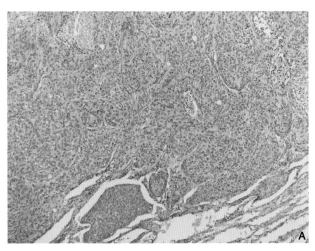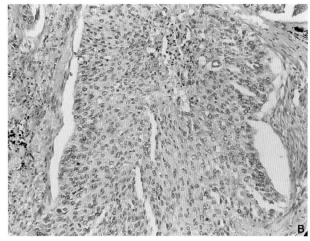

图 11-2-13　浸润性鳞状细胞癌

A. HE×100,示肿瘤细胞排列成大小不等的癌巢。B. HE×400,示癌巢内越向中心,细胞胞质越丰富,细胞间桥越明显,细胞核深染,呈圆形或卵圆形

厚度、细胞大小及成熟度、细胞极性及核的特点进行鉴别。在自动荧光支气管镜下,正常黏膜呈绿色或淡蓝色,浸润前和浸润性病变呈褐红色、红色、紫色或品红色,故可识别直径<0.5mm 的肿瘤性病变。角化性鳞状细胞癌细胞质丰富,染成红色,有折光性;核深染,看不见核仁,显示角化、角化珠形成或细胞间桥。非角化性鳞状细胞癌缺乏角化、空泡状核,核仁明显,由于组织形态上与低分化腺癌细胞有重叠,常需要免疫组织化学的帮助,前者 p40、p63、CK5、CK5/6 阳性,TTF-1 阴性或局灶弱阳性。由于基底细胞样鳞状细胞癌比其他非小细胞肺癌的预后更差,故 2015 版保留该肿瘤的亚型,基底细胞样鳞状细胞癌的细胞学特点为肿瘤细胞小、胞质少但界限清楚,核深染、核质比高,核仁不明显、核分裂象易见,肿瘤细胞呈实性结节状或小梁状,外周细胞排列成栅栏状,缺乏鳞状细胞分化,但局部偶尔可见角化珠,常见粉刺样坏死,约有 1/3 病例可见菊形团样结构。

大多基底细胞样鳞状细胞癌有间质的透明变性或黏液样变性,肿瘤可包含角化性鳞状细胞癌或非角化性鳞状细胞癌成分,但基底样成分要大于 50%。基底细胞样鳞状细胞和大细胞神经内分泌癌,均可见栅栏样和菊形团样结构,但基底细胞样鳞状细胞癌细胞更小,缺乏核仁,且神经内分泌标志物如 CD56、CgA、突触素通常阴性(但小于 10% 的病例可有局灶阳性)。肺鳞癌中梭形肿瘤细胞常见,少量肿瘤细胞有细胞内黏液不影响其鳞状细胞癌的归属。

发生于支气管的高分化鳞状细胞癌与鳞状上皮乳头状瘤在形态学上的鉴别主要依据有无浸润性生长。诊断肺鳞状细胞癌时需注意与转移性鳞癌鉴别,如与发生在头颈部、食管、宫颈部位的鳞癌鉴别需要比较本次肺部肿瘤和先前肿瘤 p53、p16 免疫组织化学的表达、微卫星杂合性缺失情况和人乳头状瘤病毒(HPV)检测等,与转移性尿路上皮癌的鉴别是后者 CK7、p40、p63 阳性,但还表达 GATA3、uroplakin3、CK20。肺鳞状细胞癌累及前纵隔还需与胸腺鳞状细胞癌相鉴别,除了胸腺鳞癌可表达 CD5外,还需要综合手术所见和影像学特点。弥漫性肺泡损伤伴鳞状上皮化生及细胞不典型增生时需与鳞状细胞癌鉴别。

(三)肺大细胞癌

肺大细胞癌(Large cell carcinoma,LCC)被定义为一种未分化的非小细胞肺癌,其在细胞学和组织结构及免疫表型等方面缺少小细胞癌、腺癌及鳞癌的特征,且必须是手术切除标本才能作出大细胞癌的诊断(图 11-2-14)。免疫组织化学和黏液染色对诊断大细胞癌是必要的。诊断大细胞癌的先决条件是肺腺癌免疫标志物(TTF-1、NapsinA)和鳞癌标志物[p40、p63(4A4)、CK5/6]及黏液染色均为阴性,诊断时需与腺癌实体亚型[TTF-1、NapsinA、黏液染色阳性;p40、p63(4A4)、CK5/6 阴性]、非角化性鳞癌[TTF-1、NapsinA、黏液染色阴性;p40、p63(4A4)、CK5/6 阳性]和腺鳞癌(不同区域有腺癌和鳞癌,且每一种成分要>10%)鉴别。

考虑到世界范围各国及地区经济及卫生技术水平发展不均,大细胞癌可能会有以下 3 种情况。

(1)大细胞癌,免疫表型为 CK 阳性、肺腺癌免疫标志物和鳞癌标志物及黏液染色均为阴性。

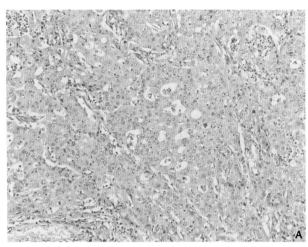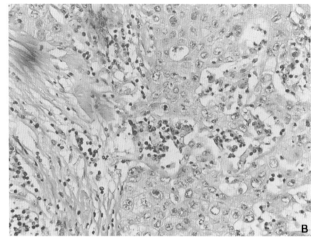

图 11-2-14　大细胞癌

A. HE×200,示肿瘤细胞排列成大小不等的癌巢。B. HE×400,示细胞核仁较大,核仁明显,呈卵圆形或不规则形,胞质丰富

（2）大细胞癌,免疫表型为 CK 阳性、肺腺癌免疫标志物和鳞癌标志物表达结果不满意[TTF-1、NapsinA、p40、p63（4A4）、CK5/6 其中之一有局灶阳性]、黏液染色为阴性。

（3）大细胞癌,不能提供免疫组织化学和黏液染色结果。

此外,2015 版将 2004 版的大细胞癌的几个亚型作了较大幅度改变,首先将基底样大细胞癌归为鳞癌的一个亚型;将大细胞神经内分泌癌归入神经内分泌肿瘤;将淋巴上皮瘤样癌归入其他和未分类癌的范畴;取消透明细胞大细胞癌和横纹肌样大细胞癌亚型。

（四）肺腺鳞癌

腺鳞癌（adenosquamous carcinoma）被定义为有腺癌和鳞癌两种成分的非小细胞肺癌,而且每一种成分至少达 10%,应仅在手术切除标本中应用这种诊断名称（活检和细胞学标本仅能作出提示性诊断）。免疫组织化学主要依靠 TTF-1 和 P40 及黏液染色[如在 TTF-1 阳性区域有 p63、CK1/CK5/CK10/CK14（34βE12）等表达,没有诊断价值]。腺鳞癌需注意与鳞癌中陷入的非肿瘤腺体以及与低级别和高级别黏液表皮样癌鉴别。如遇到由实体性腺癌和非角化性鳞癌两者并存者,诊断会很困难。

（五）肺神经内分泌肿瘤

2015 版将小细胞癌（small cell carcinoma）、复合性小细胞癌（combined small cell carcinoma）、大细胞神经内分泌癌（large cell neuroendocrine carcinoma, LCNC）、复合性大细胞神经内分泌癌（combined large cell neuroendocrine carcinoma）、不典型类癌（atypical carcinoid tumor）、类癌（typical carcinoid tumor）及浸润前病变-弥漫性特发性的神经内分泌细胞增生（diffuse idiopathic pulmonary neuroendocrine cell hyperplasia）集中归为神经内分泌肿瘤（neuroendocrine tumors, NET）（图 11-2-15）。

2015 版小细胞癌的诊断标准与 2014 版基本相同,但提出巢状、梁状、周围栅栏状排列和菊形团等在神经内分泌肿瘤中常见的组织学结构在小细胞癌中不常见。广谱 CK 在小细胞癌细胞中的表达特点是在核旁呈逗点样或于胞质内弥漫表达;突触素和 CD56 一般为弥漫强阳性,而 CgA 往往呈灶性或弱阳性,其中 CD56 最敏感。>60% 的小细胞癌 CD117 阳性。此外,Ki-67 阳性指数也被引入,一般认为小细胞癌 Ki-67 阳性指数>50%,平均≥80%。建议在小活检中增加 Ki-67 阳性指数的检测,以防止将伴有机械性损伤的类癌过诊断为小细胞癌。小细胞癌与 LCNEC 最重要的鉴别点是细胞大小、核质比、核仁是否存在。LCNEC 被定义为非小细胞癌伴有神经内分泌形态学特征（包括菊形团和栅栏状排列）,且表达神经内分泌指标（CD56、CgA、突触素中一个指标阳性即可,但需>10% 的肿瘤细胞明确阳性）。

3 个常用的神经内分泌指标中,CD56 的敏感性最高,但 CgA、突触素的特异性更强。LCNEC 常 p40 阴性,但 p63 可阳性。约 70% 的 LCNEC 表达 CD117。Ki-67 阳性指数一般为 40%~80%。如肿瘤形态像不典型类癌,但核分裂象>10/2mm^2,仍需诊断 LCNEC。10%~20% 的肺鳞癌、腺癌、大细胞癌在光镜下无神经内分泌形态,但有神经内分泌免疫表型和/或电镜下的神经内分泌颗粒,建议诊断为非小细胞癌伴神

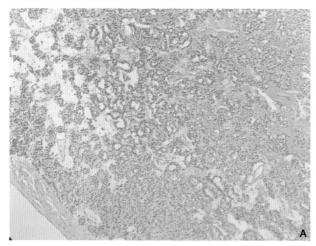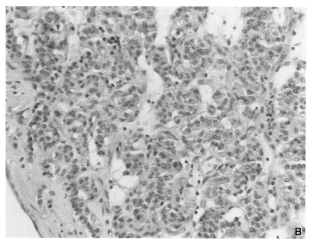

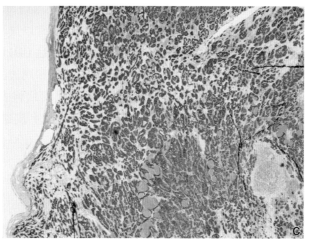

图 11-2-15 神经内分泌肿瘤
A. HE×100,B. HE×400,示肿瘤细胞呈中等大小,成片分布,细胞大小和形态较一致。C 示突触素 Syn 标记呈阳性表达

经内分泌分化。这类肿瘤的预后和对化疗的反应目前尚不清楚。大细胞癌伴有神经内分泌形态,但神经内分泌指标阴性,建议诊断大细胞癌伴神经内分泌形态,归入大细胞癌。

类癌和不典型类癌,分别被划为低度和中度恶性神经内分泌肿瘤,诊断标准同 2004 版,但类癌需≥5mm。如肿瘤<5mm,则归入微瘤型类癌。Ki-67阳性指数目前还无法用来鉴别典型类癌和不典型类癌,但在活检和细胞学标本中的应用可防止过诊断。弥漫性特发性神经内分泌细胞增生诊断标准同 2004版。诊断肺神经内分泌癌应注意与转移性肿瘤(尤其是胃肠道来源)鉴别。

(六) 肉瘤样癌

肉瘤样癌(sarcomatoid carcinomas)为一类分化差的非小细胞癌,包括 5 个亚型,即多形性癌(pleomorphic carcinoma)、梭形细胞癌(spindle cell carcinoma)、巨细胞癌(giant cell carcinoma)、癌肉瘤(carcinosarcoma)和肺母细胞瘤(pulmonary blastoma),对多形性癌仍要求肿瘤性梭形细胞和/或巨细胞至少

占 10%,小活检或细胞标本中可描述肉瘤样成分,不要求作出确切的诊断;癌肉瘤的病理报告必须列出切片中出现的所有上皮性和肉瘤成分的组织学类型,上皮性成分出现频率依次为鳞癌、腺癌、腺鳞癌和大细胞癌,肉瘤性成分的出现依次为横纹肌肉瘤、软骨瘤和骨肉瘤,一般多以混合性存在,少数病例可出现脂肪肉瘤及血管肉瘤成分;若标本中出现神经内分泌癌成分则相应归入复合型小细胞癌或复合型大细胞神经内分泌癌伴肉瘤成分,因其预后和治疗与神经内分泌肿瘤类似。

肺母细胞瘤是由原始上皮成分和原始间叶组织构成,原始上皮成分主要为低级别胎儿型腺癌,局灶可出现高级别胎儿型腺癌或分化成熟的腺癌。43%~60%的病例中可见桑葚样结构;散在神经内分泌细胞及小细胞癌成分见于个别报道。

原始间叶组织为在黏液或纤维性背景中紧密排列的圆形细胞,并有向成熟成纤维细胞分化的趋势,异源性成分如骨肉瘤、软骨肉瘤、横纹肌肉瘤见于25%的病例,卵黄囊瘤、畸胎瘤、精原细胞瘤、胚胎性

癌及恶性黑色素瘤成分亦可在少数病例见到。免疫表型方面，如果非多形性癌的成分明确存在时，不要求梭形细胞或巨细胞一定有角蛋白表达；Fascin 可表达于多形性成分，desmocollin3 也可有不同程度表达。另外，极少数肺母细胞瘤可含生殖细胞肿瘤成分（如卵黄囊瘤、精原细胞瘤），可用胎盘碱性磷酸酶和 α-FP 加以鉴别。

（七）其他和未分类癌

1. 淋巴上皮瘤样癌（lymphoepithelioma-like carcinoma）　2015 版将其划为其他和未分类癌。肿瘤呈弥漫浸润方式伴有大量淋巴细胞浸润，癌细胞呈合体细胞样生长，细胞核呈空泡状，有明显的嗜酸性核仁，核分裂象易见，平均 $10/2mm^2$。肿瘤细胞表达 CK（AE1/AE3）、CK5/6、p40、p63，提示鳞状细胞来源。同时伴有混合 $CD3^+$ T 淋巴细胞和 $CD20^+$ B 淋巴细胞浸润。EB 病毒感染与该病之间有一定相关性。很少有 KRAS 和表皮生长因子受体（EGFR）基因突变，提示这些基因对该病的发展无明显驱动作用。鉴别诊断主要是与非霍奇金淋巴瘤及转移性鼻咽癌区别。

2. NUT 癌（NUT carcinoma）　NUT 癌是一种侵袭性的低分化癌，因肿瘤细胞有 NUT 基因重排而被命名。在 2015 版中属于新病种（在 2004 版的胸腺肿瘤章节中提到过该癌）。目前全世界报道少于 100 例，可发生于任何年龄，但更多见于年轻人和儿童，男女发病比例相当。NUT 癌被发现时已多为进展期，故手术切除标本例数较少。肉眼检查见肿块较大，切面呈黄褐至白色，常见地图样坏死。显微镜下肿瘤由小到中等大小未分化肿瘤细胞组成，片状或巢状排列，核不规则，染色质颗粒状或粗糙，常有突然角化现象。

超过 50% 的 NUT 癌的肿瘤细胞显示 NUT 抗体斑点状核阳性。但应注意在精原细胞瘤中可有 NUT 弱或局灶性表达，多数病例广谱 CK 阳性，其他上皮标志物如上皮细胞膜抗原、Ber-EP4、癌胚抗原的结果报道不一。大部分病例有 p63/p40 核表达，提示鳞状细胞来源。CgA、突触素和 TTF-1 偶有表达。NUT 癌还可表达 CD34。NUT 癌细胞伴有染色体易位，15q14 上的 NUT 基因（NUTM1）可与 19p13.1 上的 BRD4（70% 病例）或 9q34.2 上的 BRD3（6% 病例）以及其他未知基因（24% 病例）发生易位。NUT 癌易误诊为鳞状细胞癌（特别是基底细胞样鳞癌）、未分化肿瘤、小细胞癌、腺鳞癌、尤文瘤、转移性生殖细胞肿瘤、急性淋巴瘤等。诊断 NUT 癌需要免疫组

织化学证明 NUT 蛋白表达或有 NUT 重排。NUT 癌呈高侵袭性，目前尚无特别有效的化疗药物，平均生存期仅 7 个月。

（八）唾液腺型肿瘤

唾液腺型肿瘤（salivary gland-type tumors）包括 4 种，除黏液表皮样癌（mucoepidermoid carcinoma）、腺样囊性癌（adenoid cystic carcinoma）、上皮肌上皮癌（epithelial-myoepithelial carcinoma）外，2015 版将多形性腺瘤（pleomorphic adenoma）纳入到唾液腺型肿瘤中（2004 版单独列出），使唾液腺型肿瘤的类型更加完整、统一。黏液表皮样癌肿瘤细胞不表达 TTF-1 和 NapsinA，可检测到 MAML2 基因重排。

腺样囊性癌常以局部复发为主，很少远处转移，其肿瘤细胞可表达 CD117。上皮肌上皮癌表现为由内侧的上皮细胞和周边的肌上皮两种细胞构成的管状结构，其中上皮细胞表达 CK，通常波形蛋白和 S-100 蛋白阴性；肌上皮细胞 CK、CD117 及胶质纤维酸性蛋白弱阳性，S-100 蛋白、肌动蛋白强阳性，癌胚抗原、HMB45 阴性。

（九）其他

肺腺瘤除包括以前的肺泡样腺瘤、乳头状腺瘤、黏液性囊腺瘤、黏液腺腺瘤 4 种外，2015 版将 2004 版排在混杂性肿瘤中的硬化性血管瘤更名为硬化性肺泡细胞瘤后归入肺腺瘤，其内容基本保留了 2004 版的内容。肺 PEComa 样肿瘤是个新提法，它包括 3 种疾病，即所谓的淋巴管肌瘤病（弥漫性的多囊性增生）、PEComa（良性局限性肿瘤，主要以透明细胞为主，即 2004 版的透明细胞瘤）以及与上述两者之间有重叠的弥漫性增生。血管平滑肌瘤病在肺内罕见，也是 PEComa 的一部分。

新分类取消了肺静脉肉瘤、肺动脉肉瘤的名称。新添的肺动脉内膜肉瘤被认为起源于动脉内膜的未分化或异质性分化的肿瘤（如骨肉瘤、软骨肉瘤等）。新分类还新增了伴有 EWSR1-CREB1 异位的肺黏液样肉瘤和肌上皮肿瘤/肌上皮癌（后者大部分或全部表现为肌上皮分化）等罕见肿瘤。

2015 版还提到了原发于肺的颗粒细胞瘤、血管瘤样的纤维组织细胞瘤。肺淋巴及组织细胞性肿瘤中除原有的 MALT 型边缘区 B 细胞淋巴瘤、弥漫性大 B 细胞淋巴瘤、淋巴瘤样肉芽肿及朗格汉斯细胞组织细胞增生症外，新添加了血管内大 B 细胞淋巴瘤和 Erdheim-Chester 病（一种罕见的黄色瘤样组织细胞增生导致肺间质纤维化，具有潜在致死性）。2015 版还将生殖细胞肿瘤、肺内胸腺瘤、恶性黑色

素瘤及肺脑膜瘤统一归到异位起源的肿瘤名下。

三、肺非切除标本的诊断

肺小活检的组织学诊断必须考虑现有切片的局限性,报告不能超越相关切片的组织信息。如在活检中见到附壁样成分,可描写为附壁样的腺癌,结合多学科检查尤其是 CT 检查后,诊断可提出原位腺癌可能(冷冻诊断因取材不充分,应当也适用于上述原则)。微浸润性腺癌和大细胞癌诊断名称不能应用于活检标本。当活检标本中出现符合大细胞神经内分泌癌的组织形态和免疫表型时,可以提示大细胞神经内分泌癌可能。

约有 50%~70% 的活检标本可在光镜下直接区分腺癌和鳞癌,利用免疫组织化学后,90% 的病例可以区分,但仍有 10% 诊断为 NSCLC-NOS,但这一诊断名称应当尽可能少用。对于腺癌标志物建议使用 TTF-1 和 NapsinA,二者均有 80% 的敏感性。鳞癌标志物建议使用 p40,另一个标志物为 CK5/6,而 p63 特异性较差,因约 1/3 的腺癌可以表达。如果肿瘤缺乏鳞癌标志物的表达,但有 p63 和 TTF-1 同时表达时应当考虑诊断为腺癌。考虑到有 15%~20% 的腺癌 TTF-1 阴性,故认为 TTF-1/p40 双阴性的癌中,更多的是实性腺癌,而不是非角化性鳞癌。当肺源性标志物阴性时,必须要考虑到其他部位肿瘤转移至肺的可能。

(刘士远　望　云)

第三节　肺癌的影像学诊断

肺癌(lung cancer)是目前最常见的恶性肿瘤之一,也是致死率最高的恶性肿瘤。过去 30 年间我国肺癌死亡率上升了 465%,成为世界第一肺癌大国,近 10 年增长最快,目前我国肺癌发病率每年增长 26.9%,预计到 2025 年,我国肺癌患者将达到 100 万/年。据我国最新癌症统计数据显示,2015 年度肺癌居男性恶性肿瘤发病率和死亡率之首。目前肺癌的主要治疗手段仍然是以手术为主的综合治疗,肺癌的预后与确诊时的临床分期密切相关。

国际肺癌研究中心(IASLC)根据第八版的分期,对非小细胞肺癌的生存分析显示,肿瘤大小是影响肺癌患者预后的重要因素,肿瘤越大,预后越差。对于那些直径≤5cm 的患者,肿瘤每增加 1cm,其预后明显下降($p<0.001$),而对于肿瘤最大径>5cm,≤7cm 的患者生存率变化不大。因此,早期诊断是提

高肺癌生存率的关键。肺癌的影像诊断与鉴别诊断已成为胸部影像学研究的重点和难点。

一、周围型肺癌

【概述】

周围型肺癌(peripheral primary lung cancer)为起源于肺段支气管以下的支气管上皮或肺泡上皮的恶性肿瘤。病理上以肺周边部形成肿块或结节为主要特征,瘤体直径<3cm 为结节,直径≥3cm 称为肿块。肿瘤较大时可发生坏死及营养不良性钙化,较小的瘤体内可见空泡及含气支气管。大多数瘤体倍增时间 30~450 天,个别高分化的可达 800~1 200 天。

组织学上分为非小细胞性及小细胞性肺癌,非小细胞性肺癌中腺癌(adenocarcinoma)最多,恶性程度高;其次是鳞癌(squanmous carcinoma),多见于男性,生长慢,转移相对较晚;小细胞癌(small cell carcinoma)恶性程度最高,生长、转移快;其他发病率较低的包括大细胞癌(large cell carcinoma)及类癌等。

根据形态,周围型肺癌大体上分为单发结节型、多发结节型以及弥漫型;根据密度分为实性结节(solid nodule, SN)、混杂磨玻璃密度结节(mixed ground glass nodule, mGGN)和纯磨玻璃结节(pure ground glass nodule, pGGN)。pGGN 指结节中没有实性成分,然而不同的判断方法对同一个结节有无实性成分会有不同的结果。

日本放射学会采用肺窗,认为存在遮挡血管、支气管的非血管结构密度即为实性成分;Fleischner 协会采用纵隔窗,认为纵隔窗上 GGN 仍有组织可见即为实性成分,反之则为无实性成分;另有部分研究采用中间窗或 CT 阈值法定量判断。

我们认为,磨玻璃密度结节的分类应定性指标和定量指标相结合,整合应用纵隔窗/肺窗、phantom 视窗和 CT 密度直方图,将磨玻璃密度结节分为三类,即混杂磨玻璃密度结节、均匀纯磨玻璃密度结节和不均匀纯磨玻璃密度结节(图 11-3-1)。

这样能更准确地判断 GGN 有无实性成分,可对 pGGN 有无浸润性作出术前预判,使 GGN 的分类更加准确,临床处理更有预见性和目的性。早期周围型肺癌指结节直径 2cm 以下,没有任何淋巴路和血路的转移。中晚期肺癌转移和外侵的方式包括直接侵犯、气道播散、淋巴及血路转移。正确判断病灶的性质对临床正确处理、避免过度治疗有着重要意义。

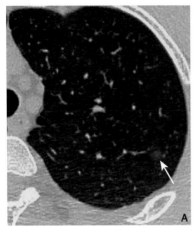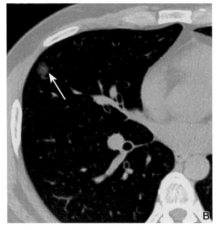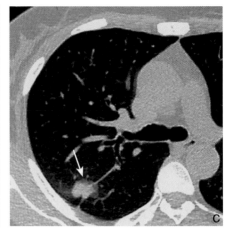

图 11-3-1 磨玻璃密度结节的分类
A. 均匀纯 GGN；B. 不均匀纯 GGN；C. 混杂 GGN

【临床表现】

1. **早期周围型肺癌** 往往缺乏症状，少数患者可有间断性痰中带血，实验室检查没有特异性，痰细胞学常阴性，临床发现较困难。近年来，随着肺癌筛查的广泛开展，越来越多的早期肺癌被检出，部分病灶缺乏典型的影像学征象，定性诊断困难。中晚期周围型肺癌以咳嗽、痰中带血为主要表现。

2. **中晚期肺癌** 当肿瘤发生邻近脏器的侵犯或发生转移后，可出现相应部位的临床症状和体征。如胸膜受累致胸腔积液可出现憋气，呼吸困难和胸痛；肺癌侵犯上腔静脉，可引起上腔静脉阻塞综合征，出现颈静脉、上肢静脉、胸壁静脉怒张，头颈部水肿和气短；侵犯喉返神经可引起声音嘶哑；迷走神经受累时出现同侧软腭瘫痪、咽喉感觉丧失及吞咽、呼吸困难；交感神经受侵可使汗腺分泌减少或无分泌；

颈上交感神经受侵可发生霍纳（Horner）综合征；肺上沟瘤可引起特征性临床表现，如臂丛侵犯出现肩背部和上肢疼痛、感觉丧失及运动障碍等；纵隔淋巴结转移压迫食管可引起吞咽困难；肋骨或其他部位骨转移可出现相应部位疼痛；心包转移可出现心悸、胸闷；脑转移可导致头晕、头痛及相应的神经定位体征。

【影像检查技术与优选】

1. **X 线检查** 周围型肺癌的影像学检查方法包括 X 线、CT、MRI 和 PET-CT。胸部 X 线摄影在肺癌的诊断中发挥着基础性作用，可发现部分早期周围型肺癌，但由于 X 线摄影密度分辨率低、胸内结构相互重叠，加上其提供的是二维图像，直径<1cm 的肺癌往往容易遗漏，特别是心脏后方、脊柱旁、膈附近、肋骨重叠处等部位的小肺癌更是如此（图 11-3-2）。

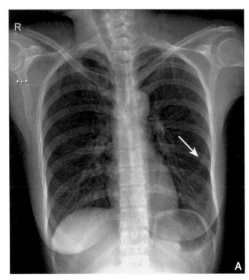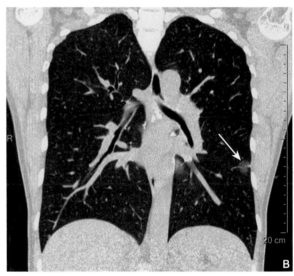

图 11-3-2 磨玻璃密度结节的胸部 X 片与 CT 对照
A. 左下肺野外带左侧第 8 后肋重叠处局部密度可疑增高（箭），不能肯定是否有病灶；B. 左肺下叶外基底段胸膜下一长径约 1.2cm 的混杂磨玻璃密度结节（箭）。手术病理证实为浸润性肺腺癌，附壁生长为主

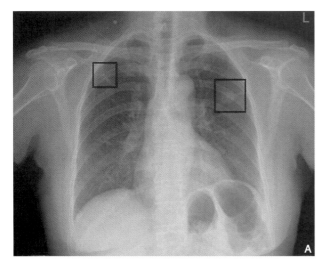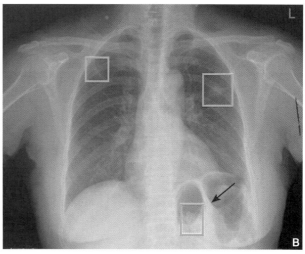

图 11-3-3　基于胸部 X 线片的深度学习技术人工智能模型
A. 测试集中的标记示例；B. 深度学习模型对胸片中结节的检测结果，其中箭所指的检测结果是模型得到的假阳性病灶

　　近期文献报道，基于胸部 X 线深度学习人工智能模型能有效检出肺部的亚实性结节，从而辅助影像科医生的诊断工作，但对于假阳性结节需要进一步优化（图 11-3-3）。肋骨抑制成像技术可以显著提高放射科医师对胸部后前位 X 线片中肺结节的检出率，其效能与结节的密度、大小和分布有关。

　　2. CT 技术　近年来 CT 技术发展迅速，其检测肺结节的敏感性进一步提高，临床发现的毫米级肺癌越来越多，使得肺癌的早期诊断率明显提高。全面、客观、准确地显示病灶，是结节定性、定量和进一步处理的前提。常规扫描和重建发现的结节，并不一定能精准显示结节的形态特点，高分辨率 CT（HRCT）及螺旋 CT 薄层靶扫描或靶重建，结合增强扫描和后处理重建技术（MPR、MIP、VR）有助于早期肺癌征象的显示（图 11-3-4），并可明确肿瘤对胸膜、胸壁、纵隔大血管的侵犯和转移，有助于肺癌的临床分期。

　　另外，选择合适的重建算法，多种窗宽、窗位技术的应用对于磨玻璃样肺癌的征象评价尤为重要。超高分辨率重建可将重建矩阵增加至 1 024×1 024，

在显示分叶、瘤-肺界面及病灶内细微结构方面有更大的优势（图 11-3-5）。

　　对靠近肺底、后胸壁、心脏及膈肌的肺结节，受肺血坠积效应、心脏搏动及呼吸运动的影响，形态特征常常不能充分显示，此时应改变体位（观察侧在上）进行靶扫描，使运动伪影减少、病变区域肺组织最大程度充气膨胀，提高图像信噪比，这样肺结节的形态、边缘、瘤—肺界面、内部细微结构及与邻近胸膜、支气管血管束的关系显示更加清楚，获得的诊断信息更多，可增加医师的诊断信心（图 11-3-6）。在 CT 设备条件允许的情况下，尽量使用低剂量扫描，新的后 64 排 CT 还可以用超低剂量扫描。

　　基于 CT 影像的人工智能（AI）肺结节检测模型显示出较好的临床使用潜力，甚至部分已经成为临床工作中医生不可分割的好帮手。以肺结节为例，AI 算法模型能自动分割、快速准确定位疑似肺结节的病灶，从大数据集学习所得到的算法模型可以避免主观偏差，虽然部分模型筛选的结果中包含了一些假阳性结节，但明显降低了假阴性的发生，大大减轻了影像科医师的工作量。除此之外，AI 算法模型

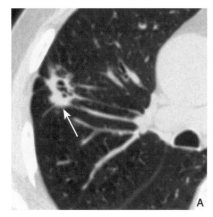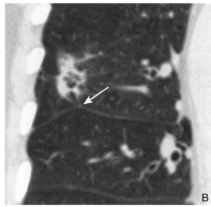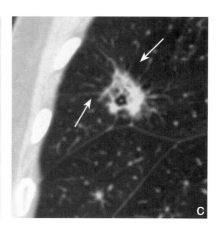

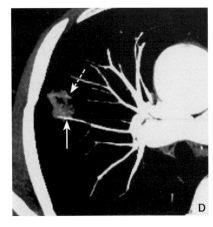
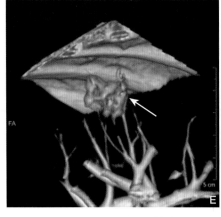
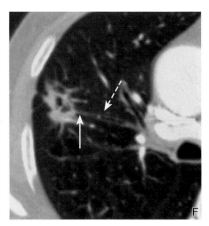

图 11-3-4　CT 后处理技术

男性,64 岁,右肺上叶实性结节的图像后处理,病理为右肺上叶浸润性肺腺癌。原始横断位图像靶重建(A)示右肺上叶结节病灶(实箭)形态欠规则,病灶内部见多个空泡,邻近胸膜牵拉凹陷;多平面重组(MPR)的冠状位(B)示邻近叶间胸膜牵拉(白箭);多平面重组(MPR)的矢状位(C)示病灶边缘毛糙,见长短不一的毛刺(白箭)。最大密度投影(MIP,D)示病灶与邻近肺血管的关系,邻近肺血管走行于病灶边缘(实箭)和内部(虚箭),可见血管集束征;容积再现(VR,E)示病灶的三维立体形态,形态欠规则;斜横断位图像(F)示病灶与邻近支气管的关系,邻近支气管截断(实箭),支气管管腔内见黏液嵌塞(虚箭)

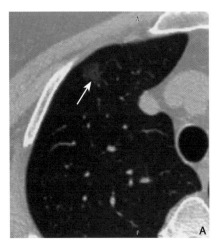
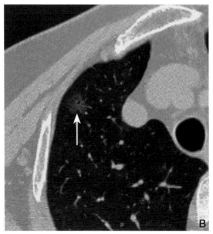

图 11-3-5　右肺上叶 AIS

女性,60 岁,常规高分辨率 CT(A)示右肺上叶磨玻璃密度结节(箭),病灶内部空泡壁显示不清;超高分辨率 CT(B),可以清晰显示空泡内壁

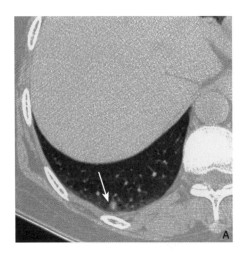
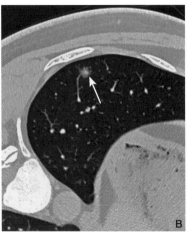

图 11-3-6　肺结节的常规俯卧位 CT 与改变体位靶扫描 CT 对照

男性,37 岁,右肺下叶胸膜下长径约 8mm 混杂磨玻璃密度结节,病理为微浸润肺腺癌。常规俯卧位 CT(A)示右肺下叶胸膜下结节(箭),病灶边缘显示不清,周围见肺血坠积效应;改变体位靶扫描图像(B),示右肺下叶结节为混杂磨玻璃密度结节(箭),边缘毛糙,见浅分叶,病灶周围肺血坠积效应消失

不仅能提取肺结节的位置、形态信息,还能进一步提供肺结节分类(实性、亚实性及钙化等)乃至肿瘤良恶性分级等一些决策意见供医师参考。

3. MRI 检查 MRI 对周围型肺癌,特别是早期周围型肺癌形态学征象,如分叶、毛刺、空泡征等的显示价值有限(图 11-3-7)。但是 MRI 可直接三维成像,对肺尖、颈胸交界处、膈周围等部位肿瘤与邻近脏器结构的关系显示具有优势。另外,MRI 对胸壁软组织、纵隔淋巴结及心脏大血管等结构的侵犯或转移显示优于 CT。因此,MRI 对中晚期周围型肺癌的临床分期起到重要的补充作用。

4. PET 或 PET-CT 检查 PET 或 PET-CT 可以提供肿瘤的代谢信息,有助于良、恶性肺肿瘤的鉴别(图 11-3-8),特别对于肺门、纵隔淋巴结的转移有很高的敏感性和特异性。但其较高的假阳性率(如活动性炎症、结核、炎性假瘤、肉芽肿)、较低的空间分辨率以及昂贵的检查费用,限制了它的广泛应用,目前其主要价值在于临床分期、疗效评价和随访。但对于表现为 pGGN 的肺腺癌,因其自身摄取特点以及极少发生转移,应用 PET-CT 进行 TNM 分期评估完全没有必要。

尽管 MRI、PET-CT 在周围型肺癌的诊断中发挥着重要作用,但目前 X 线片仍为最常用的基础性检出手段,CT 仍然是首选和应用最广泛的方法。

【影像学表现】

1. X 线表现 肺内 2cm 以下的结节状阴影,边界清楚或模糊,可有分叶征象。磨玻璃结节往往不易显示,部分表现为界限不清的淡薄阴影。早期肺癌能否在 X 线片上显示取决于两个方面:一是结节的大小,二是结节的密度。

一般情况下实性密度的早期原发性肺癌 5mm 以下的不能显示,5~10mm 的显示困难,10mm 以上的一般能够显示;但对于磨玻璃结节,如果其磨玻璃成分比例在 70% 以上,即使 2cm 以上也不一定能发现(图 11-3-2)。中晚期周围型肺癌表现为肺野内 2cm 以上的结节或肿块,随着病变的进展可伴有肺门增大及纵隔增宽,有转移时则同时有相应部位的变化。

2. CT 表现

(1) 瘤体形态:早期肺癌的瘤体形态大部分是圆形或类圆形,部分磨玻璃密度病灶可表现为不规则形,这种形态易误诊为良性(图 11-3-9)。长征医院收集的 293 例周围型肺癌中类圆形或椭圆形的占 86%,不规则及其他形态仅占 14%。周围型肺癌的大体形态与其他病变重叠很大,对肺癌的定性诊断帮助有限。

(2) 边缘形态:包括分叶征、指样及棘状突起、毛刺征

a. 分叶征:形成的病理基础有多种,包括:肿瘤边缘各部位肿瘤细胞分化程度不一,生长速度不同;肺内结缔组织及瘤内瘢痕等牵拉可引起肿瘤生长受限,产生凹陷,形成分叶形态;小叶间隔、血管、支气管等有型结构的限制作用;肿瘤的多核起源等。由于肿瘤早期浸润性小和周围小叶间隔的阻挡,磨玻璃密度结节边缘可见向心性凹陷(图 11-3-10)。

分叶征对周围型肺癌有重要诊断价值(图 11-3-11)。常规 CT 周围型肺癌分叶征的出现率为 30%~50%,而 HRCT 对小肺癌分叶征的检出率达 96%。分叶与肿瘤的大小有关,1~1.5cm 的肺癌结节即可

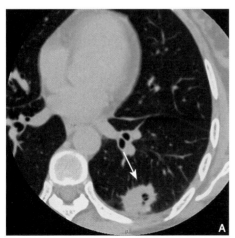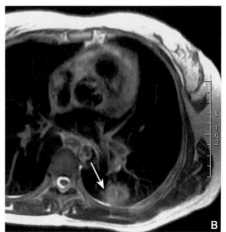

图 11-3-7 肺结节的胸部 CT 与 MR 对照

女性,53 岁,左肺下叶浸润性肺腺癌。胸部 CT(A)示左肺下叶胸膜下肿块(箭),长径约 3.2cm,病灶边缘见分叶、毛刺,内部见空泡影;胸部 MRI(B)示左肺下叶肿块,病灶边缘形态及内部结构显示较 CT 差

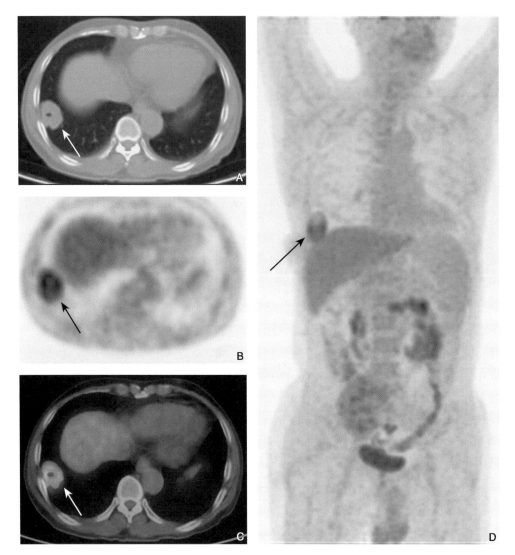

图 11-3-8　周围型肺癌的 PET-CT 表现

男性,61 岁,浸润性鳞癌。CT(A)示右肺下叶胸膜下肿块,病灶内见空洞形成;同机 PET(B)示右肺下叶肿块呈不均匀摄取增高,SUVmax 为 5.1;CT 与 PET 融合图像(C)示高摄取区与 CT 肺结节高度吻合;PET 全身显像(D)示右肺下叶肿块摄取增高,右下肺门有淋巴结代谢轻度增高,全身无其他异常放射性浓聚区

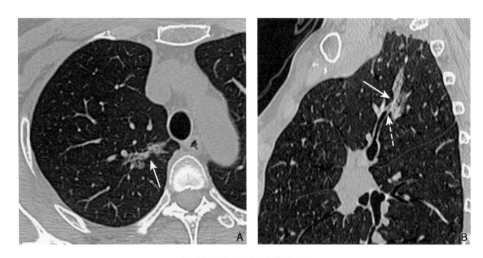

图 11-3-9　浸润性肺腺癌

女性,56 岁,横断位肺窗(A)示右肺上叶尖段见一不规则形混杂磨玻璃密度结节,边界清楚,病灶内见空泡征;矢状位肺窗(B)示右肺上叶尖段支气管狭窄,右肺上叶结节部分边缘平直、内凹(实箭),病灶内见细支气管充气征,邻近支气管截断(虚箭)

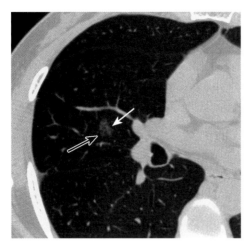

图 11-3-10　微浸润肺腺癌

女性,40 岁,CT 肺窗显示右肺中叶见一纯磨玻璃密度结节,边界清楚,病灶内前缘平直、内凹(白箭),外缘膨隆、毛糙(黑箭),病灶内见空泡影

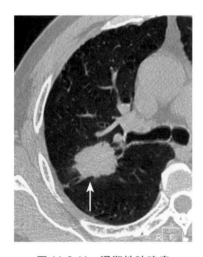

图 11-3-11　浸润性肺腺癌

男性,60 岁,CT 横断位肺窗示右肺上叶后段肿块(箭),呈类圆形,边缘见分叶、毛刺

产生分叶,但一般 3cm 以下的肺癌分叶多较浅,而随着肿瘤体积的增大,分叶可以逐渐明显而加深。尽管分叶征是周围型肺癌较有特征性的征象之一,但有些结核球及良性肿瘤也可产生分叶,因此需结合其他征象综合分析。

b. 棘状突起或指状突起:部分病例可见,表现为纵隔窗上自肿瘤边缘向外围伸展的圆钝指状或尖角状突起(图 11-3-12),数目可多可少,前者较有特征性,后者在炎性结节中也常常见到,密集排列时形似锯齿。有人认为棘突是毛刺的根基部,肺窗上可见棘突向外延伸与毛刺相连,两者意义相同。

c. 毛刺征:指肺窗上于瘤灶边缘向周围肺实质内伸展的细短无分支的条状影,基底较粗,向外逐渐变细(图 11-3-7、图 11-3-9),是较有特征性的肺癌征象。其形成机制主要有以下几种可能性:①肿瘤向

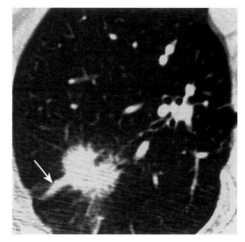

图 11-3-12　棘状突起

女性,65 岁,病理为浸润性肺腺癌。自肿瘤边缘向外围伸展的指形突起(白箭)

外沿框架结构浸润生长,伴炎症反应及结缔组织增生。②肿瘤组织收缩、局部牵拉引起的肺小叶间隔等框架结构聚拢或线状小叶肺不张。不同病理类型或分化程度的肺癌,毛刺征出现概率不同,病理基础也会略有差异,常常是多种病理基础并存,或以某种基础为主。关于毛刺征在新的影像模态上的表现和形成机制,有必要进行大样本的前瞻性深入研究。

典型周围型肺癌的毛刺征在 CT 肺窗上表现为瘤周放射状排列的细短小刺,称放射冠(图 11-3-13),周围还可见不同程度的气肿带。但多数病灶仅能在部分边缘上见到毛刺,最多见的是远离肺门侧。常规 CT 由于空间分辨率低,有些细小毛刺可能仅表现为毛糙边缘,这些患者在 HRCT 上往往均可显示毛刺征。

(3) 瘤-肺界面:CT 对周围型肺癌瘤-肺界面的显示显著优于胸片,但必须强调薄层扫描及合适的窗技术。我们认为,肺癌的瘤-肺界面分为光滑、毛糙和模糊三种比较合适。良性的 GGN 病灶较小,密度较纯且均匀,边缘光滑整齐,无分叶;恶性的 GGN 常常>1cm,具有分叶、边缘毛糙的基本形态,清楚毛糙的界面是恶性 GGN 最重要的征象。

a. 光滑界面:这种界面的肺癌临床上出现概率较少,既见于恶性程度低的肿瘤,也见于恶性程度很高、生长速度很快的肿瘤(图 11-3-14)。前者的基础是瘤细胞呈堆积式生长,后者的原因是肿瘤生长太快压迫周围肺实质形成由数层不张的肺泡壁构成的假包膜,病灶较小又无转移及外侵征象时与良性肿瘤鉴别较难。

b. 毛糙界面:临床上大多数肺癌的边缘比较毛糙,指瘤-肺界面虽然清楚但有细小高低不平的突

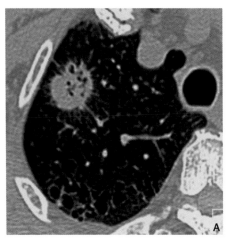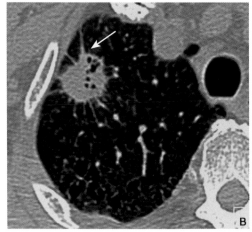

图 11-3-13　浸润性肺鳞癌

男性,73 岁,CT 薄层连续断面(A、B)显示右肺上叶结节,病灶形态呈类圆形,边缘毛糙,见分叶、毛刺征(箭),病灶内见多个空泡

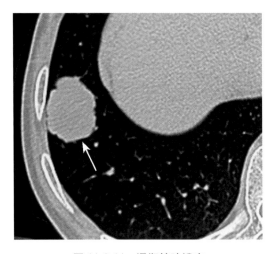

图 11-3-14　浸润性肺鳞癌

男性,61 岁,CT 肺窗显示右肺下叶外基底段肿块(箭),形态呈类圆形,边缘见分叶,未见毛刺,瘤-肺界面光滑

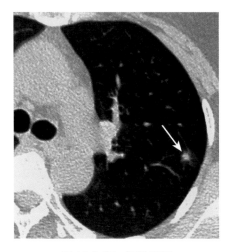

图 11-3-15　原位腺癌

女性,58 岁,CT 肺窗显示左肺上叶见一长径约 9mm 的混杂磨玻璃密度结节(箭),病灶内见结节状实性成分,磨玻璃外缘界面模糊

起,可以全周或部分毛糙(图 11-3-11、图 11-3-13)。其原因一是肿瘤呈蟹足样浸润生长,与正常肺实质犬牙交错;二是瘤周肺实质有一定程度的炎症反应;三是瘤周的小血管及淋巴管内有癌栓形成。后两者是次要的。

c. 模糊界面:周围型肺癌也可有模糊的界面,其发生率在 10% 左右,属非典型表现(图 11-3-15)。其原因一是肿瘤恶性程度很高,模糊边缘由无数的细小癌结节构成;二是瘤周有炎症反应;三是瘤周有出血。

(4) 内部结构

a. 空泡征:空泡征在 CT 上表现为小于 5mm 的圆点样低密度区,直径以 1~2mm 居多,一个或多个,边界清楚(图 11-3-13);可位于肿瘤中央或边缘的任何部位;多见于 3cm 以下的小肺癌,以微浸润腺癌及

浸润性腺癌多见。其病理基础是尚未被肿瘤侵犯、破坏的肺支架结构,如肺泡等,或者是肿瘤坏死腔、含黏液的腺泡腔结构。该征由于体积很小,因此常规 CT 扫描很容易漏检,超高分辨率 CT 可以提高其检出率(图 11-3-5)。

b. 细支气管充气征:多见于 3cm 以下的小肺癌,表现为瘤体内管状或分支状的低密度影,当扫描层面与之垂直时,表现为连续几个层面的圆形或椭圆形点状低密度(图 11-3-5)。此时应与空泡征鉴别。

其形成是因为癌组织在细支气管及肺泡表面生长,而管腔仍通畅。细支气管充气征并无明显的特异性,许多炎性病变也可出现,但在形态上有一定差别,恶性病灶内部的支气管常常僵硬、不规则,管壁高低不平,部分病灶由于肿瘤的成纤维化反应表现

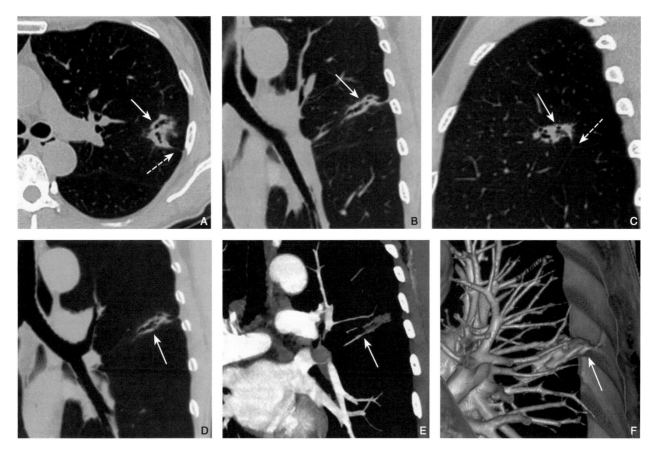

图 11-3-16　浸润性腺癌

女性,56 岁,横断位肺窗(A)示左肺上叶胸膜下不规则形实性结节(实箭),边界清楚,病灶内见分支状、管状低密度影,邻近胸膜牵拉凹陷(虚箭);冠状位肺窗(B)示病灶内见扭曲扩张的支气管影;矢状位肺窗(C)示病灶边缘毛糙,见毛刺征,邻近叶间胸膜牵拉凹陷(虚箭);最小密度投影(miMIP,D),示病灶内扭曲扩张的支气管影;最大密度投影(MIP,E)示病灶邻近肺血管走行如病灶内;容积重建(VR,F)示病灶形态不规则,呈扁平状

为支气管扭曲扩张(图 11-3-16);良性病变中的支气管走行比较自然,管壁无明显增厚。

恶性 GGN 中空气支气管征主要表现为支气管走行自然或扩张扭曲。恶性 GGN 中,不规则形、空泡征和空气支气管征的出现率高于实性结节,毛刺征低于实性结节,这与肿瘤早期浸润性小有关。

c. 囊腔征:Mascalchi 将含囊腔的肺癌按形态分为四型:Ⅰ型:结节位于腔外;Ⅱ型:结节位于腔内;Ⅲ型:囊腔壁的环形增厚;Ⅳ型:多房囊腔与结节混合型(图 11-3-17)。

关于含囊腔肺癌的影像学特征,我们研究发现此类病灶的肿瘤部分具有周围型肺癌的常见征象,如分叶、毛刺、胸膜凹陷等,囊腔部分的内壁不规则、腔内分隔及血管穿行是诊断恶性的重要征象(图 11-3-18)。

囊腔形成的机制有:①肿瘤细胞沿肺泡壁生长,致肺泡壁被肿瘤细胞破坏融合而形成含气的囊腔;②肿瘤阻塞局部引流的细支气管,致活瓣样阻塞。

含囊腔肺癌的发生机制如下:首先,肿瘤组织沿着肺泡壁生长,形成 CT 上的 GGO 表现,随后肿瘤组

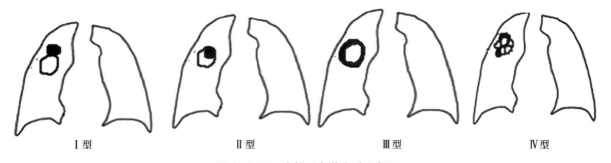

图 11-3-17　病灶形态学分型示意图

Ⅰ型:结节位于腔外;Ⅱ型:结节位于腔内;Ⅲ型:囊腔壁呈环形增厚;Ⅳ型:多房囊腔与结节混合型

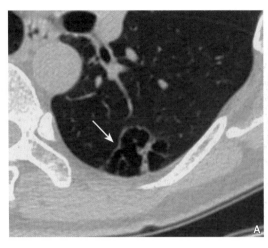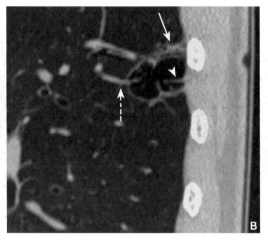

图 11-3-18 浸润性肺腺癌(腺泡为主型)

男性,55 岁,CT 轴位显示左肺下叶病灶以多房囊腔为主(实箭);矢状位重建(B)显示囊腔上部见混杂磨玻璃结节,磨玻璃结节边界清楚(实箭),囊腔内见分隔(箭头)及血管穿行(虚箭)

织向终末细支气管及细支气管方向发展,或肿瘤细胞直接在细支气管内生长,由于终末细支气管或细支气管缺少软骨,所以肿瘤细胞间接地起到了活瓣作用。

若肿瘤组织阻塞在终末细支气管这一级别,即形成 GGO 中的空泡征,若肿瘤组织阻塞在细支气管,则形成较大的含气囊腔,随着肿瘤组织侵犯破坏肺泡壁及气体不断进入肺泡内,肺泡壁破裂融合,即形成一孤立的带有分隔的薄壁囊腔。其次,随着囊腔内部压力逐渐增大,囊腔的体积也会逐渐增大,同时由于肿瘤组织沿着囊腔壁不规则生长即可导致囊腔壁不均匀增厚(图 11-3-19)。或者肿瘤组织继发于肺内既有的含气囊腔(图 11-3-20)。再次,囊腔随着肿瘤生长会慢慢消失、闭塞,而成为实性软组织影。

d. 坏死及空洞:从理论上讲癌组织离开血管数微米即可产生坏死,但一般肿瘤血管均极其丰富,所以肿瘤的坏死一般不是因为缺少血管,而是由瘤体中央的血管受压或受破坏所致。肺癌的坏死多发生于 3cm 以上的肺癌,坏死区位于肿块中央,大小自几毫米至数厘米,边界模糊,增强扫描显示清楚,可见自坏死区至肿瘤边缘强化逐渐明显。

肿瘤坏死物经支气管排出后即形成空洞,80%以上见于鳞癌,其他组织类型较少见。CT 上典型表现为厚壁或厚薄不均的空洞,内壁凹凸不平或呈结节状,壁外缘具备周围型肺癌的瘤-肺界面形态(图 11-3-21)。少数洞壁可非常薄,其原因是肿瘤内部组织坏死液化广泛,坏死物经细支气管排出形成薄壁空洞,而非囊腔,或肺周围组织的弹性回缩引起空洞牵拉,壁变薄(图 11-3-22)。

e. 钙化:肺癌尸检中钙化的发现率为 16%,肺癌切除标本 X 线片上的发现率为 15.8%,普通 X 线摄片的发现率约 1%,常规 CT 检查的发现率为 6%~7%,HRCT 的发现率 13.5%。鳞癌、腺癌均可发生。

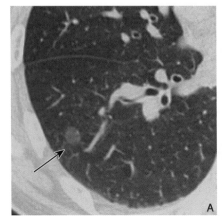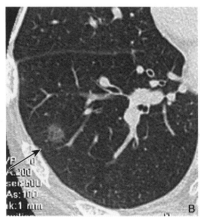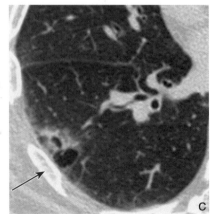

图 11-3-19 浸润性肺腺癌(腺泡为主型,伴乳头状及伏壁样成分)

女性,63 岁,LDCT(A)显示右肺下叶一长径约 8mm 的纯磨玻璃密度结节影(箭);5 年后复查(B)CT 示病灶体积稍增大,病灶内出现空泡征,距图 A14 年后(C),病灶演变为一薄壁多房含气囊腔病灶,边缘见混杂磨玻璃密度影

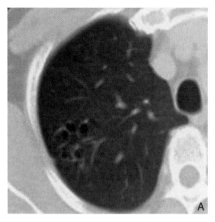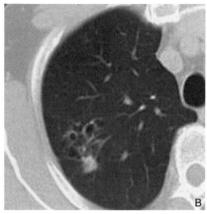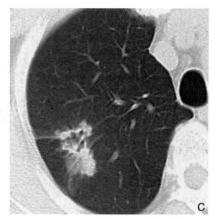

图 11-3-20　鳞癌（Ⅱ～Ⅲ级分化）

男性，60岁，基线扫描（A）示右肺上叶胸膜下多房含气囊腔病灶，囊壁不规则，见壁结节，初诊为肺大疱；1年后复查（B）显示囊壁增厚，壁结节体积增大；2年后复查（C）显示病灶囊腔体积缩小，实性成分增多，病灶密度由囊性为主型变成囊性与实性成分混合型，实性结节显示出周围型肺癌的征象

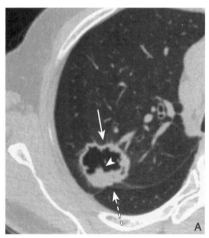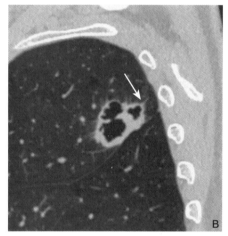

图 11-3-21　浸润性鳞癌（厚壁空洞）

横断位肺窗（A）示右肺上叶空洞外缘见分叶（实箭），边缘毛糙，空洞内壁凹凸不平，见壁结节（箭头），邻近叶间胸膜牵拉抬起（虚箭）；矢状位重建（B）示空洞外缘见毛刺（实箭），洞壁厚薄不均

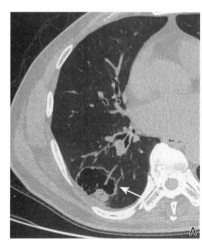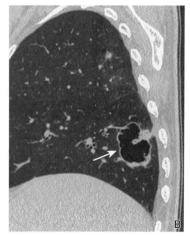

图 11-3-22　低分化鳞状细胞癌（薄壁空洞）

男性，66岁，横断面肺窗（A）示右肺下叶病灶为一薄壁空洞（箭），形态呈类圆形，洞外壁见分叶，内壁凹凸不平，空洞内见细小分隔及血管通入；矢状面重建（B）示空洞内壁凹凸不平，见壁结节

钙化的机制：①营养不良性钙化，见于较大的肿瘤，瘤体血供障碍，瘤细胞变性坏死，局部酸碱度发生变化，钙盐沉积；②肺内原有钙化，在肿瘤生长过程中，瘤组织将这些钙化包裹起来，这种钙化多边界清楚，形态粗大；③瘢痕癌的钙化，瘢痕癌发生在瘢痕或肉芽肿的基础上，容易发生钙化，钙化的发生可以在癌肿形成以前，也可以在癌肿形成后逐渐发生；④其他原因引起的钙化，如癌组织的内分泌功能可致肿瘤钙化，肿瘤基质细胞化生为成骨细胞形成钙化等。钙化原因不同，形成的钙化形态亦有所不同。

一般肿瘤本身产生的钙化为不定形状（细盐状或细沙砾状）或斑片状，原有钙化被包裹则为粗大的结节状或点状。关于钙化的鉴别诊断价值，一般认为，良性钙化多为弥漫性、同心圆形、中心性及爆米花样，钙化密度高，较粗大，平片多可显示；恶性钙化多为沙砾状或斑片状，也可为细小点状，多见于体积较大的肿瘤，尤其是 5cm 以上的肿瘤，平片大多不能显示。以上规律是相对的，有无钙化均不能排除或确定肿瘤，需结合钙化形态、分布及其他征象综合分析。值得注意的是，肺转移瘤亦可产生钙化，常见的是骨肿瘤、甲状腺癌、前列腺癌及乳腺癌的转移等。

f. 结节征：定义为病灶内多个圆形结节样高密度区，即由多个结节组成，见于早期肺癌（图 11-3-23）。病理基础为肺癌的多灶性起源，尚未融合或周边融合的瘤巢。此征象只能在薄层扫描图像上较好显示，靶扫描更佳，窗位和窗宽的调节至关重要。

（5）瘤周征象

a. 胸膜凹陷征：典型胸膜凹陷征是周围型肺癌较为特征性的征象。张志勇等通过病理对照总结了 101 例周围型小肺癌的常规 CT 及 HRCT 表现，发现

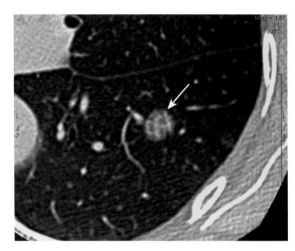

图 11-3-23 肺腺癌（结节征）
女性，50 岁，CT 肺窗显示左肺下叶类圆形结节（箭），病灶内密度不均，由多个高密度微结节组成

HRCT 上小肺癌中有完整胸膜凹陷的 57.7%，常规 CT 对完整胸膜凹陷征的显示率较低。因此对周围型肺癌行 CT 检查时，强调 HRCT 的价值及完整胸膜凹陷征的显示。胸膜凹陷的大体标本形态是多边锥形，其 CT 表现决定于凹陷的部位（不同部位凹陷之中轴线与扫描轴线角度不同）及扫描位置位于中心或边缘。当凹陷中心与扫描层面平行时，CT 上可见典型的胸膜凹陷（图 11-3-24），即在瘤灶与邻近胸壁间见三角形或喇叭口样液性密度区，三角形的尖端通过-线状影指向瘤灶。

随着扫描层面向上或向下偏离中心层面，三角形逐渐变小或变成两个甚至两个以上的小三角形；线状影可变成两条或两条以上并逐渐偏离瘤灶。肿瘤邻近叶间裂胸膜时，凹陷的空间被肺组织代偿性充填，一般不形成典型的胸膜凹陷征（图 11-3-16C）；

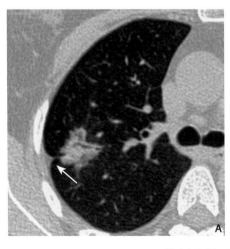

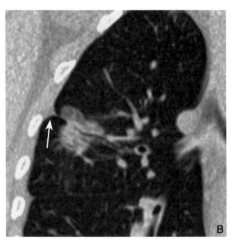

图 11-3-24 浸润性肺腺癌
女性，49 岁，横断位肺窗（A）示右肺上叶不规则结节，病灶为混杂磨玻璃密度结节，部分边缘毛糙，邻近胸膜牵拉呈喇叭口状，典型"胸膜凹陷征"（箭）；矢状位肺窗（B）示病灶内见支气管走行

仅见叶间裂胸膜向瘤灶倾斜、僵直或贴近,有时在凹陷部位也可见到液性密度区(图 11-3-4C)。容积重建可很好的显示胸膜凹陷征(图 11-3-25)。

b. 邻近血管、支气管改变:周围型肺癌邻近血

管支气管的改变包括肿瘤内纤维组织收缩牵拉引起的小血管支气管的聚拢、扭曲和移位以及血管支气管到达肿瘤边缘时被包绕破坏,即血管集束征(图 11-3-26)。

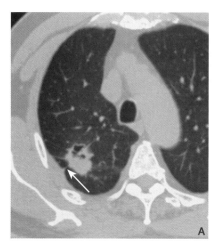
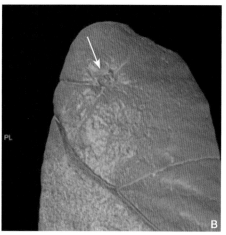

图 11-3-25　浸润性肺腺癌

男性,67 岁,横断位肺窗(A)示右肺上叶病灶为实性密度,边缘毛糙,见分叶、毛刺,可见"胸膜凹陷征"(实箭),病灶内见空洞。容积重建(VR,B)立体显示右肺上叶胸膜呈多边锥形凹陷(实箭)

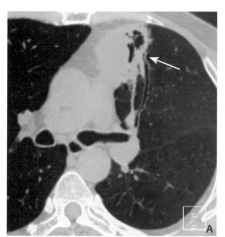
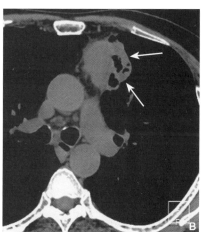
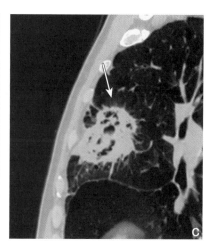

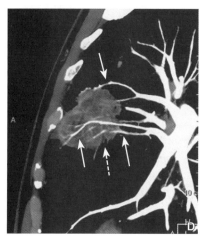
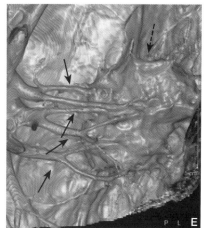

图 11-3-26　浸润性鳞癌

男性,62 岁,CT 轴位肺窗(A)示左肺上叶前段块病灶内有多个不规则空洞,邻近支气管、血管向病灶集中,支气管截断(实箭);纵隔窗(B)示病灶内部密度不均,空洞边缘密度较低(实箭);矢状位重建(C)上病灶边缘毛糙,见分叶、毛刺。最大密度投影(MIP,D)及容积重建(VR,E)图示病灶(虚箭)与邻近血管的关系,肺门端可见"血管集束征"(实箭)

由于肺动脉在肺外围过于细小而且易在发生病变时痉挛或闭塞，所以一般在常规 CT 扫描时难于显示肺动脉分支，见到的大多数是肺静脉。有报道通过判断肿块与肺血管的关系可以大致推测病变的良恶性，尤其是肺静脉被包绕中断时常常提示恶性病变可能。小支气管受累可以表现为支气管到达肿块边缘时突然截断；支气管也可以进入瘤体，瘤组织沿支气管壁生长，引起支气管壁增厚，管腔狭窄。

c. 其他邻近结构改变：周围型肺癌虽然发生在较小的支气管，但同样可以阻塞支气管引起远端节段性肺炎或肺不张，肿块越大就越明显，表现为肿块胸膜面模糊和/或有小片状或斑点状模糊影（图 11-3-27）；节段性肺炎或肺不张持续存在可在肿块远侧形成条索影（图 11-3-28），甚至引起胸膜的局限性不规则增厚。

肿块的肺门方向一般比较清楚，当有淋巴管的引流及转移时，可在肺门方向形成多条细条索状影指向肺门，此阴影可断断续续或不太规则，肺门淋巴结多已有明显肿大。周围型肺癌也可局部播散，多

见于低分化腺癌，分布于病灶的四周或某一侧，也可位于肿瘤近肺门侧；呈单发或多发小结节，也可为小斑片状，边界清楚。

如果病变位于上叶与结核球伴卫星灶较难鉴别，需结合临床或进一步活检。当有癌性淋巴管炎时多表现为支气管血管束增粗或网格状阴影。部分周围型肺癌的外围可以见到一圈低密度的气肿带，即灶周气肿征，其发生率较低，主要见于有明显毛刺征的病例，可能原因是病灶的收缩对周围肺组织牵拉形成的代偿性肺气肿。晕征是指环绕肺孤立结节周围的一圈云絮样的密度增高影，边界较模糊，其病理基础为肺孤立结节周边的出血、炎症、嗜酸性浸润或凝固性坏死。

（6）强化特征：增强扫描有助于含实性成分病灶的诊断及鉴别诊断。肿瘤的强化程度取决于对比剂进入血管外间隙的数量及结节的富血管程度。增强对肺癌诊断及鉴别诊断的意义可从峰值、强化模式以及动态曲线三方面进行评价，3cm 以下的肺癌大多呈均匀强化，强化峰值 30HU 以上（40~60HU

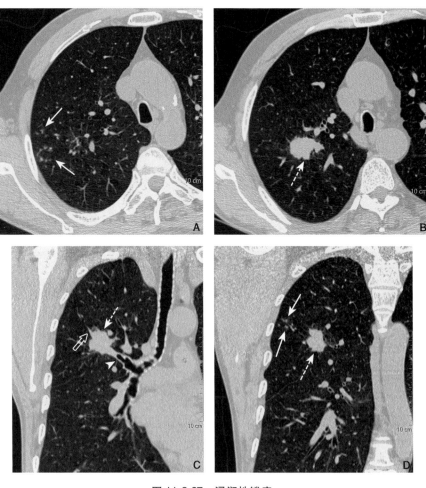

图 11-3-27　浸润性鳞癌
男性，68 岁，横断位肺窗（A、B）示右肺上叶肿块影，边界清楚，边缘毛糙（虚箭），远段肺组织见多个斑点影，边界模糊（实箭）；冠状位肺窗（C、D）示病灶侵犯右肺上叶支气管，支气管截断（箭头），病灶边缘见棘状突起（空心箭）

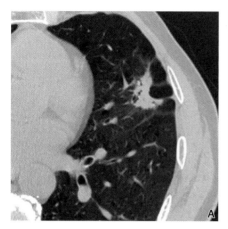
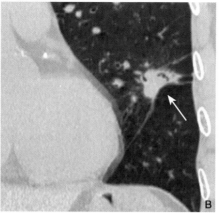
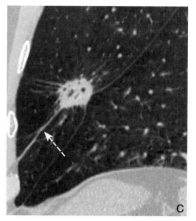

图 11-3-28　浸润性腺癌

男性,65 岁,横断位肺窗(A)示左肺上叶舌段胸膜旁病灶,病灶形态不规则,边缘毛糙,内部见空泡及细支气管充气征;
矢状位重建肺窗(B)示病灶边缘毛糙,邻近叶间裂牵拉上抬(实箭);矢状位重建(C)示病灶边缘毛糙,见分叶、毛刺,远
端肺组织见长索条影(虚箭),为阻塞性肺不张

居多),良性病变多不均匀强化,峰值多在 20HU 以下;活动性炎性结节与肺癌有部分重叠,但前者往往更高。三者的动态曲线形态有差别,良性肿瘤或类肿瘤样变的动态增强曲线低平,肺癌和炎性结节常常在增强后 1~2 分钟达到峰值,之后炎性结节的曲线下降较快,而肺癌则在一个较高的平台上维持较长时间。

CT 值的准确测量对结节或肿块各参数的评价是非常重要的。由于影响 CT 值测量准确性的因素很多,目前基本形成统一看法:测量肿块或结节的绝对 CT 值对诊断意义不大,测量其增强后 CT 值的净增值对诊断有一定价值。对于较小的病灶,由于部分容积效应等的影响往往较难获得准确的 CT 值,所以在扫描和进行 CT 测量时要注意"三对应",即平扫和增强的扫描条件对应(包括层厚、电压、毫安、视野、算法等)、测量的层面对应以及兴趣区对应(包括大小、形态和位置)。测量 CT 值时要点值与区域值结合起来分析,避开病灶内钙化、坏死及血管区域,只有这样获得的 CT 值才是有价值的(图 11-3-29)。

(7) CT 定量分析

a. 常规 CT 定量:结节大小对结节定性和随访有很大的参考价值。一般情况下,结节越大,恶性可能越大,病理等级也就越高。结节的大小与其浸润性有一定的相关性。测量的方法主要有三种:最大径(取 CT 横断面中结节最大截面的最长径)、平均直径(取 CT 横断面结节最大面相互垂直的最长径和最短径的均值)和结节体积。与测量直径相比,体积测量的可重复性和准确性更高,能够反映结节在三维空间内的变化,更加准确地评估结节大小及有

无生长。

日常工作中,5mm 以下的结节建议用最大径,5mm 以上的建议用平均直径,有条件和科研需求的可以采用体积测量法。pGGN 的密度主要指平均 CT 值,包括单个层面的平均 CT 值及整个结节的平均 CT 值。平均 CT 值不仅能够预测其浸润性,还能预测其生长及患者的预后。当 pGGN 的直径>1cm 且平均 CT 值>-600HU 时高度提示结节为浸润性病变;整个结节的平均 CT 值≥-670HU 时,pGGN 生长的可能性较大,其敏感度为 78.1%、特异度为 80.0%。因此准确测量结节的 CT 值对于判断 pGGN 的浸润性及生长潜能非常重要。

相比于测量体积,质量测量能够更加全面地反映结节有无生长,结节质量计算公式为:$M = \rho \times V$(M 为质量,V 为体积,ρ 为密度,平均 ρ = 平均 CT 值+1 000),它在测量大小的同时,考虑到了结节密度的变化。有些结节在随访时大小没变甚至缩小,但密度增加,质量增长,对于这样的结节单纯大小和体积的测量可能会误判为结节无生长甚至缩小,但质量测量可以避免误判。质量测量也可预测肺腺癌的浸润性甚至判断预后。

b. CT 密度直方图:相对于常规 CT 值的测量,CT 密度直方图能够反映结节 CT 值的分布特征,提供的密度信息更丰富、更准确,尤其对肉眼难以分辨的 pGGN 密度差异可以客观呈现,定性价值更大。主要参数有直方图形态、最大峰值、百分位数 CT 值、百分位 CT 值斜率、各区间的像素体积百分比等。

有研究表明,浸润性病变的 CT 直方图峰值显著高于浸润前病变的峰值;CT 密度直方图能够预测 pGGN 的生长及浸润性,97.5 百分位 CT 值越大和百

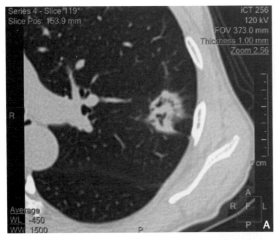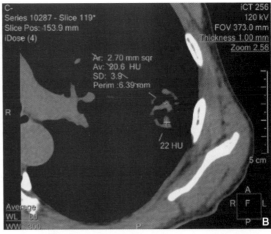
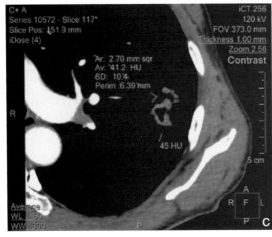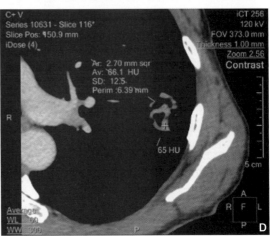

图 11-3-29　肺结节 CT 值的测量

CT 肺窗（A）示左肺上叶不规则结节，密度不均；在同层面纵隔窗平扫（B）、增强扫描动脉期（C）及静脉期（D）图像上测量 CT 值，将测量区放置在实性成分处，其中圆圈为 CT 区域值测量，十字形为 CT 点值测量。Ar 为圆形感兴趣区面积，Av 为感兴趣区平均 CT 值，SD 为 CT 值标准差，Perim 为感兴趣区直径

分位 CT 值斜率越高，pGGN 生长的可能性越大，需要缩短其随访间隔。三维的 CT 密度直方图反映整个结节的密度构成，比二维更加正确，工作中结合形态学分析可提升定性能力（图 11-3-30）。

c. CT 定量随访：肺结节的 CT 随访主要评价其大小、密度、质量的变化，通常采用体积倍增时间（volume doubling time，VDT）来表示，pGGN 平均 VDT 为（628.5±404.2）天；而且 VDT 随着浸润性的增加而缩短。质量倍增时间（mass doubling time，MDT）也用来评估其增长速度，其识别 pGGN 增长的敏感度高于 VDT。pGGN 只要体积或质量增大，都要考虑结节生长或恶性，应建议对病灶楔形切除。

对于初次 CT 上显示直径>1cm、出现分叶征和空泡征的 pGGN，则提示其恶性可能，应相应缩短随访时间或建议外科积极处理。

d. CT 放射组学研究：放射组学是借助计算机科学将常规图像转换为可供挖掘的高通量数据，并加以分析获得定量、定性、预后等信息的研究方法

（图 11-3-31）。放射组学特征包括 2D、3D 的非纹理特征和纹理特征。非纹理特征包含病灶的大小、形状、位置、边界等相关的参数。纹理特征是对定性描述病灶的光滑度、毛糙度、不规则形进行定量化分析，常用的量化方法有统计学、结构化和频谱的方法。

3D 纹理特征包括灰度直方图、灰度共生矩阵和小波特征等。灰度直方图包含一般统计量、熵、能量等；灰度共生矩阵包含对比度、能量、一致性/逆差距、熵、均值、最大概率等。放射组学是一个新兴领域，在肺癌鉴别诊断、分期、转移评估、疗效判断及基因突变预测等方面具有良好研究前景和潜在临床应用价值，目前也取得了一定成果。

然而目前研究成果还相对较少，需要更多放射学家和社会资源投入其中，建立国际统一标准，开展多中心研究及验证。肺癌病理生理过程如何产生多种量化放射组学特征的具体机制仍不清楚，故未来研究需要弄清楚这些联系，从而进一步阐明放射组学特征生物学意义。

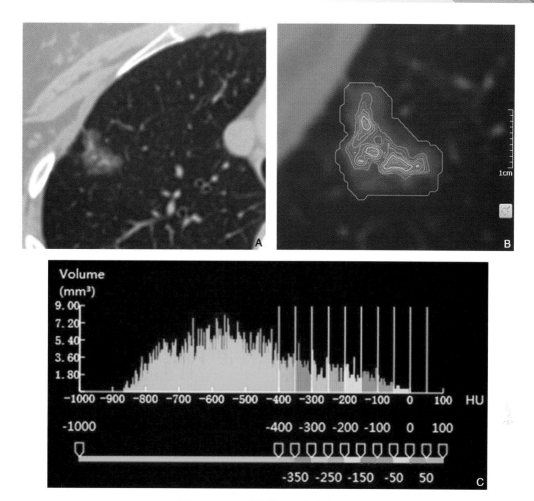

图 11-3-30　肺结节 CT 密度直方图

女性,36 岁,右肺上叶浸润性腺癌。横断位肺窗(A)示不均匀磨玻璃密度结节;磨玻璃密度结节内部不同 CT 值区间像素分布的伪彩图(B);三维 CT 密度直方图(C)显示 11 个 CT 值区间的像素百分比,分别为 75%,6%,5%,4%,3%,3%,3%,1%,0%,0%和 0%

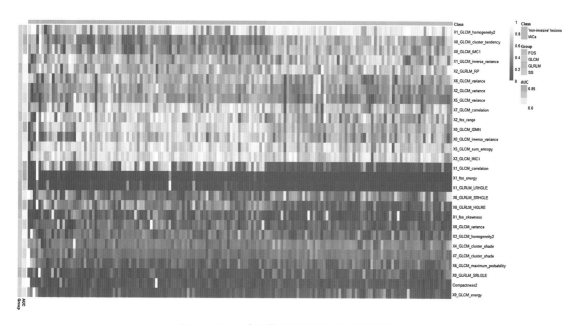

图 11-3-31　肺结节主要特征的放射组学热图

y 轴:160 例患者的无监督聚类分析;x 轴:28 个鲁棒的放射组学特征,显示具有相似组学特征的患者聚类情况。侵袭性肺腺癌和非侵袭性病变的放射组学特征之间具有明显的相关性。左侧图标分别显示放射组学特征的分类、分组和 AUC

3. MRI 表现

（1）发现及定位：MRI 空间分辨率差，对肺实质结构基本不能显示，所以对于肺内 1cm 以下的结节，MRI 一般显示比较困难，但超过 1cm 的结节 MRI 基本都能够发现。由于 MRI 不能显示肺的叶间裂，对段以下的支气管及其伴行的血管也显示不好，所以 MRI 对周围型肺癌的定位准确性不如 CT。

（2）病灶形态、瘤-肺界面：MRI 对病灶大体形态及分叶征的显示与 CT 相似。由于空间分辨率的问题，MRI 对周围型肺癌的瘤-肺界面信息丢失严重，但对于光整界面的显示没有差别。

（3）内部及瘤周结构：MRI 软组织对比度好，显示瘤灶内的坏死、纤维化、区分肿块与不张的肺组织等比 CT 更敏感，但对空泡、细支气管充气征、钙化的显示不如 CT（图 11-3-32）。在长征医院总结的 114 例肺癌中，42 例见到不同程度的坏死，占 35.79%，表现为 T1WI 上中低信号，T2WI 随 TE 增加信号逐渐升高，其边界模糊；发生空洞的 5 例，占 4.2%；13 例可见细支气管充气征，占 7.37%，表现为肿块内细条状或分支状的低信号区；11 例发生纤维化，占 9.47%，判定标准是在 T1WI、T2WI 加权上均为低信号，而经 CT 检查无钙化。

CT 扫描发现肿块内 7 例有钙化，MRI 均未显示。MRI 对瘤周继发改变显示的优势主要在于判断胸膜凹陷征是否存在、位置、形态及凹陷处内容物等方面，尤其是在判断内容物方面明显优于 CT。胸膜凹陷征被牵拉的是脏层胸膜，其内容物为胸膜腔内液体，所以在 T2WI 脂肪抑制序列为高信号，具有一定的特征性（图 11-3-33）。

（4）肺癌信号模式及其意义：周围型肺癌在 T1WI 上为中低信号，T2WI 上为中高信号，部分为等信号。肺癌不同组织类型间的水含量也是不同的，由于腺癌多含有腺腔及黏液，所以其含水量比其他组织类型高，因此在多回波序列上大多数为持续高

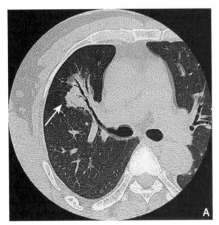
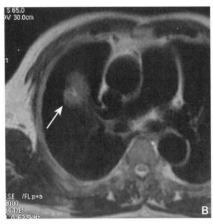
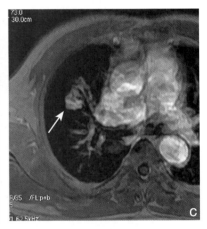

图 11-3-32 浸润性腺癌

男性，50 岁，图为横断位 CT（A）示右肺上叶混杂磨玻璃密度肿块（箭），病灶内见支气管充气征；T2WI（B）示病灶内信号不均匀，细支气管充气征显示不清；T1WI 增强（C）示病灶呈明显不均匀强化，病灶内见支气管充气征

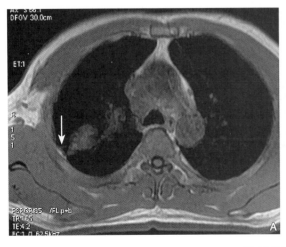
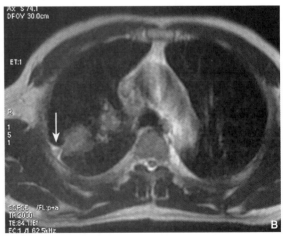

图 11-3-33 肺癌

男性，56 岁，T1WI（A）及 T2WI（B）示右肺上叶肿块，邻近胸膜见"胸膜凹陷征"，凹陷处 T2 为高信号（箭）

信号;而鳞癌结构致密,含水量少,在 T1WI 多回波序列上多呈先升后降的变化模式。另外,部分病灶在 T2WI 图像上肿瘤实质内部见到簇状分布的圆点状高信号区,腺癌发生率 60.7%,鳞癌只有 14.3%,统计分析表明此征象对区分腺癌和鳞癌有显著意义。

4. PET-CT 肺癌的^{18}F-FDG 标准摄取值(standard uptake value,SUV)多增高(SUV>2.5),但需注意的是,一些炎性或感染性结节,如结核、炎性假瘤、肉芽肿等 SUV 值亦可升高,从而出现假阳性(图 11-3-34)。另外,PET-CT 的空间分辨率及探测器灵敏度较低,对于较小的纯磨玻璃密度结节,易出现假阴性的结果。尽管 PET-CT 存在假阳性和假阴性的缺陷,但其在肺癌诊断方面仍具很高的敏感性和特异性,优于单独 CT 增强。

【诊断依据】

肺结节始终是胸部影像诊断的重点和难点。首先应把握好 CT 检查技术关,对较小的结节,常规 CT 无法满足诊断时,可使用靶扫描、靶重建、高分辨率CT、甚至是超高分辨率 CT,对于特殊位置的肺结节,如心脏旁、后肋膈角处的结节,可使用改变体位(患侧在上)靶扫描,能更清晰显示病灶形态。

同时也需要常规应用多种图像后处理功能,如多平面重组、最大密度投影、最小密度投影和容积重建,多角度、全方位显示病灶形态学征象。对于较大的实性结节,可常规应用 CT 增强扫描显示病灶内部密度,有无坏死及坏死的形态,测量 CT 值时应注意"三对应"。读片时应客观分析病变的形态学征象,包括瘤体密度、瘤体形态、边缘形态、瘤-肺界面、内部结构、瘤周征象和强化特征,列举出病灶的各种形态学征象并进行良恶性权衡,结合病史,仔细对照既往的影像学检查,作出合适的诊断。

对于暂时诊断不明确的结节,需根据 2017 年 Fleischner 学会颁布的最新的成人偶发的肺实性结节和亚实性结节处理指南并结合患者自身心态,制定合理的随访策略,并客观、精确评价病灶大小、密度、质量的变化,及时作出合理的诊断。含囊腔肺癌为近些年新报道的不典型肺癌,该类病灶早期表现

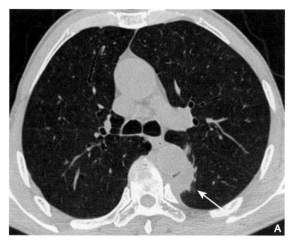
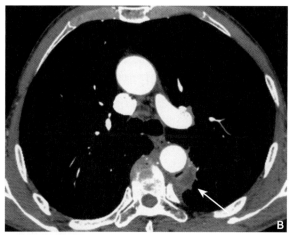
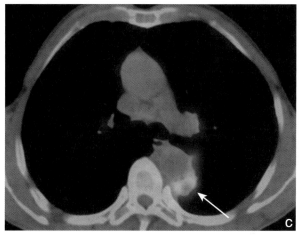
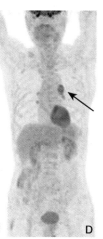

图 11-3-34 肺脓肿(误诊为肺癌)

男性,61 岁,胸部 CT 肺窗(A)示左肺下叶背段脊柱旁不规则形肿块(箭),边缘毛糙;增强扫描动脉期纵隔窗(B)示左肺下叶肿块内部见坏死,坏死区边界清楚;PET 与 CT 融合图像(C)示左肺下叶肿块摄取不均匀,SUVmax 为 4.3;PET 全身显像图(D)示左肺下叶肿块摄取升高,全身无其他异常放射性浓聚区

不典型,当囊腔结构未显示出明显的恶性征象时,仍应引起足够的重视,对病灶进行定期随访。若在随访过程中病灶的囊腔扩大、囊壁增厚,或囊腔缩小、病灶实性成分增加甚至出现软组织密度结节时,应建议患者及时手术治疗。

【鉴别诊断】

众所周知,影像诊断中"同病异影、异病同影"的现象非常普遍。边缘光整的病变可以是肺部良性肿瘤、炎性假瘤、结核球,也可是恶性的病变,如类癌、小细胞癌、大细胞癌或孤立性肺转移瘤。边缘毛糙的病变常为肺腺癌,也可以是炎性结节。肺磨玻璃结节(GGN)可以是炎性病变、局限性纤维化,也可以是不典型腺瘤样增生、原位癌、微浸润和浸润性腺癌。传统观点认为倍增时间长于 2 年是良性病变的可靠依据,但少数发展慢的恶性肿瘤倍增时间也可以超过 2 年,个别 GGN 的倍增时间可以 3~5 年甚至更长。

就病变的强化值(净增 CT 值)而言,良性肿瘤的强化值多<15HU,恶性肿瘤的强化值一般介于 20~80HU,炎性肉芽肿性病变的强化值多>80HU,但临床应用中对比剂的使用及 CT 扫描参数没有统一标准,因此,肺部良、恶性病变的 CT 强化值有待于进一步确定。总之,全面观察、仔细分析病灶的形态学征象,并综合分析多种影像学资料(CT、MRI、PET-CT)对良、恶性病变的诊断及鉴别诊断至关重要。

1. 肺肉瘤 肺内的其他原发恶性肿瘤主要是各种肉瘤,肉瘤多发生于 40~49 岁的青壮年,也可见于儿童。均发生于肺间质,一般单发,少数可多发。

该病灶体积较大,以 3~15cm 常见,平均在 5cm 以上,个别可达数十厘米,甚至充填整个胸腔。瘤体多发生在肺外围,边缘形态以分叶状居多,边缘光滑,少见毛刺。瘤体内部密度可以均匀,也可发生大片坏死,甚至形成厚壁空洞。瘤体内钙化的发生率高于肺癌,多呈斑片状或点条状。

由于病变位于肺外围,所以很少发生阻塞性肺炎或肺不张,但易侵犯胸膜引起胸腔积液。肺门和纵隔淋巴结转移出现少而且晚。少数患者可表现为肺内广泛浸润性病灶,主要见于网状细胞肉瘤及淋巴肉瘤。

2. 肺低度恶性肿瘤 肺低度恶性肿瘤包括类癌、腺样囊腺癌、黏液表皮样癌等。好发于中年女性,一般瘤体体积较小,边缘光滑锐利,可有分叶,瘤体结构均匀,少有坏死。与无钙化的良性肿瘤及部分肿瘤样病变不易区分。

3. 肺内单发转移性肿瘤 肺内的单发转移比较少见,主要见于肾癌、睾丸肿瘤及直肠癌等。单发转移瘤以双肺下叶多见,边缘光整,可有分叶,密度多均匀。单从影像学表现有时难与原发性肺癌或某些良性肿瘤区分,但这种鉴别又是至关重要的,因为两者的临床处理截然不同。密切结合病史对鉴别诊断会很有帮助,对于无明确肺外原发肿瘤病史且影像学难以下结论者,进一步做其他部位的检查及病灶的穿刺活检常常是必要的。

4. 上皮来源肿瘤 上皮来源肿瘤主要是乳头状腺瘤,为孤立钱币样结节,位于肺外周,1.5~2.5cm 大小,临床多无症状。

5. 间叶来源肿瘤 间叶来源肿瘤包括血管源性肿瘤、黏液瘤、硬化性肺泡细胞瘤,其他少见肿瘤尚有透明细胞瘤、副神经节瘤、脑膜瘤、畸胎瘤及神经源性肿瘤等。血管源性肿瘤罕见,其中毛细血管瘤与其他部位的毛细血管瘤相似,为孤立性或弥漫多发性,临床上常伴有肺动脉高压。血管外皮细胞瘤及血管球瘤表现为肺实质内的球形结节,直径多不超过 2cm。

血管源性肿瘤的共同特点是 CT 或 MRI 增强扫描有明显强化。黏液瘤极罕见,呈结节状,因内含黏液,CT 上为中低密度,无强化;MRI 上多为高信号,在 T1WI 上尤为明显,黏液瘤一般不与支气管相通。硬化性肺泡细胞瘤发病原因不明,除具备一般良性肿瘤特点外,钙化、明显强化及晕征是其特点。

6. 错构瘤 错构瘤亦可称为软骨样错构瘤或软骨样腺瘤。较常见,男性多于女性。影像学表现为瘤周界面清楚光整的球形病灶,略呈分叶状,多单发,大小不等,可从数毫米到 15cm,甚至充填整个胸腔。20%~30%可见钙化,典型者为爆米花样钙化,CT 增强后无明显强化,表现不典型者容易误诊。

错构瘤在 MR 上边界光滑锐利,信号无特征性,与肺癌多有重叠。我们发现 MR 增强扫描时肿瘤有轻度强化,内部可见分隔状相对高信号,呈裂隙样。病理对照显示错构瘤以软骨组织为主,含血管的结缔组织支架嵌于软骨组织内,是强化部分的病理基础。

7. 炎性假瘤 炎性假瘤的组织结构复杂,构成瘤体的细胞成分繁多,病程长短不一,发生的继发变化亦不相同。从本质上讲是由肺内多种细胞成分发生炎性增生所形成的肿块,并非真性肿瘤。女性多见,一般位于下肺野外围;圆形或椭圆形,少数可为不规则形;边界清楚,边缘毛糙,常见尖角和/或长毛刺,大部分无典型分叶,CT平扫密度偏高,内部结构均匀,增强后可有或无明显强化,这主要取决于其内部血管增生的程度。炎性假瘤一般均无明显淋巴结肿大。

8. 结核球 结核球是最常见的炎性肉芽肿性病变,直径多在3cm以下,边缘光滑,有些可有长毛刺或尖角,周围常常可见到卫星灶,多数有不同程度的钙化,钙化的形态以环形、弧线状及层状钙化为主。对于有钙化而且有卫星病灶的结核球CT一般均能作出准确的诊断,较有难度的是无钙化的病灶,尤其是同时无卫星灶的病变。这些病灶除了细致分析其形态学特点外,行CT或MRI增强对诊断很有帮助。

结核球平扫CT值一般较高,增强后瘤灶无明显强化,但包膜多呈环形强化。结核球的MRI表现报道很少,主要原因是平片及CT一般已经可以完成其诊断及鉴别诊断,不需要再行MRI检查。我们对5例结核球进行了MRI检查,钙化在T1、T2加权上均为低信号,病灶的四周通常有少量软组织信号。增强扫描后部分结核球呈"薄壁环状"强化,强化带常很规则,厚度约2mm。尽管强化不及肺癌显著,但因内部无强化,形成内外相对信号差。病理对照强化部分系外层包膜,而内部干酪样物质无强化。目前国内未见类似报道,国外也仅见一组2例报道,而肺癌均未见这种强化模式。我们认为这种强化方式有其特征性,对鉴别结核球有非常重要的意义。

空洞性结核:浸润性肺结核病灶内部干酪样坏死物质彻底排出后,易形成结核性空洞,部分征象与含囊腔肺癌或空洞性肺癌有重叠。我们研究发现肺癌组的分叶征、短毛刺、清楚光整的界面、内部分隔及血管穿行、磨玻璃成分的比例高于结核组,差异有统计学意义;结核组的长毛刺、尖角、清楚毛糙的界面、卫星灶、内壁光整的比例高于肺癌组,差异有统计学意义;两组的病灶整体形状、囊腔或空洞形状、棘状突起、囊腔或空洞在病灶内的位置、胸膜凹陷征、胸膜粘连无统计学差异。

9. 球形干酪性肺炎 球形干酪性肺炎:干酪性坏死物没有完全被包膜包裹,但病灶的周围一般均有不同程度的肉芽组织增生。病灶形态可为圆形、椭圆形、不规则形或肺段分布,边界多不光整,有粗糙的锯齿及尖角,也可边界模糊。周围常常出现卫星病灶。

病灶内部可有支气管充气征及空洞,有时可见钙化。CT及MRI平扫时其密度或信号不均匀,增强后病灶周围呈环形强化,此环可完整或不完整,其病理基础是病灶周围增生的肉芽组织。由于病变处于活动期,临床上常有咳嗽及发热,痰查抗酸杆菌可阳性。

10. 机化性肺炎 机化性肺炎是一种尚未形成假包膜的慢性炎症,大小不等,形态不规则居多,边界可清楚或模糊,有长毛刺及尖角,病灶密度均匀,有时可见支气管充气征,增强后根据病期的不同可明显强化或强化不明显,邻近胸膜由于炎症刺激多有不规则的增厚及粘连。追问病史可有急性炎症或发热史。

二、中央型肺癌

【概述】

中央型肺癌是指发生于肺段及肺段以上较大支气管黏膜上皮或腺体的恶性肿瘤。病理上早期中央型肺癌是指病变局限于管壁或管腔内,尚未突破管壁。主要表现为支气管腔局限性狭窄,狭窄远端发展为梗阻或突然截断。在狭窄、梗阻部位的支气管管壁有不规则增厚并常形成明显肺门肿块,还可形成癌性淋巴管炎。

中央型肺癌组织病理学上一般分为4型:鳞状细胞癌、腺癌、小细胞癌、大细胞未分化癌。鳞状细胞癌最常见,其次为腺癌和小细胞癌。

【临床表现】

早期中央型肺癌可无任何症状,典型症状则为刺激性干咳,但通常的症状则是一般的呼吸道症状如咳嗽、咳痰,可伴有断断续续的痰中带血,合并阻塞性炎症时可出现感染症状,反复同一部位的炎症应警惕存在肺癌。

中晚期中央型肺癌常见呼吸道症状如咳嗽、咳痰,并常可伴有痰中带血,甚至大口咯血;合并阻塞性炎症时出现感染症状;侵犯纵隔内、气管旁淋巴结压迫上腔静脉引起上腔静脉综合征;侵犯喉返神经有声嘶,侵犯神经有膈肌麻痹和气急;肺外副肿瘤综合征,即由肿瘤引起的一系列异位激素性和代谢性症状综合征,包括肿瘤的异位内分泌症状、过多分泌5-羟色胺引起的类癌综合征及肺性骨关节病等。

【影像检查技术与优选】

中央型肺癌的主要影像学检查方法有X线胸片、CT、MRI以及PET-CT等。首选检查方法是胸部X线正侧位;发现病变后做CT检查,未发现病变但临床症状持续时也需要做CT检查。PET-CT在肺癌的影像诊断和分期方面具有最高的特异性和准确性,对 CT 不能肯定诊断的病例有重要价值,是 CT 检查之后的重要补充。MRI 有其特点,可作为补充手段。

目前"胸部 X 线片-CT 和/或 PET/CT"这一检查思路是主流,其中 CT 检查是最佳的无创检查方法,其敏感性和特异性均较高。在常规 CT 扫描的基础上薄层重建,有助于发现支气管壁的增厚和支气管腔内结节。

早期中央型肺癌有些病灶紧邻血管或者肺门淋巴结,CT 平扫不易被发现,通过增强扫描并薄层重建后,对图像进行多平面重组(MPR)和仿真支气管镜(CTVB)处理,可以更好地显示病灶与气管、血管的关系,使早期中央型肺癌的检出率和诊断正确率明显提高,但确诊一般需要行支气管镜检查和镜下活检。

【影像学表现】

(一)早期中央型肺癌

1. X 线表现　早期中央型肺癌 X 线片可能没有任何异常表现。常见的阳性征象为支气管狭窄、阻塞引起的阻塞性肺气肿、肺炎、肺不张。肺叶、肺段性肺气肿常常为早期中央型肺癌的唯一征象,表现为局限性肺透光度增高,以呼气相明显。阻塞性肺炎表现为肿瘤支气管所属肺叶、段的斑点状、斑片状及索条状阴影。支气管完全阻塞后出现肺不张,表现为类楔形、类三角形致密阴影,邻近叶间裂向病变移位,亦可表现为一侧肺不张,伴纵隔向患侧移位。

2. CT 表现

(1)原位癌:癌组织主要位于支气管黏膜上皮内,支气管管壁无明显增厚。管腔内无明确的隆起改变,有时可见支气管内表面稍隆起、毛糙或呈细颗粒状改变,因此 CT 诊断价值有限,CTVB 可能显示

支气管内壁的粗糙等改变,其确诊有赖于支气管镜。

(2)管内型:CT 轴位及 MPR 图像可见管腔内的菜花状、息肉样隆起,同时可显示病灶的纵向范围及管腔狭窄。增强后管腔内隆起性病变强化,可伴有支气管壁的局限性增厚。minIP 显示低密度的含气支气管内高密度的肿块或结节影,VR 图像上可见气管、支气管一侧壁的弧形、半球形或不规则形缺损;CTVB 可见支气管腔的阻塞或局限性隆起,表面光整或凹凸不平(图 11-3-35)。支气管不完全性阻塞可出现肺叶、肺段的透光度增加,叶间裂膨隆;阻塞进一步发展。在病变支气管所属的肺叶、肺段,见斑片状模糊阴影,甚至肺叶、肺段的实变。支气管完全阻塞可致肺叶、肺段的不张。

(3)管壁浸润型:CT 轴位及 MPR 重建可显示支气管壁的局限性、不规则性增厚,有时增厚可以沿支气管长轴侵及较大范围,可以伴有程度不同的腔内隆起。增强扫描动脉图像可更好地显示支气管壁的增厚情况,有利于区分支气管壁的增厚和伴行的血管影(图 11-3-36)。MinIP、VR 图像可见支气管偏心性或对称性狭窄,当支气管狭窄明显时可见病变支气管相应肺叶、肺段的阻塞性肺气肿,阻塞性肺炎及肺不张等改变。

(二)中晚期中央型肺癌

1. X 线表现　出现肺门肿块提示为中晚期,阻塞性肺部改变是 X 线片上重要的辅助征象。阻塞性肺不张表现为叶间裂或周围结构包括纵隔、膈肌及胸壁等的移位;如果有明显的肺门肿块形成,则此肺门突出的肿块阴影与不张肺的边缘构成 X 线上典型的反"S"征或 Golden 征(图 11-3-37A)。胸片由于是前后投照成像,图像有重叠,显示病灶细节的能力有限。

随着胸部 CT 扫描在临床上广泛应用,目前胸部

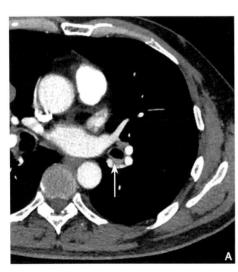
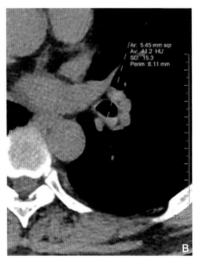
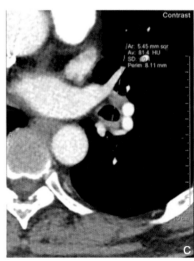

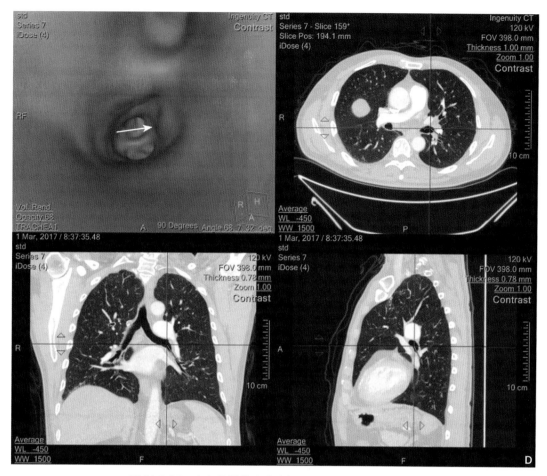

图 11-3-35　支气管鳞状上皮高级别上皮内瘤变,局部癌变

男性,53 岁,因右肺中叶肿块拟行右肺中叶切除术时,术前支气管镜检查发现左肺下叶基底段与背段间隆嵴上新生物,增强扫描纵隔窗(A)示左肺下叶基底段与背段间隆嵴黏膜增厚(箭),平扫(B)和增强扫描(C)纵隔窗对比,黏膜增厚处测量 CT 净增值为 40HU;仿真内镜后处理(D)示病变处黏膜隆起(箭)

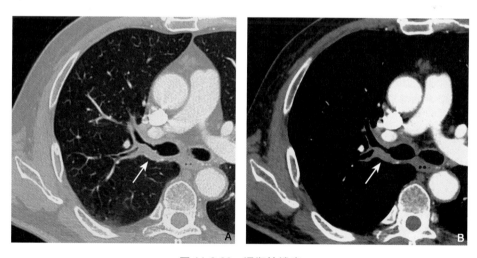

图 11-3-36　浸润性鳞癌

男性,69 岁,咳嗽伴痰中带血 1 个月就诊,术前增强 CT 肺窗(A)及纵隔窗(B)示右肺上叶支气管管壁增厚(箭),以支气管后壁为著

X 线检查仅用于检出病灶,病灶定性诊断有赖于 CT 检查。本节重点描述 CT 征象。

2. CT 表现

(1)直接征象:表现为支气管管壁增厚,管腔狭窄、阻塞以及肺门肿块(图 11-3-37、11-3-38)。位于肺叶支气管周围的肺门肿块多为管壁型肿块,表现为支气管管壁局限性增厚、伴支气管周围的软组织肿块,可伴有管腔的狭窄、阻塞(图 11-3-37)。位于肺段支气管周围的肿块多为管外型肿块,肿瘤常沿肺段支气管长轴生长,可侵及整个肺段,类似于肺实

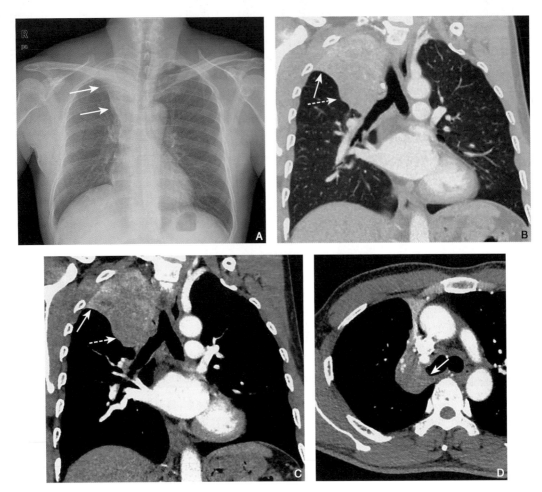

图 11-3-37 鳞状细胞癌

男性,56 岁,体检发现右肺上叶占位,胸部 X 线片(A)示右上肺门见肿块影,远段肺组织实变,边缘呈反"S"征(实箭),胸部 CT 冠状位肺窗(B)示右肺上叶肺门处肿块(虚箭)及远段肺组织实变(实箭),增强扫描动脉期冠状位纵隔窗(C)更清晰显示右肺上叶肺门处肿块(虚箭)及远段肺组织不张(实箭),横断位增强扫描(D)示右主支气管管腔内见软组织密度影(实箭)

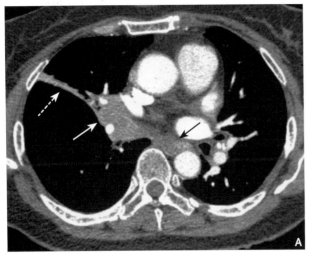

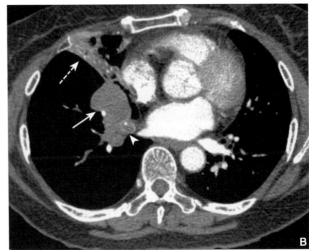

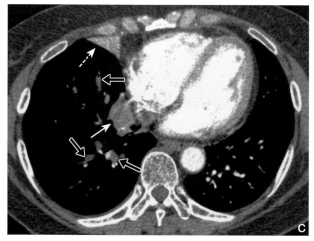 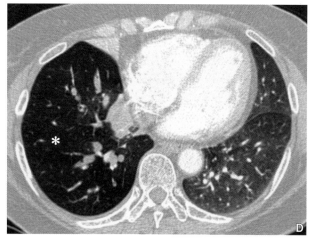

图 11-3-38　鳞状细胞癌

女性,67 岁,胸部 CT 示右肺中叶、下叶肺门处不规则肿块影(A、B、C 白实箭),纵隔淋巴结肿大(A 黑箭),右肺中间段支气管局部管腔闭塞(B 箭头),右肺中叶肺组织不张(A、B、C 白虚箭),右肺下叶支气管内见黏液嵌塞(C 空心箭),右肺下叶肺密度较左肺减低,为阻塞性肺局限性过度充气(星号)

变,但边缘往往膨隆、有分叶或切迹。

支气管狭窄范围较局限,管腔不规则。支气管梗阻常合并管腔狭窄或截断,断端表现为平直、杯口状或锥状。支气管管壁在狭窄、梗阻部位常有不规则增厚,伴有腔内软组织结节。肺门肿块外缘较为光滑清楚,可有浅分叶,密度均匀或不均匀。有的肿块内有钙化,多为肺癌发生之前肺门淋巴结原有的钙化,亦可为肿瘤本身的营养不良性钙化。

(2)间接征象

1)阻塞性肺气肿:呈现为肺段、肺叶范围的密度减低区(图 11-3-38D)。

2)阻塞性肺炎:因支气管阻塞程度和时间不同表现为小叶融合、肺段、肺叶实变影像。小叶融合实变表现为斑片状模糊阴影(图 11-3-39A),常合并支气管血管束增粗、模糊。肺段、肺叶实变表现为肺段、肺叶范围的楔形密度增高影,因常合并肺不张,肺体积往往缩小,实变病灶的肺门侧密度增高,边缘往往膨隆,可有分叶,此点与一般的大叶性肺炎不同。病灶内可有支气管充气征,当肿瘤向远侧侵犯时,充气支气管分支减少、僵硬。增强后实变病灶内部可见强化的血管影,即“血管造影征”(图 11-3-39C),并可见边界清楚的坏死区。

3)阻塞性肺不张:指肿瘤所在支气管相应的肺段、肺叶体积减小,密度增高,肺门侧有肿块影突出于肺不张的边缘。增强扫描后不张肺内可见肿块轮廓,其强化幅度低于不张的肺组织(图 11-3-37C,11-3-38 ~ 11-3-40)。增强扫描在实变肺组织及不张肺内可见“黏液支气管征”,为支气管内潴留的黏液,与

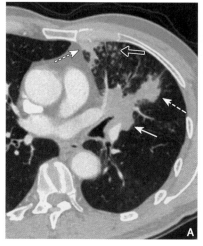 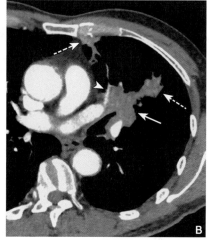 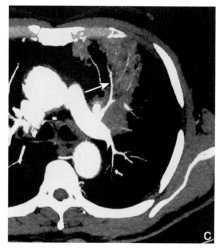

图 11-3-39　鳞状细胞癌

男性,65 岁,胸部 CT 肺窗(A)及其纵隔窗(B)示左肺上叶舌段支气管管壁增厚伴软组织肿块形成(实箭),远段肺组织见片状实变影(虚箭)及斑片影(空心箭),为阻塞性肺不张(虚箭)和阻塞性肺炎(空心箭),肿块侵犯左肺上叶肺血管(箭头)。最大密度投影重建图(C)显示左肺上叶实变的病灶内见强化的血管影,即“血管造影征”(C 实箭)

扫描层面平行的支气管分支呈条状低密度影，与扫描层面垂直的支气管为类圆形低密度影（图 11-3-38C、40E）。"黏液支气管征"的发生机制为支气管阻塞时黏液腺持续分泌黏液，直至支气管管腔内压超过分泌压，黏液通过支气管黏膜纤毛运动传递到梗阻部位，形成"指套征"影像。

（3）转移表现：胸内淋巴结转移表现为肺门、纵隔淋巴结增大（图 11-3-38A）。淋巴结转移可发生于任何一组，以气管前腔静脉后，主肺动脉窗，隆嵴下。主动脉弓旁及双肺门多见。转移性淋巴结可以单发，亦可融合。增强后肿大淋巴结呈轻至中度强化，以均匀性强化多见。肺内结节、胸膜结节及胸腔积液多见于血行转移。胸部增强扫描或 CT 血管造影（CTA）有助于显示肿瘤对肺动脉、肺静脉、上腔静脉及心脏房室的侵犯（图 11-3-39B）。

3. **MRI 表现** MRI 可显示支气管壁增厚、管腔狭窄及腔内结节。MRI 有助于区分阻塞性肺不张内的肺门肿块，T2WI 肺不张信号与肿瘤有差异，且增强后肺不张强化较肿瘤明显（图 11-3-41）。MRI 还可以区别肺肿瘤与肿瘤放疗后的纤维化，肺癌表现为长 T1、长 T2 信号，而纤维化在 T1WI、T2WI 上均为低信号。

MRI 上，正常纵隔大血管、气管和支气管周围常有一层高信号脂肪带，且血管因流空效应而呈黑影，与肿瘤很容易区分，从而有助于显示肺癌对心脏大血管的侵犯。另外，MRI 较易显示肿瘤对胸壁、肋骨的侵犯及纵隔、肺门淋巴结肿大。对于肺癌的分期尤为重要。

【诊断依据】

中央型肺癌诊断的关键是中央支气管即叶段和主支气管的管壁增厚、管腔狭窄；早期中央型肺癌的关键征象是病变尚未突破管壁。胸片显示中央型肺癌比较困难，通常只能看到间接征象即阻塞性改变，直接征象会被掩盖，如果有明显的肺门肿块形成，则此肺门突出的肿块阴影与不张肺的边缘构成 X 线上典型的反"S"征或 Golden 征。

CT 可以充分显示早期中央型肺癌的支气管病变，表现为宽基底的腔内结节（呈微小凸起或明显的

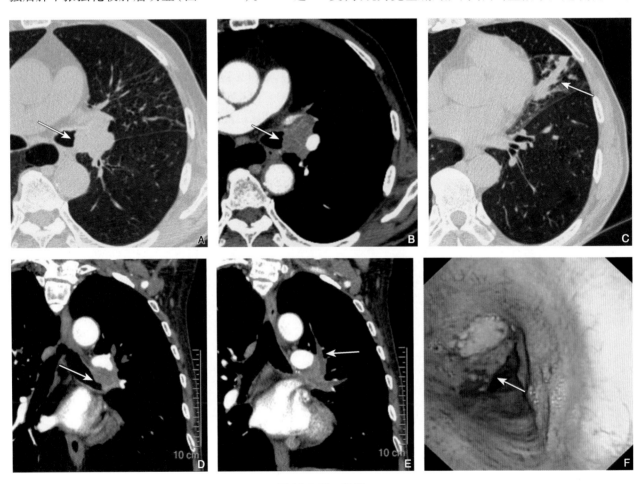

图 11-3-40 肺癌

男性，71 岁，咳嗽、咳痰并痰中带血 1 个月余就诊。胸部 CT 示左肺主支气管管腔内见软组织密度影（A、B），肿块沿管壁浸润（D），伴远端肺组织阻塞性不张、阻塞性肺炎（C），左肺上叶舌段支气管内见黏液嵌塞，见"黏液支气管征"（E），支气管镜示左肺主支气管远端见新生物生长（F，白箭）

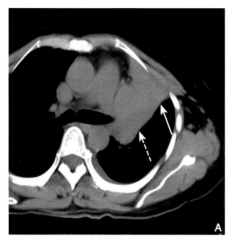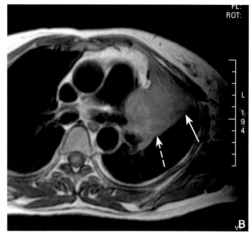

图 11-3-41　肺癌

胸部 CT 纵隔窗(A)示左肺上叶肺门肿块与其远段肺组织实变分界不清,MR 扫描 DOUBLE-IR 序列(B)可清晰显示肿块(虚箭)与肺不张(实箭)的分界

菜花样或息肉状)、支气管管壁局限性不规则增厚、管腔环形或偏心性狭窄甚至闭塞,但没有腔外侵犯和肿块。出现肺门肿块提示为中晚期,CT 可以很好地显示各种形态的支气管病变及其周围的软组织肿块。受累支气管表现为管壁局限性不规则增厚、管腔环形或偏心性狭窄甚至闭塞;闭塞可为渐进性漏斗状或偏心性逐渐阻塞,也可为管腔突然截断,断端平直或呈反杯口状。癌组织直接侵犯肺实质形成团块,并可以侵犯或压迫邻近的肺血管,导致血管腔结构变形、狭窄、形态不规则,甚至中断。

肺门及纵隔淋巴结转移表现为肿大、融合、坏死等。MRI 对中央型肺癌的表现和诊断基本同 CT,在区分肺门肿块与不张肺组织,显示淋巴结、血管等方面优于 CT,但空间分辨率不及 CT,对一些细小病变显示不佳。

【鉴别诊断】

1. **支气管内膜结核**　支气管内膜结核影像上可以表现为支气管的狭窄、管壁的增厚,与中央型肺癌有时鉴别困难。根据病理及影像表现,支气管内膜结核可分为以下表现。

(1) 支气管狭窄型:最常见,为黏膜或黏膜下结核分枝杆菌浸润导致黏膜充血、水肿、淋巴细胞浸润,进而黏膜发生干酪样坏死、溃疡及肉芽组织形成,进一步发展为纤维增生、管腔的狭窄。CT 表现为支气管管腔广泛不规则狭窄,有时狭窄与扩张断续分布,呈串珠状改变,支气管内壁毛糙,管腔内常有黏液样分泌物。而中央型肺癌的支气管往往表现为局限性杯口状或鼠尾状狭窄或截断。

(2) 支气管管壁增厚型:支气管邻近的结核病灶浸润支气管外膜、纤维软骨引起支气管壁的增厚,

亦可为黏膜下结核分枝杆菌向外侵犯导致支气管壁的全层增厚。CT 表现为支气管僵硬、管壁明显增厚,管腔内表面凹凸不平,常伴有支气管壁或支气管周围的斑点状钙化。

(3) 肺不张型:支气管病变进展或干酪物质脱落可以导致管腔闭塞,使得相应肺叶通气不良,肺组织萎陷、不张。CT 表现为阻塞支气管远端肺叶的实变、不张,叶间裂移位。实变或不张病灶内可见"支气管充气征"或指套样的黏液嵌塞。支气管结核引起的肺不张为可复性,即有干酪物质堵塞支气管时所属肺叶时发生不张,而干酪物质排出后肺组织可以复张。另外,在病变所辖肺叶或邻近其他肺叶,可以有斑点状、斑片状以及粟粒样的播散病灶。支气管阻塞处往往无软组织肿块,不同于中央型肺癌,鉴别诊断需要结合临床症状、痰培养、结核抗体测定等实验室检查,必要时可行支气管镜检查协助诊断。

2. **支气管良性肿瘤**　发生于支气管的良性肿瘤少见,包括错构瘤、腺瘤等。发生于肺段支气管者多表现为支气管梗阻,发生于肺叶支气管或主支气管者可表现支气管梗阻或支气管腔内结节,无邻近支气管壁的增厚。多层螺旋 CT 薄层重建可见瘤内成分。纵隔内一般无肿大淋巴结。临床病史较长,与中央型鳞癌不难鉴别,但与类癌、黏液表皮样癌等难以鉴别。

3. **支气管内转移瘤**　源自肺外肿瘤的气管或支气管内转移罕见,其发生率取决于支气管内转移瘤的定义。狭义支气管内转移瘤指肺外恶性肿瘤直接转移至支气管壁而形成结节样腔内肿块。广义的支气管内转移瘤包括肺外肿瘤直接转移至支气管壁、肺实质转移灶侵犯支气管、肺门或纵隔淋巴结转

移侵及支气管、周围型转移瘤沿近侧支气管蔓延等。

广义支气管内转移瘤的发生率高达 25% ~ 50%，而狭义支气管内转移瘤发生率为 1%~2%。支气管内转移瘤的影像学表现多样，可呈管腔内肿块、支气管壁局限性增厚或肺门肿块，可伴阻塞性肺气肿、肺炎、肺不张，需结合原发肿瘤病史。

4. 支气管淀粉样变 支气管淀粉样变是全身性疾病的一部分，也可以局限于气道和肺组织（原发性肺淀粉样变性）。病理特征是异常的淀粉样物质沉积于细胞外组织。表现形式包括弥漫性肺间质性改变、单发或多发肺结节或气管、支气管黏膜下沉积。气管、支气管黏膜下沉积最常见，典型表现为支气管腔内结节和管腔的不规则狭窄，黏膜下线形钙化或骨化具有鉴别诊断意义。

5. 复发性多软骨炎 复发性多软骨炎是一种罕见的自身免疫综合征，特征是反复发作的软骨炎，继而引起软骨变性、结构消失和纤维化。病变可累及耳、鼻、周围关节、喉以及气管支气管树软骨。喉、气管及支气管受累见于 10% 的患者，但所有患者中有 50% 的患者最终出现气管、支气管侵犯。影像上表现为弥漫性或局灶性气道改变，喉和气管上部最常受累，亦可累及亚段支气管，气管壁增厚伴软骨环破坏，但气管后部的膜部正常，呼气期间动态 CT 扫描可见气道明显塌陷。

（刘士远　望　云）

第四节　肺癌的分期

【概述】

准确的 TNM 分期是肺癌诊断、治疗以及判断预后的重要因素。目前临床上所使用的非小细胞肺癌分期是国际抗癌联盟（UICC）于 2009 年颁布的第七版分期。随着肺癌治疗模式的发展、新的诊断技术以及治疗手段的涌现，肺癌的疗效及其预后也有了明显改善，旧的分期标准亟待更新。

2015 年 9 月国际肺癌研究协会（IASLC）公布了新修订的第八版肺癌 TNM 分期系统（表 11-4-1、11-4-2），并计划于 2017 年 1 月正式颁布实施。新分期标准采纳了来自 16 个国家的 35 个数据库，包含了自 1999 年至 2010 年间新发病的 94 708 例肺癌病例，其中欧洲 46 560 例，亚洲 41 705 例，北美洲 4 660 例，大洋洲 1 593 例，南美洲 190 例。因为未知或不同的病理或不完整的分期信息，经筛选共 77 156 例患者备以分析，其中 70 967 例 NSCLC，

6 189 例小细胞肺癌（small cell lung cancer），除了欧洲患者以晚期肺癌为主，其他地区特别是亚洲以早期肺癌为主，约 85% 的患者接受了手术治疗、手术联合化疗或放疗。

表 11-4-1　第八版 TNM 分期

TNM 分期	T 分期	N 分期	M 分期
原发灶不明确	Tx	0	0
0 期	Tis	0	0
ⅠA1 期	T1a	0	0
ⅠA2 期	T1b	0	0
ⅠA3 期	T1c	0	0
ⅠB 期	T2a	0	0
ⅡA 期	T2b	0	0
ⅡB 期	T1a,b,c;T2a,b	1	0
	T3	0	0
ⅢA 期	T1a,b,c;T2a,b	2	0
	T3	1	0
	T4	0,1	0
ⅢB 期	T1a,b,c;T2a,b	3	0
	T3	2	0
	T4	2	0
ⅢC 期	T3,4	3	0
ⅣA 期	任何 T	任何 N	M1a,b
ⅣB 期	任何 T	任何 N	M1c

亚洲患者中，中国、日本、韩国贡献了大量的病例资料，一方面，我们看到国际的肺癌分期更多地考虑了亚洲患者的人群特征；另外一方面，我们也看到在亚洲，肺癌尤其是肺腺癌近年来发病率逐步提高这一不争的事实。第八版肺癌新分期数据库不仅分析了 T、N、M 三个因素的相关临床特征，同时还分析了 23 个非解剖因素：患者相关因素（年龄、性别、种族、吸烟史、体重下降、PS 评分等）、肿瘤相关因素（SUV_{max} 值、原发肿瘤生长部位、病理学类型、血管受侵状况等）、环境相关因素（来源国家、治疗模式、治疗后肿瘤残留情况等）。新分期联合解剖学和非解剖学因素建立了新的预后模型，大大提高了新 TNM 分期系统在判断患者预后方面的重要地位。

【TNM 分期】

1. T 分期 新版分期中，T 分期的改动最大，在第七版基础上进一步细化，并作出以下调整。

（1）第七版中 T1 分为 T1a 和 T1b，新版中增加了 T1c，将 T1 分为 T1a（肿瘤最大径≤1cm）、T1b（1cm<肿瘤最大径≤2cm）、T1c（2cm<肿瘤最大径≤3cm）。

（2）新版中 T2 将旧版的 T2a（3cm<肿瘤最大径≤5cm）分为 T2a（3cm<肿瘤最大径≤4cm）和 T2b

表 11-4-2　肺癌第六、七、八版分期比较

TNM 分期	第六版	第七版	第八版
肿瘤直径≤1cm	T1	T1a	T1a
肿瘤直径>1cm,≤2cm	T1	T1a	T1b
肿瘤直径>2cm,≤3cm	T1	T1b	T1c
肿瘤直径>3cm,≤5cm	T2	T2a	T2a(>3cm 至≤4cm),T2b(>4cm 至≤5cm)
肿瘤直径>5cm,≤7cm	T2	T2b	T3
肿瘤直径>7cm	T2	T3	T4
支气管受累距隆嵴<2cm,但不侵犯隆嵴,和伴有肺不张/肺炎	T3	T3	T2
侵犯膈肌	T3	T3	T4
同肺叶内其他肺结节	T4	T3	
在同一侧其他肺叶结节	M1	T4	①M1a 局限于胸腔内,包括胸膜播散(恶性胸腔积液、心包积液或胸膜结节)以及对侧肺叶出现癌结节归为 M1a;②远处器官单发转移灶为 M1b;③多个或单个器官多处转移为 M1c
胸膜播散(包括恶性胸腔积液及孤立胸膜结节)	T4	M1a	
心包播散(包括恶性心包腔积液及孤立心包结节)		M1a	
胸腔内转移	M1	M1a	
胸腔外转移	M1	M1b	
T2b N0M0	Ⅰb	Ⅱa	
T2a N1M0	Ⅱb	Ⅱa	
T4N0~1M0	Ⅲb	Ⅲa	
ⅠA 期		T1a,T1b	T1a,T1b,T1c
T3N1M0		Ⅱb	Ⅲa
T3N2		Ⅲa	Ⅲb
T3~4N3		Ⅲb	Ⅲc
M 分期			M1a 和 M1b 更新为Ⅳa,M1c 更新为Ⅳb

（4cm<肿瘤最大径≤5cm）。

（3）重新分类,新版中将 5cm<肿瘤最大径≤7cm 肿瘤定义为 T3(旧版为 T2b)。

（4）重新分类,新版中将最大径>7cm 的肿瘤定义为 T4(旧版为 T3)。

（5）新版将支气管受累距隆嵴<2cm 但不侵犯隆嵴、伴有部分肺不张或阻塞性肺炎归为 T2。

（6）新版将侵犯膈肌定义为 T4。

（7）新版中删除了纵隔胸膜受侵这一 T 分期术语(表 11-4-3)。

在新版中,根据肿瘤大小进一步细化≤3cm(旧版 T1)和>3cm(旧版 T2)肿瘤的分期,生存分析显示,肿瘤直径从 1~5cm 每增加 1cm,各组的生存期有明显差异。进一步证实肿瘤直径越大,预后越差。尽管 3cm 仍然作为 T1 和 T2 期肿瘤的界限值,但进一步分析发现肿瘤最大径≤2cm 的患者生存明显优于肿瘤最大径>2cm 的肿瘤,肿瘤最大径≤1cm 的患者预后优于肿瘤最大径>1cm 的患者。

旧版分期中,侵犯主支气管且距隆嵴≥2cm 归为 T2,距隆嵴<2cm 未侵犯隆嵴定义为 T3;而在新版分期数据分析得出,支气管腔内肿瘤距离隆嵴≥2cm 或<2cm 预后相似。于是,新版分期将侵犯主支气管肿瘤只要是未侵及隆嵴,无论距离隆嵴大小,均归于 T2。对于阻塞性肺炎或肺不张,在第七版 TNM 分期中,将支气管腔内肿瘤导致的部分肺不张或阻塞性肺炎定义为 T2,若导致全肺不张则为 T3,而新版分期研究发现全肺不张患者的生存要优于其他 T3 患者,但是样本量比较少,需要扩大样本量进一步验证。

在新版分期制定过程中,对于阻塞性肺炎或肺不张存在一定的争议,有学者提出将阻塞性肺炎和肺不张从 T 分期因素中删除,主要原因有由于术后肺标本的萎缩,病理科医师很难观察到肺不张,所以这一因素很难应用于术后 TNM 分期中。但是对于不能手术的患者,在没有做 PET-CT 或气管镜检查的情况下,阻塞性肺炎或肺不张这一因素是确定 T 分期的唯一手段。

在第八版 T 分期中,将脏层胸膜受侵(visceral

表 11-4-3　原发肿瘤 T 的定义

分期	定　义
Tx	未发现原发肿瘤,或者通过痰细胞学或支气管灌洗发现癌细胞,但影像学及支气管镜无法发现
T0	无原发肿瘤的证据
Tis	原位癌
T1	肿瘤最大径≤3cm,周围包绕肺组织及脏层胸膜,支气管镜见肿瘤侵及叶支气管,未侵及主支气管
T1a(mi)	微浸润性腺癌
T1a	肿瘤最大径≤1cm
T1b	1cm<肿瘤最大径≤2cm
T1c	2cm<肿瘤最大径≤3cm
T2	3cm<肿瘤最大径≤5cm;侵犯主支气管(不常见的表浅扩散型肿瘤,无论体积大小,侵犯限于支气管壁时,虽可能侵犯主支气管,仍为 T1),但未侵及隆嵴;侵及脏层胸膜;有阻塞性肺炎或者部分肺不张。符合以上任何一个条件即归为 T2
T2a	3cm<肿瘤最大径≤4cm
T2b	4cm<肿瘤最大径≤5cm
T3	5cm<肿瘤最大径≤7cm。直接侵犯以下任何一个器官,包括:胸壁(包含肺上沟瘤)、膈神经、心包;全肺肺不张/肺炎;同一肺叶出现孤立性癌结节。符合以上任何一个条件即归为 T3
T4	肿瘤最大径>7cm;无论大小,侵及以下任何一个器官,包括纵隔、心脏、大血管、隆嵴、喉返神经、主气管、食管、椎体、膈肌;同侧不同肺叶内孤立癌结节

pleura invasion,VPI)分为 PL0(肿瘤位于胸膜下肺实质内或侵犯胸膜弹性层下的胸膜连接组织)、PL1(肿瘤侵犯超过脏层胸膜弹性层)和 PL2(肿瘤侵及脏层胸膜表面),生存分析显示:PL1 和 PL2 患者预后均好于 PL0 患者,PL2 患者生存期长于 PL1 患者。进一步分析得出,肿瘤最大径超过 3~4cm 同时伴有 VPI 的患者与肿瘤最大径超过 4~5cm 无 VPI 的患者预后相似;同样肿瘤最大径超过 4~5cm 伴VPI 的患者预后亦相似。但是 VPI 是个病理描述指标,在临床分期中评价起来比较困难,需要胸腔镜检查或外科切除活检才能确认,这些手段并非常规或治疗所必需。

因此,虽然 IASLC 分期委员会认识到 VPI 是很重要的预后指标,仍然保留其在 T2。同样对于纵隔胸膜浸润,临床评价困难,而且仅纵隔胸膜受侵时患者通常无疼痛等症状,当出现相关症状时,往往肿瘤已侵犯纵隔内组织或器官,达到 T4,而且在术后病理中,很少有患者仅有纵隔胸膜受侵,而无纵隔组织或器官受累,鉴于上述原因,在新版分期中删除了"纵隔胸膜"这一术语。关于膈肌侵犯在 T 分期中的作用,研究发现膈肌受侵患者生存要比其他 T3 患者差,而类似于 T4 患者,故在新版分期修订稿中建议将浸润膈肌划归为 T4。

2. N 分期　第八版 TNM 分期仍继续使用第七版 N 分期方法,根据淋巴结的转移部位进行分期,N1 同侧支气管周围和/或同侧肺门淋巴结以及肺内

淋巴结有转移,包括直接侵犯而累及的;N2 为同侧纵隔内和/或隆嵴下淋巴结转移;N3 为对侧纵隔、对侧肺门、同侧或对侧肺门、同侧或对侧前斜角肌及锁骨上淋巴结转移。与其他类型肿瘤(如胃肠道肿瘤、乳腺癌、肾癌等)根据淋巴结转移数目进行 N 分期不同,从第六版、第七版至现在第八版,肺癌的 N 分期一直延续同一个原则:基于淋巴结转移部位而不是淋巴结转移数目来决定 N 分期(表 11-4-4)。

表 11-4-4　区域淋巴结 N 的定义

分期	定义
Nx	无法评估区域淋巴结
N0	无区域淋巴结转移
N1	同侧支气管周围和/或同侧肺门淋巴结以及肺内淋巴结转移
N2	同侧纵隔和/或隆嵴下淋巴结转移
N3	对侧纵隔、对侧肺门、同侧或对侧前斜角肌及锁骨上淋巴结转移

本次分期更新提出了转移淋巴结的位置、nN(单站与多站)、存在和不存在跳跃式淋巴结转移等因素更有利于准确判断预后,根据这些因素进一步分类是否纳入修订的 TNM 分期系统需要前瞻性研究数据,另外 IASLC 委员会建议 IASLC 淋巴结分布图和解剖定义应该用于区域淋巴结的描述。新分期中将纳入的有完整术后病理资料的患者进行了进一步分层分析,根据转移淋巴结的位置,将原来 N1 分为 N1a(单站)和 N1b(多站);N2 分为 N2a1(无 N1

转移,直接跳跃到单站的 N2 淋巴结),N2a2(有 N1 淋巴结受累,同时发生单站 N2 淋巴结转移)和 N2b(多站 N2 淋巴结受累);N3 未作修改。研究者分析了 38 910 例采用临床分期(cN)的患者和 26 326 例有完整病理分期(pN)的术后患者数据,发现不同 N 分期的患者组间 5 年生存率比较均存在统计学差异($p<$ 0.000 1),同时研究发现,在术后患者中,无论 R0 或 R1 切除的患者,N 分期均与预后相关(R0:pN0 vs pN1,$p<0.000\ 1$;pN1 vs pN2,$p<0.000\ 1$;pN2 vs pN3,p =0.001 2)。任何 R 状态:pN0 vs pN1,$p<0.000\ 1$;pN1 vs pN2,$p<0.000\ 1$;pN2 vs pN3,$p<0.000\ 1$)。

本次分期研究还将术后淋巴结转移的区域数目和转移方式作为分层因素进行了分析,将原来 N1 分为 N1a(单站)和 N1b(多站),N2 分为 N1a(无 N1 转移,直接跳跃到单站的 N2 淋巴结),N2a2(有 N1 淋巴结受累,同时发生单站 N2 淋巴结转移)和 N2b(多站 N2 淋巴结受累)。研究发现,无论是否 R0 切除,pN1a 与 pN1b、pN2a 与 pN2b 生存率比较差异均有统计学意义,但 pN1b 与 pN2a 生存率比较差异无统计学意义。进一步分层分析显示 pN2a1 与 pN2a2、pN2a2 与 pN2b 生存率比较差异也有统计学意义,而 pN1b 与 pN2a1 生存率比较差异无统计学意义,提示 pN2a1(跳跃式单站 N2 淋巴结转移,无 N1 受累)患者预后与多站的 N1 淋巴结转移患者预后相似。

同时,本次研究还根据地域因素进行了分析,发现患者 5 年生存率存在地域性差异,尤其是 pN0 和 pN1 患者。在 pN0 患者中,亚洲患者预后最好,年生存率达 79%;北美洲和南美洲次之,为 67%;澳大利亚为 58%;而欧洲患者预后最差,5 年生存率为 54%,与亚洲患者相差 25%。pN1 患也有同样的趋势,5 年生存率 54%,其中北美洲和南美洲为 48%,澳大利亚为 41%,欧洲为 34%,但这种地域性差异随着 pN 分期升级而逐步减小。本系统 N 分期数据中,cN 数据中的 59.1% 和 pN 数据中的 74.7% 均来源于亚洲国家日本。cN 数据中的 3.6% 和 pN 数据中的 8.7% 来自北美洲和南美洲。这一差异是否与亚洲患者的特殊基因状态(如 EGFR 突变、KRAS 突变等)相关,还需前瞻性的研究证实。

3. M 分期 第七版中根据预后不同将患者分为 M1a 和 M1b,数据显示 M1a(恶性胸腔积液或对侧肺内结节)中位生存期为 11.5 个月。而第八版 TNM 新分期中,将 M1 分为 M1a、M1b 和 M1c:①M1a 局限于胸腔内,包括胸膜播散(恶性胸腔积液、心包积液或胸膜结节)以及对侧肺叶出现癌结节归为

M1a;②远处器官单发转移灶为 M1b;③多个或单个器官多处转移为 M1c(表 11-4-5)。

表 11-4-5 远处转移 M 的定义

分期	定义
M0	无远处转移
M1	有远处转移
M1a	对侧肺内结节,胸膜或心包转移性结节或恶性胸腔或心包积液
M1b	单一器官的孤立转移灶
M1c	单一器官多发转移灶或多器官转移灶

本研究通过分析单发的肺外转移灶和多发肺外转移灶患者,发现单器官单发转移灶的患者(新 M1b)与旧版分期中的 M1a 患者预后相似,中位生存时间均为 11.4 个月;另外,孤立性肺外转移的患者预后明显优于单一器官多发转移或多器官转移患者(M1c)。近年来,越来越多的研究者提出"寡转移"的概念,在各项研究中,寡转移定义不尽相同,从 1 个转移灶到 5 个转移灶不等,包括肺、脑、肾上腺、骨等器官,与局部治疗决策(手术、放疗、射频消融等)有密切关系。为了今后更准确地记录和分析 M 因素,IASLC 建议研究者记录以下信息:①转移灶的数目;②每个转移灶的最大径;③转移器官的数目。

【第八版 TNM 分期的不足之处】

这次数据的更新更有利于判断患者的预后,更精确地选择手术患者。尽管新分期更精细,数据更庞大和标准化,该分期系统仍存在一定的局限性。

1. 入组数据资料不完整 尽管 IASLC 数据库规模庞大,但是关于 TNM 分期中各因素的描述却仍未能全部得到验证。主要原因是数据库中很多原始数据的设计并非是为了研究 TNM 分期。许多细节数据的缺失导致许多描述不能够被分析。例如 T 分期,虽然常规资料都会记录肿瘤的大小,但除了手术病例,并不是每个病例都有详细且准确的描述。另外,其他帮助确定 T 分期的相关资料(周围器官受侵情况、肺外结节等)往往缺乏有效的记录,导致 T3 和 T4 分期受到影响,缺乏有效的分析。但是现有资料足够显示:气管腔内占位、肺不张或肺炎、脏层胸膜受侵、横膈受侵等是第八版分期更新的重要因素。

在此研究期间,PET-CT 已经广泛应用于临床,本分期未分析及体现相关资料;另外,现入组患者的资料无足够数据支持单纯化疗或放疗,则推荐作为非手术治疗手段。

2. 入组患者来源不均衡 第七版入组的患者主要来源于欧洲,而第八版中分期系统一半以上的数据

来源于亚洲,且大部分来源于日本,而占亚洲人数比重较大的人口大国——中国提供的患者数仅为790例,全球各中心的病例数不均衡,可能存在选择偏倚。

3. 入组资料评价标准不统一　淋巴结转移状态评价需要进一步统一和标化。根据 TNM 标准,术中至少清理 6 枚淋巴结(N1 和 N2 淋巴结各 3 枚),这是诊断 N0 的最低标准。

4. 入组资料缺乏分子生物学信息　近年来,肺癌分子靶向治疗取得了显著进展,基于"驱动基因"的肺癌个体化治疗广泛应用于临床,使中晚期肺癌的治疗步入了个体化分子靶向治疗时代,大大改善了部分中晚期肺癌患者的预后,提高了患者远期生存率。然而在新分期中,与肺癌驱动基因(EGFR、KRAS、ALK 及 ROS1 等)状态、PD-1 表达水平等相关的分子生物学信息均未体现,这也是未来肺癌分子分型的重要依据。第八版 TNM 新分期修订稿发表之时,研究者建议分期不等同于治疗,分期是患者基本资料的分类,是影响患者治疗方案选择的诸多预后因子之一,不建议作为更改治疗选择的依据,因为现有的治疗选择原则或指南大部分来源于大规模的临床研究。

尽管现在还没有循证医学证据支持,能依据新版 TNM 分期来指导临床决策,然而未来基于新版 TNM 分期,新的临床研究将给临床治疗决策带来新的结果,例如:亚肺叶切除和肺叶切除对于早期 NSCLC 治疗的选择,多学科治疗在孤立性转移(寡转移)患者治疗决策中的重要性,早期 NSCLC 患者术后辅助化疗的适应人群等。

虽然国际肺癌研究协会发布的第八版 TNM 分期仍有不足之处,但我们仍然感谢大批肺癌工作者为第八版 TNM 分期作出的巨大贡献,使我们不仅能够更精确地判断每一位肺癌患者的预后,选择更能从手术中获益的患者;同时,帮助临床工作者制定治疗策略提供准确的分类信息、精确判断预后、指导治疗效果的评价,为人类肺癌研究的进步发挥重大的作用。相信未来通过全球化合作,能立足于解剖学分期,融合分子生物学信息、环境因素等,建立起更精确、标准更统一、数据分布更合理的新的分期系统。

(刘士远　望　云)

第五节　多原发性肺癌

【概述】

多原发性肺癌(multiple primary lung cancer,

MPLC)是指同一个体,同时或先后发生两个或以上的原发性肺癌;发病机制上多数学者支持"多中心性起源"理论;吸烟或致癌物质长期对整个呼吸道上皮的刺激,导致首发肺癌同时或彻底切除后相继发生第二或第三个原发性肺癌;肺内瘢痕组织在自身免疫减退的情况下也可以发生癌变。明确肺内多发恶性结节是多原发还是肺内转移,对肺癌的分期和治疗方案的选择至关重要。近些年,多原发肺癌发病率上升,其主要原因有包括:

(1) 过去对多原发性肺癌的认识不足、影像检查方法及基因检测的限制,常将其误诊为肺内转移或术后复发而低估了其发病率。

(2) 医疗水平的提高,使肺癌切除后患者生存期延长,再发肿瘤得以发现。

(3) 部分多原发性肺癌表现为肺内多发亚实性结节,尤其是非实性结节(纯磨玻璃结节)以往常规 X 线检查中易被漏诊,而目前 HRCT 及人工智能的应用使其检出率明显提高。

1975 年 Martini N 制订了多原发性肺癌的诊断标准,目前仍沿用此诊断标准。多原发性肺癌分为同时性多原发性肺癌(synchronous MPLC)和异时性多原发性肺癌(metachronous MPLC)。

【临床表现】

多原发性肺癌的临床症状与孤立性肺癌相似。局部症状包括咳嗽、咳痰、痰血、气急、胸痛等,其全身症状包括消瘦、器官功能障碍、恶病质等。

【实验室检查】

在鉴别多原发肺癌和肺内转移或复发方面,多基因突变联合检测是组织病理学的重要补充。支气管镜检查在诊断中央型-周围型多原发肺癌中具有一定价值,可以明确中央型肺癌气道的异常改变。

【影像学表现】

常规 X 线胸片是发现肺部病变的基本手段,但对非实性结节、较小的或隐蔽部位的病灶可能会漏诊。HRCT 可更好地显示病灶的数量、分布、大小、形态、密度及周围情况等特征。PET-CT 对于发现肺外病变非常有价值,有助于判断原发性或继发性肺内多发肿瘤。多原发性肺癌以双原发性肺癌最常见,占 90% 以上,3 个原发性肺癌占 2%~3%,5 个以上较为少见约占 0.2%。多原发性肺癌多见于右肺,以上叶多见。

1. 同时性多原发性肺癌　位于单侧肺组织的较多见,占 90%,位于双侧肺的占 10%;且以右肺多见。可表现为周围型-周围型、周围型-中央型、中央型-中央型。

（1）周围型-周围型:肿瘤有时较小,甚至肉眼难于看到,在显微镜下仅能见到微小癌灶。肉眼所见的每个肿瘤通常都具有孤立性周围型肺癌的特征,如分叶、毛刺、清楚毛糙的界面、棘状突起、空泡征、胸膜凹陷征(图11-5-1),实性肺癌增强扫描会有中度以上强化。

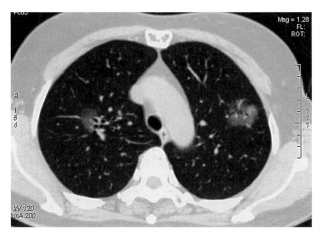

图 11-5-1 双肺原发性腺癌(同时性)
CT肺窗示双肺上叶的部分实性结节,边界清楚毛糙,有分叶,空泡征

多原发肺癌可表现为亚实性结节,亚实性结节分为非实性结节和部分实性结节两大类。非实性结节或实性成分很少的部分实性结节在纵隔窗上无法显示,增强扫描对病灶定性诊断价值不大。长征医院影像科发现,若亚实性结节出现分叶、清楚毛糙界面和胸膜凹陷征则强烈提示恶性,其诊断的敏感度93.4%、准确度86.6%。

（2）周围型-中央型:周围型肿瘤具有孤立性周围型肺癌的特征。中央型肺癌常表现为支气管管壁增厚、管腔狭窄、肺门肿块和继发性的"三阻"表现。

（3）中央型-中央型:常表现为多发的段以上支气管的管壁增厚、管腔狭窄或肺门肿块,但需除外肿瘤沿支气管壁的直接蔓延浸润。

2. 异时性多原发性肺癌 其诊断的基本时间间隔是首发肿瘤彻底切除术后2年以上,再次发生肿瘤时在除外复发和转移后方可诊断。在首发肺癌彻底切除后,对侧肺出现第二个原发性肺癌占60%,同侧肺不同肺叶出现第二个原发性肺癌占40%。可表现为首发周围型,再发周围型;首发中央型,再发中央型;首发周围型,再发中央型;或首发中央型,再发周围型。再发周围型肺癌的大小常小于首发肺癌,其CT表现常为分叶、毛刺、清楚毛糙的界面、棘状突起、空泡征、胸膜凹陷征,实性部分增强扫描有中度以上

强化等。再发中央型肺癌的CT表现为:支气管管壁增厚、管腔狭窄、肺门肿块和继发性"三阻"表现。

【诊断依据】

1. 同时性多原发性肺癌的诊断标准

（1）肿瘤彼此孤立。

（2）组织学不同或相同;对于组织学相同者,需符合以下条件方能诊断为同时性癌:位于不同肺段、肺叶或对侧肺组织,均起源于原位癌,共同的淋巴引流区无转移,诊断时无肺外转移。

2. 异时性多原发性肺癌的诊断标准

（1）组织学不同。

（2）组织学相同者,需符合以下条件方能诊断为异时癌:第一个肿瘤彻底切除2年以上;起源于原位癌;第二个肿瘤位于不同肺段、肺叶且共同的淋巴引流区无转移,诊断时没有肺外转移。

【鉴别诊断】

1. 同时性多原发性肺癌的鉴别诊断

（1）肺内单发癌的肺内转移灶:多表现为圆形/类圆形结节,边缘光整,常缺乏原发性肺癌的分叶、毛刺等边缘征象,且病灶常较小。

（2）肺外肿瘤的肺内转移灶:若有原发肺外恶性肿瘤病史,且肺内为随机分布的结节,诊断相对较容易;但当表现为肺内单发转移或某些恶性肿瘤如结直肠癌的肺内转移,转移灶常有原发性肺癌的特征,如分叶、毛刺等,此时靠影像学鉴别诊断较困难,需靠病理学确诊。

（3）肉芽肿性血管炎:是一种坏死性肉芽肿性血管炎,属自身免疫性疾病。该病主要侵犯上、下呼吸道和肾脏。肺部典型影像学表现是多发性的、多样性的、多变的、游走性的空洞结节或肿块,周围可见磨玻璃密度影,提示出血。常伴有鼻窦炎和肾小球肾炎,血清学检查ANCA阳性,有助于鉴别。

2. 异时性多原发性肺癌的鉴别诊断

（1）术后复发:是指首发癌切除不彻底或支气管残端侵犯,致使残存的癌细胞在原发灶局部形成新的病灶,也具有原发肿瘤的影像学特征,但位于手术局部不符合异时性肺癌的诊断标准。

（2）肺内转移瘤:多表现为圆形/类圆形结节,边缘较光整,常缺乏原发性肺癌的分叶、毛刺等边缘征象,可以位于任何肺叶呈随机分布。而异时性肺癌是指首发肺癌彻底切除2年以上,在对侧肺内或同侧不同肺叶再次出现原发性肺癌。但有时影像鉴别诊断较困难,需手术或穿刺病理证实。

（刘士远 范 丽）

参 考 文 献

1. Chen W, Zheng R, Baade PD, et al. Cancer Statistics in China, 2015[J]. CA Cancer J Clin, 2016, 66:115-132.

2. Bray F, Ferlay J, Soerjomataram I, et al. Global cancer statistics 2018: GLOBOCAN estimates of incidence and mortality worldwide for 36 cancers in 185 countries[J]. CACancer J clin, 2018, 68:394-424.

3. National Lung Screening Trial Research Team, Aberle D, Adams AM, et al. Reduced lung-cancer mortality with low-dose computed tomographic screening[J]. N Engl J Med, 2011, 365:395-409.

4. Wood DE, Kazerooni EA, Baum SL, et al. Lung Cancer Screening, Version 3. 2018, NCCN Clinical Pratice Guidelines in Oncology[J]. J Nati Compr Canc Netw, 2018, 16:412-441.

5. 中华医学会放射学分会心胸学组. 低剂量螺旋 CT 肺癌筛查专家共识[J]. 中华放射学杂志, 2015, 49:328-335.

6. 赵世俊, 吴宁. 低剂量螺旋 CT 肺癌筛查: 从研究走向应用[J]. 中华健康管理学杂志, 2015, 9:244-249.

7. Oudkerk M, Devaraj A, Vliegenthart R, et al. European position statement on lung cancer screening[J]. Lancet Oncology, 2017, 18:e754-e766.

8. 中华医学会放射学分会心胸学组. 肺亚实性结节影像处理专家共识[J]. 中华放射学杂志, 2015, 49:254-258.

9. MacMahon H, Naidich DP, Goo JM, et al. Guidelines for management of incidental pulmonary nodules detected on CT images: from the Fleischner society 2017[J]. Radiology, 2017, 284:228-243.

10. American College of Radiology. Lung CT screening reporting and data system (Lung-RADS)[2014-07-31]. http://www.acr.org/Quality-Safety/Resources/LungRADS.

11. Manos D, Seely JM, Taylor J, et al. The lung reporting and data system (LU-RADS): a proposal for computed tomography screening[J]. Can Assoc Radiol J, 2014, 65:121-134.

12. American College of Chest Physicians. New Lung Cancer Guidelines Recommends Offering Screening to High Risk Individuals[DB/OL]. [2014-10-15]. http://www.chest-net.org/News/Press-Releases/2013/05.

13. Wender R, Fontham ET, Barrera E Jr, et al. American Cancer Society lung cancer screening guidelines[J]. CA Cancer J Clin, 2013, 63:107-117.

14. Callister ME, Baldwin DR, Akram AR, et al. British Thoracic Society guidelines on the investigation and management of pulmonary nodules[J]. Thorax, 2015, 70:794-798.

15. Henschke Cl. International Early Lung Cancer Action Program: Screening protocol. 2016-07-01. http://www.ieclap.org/protocols.

16. Travis WD, Brambilla E, Burke AP, et al. WHO Classification of tumours of the lung, pleura, thymus and heart. 4th edition. Lyon: International Agency for Research on Cancer, 2015: 9-96.

17. Travis WD, Brambilla E, Noguchi M, et al. International Association for the Study of Lung Cancer/American Thoracic Society/European Respiratory Society International Multidisciplinary Classification of Lung Adenocarcinoma[J]. J Thorac Oncol, 2011, 6:244-285.

18. Travis WD, Brambilla E, Nicholson AG, et al. The 2015 World Health Organization Classification of Lung Tumors: Impact of Genetic, Clinical and Radiologic Advances Since the 2004 Classification[J]. Journal of Thoracic Oncology, 2015, 10:1243-1260.

19. 许春伟, 张博. WHO(2015)肺肿瘤组织学分类[J]. 诊断病理学杂志, 2015, 22:815-816.

20. 杨欣, 林冬梅. 2015 版 WHO 肺癌组织学分类变化及其临床意义[J]. 中国肺癌杂志, 2016, 19:332-336.

21. 张兵林, 笪冀平. WHO(2015)肺肿瘤组织学分类解读[J]. 诊断病理学杂志, 2016, 23:401-405.

22. 张杰, 邵晋晨, 朱蕾. 2015 版 WHO 肺肿瘤分类解读[J]. 中华病理学杂志, 2015, 44:619-624.

23. 刘士远, 孙铁英. 肺癌影像诊断与临床新进展[M]. 北京: 人民卫生出版社, 2015.

24. 刘士远, 陈启航, 吴宁. 实用胸部影像诊断学[M]. 北京: 人民军医出版社, 2012.

25. Goldstraw P, Chansky K, Crowley J, et al. The IASLC Lung Cancer Staging Project: Proposals for Revision of the TNM Stage Groupings in the Forthcoming (Eighth) Edition of the TNM Classification for Lung Cancer[J]. J Thorac Oncol, 2016, 11:39-51.

26. 刘士远, 范丽, 萧毅. 加强肺内纯磨玻璃密度结节的影像学研究, 提升临床处理水平[J]. 中华放射学杂志, 2017, 51:481-483.

27. 刘凯, 张荣国, 涂文婷, 等. 深度学习技术对胸部 X 线平片亚实性结节的检测效能初探[J]. 中华放射学杂志, 2017, 51:918-921.

28. 王云龙, 范丽, 望云, 等. 肋骨抑制成像技术在胸片检测不同密度、大小及位置肺结节中的应用[J]. 临床放射学杂志, 2018, 37:509-513.

29. 邹勤, 刘士远, 管宇, 等. 超高分辨率 CT 对 3cm 以下肺磨玻璃密度结节的诊断价值[J]. 临床放射学杂志, 2017, 36:484-488.

30. 望云, 范丽, 刘士远, 等. 改变体位联合 CT 靶扫描对特殊部位肺结节的诊断价值[J]. 实用放射学杂志, 2016, 32:694-698.

31. Rampinelli C, Origgi D, Vecchi V, et al. Ultra-low-dose CT with model-based iterative reconstruction (MBIR): detection of ground-glass nodules in an anthropomorphic phantom study[J]. La Radiologia Medica, 2015, 120:611-617.

32. Ciompi F,Chung K,Riel S J V,et al. Towards automatic pulmonary nodule management in lung cancer screening with deep learning[J]. Sci Rep,2017,7:46479.

33. Fan L,Liu SY,Li QC,et al. Multidetector CT features of pulmonary focal ground-glass opacity:differences between benign and malignant. Br J Radiol,2012,85:897-904.

34. 涂文婷,范丽,刘士远.肺癌放射组学研究进展[J].中华肿瘤防治杂志,2018,25:604-608.

35. 望云,刘士远,范丽,等.含薄壁囊腔周围型肺癌的CT特征及病理基础分析[J].中华放射学杂志,2017,51:96-101.

36. 望云,范丽,李清楚,等.薄壁囊腔型肺癌与薄壁空洞性肺结核的MDCT表现鉴别诊断研究[J].临床放射学杂志,2017,36:44-49.

37. 李栋.早期中央型肺癌的影像诊断研究进展[J].实用肿瘤杂志,2014,29:196-198.

38. Ramiporta R,Bolejack V,Crowley J,et al. The IASLC Lung Cancer Staging Project:Proposals for the Revisions of the T Descriptors in the Forthcoming Eighth Edition of the TNM Classification for Lung Cancer[J]. Journal of Thoracic Oncology,2015,10:990-1003.

39. Asamura H,Chansky K,Crowley J,et al. The International Association for the Study of Lung Cancer Lung Cancer Staging Project:Proposals for the Revision of the N Descriptors in the Forthcoming 8th Edition of the TNM Classification for Lung Cancer[J]. Journal of Thoracic Oncology,2015,10:1675-1684.

40. Eberhardt WE,Mitchell A,Crowley J,et al. The IASLC Lung Cancer Staging Project:Proposals for the Revisions of the M Descriptors in the Forthcoming Eighth Edition of the TNM Classification for Lung Cancer[J]. Journal of Thoracic Oncology,2015,10:1515-1522.

41. 王鑫,支修益.国际肺癌研究协会(IASLC)第八版肺癌TNM分期解读[J].中华胸部外科电子杂志,2016,3:70-76.

42. Thomas A,Liu SV,Subramaniam DS,et al. Refining the treatment of NSCLC according to histological and molecular subtypes[J]. Nat Rev Clin Oncol,2015,12:511-526.

43. Takahashi Y,Shien K,Tomida S,et al. Comparative mutational evaluation of multiple lung cancers by multiplex oncogene mutation analysis[J]. Cancer Sci,2018,109:3634-3642.

44. Wang SXY,Lei L,Guo HH,et al. Synchronous primary lung adenocarcinomas harboring distinct MET Exon 14 splice site mutations[J]. Lung Cancer,2018,122:187-191.

第十二章　其他肺恶性肿瘤

第一节　肺神经内分泌肿瘤

肺神经内分泌肿瘤（pulmonary neuroendocrine tumor，pNET）起源于支气管黏膜的神经内分泌细胞（Kulchitzky 细胞），约占所有原发性肺癌的 25%。2015 版 WHO 肺肿瘤分类中将神经内分泌肿瘤作为一种上皮性肿瘤，与鳞状细胞癌及腺癌并列，新分类中将肺小细胞神经内分泌癌（small cell neuroendocrine carcinoma，SCNEC）、大细胞神经内分泌癌（large cell neuroendocrine carcinoma，LCNEC）、典型类癌（typical carcinoid，TC）和不典型类癌（Atypical Carcinoid，AC）、类癌微小瘤（carcinoid tumorlet）及弥漫性特发性神经内分泌细胞增生（diffuse idiopathic pulmonary neuroendocrine cell hyperplasia，DIPNECH）统一归为肺神经内分泌肿瘤。

肺神经内分泌肿瘤代表了一组在病理和临床上都非常有特点的肿瘤，其恶性程度不等，预后差异较大。根据其生物学行为及预后的不同，弥漫性特发性神经内分泌细胞增生属于癌前病变，典型类癌属于低级别肿瘤（G1），不典型类癌属于中级别肿瘤（G2），肺小细胞神经内分泌癌和大细胞神经内分泌癌属于高级别肿瘤（G3）。所有 NET 的诊断主要依靠神经内分泌标志物的免疫组织化学染色，包括嗜铬粒蛋白 A（chromograninA，CgA）、CD56、突触素（synaptophysin，Syn）、甲状腺转录因子（thyroid transcription factor-1，TTF-1）、神经元特异性烯醇化酶（neuron specific enolase，NSE）。其中，TTF-1 主要表达于分化差或高级别神经内分泌肿瘤，Syn 被认为是神经内分泌分化最特异的标志物，其敏感性要高于 CgA 和 NSE。

一、类癌

【概述】

类癌（carcinoid）是一种低度恶性肿瘤，全身各处均可发生，最好发于胃肠道（67.5%），其次为肺、支气管（25.3%）。肺类癌（pulmonary carcinoid）约占所有原发性肺肿瘤的 2%，起源于支气管上皮的 Kulchitzky 细胞，好发于成人，40~50 岁多见，发病年龄早于肺癌患者，儿童和青少年发病率低，男女发病比例报道不一。60%~70% 的类癌为中央型，多为典型类癌，周围型以不典型类癌居多。典型类癌多发生于中年不吸烟的女性患者，以中央型多见，约占 90%。

根据核分裂计数的多少和/或是否存在坏死进一步分为典型类癌和不典型类癌，其发病比例约为 9:1。典型类癌镜下形态具有典型的神经内分泌肿瘤特征，即血窦丰富的肿瘤组织排列成梁状、索状、腺样或实性细胞巢，周围型常表现为梭形细胞形态；细胞大小一致，染色质均匀或稍粗糙，核仁小或不明显，个别情况下可以出现核大深染的异型细胞，主要诊断依据是 <2 个核分裂象/$2mm^2$，没有坏死形成。不典型类癌镜下表现相似，或异型稍明显，主要诊断依据是 2~10 个核分裂象/$2mm^2$，有点状坏死，偶见局灶性片状坏死，无大片弥漫坏死区域。

【临床表现】

根据肿瘤本身及有无内分泌障碍临床症状可分为无症状、呼吸道症状及类癌综合征三种。中央型者多有咳嗽、咯血、呼吸困难及反复感染等呼吸道症状。周围型者多无呼吸道症状，常为体检发现。类癌由于肿瘤本身能产生 5-羟色胺（5-hydroxytryptamine，5-HT）、激肽类、组织胺等生物学活性因子，因此会产生类癌综合征，特别是肠类癌较为多见，约 5% 出现类癌综合征，临床表现为间歇性面部潮红、胃肠道症状、毛细血管扩张或紫癜等。

原发性类癌生长比较缓慢，典型类癌少见转移，非典型类癌可发生远处转移，且具有侵袭性，淋巴转移和血行转移多见。典型类癌与不典型类癌通常以手术切除为主要治疗手段，典型类癌表现较为惰性，即使出现局部淋巴结转移,预后良好,5 年及 10 年生存率几乎 90%。不典型类癌相对更具有侵袭性,早期切除临床预后良好,但如果早期播散则术后复发危险性增高,5 年及 10 年生存率分别为 70% 和 35%。

【实验室检查】

伴有类癌综合征的患者尿中 5-羟色胺代谢产物 5-羟吲哚乙酸(5-HIAA)常增高,常被用作随访指标。其余实验室化验检查各项治疗无特殊变化。

纤维支气管镜可见肿瘤部分富含血管,表面较为光滑。通常细胞刷检和灌洗液细胞学病理检查结果为阴性。

【影像学表现】

典型类癌和不典型类癌的影像学特征相似,多数情况下不易区分。其影像学表现取决于肿瘤的部位,中央型类癌发生于肺段以上支气管,常表现为支气管腔内结节、肺门周围肿块、远端支气管阻塞表现;周围型类癌常表现为发生在亚段支气管周围孤立性结节。类癌大多数有支气管动脉供血且血供丰富,常表现为明显强化,不均匀强化多见于不典型类癌。几乎所有的类癌都可以有肺门或纵隔淋巴结肿大,但其中只有 25% 是淋巴结转移,其余多为淋巴结反应性增生。

1. 中央型 常表现为支气管腔内结节或肺门区单发类圆形肿块,边界清楚,边缘较光滑,少见毛刺或分叶。多数病灶原发于支气管腔内,支气管壁局限性增厚并形成结节突入管腔内引起管腔狭窄(图 12-1-1),逐渐向外生长侵及邻近肺实质,似肿瘤骑跨于气管、支气管壁同时向腔内外生长在肺门形成肿块,这种改变可在 CT 上显示为较小的腔内结节

和较大的腔外病灶的融合。类癌表现为软组织密度,约 30% 可出现钙化,偏心性钙化常见,特别是中央型类癌,可有斑片状、小点状、弥漫性钙化,偶见病灶全部钙化。

2. 周围型 大约 20% 的支气管类癌发生于段支气管远端,称为周围型类癌,以不典型类癌多见。常表现为肺野外周孤立性结节或类圆形肿块(图 12-1-2、图 12-1-3),密度可均匀或不均匀,边缘多清楚锐利,部分病例可见浅分叶及毛刺,囊变、坏死及空洞少见,增强扫描可见明显强化。周围型内可有偏心性、小点状、弥漫性钙化,偶见病灶全部钙化,可能与类癌分泌激素或成骨因子有关。少数周围型类癌可以完全与周围型肺癌表现一致而无法鉴别。

文献报道的 ^{18}F-FDG PET 对肺类癌的探测率从 14% 到 90% 不等,SUVmax 也具有较大差异,且目前无法准确区分类癌与小细胞肺癌及大细胞神经内分泌癌,[18]F-FDG PET 在 Ki-67 增殖活性更强的不典型类癌诊断和纵隔淋巴结转移方面明显优于典型类癌。有文献报道 ^{18}F-FDG PET-CT 对肺类癌基于视觉评估(摄取值高于纵隔血池)或 SUVmax 界限值(一般为 2.5)的探测效率,发现如果使用正常肺组织代替纵隔血池或界限值 1.5 代替 2.5,则探测效率提高。此类检查的主要优势在于全身显像能够帮助发现肺外的转移病灶,提供全身病灶形态及代谢分布情况,为其定性和分期提供更多有价值的信息。

由于接近 80%~90% 的肺神经内分泌肿瘤细胞表面表达生长抑素受体,因此放射标记生长抑素类似物(somatostatin analogues,SSAs)的核医学功能影像方法对于诊断神经内分泌肿瘤有较高的敏感性及特异性。Ambrosini 等采用 ^{68}Ga-DOTA-NOC PET-CT

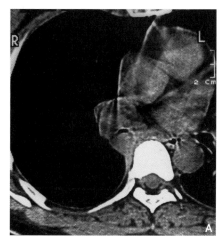
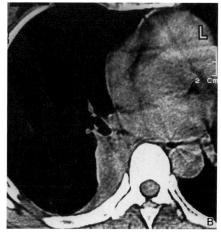

图 12-1-1 中央型肺典型类癌
CT 纵隔窗中间段支气管平面(A)示右中间段支气管肿物伴管腔狭窄;其下方平面(B)示右下叶支气管闭塞及肺不张

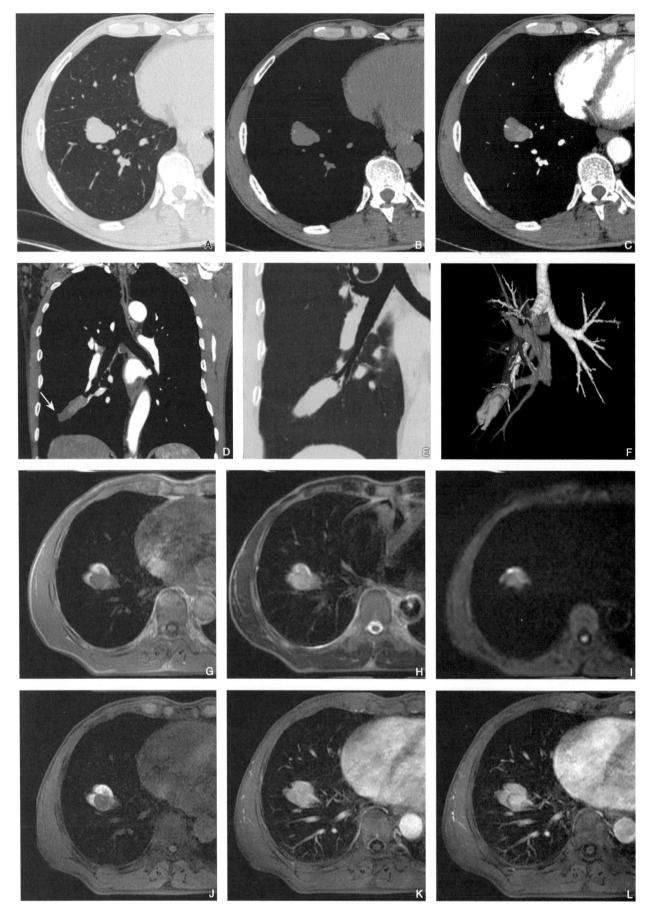

图 12-1-2 典型类癌（周围型）

男性,44 岁,高分辨率 CT 扫描肺窗(A)、纵隔窗(B)及增强扫描动脉期(C)示右肺下叶前基底段类圆形软组织肿块,密度欠均,边界清;多曲面重建纵隔窗(D)示肿块边缘见囊性水样密度(箭),实性部分明显强化;多曲面重建肺窗(E)及容积重建(F)可见支气管截断;MRI 检查该病灶局部分叶状,T1WI(G)呈等信号,T2WI(H)呈等低信号,DWI(I)局部呈高信号,边界尚清,边缘及远端见高信号影包绕,增强扫描动脉期(J)静脉期(K)及平衡期(L)示病灶见明显持续强化

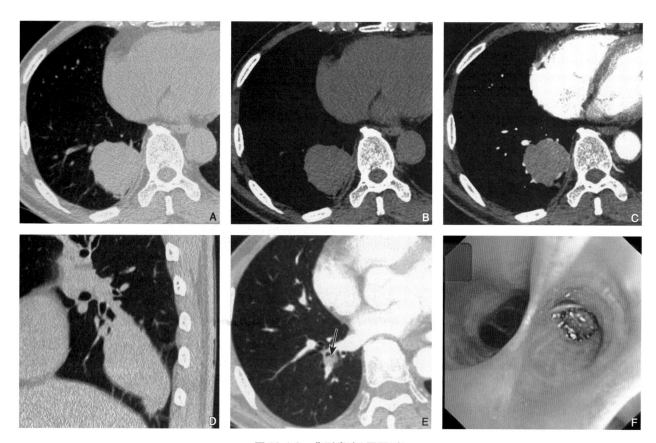

图 12-1-3 典型类癌（周围型）

男性，64 岁，高分辨率 CT 轴位肺窗（A）、纵隔窗（B）及增强扫描（C）显示右肺下叶后基底段软组织肿块影，边界尚清，病灶中度强化，矢状位重建（D）及轴位支气管平面（E）示右肺下叶后基底段支气管闭塞（箭）；支气管镜（F）示右肺下叶后基底段腔内可见新生物

对 11 例肺类癌患者进行治疗前评估，提示 SSR 显像比传统 CT 增强扫描能发现更多的病灶（37 vs 21），为 82%（9/11）的患者提供了更多的信息，并使 30% 的患者临床决策发生改变。^{68}Ga 标记的多肽 PET-CT 还可以作为一种无创的手段，筛选出适用于肽受体-放射性核素治疗（peptide receptor- radionuclide therapy，PRRT）的 SSR 高表达患者。

【诊断依据】

发现位于中央气道并引起邻近支气管狭窄、变形或阻塞的软组织密度肿块，同时伴有弥漫性或斑点状钙化的肿瘤高度提示类癌可能。

【鉴别诊断】

1. 中央型支气管肺癌 中央型支气管肺癌的临床表现及影像学表现与中央型类癌极为相似。早期中央型支气管肺癌特别是鳞状细胞癌在开始阶段肿瘤只侵犯支气管管壁或在管腔内形成息肉状肿块，而仅发现肺炎及肺不张，致两者鉴别十分困难。类癌是低度恶性肿瘤，进展比较缓慢，肺炎或肺不张可以反复出现，常在数年内观察肺内病变无多大变化。

中央型支气管肺癌早期变化可能与类癌相似，但病程进展较快，常在 3～6 个月内病变发展变化，出现肺不张、肺门区肿块，较大的肿块常出现坏死而导致密度不均匀，较类癌更易出现肺门、纵隔淋巴结转移和胸腔积液。

类癌引起支气管局限性增厚形成轮廓光滑的支气管内结节或息肉，而支气管肺癌多因其沿支气管浸润性生长引起支气管管壁不规则增厚及管腔弥漫性变窄甚至闭塞。中央型类癌多发生于较大支气管，鉴别诊断有困难时，最后定性取决于支气管镜检及活组织检查。

2. 支气管内膜结核 临床以干咳、低热为主要症状，实验室检查结核方面阳性。胸部 CT 表现为主支气管或叶支气管狭窄或阻塞，出现肺气肿或肺不张，多无狭窄处的腔外肿块。而肺段以下支气管内膜结节影像征象不明确。该病以纤维支气管镜检查为依据。

3. 周围型肺癌 周围型肺癌的边缘不光滑，常见分叶及短毛刺征、胸膜凹陷，且多有偏心性空洞，易出现远处转移，强化多不均匀。周围型类癌多无自觉症状，常为体检发现，常表现为肺实质内圆形或卵圆形软组织结节或肿块，边缘光滑，内部密度均匀,可见钙化、坏死、空洞较为少见。血供丰富,增强后明显强化;肺门或纵隔淋巴结转移少而且晚。

4. 肺内良性肿瘤 错构瘤是肺内最常见的良性肿瘤,含有软骨、脂肪、纤维和上皮组织,由于成分多样而致影像学表现多样,病灶内存在脂肪成分或爆米花样钙化时容易鉴别,且增强扫描强化程度较轻,有助于鉴别。硬化性血管瘤大多数发生于30~50岁的女性,常体检发现,表现为肺外周边缘光整的孤立性结节或肿块,钙化多见,增强可见明显均匀强化。周围型类癌影像学表现常与肺内良性肿瘤很难鉴别,最后确诊亦有赖于穿刺活检。

二、肺小细胞神经内分泌癌

【概述】

肺小细胞神经内分泌癌(small cell neuroendo-crine carcinoma,SCNEC)是肺最常见的神经内分泌肿瘤,约占原发性肺癌的20%。发病年龄约为40~60岁,男性多于女性,和吸烟有密切关系,易早期发生转移,恶性程度高,其5年生存率不足5%。本病组织学特点是免疫组织化学染色及电镜检查可见有神经内分泌颗粒,是肺神经内分泌肿瘤中恶性程度最高的亚型,也是肺癌中出现伴瘤综合征最多的一种亚型。

肺小细胞神经内分泌癌的大体表现常边界不清,广泛浸润,剖面灰白,可见出血坏死区域;镜下神经内分泌肿瘤特征不显著,细胞核染色质丰富,核仁不明显或者呈小的核仁,常见坏死,核分裂象数常$>10/2mm^2$,甚至达到$100/2mm^2$。

【临床表现】

本病临床表现无特异性,常见症状主要有呼吸困难、持续性咳嗽、痰中带血、胸痛、气促等。中央型早期瘤体即可压迫支气管产生阻塞性肺炎,伴发感染时可有发热。周围型小细胞神经内分泌癌有时原发病灶较小,但纵隔及肺门淋巴结转移灶明显,可产生气道压迫症状,表现为呼吸困难、咳嗽、声音嘶哑等,当肿块侵犯胸膜时,也可出现胸痛。

肺部神经内分泌肿瘤可以产生多种异位激素,常见有促肾上腺皮质激素(adreno-cortico-tropic-hor-mone,ACTH)、促肾上腺皮质激素释放激素(cortico-tropin releasing hormone,CRH)、生长激素释放激素(growth hormone releasing hormone,GHRH)和5-羟色胺等。

部分患者可出现类癌综合征,表现为哮鸣样支气管痉挛、阵发性心动过速、水样腹泻、皮肤潮红等

症状。临床上只有约2%的患者出现明显的内分泌紊乱症状,且多属于晚期。

本病早期即可发生血行转移,文献报道远处转移常发生于肝脏(22%)、骨(30%)、骨髓(17%)、脑(15%~18%)及腹膜后淋巴结(11%)。除非周围型早期病灶可以手术切除,大部分病例手术并不能延长生存期,所以目前以化疗或者放疗为主要治疗手段,但是远期疗效较差,5年生存率大约10%,10年生存率小于5%。

【实验室检查】

肿瘤学指标中血清神经特异烯醇化酶(neuron-specific enolase,NSE)具有一定的特异性,约60%~81%患者可出现该项指标升高(正常值<12.5U/ml),可用于评估小细胞肺癌患者复发、预后情况、治疗有效性和相关病因。

胃泌素释放肽前体(ProGRP)是一种胃肠激素,正常值约为(2~50)pg/ml,其血清水平升高见于多种类型的神经内分泌肿瘤和小部分非小细胞肺癌患者,有文献报道其血清浓度与肿瘤浸润程度相关,ProGRP>150pg/ml时提示小细胞肺癌的可能性大于93%。

CT引导经皮穿刺活组织病理检查对本病诊断具有一定的意义,支气管腔内病灶可经支气管镜活组织病理检查确诊。

【影像学表现】

本病可分为中央型和周围型,中央型较周围型多。薄层CT扫描可以显示支气管管壁增厚,如果肿瘤沿叶及多段支气管浸润而又未出现肺不张时,可呈多环形改变,为较早期中央型小细胞肺癌特有的征象。

1. 中央型 病变可沿支气管黏膜下浸润生长,部分突破管腔壁,在腔内形成软组织结节(图12-1-4),同时沿支气管长轴形成肿块,伴有肺门及纵隔多发淋巴结转移,病灶与肺门、纵隔肿大淋巴结分界不清,甚至融合形成冰冻纵隔(图12-1-5),常压迫或侵犯气管,造成阻塞性肺炎或阻塞性肺不张。亦容易侵犯邻近血管,导致上腔静脉阻塞综合征(图12-1-6)。

2. 周围型 较为少见,且无特异性影像学征象,常表现为边界清楚、锐利的结节或肿块,可见浅分叶,无明显毛刺及血管集束征,密度尚均匀,钙化、坏死及空洞形成均较为少见,增强扫描呈明显均匀强化(图12-1-7)。周围型可出现进展较快,亦可以早期出现纵隔或肺门淋巴结以及远处脏器的转移。

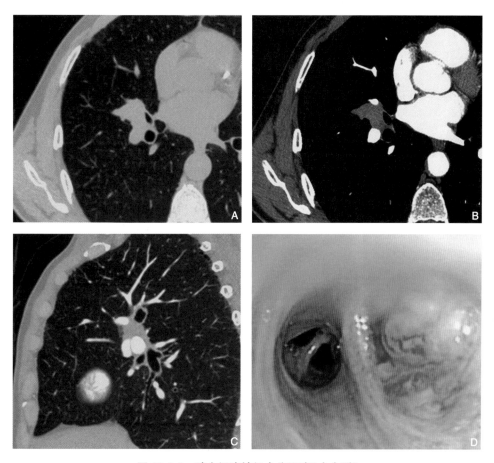

图 12-1-4 肺小细胞神经内分泌癌(中央型)

男性,59岁,CT增强扫描轴位肺窗(A)、纵隔窗(B)及矢状位重建(C)示右肺门不规则团块影,长径约3cm,边界清,位于支气管血管束之间,呈延迟强化;支气管镜(D)见右中叶外侧段支气管开口处见菜花样新生物,局部黏膜浸润性改变,管腔狭窄,纤支镜不能进入,组织嵌夹易出血

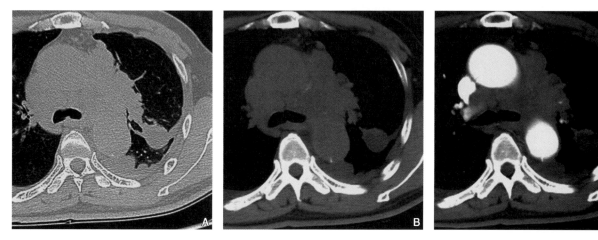

图 12-1-5 肺小细胞神经内分泌癌(中央型)

男性,60岁,CT轴位肺窗(A)、纵隔窗(B)示左肺上叶纵隔旁及肺门处不规则软组织密度肿块影,其内密度欠均,边缘见分叶,增强扫描(C)明显强化,左肺动脉受累,左侧叶间胸膜积液,左侧胸膜不规则增厚

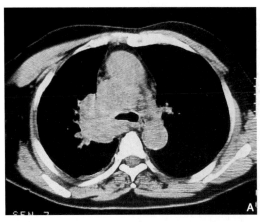
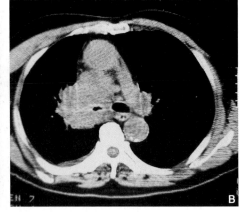

图 12-1-6 肺小细胞神经内分泌癌（中央型）
右主支气管平面（A）及右中间段平面（B）纵隔窗示右肺门区巨大肿块,相邻支气管管壁增厚,管腔狭窄,病变累及上腔静脉

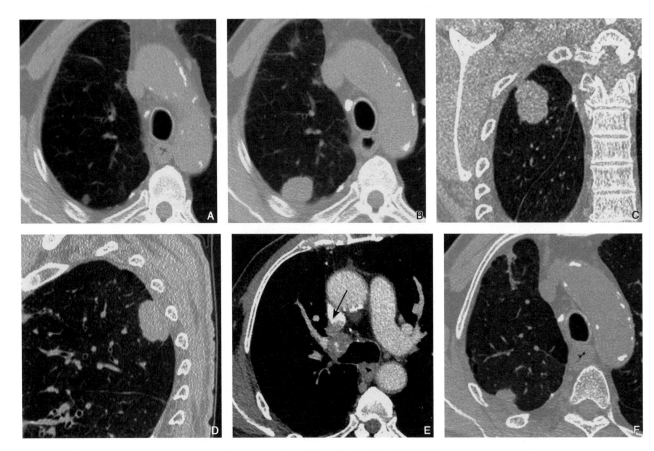

图 12-1-7 肺小细胞神经内分泌癌（周围型）
女性,69 岁,体检 CT（A）发现右肺上叶后段结节,直径约为 7mm;17 个月后复查轴位（B）、冠状位（C）及矢状位（D）重建显示结节增大,长径约 2.5cm,界清,可见分叶,增强扫描（E）显示右肺门淋巴结肿大,上腔静脉及奇静脉见充盈缺损（箭）;经依托泊苷＋卡铂化疗 2 次后复查（F）病灶明显缩小

【诊断依据】

肺小细胞神经内分泌癌恶性程度高,当肺内肿块较小,甚至未见明显原发病灶时就出现广泛的肺门及纵隔淋巴结肿大、胸腔积液等转移征象,就应考虑本病可能。

【鉴别诊断】

肺小细胞神经内分泌癌中央型较为多见,需要

与发生于中央气道的良恶性肿瘤相鉴别。周围型肺小细胞神经内分泌癌需与发生于肺外周的良恶性肿瘤相鉴别。

1. **中央型肺癌** 中央型肺癌尤其是鳞状细胞癌好发于大气道,常见于吸烟的老年患者,CT 表现为肺门区肿块,边缘毛糙,呈分叶状,内部密度欠均匀,可伴有相应的阻塞性改变,增强扫描呈明显不均

匀强化。当中央型肺癌出现邻近血管侵犯、肺门纵隔淋巴结转移时，与本病难以鉴别。当原发病灶较少即可出现纵隔多发淋巴结转移时，中央型肺小细胞神经内分泌癌多见。

2. **中央型类癌**　肺门肿块多位于气管支气管分叉处，且较为光整，空洞发生率低，钙化多见，表现为偏心性斑片状或弥漫性钙化，内部密度尚均匀，血供丰富，增强后明显强化。有时影像学表现难以鉴别，需要结合穿刺活检病理结果明确诊断。

3. **淋巴瘤**　淋巴瘤主要表现为纵隔多发淋巴结肿大，病变范围较广，邻近区域淋巴结易融合成团，易侵犯、包绕纵隔大血管结构，同时伴有其他部位的淋巴结肿大，单纯肺内改变较少见。

4. **周围型肺癌**　周围型肺癌典型 CT 表现为肺内孤立性结节或肿块，边缘可见分叶、毛刺、胸膜凹陷征及支气管截断等，内部可见空泡。如无坏死病灶密度多均匀，少部分可见点状钙化。增强扫描明显不均匀广泛强化。部分病例也可伴有肺门及纵隔淋巴结转移、肿大。周围型小细胞神经内分泌癌除分叶征之外其他征象均少见，有时单从影像学上难以鉴别两者。

5. **肺内常见良性肿瘤**　如错构瘤，常表现为圆形或类圆形、浅分叶状、孤立性结节，由于组成成分多样而致 CT 表现多样，MRI 对于区别瘤内脂肪成分以及有无强化更为敏感。如炎性假瘤，病因不明，由各种炎性细胞和间叶细胞组成，常表现为肺内圆形或椭圆形肿块，可有浅分叶，边缘光整，密度多均匀，增强后有强化。

三、肺大细胞神经内分泌癌

【概述】

肺大细胞癌神经内分泌癌（large cell neuroendocrine carcinoma，LCNEC）起源于支气管及细支气管黏膜上皮和黏膜下腺体的神经内分泌噬银细胞（Kulchitzky cell），是属于神经内分泌癌的一种，发病率仅次于肺小细胞神经内分泌癌，约占肺部恶性肿瘤的 2.1%～3.5%。本病具有低分化、高级别、预后不良的特点，好发于中老年人，平均发病年龄约 65 岁，且 80% 以上为男性患者，其发生与吸烟密切相关。

在 2004 年 WHO 分类中 LCNEC 被视为大细胞癌（large cell carcinoma，LCC）的一种亚型，随着免疫组织化学检测的广泛应用，许多大细胞癌可根据免疫表型特征再分为鳞状细胞癌、腺癌或者裸表型的未分化癌。通过基因检测技术，发现 LCNEC 的基因谱特征与其他 LCC 存较多差异，而与小细胞肺癌较为相似。因此，2015 年 WHO 分类中 LCNEC 归入神经内分泌肿瘤范畴内。目前大细胞神经内分泌癌的诊断必须是肿瘤切除标本并充分取材，对活检和细胞学标本不能作出诊断，且必须经 HE 染色和免疫组化排除鳞癌、腺癌和小细胞癌等其他肺癌才可诊断。

根据 2015 年 WHO 肺癌分类的诊断标准，具有明确 LCNEC 形态学特点的基础上，具有神经内分泌指标 CD56、嗜铬素 A（chromogranin A，CgA）、突触素中，只需一项标记>10% 的肿瘤细胞阳性可诊断 LCNEC。其中，CD56 敏感度最高，但 CgA 和突触素特异度较高。肺大细胞癌神经内分泌癌大体常表现为界限欠清或分叶状，大面积坏死常见，镜下肿瘤细胞大且多型性明显，细胞质丰富，泡状核，核仁较大，核分裂象>10/2mm^2，中位数 70/mm^2。

【临床症状】

本病缺乏特异性临床症状和体征。约 84% 的患者发生于外周可无明确的症状，有时可出现胸痛、咯血、咳嗽、呼吸困难等症状。仅有部分病例为中央型可出现肺不张、肺炎等阻塞引起的症状。类癌综合征症状少见。由于症状隐匿，部分 LCNEC 患者首次就诊时往往已出现局部或全身转移，这一点与 SCLC 相似。有报道确诊时出现淋巴结转移率约为 60%～80%，远处转移率为 15%～25%。

LCNEC 具有特殊的生物学特性，恶性程度高，局部及全身转移多见，预后差。因其发病率较低，随机临床试验很难进行，标准治疗方法目前尚未建立，目前的认识大多数是建立在小样本的回顾性研究基础上，缺乏前瞻性大样本的研究结果。早期 LCNEC 多推荐根治性手术切除治疗方案，但术后复发率高。对于不能手术的晚期患者具体化疗方案尚未达成共识，目前治疗方案参考非小细胞肺癌和小细胞肺癌。

有研究表明进行围手术期化疗有益于延长本病患者的生存期，特别是没有对 3 项神经内分泌免疫反应性标记阳性的患者。本病 5 年总生存率为 27.6%～57%，差异较大的原因是其临床分期种类多、范围广，即使是可切除的 I 期 5 年生存率为 33%～67%，明显低于其他非小细胞肺癌，总预后更接近 SCLC。

【实验室检查】

肺大细胞癌神经内分泌癌实验室检查无特异性，NSE、GgA 和 ProGRP 等血清标志物的特性不高。

痰脱落细胞学检查阳性率通常较低,CT 引导经皮穿刺活组织病理检查或气管镜引导穿刺活组织病理检查有助于本病的诊断,但因小块组织活检标本或细胞学标本中诊断本病与小细胞肺癌等其他低分化癌的鉴别诊断较为困难,故存在一定的局限性。目前 LCNEC 的诊断多依赖于手术切除标本,非手术切除的诊断相对少见,且最终诊断应在排除鳞癌、腺癌和小细胞癌等其他肺癌之后,依据切除标本的免疫组化确诊。

【影像学表现】

1. **X 线表现** 常显示为肺实质肿块,边缘较清楚,多有明显切迹。肿瘤多数较大,直径在 5cm 以上者约占 3/4,其中可见坏死灶。

2. **CT 表现** CT 检查可显示肿瘤位置、大小、肿瘤边缘情况及内部坏死外,还可显示淋巴结转移、胸壁受侵及继发性肺炎、肺不张等。本病以周围型多见,约占 70% 以上,常表现为边界形态不定的孤立性结节或肿块,直径较大,边缘多较光滑,可有浅分叶、毛刺,其内可见坏死(图 12-1-8)、钙化、空洞少见,增强扫描可见不均匀强化,可侵犯局部胸膜,胸膜凹陷征少见,同侧肺门和纵隔淋巴结多有转移(图 12-1-9)。

中央型肿块的表现与其他类型肺癌无明显差别,多表现为肺门区肿块(图 12-1-10),邻近气管、支气管受压变形、狭窄、甚至截断,相应肺组织出现阻塞性肺炎和/或肺不张。

由于本病转移及局部侵犯周围脏器较为常见,故 MRI 检查有一定价值,特别是观察心脏、大血管及胸壁受侵等较为优越。

【诊断依据】

LCNEC 影像学检查典型表现为肺外周实质性肿块,体积较大,内部可见坏死,可侵犯局部胸膜,同侧肺门和纵隔淋巴结多有转移。有重度吸烟史的中老年男性、肺内直径 4cm 以上的周围型肿块、有坏死但无空洞形成时,应考虑到 LCNEC 的可能,最终确诊需要结合组织学病理及免疫组织化学检查。

【鉴别诊断】

1. **肺内低度恶性肿瘤** 肺内低度恶性肿瘤包

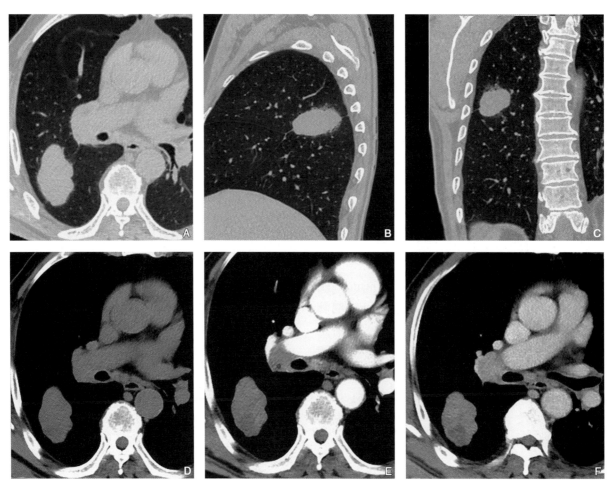

图 12-1-8 肺大细胞神经内分泌癌(周围型)

男性,65 岁,CT 肺窗轴位(A)、矢状位(B)及冠状位(C)重建显示右肺下叶基底段见一长径约 5.4cm 的不规则软组织块影,边缘可见分叶,大部分边界清,上缘略模糊,CT 平扫(D)、增强扫描动脉期(E)及静脉期(F)显示病灶内密度较均匀,增强扫描持续性不均匀强化,纵隔及右肺门见多发肿大的淋巴结,最大者长径约 2.6cm,增强扫描轻中度强化

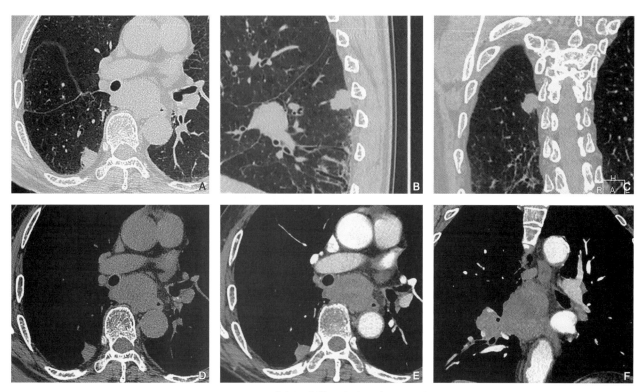

图 12-1-9　肺大细胞神经内分泌癌（周围型）

男性，70 岁，CT 肺窗轴位（A）、矢状位（B）及冠状位（C）重建显示右肺下叶背段近胸膜处结节，边界清楚，边缘呈分叶状，纵隔窗（D）示病灶内密度均匀，增强扫描轴位（E）及冠状位重建（F）显示病灶中度强化，纵隔内多发淋巴结肿大，部分融合，内部密度不均匀，增强扫描实性部分明显强化

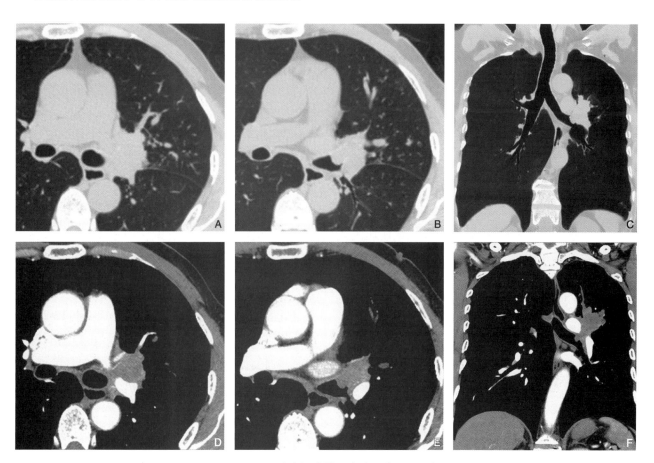

图 12-1-10　肺大细胞神经内分泌癌（周围型）

男性，64 岁，CT 肺窗轴位（A、B）及冠状位最小密度投影（C）显示左肺上叶支气管开口处管腔内见结节影，增强扫描纵隔窗轴位（D、E）及多平面重建（F）显示结节为中度强化的软组织密度，密度欠均匀，远端分支管腔见铸形生长的稍低密度病变

括类癌、腺样囊腺癌、黏液表皮样癌等。多见于中年女性、非吸烟者,中央型常见,多表现为支气管腔内外结节或肿块,边界光滑锐利,可有分叶,瘤体结构均匀,钙化较常见,肿瘤向支气管腔内外同时生长时,可显示为肺门区肿块影,可出现相应地阻塞性表现,肺不张和肺炎可反复出现。血供丰富,增强扫描显著均匀或不均匀强化。

2. 肺小细胞神经内分泌癌　恶性程度高,原发灶较小即可伴有广泛的肺门、纵隔淋巴结和远处转移。本病以中央型多见,而肺大细胞神经内分泌癌以周围型多见。

3. 肺良性神经内分泌肿瘤　无临床自觉症状,常为体检发现,影像学表现为孤立性密度均匀的类圆形结节,边缘光滑锐利,可见分叶切迹,无肺门或纵隔淋巴结肿大。

（刘士远　蔡佳丽）

第二节　肺唾液腺型肿瘤

唾液腺型肿瘤（salivary gland-type tumors）是主要发生于大小唾液腺组织的肿瘤,如腮腺、颌下腺、舌下腺等,也可以发生于呼吸道、乳腺、生殖道等部位。在肺组织中发生的各种类型唾液腺类肿瘤是起源于气管及支气管的黏膜下层的小唾液腺组织。

唾液腺型肺癌少见,在肺癌中占 0.1%～0.5%,分为腺样囊性癌（adenoid cystic carcinoma,ACC）、黏液表皮样癌（mucoepidermoid carcinoma,MEC）、肺上皮-肌上皮癌（pulmonary myo-epithelial carcinoma,P-EMC）、多形性癌（Pleomor-phic carcinoma）。因为混合腺和透明软骨存在于 3 级以上支气管黏膜下层,在更小的气道几乎看不到,因此原发性肺唾液腺肿瘤多为中心型,出现在肺外周部罕见。

一、黏液表皮样癌

【概述】

肺黏液表皮样癌（pulmonary mucoepidermoid carcinoma,PMEC）是起自大支气管或气管的黏液腺体的唾液腺型恶性肿瘤,主要由黏液细胞、表皮样细胞及中间细胞组成,约占所有肺恶性肿瘤的 0.25%。黏液表皮样癌在头颈部最为常见,也可见于乳腺、肺、皮肤和胸腺。按照黏液细胞、表皮样细胞和中间细胞的构成比可分为低级别 MEC 和高级别 MEC,后

者较为少见。低级别 MEC 以黏液细胞和表皮样细胞常见,中间细胞很少占主导地位;高级别 MEC 以表皮样细胞和中间细胞为主,黏液细胞最少,常见非典型细胞、核分裂及明显坏死灶,肿瘤常以实性成分为主。低级别黏液表皮样癌极少发生区域淋巴结及远处转移,高级别类型的黏液表皮样癌预示转移、复发和死亡的高风险。

本病发病年龄范围跨度较大,成人、儿童均可发病,多在 30～40 岁,其中 30 岁以下者约占 50%,部分报道男性患者略多或无男女性别差异。本病多数属于低度恶性,呈浸润性生长,可浸润至壁外,但生长缓慢,病程较长,较少发生转移,手术是唯一有效治疗方法,放化疗疗效无确切结论。手术效果好,即便是姑息性切除,患者也能带瘤生存多年,应尽可能保留正常肺功能,多采用气管支气管成形术。而术后是否辅助全身化疗局部放疗,依据肿瘤的分化程度及转移情况。

【临床表现】

本病大多数发生在叶或段支气管,较少出生在肺周边部。临床症状无特异性,与肿瘤发生的部位、瘤体大小及阻塞气道的程度相关。主要表现为气道刺激或阻塞症状,包括长期咳嗽、喘鸣、咳痰、反复发作的肺炎等。由于临床症状与肺其他肿瘤的症状相似,没有鉴别诊断价值,容易误诊支气管炎或肺部其他类型的肿瘤。

【实验室检查】

本病各项肿瘤指标检测常阴性,实验室化验检查无特殊变化。PMEC 可通过支气管内超声引导经支气管针穿刺（endobronchial ultrasonography trans-bronchial needle aspiration,EBUS-TBNA）组织细胞学检查或 CT 引导下经皮肤穿刺活检确诊。

【影像学表现】

CT 检查主要表现为位于叶、段支气管及以上的支气管腔内软组织结节或肿块（图 12-2-1、12-2-2）,沿支气管壁生长。多曲面重建可以显示病灶最长径与支气管管腔长轴平行,瘤体以宽基底与管壁相连,凸向管腔内,呈边界清楚的类圆形或分叶状,基底处可见管壁增厚,与近心端支气管管腔呈钝角。部分 CT 平扫密度较为均匀,约 50% 病灶可见斑点状、颗粒状钙化,可能与黏液细胞分泌的黏液不完全吸收导致钙盐沉积有关,而低级别 MEC 富含更多黏液细胞,因此钙化更常见。增强扫描呈轻-中度不均匀强化。支气管狭窄或阻塞时可致阻塞性肺炎、肺

不张、黏液栓塞、瘤体周围的线样或新月状气体影均提示肿块位于气管、支气管腔内。周围型表现为单发类圆形或浅分叶状结节或肿块，一般密度较为均匀，坏死、空洞较为少见，其影像学表现无特异性（图 12-2-3）。高级别 MEC 可以出现纵隔、肺内及远处转移。

【诊断依据】

对中青年男性中央型肿瘤有慢性阻塞性病变者，应将黏液表皮样癌列入鉴别诊断，若 CT 发现瘤内有钙化，则本病的可能性更大，有时远端的支气管内可见黏液栓。周围型黏液表皮样癌无特异性影像表现。

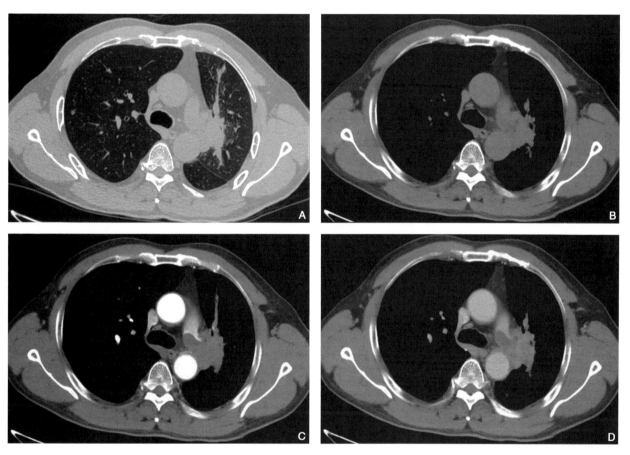

图 12-2-1 黏液表皮样癌

男性，58 岁，CT 肺窗（A）、纵隔窗（B）示左肺门不规则肿块影，其内密度欠均匀，增强扫描动脉期（C）及静脉期（D）可见病灶不均匀强化，病变与左侧支气管及肺动脉关系密切，左肺上叶前段、尖后段支气管闭塞，左肺动脉见充盈缺损

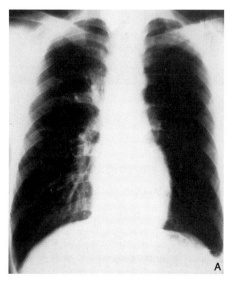
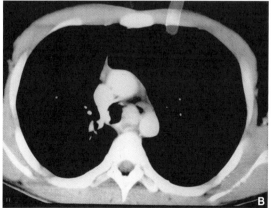

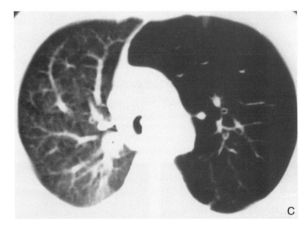

图 12-2-2　黏液表皮样癌

男性,16 岁,刺激性咳嗽、痰中带血半年,胸片后前位(A)示左肺肺气肿;增强 CT 纵隔窗(B)示隆嵴至左主支气管 2cm×2cm 肿物,有明显强化,平均 CT 值约 127HU,左主支气管显著狭窄;肺窗(C)示左肺肺气肿,纵隔右移,气管下段明显狭窄

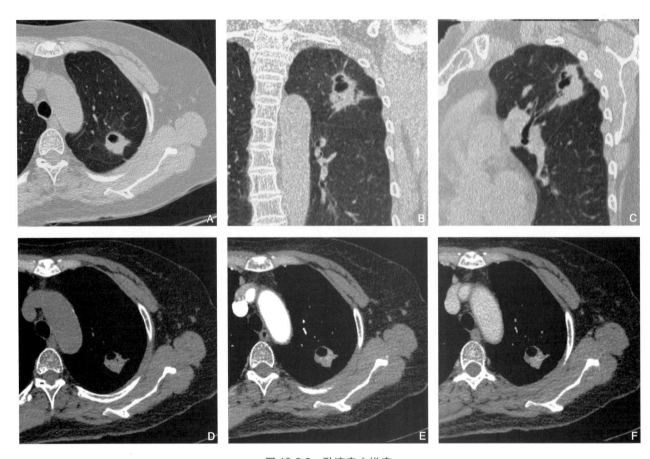

图 12-2-3　黏液表皮样癌

女性,74 岁,CT 肺窗轴位(A)、矢状位(B)及冠状位(C)重建显示左肺上叶尖后段一长径约 3.2cm 的不规则结节,中央见空洞,CT 平扫(D)、增强扫描动脉期(E)及静脉期(F)显示病灶呈软组织密度,实性成分强化明显

【鉴别诊断】

1. **气管支气管良性肿瘤**　如错构瘤、乳头状瘤、平滑肌瘤等,表现为管壁窄基底结节状肿瘤突向管腔内,与气管壁交角为锐角,病变常较小而局限(不向腔外生长),密度均匀,边缘光滑,管壁无明显增厚及浸润。肺门部无肿物,绝大多数在纵隔内无肿大淋巴结。

2. **支气管恶性肿瘤**　鳞状细胞癌最多见,多表现为边缘不规则腔内肿块型或隆嵴肿块型,肿块内密度欠均匀,可见坏死,易形成空洞,管壁增厚,均伴病变向轮廓外扩展、突出,邻近结构间脂肪间隙消失,易伴阻塞性肺气肿、炎症或不张,病变单纯累及气管少见。

3. **气管主支气管淀粉样变**　主要表现为弥漫

性管壁增厚,管腔狭窄以及钙化,可同时有其他脏器(如肝肾等)的淀粉沉积,喉部受累时,喉软骨及甲状软骨无破坏。

4. 气管支气管内膜结核 病变支气管管壁增厚,局部有时可见钙化,而无肿物形成,支气管狭窄多见,且可累及多个支气管,远端支气管充气、聚拢、扭曲。支气管壁增厚主要是由于黏膜病变造成,只有内径缩小,外径一般不增大,局部无肿块,可存在支气管播散病灶。同时常有长期低热、盗汗等结核中毒症状及相应的阳性实验室检查结果。

二、腺样囊性癌

【概述】

腺样囊性癌(adenoid cystic carcinoma,ACC)来源于支气管黏膜的腺管或腺体的黏液分泌细胞,多数发生在中央气道,在原发性气管恶性肿瘤中占第2位,约30%~35%,仅次于鳞状细胞癌,呈息肉样或环形在壁内浸润生长。本病可发生于任何年龄,以中老年常见,男女发病比例无明显差异,发病率及预后与是否吸烟无关。

原发性肺腺样囊性癌主要发生于气管及主支气管,较少发生于段支气管,几乎不发生于肺实质内,而转移到肺内的腺样囊性癌主要是转移到肺实质内。本病生长速度缓慢,低度恶性,局部复发常见,转移少见,转移以血行转移为主,淋巴结受累较少见。

【临床表现】

由于气管腺体在膜部丰富,囊性腺样癌多发生在气管的后壁和侧壁,肿瘤呈息肉样或宽基肿物,向腔内、外生长,因而产生相应部位的肺阻塞性改变。

本病生长缓慢,临床病程相对较长,临床症状出现较晚且缺乏特异性,最常见的是进行性呼吸困难、刺激性咳嗽、咯血、喘鸣等,常被误诊为哮喘或慢性支气管炎。

腺样囊性癌生物学行为表现为慢性但无休止生长,由于后期肿瘤转移而长期预后不佳,5年生存率约为75%~80%。

根治性手术切除加术后辅助放疗是治疗本病最有效的方法,由于肿瘤沿支气管黏膜下浸润生长,实际浸润范围远远超过肉眼所见,彻底切除困难,推荐对支气管残端阳性患者行辅助放疗。对于能行完全切除腺样囊性癌患者其5年生存率为100%,其10年生存率为90%。对于不能行完全切除的腺样囊性癌生存期降低,5年及10年生存率仅为33.3%~53%。

【实验室检查】

本病各项实验室化验检查无特异性。支气管镜下病灶常呈息肉状或结节状向腔内突出,多为宽基底病变,少部分可表现为窄基底带蒂肿物。病灶表面黏膜完整,无破溃,血管丰富,活检触之易出血。

【影像学表现】

CT扫描和气道三维重建是早期发现本病的首选检查手段,可显示病灶沿支气管分支蔓延及腔内外生长情况。根据影像学形态可分为四型:

(1)腔内外肿块型:病灶沿支气管壁呈不同程度的浸润性生长,穿透气管/支气管软骨壁侵犯周围组织及肺实质,形成腔内外结节或肿块,病灶宽基底与增厚支气管管壁分界不清(图12-2-4)。

(2)管壁浸润型:表现为管壁弥漫性增厚,壁增厚多不均匀一致,易引起管腔狭窄,管腔内外无明显结节、肿块。

(3)腔内结节型:病灶呈息肉或结节状突向腔内,以宽基底与管壁相连,瘤体与气管壁分界不清,同时伴管壁局限性增厚,管腔变窄,瘤体与管壁夹角多成钝角,有时可见"半月征"(图12-2-5)。

(4)周围肿块型:单纯表现为腔外生长肿块,靠

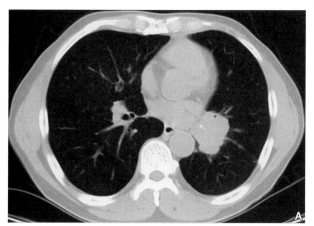

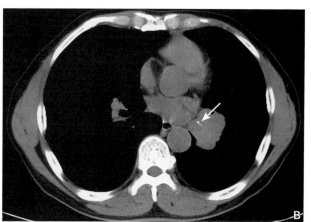

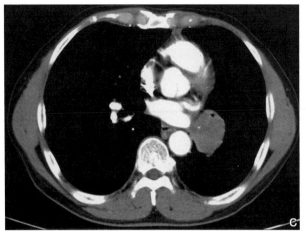
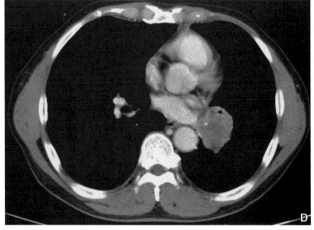

图 12-2-4 腺样囊性癌

男性,64 岁,CT 轴位肺窗(A)及纵隔窗(B)示左肺门不规则软组织肿块影,长径约为 4.8cm,密度欠均匀,内见点状钙化(箭),病灶呈分叶状,边缘见毛刺,邻近胸膜牵拉,增强扫描动脉期(C)及静脉期(D)病灶呈不均匀强化,左肺下叶支气管狭窄,远端见少许肺不张影

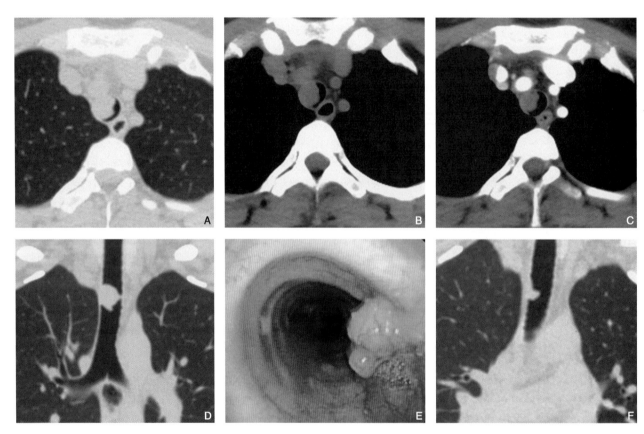

图 12-2-5 气管腺样囊性癌

女性,25 岁,CT 肺窗(A)、纵隔窗(B)及增强扫描(C)示上胸段气管内偏右侧有一软组织密度结节,轻度强化,冠状位重建(D)示结节呈息肉样突向气管腔,致其狭窄,气管外缘整齐。支气管镜下(E)可见菜花样凸起。术后 4 个月后复查(F)胸 3 水平气管右侧壁局部增厚,见新发突入腔内结节影,大小约 8mm×4mm,局部气管壁增厚

近支气管及肺门(图 12-2-6)。前两种类型较为常见,占约 87%。

CT 平扫病灶密度较低且均匀,增强扫描无特征性,强化方式多样,多数病灶强化不明显,这可能因瘤体内含有导管上皮、肌上皮双层细胞构成的腺体,呈小管状或筛状结构,其中常可见扩张的假囊肿,其内含黏液或嗜酸性基底膜样物质,

间质内血管成分较少,易发生黏液样或透明变性有关。

原发性肺腺样囊性癌[18]F-FDG PET-CT 的摄取值与病变的恶性程度相关,中、高度恶性者多表现为摄取明显均匀增高,SUVmax 常大于 6。

【诊断依据】

原发性肺 ACC 常发生在中老年人,中央型多

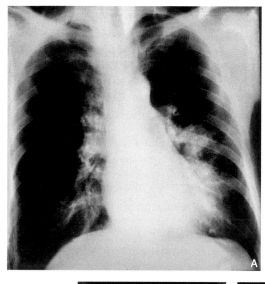
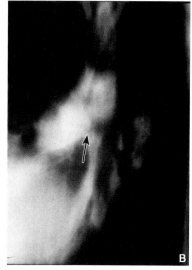
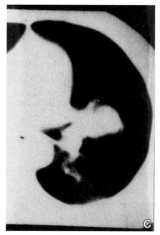
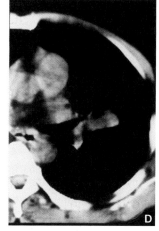

图 12-2-6　腺样囊性癌

男性,36 岁,咳嗽 20 天,发热 1 天,胸片后前位(A)示左肺门部 3.5cm×3.5cm 肿物,远端
下肺野内带见大片状阴影;左后斜位体层摄影(B):左上叶舌段肿物,舌段支气管呈杯口
状梗阻(箭);CT 肺窗(C)和纵隔窗(D)显示舌段肿物边缘较光整,舌段支气管显著狭窄

见,周围型少见,形态上以腔内外肿块型及弥漫管壁
浸润型多见,若 CT 检查上发现大气道软组织肿
块,沿气管、主支气管管壁蔓延生长,侵及气管、支
气管外壁,应考虑到肺 ACC 的诊断。有长期刺激
性咳嗽且阵发性加重、不明原因咯血、顽固性咽部
异物感、进食梗阻的中年患者,亦应提高警惕,必要

时行纤维支气管镜检查及胸部 CT 检查,以除外本
病的可能。

【鉴别诊断】

需与气管支气管良恶性肿瘤、淀粉样变相鉴别,
具体鉴别点详见本章本节的黏液表皮样癌。另与黏
液表皮样癌的鉴别见表 12-2-1。

表 12-2-1　腺样囊性癌与黏液表皮样癌鉴别要点

类型	好发部位	形态	密度	强化方式
腺样囊性癌	中央气道	管壁浸润性增厚引起长段管腔狭窄	均匀低密度,瘤内钙化少见	强化不明显或轻度强化
黏液表皮样癌	叶、段支气管	管腔内类圆形结节、肿块,管壁增厚少见	约 50% 可见瘤内钙化	轻-中度强化

三、肺上皮-肌上皮癌

【概述】

肺上皮-肌上皮癌(pulmonary epithelial myoepi-

thelialcarcinoma,P-EMC)是一种十分罕见的双向分
化的唾液腺癌,最常见于大唾液腺,占唾液腺肿瘤的
1%~2%,好发于腮腺,其次是下颌下腺以及鼻、鼻
窦、咽和口腔处的小唾液腺。该病好发于中老年人,

发病年龄 35~82 岁,平均年龄为 54 岁,女性略多,与吸烟无关。至今,肺上皮肌上皮癌的英文病例报道约 50 例,中文报道不到 10 例。

肺上皮-肌上皮癌的典型病理表现是腺上皮细胞及胞质透明的肌上皮细胞形成管样结构。肺上皮-肌上皮癌可以发生高级别转化,一是进展为高级别肌上皮癌,特征是具有细胞异型性的肌上皮成分增生,二是其导管成分转化为预后不佳的高级别癌。

【临床表现】

肺上皮-肌上皮癌多发生于气管支气管树,早期出现如咳嗽、咯血、喘息、阻塞性肺炎等气道阻塞症状。也有少数发生于肺实质,与气管支气管树无关,早期可无明显症状,多于胸部影像学检查时发现。

目前没有统一的治疗方案,临床多以手术彻底切除为主,普遍认为对放化疗不敏感,预后大多数良好。由于病例数量稀少,随访时间短,其更进一步的临床特点,如病因、放化疗的治疗效果、预后相关因素等需要进一步研究。

【实验室检查】

本病实验室化验检查无特殊变化。可通过纤维支气管镜引导下穿刺活检,免疫组化检查可提高诊断准确性。

【影像学表现】

本病影像学检查无特异性征象。主要表现为支气管管腔内息肉样肿块,边缘光滑清楚,可完全堵塞管腔。肺内病灶在分布上无特定的好发部位。18F-FDG PET 检查目前的诊断价值尚不明确。

【诊断依据】

肺上皮-肌上皮癌是肺部罕见的恶性肿瘤,其临床表现与影像学表现缺乏特异性,其诊断依赖于病理。

【鉴别诊断】

需与气管支气管良恶性肿瘤、淀粉样变相鉴别,具体鉴别点同本章本节的黏液表皮样癌。

(刘士远 蔡佳丽)

第三节 原发性肺肉瘤样癌

原发性肺肉瘤样癌(primary pulmonary sarcomatoid carcinoma,PSC)是一组含有肉瘤形态细胞或肉瘤样(梭形细胞和/或巨细胞)分化的非小细胞肺癌,临床罕见,占肺部恶性肿瘤的 2%~3%,具有较强的侵袭性,其预后差,术后易复发,临床表现无特异性。

在 2015 年 WHO 肺肿瘤的分类中主要包括了 5 种亚型代表其形态学谱系:多形性癌(pleomorphic carcinoma,PC)、梭形细胞癌(spindle cell carcinoma,SCC)、巨细胞癌(giant cell carcinoma,GCC)、癌肉瘤(carcinosarcoma,CS)和肺母细胞瘤(pulmonary blastoma,PB)。免疫组化对肺癌肉瘤的诊断及鉴别诊断有所帮助,能区分上皮成分及间叶成分,常见的化学检测指标包括:波形蛋白(Vimentin)、细胞角质蛋白(cytokeratin,CK)、上皮细胞膜抗原(epithelial membrane antigen,EMA)、抗细胞角蛋白单克隆抗体(anti-pan cytokeratin antibody,AE1/AE3)、甲状腺转录因子-1(thyroid transcription factor-1,TTF-1)等。

一、肺癌肉瘤

【概述】

癌肉瘤(carcinosarcoma,CS)是一种癌和异源性肉瘤成分(如纤维肉瘤、骨肉瘤、软骨肉瘤等)混合而成的恶性肿瘤,发好于甲状腺、骨骼、上消化道、皮肤、乳腺等部位,临床罕见,一般预后较差。

肺癌肉瘤(pulmonary carcinosarcoma,PCS)是属于含肉瘤样成分的低分化非小细胞肺癌,占所有肺恶性肿瘤的 0.2%~0.4%,中位发病年龄是 65 岁,多为 60 岁以上,男女比例约为 7.25:1,多有吸烟史。

【临床表现】

本病的临床病理类型可分为:

(1)中央型,主要位于叶或段支气管内,生长缓慢,多局部浸润;周围型,位于肺实质内,转移发生早,预后差。其临床表现与其他类型肺癌相似,缺乏特异性。中央型多表现为咳嗽、呼吸困难、咯血、胸痛等症状。

(2)周围型早期多无症状,但可累及邻近器官或组织如纵隔、胸膜、胸壁等,同时也可表现为副癌综合征,其表现无特异性,可表现为全身、皮肤、肾脏、内分泌、血液系统及神经系统的症状。

本病具有高度侵袭性的临床特点,较之非小细胞肺癌预后更差、更易发生转移,5 年生存率约为 21%,最常见转移为淋巴结转移,其次是肾、骨、肝、脑转移。本病对一般药物反应较差,对放疗和化疗均不敏感。目前尚无明确的治疗模式,首选治疗方式为手术治疗,化疗多参照非小细胞肺癌化疗方案,对于不能手术或者术后出现转移的患者,可行辅助放化疗或生物、中药等综合治疗,可延长生存时间。

【实验室检查】

本病各项肿瘤指标检测常阴性。痰细胞学、经

CT 引导经皮穿刺组织活检、纤维支气管镜活检对 PCS 的诊断有一定的价值,但诊断准确率很大程度上依赖于肿瘤所在位置。手术切除标本经病理切片与免疫组化为 PCS 的诊断"金标准"。

【影像学表现】

根据胸部 CT 表现可分为中央型和周围型,周围型较多见。中央型呈息肉状肿物在大支气管腔内生长。周围型多表现为巨大的孤立肺部肿块或阴影,直径多大于 5cm,边缘可见毛刺及分叶,可有阻塞性肺炎、肺不张等表现(图 12-3-2),纵隔及肺门淋巴结多无明显肿大。肿块的密度可因其组成的不同而有所变化,可出现坏死、空洞及钙化,病灶周围易可侵犯胸膜、胸壁及纵隔,可表现为胸膜不规则增厚及胸腔积液。增强扫描瘤周多呈不规则较厚的环形强化,中央可见不规则坏死区。如有软骨或骨成分则称化生性癌(图 12-3-1)。

【诊断依据】

临床上 60 岁以上的吸烟男性,CT 发现肺外周较大肿块,伴坏死或空洞、增强呈不均匀环状或斑片状强化,有胸膜受累,无论有无纵隔或肺门淋巴结肿大,应考虑本病的可能。PSC 临床表现及影像学表现与一般肺癌相比无特异性,极易误诊,最终依靠于病理,必要时结合免疫组织化学检查以便确诊。

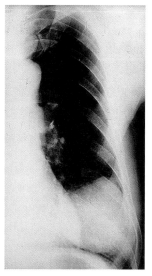

图 12-3-1 肺癌肉瘤

男性,60 岁,咳嗽,痰中带血 1 个月余,胸片后前位示左下肺巨大肿物,直径 9.5cm,轮廓呈分叶状,边缘光滑、锐利,密度均匀

【鉴别诊断】

1. **周围型肺癌** 肺癌一般形态较不规则,较少形成类圆形或圆形的巨大肿块,边缘更易出现分叶、毛刺、棘状突起等,增强扫描呈轻到中度强化。

2. **肺转移瘤** 肺转移瘤患者多有原发肿瘤的病史,常表现为肺内多发大小不等的结节、肿块影。

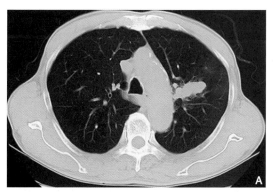
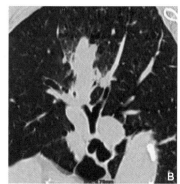
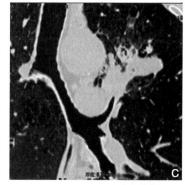
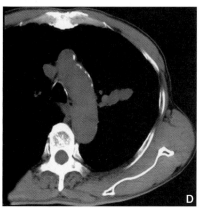
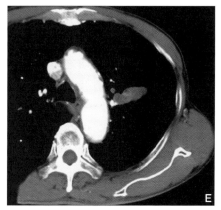
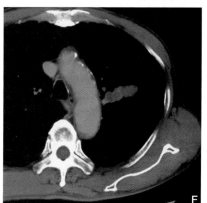

图 12-3-2 肺癌肉瘤

男性,73 岁,CT 肺窗轴位(A)、矢状位(B)及冠状位(C)重建显示左肺上叶前段支气管截断,其远侧见斑片状模糊影,CT 平扫(D)、增强扫描动脉期(E)及静脉期(F)显示局部有一软组织密度结节影,不均匀强化,远端管腔内见黏液嵌塞

当表现为单发转移瘤时,病灶相对要小,位置以下肺常见,边缘较光整,可有分叶,密度多均匀。密切结合病史对鉴别诊断很有帮助。

3. **胸膜肿瘤** 当周围型肺癌肉瘤贴近胸膜时常需与胸膜来源肿瘤鉴别,胸膜来源肿瘤与胸膜交界处呈钝角,病灶主体位于肺外,重建图像显示局部胸膜被掀起,瘤肺界面清晰,周围肺组织无毛刺征象。

二、肺母细胞瘤

【概述】

肺母细胞瘤(pulmonary blastoma,PB)是一种罕见的组织起源未明确的恶性肿瘤,具有独特的病理特征、临床表现和预后,占所有肺原发恶性肿瘤 0.25%~0.5%。

根据发病年龄不同,肺母细胞瘤可分为成人型和儿童型两类。成人型又分为双相型和单相型,前者即经典的双相型肺母细胞瘤(classic biphasic pulmonary blastoma,CBPB),由类似于肺胎儿型腺癌的恶性原始上皮成分和原始间叶成分共同构成,后者(单相型)又称上皮型肺母细胞瘤或分化好的胎儿型腺癌(well differentiated fetal adenocarcinoma,WDFA),仅含有类似于胎儿肺小管的原始上皮成分。

【临床表现】

CBPB 和 WDFA 主要发生于成年人,40~50 岁多见,男性略多于女性,常有吸烟史。儿童型肺母细胞瘤即胸膜肺母细胞瘤(pleuropulmonary blastoma,PPB),也是一种单相型,好发于婴幼儿,约 93% 患者<6 岁,男女发病率无明显差异,约 1/4 是遗传性。

由于肿瘤好发与肺周围实质,临床症状出现万,病灶发现时往往较大。主要症状为咳嗽、咯血、胸痛等,约 40% 患者无明显症状。PB 预后较差,5 年生存率 16%,10 年生存率 8%,预后与其病理类型、肿瘤分期肿瘤部位等有关。WDFA 预后较 CBPB 和 PPB 好,PPB 侵袭性较强,预后最差。

【实验室检查】

本病无特异性实验室检查指标,各项肿瘤标志物对诊断意义不大。CT 引导经皮穿刺活组织病理检查对靠近胸膜下的肺母细胞瘤诊断具有较重要意义,最终诊断依赖于病理确诊。

【影像学表现】

CBPB 和 WDFA 在影像学上没有明显的特异性,多表现为肺内单发周围型肿块,体积较大,直径多>5cm,边界清楚,肿瘤边缘光整,多无粗毛刺或分叶,瘤体密度欠均匀,钙化少见,纵隔及肺门淋巴结转移少见。多数病灶与胸壁关系较密切,常易累及胸膜。瘤体较大时可跨叶生长。增强扫描时常因肿瘤内经常发生出血坏死而强化很不均匀,可见多个坏死灶。

【诊断依据】

发现肺外周实质的巨大周边结节状肿块,特别是年纪偏小的患者,应考虑到肺母细胞瘤的可能。

【鉴别诊断】

1. **周围型肺癌** 周围型鳞癌常表现为类圆形,肿块较大,瘤体中央可见液化坏死,部分可形成空洞,边缘较光整,可见浅分叶。典型周围型腺癌由于病灶周围特征(如分叶、毛刺征、棘状突起及胸膜凹陷征等)较明显,易于鉴别。

2. **肺肉瘤** 肺肉瘤常见于年轻患者,周围型多见,表现为类圆形巨大实性肿块,边缘光滑、清楚,肿块局限性侵犯及血行转移,可侵犯胸膜引起胸腔积液,而肺门、纵隔淋巴结转移少见。

3. **硬化性血管瘤** 硬化性血管瘤是一种肺内少见的以上皮细胞增生、血管硬化及钙化为特征的良性肿瘤,多见于女性,平均年龄 30~50 岁,一般无症状。多表现为边界清楚、边缘光滑的结节,平均直径 3cm,强化明显,可见明显的"贴边血管征",且发生钙化比例相对较高。

(刘士远 蔡佳丽)

第四节 恶性间叶组织肿瘤

一、肺纤维肉瘤

【概述】

原发性肺纤维肉瘤(primary pulmonary fibrosarcoma,PPFS)属于肺部少见肿瘤,主要由分化程度不同的梭形细胞组成,瘤细胞排列无序,无一定极向,胞质之间常有较丰富的胶原。发病年龄 30~60 岁,青壮年多见,文献报道男性多于女性。

【临床表现】

在临床上分为支气管内型和肺实质型。早期支气管内型无明显症状,体积较大或合并感染时可出现咳嗽、胸闷、咯血、呼吸困难等症状,肺实质型以咳嗽最常见,咯血次之,病情严重者可导致呼吸窘迫或哮喘持续状态。因临床症状无特异性,症状出现早期易被误诊为肺炎,而晚期易误诊为肺癌。对放疗、化疗均不敏感,早期手术切除预后较好。

【影像学表现】

根据肿瘤的生长部位和影像学表现,可分为中央型和周围型,通常表现为单发,周围型较多见,体积较大,呈膨胀性生长,影像学检查如胸片及胸部CT对该病的诊断有参考作用。MRI 检查对显示病变内部成分有一定的参考意义,^{18}F PET-CT 在病变处有高摄取,但无特异性,更主要的作用是用于分期的判定,对有无淋巴结或远处转移很敏感。

中央型病变主要表现为肺门区肿块,伴或不伴有阻塞性肺炎和不张,大气道也可以狭窄或阻塞,与中央型肺癌类似,缺乏特异性。周围型 PPFS 在 CT 上常常表现为类圆形或圆形、均匀且密度相等的实性肿块,平扫 CT 值偏低,肿块大小不等,有不完整的包膜,边界较清楚,可有浅分叶,无毛刺,多数直径>5.0cm,部分瘤灶中央可见坏死囊变区,可均匀或不均匀强化。淋巴结转移少见,血行转移多见。

【诊断依据】

PPFS 是肺部罕见的恶性肿瘤,其临床表现与影像学表现缺乏特异性,痰脱落细胞检查及纤维支气管镜刷检找癌细胞多为阴性,其诊断依赖于最后的病理诊断,特别是免疫组织化学检查,单从细胞学上无法鉴别原发还是转移,因此诊断肺原发纤维肉瘤时,首先要排除原发于全身其他组织器官的纤维肉瘤。

【鉴别诊断】

原发性肺肉瘤根据起源不同,可以分为肺纤维肉瘤、平滑肌肉瘤、脂肪肉瘤、血管外皮肉瘤等,其影像学表现大部分相似,常需与肺癌、肺单发转移瘤及肺内良性肿瘤鉴别。

1. **肺癌** 肺癌发病年龄较大,多见于 40 岁以上男性;而本病发病年龄较轻。进展期的中央型肺癌与进展期的肉瘤难以鉴别。周围型肺癌多表现为边界清楚,边缘可见分叶、毛刺的肿块或结节影,胸膜凹陷征常见。而周围型肉瘤则体积较大、边缘光滑、容易坏死,易侵犯胸膜引起胸腔积液,肺门及纵隔淋巴结转移出现少且晚,血性转移较为多见。

2. **肺转移瘤** 一般有相应的原发肿瘤病史,影像学常表现为肺部多发大小不等的结节、肿块影,边缘光整。若表现为单发的结节或肿块时则难以鉴别,肺内单发转移比较少见,主要见于肾癌、直肠癌等,分布以下肺多见,边界光整,可有分叶,密度多均匀,单从影像学表现难以鉴别时,此时病史的参考作用则非常重要。

3. **肺内良性肿瘤** 常无明显症状,一般体积不大,少数直径可以>5cm,边缘光滑,无分叶和毛刺,生长缓慢,密度均匀,部分可见钙化,增强扫描无强化或轻度强化,不侵犯周围组织。

二、原发性肺恶性纤维组织细胞瘤

【概述】

恶性纤维组织细胞瘤(malignant fbroushistiocytoma,MFH)是一种高度恶性的起源于间叶组织的肿瘤,通常好发于四肢、躯干和腹膜后,是成人最常发生的软组织肉瘤之一,约占所有软组织肉瘤的 10%。约 75% 其他部位 MFH 可以转移到肺,但肺原发MFH 非常罕见,约占肺恶性肿瘤的 0.02%~0.30%。

肺原发 MFH 由梭形细胞及组织细胞混合组成,主要特征是梭形细胞呈车辐状排列,其病理表现和其他部位 MFH 无明显差异。

【临床表现】

本病好发于中老年,儿童病例国内尚未见报道,男女发病率相似。临床表现根据病变部位、大小而有所差异,主要表现为咳嗽咳痰、痰中带血、胸痛、胸闷、发热等,痰脱落细胞阳性率很低。部分患者无任何症状和体征,为体检时发现。手术治疗为首选,放疗敏感性不高。本病预后较差,易出现局部复发或转移,多数于 1 年内死亡。

【影像学表现】

常表现为单发实性软组织肿块,瘤体较大,以中下肺多见、多为外周型(图 12-4-1),边缘较光滑,形态呈类圆形或浅分叶状,较大者易发生囊变、坏死及空洞,一般无钙化,增强扫描实性成分呈中度强化,较少发生纵隔淋巴结转移。血行转移为较多见,患者死因多为远处转移或局部复发,最容易发生远处转移的器官为脑和骨。

【诊断依据】

肺原发 MFH 的临床表现、影像学表现均无特征性,目前也无特异性诊断方法,早期诊断较为困难,主要依赖于病理诊断。由于其他部位 MFH 易转移到肺,诊断肺原发恶性纤维组织细胞瘤时,首先要排除原发于他处的恶性纤维组织细胞瘤。

【鉴别诊断】

参照本节肺纤维肉瘤鉴别诊断内容。

三、肺原发性平滑肌肉瘤

【概述】

肺原发性平滑肌肉瘤(primary pulmonary leiomyosarcoma,PPL)是起源于支气管和肺血管平滑肌的

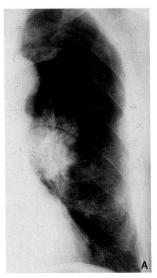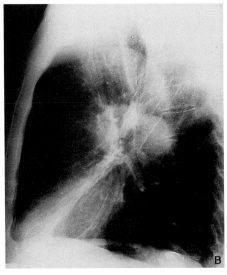

图 12-4-1 肺原发恶性纤维组织细胞瘤
男性,65 岁,咳嗽、血痰 2 个月,胸片后前位(A)示左上叶内带肿物 5cm×6cm,有明显分叶,边缘不光,可见明显毛刺;胸片侧位(B)肿瘤跨斜裂侵犯下叶背段,下舌段有阻塞性改变

少见恶性肿瘤,是肺部原发肉瘤中的主要组织亚型,占所有软组织肉瘤的 12%,国外文献报道占肺原发性恶性肿瘤的 1%~4%,国内报道为 0.7%~3.6%。该病可发生于任何年龄,多见于 40 岁以上,男女发病比例 3:1,病因不明。

【临床表现】

临床表现主要与肿瘤起源位置有关,早期可无症状,随着肿块增大可出现的常见症状为咳嗽、咳痰、痰中带血、胸痛、胸闷等,但一般轻于上皮细胞起源的肿瘤。

当引起肺不张或继发感染时,可有高热、胸痛、胸闷、呼吸困难等症状。

肺肉瘤生长迅速,转移早,其预后与体积、肺内位置、恶性程度、切除与否、组织类型等有关,其中以本病预后最好,有报道术后 5 年生存率可达 50%。本病程膨胀性生长,与周围组织分界清楚,手术治疗首选,手术原则与肺癌基本一致,应争取最大限度切除病灶,术后积极放疗和化疗。肿瘤较大者可在术前放化疗和介入治疗提高手术切除率。对于晚期患者或术后出现转移者,给予综合治疗,可提高生存时间,改善生存质量。

【影像学表现】

本病好发于右肺上叶、左肺下叶,其表现与原发支气管肺癌表现相似,没有特异的症状及影像学特征,根据病灶位置可以分为中央型和周围型。

(1)中央型表现为位于肺门附近的肿块向腔内侵犯,可引起远端阻塞性肺不张,淋巴结转移少见。

(2)周围型较多见,好发于两肺下叶的肺实质内,通常发现肿块时已较大,可累及整个肺叶。肿块边缘光滑锐利,可见浅分叶,但无毛刺,肿瘤中心常见坏死灶,偶见钙化,巨大肿块压迫肺组织可产生肺膨胀不全,支气管受压时常可见狭窄和移位。

该病可以发生局部浸润和血行转移,淋巴转移少见。

【诊断依据】

原发性肺平滑肌肉瘤少见,临床表现及影像学表现缺乏特异性,易漏诊或误诊,痰细胞学检查阳性率不高,经纤维支气管镜和经皮肺穿刺病理活检可确诊本病。对于肺内较大、边界平滑的肿块,无明显肺门纵隔淋巴结肿大,且无其他器官原发恶性肿瘤,应考虑到本病可能。

【鉴别诊断】

参照本节第一篇肺纤维肉瘤鉴别诊断内容。

四、原发性肺动脉肉瘤

【概述】

原发性肺动脉肉瘤(primary pulmonary artery sarcoma,PPAS)是一种罕见的肺血管恶性肿瘤,起源于肺动脉内膜和内膜下层,病因尚不清楚,发病率约为 0.001%~0.03%,常发生于肺动脉主干,多呈息肉状生长,可向肺动脉分叉和左、右肺动脉延续生长,也可同时累及肺动脉瓣或蔓延至右心室流出道。

【临床表现】

目前报道病例好发于成年人,多发生在 45~55 岁,平均年龄 49.3 岁。

因临床症状缺乏特异性,临床上极易被误诊肺血栓栓塞症(pulmonary thromboembolism，PTE)。本病最常见的初期症状是气促、胸痛、咯血和呼吸困难，或因肺动脉梗阻狭窄而致右心衰竭等，也可以伴有恶性疾病迹象，如体重下降、杵状指、贫血及血沉加快等症状。实验室检查中，血 D-二聚体、血常规、C 反应蛋白可基本正常，动脉血血气分析表现为低氧血症，提示该病阻塞肺动脉导致通气血流比例失调，具有一定的提示意义。

本病预后较差，生存期短，平均生存期约为 20 个月，死亡率取决于肿瘤的位置和累及范围。手术完整切除病灶是目前最有效的方法，放疗和化疗尚未建立标准治疗方案。

【影像学表现】

文献报道本病的 X 线表现为肺门或肺动脉增大、肺血减少、心脏扩大、肺结节。高分辨率 CT 扫描可显示肺动脉干、左肺动脉、右肺动脉、肺动脉瓣区域的缺损以及右室流出道梗阻，多曲面重建可以显示病变处扩张的动脉及肿瘤向腔外浸润的具体情况。超声心动图可以显示右心室扩张和流出道梗阻。MRI 可检出肺动脉内软组织肿物，敏感性高，钆剂增强扫描可通过检测血管腔内充盈缺损的深度来鉴别肿瘤与血栓。[18]F-FDG PET-CT 扫描可通过是否有摄取来鉴别血栓和肿瘤。

【诊断依据】

原发性肺动脉肉瘤可以表现出多种临床症状，易被误诊为肺血栓栓塞症，如出现溶栓或抗凝治疗疗效均不佳、无明确下肢深静脉血栓形成病史、D-二聚体正常的情况，应警惕本病的可能。此外，对于慢性呼吸困难、胸痛的患者，特别是继发于肺血栓栓塞并且造成局部肺血管分支阻塞的肺动脉高压患者，若初始病变的大小增加和/或有肿瘤的证据更应排除本病，避免误诊。

【鉴别诊断】

原发性肺动脉肉瘤的临床症状、实验室检查等大部分与肺血栓栓塞症相似，具体鉴别如下：肺动脉 CTA 可以显示肺动脉扩张、管腔内充盈缺损、管腔狭窄及腔内占位等，同时可以显示瘤内的血供情况及强化情况，而血栓内则无血供；在 PTE 患者中[18]FDG-PET 摄取阴性，而本病患者表现为高摄取。

五、原发性肺血管外皮细胞瘤

【概述】

血管外皮细胞瘤是起源于血管外周多功能间质细胞的一种血管源性肿瘤，好发于头颅、躯干、上肢、

腹膜后、盆腔、下肢及内脏等部位，是一种潜在的具有侵袭性的恶性肿瘤，易复发及远处转移。原发性肺血管外皮细胞瘤(primary pulmonary hemangiopericytoma，HP)是罕见的肺原发性恶性肿瘤。病理学上血管外皮细胞瘤分为良性、未定性和恶性，一般认为符合下列条件之一者考虑为恶性：①胸壁或纵隔结构受侵犯；②血管淋巴结受侵犯；③临床随访出现复发或转移。

【临床表现】

本病多见于 50~70 岁，男女发病率无明显差异。病变常常在肺实质外周部生长，早期无症状，常在体检发现；当肿瘤增大而压迫邻近肺组织时，可出现咳嗽、胸闷、胸痛、咯血及呼吸困难等症状，特别是胸痛和咯血，在一定程度上代表了支气管、胸膜、胸壁和纵隔结构的受侵。治疗需手术完全切除，化疗与放疗效果均欠佳，术后易复发和转移，转移最常见部位为脑和骨骼。

【影像学表现】

CT 上常表现为较大的肺内实性肿物，位于肺实质中心或胸膜下。肿瘤绝大多数为单发，呈圆形或类圆形，边缘多清楚、光滑，无明显毛刺，可有浅分叶。肿瘤内部密度均匀，一般较软组织密度低，少数可见低密度区，多无钙化及空洞。

增强扫描可见明显强化，有时可见异常强化的扭曲血管影，且实性成分强化程度与其恶性程度具有一定相关性。可有胸腔积液。恶性者可见纵隔淋巴结肿大和胸膜受累以及远处转移。MRI 检查可见血管瘤空征象，高度提示肿瘤富血供，此为本病的特征性表现，有一定的诊断意义。

【诊断依据】

本病确诊主要依靠病理组织学形态特点及免疫组化确诊，无明确的特异性影像学表现，若出现异常强化扭曲的血管影，要考虑到本病的可能。

【鉴别诊断】

参照本节第一篇肺纤维肉瘤鉴别诊断内容。

六、其他

横纹肌肉瘤、脂肪肉瘤等均很罕见，影像表现与其他类型的间质性肉瘤相仿(图 12-4-2)。

Kaposi 肉瘤多见于免疫缺陷(包括 AIDS)患者。肿瘤沿淋巴管分布。影像表现为沿支气管血管束分布，边缘模糊的结节状及片状，大小不等，可相互融合。多数分布于双侧肺，但不一定对称分布。可有胸腔积液及淋巴结肿大。特异性较差，需要密切结

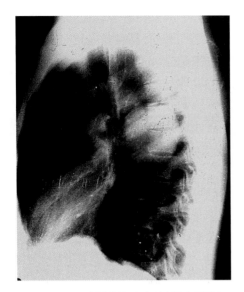

图 12-4-2　肺原发脂肪肉瘤(低度恶性)
男性,27 岁,体检发现左肺肿物 4 年,胸片侧位示左下肺背段 6.0cm×6.5cm 肿物,边缘光滑、锐利,密度均匀

合临床分析。

（刘士远　蔡佳丽）

第五节　其他未分化癌

一、淋巴上皮样癌

【概述】

淋巴上皮样癌（lymphoepothelioma-like carcinoma,LELC）是一种好发于鼻咽部的未分化癌,偶见于鼻炎以外的器官,包括唾液腺、胃、肝胆系统、皮肤及肺等。肺原发性淋巴上皮样癌对放、化疗敏感,转移率较低,预后较好。本病多见于非吸烟、较年轻患者（中位年龄 51 岁）,与鼻咽癌的好发年龄相似,且无显著男女性别差异。

2004 年 WHO 肺肿瘤组织学分型分类将本病归于肺大细胞癌,2015 年 WHO 肺肿瘤组织学分型分类,将本病重新划分为其他未分类癌中的一个亚型,其组织形态与鼻咽的未分化癌类似。现有研究均表明肺 LELC 与 EB 病毒密切相关,多见于亚洲人群,中国南方地区高发,具有显著的人种和地理分布特点。

【临床表现】

肺 LELC 临床症状无明显特异性,首发症状主要表现为刺激性咳嗽、咳痰、咯血、发热、胸痛或胸闷,部分患者无任何症状而在健康体检中发现。本病较其他非小细胞肺癌具有更好的预后,但目前无统一的治疗模式和评价指南,手术治疗仍是主要治疗方式,缺乏标准的放、化疗方案。

【实验室检查】

目前最敏感及高特异性的方法是原位杂交技术检测 EB 病毒（EBV）编码的非多聚腺苷尾的小 RNA-EBER,阳性率可达 90% 以上,而非 LELC 的 EBER 阳性率极低。

【影像学表现】

本病影像学表现缺乏特征性表现,中央型较周围型多见,且往往体积更大。早期病灶大多贴近胸膜,靠近纵隔,晚期病灶易侵犯大血管与支气管,发生纵隔淋巴结转移。高分辨率 CT 扫描上常表现为体积较大、边缘光整的肺内孤立肿块,可见浅分叶,毛刺少见,平扫密度较为均匀,部分可见液化坏死区,钙化少见。增强扫描多呈不显著和不均匀强化,是由于肿瘤是由癌细胞和大量淋巴细胞间质组成,间质成分较多,实质成分较少（图 12-5-1）。

当病变瘤体较大时,中央可见坏死区,但不易形成空洞（图 12-5-2）。与纵隔及大血管的关系密切,常见肿块以包绕支气管及血管,即"包绕血管影",为其特征性表现。部分病例可出现纵隔淋巴结转移、胸腔积液、阻塞性表现。

【诊断依据】

肺原发 LELC 的临床症状和影像学表现无特异性,其诊断主要依靠病理组织学检查及免疫组化染色和 EBER 原位杂交检测。本病中央型较多见,边界清楚及容易包裹支气管和血管为原发性肺 LELC 主要 CT 特点,因此对于包绕支气管或血管的中心型肿物,特别是在 EB 病毒流行区域,应该想到本病可能。

另外,由于肺与鼻咽癌病理特点及生物学特性相似,原发性肺 LELC 需要与鼻咽癌肺转移相鉴别,患者有必要行鼻咽内镜检查,以排除鼻咽癌可能,以免漏诊、误诊。

【鉴别诊断】

1. 中央型支气管肺癌　特别是原发性肺鳞状细胞癌好发于中央气道,常见于吸烟的中老年男性。主要表现为肺门软组织肿块,伴有阻塞性炎症或肺不张,肿瘤主体呈深分叶状、可见长毛刺,易坏死形成空洞,常有肺门、纵隔淋巴结肿大,较少直接侵犯大血管,增强扫描可见不均匀明显强化。而本病发病年龄相对年轻,性别差异不明显,非吸烟患者发病率较高,较少累及气道,更易侵犯大血管,常表现为单发肿块,体积偏大。

2. 类癌　好发于不吸烟的中年女性,周围型多

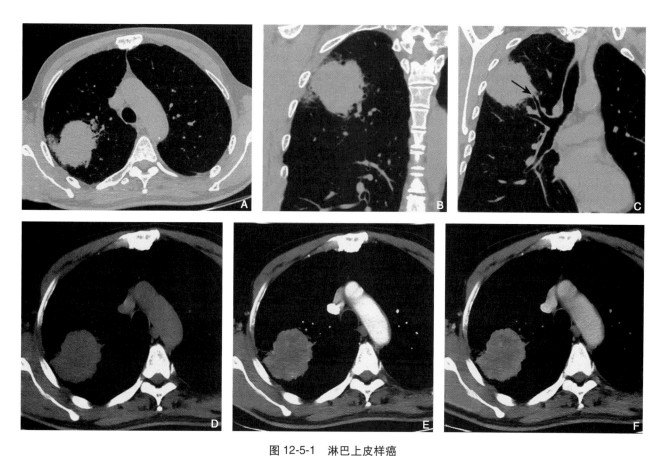

图 12-5-1　淋巴上皮样癌

男性,57 岁,CT 肺窗轴位(A)、矢状位(B)及冠状位(C)重建显示右肺上叶尖后段一长径约 6.6cm 的不规则肿块,边缘毛糙,有浅分叶,邻近支气管截断(箭),远段可见斑片状模糊影;CT 平扫(D)、增强扫描动脉期(E)及静脉期(F)显示病灶呈软组织密度,病灶边缘明显强化,中央见片状坏死

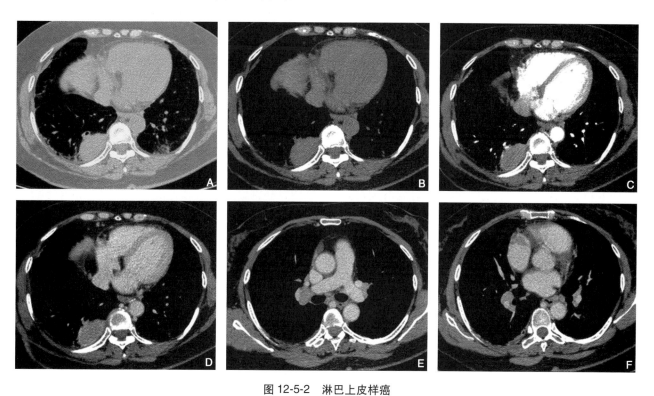

图 12-5-2　淋巴上皮样癌

女性,57 岁,CT 肺窗轴位(A)、纵隔窗(B)及增强扫描动脉期(C)、静脉期(D)显示右肺下叶基底段胸膜下一长径约 4.8cm 的类圆形肿块影,中度不均匀强化,病变边界清楚,邻近胸膜增厚,气管隆嵴平面(E)及右肺中间段支气管平面(F)显示纵隔及双侧肺门见数枚肿大的淋巴结,最大者短径约 1.4cm

见。常表现为单发类圆形结节或肿块,边界清楚,边缘较光滑锐利,可有分叶,瘤体结构均匀,少有坏死,常见偏心性钙化,血供丰富,增强扫描呈均匀或不均匀强化。

3. 肺淋巴瘤样肉芽肿病 肺淋巴瘤样肉芽肿病是一种由 EB 病毒驱动的 B 淋巴细胞增生性疾病,主要累及肺的多系统病变,可有累及皮肤和神经的肺外病变,其特征性表现为沿支气管血管束分布的边界清楚或不规则的结节、成簇的肿块,以中下肺野分布为主,伴有薄壁的空洞形成。

二、NUT 中间癌

【概述】

NUT 中间癌(nuclear protein in testis carcinoma)在旧版胸腺瘤分类中被称为"t(15;19)异位的癌",在 2015 年 WHO 肺肿瘤分类中属于新增病种,是一种呈现 UNT 基因重排(睾丸蛋白 UNTM1)分化差的侵袭性癌,大部分发生于中线器官,易误诊为其他类型的低分化肿瘤。

目前报道尚不足 100 例,男女发病率相似,可发生于任何年龄阶段,但更多见于儿童和年轻人。

【临床表现】

由于临床资料有限,其生物学功能并没有被充分认识。主要临床症状包括慢性咳嗽、呼吸困难、胸痛等。

本病恶性程度高,侵袭性很强,进展迅速,多数患者就诊时已发生转移。目前手术切除病例较少,尚无特别有效的化疗药物,发生在各器官的 NUT 癌中位生存时间为 7 个月左右,而肺 NUT 癌中位生存期为 2.2 个月。

【实验室检查】

本病暂未发现明确相关的实验室化验,少数患者伴有血甲胎蛋白 APF 明显升高及 b-HCG 的轻度升高。诊断 NUT 癌需要免疫组织化学证实 NUT 蛋白(睾丸核蛋白)表达或有 NUT 重排,NUT 蛋白仅在正常的睾丸生殖细胞及 NUT 癌中表达,其他组织及肿瘤中均不表达。70% 的 NUT 癌以 NUT 基因染色体易位及融合到 BRD4 形成 t(15;19)(q13;p13.1),约 6% 与 BRD3 融合形成 t(15;19)(15q14;9q34.2)为特征。

【影像学表现】

本病表现无特异性影像学特征。文献报道常见的 CT 表现为体积较大的软组织密度肿块,边缘光滑,内部密度欠均匀,可见坏死,增强扫描可见明显不均匀强化,容易侵犯邻近纵隔大血管结构。

本病常发生远处转移,最常见转移部位是淋巴结、骨、肺、胸膜和皮肤及皮下软组织。

【诊断依据】

本病的临床特征及影像学表现无特异性,主要依赖于分子遗传学诊断结果。

【鉴别诊断】

中线癌与肺内多种未分化癌的临床经过相似,均具有高度侵袭性,预后很差,且影像学表现相似,无特异性表现,其诊断主要依赖于免疫组织化学染色及分子遗传学诊断。

(蔡佳丽 刘士远)

第六节 肺转移瘤

【概述】

肺外组织器官的肿瘤可到达肺部形成肺转移瘤(lung metastases),也称为继发性肺肿瘤。临床上,成人肺外肿瘤的肺转移常来自乳腺、胃肠道、肾、头颈部、妇科的恶性肿瘤或骨、软组织肉瘤,也可来自于肝脏、肾上腺、胰腺、胸腺、男性生殖系统或恶性黑色素瘤等恶性肿瘤。少数原发肿瘤可为良性,如子宫肌瘤的肺转移。

转移途径包括:①血行转移;②淋巴转移;③直接浸润或蔓延;④气道转移。这几种途径可单独发生,也可同时发生。以血行转移最为多见,原发肿瘤内有大量的新生血管,瘤细胞很容易经此直接侵入静脉或经淋巴回流入静脉至右心,再通过支气管动脉和/或肺动脉,部分瘤细胞停留在具有丰富毛细血管网的肺脏,形成了肺转移瘤。肺淋巴结转移方式主要为肺内血行转移病灶侵犯肺内淋巴管或纵隔及肺门转移淋巴结逆行播散至肺内淋巴管,大体病理表现为小叶间隔增厚、支气管血管束增粗,引起癌性淋巴管炎的肺外原发肿瘤多为乳腺癌、胰腺癌或胃癌。

乳腺癌可以同时经乳腺淋巴系统到肺,经腹部淋巴系统到肝,经肋间静脉及脊椎静脉丛转移到骨。结直肠癌其肿瘤细胞先进入门静脉,最易转移至肝脏,其次是肺,约 10%~22% 的结直肠癌患者有肺转移。直肠中下段癌的肿瘤细胞可以经下痔静脉进入下腔静脉而首先转移至肺,因此直肠癌患者肺转移的发生率高于结肠癌患者。原发肿瘤位于头颈部、肾、睾丸、骨、甲状腺、肾上腺等部位的肿瘤细胞首先进入体循环静脉,再经右心至肺动脉到肺,也可以经胸导管进入腔静脉、右心到肺，因此，多首先出现肺转移。上 2/3 段食管、输尿管、膀胱、妇科的恶性肿瘤等的肿瘤细胞可以同时进入淋巴系统及血管，同时发生肝及肺转移。前列腺癌经脊椎静脉丛转移，可首先转移至骨盆骨骼及脊椎，再转移至肺。

影像学在肺转移性病变的诊断和监测中起着至关重要的作用。随着诊疗水平的提高，肺转移瘤合并原发性肺癌的风险增加，且不确定小结节的检出率明显提高。如乳腺癌合并原发性肺癌并不少见，结直肠癌患者不应因为发现了不确定的肺小结节而延误处理原发灶的根治性切除。

【临床表现】

大多数肺转移瘤早期一般无明显的肺部临床症状，多数患者以原发肿瘤的临床症状为主。

少数肺转移瘤患者因咳嗽、咳痰、胸痛、咯血等症状就诊，大量肺转移瘤可导致气急、呼吸困难，甚至顽固性哮喘。当主支气管或邻近结构受侵犯时，可表现为咳嗽、痰中带血丝；当壁层胸膜或胸壁受侵犯时，可出现胸痛；支气管黏膜受破坏可引起少量咯血；当部分支气管阻塞、肺实质破坏、淋巴管受侵犯时，可出现不同程度的呼吸困难；血胸或气胸可引起急性呼吸困难；癌性淋巴管炎或癌性肺栓塞可表现为进行性呼吸困难。

【影像学表现】

1. X 线表现　胸部 X 线片是发现和诊断肺转移瘤的最经济简便及最基本的检查方法。由于密度分辨率低，往往不能检出 <6mm 的非钙化结节，横膈、邻近的血管、支气管、心脏及肋骨等结构均可以影响检出率，故 X 线对小病灶敏感性较低。

典型血行转移表现为双肺多发大小不一、边缘光滑的结节和/或肿块，较多分布于两肺中、下野外带（图 12-6-1、图 12-6-2）。大者如棉花团样，小的呈粟粒样，由于瘤灶生长时间不同所致（图 12-6-3）。边缘光滑，多无分叶或毛刺，由于肿瘤呈堆积式生长所致。分布受重力及血液循环特点的影响。癌性淋巴管炎所致的间质水肿和/或间质成纤维反应，胸片表现为单侧或双侧肺野网格状肺纹理增多，自肺门向肺野外带放射状分布的树枝状或索条状密度增高影，出现间隔线（Kerley B 线、A 线）（图 12-6-4）。

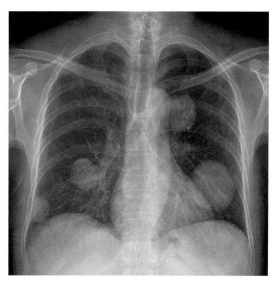

图 12-6-2　肺转移瘤（肝癌）

男性，54 岁，有肝癌病史，胸部正位片示双肺多发大小不一肿块，边界清，边缘光整，密度均匀

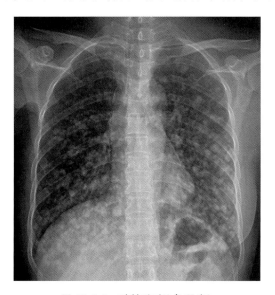

图 12-6-1　肺转移瘤（鼻咽癌）

女性，45 岁，有鼻咽癌病史，胸部正位片示双肺弥漫分布大小不一结节，以两肺中、下野外带为著，边界清，边缘光整，密度均匀

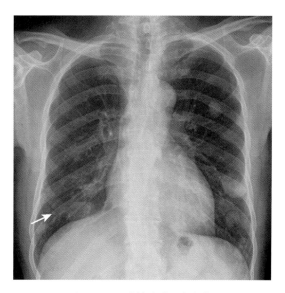

图 12-6-3　肺转移瘤（膀胱癌）

男性，69 岁，有膀胱癌病史，胸部正位片示双肺多发大小不一结节和肿块，大者如棉花团样，小的呈粟粒样（白箭），边界清，边缘光整，密度均匀

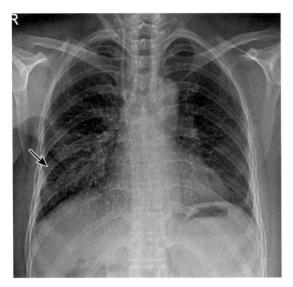

图 12-6-4　肺转移瘤(乳腺癌)
女性,48 岁,右侧乳腺癌术后,胸部正位片示双侧肺野网格状肺纹理增多、增粗,以右肺为主并可见间隔线(箭)

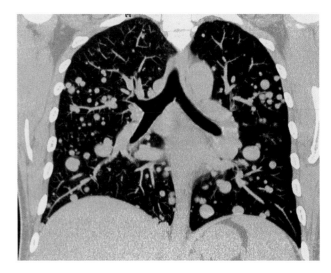

图 12-6-5　肺转移瘤(肝癌)
男性,33 岁,肝癌患者,胸部 CT 冠状面 MIP 图像显示双肺多发随机分布的大小不一结节,以胸膜下区和肺基底部为著,边界清,边缘光整,密度均匀

2. **CT 检查**　胸部 CT 对肺转移瘤的术前评价、术中指导、预后判断方面有重要作用。薄层 CT 可以检出肺外周实质的直径 2mm 小结节,故不确定结节检出率明显提高,约有 1/3 被 CT 检出的结节是良性病变。低剂量 CT 在显示转移瘤的同时,减少患者所受的辐射剂量。

不同的 CT 三维重建方法如多平面重建用于显示单发转移瘤形态与邻近结构关系,肺窗最大密度投影(MIP)重建用于显示肺微小结节,体积测量用于转移瘤倍增时间的评价等。计算机辅助诊断系统及人工智能的肺部应用,使得肺转移瘤检出的敏感性进一步提高。

(1) **典型表现**:血行转移表现为双肺多发随机分布的结节,大多边界清楚,边缘光整,密度均匀,大小不等,胸膜下区和肺基底部多见。随机分布表现为胸膜和/或叶间裂旁、小叶中心均有结节分布(图 12-6-5)。癌性淋巴管炎表现为支气管血管束不规则的结节状增厚,小叶间隔增厚呈串珠状或胸膜下多角形细线结构(图 12-6-6)。

(2) **不典型表现**

1) **单发肺转移瘤**:多表现为类圆形结节,可有浅分叶,边缘光整,密度均匀或不均匀,也可表现为边缘毛糙,伴毛刺等(图 12-6-7)。原发肿瘤以结肠癌、肾癌、膀胱癌、乳腺癌较为多见。单发肺转移瘤手术切除后其 5 年生存率仍可达 27%,因此不可轻易放弃。Cahan 等研究表明,原发肿瘤为鳞癌时,新出现的肺部肿物多为第二原发肺癌;原发肿瘤为腺癌时,肺内单发转移瘤与第二原发肺癌的概率各半;

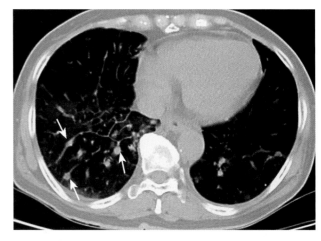

图 12-6-6　肺转移瘤(结肠癌)伴左肺下叶癌性淋巴管炎
女性,72 岁,结肠癌患者,胸部 CT 显示双肺下叶多发大小不一小结节,左肺下叶基底段小叶间隔增厚呈串珠状(箭)

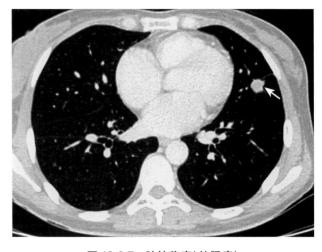

图 12-6-7　肺转移瘤(结肠癌)
女性,41 岁,结肠癌患者,胸部 CT 显示左肺上叶舌段见一结节,边界清,边缘毛糙,可见分叶(箭)及毛刺

原发肿瘤为软组织肉瘤或骨肉瘤、黑色素瘤时,肺内多为转移。

2)具有肺癌特点的肺转移瘤:转移瘤的轮廓多较光整,边缘无毛刺,但也有少数其影像表现与原发肺癌难以鉴别,边缘可见分叶、毛刺并可见胸膜凹陷等原发肺癌较典型的影像学征象(图12-6-8)。

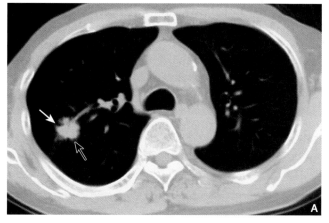
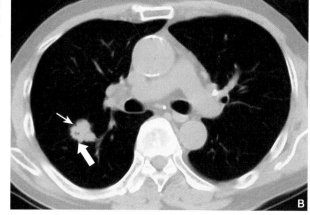

图 12-6-8　肺转移瘤(膀胱癌)
男性,55岁,膀胱癌患者,胸部CT(A、B)显示右肺上叶及下叶各见一结节影,边界清,边缘毛糙,可见分叶(白箭头)、毛刺(黑箭头)及棘状突起(粗箭头)

3)具有空洞或气囊的肺转移瘤:鳞癌被认为是空洞转移最常见的细胞类型(图12-6-9),腺癌和肉瘤的转移结节也可见空洞。对于肉瘤的转移结节,部分气囊内见液平及血管、气管通行,这些征象有利于肉瘤肺转移的发现及准确诊断。

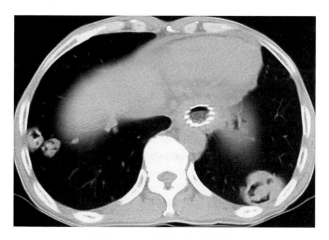

图 12-6-9　肺转移瘤(食管癌)
男性,65岁,食管癌患者,胸部CT肺窗显示肺内多发空洞性转移,壁较厚

肺转移瘤的空洞结节亦多发、边缘多较光整,但空洞壁较薄,洞壁一般<1cm,多数<0.5cm,内、外壁光整(图12-6-10)。空洞形成的机制可能与鳞癌中心角化物的排空、腺癌黏液的排空及肿瘤血管不足引起的坏死、化疗等有关。空洞性肺转移瘤变化快,短期内可见肿瘤增大、增多,也可经过治疗后自行消失;且洞腔变化具有非恒定性,与病情好坏无关。

4)具有钙化的肺转移瘤:钙化可发生在转移性肉瘤或腺癌中(图12-6-11)。肺转移瘤的钙化结节

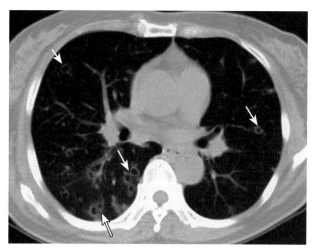

图 12-6-10　肺转移瘤(壶腹周围癌)
女性,59岁,壶腹周围癌患者,胸部CT示肺内多发薄壁空洞性转移(箭)

亦多发、边缘光整;结节内钙化形态可为斑片、结节状或弥漫分布,无特殊性,较难与其他病变鉴别。目前认为钙化机制主要有:成骨性钙化(骨肉瘤或软骨肉瘤)、营养不良性钙化(甲状腺乳头状癌、骨巨细胞瘤、滑膜肉瘤或治疗中的转移瘤)、黏液性钙化(胃肠道和乳腺黏液腺癌)。

5)具有晕征的肺转移瘤:结节晕征最常见于血管肉瘤和绒癌(图12-6-12)。影像学上除了具有转移瘤的基本特点外,结节周围见磨玻璃样密度或边缘模糊的晕。形成机制为瘤内出血、瘤周炎性反应及腺癌沿肺泡间隔及间质生长的方式所致。晕征可作为抗肿瘤活性的标志物,如黑色素瘤患者免疫治疗后出现晕征。

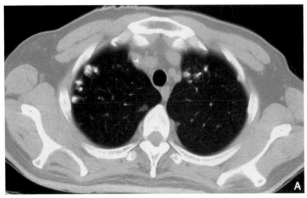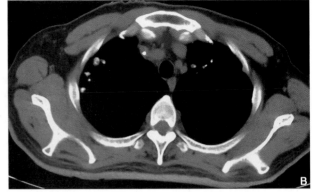

图 12-6-11　肺转移瘤（骨肉瘤）

男性,36 岁,成骨性骨肉瘤患者,胸部 CT 肺窗(A)显示两肺多发高密度结节,纵隔窗(B)示结节内有多发斑点状钙化

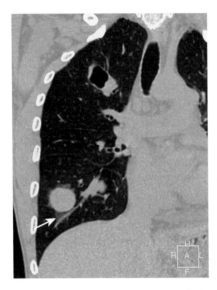

图 12-6-12　肺转移瘤（血管平滑肌肉瘤）

男性,48 岁,血管平滑肌肉瘤患者,胸部 CT 冠状位重建显示右肺上叶空洞性转移,左肺下叶结节伴晕征,即结节周围见斑片状磨玻璃样密度影(箭)

6）肺静脉或动脉内瘤栓形成：肺静脉瘤栓大多数由于瘤体直接侵犯引起(图 12-6-13)。肺动脉瘤栓是体静脉内栓子通过右心房、右心室进入肺动脉形成的。CTA 可清晰显示位于肺动脉主干、叶段动脉的瘤栓(图 12-6-14)。尸检中常见位于外周中小动脉瘤栓,CT 很难检出。

7）肺炎样转移：腺癌沿肺泡间隔及间质生长酷似肺实变,以乳腺癌和卵巢癌多见。影像表现为含气结节、伴支气管充气的实变、局灶或弥漫性磨玻璃影等。

8）支气管内转移：少见,可发生在肾癌、结肠癌、恶性黑色素瘤、乳腺癌、甲状腺癌等,以继发气道阻塞改变为主要影像表现。

9）自发性气胸：最常见于骨肉瘤和滑膜肉瘤等。形成机制为肺外围或胸膜下结节发生坏死,形成支气管胸膜瘘;肿瘤致支气管不全阻塞,引起远侧

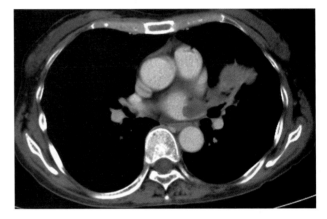

图 12-6-13　肺转移瘤伴左肺转移及左肺静脉瘤栓形成（子宫内膜肉瘤）

女性,55 岁,子宫内膜肉瘤患者,胸部 CT 增强扫描显示左肺上叶及左肺静脉内软组织密度影,可见强化

肺泡过度膨胀而破裂;有慢支、哮喘或肺气肿的老年患者,代偿肺因过度膨胀而容易发生。

10）良性肿瘤肺内转移：罕见,常来自子宫腺肌瘤、葡萄胎、骨巨细胞瘤或软骨细胞瘤(图 12-6-15)。子宫腺肌瘤肺转移表现类似其他转移瘤,呈现出良性肿瘤的特点,切除后无复发,但是未手术病例在随访中有新病灶出现。

3. MRI 表现　MRI 对于小的肺转移瘤检测不敏感,对胸壁、胸膜受侵的转移征象及纵隔淋巴结转移的显示有其优势。转移瘤 T1WI 呈均匀灰色信号,T2WI 呈较高信号,增强后均匀强化(图 12-6-16)。对于单发较大结节,MRI 有助于分辨结节内部成分,从而帮助鉴别诊断,如结核球内部干酪样坏死无强化,纤维包膜呈环形强化。

4. PET 表现　PET 可以显示肿瘤的代谢特征,但分辨率较低,适用于结节直径>5mm 时,此时,转移瘤多呈高摄取。与 CT 相比,PET 能检出更多小于 1cm 的转移灶,可用于临床高度怀疑转移,而通过常

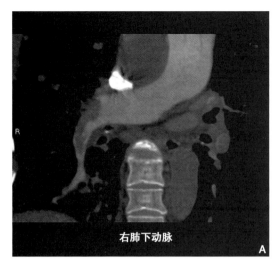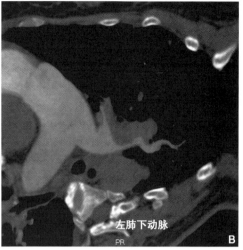

图 12-6-14　肺转移瘤伴双肺下动脉瘤栓形成（胆囊癌）

女性，63 岁，胆囊癌患者，胸部 CTA 冠状位曲面重建（A）及轴位曲面重建（B）显示双下肺动脉腔内见条片样充盈缺损

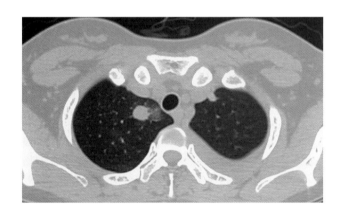

图 12-6-15　肺转移瘤（葡萄胎）

女性，26 岁，葡萄胎患者。胸部 CT 显示右肺上叶结节其旁见斑片状磨玻璃密度影，左侧胸腔积液，左侧胸膜下小结节

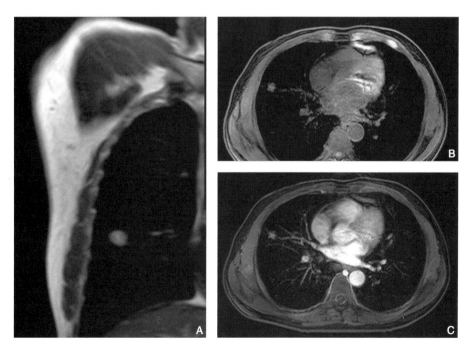

图 12-6-16　肺转移瘤（颌下腺癌）

男性，58 岁，颌下腺癌患者，胸部 MRI 显示 T1WI（A）呈均匀灰色信号，T2WI（B）呈较高信号，T1 增强后（C）均匀强化

规的影像学检查没有发现病灶,或重大医疗决策前的准确评估和分期(图12-6-17),但PET-CT的成本高、不作为转移瘤评估的首选和筛选检查手段。

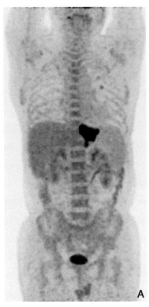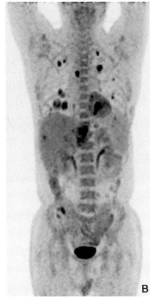

图12-6-17 肺转移瘤(胃癌)

男性,57岁,胃癌患者,术前PET(A)显示左肺上叶见一结节样代谢增高灶(SUVmax:3.33),行胃部分及左肺上叶结节切除术,术后半年后PET(B)提示双肺、肝脏、腹腔多发淋巴结转移

在肿瘤治疗过程中,有时化疗后肿物不缩小,持续存在,但手术切除示病灶中已无存活的瘤细胞,而由纤维组织及坏死所取代,叫作灭活性转移瘤,最常见于生殖细胞肿瘤转移化疗后,此时常规CT常常不能正确判断治疗的疗效,而PET通过前后对比结节的代谢,对肿瘤疗效评价有重要的临床应用价值。

【诊断依据】

患者有原发肿瘤病史,肺内出现多发边界清楚、大小不等、密度均匀的结节,首先考虑肺转移瘤;随机分布,以中下肺野、周围分布较多;大小为几毫米至几厘米,较小结节可呈粟粒样。

(1)淋巴管炎型:肺小叶间隔不规则增厚或呈串珠状改变,常伴肺门、纵隔淋巴结肿大及胸腔积液。

(2)肺转移瘤不典型表现:除了结节本身具有转移瘤的基本特点外,各自仍有一定的特点,如单发结节常见于结肠癌、肾癌;空洞的洞壁较薄、且内外壁光整,常见于头颈部鳞癌和宫颈癌;钙化常见于骨肉瘤、软骨肉瘤、骨巨细胞瘤、滑膜肉瘤和黏液腺癌的肺转移等。

【鉴别诊断】

具有原发恶性肿瘤病史,出现上述典型或不典型表现者,应首先考虑肺转移瘤。典型转移瘤诊断不难,通常无需鉴别诊断。

1. **粟粒性结核** 当大量癌细胞在短期内一次或多次进入血液循环后,表现为双肺弥漫分布,密度、大小均匀的粟粒影时,需要与粟粒型肺结核鉴别。粟粒型肺结核多伴有高热,急性期表现为肺内病灶大小、密度及分布三均匀,亚急性粟粒状密度增高影常有融合的倾向,部分病灶可见钙化,且上肺野病灶较多,病变较大,较陈旧,而转移瘤下肺野较多,较大。

2. **肺内孤立性结节** 肺内单发转移瘤,且原发肿瘤不明确时,常与原发性肺癌、结核球、各种肉芽肿、炎性假瘤、错构瘤、先天发育异常等鉴别。典型肺内单发转移瘤表现为边缘光整、密度均匀、有强化;肺癌边缘毛糙,可见分叶、毛刺、胸膜凹陷等典型征象;结核球为纤维包膜包裹干酪物质构成,周围可见卫星灶,增强多呈环形强化;各种肉芽肿及炎性假瘤的结节边缘较平直,可见刀切征、桃尖征,炎性假瘤周围多有炎性改变,抗感染治疗后可消失;错构瘤典型含有脂肪及爆米花样钙化;肺动静脉畸形可见与结节相连的供应和回来血管;肺隔离症多可见下肺基底部囊性或实性软组织肿块,周围见迂曲增粗血管影。当鉴别困难时,常需要穿刺活检进行诊断。

3. **肺内空洞性病变** 具有空洞的肺转移瘤需与结核性空洞、肺脓肿、真菌性空洞、韦格纳肉芽肿病等鉴别;含气囊的肺转移瘤需与多发性肺囊肿、囊状支气管扩张、朗格汉斯细胞组织细胞增生症、肺淋巴管平滑肌瘤病、肺吸虫病及葡萄球菌肺炎的肺气囊等鉴别。

结核性空洞常为双肺上叶或下叶背段,不规则空洞,周围有卫星病灶,纤维条索影;肺脓肿表现为厚壁空洞,空洞内壁多光整,可有气液平面,结节影边缘模糊,增强扫描环形强化。

真菌性空洞典型者可见空气半月征,空洞内球形结节随体位改变而活动,增强扫描无强化。

韦格纳肉芽肿空洞呈游走性分布,临床伴鼻腔或口腔炎症及肾受侵,部分结节或球形病灶边缘可见毛刺,邻近胸膜可见条索影,增强扫描可见供血动脉进入结节内。

多发性肺囊肿好发于青年,圆形或椭圆形,囊壁不可见或非常薄,有时囊壁可见钙化,增强扫描无强化。

囊状支气管扩张典型呈葡萄串珠样改变,以下肺野内中带、沿支气管分布,合并感染内可见气液平面,邻近可见肺结构变形、肺气肿。

朗格汉斯组织细胞增生症好发于男性患者,与吸烟密切相关,早期以小叶中心性结节为主,晚期以囊腔为主,分布以中上肺野为主。

肺淋巴管平滑肌瘤病主要发生在生育期女性，呈均匀薄壁囊腔，全肺弥漫分布，不伴有小结节。

肺吸虫病有流行病学病史，气囊内可见条状高密度虫体，周围可见索条及实变影。

葡萄球菌肺炎常发病时间短，有明确高热、白细胞明显增高，变化快，常在1周内消失或出现新病灶。

4. 肺内钙化性结节 具有钙化的肺转移瘤需与肺结核钙化、肺寄生虫钙化、真菌肺部感染钙化及二尖瓣病变引起含铁血黄素沉着症伴钙化或骨化等鉴别。肺结核钙化伴有渗出、增殖、纤维灶、空洞等多种病变同时存在；肺寄生虫钙化有流行病学史，真菌肺部感染钙化多在活动性肺真菌感染治愈后出现，表现为多发、长径约2~5mm、边界清楚的圆形钙化结节；二尖瓣病变伴有长期肺循环高压症状、心脏大小形态及肺血变化等。恶性肿瘤病史有助于转移瘤的诊断，且转移瘤在短期内复查（半个月~1个月）病灶增多增大。

5. 肺内伴有晕征的病变 具有晕征的肺转移瘤需与包括感染性（曲菌、念珠菌等真菌感染，咯血的肺结核）、非感染性（韦格纳肉芽肿）、肺出血性感染性疾病（嗜酸性肺炎、机化性肺炎、球形肺炎）等在内的多种病变相鉴别。

免疫正常人群原发性肺隐球菌病的典型CT表现为单叶簇状多发结节，常伴晕征，多发生于肺野外带；AIDS合并肺隐球菌病的典型CT表现为两肺弥漫多发结节，可伴有晕征，两肺野随机分布。

嗜酸性肺炎影像学表现为两肺实变阴影、密度均匀、多呈外围性灶性分布，常伴磨玻璃阴影，病灶大多以上肺分布为主，实验室检查外周血、痰或支气管肺泡灌洗液嗜酸性粒细胞增高。

（刘士远　夏　艺）

参 考 文 献

1. WD Travis, E Brambilla, AP Burke, et al. WHO Classification of Tumours of the Lung, Pleura, Thymus and Heart[M]. International Agency for Research on Cancer, Lyon, France, 2015：99-105.

2. Wolin EM. Challenges in the Diagnosis and Management of Well-Differentiated Neuroendocrine Tumors of the Lung (Typical and Atypical Carcinoid)：Current Status and Future Considerations[J]. Oncologist, 2015, 20：1123-1131.

3. Benson RE, Rosado-de-Christenson ML, Martinez-Jimenez S, et al. Spectrum of pulmonary neuroendocrine proliferations and neoplasms[J]. Radiographics, 2013, 33：1631-1649.

4. Carter BW, Glisson BS, Truong MT, et al. Small cell lung carcinoma：staging, imaging, and treatment considerations[J].

Radiographics, 2014, 34：1707-1721.

5. Caplin ME, Baudin E, Ferolla P, et al. Pulmonary neuroendocrine (carcinoid) tumors：European Neuroendocrine Tumor Society expert consensus and recommendations for best practice for typical and atypical pulmonary carcinoids[J]. Ann Oncol, 2015, 26：1604-1620.

6. Chong CR, Wirth LJ, Nishino M, et al. Chemotherapy for locally advanced and metastatic pulmonary carcinoid tumors[J]. Lung Cancer, 2014, 86：241-246.

7. Garcia-Yuste M, Matilla JM, Cueto A, et al. Typical and atypical carcinoid tumours：analysis of the experience of the Spanish Multi-centric Study of Neuroendocrine Tumours of the Lung[J]. Eur J Cardiothorac Surg, 2007, 31：192-197.

8. Lou F, Sarkaria I, Pietanza C, et al. Recurrence of pulmonary carcinoid tumors after resection：implications for postoperative surveillance[J]. Ann Thorac Surg, 2013, 96：1156-1162.

9. Kayani I, Conry BG, Groves AM, et al. A comparison of 68Ga-DOTATATE and 18F-FDG PET/CT in pulmonary neuroendocrine tumors[J]. J Nucl Med, 2009, 50：1927-1932.

10. Lococo F, Cesario A, Paci M, et al. PET/CT assessment of neuroendocrine tumors of the lung with special emphasis on bronchial carcinoids[J]. Tumour Biol, 2014, 35：8369-8377.

11. Ruuska T, Ramírez Escalante Y, Vaittinen S, et al. Somatostatin receptor expression in lymphomas a source of false diagnosis of neuroendocrine tumor at 68Ga-DOTA-NOC PETCT imaging[J]. Acta Oncol, 2018, 57：283-289.

12. Mochizuki E, Matsuura S, Oishi K, et al. Surgical resection for clinical stage I high-grade neuroendocrine carcinoma of the lung[J]. World J Surg Oncol, 2018, 16：33.

13. Kenmotsu H, Niho S, Ito T, et al. A pilot study of adjuvant chemotherapy with irinotecan and cisplatin for completely resected high-grade pulmonary neuroendocrine carcinoma (large cell neuroendocrine carcinoma and small cell lung cancer)[J]. Lung Cancer, 2014, 84：254-258.

14. Thunnissen E, Borczuk AC, Flieder DB, et al. The Use of Immunohistochemistry Improves the Diagnosis of Small Cell Lung Cancer and Its Differential Diagnosis. An International Reproducibility Study in a Demanding Set of Cases[J]. J Thorac Oncol, 2017, 12：334-346.

15. Lee D, Rho JY, Kang S, et al. CT findings of small cell lung carcinoma can recognizable features be found[J]. Medicine (Baltimore), 2016, 95：e5426.

16. Tanaka Y, Ogawa H, Uchino K, et al. Immunohistochemical studies of pulmonary large cell neuroendocrine carcinoma：a possible association between staining patterns with neuroendocrine markers and tumor response to chemotherapy[J]. J Thorac Cardiovasc Surg, 2013, 145：839-846.

17. Derks JL, Hendriks LE, Buikhuisen WA, et al. Clinical features of large cell neuroendocrine carcinoma：a population-based overview[J]. Eur Respir J, 2016, 47：615-624.

18. Fasano M, Della CC, Papaccio F, et al. Pulmonary Large-Cell Neuroendocrine Carcinoma：From Epidemiology to Therapy［J］. J Thorac Oncol, 2015, 10：1133-1141.

19. Lee KW, Lee Y, Oh SW, et al. Large cell neuroendocrine carcinoma of the lung CT and FDG PET findings［J］. Eur J Radiol, 2015, 84：2332-2338.

20. Yamamoto T, Nakajima T, Suzuki H, et al. Surgical treatment of mucoepidermoid carcinoma of the lung：20 years' experience［J］. Asian Cardiovasc Thorac Ann, 2016, 24：257-261.

21. Resio BJ, Chiu AS, Hoag J, et al. Primary Salivary Type Lung Cancers in the National Cancer Database［J］. Ann Thorac Surg, 2018, 105：1633-1639.

22. Kalhor N, Moran CA. Pulmonary mucoepidermoid carcinoma：diagnosis and treatment［J］. Expert Rev Respir Med, 2018, 12：249-255.

23. Kang DY, Yoon YS, Kim HK, et al. Primary salivary gland-type lung cancer：surgical outcomes［J］. Lung Cancer, 2011, 72：250-254.

24. Jiang L, Li P, Xiao Z, et al. Prognostic factors of primary pulmonary mucoepidermoid carcinoma：a clinical and pathological analysis of 34 cases［J］. Int J Clin Exp Pathol, 2014, 7：6792-6799.

25. Huo Z, Wu H, Li J, et al. Primary Pulmonary Mucoepidermoid Carcinoma：Histopathological and Moleculargenetic Studies of 26 Cases［J］. PLoS One, 2015, 10：e143169.

26. Cheng DL, Hu YX, Hu PQ, et al. Clinicopathological and multisection CT features of primary pulmonary mucoepidermoid carcinoma［J］. Clin Radiol, 2017, 72：610-611.

27. Falk N, Weissferdt A, Kalhor N, et al. Primary Pulmonary Salivary Gland-type Tumors：A Review and Update［J］. Adv Anat Pathol, 2016, 23：13-23.

28. Qing S, Zhou K, Liu X, et al. Primary pulmonary adenoid cystic carcinoma：clinicopathological analyses of 12 cases［J］. Int J Clin Exp Pathol, 2015, 8：7619-7626.

29. Girelli L, Locati L, Galeone C, et al. Lung metastasectomy in adenoid cystic cancer：Is it worth it?［J］. Oral Oncol, 2017, 65：114-118.

30. Cho SH, Park SD, Ko TY, et al. Primary epithelial myoepithelial lung carcinoma［J］. Korean J Thorac Cardiovasc Surg, 2014, 47：59-62.

31. Song DH, Choi IH, Ha SY, et al. Epithelial-myoepthelial carcinoma of the tracheobronchial tree：the prognostic role of myoepithelial cells［J］. Lung Cancer, 2014, 83：416-419.

32. Rosen LE, Singh RI, Vercillo M, et al. Myoepithelial carcinoma of the lung：a review［J］. Appl Immunohistochem Mol Morphol, 2015, 23：397-401.

33. Kim CH, Jeong JS, Kim SR, et al. Endobronchial epithelial-myoepithelial carcinoma of the lung［J］. Thorax, 2018, 73：593-594.

34. Li Y, Zhang L, Jiang J, et al. Clinical Characteristics and Prognostic Analysis of 38 Patients with Pulmonary Sarcomatoid Carcinoma［J］. Zhongguo Fei Ai Za Zhi, 2015, 18：537-542.

35. Gleason T, Haas M, Le BH. Imaging, Histopathologic, and Treatment Nuances of Pulmonary Carcinosarcoma［J］. Case Rep Radiol, 2017, 2017：8135957.

36. Le Caer H, Teissier E, Barriere JR, et al. Classic biphasic pulmonary blastoma：A case report and review of the literature［J］. Crit Rev Oncol Hematol, 2018, 125：48-50.

37. Zehani A, Ayadi-Kaddour A, Marghli A, et al. Sarcomatoid carcinoma of the lung：retrospective study of 28 cases［J］. Ann Pathol, 2014, 34：124-129.

38. Xu X L, Song W, Sui X, et al. Computed Tomographic and Pathological Features of Primary Pulmonary Sarcomatoid Carcinoma［J］. Zhongguo Yi Xue Ke Xue Yuan Xue Bao, 2016, 38：93-98.

39. Zhang Y, Li B, Shi H, et al. Sarcomatoid carcinoma of the lung mimics aspergilloma on（1）（8）F-FDG PET/CT［J］. Hell J Nucl Med, 2015, 18：268-270.

40. Rapicetta C, Lococo F, Stefani A, et al. Primary Sarcomatoid Carcinoma of the Lung：Radiometabolic（（18）F-FDG PET/CT）Findings and Correlation with Clinico-Pathological and Survival Results［J］. Lung, 2016, 194：653-657.

41. Dixit R, Nuwal P, Dargar P, et al. Giant primary pulmonary fibrosarcoma［J］. Indian J Chest Dis Allied Sci, 2010, 52：111-114.

42. Logrono R, Filipowicz EA, Eyzaguirre EJ, et al. Diagnosis of primary fibrosarcoma of the lung by fine-needle aspiration and core biopsy［J］. Arch Pathol Lab Med, 1999, 123：731-735.

43. 王瑞松, 李加佳, 田彬. 肺纤维肉瘤一例报告并文献复习［J］. 中国肺癌杂志, 2005, 8：144-144.

44. 王友伢, 徐明, 王现国, 等. 原发性肺纤维肉瘤一例［J］. 临床外科杂志, 2016, 24：262-262.

45. Noh HW, Park KJ, Sun JS, et al. Primary pulmonary malignant fibrous histiocytoma mimics pulmonary artery aneurysm with partial thrombosis：various radiologic evaluations［J］. Eur Radiol, 2008, 18：1653-1657.

46. Maeda J, Ohta M, Inoue M, et al. Surgical intervention for malignant fibrous histiocytoma of the lung：report of a case［J］. Surg Today, 2007, 37：316-319.

47. Huang C, Xin L, Cui Y, et al. Primary malignant fibrous histiocytoma of the lung：a report of 20 cases［J］. Zhongguo Fei Ai Za Zhi, 2011, 14：414-417.

48. Sardenberg RA, Cangnaci NR, Cavalcanti F, et al. High-grade primary pulmonary leiomyosarcoma［J］. Einstein（Sao Paulo）, 2011, 9：523-526.

49. Demirci NY, Naurzvai N, Kirbas I, et al. Pulmonary artery leiomyosarcoma：A clinical dilemma［J］. Lung India, 2018, 35：164-167.

50. Qin BD，Jiao XD，Zang YS. Primary pulmonary leiomyosarcoma：A population-based study［J］. Lung Cancer，2018，116：67-72.

51. Zaidi S，Husain S，Barakah D. Primary leiomyosarcoma of the atrium with heterologous differentiation［J］. Ann Saudi Med，2017，37：403-405.

52. Obeso CG，Casais PR，Legarra CJ，et al. Primary pulmonary artery sarcoma：a new surgical technique for pulmonary artery reconstruction using a self-made stapled bovine pericardial graft conduit［J］. Eur J Cardiothorac Surg，2015，47：188-190.

53. Grazioli V，Vistarini N，Morsolini M，et al. Surgical treatment of primary pulmonary artery sarcoma［J］. J Thorac Cardiovasc Surg，2014，148：113-118.

54. Shingaki M，Kobayashi Y. Bilateral pulmonary artery occlusion due to primary pulmonary artery sarcoma；report of a case［J］. Kyobu Geka，2014，67：575-577.

55. Drozdz J，Warchol E，Fijuth J，et al. Primary pulmonary artery sarcoma in 36-year-old women：3-years follow-up after partial resection and radiotherapy［J］. Kardiol Pol，2013，71：858-860.

56. Hu XP，Xu JP，Liu NN. Primary pulmonary artery sarcoma：surgical management and differential diagnosis with pulmonary embolism and pulmonary valve stenosis［J］. J Card Surg，2009，24：613-616.

57. Han S，Yazkan R，Cakiroglu E，et al. Primary pulmonary haemangiopericytoma：a very rare case［J］. Heart Lung Circ，2005，14：263-265.

58. Karapolat S，Onen A，Sanli A. Lung images：primary pulmonary hemangiopericytoma［J］. Lung，2008，186：129-130.

59. Kuroya M，Yokomise H，Inui K，et al. Resection of primary pulmonary hemangiopericytoma：a report of two cases［J］. Surg Today，1996，26：208-212.

60. Balaji R，Khoo JB，Sittampalam K，et al. CT imaging of malignant metastatic hemangiopericytoma of the parotid gland with histopathological correlation［J］. Cancer Imaging，2008，8：186-190.

61. 王康宁，方强. 左肺下叶血管外皮细胞瘤伴淋巴结转移 1 例［J］. 中华胸心血管外科杂志，2016，32：119-120.

62. Jeong JS，Kim SR，Park SY，et al. A Case of Primary Pulmonary Lymphoepithelioma-like Carcinoma Misdiagnosed as Adenocarcinoma［J］. Tuberc Respir Dis（Seoul），2013，75：170-173.

63. 李雯，康德勇，杨映红. 原发性肺淋巴上皮瘤样癌 20 例临床病理分析［J］. 临床与实验病理学杂志，2017，33：896-899.

64. Liang Y，Wang L，Zhu Y，et al. Primary pulmonary lymphoepithelioma-like carcinoma：fifty-two patients with long-term follow-up［J］. Cancer，2012，118：4748-4758.

65. Mo Y，Shen J，Zhang Y，et al. Primary lymphoepithelioma-like carcinoma of the lung：distinct computed tomography features and associated clinical outcomes［J］. J Thorac Imaging，2014，29：246-251.

66. Ma H，Wu Y，Lin Y，et al. Computed tomography characteristics of primary pulmonary lymphoepithelioma-like carcinoma in 41 patients［J］. Eur J Radiol，2013，82：1343-1346.

67. Ko SF，Wan YL，Lee TY，et al. CT features of calcifications in abdominal malignant fibrous histiocytoma［J］. Clin Imaging，1998，22：408-413.

68. Lemelle L，Pierron G，Freneaux P，et al. NUT carcinoma in children and adults：A multicenter retrospective study［J］. Pediatr Blood Cancer，2017，64（12）.

69. Perkins C，Pucar D，McDonough CH，et al. Nuclear Protein in Testis Midline Carcinoma Presenting in an Infant as a Pericardial Mass with Staging by（18）F-Fluorodeoxyglucose-positron Emission Tomography/Computed Tomography［J］. World J Nucl Med，2017，16：247-250.

70. Karakus E，Poyraz A，Oguz EA，et al. NUT Midline Carcinoma of the Lung in a Six-Year-Old Child［J］. Fetal Pediatr Pathol，2017，36：472-474.

71. Cao J，Chen D，Yang F，et al. NUT midline carcinoma as a primary lung tumor：a case report［J］. J Thorac Dis，2017，9：E1045-E1049.

72. Lee T，Choi S，Han J，et al. Abrupt Dyskeratotic and Squamoid Cells in Poorly Differentiated Carcinoma：Case Study of Two Thoracic NUT Midline Carcinomas with Cytohistologic Correlation［J］. J Pathol Transl Med，2018，52：349-353.

73. Treasure T，Milosevic M，Fiorentino F，et al. Pulmonary metastasectomy：what is the practice and where is the evidence for effectiveness？［J］. Thorax，2014，69：946-949.

74. Seo JB，Im JG，Goo JM，et al. Atypical pulmonary metastases：spectrum of radiologic findings［J］. Radiographics，2001，21：403-417.

75. Cahan WG，Castro EB，Hajdu SI. Proceedings：The significance of a solitary lung shadow in patients with colon carcinoma［J］. Cancer，1974，33：414-421.

76. Yogi A，Miyara T，Ogawa K，et al. Pulmonary metastases from angiosarcoma：a spectrum of CT findings［J］. Acta Radiol，2016，57：41-46.

77. Martinez-Jimenez S，Rosado-De-Christenson ML，Walker CM，et al. Imaging features of thoracic metastases from gynecologic neoplasms［J］. Radiographics，2014，34：1742-1754.

78. Shrot S，Schachter J，Shapira-Frommer R，et al. CT halo sign as an imaging marker for response to adoptive cell therapy in metastatic melanoma with pulmonary metastases［J］. Eur Radiol，2014，24：1251-1256.

79. Ciccarese F，Bazzocchi A，Ciminari R，et al. The many faces of pulmonary metastases of osteosarcoma：Retrospective study on 283 lesions submitted to surgery［J］. Eur J Radiol，2015，84：2679-2685.

第一节　原发性肺淋巴瘤

【概述】

淋巴瘤是淋巴系统中较常见的以淋巴组织增生为特征的恶性肿瘤性疾病。可起源于淋巴结及结外淋巴组织,全身各器官和组织均可受累,其中肺部受累较常见,约占淋巴瘤患者的 30% ~ 40%。组织病理学上,恶性淋巴瘤分为两种类型:即霍奇金淋巴瘤(Hodgkin' lymphoma,HL)和非霍奇金淋巴瘤(non-Hodgkin's lymphoma,NHL)。

肺脏淋巴瘤又分为原发性肺淋巴瘤和继发性肺淋巴瘤两种类型。其中原发性肺淋巴瘤(primary pulmonary lymphoma,PPL)少见,属于结外淋巴瘤,其发病率仅占淋巴瘤 0.36% ~ 1.2%(平均约 0.5%),PPL 又分为原发性肺非霍奇金淋巴瘤(primarypulmonary non-Hodgkin lymphoma,PPNHL)和原发性肺霍奇金淋巴瘤(primary pulmonary Hodgkinlymphoma,PPHL),其中以 PPNHL 最为常见,多为来源于支气管黏膜相关淋巴组织(bronchus-associated lymphoid tissue,BALT),其中以 B 细胞型 NHL 为主,约占 80% ~ 90%。原发性肺 HL 罕见。

PPL 的致病机制可能与吸烟、慢性感染、自身免疫性疾病等导致的肺内支气管黏膜相关性淋巴组织增生有关,尤其与吸烟具有较高相关性。

PPL 的侵犯部位主要为肺间质及支气管黏膜下组织而不伴有肺门、纵隔及其他部位的淋巴结病变,其中肿瘤细胞可沿支气管、血管外周淋巴窦道途径浸润扩散,引起支气管、血管、淋巴管周围组织结构增厚形成结节或肿块;可侵犯叶间裂、肺泡间隔,可形成间质性炎症样改变及肺磨玻璃样改变;可向肺泡腔内浸润出现大小不等的腺泡结节样改变或肺实变等表现。

【淋巴瘤的临床分期系统】

目前采用 Ann Arbor 分期系统,此系统最初是为HL 分期设计的,但也常规应用于 NHL 的临床分期。NHL 的临床分期不像 HL 那样重要,特别是进展型或高度进展型 NHL,即使临床分期比较局限,仍应视为全身性疾患,着重给予系统治疗。具体分为以下四期。

(1) Ⅰ期:侵犯单个淋巴结区域(Ⅰ)或单个结外部位或器官(ⅠE)。

(2) Ⅱ期:侵犯 2 个或 2 个以上淋巴结区域,但均在隔肌的同侧(Ⅱ),可伴有同侧的局限性结外器官侵犯(ⅡE)。

(3) Ⅲ期:隔肌上下淋巴结区域均有侵犯(Ⅲ),可伴有局限性结外器官侵犯(ⅢE)或脾侵犯(ⅢS)或两者均侵犯(ⅢES)。

(4) Ⅳ期:在淋巴结、脾脏和咽淋巴环之外,一个或多个结外器官或组织受广泛侵犯,伴有或不伴有淋巴结肿大等,肝或骨髓只要受到累及均属Ⅳ期。

各期患者按有无症状进一步分为 A、B 两类,即A 类无全身症状;B 类有全身症状,包括:不明原因的发热(>38℃)、盗汗、6 个月内体重下降>10%。

淋巴瘤的临床分期对于术前精准评估、治疗方案的选择以及疗效的评价极为重要。

【临床表现】

(1) PPL 的临床表现无特异性,好发于 35 ~ 71岁中老年人(平均 56.4±12.6 岁),男女无性别差异。主要症状与其病程、浸润范围及合并症等密切相关,早期因病变沿支气管黏膜下浸润生长而症状较轻微,约 38% ~ 50% 的患者无任何症状;病情发展缓慢。

(2) 病变进展逐渐出现局部呼吸道症状,如咳嗽、咳痰、痰中带血、胸痛、胸闷或气促等,少数可伴有低热、慢性疲乏无力和体重减轻等全身症状。

(3) 体检可闻及细湿啰音或呼吸音减弱,合并感染或晚期严重者可伴明显的感染性症状或胸腔积液或心包积液等。

总之,该病临床上具有病程长、发展慢、症状轻、抗生素治疗无效等特点。

【实验室检查】

（1）血尿常规化验一般正常,合并感染时可伴白细胞和中心粒细胞增高。

（2）肿瘤指标一般正常。

（3）患者可有免疫力下降,IgM 增高。

【影像学表现】

PPL 的影像表现复杂多样,与其病理类型、累及部位、浸润范围和进展速度等密切相关。综合文献资料其影像表现主要分为结肿型、肺炎或肺泡型、间质型、粟粒型和混合型等五种类型。

1. **结肿型** 即结节/肿块型,指单发或多发的直径 1~10cm 大小的结节状或肿块样软组织占位性病变(图 13-1-1),其发生率近 100%。具体表现为如下特征。

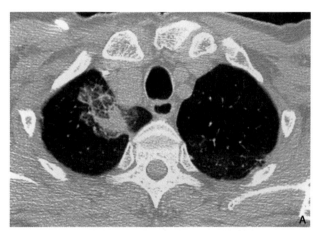
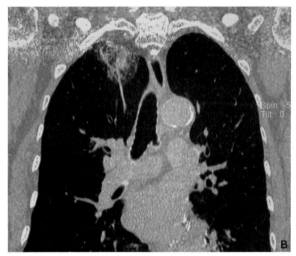
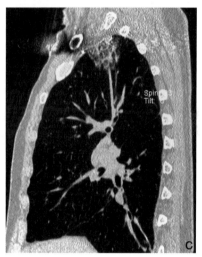

图 13-1-1 结肿型的原发性肺淋巴瘤

男性,81 岁,CT 轴位(A)、冠状位(B)及矢状位(C)重建显示右肺上叶尖段斑片状实变阴影,边缘锐利,病变内有细网格状阴影,有血管与病变相连接

（1）病变数目:多发病灶者常见,约 73% ~ 79%,以多个肺叶受累和多灶并存为特点。

（2）病变分布:多沿中轴支气管血管周围和胸膜下区域呈间质性分布或随机性浸润,无明显肺叶倾向性或跨肺叶间裂浸润。

（3）病变内部:密度较均匀,增强扫描呈均匀中度至明显强化和延迟强化的特征,内可见支气管充气征和 CT 血管造影征,少有坏死空洞、跨叶征或钙化。这与病理上肿瘤细胞沿支气管血管束和小叶间隔蔓延,进一步浸润肺泡壁、充填肺泡腔,病灶内肺支架结构保持完整,支气管和血管未被破坏等有密切关系。

（4）病变边缘和周围:边缘多欠光滑或不规则,呈磨玻璃影或晕轮征,系肿瘤组织无包膜及肿瘤浸润周围组织使间质轻度增厚或气腔不完全充盈等所致。因呈低度侵袭性而毛刺征、胸膜凹陷征或卫星征等罕见。

2. 肺炎样或肺泡型 主要表现为沿支气管血管束分布的单发或多发的斑片状或叶段状或大片状或弥漫性实变影或磨玻璃影(图13-1-2)。病变边界欠清或模糊或不规则;病变密度常较均匀,增强CT扫描多呈均匀中度至明显强化,尤其延迟强化较明显为其特征,其内部常见空气支气管征、扩张支气管、空泡样囊腔影(空泡征)和CT血管造影征等特异性征象,病变可横跨叶间裂,少有空洞和钙化。

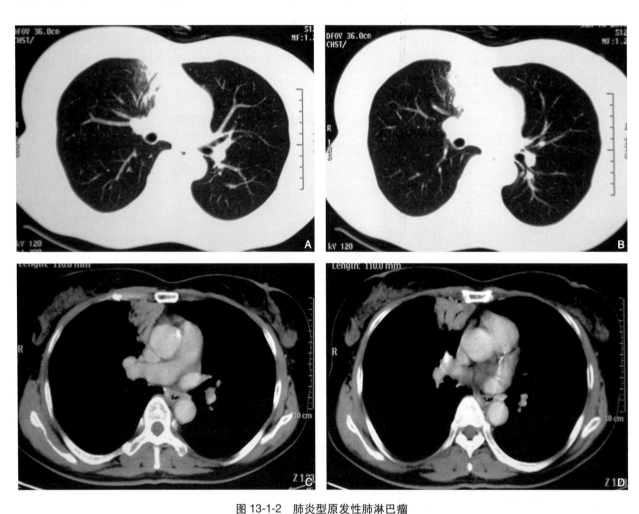

图 13-1-2 肺炎型原发性肺淋巴瘤
女性,52 岁,CT肺窗(A、B)显示右肺上叶前段斑片状实变阴影,边缘模糊,可见支气管分子进入病变内;纵隔窗(C、D)病变内可见含气的支气管

其中空泡征的病理基础为未被肿瘤组织所占据的肺组织;肿瘤细胞破坏支气管基底膜及黏膜上皮层,可导致支气管变形、狭窄或扩张,引起阻塞性肺炎、肺叶肺段不张或部分不张;病变多沿支气管血管束向外周带蔓延生长而呈扇形分布(即扇形征)或呈跨肺叶生长(即跨叶征),这种独特的生长浸润方式是导致PPL特征性表现的重要病理机制。

3. 粟粒型或多发结节型 主要表现为沿支气管血管束分布的粟粒样或大小不等的小结节影(图13-1-3),多粗糙呈串珠样或不规则或网结状影,间质结构多受累。病理上系肿瘤细胞沿不同级别的间质性结构浸润增生所致。

4. 弥漫性间质型 又称支气管血管淋巴管型,此型最少见,发生率约为 6% ~ 10%。具体表现为自肺门向外沿支气管血管束分布的或结肿型病变周围分布的细网状或索条、磨玻璃影、微小结节或树芽征等改变。病理上间质性改变可能与肿瘤组织沿肺内微细结构浸润蔓延有关或系多灶性病灶早期浸润的表现,其中磨玻璃影和细网格影的病理基础是肿瘤细胞浸润肺泡壁、初级小叶间隔和小叶内间质,微小结节和树芽征为肿瘤细胞浸润细支气管和细微血管周围的间质所致。

5. 混合型 指上述 1~4 型的混合表现,以前 3 种类型混合多见。

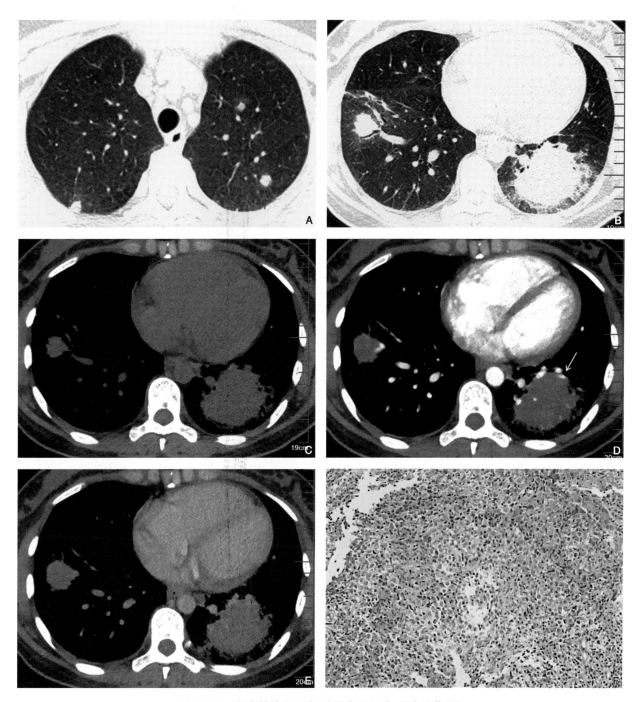

图 13-1-3　原发性肺淋巴瘤(弥漫大 B 细胞,多发结节型)

女性,32 岁,不同层面 CT 肺窗横断位(A、B)示双肺多发结节、肿块影(红实箭),部分内可见充气支气管征(红虚箭);图 B 同层纵隔窗平扫(C)、增强动脉期(D)及静脉期(E)显示病灶轻中度均匀强化,平均 CT 值分别约为 25HU、50HU、53HU,动脉期可见血管漂浮征(白实箭);左下叶外基底段肺组织穿刺病理图(F,HE×200)显示肺泡腔内见弥漫成片的瘤细胞,并可见纤维素及组织细胞、红细胞,间质纤维化

6. 特殊征象

(1)支气管充气征(air bronchogram,AB):表现为在肿块、结节或实变或肺炎样病变中可见充气的支气管或细支气管,检出率为 42% ~ 100%。由于肿瘤细胞破坏支气管基底膜及黏膜上皮层,使支气管变形狭窄,在此基础上形成其远端支气管扩张、充气征或阻塞性肺炎,此为 PPL 的 AB 征的特点,具体表

现为病变内含气支气管扩大,但走行自然、无扭曲僵硬——即扩张型或串珠样 AB 征(图 13-1-4)。

(2)病变的密度特征,包括密度均匀、CT 血管造影征、延迟明显均匀强化和钙化等征象(图 13-1-5)。病变密度均匀系病灶内血管保持完整,血供较丰富,且肿瘤生长缓慢,对缺氧耐受好,不易坏死所致。

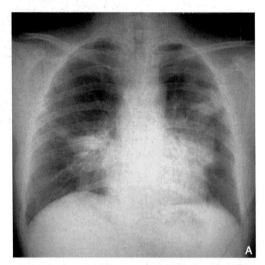

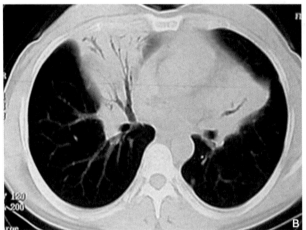

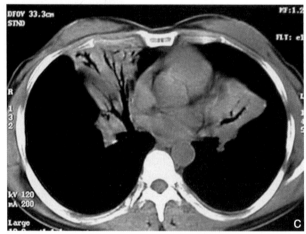

图 13-1-4 原发性肺淋巴瘤(肺炎型)

女性,70 岁,正位胸片(A)显示双肺心缘旁片状密度增高影,边缘模糊,CT 肺窗(B)及同层纵隔窗(C)示右肺中叶及左肺上叶舌段肺体积缩小,实变的肺内可见迂曲扩张的支气管充气征

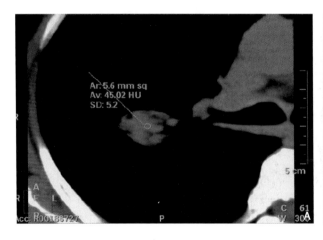

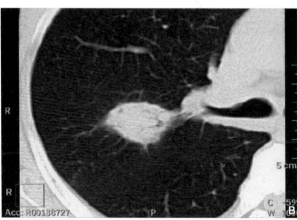

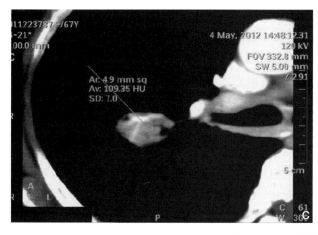
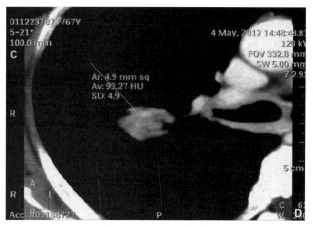

图 13-1-5 原发性肺淋巴瘤（肿块型）

女性,67 岁,CT 平扫纵隔窗（A）及肺窗（B）显示和右肺上叶后段软组织密度结节,内密度不均,可见气管充气征,增强扫描动脉期（C）及静脉期（D）显示肿块呈持续强化,动脉期可见 CT 血管造影征

（3）CT 血管造影征,系增强扫描时在病变实变内可见走行正常、强化较高的肺动脉影,提示血管周围实变区域的病变密度相对较低。

延迟明显均匀强化与病变内的血供较丰富、肿瘤细胞密集且不易坏死等有关。但如果发生支气管内黏液栓,这强化不均匀。

（4）钙化,多呈单发或多发、点状或小结节状分布与紧邻的含气支气管壁上,文献报道 PPL 治疗后有 2%~8%的患者出现钙化,治疗前出现钙化则提示病变更具有侵袭性,其钙化产生的原因可能与肿瘤细胞产生的免疫球蛋白局部沉积或伴发肺支气管淀粉样变等有关。

7. 伴随表现

（1）胸内伴随表现,包括磨玻璃影、细网格影、小结节、树芽征、胸腔积液、心包积液、肺门或纵隔淋巴结增大等,这是因为在病理上,肿瘤组织沿肺内微细间质结构浸润蔓延,其中磨玻璃影和细网格影的病理基础是肿瘤细胞浸润肺泡壁、初级小叶间隔和小叶内间质,微小结节和树芽征为肿瘤细胞浸润细支气管和细微血管周围的间质所致;胸腔积液的出现率为 20%~41%,心包积液约 12%,二者均多见于肺炎实变或肺泡型患者;PPL 极少累及胸内淋巴结,源于其多为 MALT 相关性结外淋巴组织,因此胸内淋巴结增大多为反应性增生,出现率约 12%~27%。

（2）胸外伴随表现:发病 3 个月后随着病情进展和演变可有胸外播散,发生率约 23%~46%,以胃、骨髓、腹膜后和纵隔等受累为主,所以临床上对 PPL 患者应定期行头、颈和腹部 CT 平扫和增强检查,以全面评估病变的累及范围,必要时可行胃镜和骨髓活检。

【诊断依据】

诊断标准:

（1）有明确的病理诊断依据。

（2）影像学显示病灶累及一侧或两侧的肺组织和/或支气管,不伴有肺门或纵隔淋巴结肿大,且无肺及支气管外其他部位淋巴瘤或淋巴细胞性白血病的证据。

（3）既往无胸外淋巴瘤的诊断病史。

（4）确诊 PPL 后随访 3 个月仍无胸外淋巴瘤的征象。

同时满足上述 4 点者才能确诊为 PPL。

【鉴别诊断】

1. 原发性肺癌 原发性肺癌包括周围型和中央型肺癌两种类型,其中周围型肺癌可表现为肺外围单发或多发肿块和肺炎实变等类型。

（1）周围性肿块具有其边缘特征,即分叶征、毛刺征和胸膜凹陷征等,内部可有偏向性坏死性空洞样病变而极少有支气管充气征和 CT 血管造影征等,数量可单发或大小不等的多发病变;动态观察病变呈进行性增大并逐渐伴有网格影、磨玻璃影等血行或淋巴性播散性病变;临床表现上多无症状,中晚期可有咳嗽、咯血或胸痛等。

而结肿型 PPL 则以单发或多发的肉芽肿样病变为主,边缘多不规则呈月晕状,内部常有支气管充气征和 CT 血管造影征而极少有坏死空洞等;动态观察呈缓慢惰性增长;临床症状较轻或周期性发热等,极少有咯血等。

（2）肺炎实变型肺癌多为黏液型腺癌,表现为进展迅速的、密度不均的边缘模糊的非叶段分布的实变影,内部可有枯枝状支气管充气征、空泡征或假空腔/空洞征、CT 血管造影征,"枯枝状"支气管充气征表现为管壁僵直扭曲、管腔不规则、内壁不规则及细小分支显示不清等;临床上呼吸道症状较重,咳大量白色泡沫黏液痰(即痰溢)和进行性呼吸困难和呼吸衰竭等。

而此类型的 PPL 的病变多为进展缓慢的叶段性实变,肺叶体积多不膨胀,边缘较清晰;内部密度多较均匀,呈延迟明显或显著强化为其特征,内部可见扩张性支气管充气征和 CT 削刮造影像,而极少有空泡征或假空腔空洞征以及液化坏死等,临床症状较轻,无痰溢症状;进展较快型病变多弥漫而广泛的磨玻璃影和稍低密度实变影,临床症状多有反复发热、进行性呼吸困难等。

中心型肺癌易致支气管壁增厚和管腔狭窄,CT 表现为肺门区肿块及支气管管壁增厚、中断及闭塞,可伴有阻塞性肺炎或肺不张等表现;而淋巴瘤患者的支气管通畅。中央型及周围型肺癌均可伴有肺门及纵隔淋巴结肿大。

2. 肺转移瘤 肺转移瘤根据来源分为血行播散型、淋巴来源和气道来源等以下三种。

(1)血行播散型转移瘤主要以散在分布的单发或多发的结节或肿块样病变为主,其鉴别要点包括:转移瘤边缘多光整,空气支气管征及血管造影征少见,且有原发恶性肿瘤病史。

(2)淋巴来源的转移瘤与间质性淋巴瘤鉴别困难,主要表现为一侧肺为主的小叶核心和小叶间隔增厚引起的网格、索条、树芽或结节和磨玻璃影等混合性病变。

(3)气道播散的转移瘤相对少见,主要表现为肺炎实变型,多见于黏液性肺腺癌,以边缘模糊、不规则或叶段分布的斑片状或大片状、密度不均匀的实变为主,与肺炎型肺癌基本相同。

3. 结节病 结节病多表现为肺门对称性淋巴结增大,纵隔内淋巴结增大较少见;肺间质分布的多发结节或网格影,常伴有间质性纤维化和肺结构牵拉移位等;本病总体上呈良性改变,有自然愈合倾向,且临床症状较轻。与肺淋巴瘤病程长且病情逐渐加重的特点不同。

4. 大叶性肺炎 CT 表现为大片状密度较均匀的实变影,增强扫描时无明显强化,内可有典型的支气管充气征,多累及一个肺叶,很少跨叶分布;典型的临床症状包括高热、寒战及咳铁锈色痰,实验室检查白细胞明显升高,抗感染治疗可见病变明显吸收、好转等,可资鉴别。

综上所述,PPL 是一种少见的肺原发性恶性淋巴瘤,临床表现轻但影像表现明显,临床表现无特异性,但 CT 表现有一定特征性,对本病的诊断及鉴别诊断有重要价值,确诊需依靠病理活检。

(王仁贵)

第二节 继发性肺淋巴瘤

【概述】

继发性肺淋巴瘤(secondary pulmonary lymphoma,SPL)是指肺外淋巴瘤的肺内浸润,常伴明显的肺门和纵隔淋巴结肿大以及胸外淋巴瘤病变。浸润途径可以为直接浸润,血道播散和淋巴道转移至肺组织,其中多数来源于纵隔淋巴瘤。临床上 SPL 较 PPL 更为常见,其发生率约占淋巴瘤的 20%~40%。其病因和发病机制取决于原发性淋巴瘤的部位及类型,多数尚不清楚,但免疫抑制是已知的淋巴瘤发生的危险因素,肺淋巴瘤在 AIDS 患者中的发病率>2%,是正常人群的 100~200 倍;器官移植后发生淋巴瘤相关的病理生理学提示与免疫抑制的宿主感染人类疱疹病毒 4 型(epstein-barr virus,EBv)有关。目前其肺实质累及率难以量化,HL 复发患者中浸润肺实质者约 12%,国外尸检发生率可高达 62%。

组织病理学上,SPL 也分为 NHL 和 HL 等两大类,虽然 HL 较 NHL 更常累及肺部,但因 NHL 发病率高得多,SPL 更常见于以弥漫大 B 细胞性淋巴瘤和肺 MALToma 为主的 NHL 淋巴瘤。其中弥漫大 B 细胞性淋巴瘤常形成实性肿块并伴有胸膜及淋巴管播散性病变,血管浸润常导致肿瘤组织坏死,气道受累可见远端阻塞性改变。

SPL 的病变来源远比 PPL 复杂多样,其病理诊断依据不能仅依靠肺部病变的组织病理学,重点还要密切结合原发性淋巴瘤的病理改变。

【临床表现】

(1)SPL 的临床表现无特异性,可见于各年龄段,男女无性别差异。

(2)主要症状与其原发病变、病程进展、浸润范围及合并症等密切相关。与 PPL 比较,SPL 常有多器官受累及肺外症状,多见浅表无压痛淋巴结肿大及发热、乏力、消瘦等全身症状。

(3)肺部症状早期常无症状,随着病情较快或缓慢进展,呼吸系统可出现咳嗽、咳痰、咯血、气短、胸痛等症状,文献报道 HL 患者的症状常与纵隔淋巴结肿大有关。

(4)体检可闻及细湿啰音或呼吸音减弱,合并感染或晚期可伴明显的感染性症状或胸腔积液、心包积液或呼吸衰竭等,一般 SPL 患者的预后不良。

【实验室检查】

(1)血尿常规化验一般正常,合并感染时可伴白细胞和中心粒细胞增高。

（2）肿瘤指标一般正常。

（3）患者可有免疫力下降，IgM 增高。

【影像学表现】

1. **影像学检查** SPL 的影像学检查技术不仅包括 X 线胸片、胸部 CT 扫描、MR 成像和 PET-CT 等胸部影像，行腹部或其他部位的相关影像学检查，可为临床定位、定量或明确 SPL 提供影像依据。影像学对于 SPL 的发现具有重要价值，文献报道 X 线胸片的检出率为 7%，胸部 CT 约为 10%，其中对 SPL 的 HL 和 NHL 患者分别为 8% 和 12%。

2. **影像学表现** SPL 的影像学多种多样且呈非特异性，因为存在原发病变、多种来源、多部位受累、恶性程度较高等原因，其影像学表现与 PPL 比较更为复杂多样和易变，其特点包括如下。

（1）病变分布上以双侧多见，肺下叶受累高于上、中叶，且 90% 以上的多发结节型病变主要沿支气管血管束走行分布。

（2）肺内病变类似与 PPL 极为相似，也分为结节肿块型、肺炎或肺泡型、间质型或支气管血管淋巴管型、粟粒型和混合型等五种类型。不同点是 SPL 常有纵隔及/或其他部位的淋巴瘤改变，其中 HL 的 SPL 以肺实质浸润病变总伴有纵隔和/或肺门淋巴结肿大为主，常有淋巴结向周围播散的病变，肿大淋巴结可单发或多发连续性分布，而单发的肺实质病变极为罕见；而 NHL 的 SPL 则呈多样化表现，可为肺内病变伴有纵隔淋巴结肿大，肿大淋巴结可不典型部位的单发或跳跃式分布，也可仅累及肺部而无纵隔病变。

1）结节肿块型：指肺内单发或多发大小不等的结节或肿块样病变，是 SPL 的常见类型之一，检出率为 80% 以上。其具体表现特征与 PPL 近似，病变以多发、间质分布、大小和密度及强化不均质和边缘模糊等为特征（图 13-2-1），病变内部可见支气管充气征（47%~61%）和 CT 血管造影征，但少有坏死空洞、钙化、毛刺征、胸膜凹陷征或卫星征等。

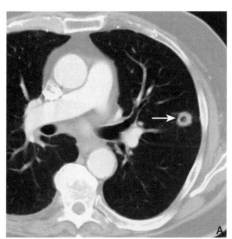
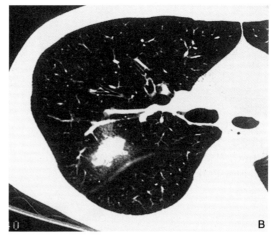

图 13-2-1 继发性肺淋巴瘤（结节型）

图 A 为男性，37 岁，CT 肺窗该结节边缘光滑，似有空洞。图 B 为男性，26 岁，CT 是肺内结节呈分叶状，轴位可见晕征

2）肺炎或肺泡型：主要表现为单发或多发的斑片状或叶段状或大片状或弥漫性低密度实变影或磨玻璃影，边界欠清或模糊，平扫密度常较均匀但多呈不均匀轻度至明显强化，内部常见空气支气管征和 CT 血管造影征（图 13-2-2），少有支气管扩张、空泡征、空洞或钙化，病变可横跨叶间裂。病理上多系肿瘤细胞沿支气管血管束直接浸润肺组织但不破坏肺泡或肺间质结构所致，其中低密度实变影和弥漫性磨玻璃影是肿瘤细胞浸润肺泡壁、初级小叶间隔和小叶内间质和/或不完全充满肺泡腔等所致，而较大间质结构或肺实质基本保持正常。

3）间质型：又称支气管血管淋巴管型，是 SPL 的 NHL 常见类型，检出率约占 40.8%~69%，明显高于 PPL。主要表现为支气管血管束和小叶核增粗、肺小叶间隔或小叶内间质增厚以及结肿样或片状病变周围分布的细网状或索条影等（图 13-2-3），以间质结构变形不规则增厚但无牵拉移位为特征。病理上系肿瘤组织沿肺内中轴或周围间质结构浸润蔓延或系多灶性病灶早期周围浸润的表现。

4）粟粒型：主要表现为沿支气管血管束分布的粟粒样小结节影，多粗糙呈串珠样或不规则或网结状影（图 13-2-4），间质结构多受累。病理上系肿瘤细胞沿不同级别的间质性结构浸润增生所致。

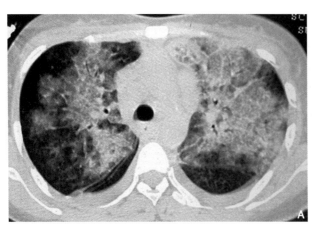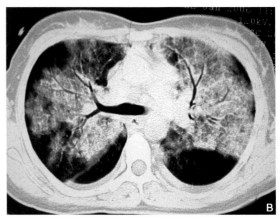

图 13-2-2　继发性肺淋巴瘤（肺炎型）
女性，32 岁，常规 CT 肺窗显示两肺呈大叶状分布的低密度实变影，其内可见血管阴影，两侧少量胸腔积液，HRCT（B）
两肺上叶实变区内可见枯枝状支气管充气征

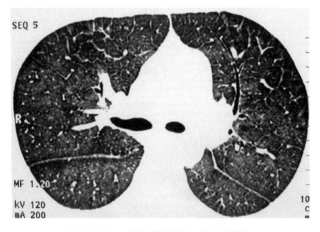

图 13-2-3　继发性肺淋巴瘤（间质型）
女性，21 岁，HRCT 肺窗显示双肺磨玻璃密度影，伴小
叶间隔及小叶内间质增厚

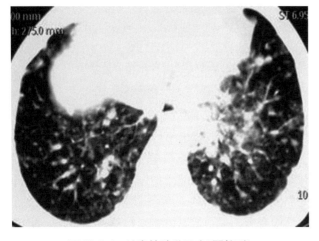

图 13-2-4　继发性肺淋巴瘤（粟粒型）
男性，42 岁，CT 肺窗示双肺多发大小不等小结节，外
观粗糙，多数沿支气管血管束分布

5）混合型：指同时出现上述两种或两种以上者，也是 SPL 的最常见类型，发生率为 54.2%。

6）特殊征象：与 PPL 病变相似，包括低密度实变、支气管充气征、CT 血管造影征、延迟均匀强化、晕轮征等。

7）伴随表现

a. 胸内伴随表现：包括肺门或纵隔淋巴结肿大、肺内磨玻璃影、细网格影、空洞样或薄壁囊腔影、小结节或树芽征，胸膜软组织肿块或胸腔积液和心包积液等（图 13-2-5）。其中肺门或纵隔淋巴结肿大肺部 SPL 最常见的表现，发生率 90% 以上，其中 HL 患者发生率为 100%；肺内病变因各种浸润方式而呈现多形性病变，空洞样或薄壁囊腔影是 SPL 的少见类型，可能与肿瘤组织的缺血坏死或特殊生长方式有关；胸腔和心包病变在 SPL 的出现率较 PPL 高，约 50% 以上，且肿瘤组织可累及胸膜或心包或心肌形成单发或多发的软组织肿块影。

b. 胸外伴随表现：肺 SPL 的诊断标准就是由胸外病变播散所致或发病 3 个月内有胸外播散，多数为纵隔病变，部分为颈部、胃、骨髓、腹膜后等，所以临床上对 SPL 患者应常规行头、颈和腹部 CT 平扫和增强扫描或 MRI 或 PET-CT 检查。

【诊断依据】

1. **临床表现**　既往淋巴瘤病史，临床症状和实验室检查多不典型；以病程迁延和抗生素治疗无效等特点。

2. **影像特征**

（1）病变分布多呈双肺非对称性非肺叶段性或以支气管血管束为主为特征。

（2）病变类型以多发的斑片状结节或肿块样病变以及多叶性肺炎样病变等混合型为主。

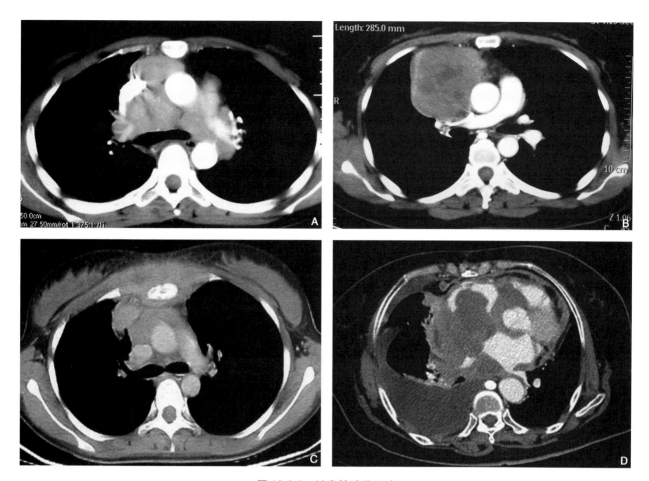

图 13-2-5　继发性肺淋巴瘤
胸部增强 CT 显示气管前、胸骨后及左肺门多发肿大淋巴结（A），上腔静脉受压变细呈新月形（B），胸骨前胸壁肿胀，密度不均（C），右心房内充盈缺损（D）提示心脏受侵，伴右侧胸膜腔积液

（3）特殊征象包括支气管充气征、CT 血管造影征、低密度实变和延迟均匀明显增强等。

（4）多有肺门纵隔淋巴结肿大、胸腔积液和心包积液等。

（5）动态演变呈进行性进展，抗感染治疗无效。

3. 病理改变　病理学是诊断 SPL 的"金标准"，临床要求活检取材量要充分，所以取材方式以采用 16G 以上穿刺针或开胸肺活检为主，常规病理、免疫组化和染色体检测均有助于诊断和鉴别。

SPL 的诊断标准包括如下。

（1）既往有病理学确诊的肺外淋巴瘤病史，目前影像学上显示肺病变。

（2）多为纵隔淋巴结淋巴瘤向肺组织直接浸润。

（3）可为颈部和纵隔等远处淋巴结淋巴瘤的肺转移。

（4）肺外淋巴瘤隐匿，确诊肺淋巴瘤 3 个月内发现肺外淋巴瘤的原发灶。

【鉴别诊断】

SPL 的鉴别诊断与其影像学五种类型密切相关，其中肺炎肺泡型应与大叶性肺炎、黏液型支气管

肺腺癌等相鉴别；间质型需与转移性肺淋巴管癌、淋巴细胞性间质性肺炎等相鉴别；结节或肿块型应与支气管肺癌、真菌感染或机化性肺炎以及肺转移瘤相鉴别；粟粒型需与粟粒型肺结核、尘肺或结节病等鉴别；混合型应与肺转移性肿瘤、肺腺癌或韦格纳肉芽肿等相鉴别。

1. 原发性肺癌　原发性肺癌的影像学特征在 PPL 章节已经做了详细的描述，SPL 因为多呈现肺内浸润性病变伴有纵隔淋巴结肿大和胸膜受累等，与中晚期的浸润进展型原发性肺癌更加相似而难以鉴别。

（1）周围性肺癌的肿块特征更加明显，包括分叶征、毛刺征、胸膜凹陷征、内部偏向性坏死空洞等，动态观察呈进行性增大并逐渐伴有网格影、磨玻璃影等血行或淋巴性播散性病变，常有肺门和纵隔多发淋巴结肿大。

（2）肺炎实变型肺癌多为黏液型腺癌，以密度不均边缘模糊的非叶段分布的实变影为主，内部可有枯枝状支气管充气征、空泡征或假空腔/空洞征、CT 血管造影征等。中心型肺癌表现为肺门区肿块及支气管管壁增厚、中断及闭塞，可伴有阻塞性肺炎

或肺不张等表现,多伴有肺门及纵隔淋巴结肿大。

2. 肺转移瘤　肺转移瘤根据来源分为血行播散型、淋巴来源和气道来源等以下三种。

（1）血行播散型转移瘤主要以散在分布的单发或多发的结节或肿块样病变为主,其鉴别要点包括:转移瘤边缘多光整,空气支气管征及血管造影征少见,且有原发恶性肿瘤病史。

（2）淋巴来源的转移瘤与间质性淋巴瘤鉴别困难,主要表现为一侧肺为主的小叶核心和小叶间隔增厚引起的网格、索条、树芽或结节和磨玻璃影等混合性病变。

（3）气道播散的转移瘤相对少见,主要表现为肺炎实变型,多见于黏液性肺腺癌,以边缘模糊、不规则或叶段分布的斑片状或大片状、密度不均匀的实变为主,与肺炎型肺癌基本相同。

3. 真菌感染　肺真菌病常表现为多发的肉芽肿样病变或混合性病变而与SPL鉴别困难,其中气道来源的肺真菌病多沿着支气管血管束呈胸膜内分布,病变形态学以磨玻璃影、实变和肉芽肿样病变等为主,伴有大小不等的核心结节,周围有月晕征,内部可有液化坏死或空洞;血管侵袭性病变多以多发的厚壁分隔状空洞为主,边缘较清或不规则或月晕状。临床上多数患者的免疫功能低下,临床症状有发热、咳嗽和咳痰等感染性症状。

4. 肺结核　肺结核的影像学表现与其类型和来源密切相关,原发性肺结核与叶段性肺炎类似,同时伴有结核性淋巴管炎和同侧肺门淋巴结肿大,即原发综合征或哑铃征,临床上以儿童患者为主,有发热、咳嗽等感染症状;继发性肺结核多以不均密度实变、肉芽肿、空洞、结节等混合性病变为主,常伴有簇状分布树芽状支气管播散灶;血播性病变表现为三均性或大小不等的弥漫性分布的结节影,结合临床和相关化验检或穿刺病理等有助于鉴别诊断。

5. 结节病　结节病多表现为肺门对称性淋巴结增大,纵隔内淋巴结增大较少见;肺间质分布的多发结节或网格影,常伴有间质性纤维化和肺结构牵拉移位等;本病总体上呈良性改变,有自然愈合倾向,且临床症状较轻。与肺淋巴瘤病程长且病情逐渐加重的特点不同。

6. 大叶性肺炎　CT表现为大片状密度较均匀的实变影,增强扫描时无明显强化,内可有典型的支气管充气征,多累及一个肺叶,很少跨叶分布;典型的临床症状包括高热、寒战及咳铁锈色痰,实验室检查白细胞明显升高,抗感染治疗可见病变明显吸收、好转等,可资鉴别。

（王仁贵）

第三节　艾滋病相关性淋巴瘤

【概述】

艾滋病相关性淋巴瘤又称获得性免疫缺陷综合征相关性淋巴瘤（acquired immunodeficiency syndrome-related lymphoma,ARL）,艾滋病（acquired immunodeficiency syndrome,AIDS）是由于人类免疫缺陷病毒（human immunodeficiency virus,HIV）感染而导致的慢性传染病,由于其免疫功能低下,使得AIDS患者很容易并发各种严重的机会性感染和恶性肿瘤。据文献报道约25%~40% HIV-1血清学阳性的患者最终发生肿瘤,其中淋巴瘤发病率约3%~10%,是正常人群的60~200倍,仅次于卡波西肉瘤。

1993年美国疾病控制和预防中心将NHL定义为艾滋病相关性肿瘤之一,肺部是ARL最受累及的脏器之一,发病率>2%,且大多数病例均发生在艾滋病患者CD4$^+$T淋巴细胞计数<200个/μL的时期。ARL的病因和发病机制尚不清楚,其本质为免疫细胞恶变,病理学上呈多种亚型,反应其发生机制可能存在差异。

（1）HIV感染机体导致免疫抑制以及免疫细胞高度突变是已知的导致淋巴瘤形成的重要危险因素。

（2）HIV感染者对致癌性病毒普遍易感,即与人疱疹病毒8型（human herpesvirus 8,HHV-8）、EB病毒（Epstein-Barr virus,EBV）等感染高度相关,如PCNSL（100%）、DLBCL（50%）和BL（20%）患者中均可发现EBV,BL可发生于高CD4$^+$T淋巴细胞患者,与cMYC（cellular myelocytomatosis）基因重排高度相关（100%）。HIV病毒侵犯人体免疫系统通过破坏辅助性T淋巴细胞（CD4$^+$T淋巴细胞）导致机体免疫功能受损,最后并发各种严重的机会性感染和恶性肿瘤。

【临床表现】

（1）ARL患者临床表现以病程相对晚期、恶性程度高、侵袭能力强、骨髓储备差和感染风险高为特征。NHL是其主要病理类型,广泛累及淋巴结及淋巴结以外器官,如皮肤黏膜、软组织、胃肠道、体腔脏器等多脏器受累。

（2）临床表现以发热、消瘦、多系统受累的相关症状为主,如累及肺部可出现咳嗽、呼吸困难、胸痛和咯血等,如侵犯胃肠道会有腹痛、厌食、恶心、呕吐、排便习惯改变、腹胀或腹部肿块等,浸润脑膜（约20%）则有精神异常、脑神经麻痹、头痛等相应的中枢神经表现,皮肤黏膜受累则伴有口腔黏膜糜烂、丘疹等弥漫性病变,多数患者常伴有浆膜腔积液且病情进展迅速。

（3）体检常有不同区域的淋巴结肿大、肝脾肿大和进展迅速的浆膜腔积液。

患者根据有无全身症状（如发热、盗汗、消瘦等）分为 A 组（无症状）和 B 组（有全身症状）。

【实验室检查】

（1）全血细胞计数和分类显示白细胞降低和贫血。

（2）乳酸脱氢酶（LDH）和 β_2-微球蛋白增高。

（3）$CD4^+$ T 淋巴细胞计数明显减少，多 < 200 个/μl。

（4）HIV 病毒载量增加等。

组织病理学上，ARL 大多数为 B 细胞来源的高度或中度恶性 NHL（即 Burkitt 淋巴瘤和弥漫性大 B 细胞淋巴瘤，95%），而低度恶性淋巴瘤或 HL 较少见。WHO 将下列七个亚型定义为艾滋病相关性淋巴瘤：伯基特淋巴瘤（Burkitt lymphoma，BL）、弥漫大 B 细胞淋巴瘤（diffuse large B cell lymphoma，DLBCL）、免疫母细胞性淋巴瘤（immunoblastic lymphoma，IBL）、外周 T 细胞淋巴瘤（peripheral T-cell lymphoma，PTCL）、原发性渗出性淋巴瘤（primary effusion lymphoma，PEL）、浆母细胞淋巴瘤（plasmablastic lymphoma，PL）和多型性 B 细胞淋巴瘤（polymorphic B-cell lymphoma，PBL）。肺部 ARL 的来源和浸润部位复杂多样，多数（约 87%）为结内病变和结外病变共存，呈现高度恶性和弥漫侵袭的特点。

【影像学表现】

肺内 ARL 的影像学表现与其 AIDS 病程、病理类型和累及部位等密切相关，其主要发生于较晚期的 AIDS 患者，且病理上以弥漫大 B 细胞瘤和 Burkitt 淋巴瘤等高度恶性的 NHL 为主，病变呈现较强的侵袭性可广泛侵犯淋巴结及淋巴结外器官（如肺间质、支气管黏膜下淋巴组织、血管结构、肺泡腔以及胸膜心包等），且常伴有肺外多脏器受累和肺内多重感染等为特征，故其与晚期的继发性肺淋巴瘤表现极为类似，主要表现如下：

1. 数量与分布 肺部 ARL 绝大多数为多发病变，呈多灶性多形性广泛或弥漫性分布于两肺间质区域，常伴有肺门淋巴结肿大或胸膜心包受累。

2. 结节与肿块 多表现为大小不一的多发结节或肿块影，以弥漫粟粒状或不均匀分布于小叶中心及支气管血管束周围为主；局限性病变较少见，以较大的边缘模糊的肿块影为主，内可有坏死空洞或支气管充气征及 CT 血管造影征等（图 13-3-1）。

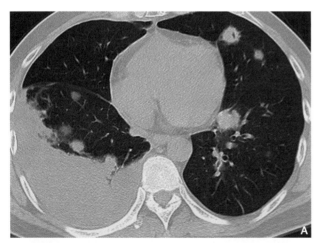
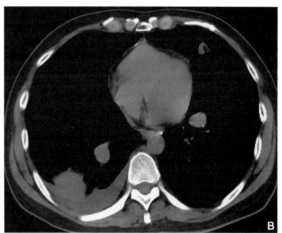
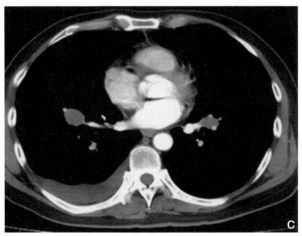

图 13-3-1 非霍奇金淋巴瘤
男性，45 岁，AIDS 确认，间断咳嗽、咳痰 7 个月，发热 3 周，胸部 CT 肺窗（A）显示两肺多发大小不等结节，部分结节内有空洞形成，纵隔窗（B）及增强扫描（C）显示病变轻度均匀强化，右侧胸腔积液（病例由新疆维吾尔自治区第六人民医院杨豫新提供）

3. **肺炎样实变** 以多发的斑片状或大片状病变为主,沿肺段或肺叶分布,可跨叶存在,磨玻璃影或低密度高密度影或实变影,边界模糊,内可见含气支气管征、CT 血管造影征或坏死空洞,周围呈磨玻璃样改变(图 13-3-2A);单发斑片状病变在病程早期可见,晚期极少。病理上肺炎样实变反映了病灶广泛浸润累及肺间质和肺实质等,与免疫功能抑制相关的感染性并发症(如细菌、病毒感染及肺泡出血等)鉴别困难。

4. **混合性病变** 此型临床上最常见,可表现为多种类型病变共存,以结节、斑片为主,伴有密度不均匀的磨玻璃影、网线影、坏死空洞、胸腔积液或纵隔淋巴结肿大等。

5. **特殊征象和伴随表现** 肺部 ARL 病变的相关特殊征象包括不均匀的磨玻璃影、低密度实变、支气管充气征、CT 血管造影征、空洞坏死、晕轮征、树芽征、小叶核心结节或小叶间隔或小叶内间质增厚等(图 13-3-2B、C)。伴随表现混杂是其特征,包括:肺门或纵隔淋巴结肿大、肺内细网格影、磨玻璃样影、胸腔积液和心包积液等。

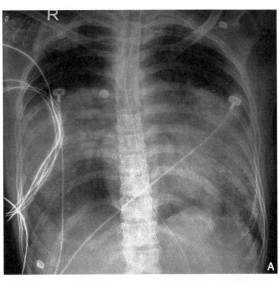

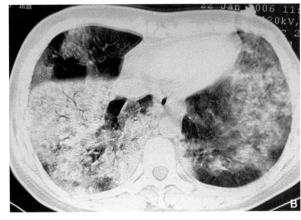
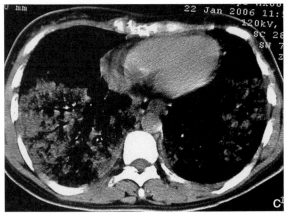

图 13-3-2 艾滋病淋巴瘤(弥漫性大 B 细胞)
女性,32 岁,胸部平片(A)显示双肺密度增高影,密度不均,边缘模糊,内可见支气管充气征,CT 肺窗(B)及纵隔窗(C)表现为两肺弥漫性肺炎样实变影及少许磨玻璃密度影,内可见枯枝状支气管充气征

纵隔及肺门淋巴结肿大发生率低于非 HIV 患者,部分只表现为胸腔、心包或腹腔积液而不伴有肿块者多为原发渗出性淋巴瘤。淋巴瘤可同时合并多种其他疾病,如合并弥漫性磨玻璃影时提示伊氏肺孢子虫肺炎,合并阶段性肺部浸润及实变多提示细菌感染等。

【诊断依据】

1. **临床表现** 既往艾滋病病史,临床表现以发热、消瘦、多系统受累为特征,常伴皮肤丘疹、浆膜腔积液和表浅淋巴结肿大。实验室检查显示白细胞降低和贫血;CD4[+]T 淋巴细胞计数明显减少,多<200 个/µl;HIV 病毒载量增加等。

2. **影像特征**

(1)病变呈多灶性多形性广泛或弥漫性分布于两肺间质区域,常伴有肺门淋巴结肿大或胸膜心包受累。

（2）病变类型以大小不等的多发结肿、不同密度的实变或网格影等混合型为主。

（3）特殊征象包括不均匀磨玻璃影、低密度实变、支气管充气征、CT血管造影征、空洞坏死、晕轮征、树芽征、小叶核心结节或小叶间隔或小叶内间质增厚等。

（4）多有肺门纵隔淋巴结肿大、胸腔积液和心包积液等。

（5）动态演变呈进行性快速进展，抗感染治疗无效。

3. **病理改变**　病理学是诊断ARL的"金标准"，支气管镜透壁或CT引导下肺穿刺活检均可显示肿瘤细胞多沿着淋巴管向周围浸润，绝大多数为B细胞来源的恶性NHL为主，浸润部位复杂多样，以结内病变和结外病变共存、高度恶性和弥漫侵袭为特点。

【鉴别诊断】

1. **真菌感染**　肺真菌病常见于免疫功能低下的患者，多表现为多发的结节状、肉芽肿样病变或斑片状并伴有坏死空洞等混合性病变而与ARL鉴别困难，其以气道或肺实质分布、分隔状厚壁空洞、月晕状肉芽肿病变为特征有助于鉴别，结合临床感染性症状和抗真菌有效等，必要时CT引导下穿刺活检。

2. **肺炎型肺癌**　肺炎实变型肺癌多为黏液型腺癌，以密度不均边缘模糊的非叶段分布的实变影为主，内部可有枯枝状支气管充气征、空泡征或假空腔/空洞征、CT血管造影征等，结合临床有大量痰溢或泡沫状痰等有助于鉴别。

3. **肺结核**　免疫功能低下患者的肺结核常呈现多灶性、多形性、多部位受累、常伴有空洞样病变等非典型影像学表现，其簇状分布树芽状支气管播散灶、与气腔引流的空洞、实质性病变为主等特征有助于鉴别。

4. **大叶性肺炎**　免疫功能低下的患者常继发细菌性或混合菌感染而呈现为大片状不均匀密度的实变影，增强扫描时无明显强化，内可有典型的支气管充气征，多累及单个肺叶；结合典型临床症状包括高热、咳嗽、寒战，实验室检查白细胞明显升高，抗感染治疗可见病变明显吸收好转等，可资鉴别。

（王仁贵）

第四节　白血病肺浸润

【概述】

白血病是一种血液系统的恶性肿瘤，其病理特征为骨髓内异常的白血病细胞弥漫性增生取代正常骨髓组织并侵入周围血液导致周围血内白细胞量和质的改变。白血病细胞可广泛浸润肺、肝、脾、淋巴结或皮肤等全身各组织和脏器，其中以白血病肺浸润（lung infiltration of leukemia，LIL）最为常见，尸检发生率为26%～93%。

临床上白细胞数量明显增多、肺泡壁间隔和肺间质浸润以及充满白血病细胞的毛细血管扩张等为特征。白血病肺部浸润多见于白血病的终末期，其发病机制尚不清楚，多认为与白血病细胞易于向支气管、细支气管血管周围的结缔组织渗透和浸润有关，导致肺泡间隔、肺间质小动静脉和毛细血管受累并使血管扩张和腔内充满白血病细胞；同时血液的黏稠度增高和血流缓慢容易发生血管的机械性阻塞和肺栓塞。由此产生的低血氧和白血病细胞释放出来的凝血激酶等使肺血管内皮细胞受损，白血病细胞在肺内浸润或白血病细胞破坏、胶原酶和弹性蛋白酶释放等因素都可导致肺组织损害。

早期的肺部弥漫性病变多为白血病的浸润所致，化疗常能奏效，该类患者往往在白血病得到有效控制病情好转的同时其肺部浸润病变也倾向于吸收好转，伴有发热和肺部浸润的恶性血液病患者的病死率明显高于无肺部浸润的患者。

【临床表现】

（1）白血病肺浸润作为一种全身性疾病的一部分可见于各年龄段，以儿童患者多见，无男女性别差异。

（2）主要症状与其原发病变、病程进展、浸润范围及合并症等密切相关。白血病的临床表现有四大特点，即发热、出血、贫血和浸润。白血病肺部浸润时可有发热、咳嗽、呼吸困难、胸闷等非特异性症状，常与白血病患者合并肺部感染很难鉴别。

国外学者对白血病患者进行尸检时发现肺部出现并发症的概率高达98%，肺浸润的发生率在26%～93%，肺浸润的死亡率约24%～64%，且部分患者发生肺浸润的时间远早于胸片影像的所见。

（3）白血病肺浸润与感染相比呼吸道症状相对较轻，白细胞数很高，抗生素治疗无效，同时肺部浸润通常与肺外其他浸润并存。

（4）在诊断困难时可行经支气管镜肺活检、肺泡脱落细胞学检查以及CT引导下经皮穿刺肺活检有利于两者的鉴别诊断。

【实验室检查】

（1）血象及骨髓象异常，血红蛋白和血小板数减少,白细胞总数多少不一,半数以上的患者周围血象中见到大量异常原始白细胞。骨髓增生活跃,以白血病细胞为主。

(2)痰培养可除外致病菌所致肺部感染。

(3)支气管镜检查:透壁活检或肺泡灌洗可见白血病细胞浸润。

(4)低血氧和白血病细胞破坏释放出来的各种凝血激酶、胶原酶和弹性蛋白酶等使肺血管内皮细胞和透明膜等受损。

(5)组织病理学是诊断白血病肺浸润的"金标准",白血病肺部浸润多沿着淋巴管向周围浸润,常分布于肺间质内的淋巴管走行区域,主要包括支气管血管束周围间质、小叶间隔及肺泡间隔、肺间质内的小动静脉和毛细血管等,血管内多充满白血病细胞和因血液黏稠度增高导致的血管机械性阻塞和肺栓塞等。

【影像学表现】

白血病肺浸润的影像学多种多样且呈非特异性,其与病变来源、受累部位、恶性程度等密切相关,而与临床症状无明显相关性。

1. **影像学检查** X线胸片对大部分病变显示不佳或无法显示,主要表现为非特征性的肺纹理增粗或不规则网格影或索条影、模糊的粟粒影、单发或多发的结节状或肉芽肿样病变、密度不均的斑片或大片状影以及纵隔肺门的增宽或胸膜病变等。胸部CT平扫和增强成像因其良好的天然对比、空间和密度分辨率、多平面重建技术等已成为评价肺组织病变的最佳影像方法。

2. **影像学表现**

(1)数量与分布:病变以多发常见,呈多灶性分布于多个肺叶,单发或局灶性病变相对较少;病变主要沿着支气管血管束周围的中央间质和小叶间隔及肺泡间隔等周围间质分布,多呈非对称性不均匀分布。

(2)网线或网结影:即以小叶间隔增厚和支气管血管束增粗的间质型(图13-4-1),病理上白血病细胞广泛浸润肺内结缔组织内的淋巴管、肺小静脉和毛细血管等所致。主要表现为肺外周与胸膜面垂直的网格影,光滑均匀或结节状不均质浸润,局灶性病灶见呈多发小结节灶,弥漫性浸润可呈网结状改变。支气管血管束增粗以大小不等的结节、树芽、分支状或不规则状以及磨玻璃影等为主(图13-4-2),继发肺血管栓塞者可加重支气管血管束的增粗影。

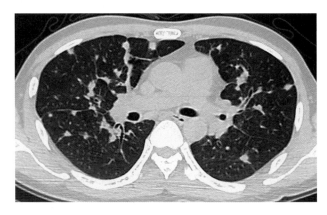

图13-4-1 白血病肺浸润
CT肺窗显示支气管血管束节段性、不均匀增粗。伴多发形状不规则结节

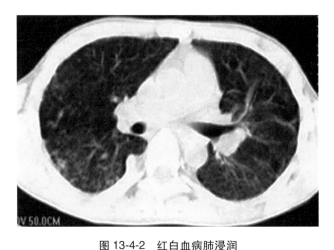

图13-4-2 红白血病肺浸润
男性,18岁,CT肺窗显示支气管血管束增粗,直达胸膜下,伴非肺段性分布的磨玻璃密度,网格影及斑点状高密度影

(3)磨玻璃样影:白血病细胞浸润肺泡间隔或累及肺泡腔导致两肺不均匀分布的磨玻璃样影(图13-4-3),常伴有网格影和多发局限性小结节形成而呈混合性病变。

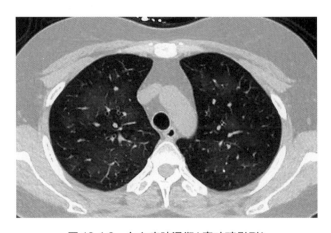

图13-4-3 白血病肺浸润(磨玻璃影型)
CT肺窗显示双肺密度呈磨玻璃样增高,边缘模糊不清,似云雾状,伴右肺上叶前段小结节

（4）结节和肿块型：主要表现为大小不一的多发结节，可呈弥漫粟粒状或局限不均匀性分布于小叶中心及支气管血管束周围；结节边缘欠规整或模糊（图13-4-4），与邻近间质同时受侵有关；大部分大结节可见支气管穿行，支气管腔未见变窄改变，病理上可能与支气管壁对于白血病细胞浸润有一定阻遏能力有关。

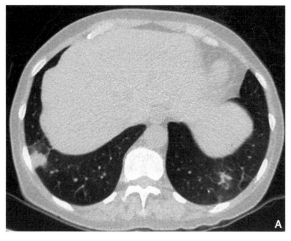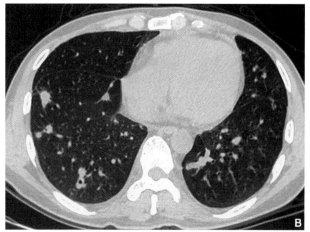

图 13-4-4　白血病肺浸润（结节型）

CT 肺窗（A、B）显示双肺多发大小不等结节，结节形状各异，部分结节周围可见晕征

（5）肺炎样实变：呈单发或多发的斑片状或大片状，边界模糊，部分可见含气支气管征和 CT 血管造影征（图 13-4-5），邻近常呈毛玻璃改变。病理上肺炎样实变反映了病灶浸润更加广泛，有时与白血病并发症（如细菌、病毒感染及肺泡出血等）鉴别困难。

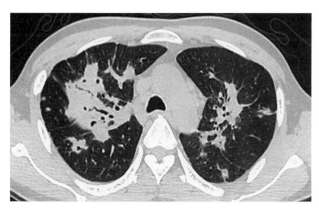

图 13-4-5　白血病肺浸润（肺炎实变型）

CT 肺窗显示双肺多发斑片状实变影，实变影外形不规则，其内可见支气管充气征

（6）特殊征象：白血病肺浸润与 SPL 病变相似，包括不均匀的磨玻璃影、低密度实变、支气管充气征、CT 血管造影征、晕轮征以及小叶间隔或小叶内间质增厚等。

（7）伴随表现：①胸内常见的伴随表现在白血病肺浸润中很常见，包括肺门或纵隔淋巴结肿大、肺内细网格影、磨玻璃样影、小结节或树芽征、胸腔积液和心包积液等。②胸外伴随表现是白血病累及胸

外脏器或淋巴系统受累等所致，包括表浅的淋巴结肿大、肝脾增大以及腹水等，所以临床上应常规性腹部或颈部的 CT 平扫和增强扫描或 PET-CT 检查。

【诊断依据】

1. 临床表现　既往白血病病史，临床表现有发热、出血、贫血和浸润等四大特点，实验室检查多不典型；与感染相比呼吸道症状相对较轻，但白细胞数很高，且抗生素治疗无效。

2. 影像特征

（1）病变分布多呈双肺非对称性非肺叶段性或以支气管血管束为主为特征。

（2）病变类型以多发的网结影、磨玻璃影、肺炎性实变或肿块样病变等混合型为主。

（3）特殊征象包括不均匀的磨玻璃影、小叶间隔增厚和低密度实变等。

（4）多有肺门纵隔淋巴结肿大、胸腔积液和心包积液等。

（5）动态演变呈进行性进展，抗感染治疗无效。

3. 病理改变

病理学是诊断白血病肺浸润的"金标准"，支气管镜透壁或 CT 引导下肺穿刺活检均可显示肿瘤细胞多沿着淋巴管向周围浸润，常分布于支气管血管束周围间质、小叶间隔及肺泡间隔、肺间质内的小动静脉和毛细血管等区域，可见白血病细胞充满血管导致的机械性阻塞和肺栓塞等。

【鉴别诊断】

白血病胸部并发症种类较多，在病程的不同阶

段与治疗的不同时期胸部并发症也不相同,影像表现多种多样,如毛玻璃样、肺实变、结节样病变,可以是几种到几十种肺部疾病的表现,故需与以下几种疾病相鉴别。

1. **肺水肿** CT 表现为肺门周围对称性蝴蝶状磨玻璃样改变,临床上常有明确的心力衰竭或肾衰竭的病史。

2. **肺出血** CT 表现为磨玻璃样改变,肺泡结构完整无破坏,实变区内肺纹理清晰,病变多不跨肺叶。临床主要症状咳嗽和不同程度的咯血,严重者可有贫血等。

3. **肺真菌感染** CT 表现为肺内单发或多发结节影,周围环绕磨玻璃样的密度影的"晕环"征;肺霉菌病中晚期随着肺组织不断的坏死后被咳出形成大小不等的空洞,其内菌丝聚集形成曲菌球形成的"空气新月征",但表现无特征性,诊断尚需结合临床表现、痰液培养及涂片真菌学检查。

4. **浸润性肺结核** 病变多首先侵犯一侧或双侧肺尖部或下叶的背段,进一步发展病变范围扩大、累及其他肺叶,早期病灶边缘不清,多呈云絮状或团块状高密度影,可形成空洞。多伴有树芽状支气管播散灶等。

5. **细菌性肺炎** 病变多呈小叶性或大叶性,以肺叶或肺段分布,密度均匀其内可见充气支气管影,病变也可互相融合成大片模糊阴影。有时与非典型肺炎无法鉴别,需要支气管镜病理诊断。

(王仁贵)

第五节 其他与肺淋巴组织相关疾病

除了以上肿瘤相关的肺淋巴组织疾病之外,还有多种与其相关的非肿瘤性或反应性淋巴组织疾病谱,主要包括两大类。

(1)以肺淋巴组织良性或低度恶性增生为特征的肺淋巴组织增生性疾病(pulmonary lymphoproliferative disorders,LPD),包括滤泡性细支气管炎(FB)、淋巴细胞性间质性肺炎(LIP)、结节状淋巴增生(NLH)、结节病、淋巴瘤样肉芽肿病、转移性癌性淋巴管炎、移植后淋巴增生性疾病(PTLD)、巨淋巴结增生症、良性淋巴细胞型血管炎和肉芽肿病以及 IgG4 相关性肺病等。

(2)以肺淋巴管道增生和/或扩张为特征的肺淋巴回流障碍性疾病,包括肺淋巴管肌瘤病、弥漫性肺淋巴管瘤病、多发性淋巴管瘤病、淋巴管血管瘤

等。有些疾病已在其他章节描述,故本章只讨论发生于肺部的如下疾病:淋巴瘤样肉芽肿病、结节状淋巴增生(NLH)、巨淋巴结增生症、移植后淋巴增生性疾病(PTLD)、弥漫性肺淋巴管瘤病和多发性淋巴管瘤病。

一、肺淋巴瘤样肉芽肿

【概述】

淋巴瘤样肉芽肿病(lymphomatoid granulomatosis,LYG)是一种罕见的以结外血管中心性浸润和血管炎性淋巴组织增殖伴灶性坏死和细胞多形性为特征的肉芽肿样疾病。1972 年由 Liebow 首次报道,病理学上主要由 EB 病毒(epstein-barr virus,EBV)阳性的多形性 B 细胞和大量混合性反应性 T 细胞组成,其组织学分级与临床侵袭性的变化谱系提示其介于良性淋巴组织增生与恶性淋巴瘤之间,约 25% 的患者可进展为 EBV 阳性的弥漫大 B 细胞淋巴瘤,故曾被命名为血管中心性淋巴瘤(angiocentric Lymphoma,AL)或血管中心性免疫增生性病变(angiocentric immunoproliferative lesion,AIL)及恶性血管炎和肉芽肿。

2008 年 WHO 关于淋巴造血组织肿瘤分类中,把 LYG 归类为 B 细胞淋巴瘤。2012 年 WHO 新分类中根据组织学分级成为独立的疾病,根据浸润细胞中不典型性细胞与炎细胞比例的不同分为 I～III 级,三级之间均有移行过渡。其病因和发病机制尚不清楚,近年分子生物学和免疫组化的研究证实 LYG 是一种伴有明显反应性 T 细胞、EBV 感染相关的 B 细胞增生性疾病,其组织形态、侵袭性和预后都呈现从低到高的连续谱系,部分呈 B 细胞淋巴瘤的恶性特征。有学者认为在免疫缺陷状态,表达 LMP-1 和 EB 病毒核抗原 2 的淋巴样细胞能够逃脱宿主细胞毒性 T 淋巴细胞的监控,这可能是导致发展成淋巴组织增殖性疾病的重要因素之一。

LYG 可侵犯全身多种脏器,肺脏是 LYG 的常见部位,少数可累及皮肤和中枢神经系统。

肺淋巴瘤样肉芽肿(pulmonary lymphomatiod granulomatosis,PLG)多为继发性病变,原发性病变极为罕见,其发病率约占肺部恶性肿瘤的 0.5%,起源于支气管黏膜相关淋巴组织,病理学上表现以肺间质内的血管中心性浸润和淋巴组织增生为主的肉芽肿样病变为特征,即大量的淋巴细胞、浆细胞、组织细胞及非典型淋巴瘤样浸润,伴有血管炎及多形态淋巴网状细胞浸润。其预后与病理分级密切相关,

病理分级越高,越呈恶性淋巴瘤倾向,预后则越差,约 20% 的早期(Ⅰ级)患者可实现自发缓解,大多数患者的表现更侵袭,中位生存时间 <2 年,病死率 65%~90%。临床治疗需综合其病理分级、临床分期及体力状况评分等多方面因素,采用手术切除、激素治疗、化疗及联合治疗等。

【临床表现】

(1) LYG 是一种 EB 病毒引起的 B 细胞增殖性疾病,常见于有免疫缺陷的中年人,好发年龄 40~60 岁,男性易感(男女之比约 2:1)。可同时累及多个器官组织,以肺脏(90% 以上)、皮肤(25%~50%)、肾脏(32%)、肝脏(29%)和中枢神经系统(26%~30%)多见,部分累及大气道、胃肠道、骨骼和眼等,而淋巴结和脾脏很少受累。

(2) 临床表现缺乏特异性,起病缓慢,呈侵袭性进展,中晚期进展较快。

(3) PLG 的主要症状包括咳嗽(58%)、呼吸困难(29%)、胸痛(13%)和咳痰等,常伴有发热、消瘦、骨肌痛和胃肠道症状等,少数患者无症状(<5%)。

(4) 常伴有免疫或系统性疾病,如胆汁性肝硬化、结节病、溃疡性结肠炎及淋巴造血系统疾病等。

【实验室检查】

(1) 血常规可呈现不同程度的贫血、血沉增快、白细胞增高或减低、淋巴细胞增多等。

(2) 生化检查可有转氨酶升高等肝功能异常。

(3) 免疫学检查约 50% 有免疫球蛋白 IgA、IgG 或 IgM 可轻度升高,肿瘤指标多正常。

(4) 组织病理改变主要表现为三个特征。

1) 以血管为中心的浸润灶,多为淋巴细胞性血管炎。

2) 浸润细胞以多形性和不典型性的淋巴样细胞为主,混杂有浆细胞、组织细胞和具有明显细胞核的免疫母细胞等,极少见中性粒细胞和嗜酸性粒细胞,可据此与系统性血管炎病及嗜酸性粒细胞肺浸润鉴别。

3) 肉芽肿样病变,血管浸润闭塞导致缺血性多灶性坏死,主要累及肌性动静脉的全层结构,内膜显著增厚,管腔狭窄或闭塞,伴大片组织坏死和结构破坏。

免疫组化染色显示 EB 病毒阳性的 B 细胞一般表达 CD20、CD79a 阳性,CD30 阳性的细胞数量多少不一,CD15 一般阴性,LMP1 阳性;背景小淋巴细胞为 CD3 和 CD4 阳性的 T 细胞,TCR 基因重排常阴性。根据浸润细胞中不典型性大 B 细胞的数量及其

与炎性细胞的比例不同将 PLG 的组织学分为三级。

1) Ⅰ级由多形性小淋巴细胞及浆细胞浸润伴少量或无不典型大 B 淋巴细胞(<5 个/HPE)及免疫母细胞,一般无坏死,该级可视为良性淋巴细胞型血管炎和肉芽肿病。

2) Ⅱ级形态学介于Ⅰ级和Ⅲ级之间,最为典型和常见,在多形性浸润的背景下可见散在的肿瘤性大 B 细胞(5~20 个/HPB),有灶性坏死。

3) Ⅲ级以排列成行的大量非典型大 B 淋巴细胞(>20 个/HPE)浸润为主,细胞形态单一,多形性炎症背景不明显,可见广泛坏死,该型被认为是弥漫大 B 细胞淋巴瘤的一个亚型。

【影像学表现】

PLG 的影像学表现与其免疫功能、病理分级和累及部位等密切相关,影像学检查主要方法包括常规 X 线胸片和胸部 CT 扫描,必要时行胸部 MRI 和 PET-CT 检查。

1. X 线表现 胸片诊断 PLG 缺乏特异性改变且显示不佳,主要表现为双肺下叶周围性分布的多发的结节影、肿块影或片状阴影,多沿支气管血管束和小叶间隔分布,可累及胸膜出现胸水。

2. CT 表现 胸部 CT 平扫和增强成像因其断面成像技术、良好的分辨率可以很清晰地显示病变的分布位置和形态学特征。其影像学表现以多样性为特征,主要为多发结节、肿块、肺炎样斑片和混合性病变等四种类型:

(1) 数量与分布:PLG 以多发混合性病变为主,约占 70% 以上;病变分布几乎均沿支气管血管束和胸膜下等以淋巴组织或结构为主的肺间质区域分布,以两肺非对称性外周性或散在性不均匀性分布为主。

(2) 结节型:是 PLG 最常见的表现类型,占病例数的 80%,主要表现为双肺多发大小不一(1~3cm)、形态不规则的结节影(图 13-5-1),边缘模糊或呈绒毛状,密度不均或磨玻璃样或软组织密度,内可有支气管充气征或空泡征(图 13-5-1B),少数伴有低密度坏死或空洞形成,病变多散在分布与双肺下叶多见。

(3) 肿块型:也是 PLG 的常见类型(>50%),呈现双肺多发大小不一肿块影或斑块影(即肉芽肿影),边缘可清晰或分叶或模糊呈晕状,多与周围组织界清,无毛刺和胸膜牵拉征(图 13-5-2);增强扫描呈中度或明显均匀或不均匀强化;肿块较大时可见坏死空洞。

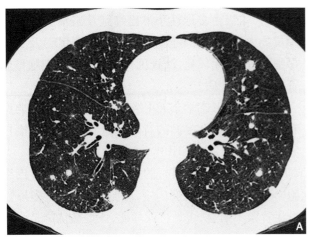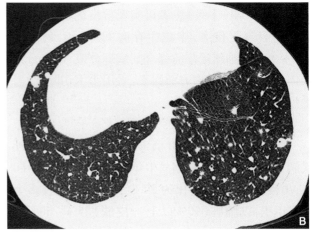

图 13-5-1 淋巴瘤样肉芽肿病(结节型)

女性,36岁,不同层面 CT 肺窗(A、B)示两肺多发散在分布的结节阴影,大小不一,形态不规则,左肺下叶外基底段结节内可见小空泡

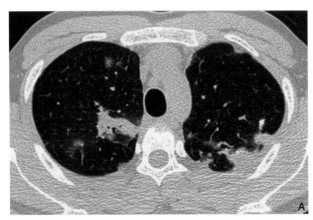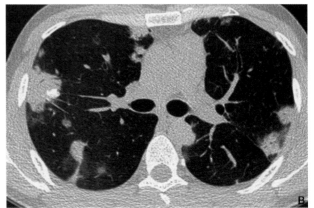

图 13-5-2 淋巴瘤样肉芽肿(肿块型)

男性,28岁,不同层面 CT 肺窗(A、B)示双肺散在分布大小不一的结节、肿块及斑片状影,右肺上叶大片状影及部分结节内可见支气管充气征,结节周围可见多少不一磨玻璃密度晕征

(4)肺炎型:多见于病变晚期,表现为双肺多发的非叶段外周性分布的斑片状或大片状高密度实变影,边缘清晰或模糊,内可见支气管充气征和 CT 血管造影征,增强扫描可见延迟强化特征,以双肺下叶多见,常伴有小片状结节或肿块影或磨玻璃影等(图13-5-3)。

(5)混合型:PLG 常表现为两种以上的多形性混合性为主,即上述三型中影像征象混合出现。

(6)特殊征象和伴随表现:PLG 以多形性混合性病变为主,其特殊征象包括实变内的支气管充气征、CT 血管造影征(halo sign)、延迟均匀或不均匀强化或环形强化明显、空洞坏死或低密度实变等,病变边缘的晕轮征,偶可见小叶间隔增厚等。其中晕轮征系病灶周围肺泡内出血所致;环形边缘强化与病变的血管侵袭性有关。伴随表现包括肺门纵隔淋巴结肿大(18%)、可有叶间裂增厚但无间质纤维化、少

量胸腔积液(24%)等。

(7)动态演变:PLG 一般进行性发展,相对缓慢,呈逐渐增大浸润趋势,抗感染治疗无效。

【诊断依据】

病理组织学和免疫组化染色是诊断 PLG 的"金标准",WHO(2012)淋巴造血组织肿瘤分类明确了肺淋巴瘤样肉芽肿(PLG)的诊断标准,Katzenstein 等又做了相应改良和补充。

(1)必要指标,且经常存在,包括:①单核细胞与大、小淋巴细胞混合增生,常伴随浆细胞和组织细胞,部分取代肺实质并显示血管浸润;②多少不等的 CD20 阳性的 B 细胞,常显示非典型性,背景通常为 CD3 阳性的小淋巴细胞;

(2)支持指标,不总是出现,包括:①坏死细胞浸润;②EBER 原位杂交阳性;③肺多结节的影像学特点或皮肤或神经系统受累。

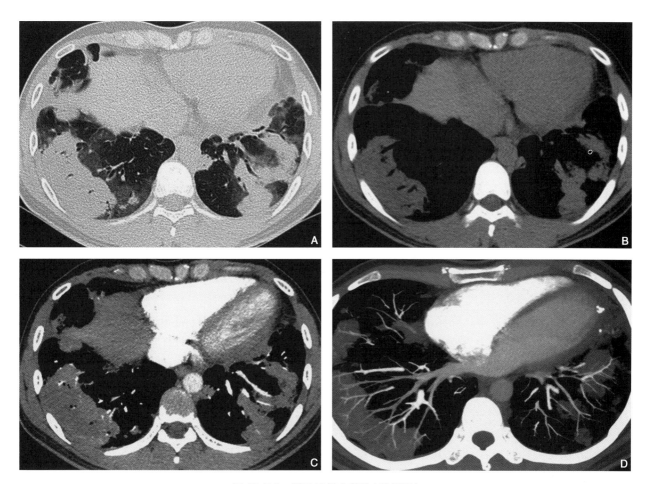

图 13-5-3　淋巴瘤样肉芽肿(肺炎型)

与图 13-5-2 为同一个患者,经过抗感染、抗结核、抗真菌治疗 8 个月后复查,CT 肺窗显示病变呈大片状实变影,内可见典型的枯枝状支气管充气征,CT 平扫纵隔窗(B)及增强扫描(C)、MIP 重建(D)显示病变内 CT 血管造影征阳性,病灶呈均匀中度强化,且无坏死

【鉴别诊断】

1. **大叶性肺炎**　表现为含支气管气相的肺实变,病变不跨肺叶,边缘较平直锐利,患者会有高烧、咳黄痰或铁锈色痰的病史,肺淋巴瘤样肉芽肿跨肺叶,边缘模糊,可呈结节状,前者一般无纵隔淋巴结肿大,后者可伴纵隔淋巴结肿大。

2. **肉芽肿性多血管炎**　肉芽肿性多血管炎(granulomatosis with polyangiitis)过去称为韦格纳肉芽肿(Wegener's granulomatosis,WG)。主要表现为体积较大的双肺多发结节、肿块影或斑片影,内可有坏死空洞形成,边缘多较清晰。90%GPA 患者有鼻部等上呼吸道受累表现,实验室检查 ANCA 阳性。

3. **肺结核**　病理上为上皮样肉芽肿结构,以双肺上叶多见,主要表现为多发的肉芽肿样病变、多发结节或树芽,常伴有干酪样坏死,患者会有结核中毒症状,抗酸染色阳性可帮助诊断。

4. **肺真菌病**　主要表现为双肺多发结节、肿块或肉芽肿样病变,密度可均匀或不均匀,内有坏死或空洞形成,边缘多模糊有晕征;病变演变相对较快,临床上有感染症状,抗感染治疗有效。

5. **淋巴瘤**　当肺部受累时,往往有肺门和纵隔的淋巴结肿大并伴有肺内多发性浸润灶,以肿块、结节和斑片状阴影为主,淋巴瘤组织学上细胞形态呈单一淋巴类型,肿块的侵袭性生长也可损伤血管,但不同于肺淋巴瘤样肉芽肿以血管为中心的细胞浸润损害,同时肺淋巴瘤样肉芽肿淋巴结肿大、脾脏受累较前者少见。

二、移植后肺淋巴增生性疾病

【概述】

移植后淋巴细胞增殖性疾病(post-transplantation lymphoproliferative diseases,PTLD)是造血干细胞移植(hematopoietic stem cell transplant,HSCT)或实体器官移植(solid organ transplant,SOT)后因免疫缺陷发生的淋巴细胞异常增生性疾病。

1968 年由 Doak 等首次报道了两例肾移植术后的相关患者,PTLD 是一组与移植密切相关的以高度异质性为特征的最严重危及患者生命的肿瘤性并发症,包含从多克隆良性增生到单克隆和单形态的恶性侵袭性淋巴瘤的一系列病理改变及临床表现的综合征。

PTLD 的发病机制与 EB 病毒感染、移植相关因素和遗传因素等密切相关,其中 EBV 感染最为常见,系在 T 细胞免疫监控缺失下感染的 EB 病毒诱导 B 细胞异常增生和转化,而 EB 病毒阴性的 PTLD 较少(占 14%),系起源于 T 细胞和浆细胞增生;移植相关因素主要包括 HLA 匹配不合、免疫缺陷、供者年龄、无关供者和去 T 细胞处理等。

PTLD 的发生率高达 20%,常累及部位包括消化道(25%)、肺脏、皮肤、肝脏、肾脏、骨髓、中枢神经系统以及移植器官本身等,其发生发展直接影响移植疗效并常导致较高的死亡率。临床治疗以免疫抑制剂减量联合利妥昔单抗为主,必要时可以进行 EBV-CTL 或 DLI 治疗或全身化疗等。

【临床表现】

(1) 大多数 PTLD 发生于在移植后 2 年内,尤以移植后 2~6 个月发生率最高,而晚发性 PTLD 且常见于 EB 病毒阴性的患者,于移植后 4~5 年或 20 年后发病,通常是单克隆并且预后更差。

(2) 临床表现多种多样,主要症状为无法解释的发热、咽炎、淋巴结肿大、肝脾大、消瘦、中枢神经系统症状甚至多器官功能不全(25%)等非特异性表现。患者可出现淋巴瘤 B 组症状,包括发热、盗汗和体质量下降以及淋巴结外的相关症状。

(3) PTLD 累及肺脏主要表现咳嗽、气短、呼吸困难和胸痛等症状,听诊两肺可闻及湿性啰音等。

(4) 60%~70% 的多克隆性 PTLD 呈惰性表现并可自愈或通过降低免疫抑制剂用量即可明显改善病情。50% 的 PTLD 更具侵袭性,表现为多器官系统受累,死亡率高达 60%~100%,所以早期诊断极为重要。

【实验室检查】

(1) 血常规显示不明原因的三系下降,血沉增快。

(2) 血清乳酸脱氢酶(LDH)升高、高钙血症、高尿酸血症、血清及尿液中出现异常单克隆蛋白等。

(3) EBV 血症和 EBV 病毒载量不断增长。

(4) 肺功能检查可表现为不同程度的限制性通气障碍。

(5) 纤维支气管镜检查显示支气管腔内黏膜基本正常,肺泡灌洗和透壁穿刺可见 EB 阳性的淋巴细胞或浆细胞。

(6) 组织病理学改变,病理活检是诊断 PTLD 的"金标准",主要通过手术切除标本或多点穿刺活检进行。根据英国血液学标准委员会(British committee for standards in haematology,BCSH)和英国移植学会(British transplantation society,BTS)联合发布的指南,完整的病理学检查应该包括。

1) 形态学评估。

2) 免疫组化和 EBV 染色,通常采用荧光原位杂交(fluorescent in situhybridization,FISH)检测 EBV 编码 RNA(EBV encoded RNA,EBER)。

3) 分子遗传学评估,通常采用 FISH 检测某些分子克隆和特殊易位,以协助病理分型。对于怀疑骨髓和 CNS 受累及的患者,可以进行骨髓活检以及腰椎穿刺,后者的标本可进行流式细胞术检测。

绝大部分 PTLD(约 86%)系 EB 病毒阳性的 B 细胞来源,约 14% 的 PTLD 是 EB 病毒阴性的 T 细胞起源。WHO 将 PTLD 依病理形态学改变分为四种类型。

1) 早期病变,即反应性浆细胞增生(reactive-plasmacytic hyperplasia,RPH))和传染性单核细胞增多症样的 PTLD(infectious mononucleosis-like PTLD,IM-like PTLD)

2) 多形性 PTLD(polymorphic PTLD),即包含从小至中等的 B 或 T 淋巴细胞、免疫母细胞至成熟浆细胞等多种混合细胞成分。这些细胞有细胞核异形、细胞坏死和高比例的有丝分裂等恶变表现以及细胞浸润导致的正常淋巴组织结构破坏等。

3) 单形性 PTLD(monomorphic PTLD),即单一形态的淋巴瘤细胞,如弥漫大 B 细胞淋巴瘤、伯基特淋巴瘤、外周 T 细胞淋巴瘤等。

4) 经典霍奇金淋巴瘤样 PTLD。

【影像学表现】

肺部 PTLD 系继发性淋巴组织增生性病变,多合并其他部位或脏器的异常。其影像学表现与其病理类型、累及部位和有无合并症等密切相关。

1. 影像学检查 尤其 CT 扫描目的主要是初始评估有无病变、明确 PTLD 的 Ann Arbor 的临床分期、活检部位的选择和判断治疗后反应或疗效等。MRI 有助于骨髓和神经系统 PTLD 的诊断。PET-CT 对发现骨骼和腹腔病变以及全身肿大淋巴结评价具有优势等,但部分 T 细胞 NHL 和低级别 B 淋巴瘤可不显影。

2. 影像学表现

(1) 数量与分布:肺部 PTLD 多呈对称或非对

称性的不同级别的中轴或周围间质性分布为主的多灶性或弥漫性病变,尤其以胸膜下或中轴支气管血管束周围分布最为常见。

(2)病变类型:多表现为大小不等(0.3~5cm)的形态多样的结节状或肉芽肿样(88%)、斑片状磨玻璃影或实变影(29%)和混合密度影(图13-5-4);边缘多清晰或不规则或模糊呈晕轮状;内部密度不均,中心可有低密度影但并非液化坏死或空洞影,实变影内可见支气管充气征和CT血管造影征,增强扫描显示实性病变可有不同程度的强化或明显的延迟强化;少数患者可表现为孤立的实性肿块或肉芽肿样病灶。

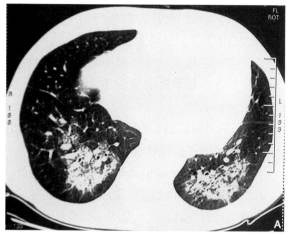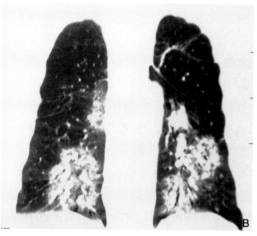
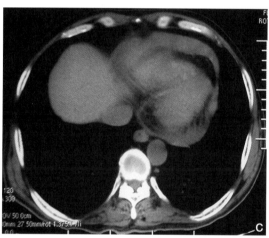

图13-5-4 肾脏移植后肺淋巴组织增生症
男性,48岁,CT肺窗轴位(A)及冠状位重建(B)显示两肺下叶大斑片状实变阴影,边缘较为锐利,病变内可见充气的支气管,纵隔窗(C)显示心包有积液

(3)伴随表现和特殊征象:肺部PTLD的伴随表现多混杂为特征,主要包括肺门或纵隔淋巴结肿大(30%~60%)、小叶间隔增厚导致的肺内网格影或细网格影(35%)、磨玻璃样影、胸腔积液和少见的肺囊性病变等,伴随的胸外病变可有肝脏或脾脏异常、骨髓异常和神经系统异常等;相关的特殊征象包括不均匀的低密度实变、支气管充气征、CT血管造影征、晕轮征、树芽征或小叶核心结节以及小叶间隔或小叶内间质增厚等。

(4)动态演变:肺部PTLD是一系列多种继发性慢性淋巴组织良性增生及恶性侵袭性淋巴瘤,偏良性病变一般进展缓慢,而恶性程度越高则其进展越快,累及的范围和病变程度越严重。

【诊断依据】

(1)临床表现:HSCT或SOT患者,原因不明的发热、盗汗、体质量下降、淋巴结肿大、胸腹部和CNS症状以及移植器官功能障碍等,实验室检查显示EBV病毒载量增加和三系下降及乳酸脱氢酶(LDH)升高等。

(2)影像特征:以弥漫性间质性分布的多灶性结节、肉芽肿或斑片状多形性混合性病变。

(3)病理改变:穿刺或手术标本具有淋巴发育过程受阻、存在单克隆或寡克隆淋巴细胞等PTLD的组织病理学特征以及活组织标本检测到EBV核酸或蛋白等。

【鉴别诊断】

1. **淋巴瘤** 肺淋巴瘤也多表现为弥漫性间质性分布的多灶性结节、肉芽肿或斑片状多形性混合性病变,与其鉴别极为困难,但淋巴瘤常以实性斑块影为主,并伴有支气管充气征、CT 血管造影征、延迟均匀强化和纵隔淋巴结肿大等特征,同时需要结合临床病史和症状,必要时穿刺活检行病理证实。

2. **癌性淋巴管炎** 癌性淋巴管炎以一侧或双侧肺弥漫性间质性分布的网格影、结节影和磨玻璃影等混合性病变为主,无间质性纤维化和结构牵拉为特征,可伴有纵隔淋巴结肿大,结合临床肿瘤病史和临床表现有助于鉴别诊断。

3. **肺结节病** 肺结节病以纵隔和肺门对称性淋巴结肿大伴有肺间质性网结影为特征,可伴有间质纤维化和肉芽肿样病变,增强 CT 可有不同程度的强化,病变进展缓慢,以影像与临床分离为特征,明确诊断需结合支气管镜检查和病理结果。

4. **肺真菌病** 肺真菌病多见于免疫功能低下的患者,病变以支气管血管束分布的多发大小不等的肉芽肿样、结节状和磨玻璃影为主,内部可伴有液化坏死空洞形成等特征,临床上有感染症状和相关的血清学阳性指标,必要时穿刺活检病理证实。

5. **病毒性肺炎** 病毒性肺炎以两肺弥漫性间质性改变为主,主要表现为双肺对称或弥漫性磨玻璃影、网格影和微小结节影的混合病变,临床表现较重,诊断需结合血清学等。

三、弥漫性肺淋巴管瘤病

【概述】

弥漫性肺淋巴管瘤病(diffuse pulmonary lymphangiomatosis,DPL)是一种罕见的由胸部淋巴系统异常发育和弥漫增生导致的具有潜在侵袭性的淋巴管良性肿瘤样病变。其病因和发病机制尚不清楚,可能与淋巴管先天发育异常或淋巴管梗阻导致的相应淋巴管异常扩张和增殖以及淋巴回流障碍等有关。

临床上多见于幼儿和青少年,病情呈缓慢进行性进展,成人患者相对较轻且进展缓慢,但儿童患者常进展较快,病理及生物学上虽然呈良性经过,但患者的预后较差,目前临床上缺乏有效的治疗方法。近年来,研究证实胸导管成形术在一定上可以

缓解症状和病情进展,但临床治疗不当(如盲目开胸手术导致的医源性淋巴管破裂和淋巴漏)也是导致病变迅速进展加重和恶化的重要原因。另外,晚期患者多因肺间质弥漫性增厚和广泛的间质性乳糜水肿以及继发性乳糜充盈肺泡腔而导致呼吸衰竭。

【临床表现】

(1) DPL 患者的发病年龄 1 月~48 岁(平均 24.0±14.1 岁),无性别差异。

(2) 临床症状主要以咳嗽、呼吸困难、咯血和偶有发热等非特异性表现为主,常伴有胸腔积液或心包积液。

(3) 体检双肺可闻及湿性啰音,严重者可有乳糜痰或不能平卧或慢性缺氧等症状。

(4) 病情一般呈逐渐进行性加重趋势,部分患者早期可以无症状或可表现为症状反复发作,一般抗感染治疗无效。

【实验室检查】

(1) 血常规早期多正常,晚期可有贫血、血沉加快、低蛋白血症等。

(2) 痰检可有乳糜阳性,痰涂片多无意义。

(3) 肺功能检查多呈限制性通气功能障碍和/或弥漫功能障碍。

(4) 纤维支气管镜检查早期可见支气管黏膜红斑、水肿、溃疡形成等慢性炎症性改变,病变进展期黏膜因乳糜分泌可见多发乳白色小结节或内含奶样液体的薄壁透明状小囊泡或支气管腔内黏膜管型,伴有不同程度的气道狭窄和变形。

(5) 组织病理学上,DPL 以纵隔和肺内淋巴管弥漫性良性异常增殖为特征,病变区域主要呈现毛细淋巴管和初级淋巴管丛的数量增多和管腔扩张,增生的淋巴管腔内内衬形态正常的内皮细胞,同时肺间质内伴有不同程度的淋巴液的增多、潴留和堆积以及肺间质纤维化、肺泡内水肿、灶性肺泡内出血和炎性细胞集聚等。

(6) 免疫组化显示增殖的凝血因子 8、CD31、D2-40 阳性和荆豆凝集素内皮细胞阳性,提示病变源于淋巴管内皮;结蛋白、肌动蛋白、波形蛋白阳性,提示血管周围的平滑肌束来源;而 CD34、HMB-45、角蛋白和雌激素受体蛋白等均阴性。

【影像学表现】

DPL 的影像学表现与病变累及的部位和病理学改变特征等密切相关,因其病理上是以淋巴管异常扩张和增生以及脏器组织内的淋巴水肿为主的良性

肿瘤样病变,所以其常表现为病变弥漫性累及胸部的纵隔、心包、肺脏、胸膜等。

1. 影像学检查方法 影像学检查方法包括常规 X 线胸片、直接淋巴管造影、胸部 CT 平扫和增强、MSCT 淋巴管造影成像、磁共振成像及磁共振淋巴管成像、胸导管超声成像以及淋巴管核素显像和 PETCT 等。

2. 影像学表现

（1）X 线表现:主要表现为非特异性的双肺纹理弥漫性增粗模糊、两肺较弥漫的片状或大片状实变影,纵隔增宽边缘模糊(图 13-5-5),两侧胸腔积液或心包积液所致的心影普遍增大。直接淋巴管造影可显示淋巴管对比剂在胸部或纵隔区域的异常反流和堆积。

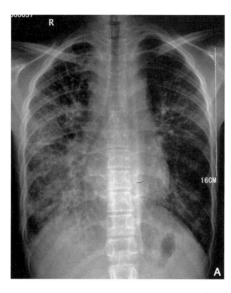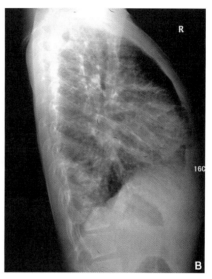

图 13-5-5 弥漫性肺淋巴管瘤病

男性,14 岁,胸部正侧位片(A、B)显示双肺纹理弥漫性增粗模糊,右肺中下野见片状实变影,右心缘模糊

（2）CT 表现

1）纵隔浑浊或增厚:在 DPL 中的发生率为 100%,主要表现为纵隔内脂肪组织区域呈现弥漫性密度增高或浑浊,纵隔体积增大向两侧膨胀隆起,病变区域的边缘模糊不清,病变密度相对较低,且增强 CT 无明显强化,病变与心包、胸膜以及肺门支气管血管束周围病变等密切相关。DPL 的重要特征是病变缺乏占位效应——即纵隔内血管或气管等脏器无变形移位(图 13-5-6),此点是有别于淋巴瘤、结节病、胸腺瘤、白血病和结缔组织病等疾病所致纵隔淋巴结肿大的重要征象,与其病理上以淋巴管扩张增生和淋巴水肿等导致的间质增厚而不伴有纤维化和压迫效应等有关。

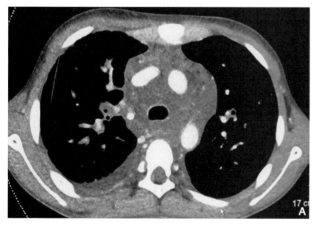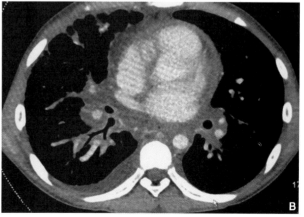

图 13-5-6 弥漫性肺淋巴管瘤病

男性,14 岁,不同层面 CT 增强扫描(A、B)显示纵隔密度普遍增高(明显高于皮下脂肪),纵隔两侧缘向外隆起,纵隔内的血管、气管及心脏无明确受压移位及变形,心包积液,右侧胸腔积液

2）肺脏病变：在 DPL 中的发生率为 78%～100%，主要表现为中轴支气管血管束、小叶核心和小叶间隔弥漫性增厚，两肺弥漫性不均匀磨玻璃样密度增高或与肺门及纵隔密切相连的中央性分布的大片状实变影（图 13-5-7），病理上主要为不同级别肺间质内不同程度的淋巴扩张和间质性淋巴水肿以及内源性淋巴漏导致的以肺泡腔为主的实质性淋巴水肿。部分患者可表现为弥漫性分布的多发小结节或小树芽征，可能与肺内深层小淋巴管扩张有关。

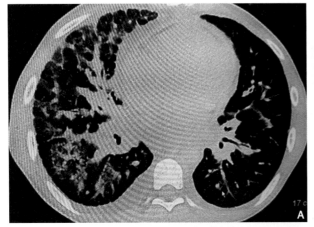
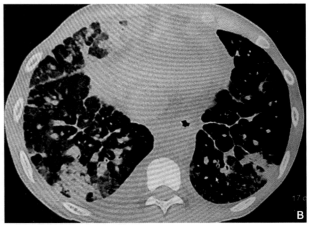
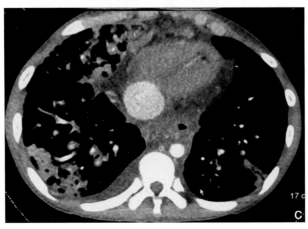

图 13-5-7　弥漫性肺淋巴管瘤病

与图 13-5-5 为同一患者，CT 肺窗（A、B）显示中轴性气管血管束增粗，右肺中叶及双肺下叶弥漫性、不均匀分布的磨玻璃样密度增高，纵隔窗（C）显示右肺中叶实变影与纵隔密切相连

3）胸膜和心包病变：发生率为 50%～89%，主要表现为脏层和壁层胸膜增厚、壁层胸膜外软组织增厚、心包膜增厚和胸腔及心包积液等（图 13-5-6、13-5-7），系淋巴管增生后梗阻合并的淋巴液外漏所致。

4）伴随表现和特殊征象：伴有的胸部病变包括纵隔淋巴结轻度肿大（44%）、胸腔和纵隔心包内积气（22%）、胸廓塌陷（17%）和肋骨内造影剂浸入（6%）等。

胸外伴随的异常表现包括腹膜后淋巴管扩张和对比剂反流（22%）、腹腔积液（6%）、腹膜后和脾脏囊性淋巴管瘤（6%）、颈部淋巴管扩张和胸导管出口梗阻（44%）、腋窝和颈部淋巴结肿大（89%）、骨骼淋巴管扩张（17%）和下肢或颜面部淋巴水肿（6%）等。

（3）MRI 表现：常规磁共振成像和磁共振淋巴管成像可以清晰显示 DPL 淋巴管异常的受累范围和扩张程度。

（4）淋巴管核素显像：淋巴管核素显像可早期筛查是否存在淋巴回流障碍以及病变的部位和范围。

（5）PET-CT：用于此病的检查文献报道较少，其是否存在功能代谢异常尚需进一步明确和证实。

胸外表现提示 DPL 并非仅累及胸部淋巴管系统，可伴有其他脏器的淋巴管异常或者是一种以胸部淋巴系统异常为主的全身性疾病，与系统性淋巴管瘤病肺浸润有诸多相似之处，二者的区别在于胸部病变的程度和起源部位的不同。DPL 相关的特殊征象包括支气管血管束征、大小网格影、树芽征、纵隔淹没征、蛙卵症等。

【诊断依据】

（1）临床表现：儿童或青年多见，临床表现以症状与影像表现不符合为特征，主要以反复咳嗽、呼吸困难、血痰为主，如合并乳糜痰或乳糜胸水和乳糜心包则强烈提示该病可能。病情一般呈逐渐进行性加重趋势，一般抗感染治疗无效。

（2）影像特征主要表现为如下。

1）纵隔脂肪区域弥漫性浑浊或增厚，增强扫描无强化且缺乏占位效应。

2）肺内呈现以肺间质增厚为主的网格影和中轴支气管血管增厚以及弥漫不均匀的磨玻璃影和多发结节影，无牵拉和纤维化改变。

3）常伴有脏壁层胸膜、胸膜外软组织和心包增厚以及胸腔和心包积液。

部分患者合并腹水、腹膜后淋巴管扩张、骨骼异常等胸外异常受累。直接淋巴管造影和 MSCT 淋巴管造影成像可见病变区域对比剂反流、瘀滞和堆积等直接征象。

（3）病理改变：尽管病理学是诊断 DPL 的主要依据，临床上要想获取满意的病理结果极为困难，这与取材方法、部位和组织量等因素密切相关。

多数 DPL 患者病变范围广泛和肺功能受损严重，不适宜或不能承受开胸手术，因取材部位不当结果可能为继发于淋巴管异常增生或梗阻后表现。而支气管镜黏膜活检、透壁肺活检和经皮肺穿刺等方法常因取材量少或取材部位不合适或不宜操作等而难以准确诊断。

【鉴别诊断】

1. **淋巴管瘤或多发性淋巴管瘤病**　淋巴管瘤包括单纯性、海绵状和囊性等三种类型，主要表现为单发或多发的均匀薄壁的囊性病变，内可有软组织分隔，胸部多分布于纵隔、下颈部和腋窝，可沿着软组织间隙生长；蔓状海绵状淋巴管瘤可呈囊实性巨大的囊实性占位。病变极少引起纵隔的非压迫性浑浊或增厚，也不会沿着支气管血管束呈片状实性分布。

2. **肺淋巴管肌瘤病**　肺淋巴管肌瘤病与 DPL在概念上容易混淆，其实在病理上是完全不同的两个病，前者是以梭形平滑肌细胞（LAM 细胞）在淋巴管、血管或气管管壁内弥漫性增生为特征。主要表现为肺内多发薄壁气囊样病变、乳糜胸或反复发作的气胸等，可以伴有纵隔和颈部的淋巴管平滑肌瘤，患者几乎均为育龄女性。

3. **淋巴瘤**　胸部淋巴瘤主要表现为纵隔或肺门淋巴结肿大伴有肺内多形性浸润灶，与 DPL 在影像上最大的区别是其占位效应，即淋巴瘤很容易压迫周围脏器（如血管和气管等）移位和变形，增强 CT扫描可见病变呈中度或明显强化；肺内病变以实变、肉芽肿或肿块样病变为主，且有不同程度强化。

4. **肺淋巴管扩张症**　肺淋巴管扩张症与 DPL从临床、病理和影像上极为相似，严格的分界是前者仅有淋巴管的扩张而没有淋巴管的数量增多和组织增生。其影像学主要表现为局限性或弥漫性支气管血管束周围增厚，呈束带状或斑片状，增强 CT 无强化，血管气道无受压性改变，也可伴有纵隔浑浊或增厚等，与 DPL 鉴别极为困难；少数患者表现为肺内多发或弥漫性薄壁囊腔样或巨大多囊样病变，囊壁较薄，囊内间隔厚薄不一，房腔内充满气体或有少量液体成分，与先天性大叶性肺气肿极为类似。定性诊断需要手术病理。

四、胸部淋巴管瘤和多发性淋巴管瘤病

【概述】

淋巴管瘤（lymphangioma）又称为淋巴管囊肿或淋巴管水瘤，1854 年由 Virchow 首先描述发生于舌体的淋巴管瘤。是一种由原始淋巴管发育异常和增生形成的介于肿瘤和畸形之间的交界性错构瘤样病变，其属于良性病变但具有浸润的特点，可向周围组织或器官浸润生长而导致不同程度的并发症。

该病病因和发病机制目前尚不清楚，多认为与淋巴管系统先天畸形或发育障碍有关，胚胎期原始淋巴囊在正常发育过程中形成错构则无法与静脉系统相通，分隔的淋巴囊会过度增生和异常扩张而形成淋巴管瘤；少数患者为后天获得性因素（如感染或外伤或手术等）导致淋巴管损伤、淋巴液外漏和局部潴留并伴局限性淋巴管扩张和增生所致。

淋巴管瘤可发生于全身任何部位和脏器，约95% 见于颈面部和腋窝，其他部位为纵隔、腹腔或腹膜、肝脾脏器和骨骼等，肺脏原发性淋巴管瘤极少，多为继发性病变（多发性淋巴管瘤病肺部浸润）或颈部巨大淋巴管瘤直接浸润肺部所致。绝大多数淋巴管瘤表现为单发或多发的局限性非浸润性囊性病变，临床治疗以纯电烧灼、冷冻及 CO_2 激光气化、手术切除等，预后良好；少数呈进行性弥漫浸润性生长，介入注射栓塞或手术切除极易复发而预后不良。

淋巴管瘤分类如下。

（1）Wegner 分类：根据其组织结构的不同分为三种：①单纯性淋巴管瘤（simple lymphangioma）；

②海绵状淋巴管瘤(cavernous lymphangioma);③囊性淋巴管瘤(cystic lymphangioma)。

其中单纯性淋巴管瘤又名毛细淋巴管瘤(capillary lymphangioma)或局限性淋巴管瘤(lymphangioma circumscriptum),通常发生于真皮浅层,多见于表面皮肤和皮下组织;海绵状淋巴管瘤见于真皮或皮下组织,切面为海绵状,囊腔多而不规则,囊壁壁厚不一,边缘不规则或不清楚,局部组织明显肿胀变形,病变部位界限往往不清,可呈浸润性生长而累及周围脏器,好发于颈面部或腹腔内。

囊性淋巴管瘤又称囊性水瘤(cystic hydroma),由较大的淋巴腔隙构成,肿物可呈单囊或多房性改变,囊壁较薄,边缘较清楚,好发于颈部和纵隔等区域。

(2) 根据病变数量分为单发淋巴管瘤(single lymphangioma)和多发性或系统性淋巴管瘤(multiple or systemic lymphangioma)或淋巴管瘤病(lymphangiomatosis)。

(3) 还有一种特殊类型,即淋巴管瘤与相邻静脉或毛细血管相通导致囊腔内出血或伴有毛细血管的扩张或增生,称为血管淋巴管瘤(hemangiolymphangioma)。

【临床表现】

(1) 淋巴管瘤多发于2岁以下的儿童(90%),因早期不易发现而常于成人才诊断,无性别差异。

(2) 胸部淋巴管瘤多为源于纵隔或胸壁的囊性淋巴管瘤和由颈部海绵状淋巴管瘤直接浸润。临床表现多无不适,多在体检时或影像检查时偶然发现,当病变逐渐增大时可触及肿块或产生局限性压迫症状,尤其源于颈部巨大海绵状淋巴管瘤向纵隔或胸腔内浸润。

(3) 主要症状为咳嗽、胸闷、气短、吞咽困难或胸痛等,合并感染者可有发热或中毒症状;上纵隔较大病变或颈胸部病变可于胸骨或锁骨上及颈部区域触及囊性或软组织肿物,局部皮肤可有异常改变,病变触感较软可变形,边缘清楚或不清等,听诊多无异常。

【实验室检查】

(1) 实验室检查一般无异常改变。

(2) 当合并肺部感染或巨大病变广泛累及肺脏或纵隔时可呈现白细胞升高、血沉增快、严重者贫血等。

(3) 一般生化检查、免疫指标和肿瘤指标无异常;合并乳糜痰时可有痰检乳糜实验阳性。

(4) 肺功能检查和纤维支气管镜检查多无异常。

【影像学表现】

胸部淋巴管瘤的影像学表现与病变累及部位和病理类型密切相关,主要包括三种类型。

(1) 单发囊性淋巴管瘤,好发于纵隔、椎体旁和壁层胸膜附近。

(2) 多发性或系统性淋巴管瘤病,可累及纵隔、胸壁、胸椎和肺内多发散在分布的囊性病变。

(3) 颈部或胸壁的巨大海绵状淋巴管瘤直接浸润胸腔内,累及纵隔和肺脏等。

影像学检查方法包括常规X线胸片、直接淋巴管造影、胸部CT平扫和增强、MSCT淋巴管造影成像、磁共振成像及磁共振淋巴管成像、胸导管超声成像以及淋巴管核素显像和PET-CT等。

1. 影像学检查方法

(1) X线胸片呈非特异性的纵隔增宽或占位、肺内多发结节样或肿块样病变,与其他来源的肿瘤性病变难以鉴别;直接淋巴管造影偶尔可显示淋巴管对比剂进入纵隔区域的病变内,但多数病变与正常淋巴管循环不相通而表现为淋巴回流正常。

(2) 胸部CT平扫和增强以及MSCT淋巴管造影成像更能清晰显示病变范围和表现类型以及有无淋巴管对比剂的反流等。

(3) 常规磁共振成像和磁共振淋巴管成像可以清晰显示淋巴管瘤的部位和范围、长T1长T2信号特征以及有无合并淋巴管扩张和淋巴液反流等。

(4) 淋巴管核素显像一般表现正常或淋巴回流延迟等。

2. 影像学表现

(1) 单发囊性淋巴管瘤:单发囊性淋巴管瘤:病变主要位于上纵隔或后纵隔,大小差异较大,多为2~15cm,表现为圆形或类圆或不规则形囊性占位(图13-5-8);边缘清晰或不规则或分叶状;囊壁较薄光滑或局限性增厚不规则,系淋巴管壁平滑肌增生所致;囊内呈较均匀的水样密度或信号,伴有出血可见分层和不均匀高密度或混杂信号,增强扫描多无强化,但当形成血管淋巴管瘤时可有不同程度的延迟增强;囊内可有纤维性分隔而呈多房状改变;囊性病变多沿结缔组织缝隙内生长,极少压迫周围脏器;肺内一般正常(图13-5-8A),多不伴有淋巴回流障碍、肺淋巴水肿、纵隔淋巴结肿大和胸腔或心包积水等。

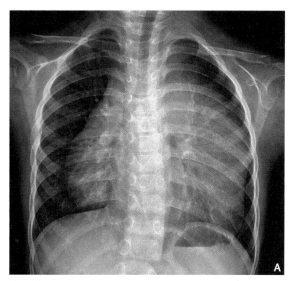

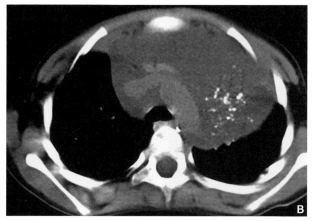

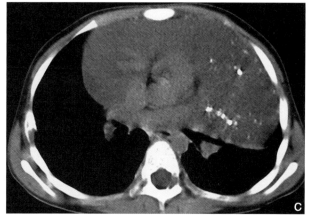

图 13-5-8　巨大囊性淋巴管瘤（单发）

女性,14 岁,X 线胸片(A)显示纵隔左侧巨大肿块突向肺叶,与左心缘及纵隔无法分开,透过该肿块隐约可见肺纹理结构,心脏左移,气管无移位,肺内未见异常密度影;CT 平扫纵隔窗(B、C)显示病灶呈液体密度,囊状,轮廓光滑,其内可见多发钙化

（2）多发性或系统性淋巴管瘤病:胸部表现系全身淋巴管瘤病的一部分(图 13-5-9),主要表现为纵隔、胸壁、胸椎等多发的大小不等的圆形或类圆形薄壁囊性病变,其形态学特征与单发的囊性淋巴管瘤相似;肺内囊性淋巴瘤表现为多发散在分布的结节样病变,直径 0.5~2cm 不等(图 13-5-10),边缘清晰光整或呈轻分叶,内部呈水样或稍高密度结节,且均匀无强化,在 MRI 上表现为长 T1 长 T2 的水样信号(图 13-5-9),部分患者可伴有小叶间隔或中轴支气管血管束增厚及纵隔浑浊增厚或程度不同的胸水形成,提示合并胸部淋巴回流障碍;这类患者常伴有胸外的囊性淋巴管瘤表现,如肝脏、脾脏、腹膜后、颈部、腋窝、骨骼或肢体等多发性淋巴管瘤或淋巴水肿等。

（3）颈部或胸壁的巨大海绵状淋巴管瘤浸入纵隔:此类淋巴管瘤呈现进行性浸润性生长特性,主要表现为与颈部或胸壁相关的囊性或囊实性占位;病变体积常巨大(多达几十厘米)且胸外病变大于胸内病变为特征;边缘多不规则或与正常胸部结构分界不清;内部密度极不均匀呈囊性或分层或软组织密度影,增强扫描可呈不同程度的强化,系淋巴管壁的平滑肌增生或血管淋巴管瘤形成所致;病变对周围脏器常有显著的压迫或浸润表现,常伴有肺不张或肺部感染或纵隔显著移位以及胸水形成等。

【诊断依据】

（1）临床表现:儿童或青年多见,多无临床症状或胸外脏器有明确的淋巴管瘤病史;

（2）影像特征主要表现如下。

1）单发病变主要分布于纵隔、椎旁或胸膜附近,多沿结缔组织间隙生长,多发病变可见肺内、椎体等。

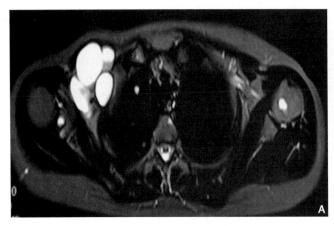
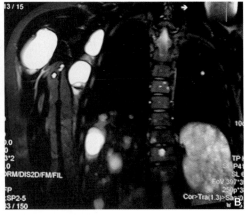

图 13-5-9　淋巴管瘤病（系统性）

女性,22 岁,磁共振 T2WI 轴位(A)及冠状位(B)显示右侧腋窝、胸壁、右肩、左侧肱骨、肝脾、椎体和肺内等多部位、多脏器内多发大小不一的高信号结节,信号均匀,轮廓光滑

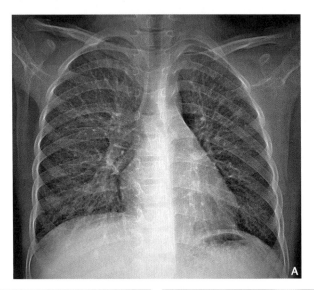

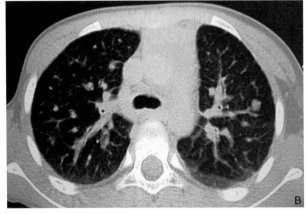
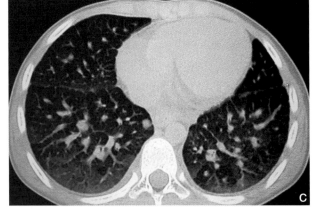

图 13-5-10　双肺淋巴管瘤病（多发结节状）

男性,9 岁,胸部正位片(A)显示双肺中轴性支气管血管束增粗,肺透光度下降,夹杂多发小结节影,CT 肺窗(B、C)显示与支气管伴随的血管增粗,双肺下叶背侧散在分布的边界不清的磨玻璃密度增高影,肺内不规则结节多位于血管束旁

　　2）病变以大小不等的薄壁囊性病变为主,边缘清晰或不规则或分叶状。

　　3）内部呈水样密度,可有分隔而呈多房状,增强扫描无强化且缺乏占位效应。

　　4）胸外浸润性病变多呈巨大的混合密度或信号的囊实性占位,常伴有淋巴回流异常、肺内淋巴水肿、肺不张或感染或胸水形成等。

　　（3）病理改变:组织病理学是诊断淋巴管瘤的

"金标准",因淋巴管瘤是一种介于发育畸形和肿瘤之间的错构瘤样增生性病变,临床上多提倡手术切除。所以病理学改变对于明确淋巴管瘤的类型、有无血管畸形、明确侵袭性以及鉴别诊断等具有重要意义。

【鉴别诊断】

1. 神经源性肿瘤 发生于颈部或纵隔的囊性淋巴管瘤需与神经鞘瘤相鉴别,后者内多位于脊椎两侧,内可见范围较大的囊变坏死区,但其未发生囊变坏死的实性成分常呈明显较均匀强化,与神经根之间可见哑铃状的软组织蒂结构是其特征性表现。

2. 囊性畸胎瘤 囊性畸胎瘤含多种密度结构,瘤内可见脂肪、钙化及类骨骼结构,囊壁较薄,边缘较光整,多分布于前纵隔,极少沿着组织间隙生长。

3. 肺淋巴管肌瘤病 肺淋巴管肌瘤病可伴有纵隔或颈部的淋巴管平滑肌瘤形成,表现为多囊状或囊实性软组织占位,边缘多不规则,同时伴有肺内多发薄壁气囊样病变、乳糜胸或反复发作的气胸等,患者多为育龄女性。

4. 支气管囊肿 支气管囊肿好发于纵隔和肺内,多表现为单发的圆形或类圆形的含有液体成分的均匀薄壁的囊性病变,纵隔内以中纵隔多见,肺内多沿着支气管分布。有时与单发的淋巴管囊肿极为相似,需要手术病理证实。

（王仁贵）

参 考 文 献

1. 唐光才.肺淋巴瘤的影像学表现[J].内科急危重症杂志,2015,21:92-95.

2. 孙江洁,李桂华,张挪富,等.以呼吸系统症状为首发表现的恶性淋巴瘤 79 例分析[J].中华结核与呼吸杂志,2014,37:597-600.

3. 牛晓婷,胡红,高杰,等.原发性及继发性肺淋巴瘤 40 例临床分析[J].中华结核和呼吸杂志,2014,37:502-506.

4. Carter BW,Wu CC,Khorashadi L,et al. Multimodality imaging of cardiothoraciclymphoma[J]. Eur J Radiol,2014,83:1470-1482.

5. 钟涛.原发性肺淋巴瘤的螺旋 CT 表现及病理特点[J].放射学实践,2013,28:401-404.

6. 吴伟本,俞同福.肺黏膜相关淋巴组织淋巴瘤的影像表现[J].实用放射学杂志,2014,30:620-622.

7. 陈哲,陈庆东,周海生,等.肺原发性淋巴瘤的多层螺旋 CT 诊断[J].医学影像学杂志,2014,24:741-744.

8. 曾苗雨,梁长虹,赵振军,等.单发肿块型肺淋巴瘤的影像学误诊分析[J].广东医学,2013,34:919-920.

9. 强军,齐鹏飞,高万勤,等.肺黏膜相关淋巴组织淋巴瘤的CT 平扫、增强及 HRCT 表现[J].中华医学杂志,2013,93:1634-1636.

10. 贾传忠.原发性肺淋巴瘤的影像 CT 学表现[J].中国药物与临床,2013,13:617-618.

11. 曾苗雨,赵振军,张金娥,等.淋巴瘤肺浸润的 CT 表现和病理对比[J].放射学实践,2010,25:1007-1010.

12. Nobuyuki T,Tsuneo M,Gouji M,et al. CT findings of leukemic pulmonary infiltration with pathologic correlation[J]. Eur Radiol,2002,12:166-174.

13. 李迎春,陈加源,印隆林,等.白血病肺部浸润及化疗转的高分辨率 CT 表现[J].实用放射学杂志,2011,27:879-882.

14. 徐峰.白血病肺浸润的 64 层螺旋 CT 表现及其临床价值研究[J].中国 CT 和 MR 杂志,2015,13:54-55.

15. Hill BT,Weil AC,Kalaycio M,et al. Pulmonary involvement by chronic lymphocytic leukemia/small lymphocytic lymphoma is a specific pathologic finding independent of inflammatory infiltration[J]. Leukemia and lymphoma,2012,53:589-595.

16. 史东立,赵大伟,陈枫,等.艾滋病合并肺部恶性肿瘤的CT 表现[J].放射学实践,2015,30:909-912.

17. Mantina H,Wiggill TM,Carmona S,et al. Characterization of lymphomas in a highprevalence HIV setting[J]. J Acquir Immune Defic Syndr,2010,53:656-660.

18. Sparano JA,Lee JY,Kaplan LD,et al. Rituximab plus concurrent infusional EPOCHchemotherapy is highly effective in HIV-associated B-cell non-Hodgkin lymphoma[J]. Blood,2010,115:3008-3016.

19. 胡天丽,刘晋新,张烈光,等.艾滋病相关淋巴瘤的 CT 影像表现及病理结果[J].首都医科大学学报,2016,37:472-476.

20. 罗益贤,陆普选,乐晓华,等.艾滋病相关淋巴瘤的影像学表现[J].罕少疾病杂志,2015,22:58-61.

21. 刘保池,王盟,冯艳玲等.免疫缺陷与艾滋病相关淋巴瘤的临床分析[J].上海医学,2011,34:818-821.

22. 林娟,晋龙,陈竹凤,等.肺淋巴瘤样肉芽肿 50 例临床病理分析[J].白求恩医学杂志,2018,16:388-390.

23. 孙翀鹏,严承功,李新春等.肺淋巴瘤样肉芽肿的 CT 影像表现[J].CT 理论与应用研究,2017,26:335-341.

24. Bartosik W,Raza A,Kalimuthu S,et al. Pulmonary lymphomatoidgranulomatosis mimicking lung cancer[J]. Interact Cardiovasc ThoracSurg,2012,14:662-664.

25. Ochi N,Yamane H,Yamagishi T,et al. Methotrexate-induced lymphoproliferativedisease:Epstein-Barr virus-associated lymphomatoid granulomatosis[J]. J Clin Oncol,2013,31:e348-e350.

26. 杨春蓉,郑晓丹,胡余昌,等.肺淋巴瘤样肉芽肿 5 例临床病理分析[J].临床与实验病理学杂志,2016,32:924-930.

27. Chavez J C, Sandoval-sus J, Horna P, et al. Lymphomatoid Granulomatosis: A Single Institution Experience and Review of the Literature[J]. ClinLymphoma Myeloma Leuk, 2016, 16Suppl: S170-S174.

28. 郭培民, 袁淑红. 淋巴瘤样肉芽肿临床病理分析[J]. 临床医学, 2015, 35: 33-35.

29. Jindal T, Meena M, Kumar A, et al. Paraneoplastic pemphiguswith Castleman's disease and bronchiolitis obliterans[J]. Pediatr Int, 2011, 53: 1108-1109.

30. 牟向东, 王广发, 熊焰, 等. Castleman 病和副肿瘤性天疱疮相关性闭塞性细支气管炎[J]. 国际呼吸杂志, 2014, 34: 1699-1702.

31. 明英姿, 彭博, 成柯, 等. 实体器官移植后淋巴组织增生性疾病的研究进展[J]. 器官移植, 2017, 8: 89-98.

32. Singavi AK, Harrington AM, Fenske TS. Post-transplantlymphoproliferative disorders[J]. Cancer Treat Res, 2015, 165: 305-327.

33. Akar Ozkan E, Ozdemir BH, Deniz EE, et al. Post-transplantlymphoproliferative disorder after liver and kidneytransplan[J]. Exp Clin Transplant, 2014, 12: 142-148.

34. 陈定宝, 王颖, 宋秋静, 等. 移植后淋巴组织增生性疾病的临床病理观察[J]. 中华病理学杂志, 2012, 41: 607-612.

35. Du MH, Ye RJ, Sun KK, et al. Diffuse pulmonary lymphangiomatosis: A case report with literature review[J]. Chin Med J (Engl), 2011, 124: 797-800.

36. 王仁贵, 陈孝柏, 段永利, 等. MSCT 直接淋巴管造影在弥漫性肺淋巴管瘤病中的诊断价值[J]. 中国医学影像技术, 2012, 28: 185-189.

37. Lim HJ, Han J, Kim HK, et al. A rare case of diffuse pulmonarylymphangiomatosis in a middle-aged woman[J]. Korean J Radiol, 2014, 15: 295-299.

38. Sun X, Shen W, Xia S, et al. DiffusePulmonary Lymphangiomatosis: MDCT Findings After Direct Lymphangiography[J]. AJR, 2017, 208: 300-305.

39. Yekeler E, Dursun M, Yildirim A, et al. Diffuse pulmonary lymphangiomatosis: imaging findings[J]. Diagn Interv Radiol, 2005, 11: 31-34.

40. 吴宗跃, 王书举, 裴鄂像, 等. 儿童腹部囊性淋巴管瘤 MRI 与 CT 影像学表现及诊断分析[J]. 中国 CT 和 MRI 杂志, 2018, 16: 134-136.

41. 舒恩芬, 夏水伟, 叶勇军. 多排螺旋 CT 和 MRI 检查腹部囊性淋巴管瘤的临床价值分析[J]. 医学影像学杂志, 2016, 26: 1935-1936.

42. 林雁捷, 郑晓林, 王忠, 等. 小儿颈部淋巴管瘤的 MSCT 及 MRI 表现及分析[J]. 中国 CT 和 MRI 杂志, 2018, 16: 43-46.

43. Azouz H, Salah H, AI-ajlan S, et al. Treatment of cystic hygromain 8 young infant through multidiseiplinary approach involvingsirolimus, sclerotherapy, and debulking surgery[J]. JAAD CaseRep, 2016, 2: 350-353.

44. Haining Z, Chuan Z, Quanshui F, et al. Thoracoscopic resection of a huge mediastinal cysticlymphangioma[J]. J Thorac Dis, 2017, 9: E887-E889.

45. Khobta N, Tomasini P, Trousse D, et al. Solitarycystic mediastinallymphangioma[J]. Eur RespirRev, 2013, 22: 91-93.

46. Minato H, KajiS, Kinoshita E, et al. Solitaryintrapulmonary cystic lymphangioma in an infant: acase report with literature review[J]. Pathol ResPract, 2010, 206: 851-856.

第十四章　间质性肺疾病

间质性肺疾病(interstitial lung disease,ILD)是以弥漫性肺实质、肺泡炎症和间质纤维化为病理基本病变,以活动性呼吸困难、限制性通气障碍、弥散功能降低和低氧血症为临床表现的不同种类疾病群的总称。ILD 不仅累及肺间质,也累及肺泡上皮细胞、血管内皮细胞等实质,因此,实际上称 ILD 为弥漫性实质性肺疾病(diffuse parenchymal lung disease,DPLD)更为恰当。

目前国际上比较公认的 DPLD 的分类方法将 DPLD 分为四大类。

(1) 已知病因的 DPLD:如药物诱发、职业或环境有害物质(铍、石棉)诱发疾病,胶原血管病(collagen vascular disease,CVD)等的肺部表现。

(2) 特发性间质性肺炎(IIP)。

(3) 肉芽肿性 DPLD:如结节病、GPA 肉芽肿等。

(4) 其他形式的 DPLD:如淋巴管肌瘤病、朗汉斯细胞组织细胞增多症、嗜酸细胞性肺炎等。

第一节　特发性间质性肺炎

特发性间质性肺炎(idiopathic pulmonary fibrosis,IIP)是 Liebow 在 20 世纪 60 年代首先提出,后又进行了数次重新定义与分类。其中有些词条一直保留至今,有些则被修正或者删除。比如,最初间质性肺炎分类中的巨细胞性间质性肺炎,已经被证实是一种特定的疾病,称为硬金属尘肺,而不再是一种间质性肺炎。

2013 年美国胸科学会/欧洲呼吸病学会(ATS/ERS)组织了 34 名间质性肺疾病方面的专家组成了国际多学科委员会,包括:19 名呼吸病学专家,4 名放射学专家,5 名病理学专家,2 名循证医学专家以及 4 名分子生物学专家。他们对 IIP 做了多学科再分类,更新了 2002 年美国胸科学会/欧洲呼吸病学会(ATS/ERS)IIP 分类指南中的相关内容。见表 14-1-1。

表 14-1-1　2013 年 ATS/ERS 修订后的特发性间质性肺炎分类

1. 主要的特发间质性肺炎
(1) 特发性肺纤维化(idiopathic pulmonary fibrosis,IPF)
(2) 特发性非特异性间质性肺炎(idiopathic nonspecific interstitial pneumonia,iNSIP)
(3) 呼吸性细支气管炎-间质性肺病(respiratory bronchiolitis-interstitial lung disease,RB-ILD)
(4) 脱屑性间质性肺炎(desquamative interstitial pneumonia,DIP)
(5) 隐源性机化性肺炎(cryptogenic organizing pneumonia,COP)
(6) 急性间质性肺炎(acute interstitial pneumonia,AIP)

2. 罕见的 IIP
(1) 特发性淋巴细胞性间质性肺炎(idiopathic lymphoid interstitial pneumonia,iLIP)
(2) 特发性胸膜肺实质弹力纤维增生(idiopathic pleuroparenchymal fibroelastosis,iPPEE)

3. 不能分类的 IIP

主要的 IIP 又分为下列疾病。

(1) 慢性致纤维化性间质性肺炎(包括 IPF 和 NSIP)。

(2) 吸烟相关性间质性肺炎包括:①呼吸性细支气管炎伴间质性肺疾病(RB-ILD);②脱屑性间质性肺炎(DIP)。

(3) 急性/亚急性间质性肺炎包括:①隐源性机化性肺炎(COP);②急性间质性肺炎(AIP),(表 14-1-2)。

同时强调临床医生、影像医生与病理医生之间的动态交流互动来得出最终诊断。尤其是,诊断流程是一个动态过程,因而在有新数据或相关信息时,有必要修改和重新作出诊断。

表 14-1-2 主要的特发性间质性肺炎的分类

分类	临床-影像-病理诊断（CRP 诊断类型）	相关的影像和病理组织类型
慢性致纤维化性 IP	特发性肺纤维化（IPF）	寻常型间质性肺炎（UIP）
	特发性非特异性间质性肺炎（NSIP）	非特异性间质性肺炎（NSIP）
吸烟相关性 IP	呼吸性细支气管炎-间质性肺疾病（RB-ILD）	呼吸性细支气管炎（RB）
	脱屑性间质性肺炎（DIP）	脱屑性间质性肺炎（DIP）
急性/亚急性 IP	隐源性机化性肺炎（COP）	机化性肺炎（OP）
	急性间质性肺炎（AIP）	弥漫性肺泡损伤（DAP）

一、特发性肺间质纤维化

【概述】

IPF 被定义为不明原因、慢性进行性加重的纤维化间质性肺炎。主要发生在老年人，进展和预后速度不一，尽管大多数患者经历快速进展，但有些患者仍然相当稳定。预后较差，中位生存期小于 5 年。IPF 的组织病理学表型为寻常型间质性肺炎（UIP），IPF 的诊断需要排除间质性肺病的其他已知病因，如果患者的 CT 图像上表现为 UIP 模式无需手术活检即可诊断或者存在其他 CT 特征但是有手术肺活检结果也可确诊。吸烟与 IPF 密切相关，有三分之二的 IPF 患者是目前或以前的吸烟者。IPF 病程进展的最高风险为最近戒烟的患者，吸烟也对 IPF 患者的病程产生不利影响。

【临床表现】

（1）典型的特发性肺间质纤维化患者发病年龄主要集中在 50 岁及以上。主要表现为不明原因的、缓慢进展的劳力性呼吸困难、咳嗽及双飞地的爆裂音，可伴有杵状指，无其他系统性疾病的临床表现。患者会逐步出现呼吸困难和日益严重的咳嗽。

（2）许多患者在确诊之前的几个月甚至几年前，就出现了轻微的症状。该病男性稍多于女性，且多有吸烟史，但是总体没有性别差异。特发性肺间质纤维化的组织学特征是出现分散的成纤维细胞灶。

（3）通常情况下，肺部累及程度不一，病变肺出现间质炎症和蜂窝，病变肺组织和正常肺组织存在交叉。通常在临床表现前几个月出现劳力后呼吸困难、干咳、右心衰竭的征象。

（4）50 岁以前起病的 IPF 患者罕见，此时需要警惕是否存在潜在的结缔组织病（connective tissue disorder，CTD）或家族性肺纤维化。胃食管反流、慢性病毒感染（包括 EB 病毒、丙型肝炎病毒等）、家族性间质性肺疾病（familial interstitial pneumonia，FIP）等都是 IPF 的危险因素。

疾病过程在中还可以并发有多种合并症，包括肺气肿、肺癌、肺动脉高压、睡眠呼吸暂停及冠心病等。大约有 30% 的散发或家族性肺纤维化患者存在肺纤维化相关的遗传易感基因。

【实验室检查】

（1）对于进行 ILD 初步评估的患者，血清学检查可能有助于鉴别亚临床类风湿性疾病。

（2）当疑诊 IPF 时，通常需检测抗核抗体、抗环瓜氨酸肽抗体和类风湿因子。抗合成酶抗体（如抗-Jo-1）、肌酸激酶、醛缩酶、干燥综合征抗体（抗-SS-A、抗-SS-B）和硬皮病抗体［抗-拓扑异构酶（scl-70）、抗-PM-1］等其他检测的获益尚不明确，但对某些病例可能有帮助。通过外科肺活检或者 HRCT 联合多学科评估确认为 IPF 的患者中，循环中抗核抗体（≥1:40）的存在率为 17%～25%，类风湿因子阳性率为 5%～18%，具体数值取决于所研究人群。

（3）肺功能检查：几乎所有疑诊为 ILD 的患者均要行完整的肺功能试验（PFT）、静息时和运动时脉搏血氧饱和度检查，PFT 包括肺量计检查、肺活量和一氧化碳弥散量（diffusing capacity for carbon monoxide，DLCO）。这些检查有助于确认肺损伤的类型（如限制型、阻塞型或混合型）并评估损伤的严重程度。在 IPF 患者中，PFT 通常表现为限制型模式：用力肺活量（forced vital capacity，FVC）下降，但第一秒用力呼气量（FEV1）/FVC 的比值正常，随着疾病进展，6 分钟步行距离下降。

【影像学表现】

1. X 线表现　胸膜下/肺外带、肺部中下野网状或网状结节样改变（图 14-1-1），轻度胸膜下阴影可能会影响肺上野；肺下叶容积减小，肺气肿；肺动脉高压，肺动脉和右心室扩大。

2. CT 表现　目前主要采用 HRCT 对肺间质纤维化进行分析，其主要影像学表现如下。

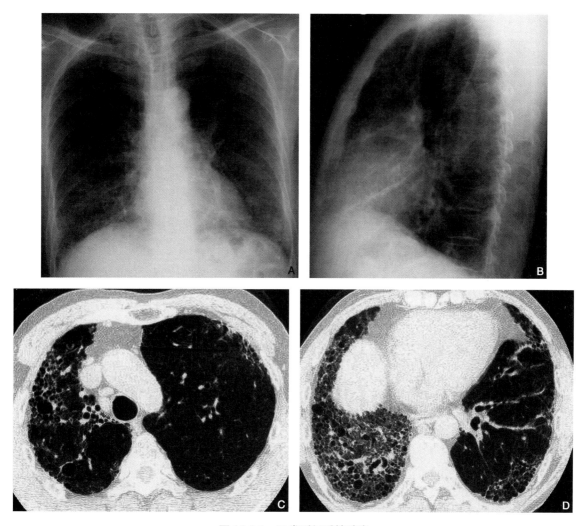

图 14-1-1 寻常型间质性肺炎

男性,56 岁,咳嗽气短 1 年。胸部 X 线后前位和侧位片(A、B)显示双肺下野纹理增多、紊乱,见网格状密度影,双肺门影结构模糊;胸部 HRCT 肺窗(C)及纵隔窗(D)示双肺多叶段胸膜下及基底段网状影及磨玻璃密度影,伴明显牵拉性支气管扩张,局部肺野呈蜂窝状改变

（1）蜂窝:是指主要集中在双下肺胸膜下的集簇的薄壁囊腔(图 14-1-1C),一般大小一致(直径为3~10mm,甚至更大),常伴有网格影、牵张性支气管或细支气管扩张;蜂窝常出现在多个 CT 层面,也可以出现在单个 CT 层面。蜂窝主要需要与间隔旁肺气肿、牵张性细支气管扩张、胸膜下肺大疱鉴别。

（2）牵张性支气管扩张或细支气管扩张:这也是肺纤维化的重要影像学表现,可以表现为支气管/细支气管直径不递减,或支气管/细支气管腔明显扩张变形(图 14-1-2);在 UIP 型 ILD 中,主要表现为外周、胸膜下分布,且常伴有蜂窝影。

（3）磨玻璃影:是指肺透过度下降,但支气管血管束仍隐约可见;鉴别单纯的磨玻璃影,还是在细网格影基础上的磨玻璃影甚为重要(图 14-1-3),单纯的磨玻璃影不是 UIP 型 ILD 的典型表现,若 IPF 患者出现这类影像学需要警惕是否发生了急性加重;但 IPF

患者则可以在细网格影基础上出现磨玻璃影,这类患者常常合并牵张性支气管或细支气管扩张。

3. **HRCT 分型** 目前主要从胸部高分辨率 CT、肺活检组织病理学检查两方面阐述,统一将 IPF 的形态学表型(包括影像学表型和组织病理学表型)分为 UIP 型、可能 UIP 型、不确定型和其他诊断 4 个类型。

（1）UIP 型:UIP 型 CT 表型是 IPF 患者的胸部高分辨率 CT 特征,必须有蜂窝影;可伴有外周分布的牵张性支气管或细支气管扩张。典型的 UIP 型表现为下肺为主、近胸膜分布的病灶,一般双肺对称分布。UIP 型 CT 表现对于 IPF 的诊断率可高达90%~100%。可伴有纵隔淋巴结肿大、网格影基础上的磨玻璃影、肺内钙化结节、肺气肿以及肺尖部位的类似胸膜肺弹力纤维增生症样的表现。UIP 型也可以出现在急性加重的患者中(图 14-1-4)。

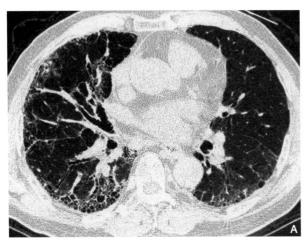
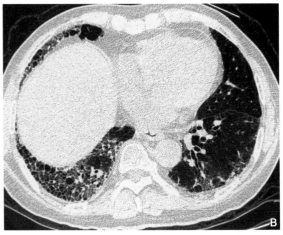

图 14-1-2 寻常型间质性肺炎

女性,77 岁,咳嗽气短 3 年,HRCT 肺窗(A、B)显示双肺下叶磨玻璃密度影伴小叶间隔增厚,其内可见多发静脉曲张型支气管扩张,右肺下叶局部呈蜂窝状改变

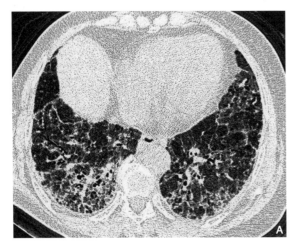
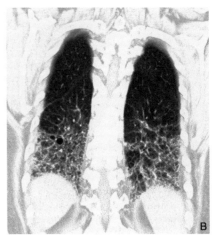

图 14-1-3 寻常型间质性肺炎

女性,67 岁,活动后气短 4 年余。临床-病理证实为 UIP。肺部 HRCT 肺窗轴位(A)及冠状位重建(B)显示双肺下野支气管血管束紊乱、肺小叶间隔增厚,呈网格影改变,伴弥漫性磨玻璃密度影,其内多发细支气管牵拉扩张,以双侧胸膜下分布为主

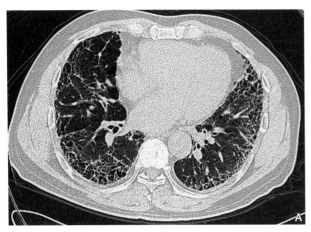
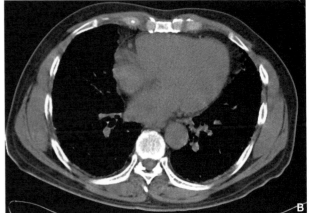

图 14-1-4 寻常型间质性肺炎(UIP 型)

男性,63 岁,从事"司炉工"工作,吸烟 40 年,平均每天 1 包。CT 肺窗(A)及纵隔窗(B)显示双肺尤其胸膜下支气管血管束扭曲呈网格状改变,蜂窝影形成,相邻胸膜增厚

（2）可能 UIP 型：下肺近胸膜分布为主的网格影，伴有牵张性支气管或细支气管扩张的 CT 表现定义为"可能 UIP 型"。这类患者常常伴有磨玻璃影（图 14-1-5）。

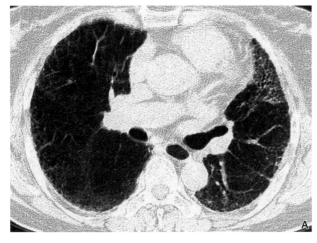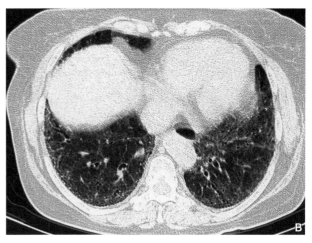

图 14-1-5　寻常型间质性肺炎（可能 UIP 型）
女性，72 岁，咳嗽，气短 3 年。中肺野（A）及下肺野（B）HRCT 显示双肺胸膜下磨玻璃密度影及网状影，伴多发牵拉性支气管及细支气管扩张，以双肺下叶及胸膜下为主

（3）不确定型：约 30% 的 UIP 或 IPF 患者（经组织病理学证实）的高分辨率 CT 表现不典型，仅表现为少许近胸膜分布的磨玻璃影或网格影。此时建议加做俯卧位 CT 以除外近胸膜处因肺通气不足、坠积所致的伪影（图 14-1-6）。

（4）其他诊断：包括下面两类情况。

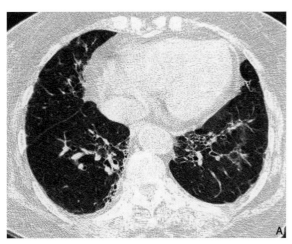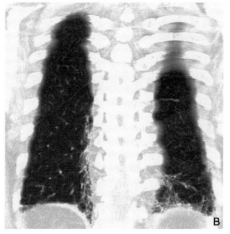

图 14-1-6　寻常型间质性肺炎（不确定型 UIP）
女性，81 岁，间断咳嗽 1 年。CT 肺窗轴位（A）及冠状位重建（B）显示双肺下叶胸膜下小叶间隔增厚伴磨玻璃密度影，局部呈网状影

1）临床表现结合血清学化验疑诊 IPF，但高分辨率 CT 表现不符合上述 UIP 型、可能 UIP 型、不确定型的表现，如：表现为以上肺分布为主的支气管中心型的纤维化或伴有显著的马赛克征（常见于外源性过敏性肺泡炎）、肺门周围分布的纤维化伴牵张性支气管扩张（常见于结节病）、远离胸膜分布的广泛的磨玻璃影（常见于非特异性间质性肺炎），（图 14-1-7）。

2）高分辨率 CT 表现为 UIP 型、可能 UIP 型或不确定型，但临床表现或其他辅助检查提示存在导致肺纤维化的病因。IPF 急性加重时的 CT 表现：IPF 急性加重时高分辨率 CT 表现为纤维化基础上的双肺磨玻璃影或实变影。若无基线高分辨率 CT，在 UIP 型 CT 表现的基础上出现双肺磨玻璃影或实变影时，也高度提示 IPF 急性加重。

【诊断依据】

1. 主要诊断标准

（1）排除了其他已知的间质性肺病（比如：药物的毒性作用，环境暴露和结缔组织疾病）。

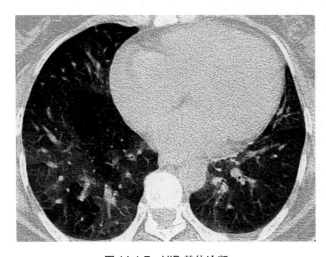

图 14-1-7 UIP 其他诊断

女性,43 岁,发热待查,抗核抗体阳性及类风湿因子阳性。CT 肺窗示右下肺显著的马赛克征

（2）肺功能异常,包括限制性（肺活量减少,常伴有 FEV1/FVC 比值增加）和气体交换障碍（PaO_2 增加,休息或运动时 PaO_2 减少,或 DLCO 减少）。

（3）高分辨率 CT 双肺下叶基底段网格样改变伴微小磨玻璃样阴影。

（4）经支气管肺活检或支气管肺泡灌洗没有表现出支持另一种诊断的特征。

2. 次要诊断标准

（1）年龄大于 50 岁。

（2）隐匿性发作或其他原因不明的呼吸困难。

（3）病程超过 3 个月。

（4）双肺听到吸气时 Velcro 啰音

【鉴别诊断】

1. 非特异性间质性肺炎 更广泛的磨玻璃影,胸膜下通常没有,晚期病例中蜂窝样改变可没有。

2. 石棉沉着病 当存在广泛的蜂窝状改变时,可能无法与 UIP 区分,出现不连续的胸膜钙化斑及石棉暴露史可能有助于鉴别诊断。

3. 过敏性肺炎 如果过敏性肺炎表现为胸膜下和下叶分布为主的蜂窝样改变将很难与 IPF 鉴别。过敏性肺炎支气管周围血管蜂窝状改变有一定的特异性（也可见于结节病）,肺气肿常见。在过敏性肺炎中由于细胞性细支气管炎所以表现为小叶中心结节模糊不清。

4. 进行性系统性硬化症 NSIP 特征比 UIP 特征更常见,除非晚期蜂窝样改变不常见;通常出现皮肤病变（硬皮病、表皮钙化、面容拉长）。

5. 药物性肺病 当存在广泛的蜂窝样改变时可能无法与 IPF 相区别;典型过敏药物包括呋喃妥因或化疗药物。

二、非特异性间质性肺炎

【概述】

明确诊断非特异性间质性肺炎（nonspecific interstitial pneumonia,NSIP）比较困难。然而,相较于 IPF,NSIP 患者对皮质类固醇有更好的反应,因此,明确诊断很有价值。NSIP 的临床表现、影像学和病理特征的常常存在不一致性,该术语被视为临时性的诊断。

从临床,放射学,病理学的观点看,NSIP 是一组不能被归类为其他主要的 IIPS 的间质性肺炎的患者。尽管 NSIP 最初被定义为特发性疾病,但是NSIP 的形态学特征与一些常见疾病有关,如结缔组织疾病、过敏性肺炎或药物暴露。一旦确定了患者的 NSIP 的形态学特征,临床医生必须排除这些二级形式的 NSIP。

【临床表现】

（1）典型的 NSIP 发病年龄在 40~50 岁之间,较 IPF 患者晚约 10 年。无性别差异,吸烟也不是NSIP 发生、发展的明显危险因素。

（2）NSIP 的临床症状与 IPF 相似,但通常较温和。患者在几个月内呼吸困难逐渐加重,并且常有疲劳和体重减轻。NSIP 患者的治疗是基于使用全身皮质类固醇结合细胞毒性药物,如环磷酰胺和环孢素,并且大多数患者通过该治疗病情得到稳定或改善。

【实验室检查】

（1）多数患者表现有潜在的自身免疫异常的特征,如抗核抗体（antinuclear antibody,ANA）≥1∶320（弥散型、斑点型、均质型）,ANA 为任意滴度且呈核仁型或 ANA 为任意滴度且呈着丝点型;类风湿因子≥正常上限的 2 倍;存在抗环瓜氨酸肽抗体（antibodies to cyclic citrullinated peptide,anti-CCP）、抗双链（ds）DNA 抗体、抗 Ro（SS-A）抗体、抗 La（SS-B）抗体、抗核糖核蛋白（ribonucleoprotein,RNP）抗体、抗Smith 抗体、抗拓扑异构酶（Scl-70）抗体、抗 tRNA 合成酶（例如 Jo-1、PL-7、PL-12）抗体、抗 PM-Scl 抗体或抗黑素瘤分化相关基因 5（melanoma differentiation-associated gene 5,MDA-5）抗体异常等阳性发现。

（2）肺功能检查:肺功能检测以限制性通气功能障碍和弥散功能障碍为主要表现,一般弥散功能的下降程度较肺容积减少更为严重,少数患者可有轻度的气流阻塞表现。

【影像学表现】

1. 常见表现 早期 NSIP 患者胸片可能正常,X线诊断价值不大。在晚期疾病中,双侧肺实变是最突出的异常表现,以两下肺及胸膜下分布为主,但通常难以见到明显的双肺下叶基底段胸膜下病变,这在 UIP 中上反而是常见的。高分辨率 CT 通常表现为胸膜下对称分布的肺异常影像,最常见的表现包括斑片状磨玻璃影(图 14-1-8),伴有不规则的线性或网状阴影和散在的微结节。

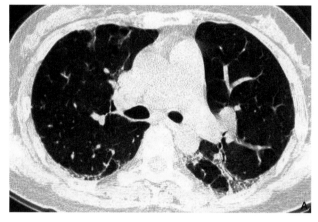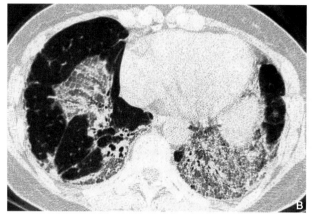

图 14-1-8 非特异性间质性肺炎
女性,54 岁,咳嗽咳痰半年,无发热。中肺野(A)及下肺野(B)HRCT 显示双肺胸膜下及沿支气管血管束分布的磨玻璃密度影,伴小叶间隔增厚,可见轻度牵拉性支气管扩张

在疾病晚期,可以看到牵引性支气管扩张。区别于 IPF 均匀的间质炎症,典型的 NSIP 患者中磨玻璃影是其最明显的 HRCT 特征。晚期 NSIP 的其他发现包括胸膜下囊腔,但与 UIP 相比,这些囊较小,范围有限。术语"微囊蜂窝"用于 NSIP 中的这些囊性变化,与 UIP 中所见的巨囊蜂窝不同。

2. **分型** 与影像学对应的病理组织学改变分为 3 类:细胞型、纤维化型和混合型。

(1) 细胞型 NSIP 是轻至中度的间质性炎症,纤维化很少,无蜂窝变(图 14-1-9)。通常有磨玻璃影,最小的肺容积减少,使用糖皮质激素治疗更可能有效。

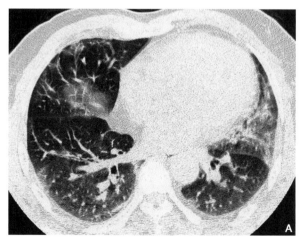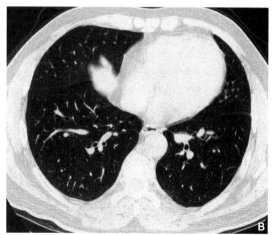

图 14-1-9 非特异性间质性肺炎(细胞型)
女性,52 岁,咳嗽,发热待查。入院肺部 HRCT 肺窗轴位(A)显示双肺血管支气管束增粗,双肺下叶胸膜及沿支气管血管束分布的斑片状磨玻璃影,经过激素治疗 6 年后复查(B)双肺内磨玻璃密度影基本完全消失

(2) 纤维化型 NSIP 包括间质增厚,时间均匀性,活检时肺内病灶几乎病程一样且处于同一病变时期,肺泡结构保存,具有较少的磨玻璃影和更明显的肺容积减少,蜂窝影少见(图 14-1-10)。这种类型可能与 UIP 难以鉴别。纤维化型 NSIP 使用类固醇治疗可能无效。

尽管细胞型和纤维化型 NSIP 的 CT 特征有较多的重叠,但是蜂窝状结构几乎只在纤维化型 NSIP 患者中见到。

(3) 混合型 NSIP,实际上,大多数 NSIP 病例是细胞型和纤维化型的混合型,有磨玻璃影和肺容积减少(图 14-1-11)。

牵引性支气管扩张和小叶内网状阴影的提示 NSIP 纤维化进展(图 14-1-12)。与 UIP 相比,NSIP 诊断的关键 CT 特征是均匀的肺部受累,无明显的头尾向梯度特征改变以及广泛的磨玻璃样病变、较细的网状影和微结节。

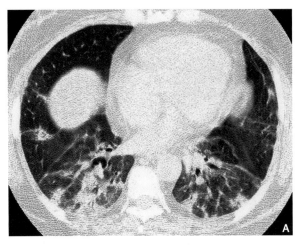
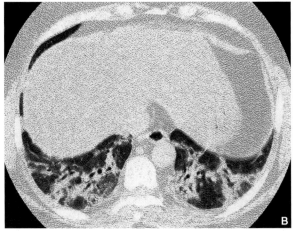

图 14-1-10　非特异性间质性肺炎（纤维型）

男性，67 岁，间断咳嗽咳痰，胸闷气喘 18 个月。CT 肺窗（A、B）示双肺支气管血管束增多紊乱，沿支气管血管束可见多发斑片状实变影及少许磨玻璃密度影，伴轻度牵拉性支气管扩张

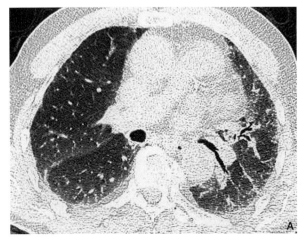
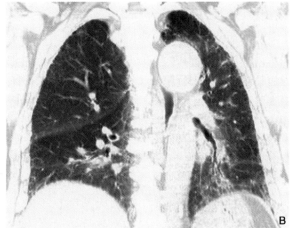

图 14-1-11　非特异性间质性肺炎（混合型）

女性，84 岁，咳嗽咳痰 3 年，加重伴喘憋 2 周。肺部轴位（A）及冠状位重建（B）HRCT 显示双肺弥漫性分布的网状影、微小结节影，磨玻璃密度影伴多发支气管牵拉扩张

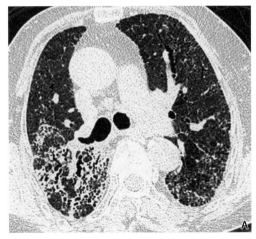
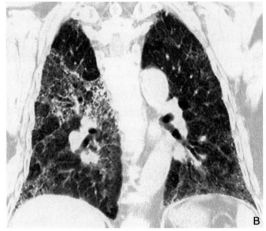

图 14-1-12　非特异性间质性肺炎（混合型）

男性，63 岁，咳嗽咳痰 5 年，加重伴活动后气短 7 个月。肺部轴位（A）及冠状位重建（B）HRCT 显示双肺弥漫性磨玻璃密度影及以胸膜下、基底段分布为主的细网状影，可见广泛性牵拉性支气管扩张，多呈静脉曲张型

【诊断依据】

NSIP 的确诊需要对手术肺活检样本进行组织病理学分析,并尽可能采取多学科评估。然而,并不都需要手术肺活检来指导处理方式。是否需要手术肺活检来确诊 NSIP 很大程度上取决于是否存在已知与 NSIP 相关的基础病程以及肺部疾病的严重程度。

(1)有已知 CTD 且临床病程和 HRCT 表现为双侧间质性改变、双肺斑片状磨玻璃影等典型特征的患者通常不需要肺活检。

(2)如果怀疑为药物诱导的 NSIP(如,呋喃妥因、氟卡尼、胺碘酮、甲氨蝶呤、卡莫司汀、他汀类药物),应停用致病药物,观察停药后反应,再考虑进行肺活检。

(3)若患者有过敏性肺炎相关物质暴露,应通过有针对性的血清学检测来评估并尝试避免暴露。如果支气管肺泡灌洗液显示淋巴细胞增多(>20%),特别是在 CD4/CD8 淋巴细胞比<1 时,行纤维支气管镜检查可能会有所帮助。如果无法通过非侵入性手段可靠排除过敏性肺炎,通常需要进肺活检(经支气管活检、手术活检)。

(4)对于没有上述基础疾病或暴露的患者,是否进行手术肺活检取决于肺部疾病的严重程度。轻度呼吸功能损害的患者可能更愿意在出现病情进展证据后再行肺活检。而有严重呼吸功能损害的患者,需要仔细权衡确切诊断的益处与手术活检的风险。多学科讨论有助于得出最准确的诊断,并确保考虑到了不明显的临床和形态学特征,以及没有疏漏掉诱发药物和暴露。

NSIP 在组织病理学上的特征性表现为均匀纤维化导致的弥漫性肺泡壁增厚,但保留了正常肺泡结构。间质炎症为轻至中度,总体病变模式提示具有时相一致性。组织病理学特征不符合其他 IIP,如 UIP、脱屑型间质性肺炎、呼吸性细支气管炎性间质性肺病、隐源性机化性肺炎、急性间质性肺炎或淋巴细胞性间质性肺炎。虽然 NSIP 中可能存在少量成纤维细胞灶,但致密的肺泡隔纤维化、机化性肺炎、肉芽肿、显著的淋巴细胞或嗜酸性粒细胞浸润以及时相异质性均不存在。

【鉴别诊断】

1. 寻常型间质性肺炎 寻常型间质性肺炎在胸膜下网格样改变组织,肺下叶更明显;蜂窝状为主要改变;胸膜下改变更为常见。如若鉴别困难,随访CT 有利于显示 NSIP 患者和 UIP 患者的鉴别:在NSIP 患者中,即使有相关的支气管扩张,磨玻璃影通常也不会发展成为典型的蜂窝状影。而 UIP 患者可见从磨玻璃影到蜂窝的形成的不可逆的纤维化过程。所有不具有典型的 UIP 临床和 CT 特征的患者都可能需要进行外科肺活检,从病理学上确诊。

2. 过敏性肺炎 某些影像学特征有助于区分NSIP 与过敏性肺炎。HRCT 显示小叶中心结节、马赛克型空气潴留和病灶以上叶分布为主则提示为过敏性肺炎而不是 NSIP。

3. 药物性间质性肺疾病 药物可诱发 NSIP 样反应;潜在致病药物有:甲氨蝶呤,呋喃妥因,胺碘酮,博来霉素等,在影像上与 NISP 难以鉴别。

4. 家族性间质肺炎 少部分家族性间质肺炎(familial interstitial pneumonia,FIP)患者具有与 NSIP一致的 HRCT 和组织病理学特征,而大多数患者则具有 UIP/IPF 的特征。在一项关于 HRCT 显示为FIP 特征的研究中,FIP 患者更可能具有弥漫性头尾向分布的阴影(网状阴影或网状-磨玻璃混合型),而UIP/IPF 和 NSIP 病变通常集中在基底段。

5. Hermansky-Pudlak 综合征 Hermansky-Pudlak 综合征(Hermansky-Pudlak syndrome,HPS)是一种罕见的遗传缺陷性疾病,与眼-皮肤白化病、血小板异常和间质性纤维化肺病有关。虽然大多数 HPS 患者肺部疾病与 UIP、IPF 类似,但一些患者具有更典型的 NSIP 特征,例如发病较早(如 20 多岁发病)、HRCT 上显示网状和磨玻璃影,以及在组织病理学上的时相一致性、稀疏的单核细胞浸润和弥漫性胶原沉积。Ⅱ型肺泡上皮细胞的泡沫肿胀提示有基础 HPS。

(王　健　刘　晨)

三、隐源性机化性肺炎

【概述】

隐源性机化性肺炎(cryptogenic organizing pneumonia,COP)的诊断源自于病理学上的机化性肺炎。1983 年,Davison 等以病例报道的方式第一次提出COP 的概念,即指在没有明确致病原因情况下出现的机化性肺炎。2002 年,美国胸科学会/欧洲呼吸学会(ATS/ERS)关于特发性间质性肺炎(IIP)的共识中,将 COP 划分为特发性间质性肺炎的 7 个亚型之一,其发病率位列第三。2013 年,ATS/ERS 将特发性间质性肺炎重新分为主要的、罕见的及不可分类的 3 类,COP 被划为主要的特发性间质性肺炎。

目前已知,大部分机化性肺炎有明确的致病原因,如感染因素、医源性因素、恶性肿瘤及其他情况等。但临床上有一些病例难以找到病因或者病因不能确定,COP 就是指这些没有明确致病原或其他临床伴随疾病的机化性肺炎。

其组织病理学特征主要为远端气腔内的机化性炎症,肺泡内的机化是由一系列的过程诸如肺泡损伤、肺泡内纤维蛋白沉积、成纤维细胞增殖、纤维蛋白定植等最终形成,当这一系列病理改变结合临床及影像学资料,且排除任何已知的或相关的疾病时,方形成所谓"COP"的"临床-影像-病理诊断"。

【临床表现】

COP 属于临床少见病,目前无确切流行病统计资料。

(1) COP 于各个年龄层均可发病,以 40~60 岁多见,平均发病年龄 55~60 岁,偶见于青少年,发生于儿童案例较少,仅有个别案例报道,男女发病概率相等。

(2) 本病常年发病,复发具有一定的季节性,好发于春季。

(3) COP 发病与吸烟无明显相关性,机制不清,有报道无吸烟史或已戒烟者的 COP 发病率约为吸烟者的 2 倍,特别是女性患者。

(4) COP 起病隐匿,通常亚急性起病,病程多在 3 个月内,病情较轻,病初常有发热、刺激性咳嗽、全身乏力、食欲减低等流感样症状,易被诊断为下呼吸道感染。咳痰、胸痛、肌痛、关节痛、夜间盗汗及气胸不常见,咯血罕见。呼吸困难的症状较轻,表现为渐进性的轻度呼吸困难,当病变快速进展时,呼吸困难常加重,甚至出现发绀。

(5) 偶有急性起病者,临床表现为 ARDS,如不及时治疗,很快因急性呼吸衰竭而死亡。COP 患者的临床表现缺乏特异性,甚至部分患者无任何临床症状,而在体检时 X 线胸片发现,因此诊断常被延迟。

(6) 体检时受累肺区可闻及散在湿啰音或吸气末 Velcro 啰音,多出现在双肺中下部,偶有哮鸣音。部分患者可无阳性体征,与特发性肺纤维化不同,COP 常无杵状指。

【实验室检查】

(1) 肺功能检查:肺通气功能测定主要表现为轻至中度限制性通气功能障碍和弥散功能的降低。有吸烟史或 COPD 等病史的患者可同时存在阻塞性通气功能障碍。约有 90% 病例可以出现静息或运动后轻度低氧血症或 I 型呼吸衰竭,疾病呈进行性发展的患者可出现严重低氧血症及第 1 秒用力呼气容积升高,但是也偶有肺功能正常病例。

(2) 纤维支气管镜检查及 BALF:BALF 有助于排除其他肺部疾病(如感染性肺炎及肺部肿瘤),找出机化性肺炎的病因。COP 患者 BALF 检查显示白细胞总数增加,且淋巴细胞、中性粒细胞和嗜酸性粒细胞同时增加,其中以淋巴细胞增多最为显著(20%~40%),其次是中性粒细胞(约 10%)、嗜酸性粒细胞(约 5%),其他细胞如肥大细胞、浆细胞也有轻度上升。T 淋巴细胞亚群检测显示淋巴细胞被激活,CD8 增加为主,CD4/CD8 比值下降。

(3) 血液学检查:包括血沉增快、C 反应蛋白明显增高、白细胞总数增多伴中性粒细胞比例升高、嗜酸性粒细胞和血小板轻度增多、血清 IL-6、IL-8 及 TGF-β1 明显升高等。

【影像学表现】

1. X 线表现　可以划分为 3 种典型的类型。

(1) 多发性斑片状肺炎型,此型为 COP 典型的 X 线表现,常呈游走性,平片多呈现多发性斑片影(图 14-1-13),有时可见支气管空气征,需与慢性嗜酸性细胞性肺炎、肺淋巴瘤等鉴别。

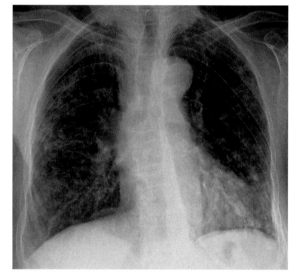

图 14-1-13　隐源性机化性肺炎
男性,52 岁,无吸烟史,呼吸困难两个月余。胸部后前位片示双肺弥漫分布的多发斑片状肺泡实变影

(2) 孤立性肺炎型,局灶肺实变影常位于上肺边缘清楚,常呈叶段分布,偶有空洞。

(3) 弥漫性间质性肺炎型:表现与特发性肺纤维化类似。

2. CT 表现　COP 的 CT 影像学特征呈多样性。有学者将 COP 的影像学特点总结为"五多一少":即多态性、多发性、多变性、多复发性、多双肺受累,蜂窝肺少见。常见的影像学表现包括如下。

（1）多发斑片状肺泡实变影（典型病变）:具有以两下肺、胸膜下及沿血管支气管周围分布为主的特点（图14-1-14）,约占COP的90%。病变大小不等,密度从磨玻璃影到实变影不等。单侧或双侧,其内可见轻度扩张的支气管。大多数COP病灶具有明显迁徙性或游走性,包括大小和形态的变化,游走性是本病较为特征性的影像学改变。

（2）单独局灶结节影或肿块影（局灶性病变）:8~10mm大小不等,可多发,多见于上叶,沿血管支气管束分布,多边缘不规则（图14-1-15）,可伴支气管充气征和胸膜尾征。部分肿块或结节内可形成空洞,可能与合并感染有关。

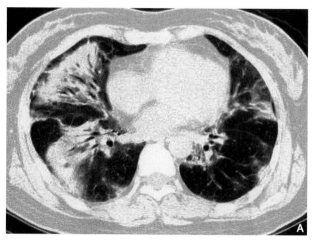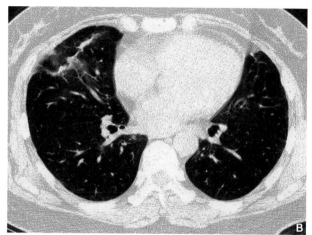

图14-1-14　隐源性机化性肺炎

女性,62岁,无吸烟史,咳嗽,呼吸困难两个月余。入院肺部HRCT肺窗（A）显示双肺多发沿支气管血管束分布的实变影,以双肺下叶为主,并可见轻度支气管牵拉扩张,经过激素治疗6个月后复查肺部HRCT（B）显示右肺中叶残留少许条片影及磨玻璃密度影,其余肺野内病变基本完全吸收

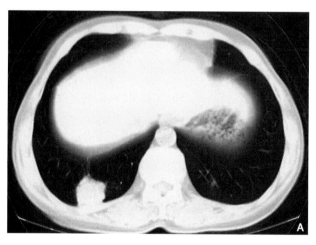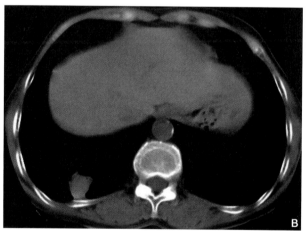

图14-1-15　隐源性机化性肺炎

女性,53岁,胸痛,肺部CT肺窗（A）显示右肺下叶后基底段软组织密度肿块影,外形不规则,纵隔窗（B）示病变内密度均匀,未见支气管充气征,局部胸膜下脂肪间隙存在

（3）弥漫性渗出阴影（渗出性的COP）:常常由肺间质病变与小的肺泡实变影相叠加,起初多为胸膜下的网状影,后期少数出现蜂窝肺（图14-1-16）。

（4）其他少见的CT改变:网格状、小结节影、线样影、条带状阴影、胸膜下弧形线、支气管壁增厚（图14-1-17）、肺泡扩张、结节内多发空腔、反晕征（图14-1-18）（即中心为毛玻璃影,外周为新月形的实变环绕）、偶有气胸或纵隔气肿,胸膜渗出征象极少见,极少数病例可见肺门肿块伴阻塞性炎症,类似于中央型肺癌的表现,但无纵隔淋巴结增大。上述病变类型可单独发生,也可多种混合存在。其中反晕征是COP较为特异性的征象,病灶的多灶性,双肺分布胸膜下及支气管血管束旁分布的实变,GGO和结节模式应考虑到COP的可能。

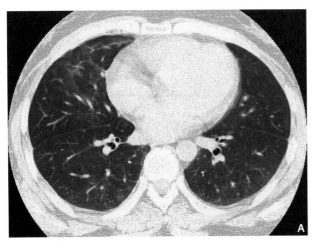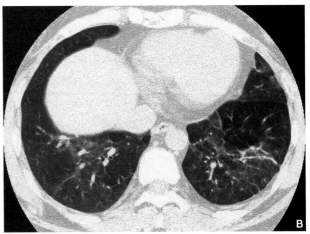

图 14-1-16 隐源性机化性肺炎

女性,43 岁,活动后气短 1 年半,肺部 HRCT 肺窗(A、B)显示肺内为弥漫性斑片状磨玻璃密度影,以胸膜下及双肺下叶基底段为主伴有小叶间隔增厚

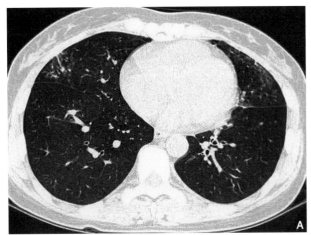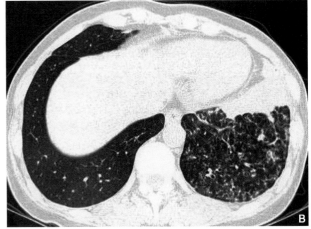

图 14-1-17 隐源性机化性肺炎

女性,37 岁,反复咳嗽,咳痰 3 年余,加重 2 个月。肺活检穿刺病理提示机化性肺炎。HRCT 肺窗(A、B)显示双肺胸膜下多发支气管壁增厚,小叶中心结节影及树芽征,以左肺下叶为著

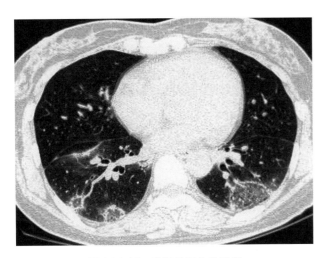

图 14-1-18 隐源性机化性肺炎

女性,46 岁,咳嗽,劳力型呼吸困难 3 个月。肺部 HRCT 显示双肺多发胸膜下团片影,中心呈磨玻璃密度影,周围呈较为致密的条带影,边界不清

【诊断依据】

(1) COP 的诊断需要建立机化性肺炎的基础上,然后排除任何可能原因(可能是相对明显的或者需要更复杂的病原学的调查)。

(2) COP 镜下肺活检和病理学诊断的特征性病理改变表现为远端气腔(包括细支气管、肺泡管、肺泡腔)内的机化性炎症,由疏松的结缔组织将成纤维细胞和肌成纤维细胞包埋构成,病变可通过肺泡孔从一个肺泡扩展到邻近的肺泡,形成典型的"蝴蝶影",伴有轻度间质性慢性炎症;病灶以小气道为中心向远端延伸,呈片状分布;但病灶间肺部正常结构未被损害。

(3) 要最终作出隐源性肺炎的诊断,必须在获得机化性肺炎病理诊断的基础上,结合临床、影像及其他辅助检查资料进行综合分析,排除可能导致机

化性肺炎的其他疾病后,才可以考虑 COP 的诊断。

【鉴别诊断】

1. 非特异间质性肺炎 主要表现为以淋巴细胞和浆细胞为主的慢性炎症细胞浸润肺泡间隔,随着疾病的进一步发展朝纤维化发展。病灶均一分布,病程一致,不出现成纤维细胞灶。CT 表现是磨玻璃影,通常为双侧性并对称分布,主要位于小叶,较少出现纤维改变和蜂窝肺。

2. 寻常型间质性肺炎 表现为肺间质炎症细胞浸润,纤维化组织增生,纤维化进程有差异,轻重不一、新老并存,且病变组织和正常肺组织交替分布。CT 表现是多种多样的,纤维化肺区域与正常肺区域混杂,包括网格状影、蜂窝肺及牵拉性支气管扩张,病变主要位于基底部及胸膜下,伴有下肺容积减少。

3. 过敏性肺炎 在慢性期表现为肺间质纤维化改变。急性期大量炎性细胞浸润,表现为细支气管和肺泡壁水肿。而在亚急性期出现肺间质内散在分布肉芽组织,CT 表现为磨玻璃影,小叶间隔增厚,多呈均匀性分布。过敏性肺炎可出现局灶性机化性改变,其病变不但累及肺泡腔和细支气管,同时还累及肺间质和肺血管。

四、急性间质性肺炎

【概述】

急性间质性肺炎(acute interstitial pneumonia, AIP)是一种突发起病、快速进展为呼吸衰竭并需机械通气的间质性肺疾病,常因呼吸衰竭导致患者短期内死亡,预后极为不佳。弥漫性肺损伤病变是组织学特点,从间质性肺水肿、炎性细胞浸润,透明膜形成,发展为机化性肺纤维化,可出现因纤维化导致的前那行支气管扭曲扩张。

最早在 1944 年 Hamman 和 Rich 报告了一组以暴发起病、进展迅速并短时间内死亡为特点的病例,在病理上主要表现为肺泡间隔增厚水肿、通明膜形成及肺间质广泛纤维增生,此后有人称此为 Hamman Rich 综合征。

1986 年 Kuzenstein 等报道了 8 例与 Hamman Rich 综合征相类似的病例,并正式更名为急性间质性肺炎。AIP 是特发性间质性肺炎的一个亚型,2002 年美国胸科协会和欧洲呼吸病学会将特发性间质性肺病分为 7 型,按发病率将其排序,AIP 居第 4 位,是一种具有潜在逆转可能的急性肺损伤性疾病。

2013 年,ATS/ERS 将特发性间质性肺炎重新分为主要的、罕见的及不可分类的 3 类,COP 被划为主要的特发性间质性肺炎第 6 位。AIP 确切的病因及发病机制尚不清楚,因其临床表现及病理特点类似于 ARDS。AIP 与 ARDS 的主要区别是,前者经仔细的临床评估仍找不到任何原因,而后者可以发现诱发因素。

【临床表现】

(1) AIP 的临床表现与 ARDS 基本相同,经常以流感样症状起病,与吸烟无关,男女发病率基本相同,大多数患者 40 岁以后发病,平均年龄为 50~55 岁。最初表现可有肌痛、头痛、咽痛、咳嗽、发热和呼吸困难等症状,约有一半的患者有发热症状。

(2) 主要体征有呼吸急促、心动过速、双肺湿性啰音或哮鸣音。急性发作可有气短,晚期类似于呼吸窘迫综合征症状,其原因不明,感染所致可有发热和全身症状,对药物过敏者可仅有呼吸困难(如口服胺碘酮、吉非替尼),也可有发热;有的查不出原因。病灶出现快,发展快,病程短,1~3 周内可发展为急性呼吸衰竭,大多数患者需要呼吸支持治疗,病死率极高。

(3) AIP 的临床表现无特异性,无基础肺脏疾病和其他已知可累及肺脏的疾病,通过临床评估和实验室检查确定无肺部感染证据是诊断 AIP 的重要依据。

(4) 在临床上出现 ARDS 时,在病理上为纤维增殖期,大量皮质激素应用可改善临床症状,急性间质性肺炎预后较差,可死于出现临床症状 2 周~3 个月,死亡率高达 60%。

【实验室检查】

本病实验室检查无特异性。

(1) **血气分析**:多提示 I 型呼吸衰竭。

(2) **纤维支气管镜**:对 AIP 的诊断有帮助,支气管肺泡灌洗液检查对排除弥漫性肺泡出血、过敏性肺炎、嗜酸性粒细胞肺炎、某些特殊感染(如伊氏肺孢子菌肺炎)、巨细胞病毒肺炎等有价值。经纤维支气管镜行肺脏活组织检查往往缺乏更多的诊断价值。由于绝大多数患者最终都要行机械通气治疗,产生气压伤的可能性增大。因此,经纤维支气管镜行肺脏活组织检查应慎重。本病没有特异型临床诊断指标,确诊依赖临床资料和肺活检,但由于 AIP 病情凶险,很难在急性期行肺活检,所以胸片及 CT 具有重要的价值,尤其后者。

【影像学表现】

AIP 的影像学表现不具特异性,主要呈急进性的影

像学变化,其影像学改变有其相应的病理学基础:

1. **发病1周内** 为急性渗出期,胸片表现为弥漫性的、两肺肺泡的透过度减低。早期胸部CT较胸片显示病变敏感,主要为双肺中下肺胸膜下散在分布的实变阴影及磨玻璃影,可呈地图状分布,累及纵隔胸膜及叶间胸膜下肺组织,受累的概率及严重程度为侧胸膜下肺组织>叶间胸膜下肺组织>纵隔胸膜下肺组织。磨玻璃影与正常肺组织界限相对清晰,密度较常规炎性渗出病变密度低,可能与肺泡腔

透明膜形成及肺泡腔、肺间质水肿有关。

2. **发病2~3周** 此期AIP的病理上渗出与增生重叠,病变由肺的外周向中轴蔓延,从中下肺向上扩展,影像主要表现为两肺弥漫分布磨玻璃影,可见散在分布的实变影,但以磨玻璃影为主,并可见小叶间隔及小叶内间隔增厚,增厚的小叶间隔光滑一致(图14-1-19)。此时期磨玻璃影内可见灶状分布的正常肺组织,由未被纤维化的残存肺泡组成。可出现轻度支气管扩张。

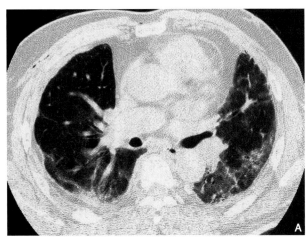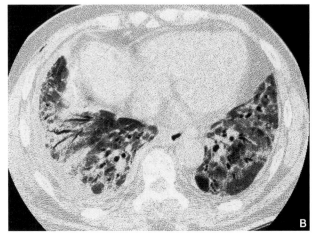

图 14-1-19 急性间质性肺炎
女性,76岁,反复咳嗽咳痰20余年,加重伴呼吸困难1周。CT肺窗(A、B)显示两肺弥漫分布的浅淡磨玻璃影,双肺支气管血管束紊乱、双肺下叶间隔增厚及轻度牵拉性支气管扩张

3. **发病3周以后** 后期AIP的病理上以纤维化为主,影像学表现为急进性间质纤维化和进行性肺组织及肺结构的破坏。定位像可显示肋骨向前下方塌陷,表明肺的顺应性较差。支气管扩张和蜂窝状影是其最显著表现。牵张性支气管扩张呈串珠样改变,扩张的程度代表了纤维化的程度,但常与网状影或蜂窝影的严重性不成比例。文献报道了HRCT发现早期病理表现之后即可出现支气管扩张的影像,提示增殖性或纤维化阶段。

【诊断依据】

(1)AIP的临床表现为一个无原因的ARDS过程,实验室及检查无特异性,确诊有赖于临床病史及肺活检。AIP的诊断需要下述两点:特发性ARDS的临床表现和病理有机化性弥漫性肺泡损伤的确认。这需要开胸或胸腔镜肺活检确诊。

(2)对于大多数病例而言,在肺活检之前一般需要做经支气管镜肺泡灌洗,这样可以明显缩小鉴别诊断的范围。

(3)一般认为,既往身体健康(正常肺)发生急剧间质性肺炎;短时内发展难以纠正的呼吸衰竭(主要为Ⅰ型呼吸衰竭)而无明显诱因和病因;肺活检(开胸或纤维支气管镜肺活检)具备弥漫性肺泡损

伤的病理即可考虑本病。

【鉴别诊断】

1. **急性呼吸窘迫综合征** 临床表现和病理过程与AIP极其相似,影像学表现难以区分,但ARDS常有原发病和明确的病因,糖皮质激素治疗无效;影像学表现以双肺肺泡弥漫渗出、肺实变为主要特征,晚期因广泛肺水肿和肺实变表现为"白肺",但其晚期纤维化程度和肺结构的破坏程度都不如AIP。

2. **单纯性间质性肺水肿** AIP早期病理改变中存在肺间质水肿,需与单纯性间质性肺水肿进行鉴别。间质性肺水肿的小叶间隔常增厚,但其增厚的程度有明显的重力优势分布,且常伴不同程度的胸腔积液,支气管扩张和蜂窝状影极为少见。

3. **寻常型间质性肺炎和脱屑性间质性肺炎** 鉴别要点包括疾病早期特点、影像学和病理学特点、临床经过及对治疗的反应等。临床表现最主要的区别是疾病持续时间,影像学表现为双肺支气管血管束紊乱、肺小叶间隔增厚,双下肺弥漫网格影,以双侧胸膜下分布为主。AIP常突然起病,而脱屑性间质性肺炎有一个从数周到数月的亚急性过程,寻常型间质性肺炎病程常超过1年。

4. **闭塞性细支气管炎伴机化性肺炎** 闭塞性

细支气管炎伴机化性肺炎（bronchiolitis obliterans with organizing pneumonia，BOOP）可出现如同 AIP 的机化性病变，但 BOOP 的临床经过为亚急性，极少发生急性呼吸衰竭，低氧血症的进展也较 AIP 缓慢。胸部影像表现为两肺多发性斑片状阴影病程中有明显的游走倾向。应用激素治疗部分病例可治愈。

（王　健　胡晓飞）

五、呼吸性细支气管炎并间质性肺炎

【概述】

呼吸性细支气管炎并间质性肺炎（respiratory bronchiolitis-associated interstitial lung disease，RB-ILD）是呼吸性细支气管炎（respiratory bronchiolitis，RB）和间质性肺疾病（interstitial lung disease，ILD）的结合。1987 年 Myers 等人在 6 例有吸烟病史的患者外科活检标本中发现肺泡中有色素巨噬细胞聚集和壁炎症，其严重程度足以产生 ILD 的临床、生理和影像特征，这种临床病理表现的疾病被称为 RB-ILD。

RB-ILD 的病理特点是呼吸性细支气管、肺泡管和邻近的肺泡腔内巨噬细胞浸润伴随轻度的间质性炎症改变，同时还有散在的多核巨细胞、嗜酸性粒细胞，有时可见脱落的肺泡上皮细胞。多数巨噬细胞带有棕色的色素颗粒，被称为"吸烟者的巨噬细胞"，因巨噬细胞呈细支气管中心性分布，局限于小叶中央区域，故远端气腔不受累。呼吸性细支气管外周区的肺泡间隔轻度增厚，但无明显纤维化，常可以见到Ⅱ型上皮增生，鳞状和柱状上皮化生。

由于病因学的证据表明 RB-ILD 的发生与吸烟相关，在 ATS/ERS 的最新更新指南中 RB-ILD 与 DIP 一起划归为主要的特发性间质性肺炎中吸烟相关的肺部疾病，然而，与吸烟相关的肺部疾病的发病机制目前尚未阐明。

【临床表现】

（1）RB-ILD 通常见于 30～40 岁吸烟者，男性略多于女性，患者起病隐匿，主要表现为咳嗽、胸闷的症状，可有少量咳痰及活动后气促。

（2）一些 RB-ILD 患者无明显临床症状，主要通过肺功能损害和胸部 X 线或 HRCT 异常而发现并诊断。在大多数情况下，RB-ILD 不是致残性疾病，患者仅表现出轻微症状，部分患者可能因为广泛的 ILD 而有明显的呼吸困难和低氧血症。

（3）胸痛和消瘦在 RB-ILD 中较少见，偶发的咯血和发热可能是由下呼吸道感染等基础疾病引起的。肺部体检双侧肺底多可闻及吸气相爆裂音，患者罕见有杵状指（趾）。

【实验室检查】

（1）RB-ILD 的患者实验室检查多无特异性，仅肺功能表现为阻塞性、限制性或混合性通气功能障碍，较轻的气流阻塞而有明显的弥散功能障碍。

（2）支气管肺泡灌洗液发现含色素巨噬细胞的存在一定程度上支持本病，但部分文献表明 RB-ILD 患者的支气管肺泡灌洗发现通常与正常健康吸烟者没有明显区别，包括细胞总数增加、细胞分析正常或巨噬细胞百分比增加。

【影像学表现】

1. X 线表现　RB-ILD 患者的典型胸部 X 线表现包括细网状改变（为中央支气管和外周支气管壁增厚征象）及微小模糊结节，弥漫性分布或主要分布于双下肺（图 14-1-20）。约 20%～28% 的 RB-ILD 患者胸部 X 线片正常。

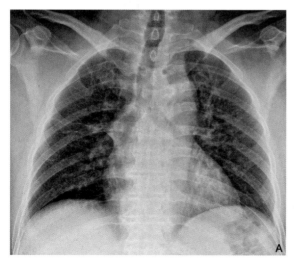
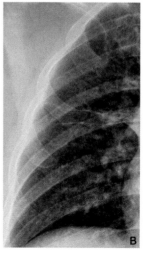

图 14-1-20　呼吸性细支气管炎并间质性肺炎

男性，51 岁，20 余年吸烟史。胸部正位片（A）及局部放大图（B）示双肺弥漫微小模糊结节影，以双肺下野为著，双肺下野可见细网状改变

2. CT表现　HRCT上特征性表现为小叶中心结节和磨玻璃影(图14-1-21),部分患者可有网状影,常伴以上肺叶为主的小叶中心型气肿(50%~70%),气肿一般不严重。少数病例可见斑片状的低密度区,以下肺叶为著,这种低密度区可能是小气道疾病引起的空气潴留,然而小气道疾病的典型表现"树芽征"却罕见报道。RB-ILD患者间质纤维化的频率由小叶间隔和网状结构的存在所决定,在各种研究中有显著差异(20%~75%),蜂窝状结构罕见。

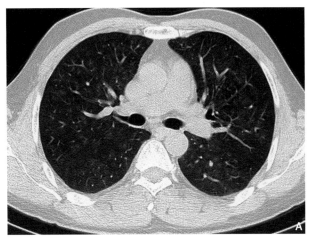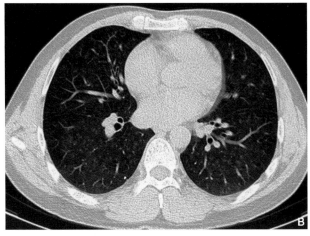

图 14-1-21　呼吸性细支气管炎并间质性肺炎

男性,43岁,20年吸烟史。胸部HRCT(A、B)示双肺弥漫性分布的小片状磨玻璃影及稍显模糊的微结节影(小叶中心结节)

【诊断依据】

目前诊断标准为:患者吸烟、典型的HRCT表现、支气管肺泡灌洗发现巨噬细胞且无淋巴细胞。这些肺泡巨噬细胞含有褐色、金色或黑色的烟草色素夹杂物,在没有这些细胞的情况下应考虑其他诊断。此外,也可能存在中性粒细胞适度增加的情况。RB-ILD的诊断通常无需外科活检病理证实,如需排除RB-ILD可行外科活检。

【鉴别诊断】

1. **呼吸性细支气管炎**　HRCT上呼吸性细支气管炎主要表现为双肺血管,支气管束增多,增粗,树芽征等,可见肺气肿,轻度的小叶间隔增厚等表现,无RB-ILD所表现的小叶中心结节及磨玻璃影。

2. **脱屑性间质性肺炎**　HRCT上DIP可见磨玻璃影,但范围一般较RB-ILD广泛,且无RB-ILD特征性的小叶中心结节。此外,DIP可见不同程度的条索影及网状影,而RB-ILD一般无此征象。

3. **特发性肺纤维化**　特发性肺纤维化虽常见磨玻璃影,偶可见微结节,但其特征性表现为胸膜下和基底部的网状影及蜂窝影,而RB-ILD罕见蜂窝影。

六、脱屑性间质性肺炎

【概述】

脱屑性间质性肺炎(dsquamative interstitial pneumonia,DIP)是一类与吸烟密切相关的少见病,由Liebow等于1965年根据病理学所见首次描述,由于将肺泡腔内聚集的巨噬细胞误认为是脱落的肺泡上皮细胞,命名为"脱屑性"间质性肺炎,尽管"脱屑性"的命名并不准确,但ATS/ERS仍保留了这一命名。

目前已经认识到DIP典型的病理学改变是肺泡腔内聚集大量含色素的肺泡巨噬细胞(alveolar macrophage,AM),肺泡壁增厚伴有间质炎症及不同程度纤维化,可见淋巴细胞和嗜酸性粒细胞。

2013年ATS/ERS对于特发性间质性肺炎的分类将DIP分为吸烟相关性间质性肺炎,但相继有研究发现DIP的患者不一定均与吸烟相关。病毒感染、结缔组织病(类风湿关节炎、系统性红斑狼疮及硬皮病)、吸食毒品、吸入粉尘(如矽尘、石棉、滑石粉等尘埃)、吸入燃料的塑料气味、服用呋喃妥因或西罗莫司等也可诱发此病。

【临床表现】

DIP多发生于40~50岁的患者,男女比例为2:1,本病多为亚急性起病(病程数周至数月),主要临床表现为干咳和进行性加重的活动后气促,部分患者有少量黏痰或痰中带血,亦可有胸痛或胸骨后疼痛,严重者体重明显减轻,有乏力、肌痛、多汗等表现。肺部体检双肺底多可闻及吸气相爆裂音,部分患者可见发绀及杵状指(趾)。

【实验室检查】

DIP 患者的实验室检查多无特异性,但几乎所有的 DIP 患者都有不同程度的肺功能损害,大多数表现为肺活量下降,肺顺应性降低,残气量增加,晚期有弥散功能下降等表现。支气管肺泡灌洗标本内可见大量巨噬细胞的存在。

【影像学表现】

迄今为止所有国内外报道的 DIP 患者 CT 图像上均可见磨玻璃影,是本病的特征性征象,主要位于肺外围且中下肺更多见(图 14-1-22),亦可见不规则条状影及网状影(图 14-1-23)。少数情况下磨玻璃影弥漫且均匀。蜂窝影少见且仅仅见于病变广泛者,通常较轻并局限于下肺外围。激素治疗后磨玻璃影可完全消失,少数进展为网状影。

【诊断依据】

(1)患者多有长期吸烟病史,干咳和进行性加重的活动后气促为 DIP 典型的临床表现。HRCT 图像上主要分布于外带及中下野的磨玻璃影是其特征性表现,亦可见条索影及蜂窝网格影。支气管肺泡灌洗液内大量巨噬细胞的存在也有利于 DIP 的诊断。

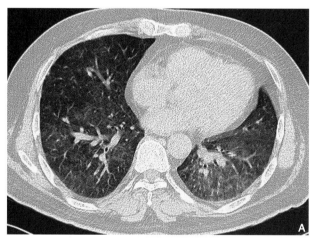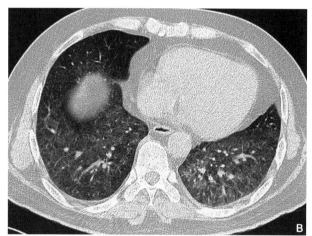

图 14-1-22　脱屑性间质性肺炎

男性,54 岁,多年吸烟史,DIP。HRCT(A、B)显示双肺多发磨玻璃影,以双肺下叶外围为著

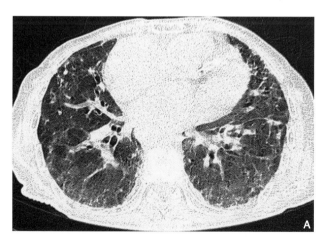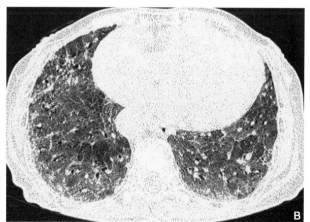

图 14-1-23　脱屑性间质性肺炎

男性,49 岁,23 年吸烟史。胸部 CT(A、B)示双肺多发磨玻璃影,以双肺下叶外围为著,并可见少许条索影及细网格影

(2)病理诊断是目前 DIP 诊断的"金标准",对于诊断不明确的间质性肺疾病,选择性的进行肺活检是十分必要的。

【鉴别诊断】

1. COPD　吸烟为 COPD 重要发病因素,且 COPD 患者临床表现为咳嗽,咳痰,气促,但 COPD 病程较长,为慢性病变。HRCT 上 COPD 患者表现为肺气肿,伴或不伴有支气管壁增厚,一般无磨玻璃影与网状影等间质性炎表现。

2. RB-ILD　RB-ILD 病理改变与 DIP 类似,但 RB-ILD 病变相对局限于呼吸性细支气管及其周围气腔,远端气腔不受累,故 HRCT 上病变范围不如 DIP 弥漫,且一般无条索影及网状影。

3. NSIP　NSIP 多数表现为双肺较对称的磨玻

璃阴影,蜂窝影罕见,一般可通过临床病史及影像学检查来进行诊断,当综合考虑临床病史、HRCT表现及实验室检查等因素仍诊断不明时可考虑行肺活检。

(王 健 孟 珊)

七、淋巴细胞性间质性肺炎

【概述】

淋巴细胞性间质性肺炎(lymphoid interstitial pneumonia,IIP)是一种罕见的特发性间质性肺炎(idiopathic interstitial pneumonias,IIPs),其特征为肺泡和肺泡间隔淋巴细胞以及数量不等的浆细胞浸润。2013年的美国胸科协会/欧洲呼吸学会特发性间质性肺炎IIP分类,将它列为罕见的特发性间质性肺炎(IIPs)之一。

LIP是HIV阳性儿童感染肺孢子虫后最常见的肺部疾病表现。也是一半以上艾滋病儿童最典型的常见病症。成年人不管有没有受到HIV感染,LIP的发生率都小于1%。其中妇女和女孩更常受到影响。

目前认为该病是由自身免疫性疾病或Epstein-Barr病毒、HIV以及其他病毒感染引起的非特异性免疫反应有关。怀疑其与自身免疫性疾病有关的证据是LIP与Sjögren综合征和其他自身免疫性疾病综合征之间存在明显的相关性。25%的LIP病例合并有Sjögren综合征,14%的LIP病例发现同时存在其他的自身免疫性疾病,如:SLE,RA,桥本甲状腺炎。怀疑病毒致病的证据有:研究发现14%的LIP患者呈现免疫缺陷状态(如合并HIV/AIDS,联合免疫缺陷,异常球蛋白血症);在LIP患者肺组织中发现了Epstein-Barr病毒DNA和HIV病毒RNA。根据这个理论,认为LIP是肺中淋巴组织对吸入和/或血液抗原免疫反应的极端表现。

皮质类固醇仍然是治疗IIP的主要手段,其他免疫抑制剂如环磷酰胺,硫唑嘌呤,秋水仙碱和环孢素的效用不明确。不同患者对治疗药物的反应也不相同。

【临床表现】

(1)淋巴细胞性间质性肺炎的日常症状包括持续数周的干咳和进行性劳累性呼吸困难。一些LIP患者可能症状轻微或可能没有症状,此类患者仅仅是胸部X线检查时发现异常。

(2)胸部听诊时,可闻及双基底吸气性爆裂音。

【实验室检查】

(1)肺功能:LIP的肺活量测定研究发现肺部对一氧化碳的低扩散能力和体积减小,有文献报道肺功能测试仅适用于8/13明确的LIP患者。大多数LIP患者(6/8)肺体积明显减少(限制性肺功能);预测中值百分比用力肺活量(forced vital capacity,FVC)为77%(范围60~103),一秒钟用力呼气容积(forced expiratory volume in one second,FEV1)64%(52~100),FEV_1/FVC比率为87%(范围77~97)。很少病例报道肺功能呈现阻塞性模式或正常肺活量。

(2)可以通过适当的经支气管取活检进行组织学检查明确诊断,但不应采用开胸肺活检的方式,以减少并发症的产生。使用B细胞和T细胞标记物的额外染色,可以发现在LIP病例标本中CD8细胞来源的细胞是优势细胞,另外还存在大量CD20阳性B细胞和CD8与CD4比率升高。

【影像学表现】

1. **X线表现** LIP患者的胸部X线通常显示正常,少数患者在胸部X线片上显示有非特异性的网状结节。

2. **CT表现** LIP患者的胸部HRCT的改变比较多样。较特征性的表现为小叶中心和胸膜下结节(图14-1-24),非特异性的表现为增粗的支气管血管束,磨玻璃样改变,囊性结构(图14-1-25),小叶间隔增厚(图14-1-26)、胸腔积液和纵隔淋巴结肿大。

对于合并有肉芽肿性淋巴细胞性间质性肺病(granulomatous lymphocytic interstitial lung disease,GLILD)的LIP病例,FDG PET-CT可以显示肺外淋巴结的FDG摄取水平增高,反映了相应淋巴结结构发生了异常以及淋巴组织内代谢活性增高,提示这种病症的多系统代谢活跃淋巴组织增生性质。而通过常规CT或MRI,往往可能会漏掉未发生肿大的部分病变淋巴结。

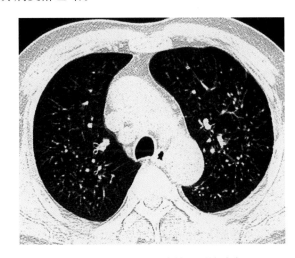

图14-1-24 淋巴细胞性间质性肺炎
男性,36岁,HIV阴性。CT肺窗显示多发小叶中央型结节、胸膜下结节,结节大小各不相同

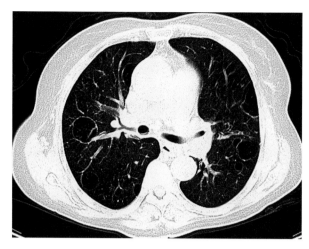

图 14-1-25　Sjögren 综合征合并淋巴细胞性间质性肺炎

女性,64 岁,CT 肺窗显示肺部多发囊肿影,边界清楚,锐利,双肺呈磨玻璃样密度增高

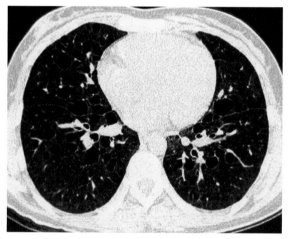

图 14-1-26　淋巴细胞性间质性肺炎

女性,27 岁,咳嗽气短 2 个月。HRCT 双肺多发,散在分布的大小不等囊状透光区,小叶核增粗,胸膜下可见少许磨玻璃密度影伴小叶间隔增厚

【诊断依据】

(1) LIP 的明确诊断基于肺活检结果,特别是病变早期阶段的确诊。

(2) 在显微镜下,LIP 肺组织主要显示间质细胞浸润,其远端间隔组织弥漫性受累。浸润物由成熟的小淋巴细胞,浆细胞和组织细胞组成,这些细胞使得肺泡间隔增厚,并包围小气道和血管。

【鉴别诊断】

LIP 主要与过敏性肺炎、非特异性间质性肺炎、普通型间质性肺炎、黏膜相关淋巴组织(mucosa-associated lymphoid tissue,MALT)淋巴瘤、伊氏肺孢子菌、真菌和分枝杆菌感染,以及淋巴组织增生性疾病进行鉴别诊断。实验室检查、X 线检查、CT 检查等对鉴别诊断意义不大,需要活检明确诊断。

八、特发性胸膜肺弹力纤维增生症

【概述】

特发性胸膜肺弹力纤维增生症(idiopathic pleuroparenchymal fibroelastosis,IPPFE)是一种近年来才被认识的间质性肺病类型。以前类似的疾病有很多名字,如:特发性进展性肺纤维化、上叶纤维囊性改变、上叶纤维空洞、肺尖纤维囊性病、特发性进行性胸膜肺纤维化、肺尖纤维化、特发性肺上叶纤维化等。2004 年才有英文报道将其命名为 IPPFE。2013 年的美国胸科协会/欧洲呼吸学会修订版特发性间质性肺炎(idiopathic interstitial pneumonia,IIP)分类共识中,将它列为罕见的特发性间质性肺炎(IIPs)之一。迄今为止,已发表的文献中总共报道的病例总数不到 100 例。

IPPFE 通常出现在成人中,但发病年龄缺乏特异性,年龄从 13~87 岁不等,中位值约为 53 岁。病例报道中可以观察到年龄呈现双峰分布,30 岁阶段呈现第一个峰值,以及 60 岁呈现第二个峰值。在年轻患者中,女性较多。但男女比例总体上没有显示出明显的性别差异。另外 IPPFE 主要发生在非吸烟者群体中。

IPPFE 的病因还没有定论,但所报道的 PPFE 病例中,有相当大比例病例存在于肺、骨髓和造血细胞移植病史。另外 IPPFE 与许多化疗药物以及铝硅酸盐粉尘等职业暴露史也可能存在着某种关系。此外,在 PPFE 病例中,有部分是有 IIP 家族史的年轻女性,表明 PPFE 可能具有遗传易感性。当没有发现任何相关病症时,PPFE 被认为是特发性的。

【临床表现】

(1) IPPFE 的患者大多没有吸烟史,往往有复发性肺部感染病史和家族性肺间质疾病的家族史。主要的临床症状包括体重减轻,干咳,劳力性呼吸困难,体重减轻和慢性钝性胸膜疼痛,有三分之一的患者会发生单侧或双侧气胸,且气胸很少自发消退,呈持续的空气泄漏状态。此外,有病例报道了气胸和气腹的同时发生。

(2) IPPFE 患者体型修长,查体可以发现"扁平"胸廓(plathythorax)。与其他间质性肺炎一样,在双下肺听诊可闻及细小爆裂音。

【实验室检查】

(1) 血清生物标志物:表面活性蛋白 D(surfactant protein D,SP-D)升高,6 型肺泡细胞表面抗原(krebs von den lungen-6,KL-6)水平正常,或在晚期

略有增加,各种血清自身抗体的滴度升高。

(2)肺功能:通气试验可以发现呈现限制性通气障碍表现。与一氧化碳扩散能力(diffusing capacity of the lung for carbon monoxide,DL$_{CO}$)相比,用力肺活量(FVC)不成比例地降低;KCO(DL$_{CO}$/VA)趋向于超常值;残余体积/总肺容量比率(RV/TLC)增加。

(3)血气分析:在早期阶段表现为:正常的氧气压力(PaO$_2$),二氧化碳分压(PCO$_2$)轻度增加,保留肺泡-动脉氧气梯度(A-aDO$_2$);在晚期表现为:低氧血症伴高碳酸血症型呼吸衰竭。

(4)组织学检查:可以发现内脏胸膜弹性纤维增厚,呈现均匀、密集的肺泡内纤维化伴间隔弹性组织变性,且从异常病变组织到正常组织之间缺乏过渡。病灶存在少量的单核淋巴细胞浸润,形成稀疏的成纤维细胞灶以及肺动、静脉的血管局部狭窄。

【影像学表现】

(1)HRCT通常表现为双侧不规则胸膜增厚和双肺上叶肺实质的密集网状纤维(图14-1-27)。在异常和正常肺之间存在明确的分界是其一个特征。胸膜沿着肺泡间隔楔形增厚,使肺部结构扭曲向上收缩。随病情进一步发展出现小叶间隔增厚,小实性病灶和肺体积减少。此外,可观察到肺囊肿和多发大疱,胸膜对机械应力的改变可能会导致这些患者气胸发生率增高。

(2)CT发现孤立的支气管扩张,可能是复发性感染导致的结果。应注意孤立的气道扩张不应与间质纤维化背景下的牵拉性支气管扩张相混淆。胸腔的直径减小也是IPPFE常见的发现(图14-1-27)。

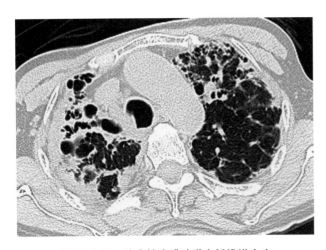

图14-1-27　特发性胸膜肺弹力纤维增生症
男性,60岁,CT肺窗显示双肺上叶小叶间隔增厚,呈致密网状纤维化,胸膜不规则增厚,右侧胸廓缩小,支气管牵拉扩张

【诊断依据】

目前尚未有关于IPFFE诊断的共识声明,但大多数诊断采用放射学和组织病理学标准结合的方式。2012年,Reddy等人提出PPFE的影像学和形态学诊断应使用"明确"、"一致"和"不一致"的描述,并给出三者的诊断标准。

1. Reddy提出的PPFE影像学诊断标准如下。

(1)"明确的"的PPFE诊断:胸膜增厚和胸膜下纤维化的病灶,几乎完全局限于上叶。

(2)"与PPFE表现一致"的PPFE诊断:胸膜增厚和胸膜下纤维化的位置并不一定完全局限于上叶,允许肺其他地方存在类似的特征。

(3)"与PPFE表现不一致"的诊断:胸膜增厚和胸膜下纤维化的位置,不具备上述特征。

2. Reddy提出的PPFE组织学诊断标准如下。

(1)"明确"的PPFE诊断的组织学标准:包括上叶胸膜纤维化伴胸膜下肺泡内纤维化及肺泡间隔弹性增生。

(2)"与PPFE表现一致"诊断的PPFE组织学模式:存在肺泡内纤维化,但它与胸膜纤维化无关,如主要纤维化病灶不在胸膜下,或者活检标本不来自上叶。

(3)"与PPFE不一致"的诊断,是在上述所需特征缺失时给出。

3. 2015年,Rosembaum等人提出了进一步的PPFE诊断组织学标准如下。

(1)80%非萎缩(塌陷)肺组织出现纤维弹性变性的纤维性间质性肺炎。

(2)胸膜下和/或小叶中心分布。

(3)全身炎症反应无/轻度。

(4)没有特定的叶偏好,通常是多叶。

(5)罕见或没有肉芽肿改变。

IPPFE的明确诊断需要放射学和形态学特征的组合,但需要考虑外科活检带来的不利风险,在很多的情况下,穿刺可能造成气胸,加重肺功能损伤。

【鉴别诊断】

在评估疑似IPPFE病例时,应考虑一系列鉴别诊断。应仔细了解有无石棉暴露史,既往结核病史,以及提示结节病和结缔组织疾病的体征和症状。

在特定情况下,可能需要针对自身免疫和支气管肺泡灌洗(BAL)分析进行适当的实验室检测。

肺尖帽(apical cap)是肺尖的特发性改变,呈胸膜下锥体瘢痕形式,其组织学特征为胸膜下纤维化和弹性纤维(elastic fibers,EF)卷曲。因为它不累及胸膜周围,往往不会随着时间的推移而发展,并且主要发生在有吸烟史的老年男性中,所以可以与IP-PFE区分开来。

(王　健　李志超)

九、急性纤维素性机化性肺炎

【概述】

急性纤维素性机化性肺炎(acute fibrogenic organizing pneumonia,AFOP)是一种罕见的肺部疾病,由Beasley等于2002年首次提出,因其肺组织病理学表现为肺泡腔内纤维素球形成,同时存在机化性肺炎改变,不能归入已知间质性肺炎的病理学类型,故将其命名为AFOP。

AFOP的特点是肺泡内纤维蛋白的独特组织学特征和组织性肺炎的存在,以气腔内大量纤维素样物质沉积为特征,病理表现为肺泡腔内可见典型的均质嗜酸性纤维素球伴周边机化的疏松结缔组织,没有透明膜形成,不伴有明显的嗜酸性粒细胞浸润,无肉芽肿形成,受累肺泡的肺泡间隔内可见急、慢性炎症细胞浸润,肺泡间隔可增宽,病变之间的肺组织基本正常,病理学上需要与弥漫性肺泡损伤(DAD)、闭塞性细支气管炎伴机化性肺炎(BOOP)和嗜酸细胞性肺炎(EP)相鉴别。

发病机制尚不清楚,与多种可能的病因有关,如感染(细菌感染:流感嗜血病毒、鲍曼不动杆菌;病毒感染:SARS冠状病毒、呼吸道合胞病毒、HIV;真菌感染:伊氏肺孢子菌;衣原体性肺炎)、结缔组织疾病、药物、环境暴露和器官移植等。目前有学者认为AFOP可能是急性肺损伤的晚期病理改变,也有学者提出AFOP可能与免疫功能紊乱有关。

【临床表现】

AFOP临床表现缺乏特异性,常表现为呼吸困难、发热、咳嗽,患者可以出现咯血、胸腔积液,很少出现气胸,临床上呈急性或亚急性起病,急性起病者多迅速发展为呼吸衰竭,需机械通气治疗,病死率高,亚急性起病者病程较长,可达2个月,类似于机化性肺炎(OP),对激素治疗敏感,多可治愈。

【实验室检查】

白细胞计数、C反应蛋白增高及低氧血症,肺功能检查主要表现为限制性通气功能障碍及弥散量减低。

【影像学表现】

AFOP病变的主要影像学表现为双肺弥漫性斑片状实变影、磨玻璃影、网格影,大片实变影伴支气管充气征(图14-1-28),还可表现为孤立性结节影,病变弥漫、游走、双下肺外带多见,病变的影像学表现可能与发病时间有关,亚急性起病AFOP的影像学表现与隐源性机化性肺炎(COP)相似。

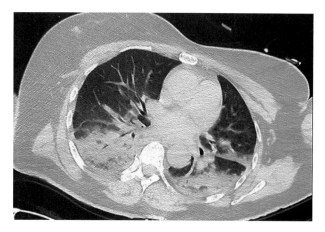

图14-1-28　急性纤维素性机化性肺炎
男性,56岁,胸部CT示双肺下叶片状实变、磨玻璃密度影,可见支气管充气征

【诊断依据】

(1) AFOP的临床、影像学表现缺乏特异性,确诊主要依赖组织病理学检查。

(2) 支气管镜检查:支气管肺泡灌洗通常提供非特异性的发现,但是并不能提供明确的诊断。

(3) 肺活检:无论是开胸肺活检,CT引导肺活检,或视频胸腔镜(VAT)肺活检,是诊断AFOP的首选方法。

【鉴别诊断】

当肺部出现弥漫、游走、两下肺外周带为主的斑片状实变及磨玻璃影,表现与机化性肺炎相似,但临床表现较重,病情进展较快时,应想到AFOP的可能性。

(王　健　陈康)

第二节　过敏性肺泡炎

【概述】

过敏性肺泡炎(hypersensitivity pneumonitis,HP),也称为外源性过敏性肺炎,是一种严重程度、临床表现及自然病程多变的复杂综合征,易感人群反复吸入各种具有抗原性的有机粉尘、低分子量化学物质,引起的一组弥漫性间质性肺病。反复吸入农业粉尘引起的农民肺即是其中的代表,其他过敏原包括含有真菌孢子、细菌产物、动物蛋白质或昆虫抗原的有机物尘埃颗粒等。过敏性肺泡炎的发生与季节性大气污染、室内微生物污染有关。

一般认为该病是免疫复合物性疾病。Ⅲ型和Ⅳ型变态反应在发病中起重要作用,肺泡巨噬细胞激活可能是发病的中心环节,变应原-抗体免疫复合物对过敏性肺炎急性综合征的发生起重要作用,机体的个体差异也起作用。

主要病理变化为弥漫性肺充血水肿及肺泡内蛋白液的渗出,渗出液中可见浆细胞、淋巴细胞,有时可见到成堆的嗜酸性粒细胞。反复发作或不吸收,可发展成为肺间质纤维化(pulmonary interstitial fibrosis)。

【临床表现】

临床上把过敏性肺泡炎分为以下3型。

(1)急性型,为暴露于大量抗原物质4~6小时后出现咳嗽、发热、寒战和肌肉疼痛,症状可持续8~12小时,白细胞总数及嗜酸性粒细胞计数增加;肺部听诊有细中吸气相湿性啰音,哮鸣音不常见。脱离抗原之后,症状一般在几小时内改善,但完全恢复需几周,反复发作可致肺纤维化。

(2)亚急性型,为长期吸入少量抗原后发生亚急性过敏性肺炎,其临床表现与慢性支气管炎类似,咳嗽和呼吸困难持续数日至数周,病情不断发展者需要住院治疗。

(3)慢性型,为长期暴露在抗原下导致的晚期表现,可发生不可逆转的肺纤维化。慢性患者可出现进行性活动后呼吸困难、咳嗽、乏力和体重下降,病程可达数月至数年。最终可发展为呼吸衰竭。

【实验室检查】

(1)血常规检查:急性期可有白细胞增多,多形核白细胞增高,嗜酸性粒细胞可增多。

(2)血清学检查:对协助过敏性肺炎的诊断起重要作用,可检验血清中是否存在抗多种潜在抗原(如真菌、谷物粉尘及动物来源的血液或其他分泌物)的沉淀性 IgG 抗体,但是沉淀素的存在并不能用以确诊。

(3)肺功能试验:限制型通气功能障碍,肺容量和弥散功能下降,可伴有低氧血症。

(4)支气管肺泡灌洗(bronchoalveolar lavage,BAL):是检测疑似 HP 患者肺泡炎的最敏感的方法,将支气管肺灌洗回收液的细胞进行分类,可能观察到显著的淋巴细胞增多(占白细胞的比例大于20%,且常超过50%)。支气管肺泡灌洗(BAL)中 CD4⁺/CD8⁺比值通常下降至小于 1.0,且其中典型的淋巴细胞表型是 CD3⁺/CD8⁺/CD56⁺/CD57⁺/CD10⁻。

(5)肺活组织检查:通过肺活组织检查来明确诊断。

【影像学表现】

1. CT 表现　HRCT 被越来越多地用于 HP 诊断。尽管 HRCT 图像在疾病的各个阶段表现不同,但其特征表现是以肺中至上部区域为主的小叶中心性磨玻璃影、结节影及空气潴留征象(图 14-2-1)。在适当的临床条件下且有典型的 HRCT 表现,则即使没有发现暴露源,也可推定诊断为 HP。

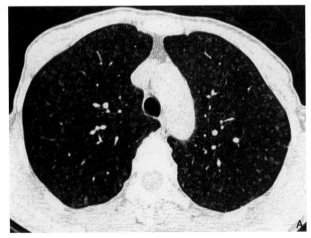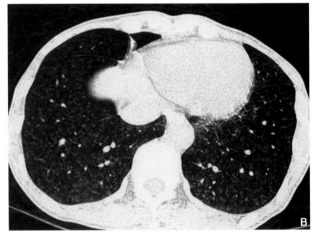

图 14-2-1　急性过敏性肺泡炎

女性,49岁,接触家禽后出现咳嗽,咳痰伴喘憋,隔离过敏原后症状好转,TBLB 结果提示肺间质淋巴细胞浸润,少量嗜酸性粒细胞浸润。肺部 HRCT 肺窗(A、B)示双肺弥漫性小叶中心性磨玻璃影,边界不清,分布不均,肺密度不均,可见空气潴留造成的低密度影

2. 分期　根据患者症状的持续时间,过敏性肺炎通常分为急性期、亚急性期和慢性期。然而,影像学表现并不一定与症状持续时间相关。小叶中心结节、磨玻璃影和空气潴留可能在疾病的任何阶段都

存在,纤维化通常只在慢性 HP 中发现。重要的是要注意,除了蜂窝状外,HP 的所有发现可能是完全或部分可逆的。

(1)急性过敏性肺泡炎:表现为双肺磨玻璃样改变;双肺广泛的斑片状、团片状肺实变影,边缘模糊,密度及分布不均(图 14-2-2),以中下肺较多见,短时间内病灶位置变化大。

(2)亚急性过敏性肺泡炎:典型表现包括弥漫性分布的小叶中心性结节影、磨玻璃样影、局部空气潴留或肺气肿以及轻度纤维化改变。小叶中心性结节影及磨玻璃改变是过敏性肺炎的特征性改变,而小叶中心性结节影是亚急性过敏性肺炎的特征性改变,空气潴留征及肺气肿是细支气管炎症、阻塞的结果(图 14-2-3)。

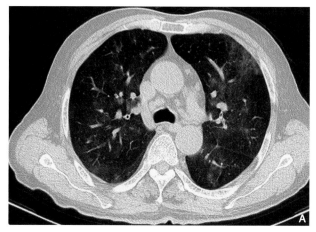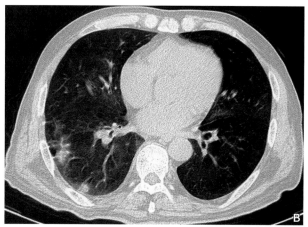

图 14-2-2　急性过敏性肺泡炎
男性,66 岁,胸部 CT 肺窗(A、B)示双肺弥漫性分布的磨玻璃密度影及空气潴留,右下叶斑状实变影

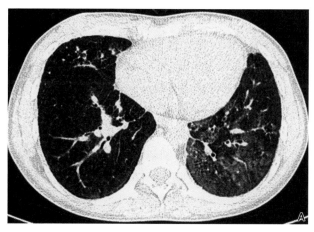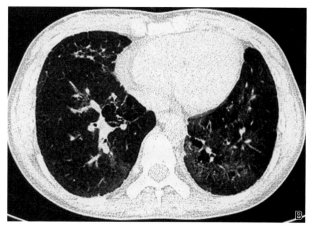

图 14-2-3　亚急性过敏性肺泡炎
男性,51 岁,胸部 CT 肺窗(A、B)示双肺弥漫小叶中心性结节及片状磨玻璃密度影,可见空气潴留

(3)慢性过敏性肺泡炎:CT 表现为网格状、蜂窝状纤维索条影,为肺间质纤维化改变;甚者可见到肺不张、肺气肿及胸膜增厚等征象(图 14-2-4)。

【诊断依据】

正确的诊断基于暴露史、临床评估、放射影像学及病理生理改变和避免接触可疑致病物质(如有可能)后的反应。

关键的诊断标准包括:已知暴露于致病抗原;临床表现、影像学表现及病理生理改变相符;支气管肺泡灌洗(BAL)显示淋巴细胞增多;吸入激发试验呈

阳性;组织病理学检查显示松散的非干酪样肉芽肿或单核细胞浸润。并非所有患者均具备以上所有特征。

目前提出的 HP 诊断标准基于存在以下部分或所有内容。

(1)已知暴露于致病抗原(通过以下途径发现)。

a. 相应的暴露史。

b. 针对环境的大气生物学或微生物调查,这些调查确定存在某种刺激性抗原。

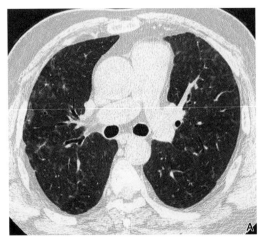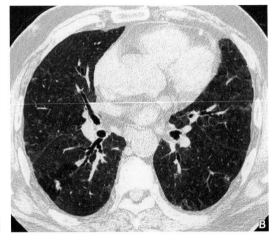

图 14-2-4 慢性过敏性肺泡炎

男性,63 岁,患者 3 年前因饲养鸽子发病,诊断为急性过敏性肺泡炎,治疗后复查,现胸部 HRCT 肺窗(A、B)示双肺胸膜下分布的线状、网状影及腺泡状磨玻璃密度影,右肺下叶可见局限性肺气肿,右侧胸膜肥厚粘连

c. 血清中存在抗已识别的抗原的特异性 IgG 抗体(血清沉淀素)。即使在有明确的已识别抗原暴露史的情况下,沉淀试验阳性仅仅能表明(而不是诊断)潜在病因。

(2) 相匹配的临床、放射影像学或病理生理改变。

a. 伴有或不伴有全身症状的呼吸系统症状及体征,如体重减轻、咳嗽、气短、发热、哮鸣音、乏力和胸部体格检查发现爆裂音。这些表现如果在抗原暴露后数小时内存在、出现或加重,则特别具有提示意义。

b. 胸片或 HRCT 显示网状、结节状或磨玻璃样不透光区。

c. 肺活量测定结果改变和/或肺容积改变(可能为限制性、阻塞性,或混合型)、一氧化碳肺弥散量(diffusing capacity for carbon monoxide,DLCO)降低,静息时或运动试验中气体交换改变。

(3) BAL 显示淋巴细胞增多。

a. 通常伴有 CD4/CD8 比值降低。

b. 淋巴细胞转化试验(目前大多数医疗中心都无法进行)显示对抗原的特异性免疫应答呈阳性。

(4) 下列情况中吸入激发试验呈阳性。

a. 再次暴露于某环境中。

b. 在医院环境中进行可疑抗原的吸入激发试验。

(5) 组织病理学检查显示相符的改变:

a. 松散的非干酪样肉芽肿。

b. 或单核细胞浸润确诊过敏性肺炎。

符合以下情况的患者考虑确诊为 HP:

1. 符合标准(1)、(2)及(3)这类病例中,大多数不需要经组织病理学检查来确诊。

2. 符合标准(1)、(2)及(4)a 这类病例中,大多数不需要采用 BAL 或组织病理学检查来确诊,但这些检查对于制定治疗决策可能很重要。

3. 符合标准(1)、(2)a、(3)及(5)这类病例中,这些患者常常被认定为是某病例群的一部分。指示病例往往具有更严重的疾病。

4. 符合标准(1)、(3)及(5)这类病例中,往往是在 BAL 或经支气管肺活检后首次提出疑诊 HP。关键是应尽可能识别出特异抗原。这常常需要由有经验的工业卫生学家来对家庭及工作环境进行积极监测。使患者完全脱离其日常环境 2~3 周,可能会使其症状产生自发改善,而再次暴露于该环境则可能导致急性症状,这有助于识别环境中的诱发因素。

拟诊 HP 或亚临床 HP,如果患者符合标准(1)、(2)a 和(3),则可考虑为拟诊 HP,若符合标准(1)和(3)a 则考虑为亚临床 HP。而如果患者只符合标准(1),则应考虑为敏化而不是 HP。

【鉴别诊断】

1. **肺泡蛋白沉着症** 急性期:需与肺泡蛋白沉着症相鉴别,后者在进行性呼吸困难的临床情况下,以肺门周围为主呈对称性分布的磨玻璃影及铺路石征。

2. **呼吸性细支气管炎伴间质性肺疾病** 亚急

性期:呼吸性细支气管炎伴间质性肺疾病(RB-ILD),见于吸烟者,好发于肺上叶,常伴小叶中心性肺气肿。

3. **特发性肺纤维化与非特异性间质性肺炎** 慢性过敏性肺炎 HRCT 往往表现为磨玻璃样影和肺微结节,伴蜂窝样改变和/或肺气肿,主要的难点是区分慢性 HP 与特发性肺纤维化(idiopathic pulmonary fibrosis,IPF)及非特异性间质性肺炎(nonspecific interstitial pneumonia,NSIP)。小叶区域阴影和血供减少、小叶中心性结节,且纤维性病变以中上肺区域分布为主的异常表现,这些特征更倾向于提示 HP 而非 IPF 或 NSIP。

(王 健 陈 康)

第三节 嗜酸性粒细胞肺病

嗜酸性粒细胞肺病是与外周或组织嗜酸性粒细胞增多相关的多种肺病。本病可分为原发性和继发性两类。

(1) 常见的原发性嗜酸性细胞肺病包括如下。

1) 单纯性嗜酸性粒细胞增多症(simple pulmonary eosinophilia,SPE),也称 Löffler 综合征。

2) 急性嗜酸性粒细胞性肺炎(acute eosinophilic pneumonia,AEP)。

3) 慢性嗜酸性粒细胞性肺炎(chronic eosinophilic pneumonia,CEP)。

4) 高嗜酸性粒细胞综合征(hypereosinophilic syndrome,HES)。

5) 嗜酸性粒细胞支气管炎(eosinophilic bronchitis,EB)。

(2) 继发性嗜酸性粒细胞肺病包括如下。

1) 变态反应性支气管肺曲菌病(allergic bronchopulmonary aspergillosis,ABPA)。

2) 支气管中心性肉芽肿(bronchocentric granulomatosis,BG)。

3) 寄生虫或真菌感染以及对药物或毒素反应的患者。

(3) 此外,血管炎患者可见嗜酸性粒细胞增多症也包括嗜酸性粒细胞肉芽肿性多血管炎(eosinophilic granulomatosis with polyangiitis,EGPA),既往称为 CSS 综合征(Churg-Strauss syndrome,CSS)综合征。

一、Löffler 综合征

【概述】

Löffler 综合征属于嗜酸性粒细胞增多性肺浸润综合征的一种类型,又称游走性肺炎、单纯性嗜酸性粒细胞增多症(simple pulmonary eosinophilia,SPE),1932 年,瑞士 Loeffler 首次发现并将其定义为外周血中的嗜酸性粒细胞增多和肺部一过性浸润同时存在的疾病。

寄生虫毒素(蛔虫是最常见的寄生虫)、花粉、真菌孢子、蘑菇、甘蔗、谷物、鸽子粪及某些药物(青霉素,对氨基水杨酸,肼屈嗪等)均可为过敏原,但不少患者查不出过敏原,自体免疫的因素亦可掺杂在内。

有学者认为 Löfflerr 综合征仅限于发病原因不明确的病例。Löfflerr 综合征的主要病理变化为肺泡炎和间质性肺炎,渗出液中可见浆细胞、淋巴细胞等,有时可见到成堆的嗜酸性粒细胞。

【临床表现】

(1) Löffler 综合征的临床特征是没有症状或轻度症状,最常见的症状为咳嗽,少量黏痰或少量柠檬色痰,偶有痰中带血。此外尚有头痛、乏力、上呼吸道症状、夜间盗汗、胸痛等。一般不发热,如有则为低热,偶有高热和喘息,常在 1~2 天内恢复正常。

(2) 临床体检可无任何体征,极少听到干湿啰音,偶可叩及浊音,症状和体征多在短期内消失,一般不超过两周。

【实验室检查】

(1) 白细胞总数正常或轻至中度升高,血嗜酸性粒细胞比例升高到 10%~70%。

(2) 在支气管肺泡灌洗液(bronchoalveolar lavage fluid,BALF)中嗜酸性粒细胞可增高,血 IgE、IgM 高于正常值。

【影像学表现】

1. **X 线表现** 斑片影:边界模糊,多分布于两肺中上肺野,呈沿支气管走行分布趋势,病变常多发,呈游走性,表现为短时间内一处病灶吸收,它处又可出现新病灶。

2. **CT 表现**

(1) 肺内磨玻璃影,呈斑片状,通常分布于双肺上中叶,HRCT 显示其边界较清楚(图 14-3-1)。

(2) 两肺弥漫分布的网线影,为增厚的小叶间隔及肺泡壁,支气管血管束增粗,其间可见沿肺间质分布的粟粒大小的结节影,其边界清楚(图 14-3-2)。

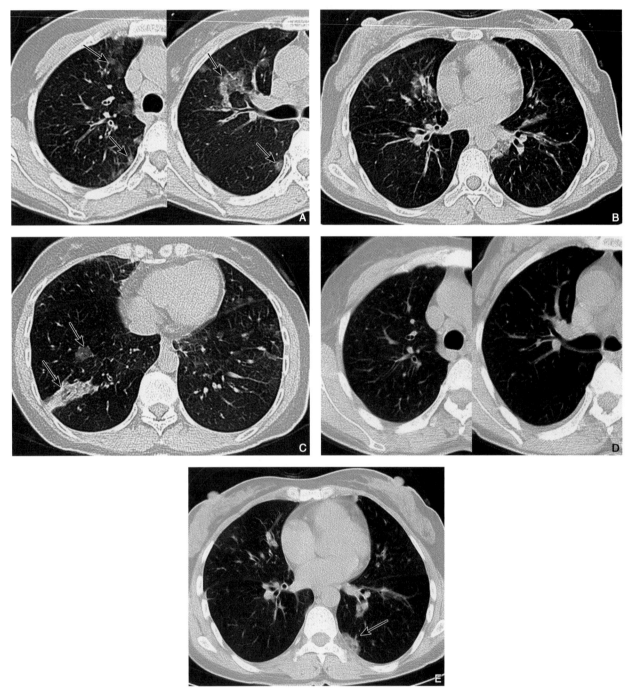

图 14-3-1 Löffler 综合征

女性,45 岁,首次发病胸部 CT 肺窗(A~C)示双肺多发斑片结节影,部分呈磨玻璃密度影,激素治疗半个月后复查(D~E),原右肺上叶斑片状磨玻璃密度影消失,左肺下叶新发斑片状高密度影(箭)

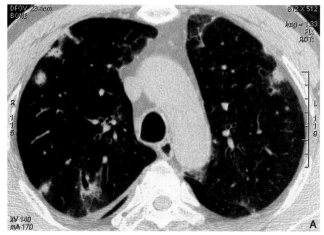
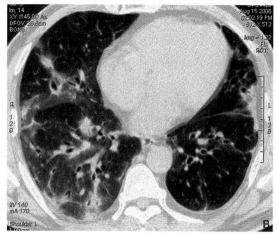
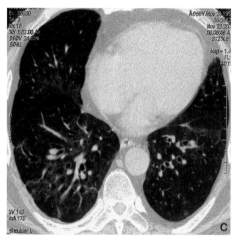

图 14-3-2　急性嗜酸性粒细胞性肺炎

女性,55 岁,咳嗽,发热,血嗜酸性粒细胞比例高达 61%,CT 肺窗(A、B)显示双肺多发沿支气管血管束分布、胸膜下分布的斑片影,结节影,边界模糊,多叶段支气管血管束增粗,这些病灶多呈外周分布。治疗后 6 个月复查(C)肺内实变及结节影基本吸收,原病变区残留少许磨玻璃密度影

(3)肺内边界模糊的小结节影,数毫米大小,为肺泡腔内充满浆液性渗出物所致。

(4)有些病例表现为大小不等结节影,类似转移瘤,一般分布双肺下部。病变进展,病灶融合成斑片、大片、肺段阴影,病灶边界模糊,部分病灶内可见含气支气管气像。

【诊断依据】

(1)亚急性起病,临床没有症状或症状较轻。

(2)外周血及痰中嗜酸性粒细胞增多。

(3)X 线胸片呈一过性游走性斑片影,病程一般小于 1 个月,能自愈。

(4)排除其他原因引起的嗜酸性粒细胞肺炎(包括毒物、感染等)。

【鉴别诊断】

1. 慢性嗜酸性粒细胞肺炎　慢性嗜酸性粒细胞肺炎的病程较长,实变影可持续数周或数月不变,与 Löffler 综合征相比,通常表现为斑片状、大片状磨玻璃密度影或实变影,有时呈铺路石样表现。而单纯性肺嗜酸性细胞增多症常呈自限性,肺部致密影为一过性、短暂性或游走性,其实变区可以在几天内出现和消失。

2. 转移瘤　有些病例表现为双肺内大小不等结节影,类似转移瘤,需要与转移瘤鉴别,一般转移瘤有原发肿瘤病史,且肺部转移瘤数量不多时,结节主要见于肺周围部,当有无数的转移灶时,则常呈全肺均匀或随机分布,而 Löffler 综合征中肺结节一般分布双肺下部。

二、急性嗜酸性粒细胞性肺炎

【概述】

急性嗜酸性粒细胞性肺炎(acute eosinophilic pneumonia,AEP)是 1989 年首先由 Allen 和 Badesh 等发现并命名的,以肺泡、肺间质嗜酸性粒细胞浸润,并伴快速进行性呼吸衰竭为特点的呼吸系统疾病。

AEP 的发病率很低,从 1989 年 Allen 报道第一例 AEP 至今,PubMed 文献数据库里报道的 AEP 患者只有 200 多例。其主要临床表现为急性发热、快速出现肺部阴影,而外周血的嗜酸性粒细胞比例多正常,易被误诊为重症肺炎、急性呼吸窘迫综合征(acute respiratory distress syndrome,ARDS)而延误治疗。但早期诊断及规范治疗后可以完全好转。

AEP 的病因尚不完全清楚,文献报道表明 AEP 和吸烟关系非常密切,AEP 可能还与沙尘吸入等暴露因素有关。此外,与药物、毒物、放射线、病毒等暴露因素相关的 AEP 均有报道,但大多只见于单个病例。

AEP 的发病机制尚不完全清楚,文献报道认为与 T 细胞因子,如白细胞介素 1(IL-1)受体拮抗剂(IL-Ira)、IL-2、IL-5 等,特别是 IL-5,以及趋化因子、黏附分子、血管内皮生长因子(VEGF)等细胞因子有关。这些细胞因子导致嗜酸性粒细胞在肺部大量聚集并释放毒性颗粒导致急性肺损伤(ALI)。但由于嗜酸性粒细胞释放的蛋白水解酶活性较中性粒细胞蛋白水解酶活性低,所以嗜酸性粒细胞细胞导致的 ALI 通常是可逆的,在治疗后可以完全恢复并且无明显后遗症。

【临床表现】

(1) AEP 是一种急性发热性疾病,患者可表现为数小时内从轻微的呼吸困难到致命性呼吸衰竭。男女均可发病,但男性患者多见,多数患者正在吸烟或近期开始吸烟或吸烟量增加。

(2) 不同年龄的人均可受累,以青年患者多见。AEP 患者的常见症状为发热(多超过 38℃)、呼吸困难、咳嗽、胸痛,少数患者有肌痛,多数患者听诊肺部有爆裂音。

(3) AEP 患者需根据病情选择在监护病房或普通病房治疗,早期有呼吸衰竭者需要放在监护病房治疗。激素在 AEP 患者治疗中迅速有效,恢复较快而完全,而且不遗留临床和影像学异常。

(4) 患者在停用激素后不会复发,所有症状在激素治疗 1 周内可得到改善,发热在 2 天内可消退,呼吸困难在 2~5 天内好转,外周血嗜酸性粒细胞在 7 天后下降,约 80% 患者肺渗出和胸膜积液在治疗 7 天后消失。部分患者视症状和血氧饱和度不给予激素治疗可自行好转。

【实验室检查】

(1) 外周血常规检查:AEP 患者的外周血主要用于于排除其他感染性疾病。早期外周血检查中白细胞升高,以中性粒细胞升高为主,嗜酸性粒细胞比

例仅轻度升高或正常。后期多数患者可出现血嗜酸性粒细胞比例轻到中度增高,IgE 正常或升高。多数患者血沉增快,C 反应蛋白升高。

(2) 肺功能检查和血气分析:患者肺功能可以表现为小气道阻塞、肺活量下降、弥散能力下降,经治疗后肺功能可完全恢复正常。血气分析中,血氧含量下降见于所有 AEP 患者,与 ALI 和 ARDS 表现类似。约 2/3 患者 $PaO_2 < 60mmHg$(1mmHg:0.133kPa)、$PaO_2/FiO_2 \leqslant 300mmHg$,需机械通气。但与 ALI、ARDS 不同,AEP 患者并不出现其他器官功能障碍。

(3) 支气管肺泡灌洗(BAL):BAL 是 AEP 诊断的基础。AEP 患者的临床表现与重症肺炎、ARDS 的临床症状及影像学表现相似,患者外周血中嗜酸性粒细胞早期并不升高,但 AEP 患者肺部早期即有嗜酸性粒细胞浸润,所以早期 BAL 有助于原因不明的对弥漫性肺浸润性疾病和呼吸衰竭患者的诊断。AEP 患者支气管肺泡灌洗液(BALF)嗜酸性粒细胞比例比较稳定,多在 35%~54% 之间。认为 BALF 中嗜酸性粒细胞>25% 即可代替支气管镜活检。另外,AEP 患者 BALF 中淋巴细胞和中性粒细胞比例均增高(淋巴细胞 20%、中性粒细胞 15%)。

(4) 肺活检:AEP 患者常规诊断不需肺活检,活检的主要目的是排除其他与 AEP 表现相似的肺间质性疾病及肺部感染性疾病,如免疫缺陷患者的肺部真菌感染。病理改变为肺泡和肺间质嗜酸性粒细胞浸润、肺泡和肺间质水肿,急性期有弥漫性肺泡损伤、成纤维细胞增生、炎症细胞浸润。

【影像学表现】

AEP 患者胸部 X 线表现为两肺肺泡、肺间质浸润及混合性浸润、实变影、两侧胸膜渗出、胸腔少量积液,胸部 CT 在 AEP 患者诊断中对排除其他类型的间质性肺疾病很重要。

AEP 患者胸部 CT 表现为双肺斑片分布的磨玻璃影、实变影、小叶间隔增厚、支气管血管束增粗、胸腔积液(多为双侧),但无心腔增大。磨玻璃影、实变影多呈外周分布,可呈“花环样”改变(图 14-3-2)。AEP 患者影像学异常在治疗后都可以消失。文献报道 AEP 胸部 CT 的基本特点见表 14-3-1。

表 14-3-1 AEP 胸部 CT 特点

作者	例数	磨玻璃影	小叶间隔增厚	胸腔积液	实变影	结节影
Dmmo 等	29	29	26	22	16	9
Rhee 等	137	133	93	121	64	71

【诊断依据】

自 Allen 等 1989 年报道的第 1 例 AEP 患者以来,AEP 的诊断标准经过多次修订,目前多使用 2002 年 Phlit 等修订的标准。

（1）急性发热、呼吸困难(病程<5 天)。

（2）胸部 X 线片上可见双肺弥漫性浸润影。

（3）低氧血症,$PaO_2<60mmHg$,$SaO_2<90\%$。

（4）BALF 中嗜酸性粒细胞>25%(或经支气管镜肺活检)。

（5）排除已知原因引起的嗜酸粒细胞性肺炎(包括毒物、感染等)。

哮喘等过敏性疾病在最初的诊断标准中需排除,而目前多使用的 2002 年 Phlit 等修订的标准中不排除变应性疾病,因为有研究表明过敏性疾病患者是 AEP 的易感人群。

【鉴别诊断】

AEP 患者需要与肺水肿、重症肺炎、ARDS、ALI 等鉴别。

常被误诊为重症肺炎或 ARDS 而延误治疗,早期 BAL 灌洗液嗜酸性粒细胞增高有助于鉴别诊断。AEP 的诊断需要排除其他已知原因引起的嗜酸性粒细胞性肺疾病。

血液、痰液及 BALF 液细菌、真菌、寄生虫等培养,以排除感染性疾病,且患者不能有已知可引起肺部嗜酸性粒细胞升高的毒物暴露史。外周血在诊断中的意义不大,因为早期外周血中嗜酸性粒细胞比例和计数通常不升高。BAL 是 AEP 诊断的基础,正常情况下肺组织内的嗜酸性粒细胞非常少(BALF 中不到 2%)。

另外,AEP 患者 BALF 中淋巴细胞和中性粒细胞比例均增高(淋巴细胞 20%、中性粒细胞 15%),而 ARDS 患者 BALF 中以中性粒细胞为主。

三、慢性嗜酸性粒细胞性肺炎

【概述】

慢性嗜酸性粒细胞性肺炎(chronic eosinophilic pneumonia,CEP)高峰年龄一般是 30~40 岁,女性几乎是男性的 2 倍。1/3~1/2 的患者有过敏性鼻炎或鼻息肉等病史,另外有 1/2 的患者有成人发作性哮喘或有其他呼吸道症状。本病较 Löffler 综合征病程长,通常大于 1 个月,症状也较严重。

肺损害表现为肺泡和肺间质以嗜酸性粒细胞为主的浸润,并见有巨噬细胞和少到中等的淋巴细胞,偶可见浆细胞。肺泡壁结构破坏,毛细血管内皮局

限性水肿,灶性 II 型上皮细胞增生,肺泡蛋白渗出和多核组织细胞浸润,有 1/3 病例有增生的阻塞性细支气管炎的表现,也可以看到轻度非坏死的微血管炎,主要影响小静脉,少数病例(不到 20%)可见明显的坏死、嗜酸性粒细胞微脓肿、或非干酪样肉芽肿,纵隔内的淋巴结活检标本可见淋巴细胞增生和嗜酸性粒细胞浸润。

【临床表现】

（1）常见的症状有低热、夜间大量出汗、体重下降、咳嗽,有少量黏痰,少数患者有少量咯血,患者最后发展为渐进性的呼吸困难,与发作性哮喘有关。少数患者表现为急性严重的呼吸衰竭或急性呼吸窘迫综合征(acute respiratory distress syndrome,ARDS)。

（2）患者呈急性病容,面颊绯红,鼻翼扇动,皮肤灼热、干燥,口角及鼻部单纯疱疹;病变广泛时可出现发绀;有败血症者,可出现皮肤、黏膜出血点、巩膜黄染;累及脑膜时,可有颈抵抗及出现病理性反射。心率增快,有时心律不齐。

（3）早期肺部体征无明显异常,仅有胸廓呼吸运动幅度减小,轻度叩浊,呼吸音减低及胸膜摩擦音。肺实变时叩诊呈浊音、触觉语颤增强及支气管呼吸音等典型体征。消散期可闻及湿啰音,重症患者有肠充气,上腹部痛,多与炎症累及膈胸膜有关。

（4）感染严重时可伴发休克、急性呼吸窘迫综合征及神经症状,表现为神志模糊、烦躁、呼吸困难、嗜睡、谵妄、昏迷等。

【实验室检查】

（1）实验室检查:患者接受治疗前≥90%外周血嗜酸性粒细胞增高,占白细胞总数的 20%~30%。几乎所有 CEP 患者未使用糖皮质激素治疗前均可见 BALF 中嗜酸性粒细胞增高(分类计数高达 40%~60%)。多有非特异性外周血 C 反应蛋白升高,血沉增快(>20mm/h),1/3 的病例血 IgE 升高。

（2）肺功能:约 50% CEP 患者存在通气功能障碍,25%肺换气功能降低;经治疗后肺功能多迅速改善。几乎所有患者均存在血氧饱和度降低;一氧化碳转运因子、肺 CO 弥散量(DLCO)和单位肺泡容积的 CO 弥散量(KCO)减少。近期有研究发现 DLCO 和/或 KCO 明显降低者表现为持续轻度呼气性呼吸困难;DLCO 是疾病亚临床活动和复发的预测因素。

【影像学表现】

1. X 线表现　CEP 的特征表现是分布在肺外周、紧贴于胸膜下的边界不清的高密度影,不按叶或

段分布,肺尖多见,呈"肺水肿的负影"。除非给予类固醇激素治疗,否则病变可持续数周或数月。CEP 对激素治疗反应迅速。

慢性症状的患者,外周血嗜酸性粒细胞增高,胸片可见周围部实变,对激素治疗的快速反应通常可避免肺活检。胸片上呈特征性的周围性分布的实变者不到 50%。

2. CT 表现 CEP 的特征:①斑片状或外周带分布的磨玻璃密度影,有时伴铺路石样表现(图 14-3-3);②常在外周带分布的斑片状实变影;③常见于消退期的线样或带状致密影;④上述病变可累及病变各叶,通常以肺上叶为著。

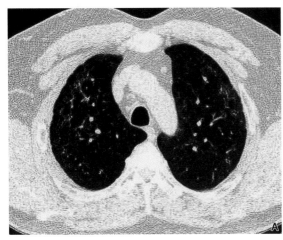
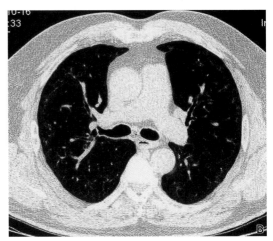
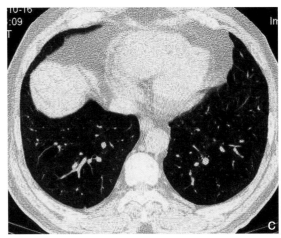

图 14-3-3 慢性嗜酸性粒细胞肺炎

女性,48 岁,上肺野(A)、中肺野(B)及下肺野(C)CT 肺窗显示双肺弥漫性以胸膜下分布为主的磨玻璃密度影,伴轻度小叶间隔增厚,双肺下叶基底段呈铺路石状改变,病变累及全肺各叶

【诊断依据】

(1) 影像学提示肺组织实变等浸润影,以肺野周边为主。

(2) 外周血嗜酸性粒细胞计数>1 000/mm³ 和(或)支气管肺泡灌洗液(BALF)中嗜酸性粒细胞分类计数占 40% 以上。

(3) 呼吸系统症状持续 2~4 周以上。

(4) 肺组织活检示肺间质及肺泡嗜酸性粒细胞浸润。

(5) 缺乏其他明确的嗜酸性粒细胞性肺病病因。

肺组织活检未能确诊者,如具备临床症状及影像学表现且外周血和/或 BALF 中嗜酸性粒细胞计数显著增高达诊断标准则高度提示 CEP,可临床诊断 CEP。

【鉴别诊断】

1. 单纯性肺嗜酸性粒细胞增多症(Löffler 综合征) 单纯性肺嗜酸性细胞增多症常有自限性,肺部致密影为一过性或短暂性表现;其实变区可以在几天内出现和消失,CEP 的病程较长,实变影可持续数周或数月不变。与单纯性肺嗜酸性细胞增多症相比,CEP 病例更常表现为外周带分布的实变。

2. 嗜酸性粒细胞肉芽肿性多血管炎(eosinophilic granulomatosis with polyangiitis,EGPA) EGPA 典型表现为重度哮喘、肺与肺外脏器中小动静脉炎以及坏死性肉芽肿和外周血嗜酸性粒细胞增高三联征。呼吸道是 EGPA 最常见的首发症状和最主要受累部位。

EGPA 的首发症状多样,多表现为难治性哮喘和肺浸润起。90% ~ 95% EGPA 有哮喘,可能比 EGPA 确诊早 9 ~ 12 年。EGPA 临床表现多种多样,累及多系统多部位。治疗的基础是类固醇,严重的情况下是免疫抑制剂。虽然初始治疗通常有效,但复发很常见。据报道其 5 年生存率在 60% ~ 80% 之间。

许多病例可依据临床、影像学表现和核周型抗中性粒细胞胞浆抗体(p-ANCA)阳性能作出诊断;CEP 肺外表现罕见,如果出现,则需排除嗜酸性粒细胞肉芽肿性多血管炎。

3. **急性嗜酸性粒细胞肺炎** 急性嗜酸性粒细胞肺炎(acute eosinophilic pneumonia, AEP)起病急骤,有 1 周以内的急性发热,CT 片示双肺弥漫性浸润阴影,可有较重的低氧血症,支气管肺泡灌洗液(bronchoalveolar lavage fluid, BALF)嗜酸性粒细胞≥25%或肺活检示嗜酸性粒细胞弥漫性浸润,无支气管哮喘或过敏史,能自愈或糖皮质激素治疗有效,愈后无复发。

4. **变态反应性支气管肺曲菌病(allergic bronchopulmonary aspergillosis, ABPA)** 是肺曲菌病的一种类型,特征性表现为血嗜酸性粒细胞增多和血清 IgE 水平增高,系肺泡、肺间质和支气管对曲霉抗原(主要是烟曲霉)产生的变态反应性炎症,所引起的一种肺部疾病。其特点是哮喘,外周血嗜酸性粒细胞增多,中央性支气管扩张,黏液嵌塞和对曲霉菌的过敏反应。

四、其他嗜酸性粒细胞增多性肺疾病

(一)高嗜酸性粒细胞综合征
【概述】

高嗜酸性粒细胞综合征(hypereosinophilic syndrome, HES)是一组异常增殖或反应性嗜酸性粒细胞增生性疾病,可引起多个器官功能障碍的系统性疾病。1975 年以来其定义的诊断标准为:持续并显著的嗜酸性粒细胞计数超过 $1.5×10^9$/L,病程超过 6 个月(或病程小于 6 个月死因与嗜酸性粒细胞增多症的体征和症状相关),伴有器官的功能障碍的症状和体征,如心力衰竭、胃肠功能障碍、中枢神经系统异常、发热或体重减轻等;且没有感染或过敏等,可以作出诊断。

2010 年,推荐 HES 诊断标准修订版:至少 2 次

血嗜酸性粒细胞大于 $1.5×10^9$/L,或有明显的组织嗜酸性粒细胞增多伴明显的临床症状和血嗜酸性粒细胞增多;且排除可继发嗜酸性粒细胞增多症的疾病,如寄生虫感染或病毒感染、过敏性疾病、药物或化学引起的嗜酸性粒细胞增多症、肾上腺功能减退和肿瘤。

【临床表现】

(1)男性女发病比例 1.47:1,诊断时中位年龄为 52.5 岁。除了血液异常外,皮肤皮疹、神经系统损害和心脏受累是最常见受累的靶器官,肺部及胃肠道也可受累。60% ~ 75%病例常发生严重的心脏功能障碍,通常为限制性心肌病伴心内膜纤维化,还可有完全性心脏阻滞、心室血栓形成和心脏猝死。心脏受累的范围和严重程度影响疾病的进程和患者死亡率。

(2)40%的人患有肺部受累,主要症状为咳嗽、呼吸困难和支气管痉挛。

传统治疗主要使用类固醇类药物,但是总的预后不佳,确诊后两年内的死亡率约为 75%。但是加用细毒性药物和单克隆抗体的综合治疗方案可以有效地改善预后,主要为伊马替尼和美泊利单抗,确诊后 3 年内的死亡率可以降低到 4%。

【影像学表现】

1. **X 线表现** 部分患者可表现为结节影和网状影,也可无明显异常表现。

2. **CT 表现** 胸部 CT 表现包括:结节影伴(或不伴)环状磨玻璃影、可见不均匀斑片影及磨玻璃影、小叶间隔和支气管壁增厚。12% ~ 33%患者可有胸部淋巴结增大。肺部可有心脏损害的继发损害,主要表现为肺水肿和双侧胸腔积液。心脏受累主要为左或/和右心室心内膜纤维化,最理想的检查方式为心脏 MRI,主要表现有心内膜延迟增强、心脏血栓形成、心脏瓣膜功能紊乱。

(二)嗜酸性粒细胞支气管炎
【概述】

嗜酸性粒细胞支气管炎(eosinophilic bronchitis, EB)是慢性咳嗽的常见病因,约占慢性咳嗽病因的 13% ~ 22%,在我国慢性咳嗽病因谱中,EB 位列第三。大约三分之一患者合并变应性鼻炎。EB 痰嗜酸性粒细胞增高,以气道嗜酸性粒细胞浸润为特征,嗜酸性粒细胞炎性浸润主要累及大气道的气道黏膜,气道黏膜下基底膜增厚。但气道炎症范围较局限,肥大细胞主要浸润黏膜层而非平滑肌层,其炎症程度、氧化应激水平均不同程度低于咳嗽变异性哮

喘患者;可有气道重构但不会导致明显的气道狭窄。

【临床表现】

（1）主要为慢性刺激性咳嗽，常是唯一的临床症状，干咳或咳少许白色黏液痰，多为白天咳嗽，少数伴有夜间咳嗽。患者对油烟、灰尘、异味或冷空气比较敏感，常为咳嗽的诱发因素。患者无气喘、呼吸困难等症状。

（2）部分临床表现类似咳嗽变异型哮喘，体格检查无异常发现。EB对糖皮质激素反应良好，治疗后咳嗽很快消失或明显减轻。半数以上的EB患者治疗缓解后会复发，合并鼻炎和持续性嗜酸性粒细胞炎症是复发的危险因素。

（3）少数EB患者可发展为慢性气流阻塞性疾病（哮喘或慢阻肺）。国内学者对EB患者的长期随访研究结果显示其肺功能保持稳定，表明EB不是慢性气道阻塞性疾病的前期阶段，而是独立疾病。

（4）既往有接触面粉、异氰酸和氯氨等引起EB的报道，因此EB诊断时要考虑职业因素。

【实验室检查】

（1）支气管肺泡灌洗：肺泡灌洗液嗜酸性粒细胞增多或外周血嗜酸性粒细胞增多。

（2）肺功能检查：有气道阻塞，但肺通气功能和呼气峰流速变异率正常，无气道高反应。痰嗜酸性粒细胞比例增高>2.5%。FeNO检测增高（呼出一氧化氮，FeNO>32ppb）提示嗜酸性粒细胞性相关慢性咳嗽（如EB或CVA），但诊断EB的敏感性较低。

【影像学表现】

1. X线表现　通常胸片无异常表现。

2. CT表现　弥散性呼吸道壁增厚伴相应部位的支气管黏液嵌塞（图14-3-4），可进展为支气管扩张。有小叶中心性结节和小气道受累时有"树芽征"表现，但较少见。

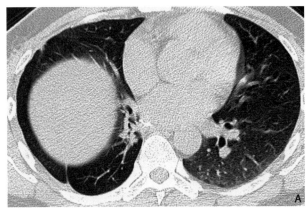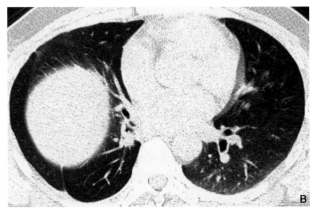

图 14-3-4　嗜酸性粒细胞支气管炎

男性，37岁，慢性咳嗽2个月，支气管激发试验阴性，血嗜酸性粒细胞比例6.1%。CT肺窗可见右肺下叶支气管壁增厚（A），管壁增厚部位可见少量黏液栓（B），左肺下野后侧可见微小结节影

【诊断依据】

EB的诊断必须结合病史，诱导痰（或支气管灌洗液）嗜酸性粒细胞计数、气道反应性测定和激素治疗有效等综合判断。推荐以下诊断标准。

（1）慢性咳嗽，表现为刺激性干咳或伴少量黏痰。

（2）X线胸片正常。

（3）肺通气功能正常，无气道高反应性，呼气峰流速平均周变异率正常。

（4）痰细胞学检查嗜酸性粒细胞比例>2.5%。

（5）排除其他嗜酸性粒细胞增多性疾病。

（6）口服或吸入糖皮质激素有效。

【鉴别诊断】

EB主要与咳嗽变异型哮喘、鼻后滴综合征等慢性咳嗽疾病鉴别。需结合实验室检查以及肺通气功能检查综合判断，同时还要结合影像学检查、病史排除其他嗜酸性粒细胞肺疾病。

（三）变态反应性支气管肺曲菌病

【概述】

变态反应性支气管肺曲菌病（allergic bronchopulmonary aspergillosis，ABPA）是肺曲菌病的一种类型。特征性表现为血嗜酸性粒细胞增多和血清IgE水平增高，系肺泡、肺间质和支气管对曲霉抗原（主要是烟曲霉）产生的变态反应性炎症，所引起的一种肺部疾病。是发达国家最常见的嗜酸性粒细胞增多肺疾病的病因。主要临床特征为哮喘、支气管炎或肺炎、发热、外周血嗜酸性粒细胞增加、痰液嗜酸性粒细胞增加、肺浸润和棕色胶冻样痰栓，慢性患者可出现中心性支气管扩张的症状。该病常在患有慢性哮喘或肺囊性纤维化患者的基础上发生。

发病机制多认为与Ⅰ型、Ⅲ型变态反应有关。ABPA患者体内的曲霉菌定植在哮喘或肺泡纤维化患者气道中，引起血清IgE、烟曲霉特异性抗体（IgE-Af、IgG-M、IgA-Af）的浓度升高和局部嗜酸性粒细胞、单核细胞的大量浸润，导致机体对气道壁及周围肺组织发生炎症反应，最终出现支气管痉挛、支气管上皮细胞及腺体分泌增多，引发喘息、大量咳痰等临床表现。

ABPA患者气道内持续存在的抗原刺激诱发严重的局部炎症反应，一方面，支气管内产生大量分泌物，而烟曲霉在其中大量繁殖，形成黏液栓，阻塞相应节段支气管，引起支气管扩张及局部肺组织不张；另一方面，嗜酸性粒细胞在局部肺组织长期浸润可产生多种致纤维化的细胞因子，最终导致肺间质纤维化。

【临床表现】

（1）患者一般表现为难以控制的哮喘、咯血和咳嗽。其他症状包括低热、体重减轻及乏力。部分患者偶尔咳出大小不一的棕色痰栓，这种痰栓易查出真菌菌丝，故对诊断具有重要意义。

（2）急性发作期症状包括：咳嗽、喘息、胸痛、气喘、咳出棕色黏液痰，全身症状包括发热、精神萎靡、体重减轻，两肺可闻及哮鸣音，肺部浸润局部可闻及细湿啰音。类固醇类激素可有效地控制导致支气管损伤的反复发作。

（3）ABPA晚期呈慢性症状包括：咳嗽、咳黏液栓痰、咯血、间断性发热、胸痛和反复发作的肺炎。

（4）随着病程的延长，可出现肺纤维化、肺动脉高压和呼吸衰竭。

【辅助检查】

（1）皮内试验采用烟曲霉抗原进行皮内试验简便易行。皮内试验阳性是诊断ABPA的必要条件，故对疑诊ABPA患者应行皮内试验。

（2）ABPA患者外周血嗜酸性粒细胞增多，但嗜酸性粒细胞计数诊断价值有限，中心型支气管扩张或高密度黏液患者中嗜酸性粒细胞计数增多提示嗜酸性粒细胞为ABPA炎症活动的主要介质。血清总IgE水平为诊断ABPA的重要指标，其水平常反映疾病活动性及预后，常作为随访的指标之一。

目前诊断ABPA的血清总IgE水平临界值存在争议较大，一些工作组使用417IU/ml作为诊断临界值，而另一些使用1 000IU/ml。ABPA患者烟曲霉特异性抗体如血清曲霉变应原沉淀抗体阳性和抗Af的特异性抗体IgE-Af、IgG-Af升高等。

（3）肺功能检查：有助于哮喘的严重程度分级。ABPA患者急性发作时存在可逆性的阻塞性通气功能障碍，表现为一秒钟用力呼气量（forced expiratory volumein one second，FEV$_1$）或呼气峰流速（peak expiratory flow rate，PEF）下降、气道阻力增加，以及限制性通气功能障碍。大多数晚期患者由于肺部出现间质纤维化，可表现为不可逆的通气和限制性通气功能障碍，肺一氧化碳弥散量降低。

（4）支气管镜检查：气管镜检查通过气管镜收集下呼吸道分泌物可发现病原体，对诊断ABPA有重要意义。对于临床表现不典型者，应尽早行支气管镜检查，通过支气管镜采集标本，进行分泌物或支气管肺泡灌洗液涂片、培养，从而提高ABPA的确诊率。此外，对于存在黏液栓的患者可经气管镜取出黏液栓，可起到改善肺不张的治疗作用。

【影像学表现】

ABPA影像表现为中上肺为主的中心性支气管扩张、树芽征、黏液栓、游走性肺实变及磨玻璃影、胸膜增厚或胸腔积液、肺不张。

1. X线表现 胸部X线表现为游走性浸润影、均匀实变影、局部肺不张及支气管扩张合并有"指套样"、"牙膏样"、"树枝样"阴影，常见于上中肺野，有时呈对称性分布，病变游走，数日内消散，也可持续数周。

2. CT表现 胸部CT扫描可见特征性的中心性支气管扩张，而远端支气管仍正常。典型的支气管痰栓阻塞时可形成"手套征"，支气管壁的增厚可形成双轨征象，"V"字形、"Y"字形或葡萄状影。支气管壁弥漫性增厚，管腔不规则变窄，周围可见点絮状渗出影，树芽征也较为常见（图14-3-5）；阻塞远端可继发感染，可产生肺不张和阻塞性肺炎。

痰栓或管型咳出后，支气管呈薄壁囊腔状。可见高密度支气管黏液嵌塞，为有钙盐和金属离子沉积所致（图14-3-6），对ABPA和其他疾病的鉴别具有重要意义。ABPA患者胸部CT还可表现为多发粟粒样结节，但十分少见。

【分期与分型】

基于胸部CT表现提出的ABPA放射学分类如下。

（1）血清型ABPA（ABPA-S）：满足ABPA所有的诊断特征，而胸部HRCT无异常。

（2）支气管扩张型ABPA（ABPA-B）：满足ABPA所有的诊断特征，包括胸部HRCT表现为支气管扩张。

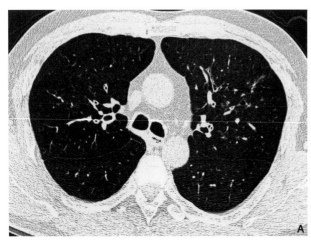
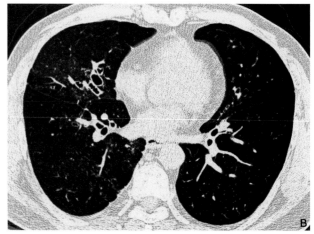

图 14-3-5 变态反应性支气管肺曲菌病

男性,55 岁,反复咳嗽咳痰伴喘息 30 年,痰培养为烟曲霉菌。中肺野(A)及下肺野(B)CT 显示双肺多发支气管壁增厚,多段支气管呈囊状、柱状及串珠状扩张,以近心端支气管扩张为著

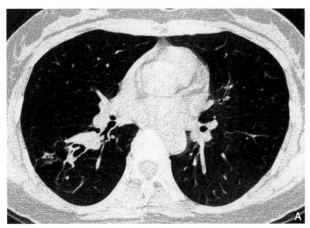
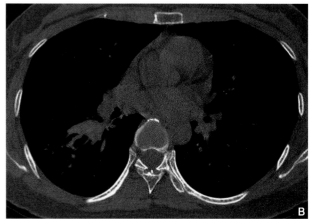
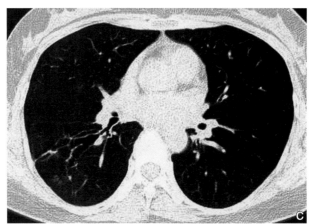

图 14-3-6 变态反应性支气管肺曲菌病

女性,37 岁。肺部 HRCT 肺窗(A)及纵隔窗显示双肺多发支气管近段柱状及囊状扩张,右肺下叶背段扩张支气管内可见分支状黏液栓,治疗后(C)复查黏液栓排出,可见扩张的支气管

（3）高密度黏液型 ABPA(ABPA-HAM):满足 ABPA 所有的诊断特征,包括存在高密度黏液。

（4）慢性胸膜纤维化型 ABPA(ABPA-CPF): ABPA 至少 2 项其他放射学特征,如肺纤维化、实质瘢痕、成纤维空洞病变、曲菌球和胸膜增厚。但无支

气管扩张型和高密度黏液。

【影像学表现】

根据临床及影像学表现,ABPA 分可为 5 期。

（1）急性期（Ⅰ期）:患者常有发作性喘息、发热等影像学可出现肺部浸润影。血清总 IgE 常>1 000U/

ml,血清曲霉特异性 IgE 和/或 IgG 抗体升高。

（2）缓解期（Ⅱ期）：通常无症状，肺部病灶吸收，影像学正常或至少在 6 个月内肺部未再出现新的浸润影；常见囊、柱状支气管扩张影。

（3）复发加重期（Ⅲ期）：再度出现急性期症状，肺部出现新的片状、斑片状浸润影，病灶边缘模糊，支气管扩张加重，重新出现牙膏样、树枝样或指套样阴影。血清 IgE 水平升高 2 倍。

（4）激素依赖期（Ⅳ期）：必须依靠口服激素控制哮喘症状，激素减量时症状加重，即使症状缓解也难以停药。影像学表现呈多样性，通常伴有中心型支气管扩张。

（5）纤维化期（Ⅴ期）：反复发作引起肺间质纤维化，从而导致不可逆的阻塞性和限制性通气功能障碍。

【诊断依据】

2008 年美国感染学会在曲霉病诊治指南中将 ABPA 的诊断定为 8 项主要标准和 4 项次要标准。

（1）ABPA 诊断主要标准如下。

1）哮喘病史。

2）影像学检查发现肺部浸润病变，呈短暂和游走性。

3）烟曲菌抗原皮内试验呈速发阳性反应。

4）外周血嗜酸性粒细胞增多。

5）血清 Af 沉淀抗体阳性。

6）血清总 IgE 水平升高（>1 000μg/L）。

7）血清 IgE-Af 和 IgG-Af 水平升高。

8）中心型支气管扩张。

（2）ABPA 次要诊断标准包括如下。

1）痰直接涂片或培养有曲菌生长。

2）痰中曾见棕色栓子。

3）曲菌抗原试验迟发型皮内反应阳性。

4）血清曲菌特异型 IgE 升高。

满足其中 8 项主要诊断标准（必须包括第 7 项）则可确诊，如满足其中 6 项主要标准则诊断 ABPA 可能性很大。

2013 年国际人类和动物真菌学会 ABPA 专家组提出了新的诊断标准。

（1）易患因素：支气管哮喘，囊性纤维化。

（2）必要条件（2 项均应满足）：①Ⅰ型（速发型）曲霉皮肤试验阳性，或曲霉特异性 IgE 水平升高；②血清总 IgE 水平升高（>1 000IU/ml）。如果患者血清总 IgE 水平<1 000IU/ml，但符合其他全部标准也可诊断为 ABPA。

（3）其他标准（至少符合 3 项中的 2 项）：①血清曲霉沉淀素或特异性 IgG 抗体阳性；②符合 ABPA 肺部影像改变：包括一过性病变，如肺实变、小叶中心结节、牙膏征、指套征、游走性片状高密度影，或持续性病变。如双轨征、印戒征、支气管扩张和胸膜肺纤维化等；③未使用激素时外周血嗜酸性粒细胞计数>500/L。

【鉴别诊断】

1. 支气管哮喘　尤其是变态反应性哮喘，其临床症状及查体与 ABPA 相似，若无特异性实验室检查，往往被误诊，急性发作期其 CT 表现肺内气体潴留，HRCT 显示支气管无扩张。

2. 过敏性肺炎　患者有特殊过敏史或职业接触史，肺内游走性斑片影，其 HRCT 显示支气管无扩张表现。

3. 支气管扩张　临床长期反复咳嗽、咳大量脓痰，HRCT 可见不同程度扩张，壁增厚，伴或不伴感染及肺气肿表现，以下肺多见，与 ABPA 重度支气管扩张相似，应该结合临床及实验室检查鉴别。

4. 细支气管炎　HRCT 可表现细支气管扩张，主要以周围性为主，可有小叶核增粗、"树芽征"表现，但临床病史及查体与 ABPA 不相符。

5. 肺结核　在结核病高发地区，由于放射学上的相似性，易误诊为结核。但实验室检查的差异可以鉴别。

（四）支气管中心性肉芽肿

【概述】

支气管中心性肉芽肿（bronchocentric granulomatosis，BG）是支气管中心型肉芽肿一种罕见的以气道为中心的肉芽肿疾病，特征是支气管和细支气管上皮的坏死性肉芽肿性炎症，周围肺实质有慢性炎症变化。支气管中心性肉芽肿病病因未明。可能与病毒、细菌、衣原体、侵袭性真菌感染以及免疫复合物沉积有关。

BG 预后良好，症状可自行缓解或使用类固醇类药物后缓解。

【临床表现】

临床上报据有无并发支气管哮喘而分为二型。

（1）并发哮喘型：约占 BG 患者 1/3~1/2，发病年龄通常年轻，外周血嗜酸性粒细胞增多，痰培养有曲霉菌生长，血清学检查可测出烟曲霉菌或白色念珠菌的血清沉淀素，提示该型患者的病变可能是由于吸入真菌引起的高敏反应；病灶内有大量嗜酸性粒细胞，小支气管内可见黏液栓塞，嗜酸性粒细胞肺浸润累及远端肺泡,坏死灶内见有夏科-雷登晶体。

（2）不并发哮喘型:发病年龄较大,外周血中性粒细胞中度升高,而嗜酸性粒细胞不增多,支气管黏液、痰液检查中亦见真菌;病灶区肉芽肿的坏死区内中心白细胞占绝大多数,嗜酸性粒细胞极少,肺间质中有时亦可见到弥散的分化较差的肉芽肿,不少患者还可见肺小动脉炎,可能是由于邻近坏死性的气道病变部位的炎症细胞外渗所致,而非原发性血管炎。

【影像学表现】

BG 放射学表现变异较大,早期 X 线无异常或仅有肺纹理增粗,当病变进展到支气管出现气道阻塞时,X 线表现类似支气管曲菌病及支气管黏栓症,主要有肺叶及肺段实质性浸润、肺不张,近 50% 患者出现孤立、多发结节或肿块,偶尔有空洞。病变多位于单侧,且多在上叶。

CT 可显示合并肺不张的实变影,在一些病例中也存在结节状或肿块样病变;可能单发或者多发,主要分布在气道上。75% 的患者表现为单侧肺上叶实变和肺结节。影像学与临床表现之间亦无相关性,故其对本病的诊断意义不大,本病的确诊有赖于纤维支气管镜或穿刺肺活检的病理检查结果。

（五）寄生虫感染

寄生虫感染（Parasitic Infection）相关嗜酸性粒细胞性肺炎（EP）被认为是直接侵入和过敏反应联合作用所致。寄生虫感染相关 EP 的类型和患病率因地理位置而异。

由于国际旅行和移民的增加,这些疾病在非流行地区的报道越来越多。了解世界常见寄生虫分布和患者的旅行史有助于诊断。寄生虫嗜酸性粒细胞疾病的一些常见原因将在后面的讨论中详细介绍。

1. **短暂嗜酸性粒细胞肺炎** 在世界范围内,短暂嗜酸性粒细胞肺炎（transient eosinophilic pulmonary pneumonia）的最常见原因是人蛔虫、十二指肠钩虫和美洲钩虫,粪类圆线虫在美国东南部和波多黎各可见。其在人类宿主内繁殖的能力（自体感染）可导致免疫系统受损者（如服用类固醇者或人类免疫缺陷病毒感染者）长期患病和严重感染。在肺部迁移的幼虫引发过敏反应导致相应的肺部症状。患者可无症状或出现发热、咳嗽、呼吸困难和咯血,症状严重程度与寄生虫负荷相关。血和痰嗜酸性粒细胞常增多,病程有自限性倾向。主要针对潜在的寄生虫感染采取治疗措施。

最常见的影像学表现是短暂的、转移性的实变影。其他表现包括网状或网状结节性斑片影、粟粒性结节和胸腔积液（图 14-3-7）。粪类圆线虫有报道肺空洞和脓肿形成的表现。

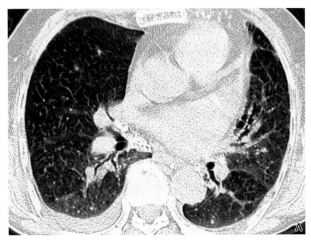
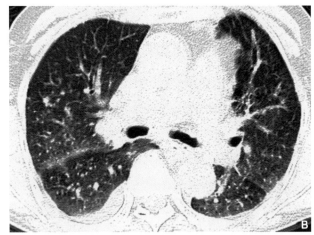

图 14-3-7 短暂嗜酸性粒细胞肺炎

女性,69 岁,胃肠道蛔虫病。CT 肺窗（A、B）显示双肺网状磨玻璃影、小结节影、小叶间隔增厚、胸腔积液

2. **热带肺嗜酸性粒细胞增多症** 热带肺嗜酸性粒细胞增多症（tropical pulmonary eosinophilia,TPE）主要见于热带和亚热带地区,是由班氏丝虫和马来丝虫感染的起的一种免疫反应综合征,是最严重的寄生虫嗜酸性粒细胞肺疾病。患者通常表现为咳嗽、呼吸困难和夜间喘息,类似急性或难治性哮喘的症状,急性期出现肺间质嗜酸性粒细胞浸润,慢性期发展为肺间质纤维化。

外周血嗜酸性粒细胞明显的增多,TPE 的实验室检查包括外周血嗜酸性粒细胞增多,占白细胞总数的 50% 以上,绝对计数超过 $3×10^9/L$,甚至高达 $(50~80)×10^9/L$。痰液中可检出嗜酸性粒细胞,支气管肺泡灌洗液中嗜酸性粒细胞明显增多。血 IgE 水平明显上升达数周。通常超过 10IU/L。作补体结合试验及血凝集试验可发现丝虫特异性 IgG、IgE 滴度增高。这是重要的诊断依据。微丝蚴通常不能在血、痰、粪、尿中检出，常在淋巴组织（如肿大的淋巴结）和肺内找到，90%的 TPE 患者血沉增快。

影像学主要表现为弥漫性双侧网状或网状结节性浸润影，以中下肺野为主，可伴空洞和胸腔积液。约有 20%的患者即使有肺组织病理学改变，但 X 线胸片可显示正常。胸部 CT 可见支气管扩张、空气滞留和纵隔淋巴结肿大（图 14-3-8）。TPE 病程较长者出现两肺间质纤维化表现，可并发支气管扩张、气胸等。

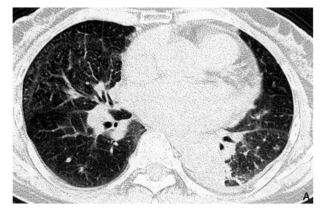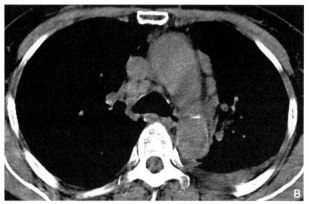

图 14-3-8　热带肺嗜酸性粒细胞增多症

女性，60 岁，丝虫病伴双下肢水肿。CT 肺窗（A）显示：双肺磨玻璃影、小结节影及小叶间隔增厚，纵隔窗（B）示左侧胸腔积液、纵隔淋巴结增大

治疗方法包括乙胺嗪、伊维菌素、阿苯达唑和/或类固醇。由于部分复发和持续的慢性炎症和肺部损伤，一些患者需要长期治疗。

3. 棘球蚴病、肺吸虫病、血吸虫病详见第九章。

4. 弓蛔虫病（toxocariasis）　弓蛔虫病（toxocariasis）在世界各地都有发生，特别是在热带地区，是由犬弓形虫或弓蛔虫犬属引起。人类由于摄入了土壤中的虫卵或未煮熟的牛、猪、羔羊和鸡的肝脏中虫卵，从而引发感染。这种寄生虫幼虫会迁移并侵入各种器官，包括肝脏、肺和大脑。患者可无症状，也可表现为咳嗽、呼吸困难或咯血等症状。

CT 表现为磨玻璃影、实性结节、实变影、胸膜下线状影，双下肺明显。在一项研究发现在弓形虫病患者中，环状磨玻璃的结节在嗜酸性粒细胞增多的患者中更常见，局灶磨玻璃影在嗜酸性粒细胞正常患者更为常见。

患者可以使用甲苯达唑，噻苯达唑，或二乙基卡马西林治疗，合用或不合用短疗程类固醇激素。

（六）药物和毒性物的反应

多种药物和毒素可导致 EP 药物和毒性物的反应（reactions to drugs or toxins）。根据症状、影像学或组织病理学标准，药物或毒素诱导的 EP 与特发性急性或慢性 EP 难以区分。诊断主要依据是临床体征和症状与最近使用或接触相关病原体时间的关系。随暴露停止而症状缓解是诊断的关键。再次暴露时复发，虽然有助于确认诊断，但通常是不必要的，并且可能是危险的。

非甾体抗炎药（NSAIDs）和抗生素如呋喃妥因和氨苯砜是一些最常见的引起 EP 的药物。抗抑郁药和心血管药物如血管紧张素转换酶抑制剂和 β 受体阻滞剂与 EP 有关。奥沙利铂（一种常用于治疗结直肠癌的烷基化剂）也可引起 EP。虽然大多数药物会导致急性或慢性 EP，但扎鲁司特（用于治疗哮喘的白三烯抑制剂）与 EGPA 有关，目前尚不清楚这种药物是否会诱发血管炎，或者它的使用是否会导致类固醇撤退和潜在血管炎暴露。与 EP 相关的大量药物可以在 http://www.pneumotox.com 上找到，该网站由法国第戎大学医院肺和重症监护室维护。

药物诱发 EP 的影像学表现与原发性 EP 相似。以上肺和周围分布为主斑片影和磨玻璃混浊是最常见表现。反晕征（实变影包围磨碎玻璃影）、小结节、小叶间隔增厚和网状不常见。

多种毒物可诱发 EP：吸烟会引起 AEP，通常发生在最近开始吸烟、重新开始吸烟或吸烟数量增加的人身上。高强度的粉尘暴露可引起 AEP，如暴露在世贸中心粉尘（由硅酸盐组成）中消防员。吸食强效可卡因也可导致 AEP、嗜酸性胸腔积液和 EGPA。与特发性的 AEP、CEP 和 EGPA 类似，皮质类固醇对于严重的药物或毒素诱导的嗜酸性肺疾病有效。

（七）放射相关的嗜酸性粒细胞肺炎

接受乳腺癌放疗的女性患者中有发生放射相关的嗜酸性粒细胞肺炎（EP）的报道。这些患者通常有哮喘和/或过敏史，多在放疗后 1 年内出现症状。其中一例患者在接受放射治疗 6 年后出现 CEP。影像学检查可见受辐射照射肺叶或双侧肺斑片影,其可能的机制是辐射引起初始淋巴细胞启动,接着是抗原刺激,最后导致放射相关的嗜酸性粒细胞肺炎的发展。患者对类固醇治疗反应良好。

(八)嗜酸性粒细胞肉芽肿性多血管炎

【概述】

嗜酸性粒细胞肉芽肿性多血管炎(eosinophilic granulomatosis with polyangiitis,EGPA),又称变应性肉芽肿性血管炎、过敏性肉芽肿和血管炎、过敏性肉芽肿、Churg-Strauss 综合征、嗜酸性粒细胞血管炎。最早由美国病理学家 Churg 和 Strauss 报道并命名为 Churg-Strauss 综合征。

在 1994 年的 Chapel Hill 会议被正式命名为变异性肉芽肿性血管炎。在 2012 年的 Chapel Hill 会议上又被更名为 EGPA,以突出该疾病的组织病理学特征。是一种累及呼吸道和肺外脏器的大量嗜酸性粒细胞浸润的坏死性肉芽肿性炎症并累及中小血管的坏死性血管炎,伴有哮喘和高嗜酸性粒细胞血症。

越来越多的证据表明 EGPA 可以根据 ANCA 的状态分为不同的表型。大约40%的 EGPA 患者为 ANCA 阳性,MPO-ANCA 比 PR3-ANCA 更为普遍。ANCA 阳性与肾小球肾炎、肺泡毛细血管炎、紫癜和单神经炎的血管病模式有关。在 ANCA 阳性患者中,耳鼻喉受累的概率也更高。在 ANCA 阴性的 EGPA 患者中,心肌病、肺浸润、胸腔积液和发热更为常见。需要更多的研究和更长的随访来验证 ANCA 状态是否是疾病亚型的可靠标记。

过去的研究认为免疫复合物在血管壁的沉积与疾病的发病机制有关,最近的研究发现,有 ANCA 介导的基础血管炎存在。肺部的组织病理特点为血管外肉芽肿存在、血管炎和嗜酸性细胞肺炎的联合出现。然而,三者损伤同时出现并不常见。肉芽肿以嗜酸性粒细胞为中心、周围环绕组织细胞。血管炎的特点为嗜酸性粒细胞在血管壁的中层、内层渗出浸润。肺部浸润主要发生于嗜酸性粒细胞浸润期和血管炎期,前者组织特点为广泛的嗜酸性粒细胞浸润,后者为坏死性血管炎和肉芽肿。

【临床表现】

(1)发病年龄多在40~60岁之间。该病发病率不高,临床表现复杂,早期识别困难。

(2)典型表现为重度哮喘、肺与肺外脏器中小动静脉炎以及坏死性肉芽肿和外周血嗜酸性粒细胞增高三联征。呼吸道是 EGPA 最常见的首发症状和最主要受累部位。EGPA 的首发症状多样,多表现为难治性哮喘和肺浸润。90%~95% EGPA 有哮喘,可能比 EGPA 确诊早9~12年。

(3)EGPA 临床表现多种多样,累及多系统多部位。治疗的基础是类固醇,严重的情况下是免疫抑制剂。虽然初始治疗通常有效,但复发很常见,据报道其5年生存率在60%~80%之间。

1)耳、鼻、喉(ENT)系统常受累,70%~80%的患者可见鼻窦炎。其他耳鼻喉科症状包括鼻炎、鼻塞和鼻息肉病。与肉芽肿性多血管炎(GPA)相比,EGPA 鼻息肉发生率较高,鼻中隔穿孔及鞍鼻畸形发生率较低。鼻细胞学检查显示嗜酸性粒细胞增多。眼睛和耳受累概率不高。

2)周围神经病变是血管炎期的一个突出特征,50%~75%的 EGPA 患者有周围神经病变症状。在周围神经病变中以多发性单神经病最多见,其次是远端不对称多发性周围神经病和远端对称的多发性周围神经病。感觉神经受累比较突出,尤其是肢端疼痛严重。中枢神经损害相对少见,可发生脑卒中、中枢神经脱髓鞘、脑出血。

3)EGPA 的皮肤病变是血管炎阶段的另一个主要特征,患病率(40%~60%),主要表现为瘀点和紫癜、指端坏疽或溃疡、结节、丘疹、荨麻疹病灶、网状青斑。皮肤活检易于完成,有利于协助诊断,其中皮下结节对 EGPA 具有高度特异性,此处活检往往能显示 EGPA 典型病理改变。

4)EGPA 的消化道损害(32.3%)较少见,可表现为腹痛腹泻、肝脏肿大或转氨酶升高、消化道出血、肠穿孔、假性肠梗阻。出现肠道穿孔和腹膜炎是预后不良的指征之一。

5)EGPA 的肾脏损害远低于肉芽肿性多血管炎(GPA)、显微镜下多血管炎(MPA),主要表现为镜下血尿、蛋白尿、肾功能轻度异常,少数可出现严重肾功能损害的免疫缺陷性坏死性新月体肾小球肾炎。肾功能损害与 EGPA 较差预后有关。

6)心脏大血管损害表现是高度可变的,多提示预后不良,是导致死亡的原因之一,可发生在27%到47%的 EGPA 病例。主要表现有心包炎(或心包积液)、心肌病、冠状动脉血管炎、瓣膜缺陷、心律失常、肺动脉高压。心律失常以窦性心动过速为主,出现急性心肌梗死、恶性心律失常是导致 EGPA 患者猝死的主要原因。

心脏疾病是 EGPA 死亡率和长期发病率的主要决定因素。由于其亚临床病程,心脏病可能被低估。在一组 EGPA 患者中,只有26%有临床症状,62%有心电图、超声心动图和/或心脏磁共振(CMR)成像异常所定义的心脏受累。在另一组临床缓解的 EGPA 患者中,82%的患者在 CMR 成像上表现为晚期钆增强,提示替代性纤维变性。心肌内膜活检可显示急性炎症或更晚期心肌纤维化的嗜酸性心肌炎。考虑到与心脏相关的严重性不良后果,包括影像学检查系统性 EGPA 心脏评估是必要的。

【实验室检查】

(1) EGPA 的最常见实验室表现为血嗜酸性粒细胞升高血嗜酸性粒细胞(占白细胞总数的 10% 以上,绝对计数超过 $1.5 \times 10^9/L$),其次分别为血沉升高、血 IgE 升高、白细胞总数升高、血红蛋白降低、CRP 增高。

(2) 约 40%EGPA 患者 ANCA 阳性(远低于 GPA 和 MPA)。

(3) 鼻腔细胞学检查显示嗜酸性粒细胞增多。

【影像学表现】

1. X 线表现　有斑片影、非肺段性实变影、结节影、网状影。多位于中下肺野,呈游走性。伴支气管壁增厚和胸腔积液。

2. CT 表现

(1) 肺内病变:双肺多发散在分布磨玻璃影,边界不清;双侧多灶性、非节段性、游走性肺实变影。大小不等肺节影,形态不定,无分布差异性小叶中心结节多见(图 14-3-9),大结节少见,见于 ANCA 阳性患者;外周小叶间隔增厚;支气管壁增厚,可伴支气管扩张,与哮喘严重程度有关。

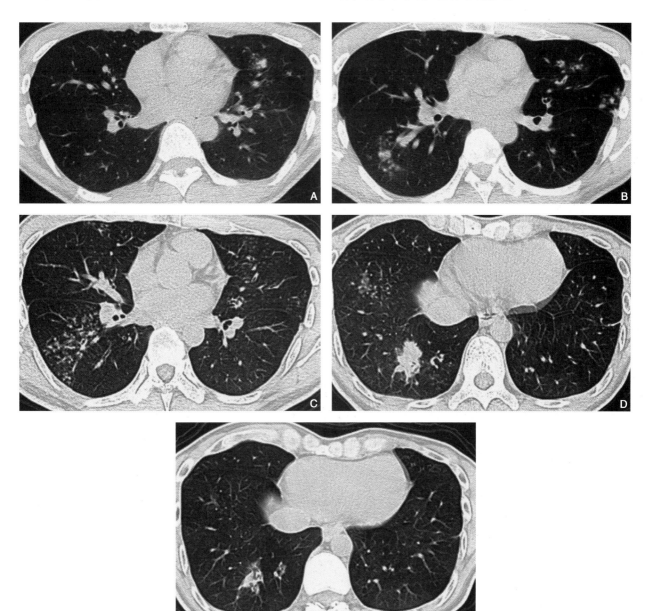

图 14-3-9　变应性肉芽肿性血管炎

男性,39 岁,CT 显示:双肺游走性小斑片影及小结节影;首次检查(A)左肺小斑片影,1 个月后复查(B),原病灶缩小,新出现双肺多发斑点状影,3 个月后复查(C)斑片状影消失,双肺呈现多发小结节影,5 个月后复查(D)右肺下叶出现团状影(穿刺活检为慢性炎伴大量嗜酸性粒细胞浸润),泼尼松治疗后(E)病灶明显变少

（2）肺外病变：可见纵隔或肺门淋巴结肿大，单侧或双侧胸腔积液；心影增大、心包增厚、心包积液。

（3）EGPA 与血栓栓塞事件（包括肺栓塞）风险增加有关。进行对比增强 CT 可寻找肺栓子。心脏胸部 CT 还可能表现为心源性肺水肿，伴有或不伴有心包积液的心包增厚，以及心肌梗死的证据。心肌纤维化时心脏 MR 成像上可表现为晚期钆增强，提示替代性纤维变性。

（4）EGPA 影像学表现同时伴有哮喘、外周血嗜酸性粒细胞增高、多器官受累的患者，应考虑到 EGPA 的可能性。若伴有 ANCA 阳性更具有提示意义。

【诊断依据】

有多个诊断标准但都没有取得广泛的共识。目前应用最广泛美国风湿病学会最新诊断 EGPA 的标准如下。

（1）哮喘。

（2）外周血嗜酸性粒细胞分类计数>10%。

（3）单神经炎或多发神经炎。

（4）鼻窦异常。

（5）影像学表现为非固定的肺部浸润。

（6）组织活检显示血管以外的嗜酸性粒细胞浸润。

该 6 条中符合 4 条，诊断的灵敏度为 85%，特异度为 99.7%。

【鉴别诊断】

嗜酸性粒细胞肉芽肿性多血管炎（EGPA）、特发性嗜酸性粒细胞增多症（HES）、非霍奇金淋巴瘤（NHL）合并嗜酸性粒细胞增多这 3 种疾病，往往由于临床表现相似、脏器受累部分重叠，鉴别诊断困难。

NHL 合并嗜酸性粒细胞增多出现淋巴结肿大、肺部受累、LDH 升高明显，嗜酸性粒细胞绝对值常为轻中度升高，嗜酸性粒细胞常见的浸润脏器如胃肠道、神经、血管血栓等在该类疾病中少见。

HES 与 EGPA 嗜酸性粒细胞多为中重度升高。嗜酸性粒细胞绝对值在两种疾病中无显著差异。EGPA 与 HES 比较，淋巴结肿大、肺部及神经系统受累、炎性指标升高常见。

对于上述疾病的诊断及鉴别需要通过仔细的脏器评估检查、实验室检查及密切的临床随诊。

（王　健　刘玲玲　周朝阳）

参 考 文 献

1. Raghu G, Remy-Jardin M, Myers JL, et al. Diagnosis of Idiopathic Pulmonary Fibrosis. An Official ATS/ERS/JRS/ALAT Clinical Practice Guideline[J]. Am J Respir Crit Care Med, 2018, 198:e44-e68.

2. Gonzalez G, Ash SY, Vegas-Sanchez-Ferrero G, et al. Disease Staging and Prognosis in Smokers Using Deep Learning in Chest Computed Tomography[J]. American Journal of Respiratory and Critical Care Medicine, 2018, 197:193-203.

3. Salisbury ML, Lynch DA, Van Beek EJR, et al. Idiopathic Pulmonary Fibrosis:The Association between the Adaptive Multiple Features Method and Fibrosis Outcomes [J]. American Journal of Respiratory and Critical Care Medicine, 2017, 195:921-929.

4. Richeldi L, Collard HR, Jones MG. Idiopathic pulmonary fibrosis[J]. Lancet, 2017, 389:1941-1952.

5. Raghu G, Wells AU, Nicholson AG, et al. Effect of Nintedanib in Subgroups of Idiopathic Pulmonary Fibrosis by Diagnostic Criteria[J]. American Journal of Respiratory and Critical Care Medicine, 2017, 195:78-85.

6. Lakhani P, Sundaram B. Deep Learning at Chest Radiography:Automated Classification of Pulmonary Tuberculosis by Using Convolutional Neural Networks [J]. Radiology, 2017, 284:574-582.

7. Jacob J, Bartholmai BJ, Rajagopalan S, et al. Mortality prediction in idiopathic pulmonary fibrosis:evaluation of computer-based CT analysis with conventional severity measures[J]. European Respiratory Journal, 2017, 49:1601011.

8. Jacob J, Bartholmai BJ, Rajagopalan S, et al. Automated computer-based CT stratification as a predictor of outcome in hypersensitivity pneumonitis[J]. European Radiology, 2017, 27:3635-3646.

9. Jacob J, Bartholmai BJ, Rajagopalan S, et al. Unclassifiable-interstitial lung disease:Outcome prediction using CT and functional indices[J]. Respiratory Medicine, 2017, 130:43-51.

10. Humphries SM, Yagihashi K, Huckleberry J, et al. Idiopathic Pulmonary Fibrosis:Data-driven Textural Analysis of Extent of Fibrosis at Baseline and 15-Month Follow-up[J]. Radiology, 2017, 285:270-278.

11. Esteva A, Kuprel B, Novoa RA, et al. Dermatologist-level classification of skin cancer with deep neural networks[J]. Nature, 2017, 542:115-118.

12. Brownell R, Moua T, Henry TS, et al. The use of pretest probability increases the value of high-resolution CT in diagnosing usual interstitial pneumonia[J]. Thorax, 2017, 72:424-429.

13. Ash SY, Harmouche R, Vallejo DLL, et al. Densitometric and local histogram based analysis of computed tomography images in patients with idiopathic pulmonary fibrosis[J]. Respiratory Research, 2017, 18:45-45. .

14. Salisbury ML, Xia M, Murray S, et al. Predictors of idiopathic pulmonary fibrosis in absence of radiologic honeycombing:A cross sectional analysis in ILD patients undergoing lung tis-

sue sampling[J]. Respiratory Medicine,2016,118:88-95.

15. Piciucchi S,Tomassetti S,Ravaglia C,et al. From "traction bronchiectasis" to honeycombing in idiopathic pulmonary fibrosis:A spectrum of bronchiolar remodeling also in radiology? [J]. Bmc Pulmonary Medicine,2016,16:87-87.

16. Jacob J,Bartholmai BJ,Rajagopalan S,et al. Evaluation of computer-based computer tomography stratification against outcome models in connective tissue disease-related interstitial lung disease:a patient outcome study[J]. Bmc Medicine,2016,14:190-190.

17. Gulshan V,Peng L,Coram M,et al. Development and Validation of a Deep Learning Algorithm for Detection of Diabetic Retinopathy in Retinal Fundus Photographs[J]. Jama-Journal of the American Medical Association,2016,316:2402-2410.

18. Conti C,Montero-Fernandez A,Borg E,et al. Mucins MUC5B and MUC5AC in Distal Airways and Honeycomb Spaces:Comparison among Idiopathic Pulmonary Fibrosis/Usual Interstitial Pneumonia,Fibrotic Nonspecific Interstitial Pneumonitis,and Control Lungs[J]. American Journal of Respiratory and Critical Care Medicine,2016,193:462-464.

19. Kim HJ,Brown MS,Chong D,et al. Comparison of the Quantitative CT Imaging Biomarkers of Idiopathic Pulmonary Fibrosis at Baseline and Early Change with an Interval of 7 Months[J]. Academic Radiology,2015,22:70-80.

20. Richeldi L,du Bois RM,Raghu G,et al. Efficacy and Safety of Nintedanib in Idiopathic Pulmonary Fibrosis [J]. New England Journal of Medicine,2014,370:2071-2082.

21. Yamakawa H,Kitamura H,Takemura T,et al. Prognostic factors and disease behaviour of pathologically proven fibrotic non-specific interstitial pneumonia [J]. Respirology,2018,23:1032-1040.

22. Jun S,Park B,Seo JB,et al. Development of a Computer-Aided Differential Diagnosis System to Distinguish Between Usual Interstitial Pneumonia and Non-specific Interstitial Pneumonia Using Texture-and Shape-Based Hierarchical Classifiers on HRCT Images[J]. Journal of Digital Imaging,2018,31:235-244.

23. Biffi A,Dei G,De Giacomi F,et al. Non-specific interstitial pneumonia and features of connective tissue disease:What are the consequences of a different point of view? [J]. Monaldi Arch Chest Dis,2018,88:970-970.

24. Aono Y,Eifuku T,Uto T,et al. Non-specific interstitial pneumonia associated with clinically amyopathic dermatomyositis showing "crazy paving" appearance on thin-section lung CT [J]. Respirology case reports,2018,6:e00326-e00326.

25. Feng Y,Zhao J,Yang Q,et al. Pulmonary melanoma and "crazy paving" patterns in chest images:a case report and literature review[J]. BMC Cancer,2016,16:592-592.

26. Travis WD,Costabel U,Hansell DM,et al. An Official American Thoracic Society/European Respiratory Society Statement:Update of the International Multidisciplinary Classification of the Idiopathic Interstitial Pneumonias[J]. American Journal of Respiratory and Critical Care Medicine,2013,188:733-748.

27. Chang Y,Lim J,Kim N,et al. A support vector machine classifier reduces interscanner variation in the HRCT classification of regional disease pattern in diffuse lung disease:Comparison to a Bayesian classifier[J]. Medical Physics,2013,40:051912.

28. Raghu G,Collard HR,Egan JJ,et al. An Official ATS/ERS/ARS/ALAT Statement:Idiopathic Pulmonary Fibrosis:Evidence-based Guidelines for Diagnosis and Management[J]. American Journal of Respiratory and Critical Care Medicine,2011,183:788-824.

29. Lim J,Kim N,Seo JB,et al. Regional Context-Sensitive Support Vector Machine Classifier to Improve Automated Identification of Regional Patterns of Diffuse Interstitial Lung Disease[J]. Journal of Digital Imaging,2011,24:1133-1140.

30. Lee JW,Lee KS,Lee HY,et al. Cryptogenic Organizing Pneumonia:Serial High-Resolution CT Findings in 22 Patients[J]. American Journal of Roentgenology,2010,195:916-922.

31. Vasu TS,Cavallazzi R,Hirani A,et al. Clinical and Radiologic Distinctions Between Secondary Bronchiolitis Obliterans Organizing Pneumonia and Cryptogenic Organizing Pneumonia[J]. Respiratory Care,2009,54:1028-1032.

32. Kim N,Seo JB,Lee Y,et al. Development of an Automatic Classification System for Differentiation of Obstructive Lung Disease using HRCT[J]. Journal of Digital Imaging,2009,22:136-148.

33. Akira M,Inoue Y,Kitaichi M,et al. Usual Interstitial Pneumonia and Nonspecific Interstitial Pneumonia with and without Concurrent Emphysema:Thin-Section CT Findings[J]. Radiology,2009,251:271-279.

34. 李铁一.中华影像医学:呼吸系统卷[M].第2版.北京:人民卫生出版社,2010.

35. 陈起航.特发性间质性肺炎的HRCT诊断及新分类法解读[J].放射学实践,2014,29:40-44.

36. Sverzellati N,Lynch DA,Hansell DM,et al. American Thoracic Society-European Respiratory Society classification of the idiopathic interstitial pneumonias:advances in knowledge since 2002[J]. Radiographics,2015,35:1849-1871.

37. Niksarlioğlu EY,Özkan GZ,Bakan ND,et al. Cryptogenic organizing pneumonia:clinical and radiological features,treatment outcomes of 17 patients,and review of the literature [J]. Turkish journal of medical sciences,2016,46:1712-1718.

38. Ryu JH,Olson EJ,Midthun DE,et al. Diagnostic approach to the patient with diffuse lung disease[J]. Mayo Clinic Proceedings,2002,77:1221-1227.

39. Ryu JH,Daniels CE,Hartman TE,et al. Diagnosis of interstitial lung diseases[J]. Mayo Clinic Proceedings, 2007, 82: 976-986.

40. Kunimasa K, Arita M, Saga K, et al. Pathological changes preceding radiological changes in a patient with acute interstitial pneumonia[J]. Internal Medicine, 2012, 51: 3445-3446.

41. Suzuki A, Shoji N, Kikuchi E, et al. Successful combination therapy with corticosteroids, biweekly intravenous pulse cyclophosphamide and cyclosporin A for acute interstitial pneumonia in patients with dermatomyositis: report of three cases [J]. Japanese Journal of Clinical Immunology, 2013, 36: 122-128.

42. Bak SH, Lee HY. Overlaps and uncertainties of smoking-related idiopathic interstitial pneumonias[J]. Int J Chron Obstruct Pulmon Dis,2017,12:3221-3229.

43. Hagmeyer L, Randerath W. Smoking-related interstitial lung disease[J]. Dtsch Arztebl Int,2015,112:43-50.

44. Sieminska A, Kuziemski K. Respiratory bronchiolitis-interstitiallung disease[J]. Orphanet J Rare Dis,2014,9:106-106.

45. Palmucci S,Roccasalva F,Puglisi S,et al. Clinical and radiological features of idiopathic interstitial pneumonias (IIPs): a pictorial review[J]. Insights Imaging,2014,5:347-364.

46. 史鹏,安东善,付奎升,等. 不典型脱屑性间质性肺炎一例 [J]. 中华肺部疾病杂志(电子版),2017,10:754-754.

47. 居阳,柯会星,钟雪峰,等. 脱屑性间质性肺炎一例并文献复习[J]. 中华结核和呼吸杂志,2017,40:760-764.

48. Abdarbashi P,Abrudescu A. Rare case of idiopathic lymphocytic interstitial pneumonia exhibits good response to Mycophenolate Mofetil[J]. Respiratory Medicine Case Reports, 2013,9:27-29.

49. Persaud K,Harris C,Ramsahai S. Lymphoid interstitial pneumonia-Another consideration for recurrent bacterial pneumonia in HIV positive patient (A case report) [J]. Case Rep Clin Med,2013,1:76-80.

50. Zyl-Smit RNV,Naidoo J,Wainwright H,et al. HIV associated Lymphocytic Interstitial Pneumonia:a clinical, histological and radiographic study from an HIV endemic resource-poor setting[J]. BMC Pulmonary Medicine,2015,15:1-7.

51. Jolles S,Carne E,Brouns M,et al. FDG PET-CT imaging of therapeutic response in granulomatous lymphocytic interstitial lung disease (GLILD) in common variable immunodeficiency (CVID) [J]. Clin Exp Immunol,2017,187:138-145.

52. Bonifazi M,Montero MA,Renzoni EA. Idiopathic Pleuroparenchymal Fibroelastosis[J]. Curr Pulmonol Rep,2017,6: 9-15.

53. Cheng SK, Chuah KL. Pleuroparenchymal Fibroelastosis of the Lung:A Review[J]. Arch Pathol Lab Med,2016,140: 849-853.

54. De Lauretis A,Basra H,Hakim W,et al. Pleuroparenchymal Fibroelastosis (PPFE) Predicts Survival in Idiopathic Pulmonary Fibrosis (IPF) [J]. American Journal of Respiratory and Critical Care Medicine,2016,193:A1142.

55. Reddy TL,Tominaga M,Hansell DM,et al. Pleuroparenchymal fibroelastosis:a spectrum of histopathological and imaging phenotypes[J]. Eur Respir J,2012,40:377-385.

56. Rosenbaum JN,Butt YM,Johnson KA,et al. Pleuroparenchymal fibroelastosis:a pattern of chronic lung injury[J]. Hum Pathol. 2015,46:137-146.

57. Von der Thusen JH. Pleuroparenchymal fibroelastosis:its pathological characteristics[J]. Curr Respir Med Rev,2013, 9:238-247.

58. Arnaud D,Surani Z,Vakil A,et al. Acute Fibrinous and Organizing Pneumonia:A Case Report and Review of the Literature[J]. Am J Case Rep,2017,18:1242-1246.

59. Jabbour R,Kumar H,Alvi S,et al. An Unusual Presentation of Acute Fibrinous and Organizing Pneumonia[J]. Am J Case Rep,2017,18:532-536.

60. Chen S,Zhou H,Yu L,et al. A case of herbicide-induced acute fibrinous and organizing pneumonia? [J]. BMC PULM MED,2017,17:203-203.

61. Gomes R,Padrao E,Dabo H et al:Acute fibrinous and organizing pneumonia:A report of 13 cases in a tertiary university hospital[J]. Medicine,2016,95:e4073.

62. Kuza C,Matheos T,Kathman D,et al. Life after acute fibrinous and organizing pneumonia:A case report of a patient 30 months after diagnosis and review of the literature[J]. J Crit Care,2016,31:255-61.

63. Garcia BA,Goede T,Mohammed TL:Acute fibrinous organizing pneumonia:A case report and literature review[J]. Curr Probl Diagn Radiol,2015,44:469-471.

64. Saxena P,Kumar K,Mittal S,et al:Acute fibrinous and organizing pneumonia:A rare form of nonbacterial pneumonia [J]. Indian J Crit Care Med,2016,20:245-47.

65. Sforza GGR,Marinou A. Hypersensitivity pneumonitis:a complex lung disease[J]. Clinical & Molecular Allergy,2017, 15:6-6.

66. Torres PP,Moreira MA,Silva DG,et al. High-resolution computed tomography and histopathological findings in hypersensitivity pneumonitis:a pictorial essay[J]. Radiol Bras,2016, 49:112-116.

67. Hirschmann JV,Pipavath SN,Godwin JD. Hypersensitivity pneumonitis:a historical,clinical,and radiologic review[J]. Radiographics,2009,29:1921-1938.

68. Selman M,Pardo A,King TE Jr. Hypersensitivity pneumoni-

tis:insights in diagnosis and pathobiology[J]. Am J Respir Crit Care Med,2012,186:314-124.

69. Selman M. Hypersensitivity pneumonitis[M]. In:Interstitial Lung Disease,5th ed,Schwarz MI,King TE Jr（Eds）,People's Medical Publishing House-USA,Shelton,CT 2011. p. 597.

70. Lacasse Y,Girard M,Cormier Y. Recent advances in hypersensitivity pneumonitis[J]. Chest,2012,142:208-217.

71. Pereira CAC,Gimenez A,Kuranishi L,et al. Chronic hypersensitivitypneumonitis[J]. J Asthma Allergy,2016,9:171-181.

72. Glazer CS,Rose CS,Lynch DA. Clinical and Radiologic Manifestations of Hypersensitivity Pneumonitis[J]. Journal of Thoracic Imaging,2002,17:261-272.

73. Silva CI,Müller NL,Lynch DA,et al. Chronic Hypersensitivity Pneumonitis:Differentiation from Idiopathic Pulmonary Fibrosis and Nonspecific Interstitial Pneumonia by Using Thin-Section CT[J]. Radiology,2008,246:288-297.

74. Kaur M,Sudan DS. Allergic bronchopulmonary aspergillosis（ABPA）-the high resolution computed tomography（HRCT）chest imaging scenario[J]. J Clin Diagn Res,2014,8:RC05-7.

75. Bernheim A. A Review of Clinical and Imaging Findings in Eosinophilic Lung Diseases[J]. AJR,2017,208:1002-1010.

76. Hatem NA,Campbell S,Rubio E. et al. A possible new culprit in eosinophilic lung diseases[J]. Lung India:official organ of Indian Chest Society,2017,34:461-464.

77. Kim SJ,Bista AB,Park KJ,et al. Simple pulmonary eosinophilia found on follow-up computed tomography of oncologic patients[J]. Eur J Radiol,2014,83:1977-1982.

78. Ekin S,Sertogullarindan B,Gunbatar H,et al. Loeffler's syndrome:an interesting case report[J]. Clin Respir J,2016,10:112-114.

79. Te Booij M,de Jong E. Löffler syndrome caused by extensive cutaneous larva migrans:a case report and review of the literature[J]. Dermatol Online J,2010,16:2-2.

80. Daimon T,Johkoh T,Sumikawa H,et al. Acute eosinophilic pneumonia:Thin-section CT findings in 29 patients[J]. Eur J Radiol,2008,65:462-467.

81. Philit F,Etienne-Mastroianni B,Parrot A,et al. Idiopathic acute eosinophilic pneumonia:a study of 22 patients[J]. Am J Respir Crit Care Med,2002,166:1235-1239.

82. Rhee C K,Min K H,Yim N Y,et al. Clinical characteristics and corticosteroid treatment of acute eosinophilic pneumonia[J]. Eur Respir J,2013,41:402-409.

83. 杨杰,蔡后荣. 急性嗜酸粒细胞性肺炎的研究进展[J]. 中国呼吸与危重监护杂志,2015,14:313-316.

84. Gioffredi A,Maritati F,Oliva E,et al. Eosinophilic granulomatosis with polyangiitis:an overview[J]. Front Immunol,2014,5:549-549.

85. Cottin V. Eosinophilic Lung Diseases[J]. Source Clin Chest Med,2016,37:535-556.

86. Suzuki Y,Suda T. Long-term management and persistent impairment of pulmonary function in chronic eosinophilic pneumonia:A review of the previous literature[J]. Allergol Int,2018,67:334-340.

87. Mouthon L,Dunogue B,Guillevin L. Diagnosis and classification of eosinophilic granulomatosis with polyangiitis（formerly named Churg-Strauss syndrome）[J]. J Autoimmun,2014,48-49:99-103.

88. Jennette JC,Falk RJ,Bacon PA,et al. 2012 revised International Chapel Hill Consensus Conference Nomenclature of Vasculitides[J]. Arthritis Rheum,2013,65:1-11.

89. Price M,Gilman MD,Carter BW,et al. Imaging of Eosinophilic Lung Diseases[J]. Radiol Clin North Am,2016,54:1151-1164.

90. Sato H,Okada F,Matsumoto S,et al. Eosinophilic Bronchiolitis[J]. J Thorac Imaging,2017,32:W87-W89.

91. Park SW,Park JS,Lee YM,et al. Differences in radiological/HRCT findings in eosinophilic bronchitis and asthma:implication for bronchial responsiveness[J]. Thorax,2006,61:41-47.

92. Poletti V. Eosinophilic bronchiolitis:is it a new syndrome?[J]. Eur Respir J,2013,41:1012-1013.

93. Jeong Y,Kim K,Seo IJ,et al. Eosinophilic lung diseases:a clinical,radiologic,and pathologic overview[J]. Radiographics,2007,27:617-637.

94. Kobayashi T,Inoue H,Mio T. Hypereosinophilic obliterative bronchiolitis clinically mimicking diffuse panbronchiolitis:four-year follow-up[J]. Intern Med,2015,54:1091-1094.

95. Cordier J F,Cottin V,Khouatra C,et al. Hypereosinophilic obliterative bronchiolitis:a distinct,unrecognised syndrome[J]. Eur Respir J,2013,41:1126-1134.

96. Curtis C,Ogbogu P. Hypereosinophilic Syndrome[J]. Clin Rev Allergy Immunol,2016,50:1-12.

97. Osowo A,Fetten J,Navaneethan S. Idiopathic hypereosinophilic syndrome:a rare but fatal condition presenting with common symptoms[J]. South Med J,2006,99:188-189.

98. Simon HU,Rothenberg ME,Bochner BS,et al. Refining the definition of hypereosinophilic syndrome[J]. J Allergy Clin Immunol,2010,126:45-49.

99. 中华医学会呼吸病学分会哮喘学组. 咳嗽的诊断与治疗指南（2015）[J]. 中华结核和呼吸杂志,2016,39:323-354.

100. Greenberger PA,Bush RK,Demain JG,et al. Allergic bronchopulmonary aspergillosis[J]. J Allergy Clin Immunol Pract,2014,2:703-708.

101. Tracy MC,Okorie CUA,Foley EA,et al. Allergic Bronchop-

ulmonary Aspergillosis[J]. J Fungi（Basel）,2016,21-18

102. Shah A,Panjabi C. Allergic Bronchopulmonary Aspergillosis: A Perplexing Clinical Entity[J]. Allergy Asthma Immunol Res,2016,8:282-297.

103. Garg M K,Sharma M,Agarwal R,et al. Allergic Bronchopulmonary Aspergillosis: All A Radiologist Needs To Know [J]. Current Pediatric Reviews,2016,12:179-187.

104. Kanj A,Abdallah N,Soubani AO. The spectrum of pulmonary aspergillosis[J]. Respir Med,2018,141:121-131.

105. 苏奕亮,高蓓兰,刘锦铭,等. 变态反应性支气管肺曲菌病 48 例临床分析[J]. 中华全科医师杂志,2012,11:685-686.

106. 习羽,朱晖,刘敏,等. 变态反应性支气管肺曲菌病的 HRCT 表现[J]. 临床肺科杂志,2013,18:1211-1212.

107. 徐晓莉,宋伟,隋昕,等. 嗜酸性肉芽肿性多血管炎的临床与胸部影像特征[J]. 中国医学科学院学报,2016,38:617-620.

108. 任丽香,沈进,赵卫,等. 支气管中心性肉芽肿 1 例[J]. 中国医学影像技术,2009,25:397-397.

109. 宋丽,陈嘉林,陈雨,等. 特发性嗜酸粒细胞增多症、变应性肉芽肿性血管炎、非霍奇金淋巴瘤合并嗜酸粒细胞增多的临床特点比较[J]. 中华临床免疫和变态反应杂志,2012,6:285-289.

110. 苏凡,邱茜,蔡冬梅,等. 嗜酸性肉芽肿性血管炎患者的临床特征分析[J]. 中华医学杂志,2016,96:2142-2145.

111. 孙闵,侯春凤,李树杰,等. ANCA 阴性变应性肉芽肿血管炎 1 例及文献复习[J]. 中国临床研究,2014,27:1266-1267.

112. Wu EY,Hernandez ML,Jennette JC,et al. Eosinophilic Granulomatosis with Polyangiitis: Clinical Pathology Conference and Review[J]. J Allergy Clin Immunol Pract,2018,6:1496-1504.

113. 尉世同,孙永华,邹巧菲,等. 变应性肉芽肿性血管炎 146 例误诊原因分析[J]. 医学综述,2013,19:3821-3823.

114. 李天水,夏国光. 变应性肉芽肿性血管炎的临床特点、治疗及预后新进展[J]. 重庆医学,2011,40:190-192.

115. 包海荣,刘晓菊,张艺. 变应性肉芽肿性血管炎研究新进展[J]. 中华结核和呼吸杂志,2009,32:762-764.

116. 顾兴,张红军,刘伟,等. 变应性肉芽肿性血管炎一例及文献复习[J]. 中华肺部疾病杂志（电子版）,2017,10:235-236.

117. 李杰,张黎明. 变应性肉芽肿性血管炎与难治性哮喘[J]. 中华临床医师杂志（电子版）,2013,21:9410-9412.

118. 张立春,高峰. 嗜酸性肉芽肿性多血管炎 186 例临床荟萃分析[J]. 中国呼吸与危重监护杂志,2017,16:505-508.

第十五章　结缔组织病相关间质性肺病

第一节　类风湿关节炎

【概述】

类风湿关节炎(rheumatologic arthritis,RA)是一种常见的系统性炎症性疾病,其特点为对称性关节炎和滑膜炎症,导致渐进性关节毁损,最终导致畸形。RA在世界范围内的流行率为0.5%~1%,而发病率估计为每10万人每年30例,并且根据性别、人口而有所不同。女性的发病率明显高于男性。RA病因不明,已知遗传易感性被认为是类风湿关节炎的可能病因,其可由环境暴露因素如吸烟和空气污染引发。不同的遗传基因位点被发现与类风湿关节炎的发生存在显著相关。据报道主要组织相容性复合体中存在HLA-DR等位基因与RA密切相关,并且可以占该疾病遗传易感性的大约三分之一。

40%的RA患者,具有关节外表现,其中肺是最常见的关节外受累器官。胸部表现多种多样,包括胸膜炎和胸腔积液、气道疾病,如闭塞性细支气管炎、类风湿结节和间质性肺病(interstitial lung disease,ILD)。间质性肺疾病可继发于RA,但也可由用于治疗RA的药物引起。据研究报道RA-ILD的患病率为4%~50%,但实际发病率很高,约90.4%的无症状患者具有肺部损害,在没有呼吸道症状的RA患者中,33%的患者具有典型的ILD特征,而57%的患者在随访期间出现典型的ILD影像学特征。

大部分RA患者只有轻微的肺部症状,这部分患者中大约6%~8%的患者会进展为间质性肺炎,另有部分患者病情稳定。RA-ILD的患者在确诊ILD后的平均存活时间为2.6年,与没有ILD的RA患者相比,其死亡风险高三倍。

最常见的亚型是寻常性间质性肺炎(usual interstitial pneumonia,UIP)和非特异性间质性肺炎(non-specific interstitial pneumonia,NSIP),其他少见类型包括机化性肺炎(organizing pneumonia,OP)、淋巴细胞间质性肺炎(lymphoid interstitial pneumonia,LIP)、脱屑性间质性肺炎(desquamative interstitial pneumonia,DIP)和弥漫性肺泡损伤(diffuse alveolar injury,DAD)。

越来越多的研究表明,与其他组织病理表型相比,具有UIP型的RA-ILD患者临床表型和自然病史与其他类型,尤其是NSIP型患者具有显著的不同,UIP型的RA-ILD患者倾向于年龄更大,男性,更显著的吸烟历史。

【临床表现】

(1) RA多起病隐匿,表现为发热、乏力,晨僵,关节肿痛等。

(2) RA患者累及肺部的临床症状是非特异性的。劳力性呼吸困难是最常见的症状。由于关节病变限制了患者运动,在疾病的早期阶段劳力性呼吸困难可能并不明显;其他症状包括咳嗽、咳痰、喘息和胸痛。

(3) 部分患者处于亚临床阶段,即使胸部CT具有很明显的病变,但患者临床上无明显的症状,只有肺功能检查异常。体征可表现为湿啰音、哮鸣音及肺间质纤维化引起的肺底部爆破音。

【实验室检查】

(1) 肺功能检查,大约1/3的患者肺功能检查异常,大部分表现为限制性通气障碍伴有FVC(预测值为60%~70%)、DLCO9(预测值为40%~60%)的降低,也可表现为混合型阻塞性通气障碍。因此肺功能检测推荐作为RA-ILD肺组织早期受损的筛查手段及随访工具。

(2) 支气管肺泡灌洗,灌洗中细胞数尤其是中心粒细胞计数升高,但并非诊断必需的检查。

(3) 生物学标记物,RF阳性,ANA阳性,抗RA-33抗体阳性,抗Sa抗体阳性,瓜氨酸肽特异性存在于 RA-ILD 患者,但是需要进一步的研究证实。

【影像学表现】

1. 类风湿关节炎相关性间质性肺炎　RA-ILD 患者最常见的肺部影像学征象为网状影与磨玻璃密度影,病变进展时出现间质纤维化导致的肺实质结构扭曲,牵拉性支气管扩张及蜂窝影。小叶中心结节及淋巴管周围结节亦可以见到,可独立出现,也可伴随小叶间隔增厚。

RA-ILD 患者肺部最常见的表现为 UIP,特征性表现为胸膜下、基底段分布为主的网状影,牵拉性支气管扩张,蜂窝影,不伴有结节、磨玻璃密度影及实变影(图 15-1-1)。

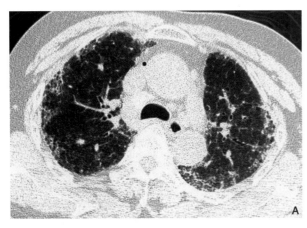
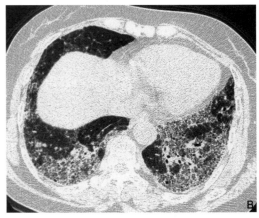

图 15-1-1　间质性肺炎(寻常型)

女性,60 岁,类风湿关节炎患者。HRCT 肺窗中肺野(A)及下肺野(B)显示双肺胸膜下及基底段多发磨玻璃密度影,伴小叶间隔增厚

其次为 NSIP,表现为双肺磨玻璃密度影,伴有细网状影及少许蜂窝影,病变主要分布于胸膜下及基底段,再次为 OP,表现为沿胸膜下及支气管血管束分布的斑片状气腔实变影和磨玻璃密度影。

RA 相关性 UIP 或 NSIP 有时可以发生急性进展,或由于弥漫性肺泡损伤导致肺内出现新的致密影,影像表现为重叠于 UIP 和 NSIP 背景之上的广泛磨玻璃密度影和实变影(图 15-1-2)。RA 初始肺部病变表现为弥漫性肺泡损伤者罕见。

RA 患者肺部可以出现坏死性结节影,称为类风湿结节(图 15-1-3),是一种类肿瘤样病变,常位于胸膜下或小叶间隔旁,也有报道位于支气管内膜下,偶见位于胸壁,与脏层胸膜分解不清,常多发,直径约数毫米到几厘米,边界不清,以肺外带胸膜下或胸膜面多见,结节有融合趋势,可以伴发空洞,空洞洞壁较厚,内壁光整,空洞大小与关节炎的病情相关,病情改善时,空洞壁可变薄并逐渐消失,当病情加重时,空洞内因炎性分泌物增多,使得洞壁显示不全;结节钙化少见。

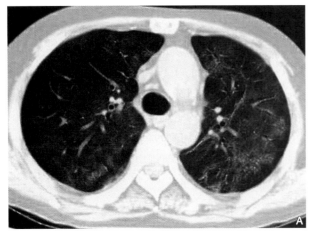
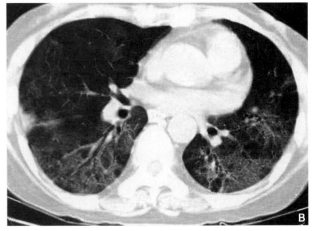

图 15-1-2　间质性肺炎

女性,55 岁,类风湿关节炎合并 DAD。HRCT 中肺野(A)及下肺野(B)显示双肺下叶可见网状影及磨玻璃密度影,并牵拉性支气管扩张,双肺以肺门为中心可见弥漫性磨玻璃密度影

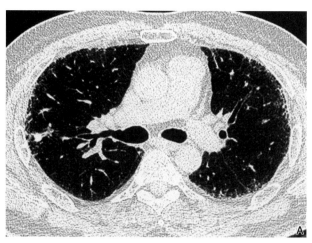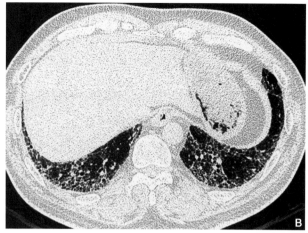

图 15-1-3 间质性肺炎

男性,63 岁,类风湿关节炎患者,近期病情加重。HRCT 中肺野(图 A)及下肺野(B)显示双肺下叶可见网状影及磨玻璃密度影,支气管扩张,右肺下叶胸膜下结节影,形态欠规则,考虑类风湿性结节影

某些 RA-ILD 患者肺部损害严重时可以出现树芽征,肺部结构破坏及肺体积减小。闭塞性细支气管炎代表小气道疾病的进展,是 RA 少见但致命的并发症;48% 的 RA-ILD 患者可以出现肺气肿(图 15-1-4)。

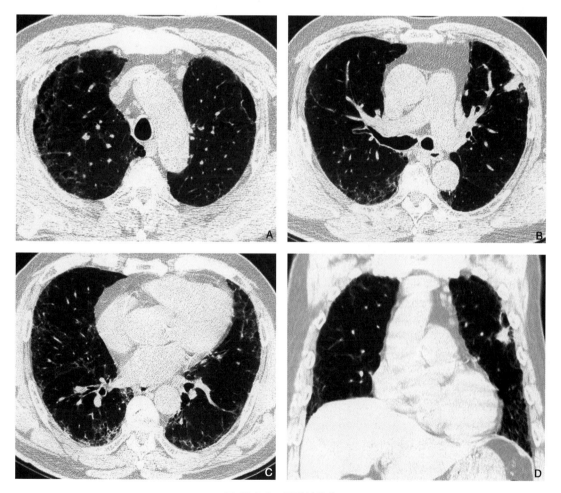

图 15-1-4 间质性肺炎

男性,66 岁,诊断类风湿关节炎 10 年,近 1 个月病情加重。HRCT 轴位上肺野(A)、中肺野(B)下肺野(C)及冠状位重建(D)显示双肺胸膜下磨玻璃密度影伴小叶间隔增厚、胸膜下线影,左肺下舌段胸膜下可见结节影,边界尚清,双肺可见散在多发肺气肿及肺大疱,以上叶为著

2. **类风湿关节炎相关性气道疾病** RA 通常累及小气道,支气管扩张及支气管炎是 RA 最常见的表现(图 15-1-5)。高达 30% 的 RA 患者会出现支气管扩张和/或细支气管扩张,有学者报道了仅有气道受累而无 ILD 的 RA 患者(图 15-1-6),发现 30% 的患者出现空气潴留,30% 患者出现柱状支气管扩张,20% 的患者出现马赛克征。

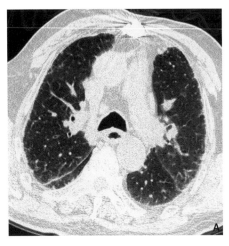
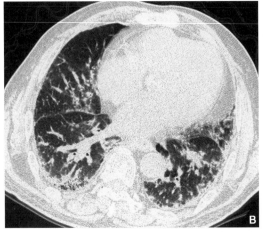

图 15-1-5 间质性肺炎并支气管炎

男,78 岁,类风湿关节炎患者。HRCT 中肺野(A)及下肺野(B)显示双肺支气管壁及细支气管壁增厚,可见树芽征,双肺下叶广泛磨玻璃密度影,胸膜下可见实变影及小叶间隔增厚,该患者并发肺动脉高压,超声 TI 法估测肺动脉压为 55mmHg

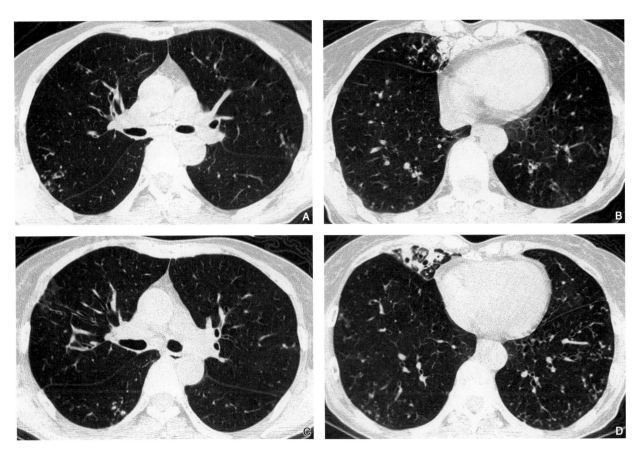

图 15-1-6 支气管肺炎

女性,65 岁,咳嗽,为 RA 患者。HRCT 中肺野(A)及下肺野(B)显示双肺多叶段支气管壁增厚,外带多发树芽征,部分支气管轻度扩张,下肺为著;患者按照 RA 治疗 5 年,行 HRCT 复查(C、D)显示多叶段支气管扩张及支气管壁增厚,树芽征明显进展,未见明显间质性肺部改变

最近的研究发现 RA 初诊患者和无明显气道症状的 RA 患者支气管扩张的发生率较高。RA 伴发支气管扩张患者的死亡率为普通人群的 7.3 倍，仅有 RA 患者的 5 倍，仅有支气管扩张患者的 2.4 倍。

滤泡性细支气管炎及闭塞性细支气管炎在 RA 患者的发生率仅仅低于支气管扩张，前者的影像学表现为多发小结节影，以小叶中心性，胸膜下和支气

管周围分布为著，结节直径常为 1~4mm，最大可达 1cm，偶然也可出现类似于淋巴细胞间质性肺炎表现的肺气囊。

闭塞性细支气管炎多见于女性患者，其主要症状为突发气短，有时伴有干咳，影像学上典型表现为马赛克征伴有中央型或周围型支气管扩张，少数情况下表现为 2~4mm 的小叶中心性分支状致密影及小叶中心模糊结节影(图 15-1-7)。

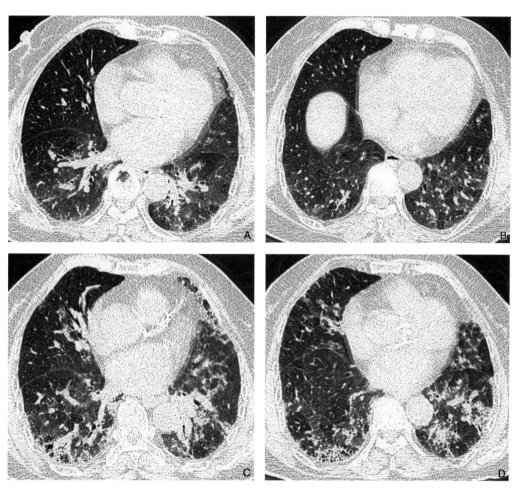

图 15-1-7　闭塞性细支气管炎
男性,70 岁,类风湿关节炎患者。HRCT 肺窗(A、B)显示双肺下叶马赛克征并小叶中心性分支状致密影及小叶中心模糊结节影,少许支气管扩张;6 年后 HRCT 复查(C、D),双肺下叶沿支气管血管束分布的明显的磨玻璃密度影及实变影,网状影及多发细支气管牵拉扩张

3. 类风湿关节炎相关性胸膜病变　胸膜病变是类风湿关节炎最常见的胸腔受累表现,包括胸腔积液,胸膜增厚,胸膜结节,气胸,纤维素性胸膜炎,以胸腔积液及胸膜增厚最为常见(图 15-1-8)。

一项胸膜活检证实 RA 患者胸腔积液发生率高达 70%,常为少量胸腔积液,多为单侧,少数为双侧,可以自行吸收,长期积液可导致胸膜纤维化。ILD-RA 患者中 44% 的患者出现胸膜增厚。

4. 类风湿关节炎相关性血管病变　RA 患者

最典型的肺部血管疾病是类风湿性血管炎,病理学特征性表现为小、中血管壁内大量的炎症细胞的浸润。肺原发性类风湿性血管炎非常罕见。RA 也会继发肺动脉高压,但程度比较轻,出现肺动脉高压者表现为中央肺动脉增粗。独立的肺血管炎少见,多伴有其他肺部表现,如肺纤维化和类风湿结节影。

【诊断依据】

（1）符合 2010 年欧洲抗风湿联盟和美国风湿病协会(EULAR/ACR)关于 RA 的综合评分标准,同

时符合 2018 中国结缔组织病相关间质性肺病诊断和治疗专家共识。根据 RA 的病史、临床表现、实验室检查符合诊断标准。

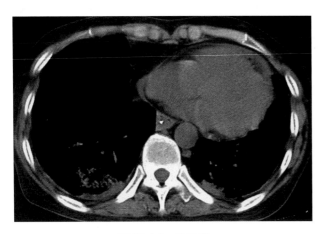

图 15-1-8 胸膜炎
男性,61 岁,类风湿关节炎患者。CT 纵隔窗显示双侧胸膜轻度增厚,右侧少许胸腔积液,心包少许积液

（2）存在 ILD 的相关临床表现:如呼吸困难（劳累或休息）或咳嗽。

（3）肺部 HRCT 主要表现为 ILD,气道病变,胸膜病变及肺血管炎改变。

（4）肺功能:大部分表现为限制性通气障碍,肺一氧化氮弥散量（diffusion of lung and CO,DLCO）的降低,也可表现为混合型阻塞性通气障碍。

（5）除外其他原因所致的肺部疾病。

【鉴别诊断】

1. **中毒性肺部疾病** 毒物使用后出现症状或肺部阴影,药物清除后症状改善,并除外其他感染性病变,影像上主要表现为双肺对称性的,散在的或弥漫分布的多发斑片状实变影和磨玻璃密度影,由于重力作用,双肺下叶血流丰富,因此下叶及胸膜下为主。常常伴有支气管血管束增粗,支气管壁增厚,慢性期表现为小叶间隔扭曲,支气管牵拉扩张甚至蜂窝影。

2. **特发性肺间质纤维化** 除肺部表现为 UIP 外,无滑膜炎,雷诺现象,血清学无法提示结缔组织疾病。此外 RA-ILD 肺间质纤维化程度较低,发展缓慢,常伴有肺外的症状。

3. **癌性淋巴管炎** 常有原发肿瘤的病史,病变分布不均匀,局限于某一肺叶,即使双肺弥漫性分布者,也表现为某一肺叶病变更为显著。小叶间隔增厚可以表现为光滑性,也可表现为结节状,可见沿支气管血管束分布的磨玻璃密度影及实变影,无蜂窝

影改变,肿瘤标志物明显增高。

（郭晓娟　陈起航）

第二节 系统性红斑狼疮

【概述】

系统性红斑狼疮（systemic lupus erythematosus,SLE）,好发于青年女性,病因至今尚不明确,主要表现为多种自身抗体参与,通过免疫复合物等途径造成多系统损害的疾病。我国 SLE 患病率为 70/10 万,其发病率及患病率受年龄,性激素,遗传因素和感染等多种因素的影响,半数患者于 20 ~ 40 岁发病。

在 SLE 患者中,呼吸系统受累相当多见,病变可以累及胸膜、肺实质、气道、肺血管和呼吸肌等器官表现为相应的临床症状。50% 的 SLE 患者病程中出现肺部疾病,最常见的合并症是肺炎。1% ~ 4% 的 SLE 患者发生急性狼疮性肺炎,SLE 患者发生急性狼疮性肺炎,表现为急性发热、咳嗽和气短,病理学特征为弥漫性肺泡损伤,肺水肿和肺泡出血。3% ~ 8% 的患者发生为慢性 ILD,而且随病程进行性增加,最常见的病理类型为 NSIP,其次为 UIP,少数表现为 OP,极少数患者可以伴发 LIP。

【临床表现】

（1）临床表现为发热、蛋白尿、蝶形红斑等,侵犯肺部时可有咳嗽、咳痰、气促、胸闷,呼吸困难等。亚临床受累也很普遍,在没有呼吸系统主诉时,就可以发现许多患者肺功能异常。

（2）胸膜炎是最常见的肺部表现,大概在 40% ~ 60% 患者中出现,表现为胸腔积液。

（3）急性肺炎与肺泡出血是 SLE 的两种罕见并发症可能危及生命;5% 的 SLE 患者会发生间质性肺疾病,主要表现为 UIP 和 NSIP,大部分继发于急性肺炎。

（4）SLE 累及膈肌,导致膈肌麻痹,出现膈肌抬高及邻近肺不张。

【实验室检查】

实验室指标 CRP,血淋巴细胞数,系统性红斑狼疮疾病活动指数（systemic lupus erythematosus disease activity index,SLEDAI）评分,补体 C3 的变化常作为 SLE 的活动性指标,这对早期辅助区分原发性肺部病变和继发性肺部病变有意义。SLE 患者出现原发性肺部病变时,SLEDAI 评分增高,补体 C3 下

降。CRP 是炎症指标,多在合并急性炎症时升高。

自身抗体检查中抗核抗体阳性,活动期抗 ds-DNA 抗体,抗 Sm 和抗 nRNP 抗体升高。

【影像学表现】

SLE 较少累及肺间质,多数在病程中的某一阶段出现异常影像,主要是继发性肺部感染,但是 SLE 也可以引起肺部病变,原发性肺部病变可分为胸膜病变,肺血管病变,肺实质病变和呼吸肌病变。

胸膜病变主要表现为胸膜增厚和胸腔积液,以胸腔积液常见(图 15-2-1)。50% 的患者可以出现胸膜炎,男性多于女性,表现为胸痛和胸腔积液。胸腔积液一般为少到中量,同时伴有心包积液。如果在患者的胸腔积液中找到狼疮细胞,具有特异性。

SLE 一旦累及肺间质,表现为 AIP,在 HRCT 上表现为双肺弥漫性分布的斑片状(图 15-2-2),或磨玻璃密度影及实变区(图 15-2-3)实变影呈斑片状或融合状,并主要累及双肺下垂部位(图 15-2-4)局灶性未受累肺叶则通气正常(图 15-2-5);严重的病变表现为弥漫性肺泡出血(diffuse alveolar hemorrhage,DAH),DAH 在 SLE 住院患者中的发生率为 0.52% ~ 5.7%,在胸部 CT 上表现为磨玻璃密度影及肺实变影(图 15-2-6),有些病例表现为边界模糊的小叶中心性结节影,常表现为弥漫型和周围型,其中周围型或肺下叶分布为著,出血后几天内可见伴有小叶间隔增厚的磨玻璃密度影,即铺路石征。SLE 也可以继发 LIP,最典型的表现为狼疮性肺炎进展过程中出现以双下肺为主,沿支气管血管束分布的薄壁囊腔影(图 15-2-7)。

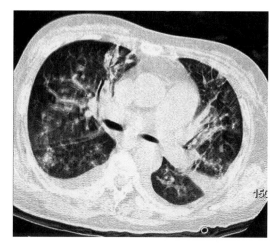

图 15-2-2 急性间质性肺炎(系统性红斑狼疮)
女性,44 岁,多关节肿痛 2 年余,伴咳痰咳喘 3 个月,咯血 1 周。HRCT 肺窗显示双肺多发散在磨玻璃密度影及沿支气管血管束分布的多发腺泡结节影,双侧胸腔积液

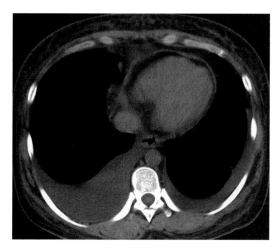

图 15-2-1 系统性红斑狼疮
女性,29 岁,CT 纵隔窗显示双侧胸腔积液,心包增厚

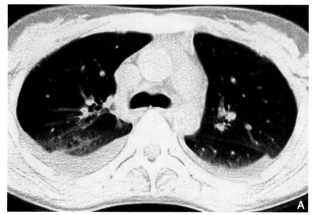

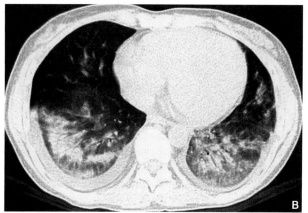

图 15-2-3 急性间质性肺炎(系统性红斑狼疮)
女性,37 岁,间断发热伴咳嗽,咳痰 2 个月,确诊 SLE12 年,入院后临床排除了真菌、细菌及病毒感染,考虑为狼疮性肺炎,HRCT 显示双肺弥漫分布的磨玻璃密度影,双肺下叶可见斑片状及片状实变影,内可见支气管充气征。双侧少许胸腔积液

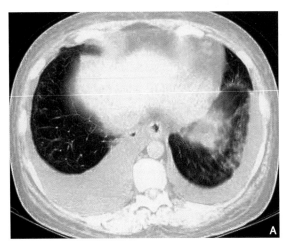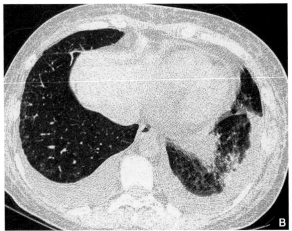

图 15-2-4 间质性肺炎(系统性红斑狼疮)

女性,29 岁,SLE 患者。咳嗽,喘憋,呼吸困难,患者病情进展。HRCT 肺窗(A)显示双肺下叶磨玻璃密度影伴小叶间隔增厚,左肺下叶可见实变影,同时双侧胸腔可见胸腔积液,治疗后 HRCT(B)显示双肺下叶磨玻璃密度影及实变影可见吸收,双侧胸腔积液减少

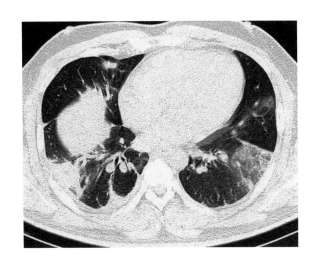

图 15-2-5 急性间质性肺炎(系统性红斑狼疮)

男性,33 岁,发热,咳嗽伴双侧胸痛,肺炎治疗效果不佳。HRCT 显示双肺多叶段分布的磨玻璃密度影及片状实变影,病变与正常肺野分界清楚,未受累肺野通气正常改变

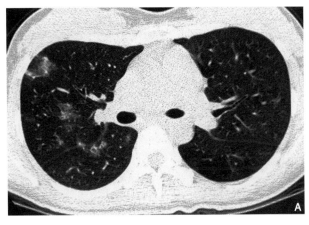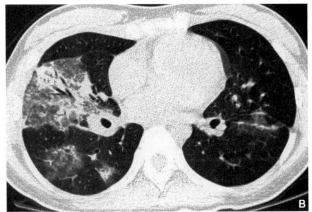

图 15-2-6 肺泡出血(系统性红斑狼疮)

女性,24 岁,SLE 患者,咯血。HRCT(A、B)显示双肺多发散在磨玻璃密度影,边界模糊,右肺下叶病变呈实变影,内可见支气管气相

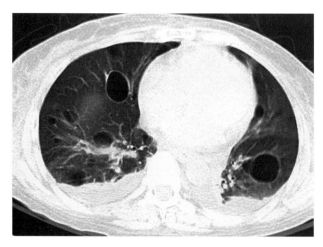

图 15-2-7 间质性肺炎（系统性红斑狼疮）

女性，57 岁，以狼疮性脑病入院，肺部症状不明显。HRCT 显示双肺多叶段分布的磨玻璃密度影并大小不等薄壁囊腔影，左肺下叶可见轻度马赛克征。双侧胸腔积液，心包少许积液

病变晚期或急性狼疮性肺炎经过治疗后可表现为慢性狼疮性肺炎（图 15-2-8），表现为斑片状磨玻璃密度影，小叶间隔的增厚，小叶中心核增粗，小叶内线影和胸膜下线，伴有牵拉性支气管扩张，罕见蜂窝影（图 15-2-9）。有时在肺底部可见楔形或条带状密度增高影（图 15-2-10），常伴发胸腔积液。

SLE 患者由于免疫功能异常，在治疗过程中长期应用糖皮质激素以及免疫抑制剂，使得 SLE 患者的肺部感染错综复杂，细菌，真菌，结核，病毒等均可以导致 SLE 患者的肺部感染，有学者统计 SLE 患者死于感染约为 33.33%，合并感染是 SLE 患者死亡的的首要原因。SLE 肺部感染的影像学表现多样，缺乏特异性表现，尤其由于广谱抗生素的使用，使得真菌感染的发病率较高。因此在诊断狼疮性肺炎时应该排除肺部感染导致的肺炎。

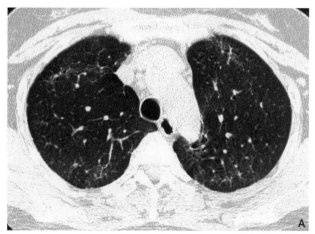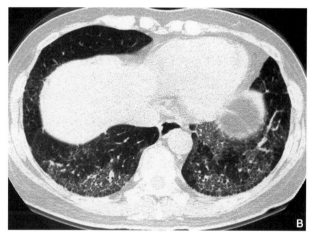

图 15-2-8 慢性狼疮性肺炎

女性，44 岁，胸闷，SLE。HRCT 上肺野（A）及下肺野（B）显示双肺下叶胸膜下多发磨玻璃密度影伴网状影，有细支气管牵拉性扩张

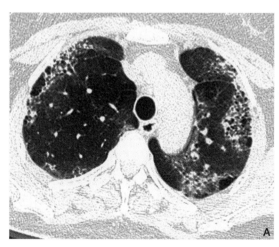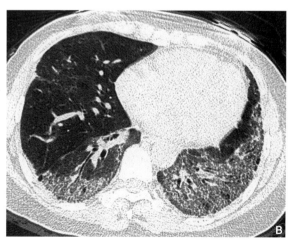

图 15-2-9 间质性肺炎（系统性红斑狼疮）

女性，32 岁，活动后气短，确诊 SLE 后 4 年。HRCT 上肺野（A）及下肺野（B）显示双肺多发散在胸膜下，基底段分布为主的磨玻璃密度影伴网状影，双肺上叶局部可见蜂窝影

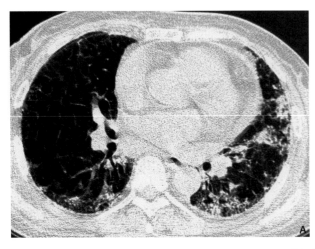
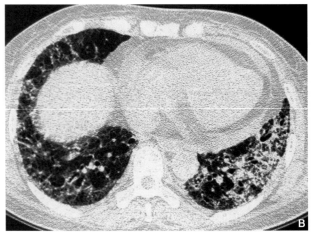

图 15-2-10 间质性肺炎(系统性红斑狼疮)

女性,33 岁,咳嗽气短,SLE 患者。HRCT 上肺野(A)及下肺野(B)显示双肺下叶胸膜下及沿支气管血管束分布的实变影及磨玻璃密度影

肺血管病变可表现为肺动脉高压和肺栓塞征象。在东方 23% 的 SLE 患者会继发肺动脉高压,大部分表现为轻度肺动脉高压,随着病程的增加肺动脉高压的发病率升高。胸片表现为右心增大,中心肺动脉增粗,呈残根状改变;CT 上表现为右心增大,室间隔平直甚至左凸,室壁增厚,肺动脉增宽。MRI 上表现为左心室室间隔的纤维化。肺栓塞的栓子主要来自下肢深静脉血栓,约 10% 的 SLE 患者会伴发血栓性静脉炎,因此肺内出现阴影时还需要排除肺栓塞的可能。

膈肌受累可表现为肺萎陷和患侧膈肌升高,可为单侧或双侧受累。膈肌无力可能是 SLE 所致的炎性肌病的一部分,也可由膈肌纤维化所致。

【诊断依据】

(1) 符合美国风湿病学会(ACR)1997 年推荐的 SLE 分类标准或 2009 年系统性红斑狼疮国际合作组(SLICC)修改的 ACR SLE 分类标准。同时符合 2018 中国结缔组织病相关间质性肺病诊断和治疗专家共识。

(2) 肺部 HRCT 主要表现为 AIP,胸腔积液,胸膜增厚,肺动脉高压及血管炎的相关表现,弥漫性肺泡出血。

(3) 肺功能:有异常的患者表现为弥散功能下降及限制性通气障碍。

(4) 除外感染、肺水肿、肺泡出血及肿瘤。

DAH 的诊断标准为符合以下 4 条标准中的至少 3 条并除外急性肺水肿、肺栓塞、特发性含铁血黄素沉着症、严重凝血系统疾病等其他可出现下述表现的疾病。

1) 肺部症状:咯血、呼吸困难、低氧血症等。

2) 肺部影像学有新出现的浸润影。

3) 原因不明情况下,24~48 小时血红蛋白下降 15g/L 以上,且与咯血量不匹配。

4) 血性支气管肺泡灌洗,痰液或可见含铁血黄素巨噬细胞。

【鉴别诊断】

1. **药物毒性肺部疾病** 常引起间质性肺炎或肺纤维化的免疫抑制剂有甲氨蝶呤、环磷酰胺、两性霉素 B、博来霉素、苯妥英钠、丝裂霉素等。有明确的用药病史,用药后出现症状或肺部阴影,停药后症状改善,并除外其他感染性病变可怀疑药物性肺病。影像上主要表现为双肺对称性,散在或弥漫分布的多发斑片状模糊影和磨玻璃密度影,由于重力作用,多以下叶及胸膜下为主。常常伴有支气管血管束增粗,支气管壁增厚,胸膜下网状影或胸膜下线影,慢性期表现为小叶间隔扭曲,支气管牵拉扩张甚至蜂窝影。

2. **伊氏肺孢子菌肺炎** SLE 患者激素使用过程中可能会并发肺部真菌感染,尤其是伊氏肺孢子菌肺炎,需要与急性狼疮性肺炎鉴别,前者表现为双肺弥漫性磨玻璃密度影,以肺门为中心,可以累及胸膜下,肺尖及肺底受累较少,病情进一步发展在磨玻璃密度影内可以间杂有沿支气管血管束分布的模糊斑片影。慢性期可以表现为以肺门为中心的索条影,网状影,其内间杂磨玻璃密度影。和狼疮性肺炎病变分布位置有差别。此外伊氏肺孢子菌肺炎很少引起胸腔积液。卡氏肺孢子虫肺炎患者影像表现无明显特异性,但患者临床症状与肺部影像不符,有一定的提示作用,确诊需要结合纤维支气管镜刷检、支气管肺泡灌洗液。

3. **病毒性肺炎** 免疫受损的患者经常由潜伏病毒,尤其是巨细胞病毒和单纯疱疹性病毒引起肺部感染,患者临床症状较重,病情进展快,严重者可以发生急性呼吸窘迫综合征。影像上表现为双肺多发沿叶段分布病变,且分布不均匀,主要发生于双侧肺门区及下肺野。

胸片上表现为网状影或小结节状或小斑片状密度增高影。CT 上巨细胞病毒性肺炎主要表现为磨玻璃密度影,其次为多发小叶中心微小结节影,气腔实变影见于半数以下的患者,伴支气管气相。慢性期出现继发性肺纤维化改变,表现为原病变区的磨玻璃的密度影,小叶间隔增厚及支气管血管束牵拉形变。

(郭晓娟 陈起航)

第三节 系统性硬化

【概述】

系统性硬化(systemic sclerosis,SSc)是一种系统性自身免疫性疾病,其特征在于免疫活性异常、血管病变和纤维化。皮肤和内脏器官的纤维化是这种疾病的特征性改变。由于组织的纤维化和血管病变,肺部损害的主要表现为间质性肺炎和/或肺动脉高压,SSc 患者与 ILD 及 PAH 相关的死亡率为 33% 和 28%。ILD 可以表现弥漫或局灶性,通常间质性肺炎表现为弥漫性肺部病变,该型患者的抗拓扑异构酶 I 抗体(ATA)阳性率较高,而局灶性病变者以抗着丝粒抗体阳性发生率高。其他抗 SSc 特异性抗体,抗 U3 RNP 和抗 Th/To 抗体与 ILD-SSc 的相关性差异较大。一项美国的研究发现抗 U3 RNP 抗体与 ILD 和 PAH 相关。

有研究报道 90% 的 SSc 患者会发生间质性肺炎。由于肺功能检查的假阴性率较高,胸部 HRCT 被认为是 SSc 患者检出 ILD 的"金标准"。根据欧洲硬皮病研究协会的一项大样本研究显示 3 656 例 SSc 患者中由胸片检查表现为弥漫性 ILD 者为 53%,局灶性为 35%。大约 40% 的 SSc 患者表现出中等程度(FVC 为 50%~75%)到重度(FVC<50%)的限制性肺通气障碍,后者病情严重,首次发病后 10 年内死亡率为 42%。

此外 ILD 的组织学类型与临床预后无明显相关性,仅仅反映肺组织损害程度及肺功能下降程度。

【临床表现】

(1) 初发症状无特异性,如雷诺现象,乏力,肌肉疼痛,低热等。这些症状持续几周或几个月才会出现其他症状。

(2) 皮肤的改变可分为水肿期,硬化期及萎缩期。

(3) 90% 的患者出现消化道症状,表现为吞咽困难,腹痛和肠梗阻,吸收不良,以食管症状最为严重。

(4) SSc 患者中肺部受累的发生率很高,表现为运动后气短,干咳,肺动脉高压患者可引起右心功能不全的相应症状。

【实验室检查】

(1) 免疫学检查:约 90% 的患者 ANA 阳性,多为斑点型或核仁型,抗着丝点多为阳性。抗 Scl-70 抗体为 SSc 的特异性抗体,但是阳性率仅为 20%~30%。

(2) 肺功能检查:结果高度不稳定:有学者对 226 位病情中度,病程约 1.6 年的患者平均随访 57 个月,结果发现 51% 的患者(初诊 FVC≥80%),肺功能鲜有恶化,49% 的患者(初诊 FVC<80%)者肺功能无明显变化;鲜有恶化和肺功能无明显变化着者占 70%,而肺功能有不同程度恶化者占 16%,甚至还有改善者占(14%)。虽然 SSc-ILD 患者的肺功能高度可变,但是还是有规律可循,即肺功能下降发生在首次出现雷诺现象后的 3~4 年之内,之后肺功能的下降缓慢。确诊患者不伴有肺部 HRCT 或肺功能异常者,很少在今后的 5 年内发生 ILD。

(3) 支气管肺泡灌洗液:33%~100% 的患者 BALF 细胞计数和分类存在异常,表现为中性粒细胞和/或嗜酸性细胞的升高,而且与 BALF 正常的患者比较,异常的患者多见于男性,其呼吸困难评分更差,食管受累更为常见,但是 BALF 异常与 SSc 病程长短,前期是否接受激素及免疫抑制剂治疗及其他肺外受累状况无关。

【影像学表现】

SSc 肺部表现主要为 NSIP 模式,肺部影像中磨玻璃密度影的发生率较高(图 15-3-1),但是经过治疗后吸收率并不高,表明磨玻璃密度影主要是由纤维组织增生所致,并非炎细胞浸润,这也符合 SSc-NSIP 最常见的病理学表现,通过随访观察发现磨玻璃密度区将进展为蜂窝,支气管扩张及网状影。

约 2/3 的 SSc 患者肺部表现与 NSIP 类似,唯一不同的是前者的范围较小(图 15-3-2)。虽然 NSIP 是 SSc 患者肺部的常见类型,但是部分患者以纤维化表现为主(蜂窝,牵拉性支气管及细支气管扩张,小叶内间质增厚,小叶间隔增厚),导致和 UIP 相似的表现(图 15-3-3)。UIP 的发生率约 15%,但 SSc

ILD 伴有更多的淋巴滤泡生发中心和更少的成纤维细胞,使得 SSc 的预后好于 IPF 患者。部分患者可以发生滤泡性细支气管炎,表现为小叶中心的磨玻璃密度结节影及肺气肿。

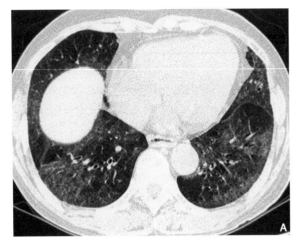
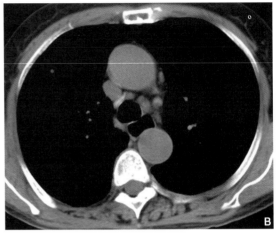

图 15-3-1　间质性肺炎(系统性硬化)
女性,59 岁。HRCT 肺窗(A)显示双肺基底段广泛磨玻璃密度影伴小叶间隔增厚;纵隔窗(B)示食管上段扩张,主动脉弓下可见增大淋巴结影

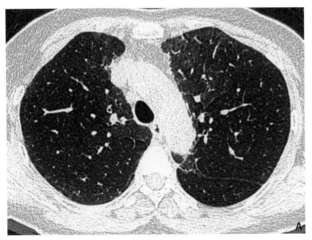
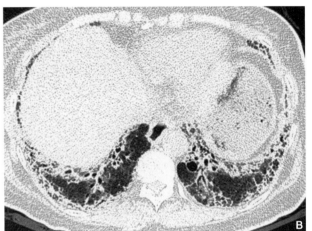

图 15-3-2　间质性肺炎(系统性硬化)
女性,55 岁,咳嗽咳痰,活动后气短。HRCT 肺窗中肺野(A)及下肺野(B)显示双肺小叶间隔增厚,斑片状磨玻璃密度影及支气管扩张,病变主要位于下叶基底段

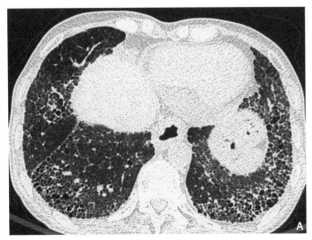
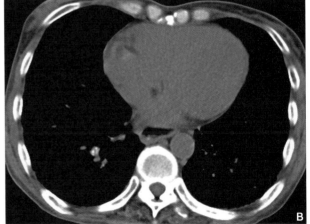

图 15-3-3　间质性肺炎(系统性硬化)
女性,59 岁,咳嗽,进行性呼吸困难。HRCT 肺窗(A)显示 UIP 表现,纵隔窗(B)显示食管扩张,内可见食物残留

SSc 患者并发肺动脉高压的发生率达 18%，在肺部 CT 上表现为主肺动脉扩张（直径 > 2.9cm）和左右肺及其分支的肺动脉增粗；在右心后负荷升高的情况下，右心腔可以扩大，室壁增厚，室间隔平直或左凸，增强后可见下腔静脉及肝静脉的造影剂反流征象。与其他类型结缔组织疾病相比较，SSc 患者肺动脉高压的发生率高，而且病情较重。因此，对于 SSc 患者要重视肺动脉高压的筛查。

其他肺外表现主要为胸膜弥漫性增厚，边缘不光整，呈粘连状突起，钙化少见，胸腔积液多为少量；无症状性食管扩张是本病区别于其他弥漫性肺间质性疾病的最显著特征，主要表现为食管管腔扩张，管壁未见增厚，蠕动减弱甚至消失，黏膜皱襞变平甚至消失（图 15-3-3B）；纵隔淋巴结增大常见（约 70%，尤其是伴有 ILD 的患者），表现为散在肿大的淋巴结（图 15-3-1B）。

【诊断依据】

（1）符合 2013 年美国风湿病学会/欧洲风湿病联盟提出的 SSc 的分类标准，及 2018 中国结缔组织病相关间质性肺病诊断和治疗专家共识。

（2）确定的掌指关节附近皮肤增厚以延伸至手指。

（3）如果缺乏上述症状，则应用 7 个附加项目，总分大于或等于 9 分：手指的皮肤增厚（2 分）、指尖损伤（2 分）、毛细血管扩张（3 分）、甲床毛细血管异常扩张（2 分）、间质性肺病或肺动脉高压（2 分）、雷诺现象（3 分）和 SSc 相关自身抗体（3 分）。

（4）存在肺部受累的相关临床表现：干咳，劳力性呼吸困难。

（5）肺部 HRCT 主要表现为 NSIP，少数患者表现为 UIP。

（6）肺功能：有异常的患者表现为弥散功能下降及限制性通气障碍。

（7）除外感染、肺水肿、肺泡出血及肿瘤。

【鉴别诊断】

1. **药物毒性肺部疾病** 有明确的用药病史，用药后出现症状或肺部阴影，停药后症状改善，并除外其他感染性病变，影像上主要表现为双肺对称性的，散在的或弥漫分布的多发斑片状模糊影和磨玻璃密度影，由于重力作用，多以下叶及胸膜下为主。常常伴有支气管血管束增粗，支气管壁增厚，胸膜下网状

影或胸膜下线影，慢性期表现为小叶间隔扭曲，支气管牵拉扩张甚至蜂窝影。

2. **IPF** SSc 患者晚期肺部 HRCT 的主要表现为 UIP 模式，影像上难以与 IPF 鉴别，但是 IPF 患者无食管扩张现象，而且蜂窝影更为显著，无 SSc 的皮肤改变，免疫学指标无明显异常。

3. **表现为滤泡性细支气管炎需与呼吸性细支气管炎鉴别** 呼吸性细支气管炎是吸烟相关性间质性肺病，常见于中青年，男性发病率明显高于女性，几乎所有患者均有长期的吸烟史，也可以见于被动吸烟者。主要表现为慢性呼吸困难和咳嗽。当患者停止吸烟和/或皮质类固醇治疗后，肺部异常可以消失，肺功能改善。胸部 HRCT 上表现为支气管管壁增厚，边界模糊的小叶中心结节和多灶性磨玻璃密度影，一般为弥漫性分布，上肺为著，半数以上的患者同时伴有小叶中心型肺气肿，结合病史一般不难鉴别。

（郭晓娟　陈起航）

第四节　多发性肌炎和皮肌炎

【概述】

多发性肌炎/皮肌炎（polymyositis，PM/dermatomyositis，DM）是一组由于自身免疫功能异常引起的结缔组织疾病，常累及多个脏器，其中以累及肺部较为常见，发生率达 40% 以上，也是较严重的并发症，而且间质肺部疾病可先于肌炎的诊断，据估计 35%~40% 的患者在病程中发展为 ILD。

NSIP 和 OP 是最常见肺部表现。CT 表现为下叶为主的混合性磨玻璃样密度影和牵引性支气管扩张，分布范围与皮质类固醇治疗效果相反，可能是由于潜在的病理组织为肺组织纤维化。患者可因膈肌受累表现为通气不足和肺不张，膈肌功能障碍，当咽、食管上部肌肉受累时，可出现声音嘶哑及吞咽困难。男性及 DLCO 降低是患者不良预后的危险因素。

国外有报道，PM/DM-ILD 患者通过肺活检发现主要病理类型为 DAD（占 44.4%）、UIP（占 33.3% > 和 NSIP（占 22.2%）。国内学者研究表明以 NSIP 为主（57%），UIP 占 25%。最近研究发现 HRCT 上表现为 NSIP 者约 52%，其次为 OP，约 22%。快速进展型的 ILD 多表现为阻塞性细支气管炎伴机化型肺炎（bronchiolitis obliterans organizing pneumonia，BOOP）

改变。

【临床表现】

早期症状有面部水肿和红斑,肌肉疼痛和乏力。肌炎的主要表现为近端肌群无力和萎缩,肌肉疼痛及吞咽困难等全身肌病症状,可合并肺损害,可先于或掩盖肌肉和皮肤的表现,肺部疾病的临床表现差异较大,根据发病的缓急程度分为快速进展型和慢性型两型,部分患者肺部 CT 扫描存在 ILD,但无呼吸系统症状。常见的症状为咳嗽、呼吸困难,并且容易继发肺部感染。

研究发现伴发 ILD 的 DM/PM 患者关节炎、关节痛多见,而且雷诺现象的发生率也较高,提示预后不良,对于伴发雷诺现象 ILD 患者,应加强随访与治疗。此外伴发 ILD 的患者发热、典型或非特异性的皮疹也更常见,而恶性肿瘤的发生则较不伴发 ILD 的 DM/PM 患者高。

快速进展型 ILD 患者,肌炎症状不明显,表现为进行性呼吸困难,发绀,动脉血氧分压急骤下降,继而出现呼吸衰竭,死亡率高。

【实验室检查】

(1) 肌酸激酶(CK):CK 正常或升高不明显的 DM/PM 患者易合并 ILD,特别是快速进展型,且对皮质类固醇治疗反应差。

(2) 抗氨酰基-tRNA 合成酶抗体包括二种。

1) 抗合成酶抗体是肌炎伴发 ILD 最强的预测因子,目前发现的有 7 种,其中抗 Jo-1 抗体阳性患者 70% 以上患有 ILD,部分其他类型的抗合成酶抗体对 ILD 的预测作用甚至可以达到 90%~100%。研究报道抗合成酶抗体阳性患者对糖皮质激素及免疫抑制剂反应更好,大多研究认为 AsAb 阳性提示患者预后较好。

2) 抗 SSA 抗体阳性可见于各种结缔组织疾病,但抗 SSA52000 抗体是一个与特发性炎性肌病及 ILD 相关的肌炎相关性抗体。抗体阳性患者肺 HRCT 间质病变积分较抗 SSA 阴性 ILD 患者更高,倾向于更严重的 ILD 类型(类似于普通型间质性肺炎),在治疗反应上抗 SSA 抗体阳性的患者对免疫抑制剂反应也更差。

(3) 支气管肺泡灌洗液:50%~100% 的患者 BALF 细胞计数和分类存在异常,表现为中性粒细胞和/或淋巴细胞的升高。

(4) 血气分析:伴有 ILD 的 DM/PM 患者血气分析显示,动脉血氧分压(PaO₂)降低,但动脉血氧饱和度(SaO₂)和动脉血二氧化碳分压(PaCO₂)一般在正常范围内。

(5) 肺功能检查:以弥散功能减退为主,主要表现为 DLCO 下降,可伴或不伴小气道损害,其次是 FVC 降低以及限制性通气功能障碍。

【影像学表现】

文献报道半数以上的 PM/DM 患者有肺部损害,累及肺部可引起肺部浆膜、肺血管、肺间质、实质等各类组织的各种各样的影像学表现。以间质性肺疾病表现多见。

1. X 线表现 X 线胸片的阳性检出率低(约 5%),早期仅表现为肺纹理增多、紊乱,伴肺内结节状阴影,进而出现网状影及网结节影,晚期呈蜂窝肺改变。病变主要位于下肺基底段。

2. CT 表现 有文献报道病程小于 1 年者肺部 HRCT 的阳性率为 77.8%,超过 1 年者阳性率达 90%。主要 HRCT 表现如下。

(1) 磨玻璃密度影:主要分布于肺野近后胸壁或肺野外带或全肺野分布(图 15-4-1),有研究表明 PM/DM 周围性分布占 33.3%,全肺野分布占 16.7%。

(2) 小叶间隔及小叶内间隔改变:小叶间隔、小叶内间隔增厚,呈网格状改变(图 15-4-1),占 70.8%。以周围或胸膜下为著,其次是下肺部及背侧肺为著。

(3) 支气管血管束增厚:表现为支气管血管周围间质增厚,占 8.3%(图 15-4-2)。

(4) 胸膜下线:表现为与胸膜平行的弧线状影,占 58.3%。

(5) 腺泡结节或斑片影:表现为节段性实变,或两肺弥漫分布的小片状边界不清的淡薄状阴影(图 15-4-3),占 12.5%。

(6) 肺内索条影、线状影:表现为肺野内走行无规律,缺乏逐级变细的线带状影,占 29.2%。

(7) 气腔实变影、蜂窝状影:气腔实变影的发生率相对较高(52%),继发于 OP,蜂窝影较低(16%)。

3. 其他表现 胸膜改变包括胸膜肥厚占 11.8%,积液占 7%;纵隔淋巴结增大,主要分布在气管隆嵴下和血管前间隙,发生率约 4.2%;部分患者可以出现食管增宽,张力减低,以食管中上部扩张为主。膈肌受累者可以出现双下肺盘状肺不张或肺体积减小。

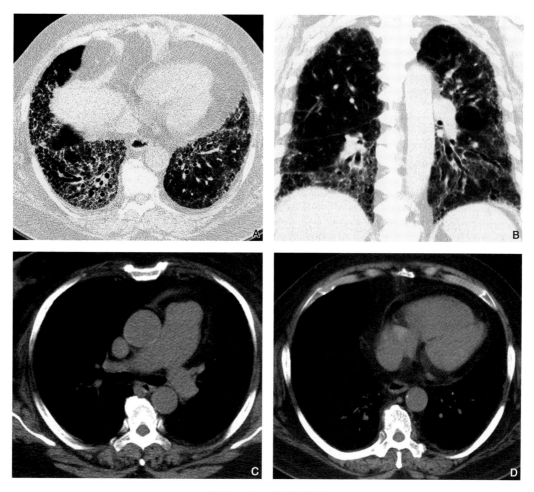

图 15-4-1 间质性肺炎

女性,66 岁,间断性咳嗽伴活动后气短 2 年,肌炎患者。HRCT 肺窗(A、B)显示双肺胸膜下及基底段(背侧为著)的弥漫性磨玻璃密度影伴小叶间隔增厚,牵拉性支气管扩张,双肺上叶可见局限性肺透光度增加;纵隔窗(C、D)显示食管扩张,肺动脉扩张,右心室增大,双侧胸膜增厚

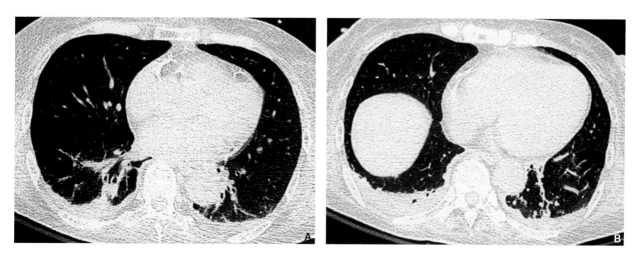

图 15-4-2 系统性硬化

女性,46 岁,咳嗽咳痰 3 个月。HRCT 肺窗(A、B)显示双肺下叶支气管血管束周围间质明显增厚并胸膜下实变影,周围可见轻度小叶间隔增厚,左肺下叶可见马赛克征像

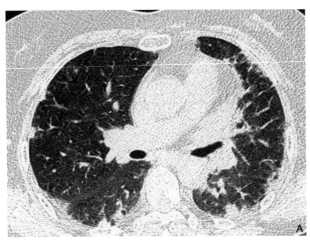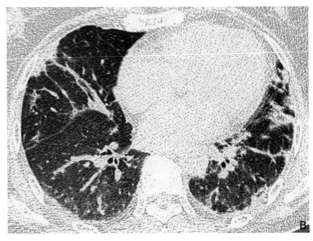

图 15-4-3 系统性硬化

女性,64 岁,咳嗽,活动后气短,乏力并皮疹 3 周。HRCT 肺窗(A、B)显示双肺多发、散在、沿支气管血管束分布及胸膜下分布的实变影,双下肺弥漫性磨玻璃密度影,中轴间质增厚

患者经治疗后肺内的实变区,索条影及支气管血管周围间质增厚有所改善,可以演变为网状影,磨玻璃密度影和胸膜下线影(图 15-4-4)。目前的研究认为通过就诊时的初次检查中不能预测 PM-DM 病例中 ILD 的病程。

【诊断依据】

(1) 符合 2004 年欧洲神经肌肉疾病中心和美国肌肉研究协作组(ENMC)多发性肌炎/皮肌炎的分类标准。

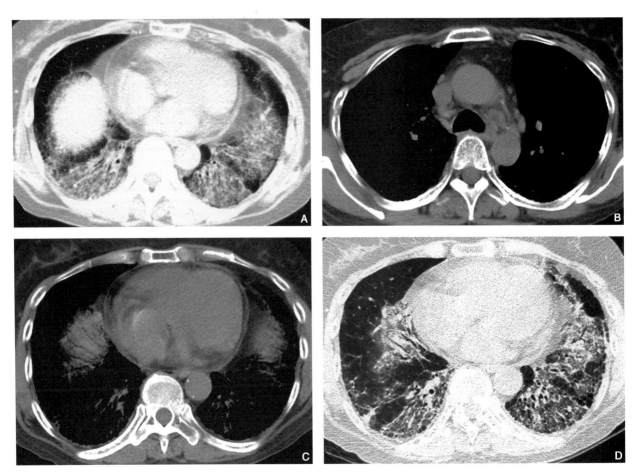

图 15-4-4 系统性硬化

女性,57 岁,咳嗽,活动后气短 15 余年。HRCT 肺窗(A)显示双肺下叶及胸膜下实变影并磨玻璃密度影伴小叶间隔增厚,纵隔窗(B、C)示主动脉弓下增大淋巴结,双侧胸膜局限性增厚,心包轻度增厚;治疗后复查(D)显示肺内实变影有吸收

（2）存在肺部受累的相关临床表现：如干咳、劳力性呼吸困难、肺底爆裂音、杵状指。

（3）胸部 HRCT 符合 ILD 特征：病变常对称性位于双侧、胸膜下。

（4）肺功能：呈弥散功能下降。

（5）除外感染、肺水肿、肺泡出血和肿瘤。

【鉴别诊断】

1. **中毒性肺部疾病**　有明确的毒物接触病史，毒物停止接触后肺部症状无明显缓解，并除外其他感染性病变，影像上主要表现为双肺对称性的、散在的或弥漫分布的多发斑片状模糊影和磨玻璃密度影，常常伴有支气管血管束增粗，支气管壁增厚，胸膜下网状影或胸膜下线影，慢性期表现为小叶间隔扭曲，支气管牵拉扩张甚至蜂窝影。

2. **肺孢子虫病**　结缔组织病相关性间质性肺炎患者需要通过激素及免疫抑制剂的长期治疗，治疗过程中患者症状加重，尤其是喘憋症状明显加重，肺内磨玻璃密度影范围增大，累及双肺上叶及肺门区，而且表现为胸膜下密度较淡时，需要考虑合并肺孢子虫感染。

3. **以腺泡结节或斑片影为主要表现需与肺内感染性疾病鉴别**　PM-DM 治疗过程中出现腺泡结节影及斑片影时，需要除外感染性病变，细菌感染性病变一般以叶段分布为主，病变进展较快，呈融合趋势，伴有支气管壁增厚；病毒感染主要发生于双侧肺门区及下肺野。胸片上表现为网状影或小结节状或小斑片状密度增高影。

腺病毒性肺炎 CT 主要表现为磨玻璃密度影，气腔实变影见于半数的患者，伴支气管气相。如果肺内病变进展迅速，患者伴有高热，甚至发生急性呼吸窘迫综合征，血象异常时，寻找病原微生物证据是非常有用的确诊手段。

（郭晓娟　陈起航）

第五节　混合型结缔组织病

【概述】

混合型结缔组织病（mixed connective tissue disease，MCTD）是一种血清中有高滴度的斑点型抗核抗体（ANA）和抗 UIRNP（nRNP）抗体，临床上有雷诺现象、双手肿胀、多关节痛或关节炎、肢端硬化、肌炎、食管运动功能障碍、肺动脉高压等特征的临床综合征。部分患者随疾病的进展成为某种确定的结缔组织病。

有关 MCTD 流行病学、病理生理学或临床特征的报道并不多见，我国 MCTD 发病率不明，但并非少见。最常见的并发症为 ILD，见于 21%～67% 的患者中，MCTD-ILD 患者无特征性临床表现，但系统性硬化症状与肺动脉高压和进展性 ILD 的发生高度相关。

最近研究发现成人 MCTD 的肺部 HRCT 异常表现为肺纤维化者约 0%～20%，表现为磨玻璃密度者约 12%～100%。国外学者 Gunnarsson 等对 MTCD 患者的研究发现，间质性肺疾病其最常见的肺部异常，发生率达 66%，而这些患者临床症状差别很大，可以无症状，也可表现为进行性肺纤维化的症状，随访四年，患者的死亡率为 20.8%。而且有学者将 MCTD 患者的临床表现，与间质肺疾病的关系进行分析发现伴有吞咽困难与雷诺现象的 MCTD 患者更有可能发展 ILD。

间质性肺疾病（ILD）与肺动脉高压（PAH）可能是 MCTD 的严重的并发症。肺动脉高压见于 10%～45% 的病例，胸腔积液见于约 50% 的患者，常为一过性。

【临床表现】

（1）患者可表现出组成本疾病的各种结缔组织病（SLE、SSc、PM/DM 或 RA）的临床症状，然而 MCTD 具有的多种临床表现并非同时出现。重叠的特征可以相继出现，不同的患者表现亦不尽相同。在该病早期与抗 u1RNP 抗体相关的常见临床表现是双手肿胀、关节炎、雷诺现象、炎性肌病和指端硬化等。

（2）75% 的患者有肺部受累，早期通常没有症状。30%～50% 的患者可发生间质性肺病，早期症状有干咳、呼吸困难、胸膜炎性胸痛。20% 的患者心电图（ECG）不正常，最常见的改变是右心室肥厚、右心房扩大和心脏传导异常，肺动脉高压是 MCTD 最严重的并发症。心包炎是心脏受累最常见的临床表现，见于 10%～30% 的患者，一些患者的心肌受累是继发于肺动脉高压。

（3）对有雷诺现象、关节痛或关节炎、肌痛、手肿胀的患者，同时肺部 HRCT 有异常表现，血清有高滴度斑点型 ANA 和高滴度抗 UIRNP 抗体阳性，而抗 Sm 抗体阴性者，要考虑 MCTD 累及肺组织的可能，高滴度抗 OIRNP 抗体是诊断 MCTD 必不可少的条件。

【实验室检查】

（1）血清学:存在高滴度的抗 UIRNP 抗体(大于或等于 1:1 600),相应斑点型 ANA 滴度大于或等于 1:1 200。

（2）肺功能检查:半数以上的患者表现为限制性通气障碍,90%的患者有肺弥散功能异常。

（3）支气管肺泡灌洗液:大部分患者显示淋巴细胞肺泡炎,中性粒细胞肺泡炎。

【影像学表现】

（1）肺部受累可表现为间质性肺部疾病,肺动脉高压。

（2）MCTD 肺部受累的常见 CT 表现包括磨玻璃密度影、胸膜下微结节、小叶间隔增厚和网状影(图 15-5-1)、蜂窝影。以非特异性间质性肺炎(NSIP)表现最为常见(图 15-5-2),其次为 UIP、LIP 和 OP(图 15-5-3),少数情况下可以表现为 NSIP 和 LIP 的混合型。

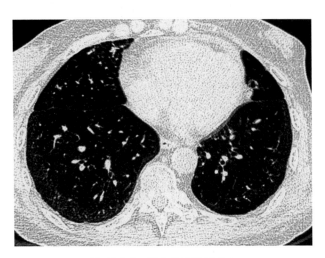

图 15-5-1　混合性结缔组织病
女性,66 岁,无明显肺部症状。HRCT 肺窗示双肺胸膜下磨玻璃密度影及轻度小叶间隔增厚

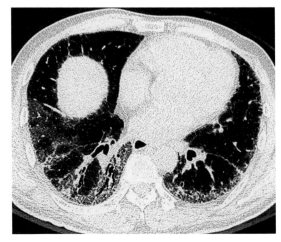

图 15-5-2　混合性结缔组织病
女性,62 岁,出现活动后气短 4 个月,双手遇冷水变紫色。HRCT 肺窗显示肺内病变呈 NSIP 模式

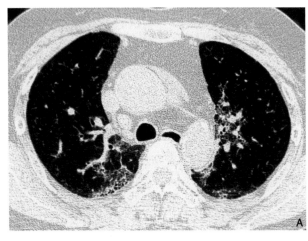

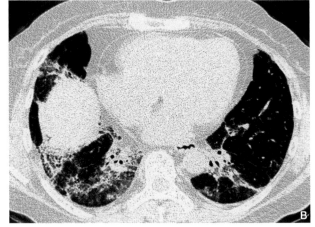

图 15-5-3　混合性结缔组织病
女性,49 岁,HRCT 肺窗(A、B)显示双肺下叶沿支气管血管束分布的实变影及磨玻璃密度影,并牵拉性支气管扩张

Kozuka 等分析了 41 例 MTCD-ILD 患者的肺部 HRCT 表现,100%可见到磨玻璃密度影,98%患者可以见到胸膜下微结节影,80%患者可见到非间隔性线状影,其他表现为小叶内网状影,结构扭曲和牵引性支气管扩张(图 15-5-4),少见表现有边缘模糊的小叶中心结节影和蜂窝影,以周围及下叶分布为著。Bodolay 等较大样本的研究表明 144 例 MTCD 的患者中有 67%的患者表现为活动性 ILD,主要表现为磨玻璃密度影,1/5 的患者伴有轻度纤维化改变,如小叶间隔增厚和小叶内线状影(图 15-5-5)。

（3）胸膜受累表现为胸腔积液,约 50%的患者有胸腔积液,积液量一般不大,可以自行吸收。

（4）双肺肺门及气管隆凸前可见增大淋巴结影。

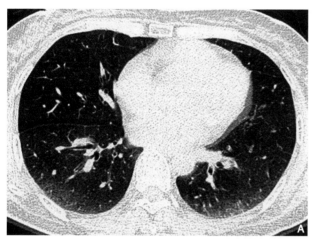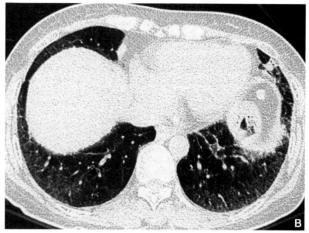

图 15-5-4　混合性结缔组织病
女性,28 岁,咳嗽 4 年,HRCT 肺窗(A、B)显示双肺下叶胸膜下磨玻璃密度影伴小叶间隔增厚,胸膜下微结节影

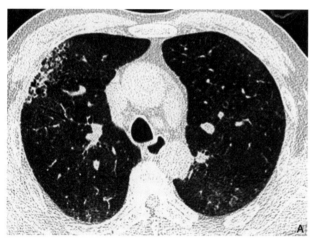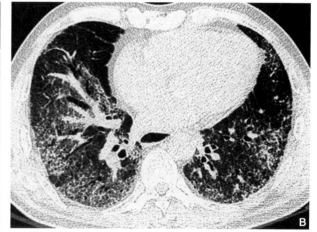

图 15-5-5　混合性结缔组织病
男性,48 岁。HRCT 肺窗(A、B)显示双肺弥漫性磨玻璃密度影,伴小叶间隔增厚及胸膜下微小结节影,以双肺下叶为著,可见多发细支气管牵拉扩张

【诊断依据】

(1)符合美国的 Sharp 标准及 2018 中国结缔组织病相关间质性肺病诊断和治疗专家共识标准。

(2)存在肺部受累的相关临床表现:如干咳、劳力性呼吸困难、肺底爆裂音、杵状指。

(3)胸部高分辨率 CT 符合 ILD 特征。

(4)肺功能:主要表现为弥散功能下降,少数表现为限制性通气障碍。

(5)除外感染、肺水肿、肺泡出血和肿瘤。

【鉴别诊断】

1. 药物毒性肺部疾病　常引起间质性肺炎或肺纤维化的免疫抑制剂有甲氨蝶呤、环磷酰胺、两性霉素 B、博来霉素、苯妥英钠、丝裂霉素等。有明确的用药病史,用药后出现症状或肺部阴影,停药后症状改善,并除外其他感染性病变可怀疑药物性肺病。

影像上主要表现为双肺对称性的,散在的或弥漫分布的多发斑片状模糊影和磨玻璃密度影,由于重力作用,双肺下叶血流丰富,因此下叶及胸膜下为主。常常伴有支气管血管束增粗,支气管壁增厚,胸膜下网状影或胸膜下线影,慢性期表现为小叶间隔扭曲,支气管牵拉扩张甚至蜂窝影。

2. 肺-肾综合征　发生率低但死亡率极高的免疫性疾病。该病可以发生于任何年龄阶段,但以青年人多见,婴儿几乎不会发生,男女之比为 3.6:1~9:1。

临床特征为咯血、水肿、贫血,尿检异常及进行性肾功能减退。磨玻璃密度影主要见于肺泡出血期,累及一侧肺或双肺,双肺下叶为著,肺尖很少累及,沿肺门向周围扩散,肺门影不大,病变进展可以融合成大片絮状或团块状阴影。

3. MDCT 出现肺动脉高压　肺内可无明显的病变,这不同于其他胶原病导致的肺动脉高压。因此临床怀疑有肺动脉高压的患者,应该检查自身抗体,高滴度的 UIRNP 是诊断 MCTD 的必要条件。

(郭晓娟　陈起航)

第六节　干燥综合征

【概述】

干燥综合征(sjögren syndrome,SS)是一种慢性炎性自身免疫性疾病,主要侵犯外分泌腺、泪腺—唾液腺;也可侵犯呼吸道、消化道、泌尿道等组织。可分为原发性干燥综合征(pSS)和继发性干燥综合征。pSS 最常见的肺部病变是 ILD,pSS 合并 ILD 发生率为 10.0%~15.5%。近几年来其发病率逐年增加,其原因除肺部高分辨 CT 检查的推广应用外,还在于人们对 ILD 认识的提高。

肺部 CT 可发现 30% 的 SS 患者合并 ILD 和气道病变。肺脏受累患者多处于亚临床状态,患者常无明显的呼吸道症状,约有 50% 的患者以口眼干症状就诊得到 ILD 的诊断,国内学者研究表明非口眼干起病者在 pSS 肺脏受累患者中常见,而且病情进展快,肺脏受累严重性高于口眼干起病者,但其自身抗体阳性率低,且 RF 升高及高球蛋白血症不突出。

【临床表现】

pSS 患者肺脏受累的患病率随病程逐年增加并且症状隐匿;临床症状除了胸闷气短和(或)咳嗽咳痰、关节肿痛和发热症状外,在 ILD 组患者出现口干、眼干、猖獗齿、气促、肺底爆破音的比率明显高于非 ILD 组。1% 的 SS-ILD 常继发淋巴细胞间质性肺炎(LIP),LIP 起病缓慢,主要表现为进行性胸闷、呼吸困难。

【实验室检查】

(1) 自身抗体:ILD 组 pSS 患者血清中可检测到多种自身抗体,其中抗 SSA 抗体占 77.8%,抗 SSB 抗体占 33.3%,且 SSA 抗体在 ILD 组阳性率高,同时 ILD 组中 ESR、CRP、球蛋白、CAl25 明显高于非 ILD 组,提示病情活动,高球蛋白水平可能与肺间质纤维化相关。国内学者研究显示 ILD 组 CAl25 水平高于非 ILD 组。

(2) 支气管肺泡灌洗液:48%~69% 的患者 BALF 细胞计数和分类存在异常,表现为淋巴细胞比例升高,嗜酸性粒细胞比例多为正常。淋巴细胞比例越高患者病情越严重,咳嗽及呼吸困难越常见,同时肺外表现更为多见,此外淋巴细胞比例的升高提示患者的预后较好。

(3) 肺功能检查:主要表现为弥散功能障碍和限制性通气功能障碍,肺间质纤维组织增生,弥散距离增加,引起弥散功能降低,肺纤维化后肺顺应性降低引起限制性通气功能障碍,但也有由于肺间质淋巴细胞浸润致小气道管腔狭窄而表现为阻塞性通气功能障碍。

【影像学表现】

1. 气道受累　主要表现为滤泡性细支气管炎(图 15-6-1)、闭塞性细支气管炎,CT 上表现为细支气管扩张,支气管管壁增厚,呼气时气体潴留征象,以及痰液排除不畅形成黏液痰栓致密影。痰栓形成的小结节影与相连的支气管血管束及扩张的小支气管形成"小树芽征"(图 15-6-2)。

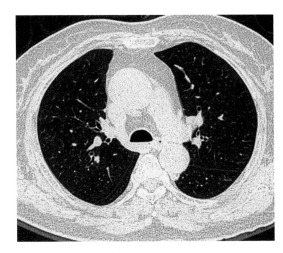

图 15-6-1　原发干燥综合征
女性,71 岁,HRCT 肺窗显示双肺小叶核增粗,右肺上叶可见树芽征,左肺上叶胸膜下可见小叶间隔轻度增厚

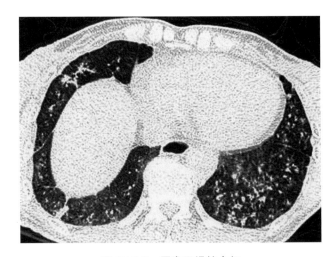

图 15-6-2　原发干燥综合征
女性,60 岁,活动后气短,咳嗽咳白痰。确诊干燥综合征 1 年。HRCT 显示双肺多叶段细支气管壁增厚,并小叶中心模糊结节影,树芽征,磨玻璃密度影,伴细支气管扩张,双肺下叶基底段为著

2. 肺间质受累

（1）多呈普通型间质性肺炎（UIP）改变，表现为两肺下野的磨玻璃影、小叶间隔增厚及不规则线条影（图 15-6-3），进一步发展为网格样或网状结节影，纤维化的终末期则出现蜂窝样改变（图 15-6-4）。

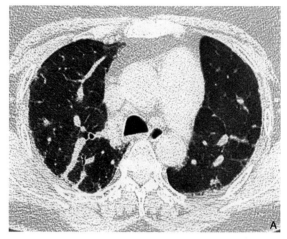
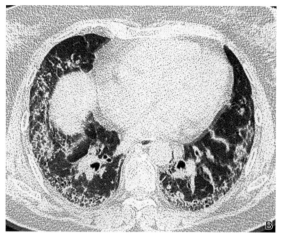

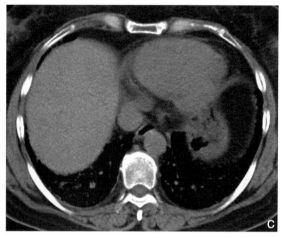

图 15-6-3　原发干燥综合征

女性,53 岁,活动后气促 2 年。HRCT 中肺野(A)及下肺野(B)显示双肺弥漫性磨玻璃密度影并胸膜下网状影;纵隔窗(图 C)示右心室增大,双侧胸膜增厚

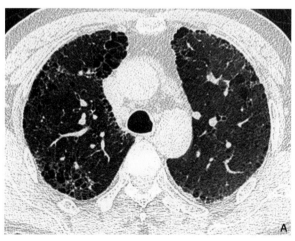
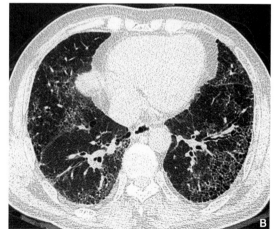

图 15-6-4　原发干燥综合征

男性,64 岁,出现活动后气短 5 年。HRCT 中肺野(A)及下肺野(B)表现为双肺下叶胸膜下磨玻璃密度影及蜂窝影,双肺小叶小叶间隔旁肺气肿,上叶为著

（2）其次表现为淋巴细胞性间质性肺炎（LIP）改变（图15-6-5），表现为磨玻璃影，边缘模糊的小叶中心结节和胸膜下小结节影，伴有小叶间隔增厚及支气管血管束周围间质增厚，特征性表现为双肺下叶，沿支气管

血管束分布的薄壁囊腔影，直径1~30mm不等，有报道最大可达10cm，小叶中心结节可进展为囊腔。

（3）偶有非特异性间质性肺炎（NSIP）表现（图15-6-6、图15-6-7）。

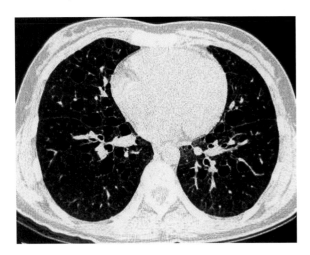

图15-6-5 原发干燥综合征继发LIP

女性，27岁，咳嗽气短2个月。HRCT双肺多发，散在分布的大小不等囊状透光区，小叶核增粗，胸膜下可见少许磨玻璃密度影伴小叶间隔增厚，患者4年前发现肺内磨玻璃密度影伴多发囊腔状病变，治疗后复查磨玻璃密度影吸收，囊腔增多，增大

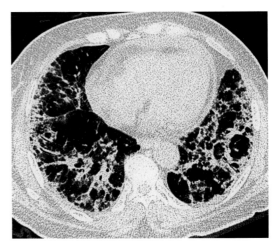

图15-6-6 原发干燥综合征

女性，59岁，HRCT显示双肺多发胸膜下及沿支气管血管束分布的实变影，部分实变影周围可见边界模糊的磨玻璃密度影，伴小叶间隔增厚及小叶中心结节影，以双肺下叶基底段为著

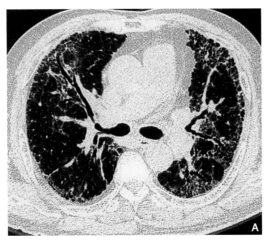
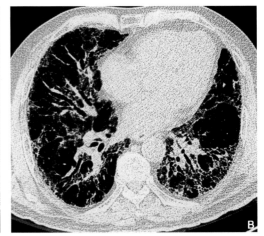

图15-6-7 原发干燥综合征

男性，70岁，HRCT中肺野（A）及下肺野（B）显示双肺沿支气管血管束分布的磨玻璃密度影及网状影，伴明显的支气管扩张

3. 肺部淋巴瘤 pSS-ILD患者发生淋巴瘤的概率是正常人群的50倍，当肺部CT表现为双肺多发的实变影，边缘模糊，大小不等，其内可见支气管充气征，而且抗感染效果不佳时应该考虑到该病的可能。

原发性干燥综合征与继发性干燥综合征的HRCT表现不同，前者主要表现为气道病变与间质性肺部疾病，后者均表现为间质性肺部疾病。

【诊断依据】

（1）符合2016美国风湿病学会/欧洲风湿病联盟原发性干燥综合征的分类标准，及2018中国结缔组织病相关间质性肺病诊断和治疗专家共识。

（2）存在肺部及呼吸道受累相关临床表现：如鼻腔干燥，声音嘶哑，干咳、劳力性呼吸困难、肺底爆裂音等。

（3）胸部HRCT具有ILD特征或/和气道受累

的影像学表现。

（4）肺功能：主要表现为弥散功能下降及限制性通气障碍。

（5）除外感染、肺水肿、肺泡出血和肿瘤。

【鉴别诊断】

1. 呼吸性细支气管炎 呼吸性细支气管炎是吸烟相关性间质性肺病，常见于中青年，男性发病率明显高于女性，几乎所有患者均有长期的吸烟史，也可以见于被动吸烟者。主要表现为慢性呼吸困难和咳嗽。当患者停止吸烟和/或皮质类固醇治疗后，肺部异常可以消失。肺功能改善。胸部 HRCT 上表现为支气管管壁增厚，边界模糊的小叶中心结节和多灶性磨玻璃密度影，一般为弥漫性分布，上肺为著，半数以上的患者同时伴有小叶中心型肺气肿。结合病史一般不难鉴别。

2. 慢性嗜酸性粒细胞性肺炎 慢性嗜酸性粒细胞性肺炎起病隐匿，病程为亚急性或慢性，该病好发于青年女性，近半数及以上患者有过敏性鼻炎，成人发作性哮喘或其他呼吸道症状。血清总 IgE 升高，血沉升高。影像学表现为非叶段分布的磨玻璃密度影及实变阴影，多为双肺中上野、中外带，尤其是胸膜下分布为著，病变呈非游走性，此外还可以出现条状及带状致密影，病灶可以不达胸膜面。与 SS-ILD 的病变分布有差异，后者网状影明显，可以出现蜂窝影。

3. 肺大疱 肺大疱患者常有慢性支气管炎、肺气肿的基础病史，肺大疱多位于胸膜下及纵隔旁，伴有肺野透过度增强，支气管壁增厚，走行僵直，肺实质结构扭曲破坏。

4. 肺淋巴管平滑肌瘤病 肺淋巴管肌瘤病多发生于育龄期女性，表现为双肺弥漫分布，大小不等，薄壁囊腔影，囊腔之间为正常的肺组织，无支气管壁增厚，小叶结构增厚及沿支气管血管束分布的磨玻璃影。

5. 囊性转移瘤 囊性转移瘤的发生率低，囊性病灶与结节性病灶并存，囊腔壁不规则，并可见壁结节，壁结节可见强化，随访过程中囊壁可增厚，囊腔扩大，能找到原发病灶，部分转移灶周围可见晕征。

（郭晓娟　陈起航）

第七节　强直性脊柱炎

【概述】

强直性脊柱炎（ankylosing spondylitis, AS）是一种可累及全身多个系统的慢性炎症性疾病，病因不明，主要影响骶髂关节，脊柱关节导致椎体融合，也可能有一些关节外的表现，如前葡萄膜炎或虹膜炎，心血管或肺部受累，马尾神经综合征、肠黏膜受累。其中肺受累的发生率为 1%~52%，也有文献报道为 40%~80%。

Rosenow 等关于 2 080 例 AS 患者的研究发现，约有 1.3% 的患者有肺部受累。男性患病率为女性的 3~9 倍，其发生机制目前尚不明确。AS 并发肺损害主要表现有胸廓硬变（1.35%）和肺上部纤维化（1.25%），并发肺大疱、气胸的比例则很低，国外文献报道为 0.29%。AS 并发肺损害在胸部 HRCT 的表现因其病程的阶段不同也不一样。

在 AS 病程的早期就可以引起肺尖纤维化，初以右肺上叶多见，双肺出现小结节影；随着病情的进展结节可发生融合成为较大的结节影；晚期可形成空洞和囊腔，肺实质的纤维化和胸膜病变。

AS 患者肺部的病理表现有上叶纤维组织增生，间隔肺气肿，胸腔积液，胸膜增厚，支气管扩张，脓胸，气胸，肺心病，闭塞性细支气管炎伴机化性肺炎（BOOP），纵隔淋巴结增大，巨大气管支气管征，罕见可以出现肺间质的淀粉样变性。

组织学上的改变主要为非特异性炎症和纤维化。Kanathur N 等报道 1/3 的患者出现上叶囊肿或空洞，其内伴有霉菌球和曲霉菌感染，烟曲霉是最常见的病原菌，其次是各种分枝杆菌，可导致患者出现大咯血。

【临床表现】

AS 发病隐匿，早期为腰背部疼痛、僵直，逐渐发展为活动受限，脊柱畸形。肺部受累的发生率不高，而且患者通常是无症状的，主要的呼吸道症状为咳嗽，咯血和呼吸困难。

【实验室检查】

（1）血清学检查，75% 的患者具有血沉增快，C 反应蛋白增高，轻度至中度 IgA 升高，HLA-B27 阳性率大于 90%。

（2）肺功能检查结果是非特异性的，早期患者大部分肺功能检查正常，少许患者由于肋椎关节受累导致胸廓扩张受限，表现为限制性通气障碍，肺部有小气道受累的患者肺功能检查表现为阻塞性通气障碍，但据研究发现 AS 患者的肺功能检查与肺部表现并无相关性。

【影像学表现】

AS 患者的肺部 X 线阳性率很低，1%~2% 的晚期患者可以看见肺、胸膜的异常，主要为肺尖索条影及囊状透光区。

AS 患者肺部 HRCT 异常多出现在疾病晚期的患者（病程大于或等于 10 年），主要有如下表现。

（1）肺尖部纤维化。

（2）间隔线。

（3）支气管扩张。

（4）胸膜增厚。

有学者研究发现约 61.1% AS 早期患者肺部也会出现异常，早期表现以为肺尖或非肺尖分布的肺间质性改变为主，也有部分患者表现为支气管壁增厚与支气管扩张，AS 患者最常见的肺内病变是小叶间隔增厚，马赛克征和磨玻璃密度影，而且病变多位于下叶（图 15-7-1）。

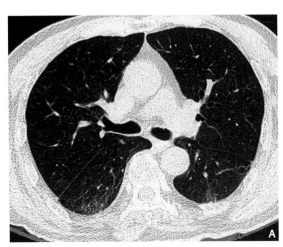
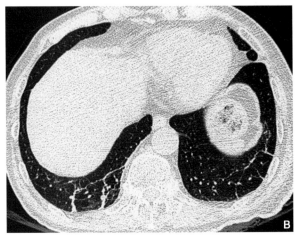

图 15-7-1　强直性脊柱炎

男性，74 岁，无肺部相关临床症状，确诊为 AS 4 年。HRCT 中肺野（A）及下肺野（B）显示双肺下叶背段胸膜下磨玻璃密度影伴网状影，基底段可见粗细不等的索条影伴轻度牵拉性支气管扩张，双侧胸膜增厚

此外可见间质微结节影及索条影，间质结节在早期及晚期患者均不多见；支气管壁的增厚在晚期 AS 患者的发生率更高，研究发现，即使在胸部 X 线表现正常或肺功能正常的情况下，HRCT 也可以发现肺部异常，主要表现为小气道异常和肺内间质性病变。

Maghraoui 等报道了 55 例没有呼吸道症状的 AS 患者的肺部 HRCT，结果发现 52.7% 的患者有肺部异常，最常见的表现是非特异性间质改变（47.3%），胸膜增厚最多见，其次为胸膜下线影及肺内索条影（图 15-7-2），支气管壁增厚（图 15-7-3）。无论是 AS 早期还是晚期患者，小气道病变的发生率与间质肺疾病类似，表现为马赛克征和空气潴留征象。吸烟是引起肺部异常最常见的病因，但是目前尚没有确切的证据证明 AS 患者的肺部 HRCT 异常与病程、吸烟有明确的关系。

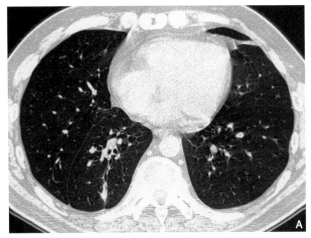
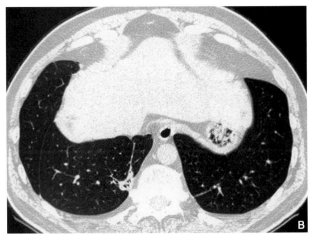

图 15-7-2　强直性脊柱炎

男性，36 岁，咳嗽，确诊 AS 8 年。HRCT 肺窗（A、B）显示双肺下叶索条影，局部可见细支气管牵拉扩张

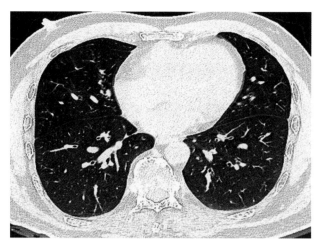

图 15-7-3　强直性脊柱炎
男性,50 岁,无明显肺部症状,确诊 AS 24 年。HRCT
肺窗显示双肺多叶段支气管壁增厚,双侧下叶胸膜下
可见少许磨玻璃密度影伴小叶间隔增厚

　　AS 患者肺间质病变的 HRCT 表现与病程无相
关性,与骶髂关节炎严重程度分级亦无相关性。
　　【诊断依据】
　　(1) 参照 2009 年国际脊柱关节炎评估工作
组(ASAS)推荐的中轴型脊柱炎的分类标准。结
合患者病史,体征,骶髂关节骨质改变不难作出
诊断。
　　(2) 存在呼吸系统及胸廓受累的相关临床表
现:如干咳、呼吸困难、咯血、发绀等。
　　(3) 胸部 HRCT 表现为肺尖部纤维化;间隔线;
支气管扩张,胸膜增厚等。
　　(4) 肺功能:通常正常,少数患者表现为限制性
通气障碍。
　　(5) 除外感染、肺水肿、肺泡出血和肿瘤等。
　　【鉴别诊断】
　　1. **陈旧性肺结核**　双肺上叶是肺结核的好发
部位,愈合后常残留索条影及局部胸膜增厚。需要
与 AS 患者的肺内病灶鉴别,前者除了索条影外,硬
结灶,钙化灶同时存在,并牵拉性支气管扩张,肺气
肿,明显的索条影导致肺门牵拉上提,纵隔也可见密
度偏高或钙化的淋巴结影。影像表现难以鉴别时,
病史及临床资料对鉴别诊断的意义更大,AS 患者肺
内改变出现在晚期患者,因此寻找肺外证据有助于
诊断。
　　2. **支气管炎及支气管扩张**　AS 患者晚期容易
出现支气管壁增厚,这与肺实质纤维化有关,因此支
气管管腔一般通畅,分泌物不可见,与支气管炎表现
不同,后者除了支气管壁增厚外,沿支气管血管束可

见点絮状渗出影,末梢支气管可见树芽征。AS 患者
的支气管扩张是牵拉性支气管扩张,最典型的表现
为静脉曲张型支气管扩张,多发生于段及亚段支气
管,管腔无黏液栓及气液平,与支气管炎导致支气管
壁结构破坏产生的支气管扩张有所不同,扩张支气
管周围肺野常见反复的慢性炎症,此外后者有反复
咳嗽,咳痰等肺部感染的病史。

(郭晓娟　陈起航)

第八节　自身免疫特征的间质性肺炎

　　【概述】
　　自身免疫特征的间质性肺炎(interstitial pneu-
monia with autoimmune features,IPAF)是指一种间质
性肺炎,它有一定的临床、血清学和/或肺形态学特
征提示潜在的自身免疫过程,但不符合结缔组织病
(CTD)的既定标准。间质性肺炎伴自身免疫性疾病
是此类患者病情的一个术语。
　　据报道,IPAF 患者占间质性肺疾病(ILD)患者
的 7.3% ~ 34.1%。目前对 IPAF 患者的生存率,进
展到 CTD 的速度,合适的治疗方案和治疗反应尚无
明确的报道。此外,还没有确定 IPAF 是否是 ILD 的
一个不同类别,或者仅仅是特发性间质性肺炎的一
部分。这些问题应通过未来的前瞻性队列研究来
阐明。
　　IPAF 的死亡率与特发性肺纤维化(IPF)相似,
深入的研究表明只有 UIP-IPAF 可进展为 IPF,而非
UIP-IPAF 的预后则明显好于 IPF,患者预后类似
CTD 患者。
　　【临床表现】
　　患者多为老年人,ITO 等报道患者年龄为 67.5±
9 岁,女性发病率较高(52% ~ 74%),主要的临床表
现为关节炎或晨僵(17.4%)和雷诺现象(27.8%),
其次为机械手,末梢指端皮肤皲裂,手掌毛细血管扩
张症,指端不明原因肿胀,Gottron 征等(发生于皮肌
炎,是皮肤表现的特征性皮损之一,指指关节,掌指
关节伸侧的扁平紫红色丘疹,表面附有糠状鳞屑,境
界清楚,见于 30% 的患者,皮损消退后留有萎缩、色
素减退和毛细血管扩张)。
　　【实验室检查】
　　实验室指标没有特征性表现,某些对诊断 CTD
具有高度特异性的自身抗体对 IPAF 的预后没有放
射病理学类型那么重要。

【影像学表现】

Chartrand 等报道了 56 例经外科活检证实的 IPAF 患者，51% 的患者表现为 NISP（图 15-8-1），49% 的患者表现为 IPF（图 15-8-2、15-8-3）；Ahmad 等报道了 57 例 IPAF 患者，结果显示肺内表现除了 NSIP 或 IPF 之外，17.5% 的患者出现了肺血管疾病；ITO 等对 99 例 IPAF 患者的肺部影像进行分析，结果显示 64.3% 患者呈 NSIP 表现（图 15-8-4），20.4% 例为机化性肺炎（OP）表现，其余患者表现为 NSIP+ OP 模式（图 15-8-5）。

NSIP 表现的患者预后最佳（图 15-8-6），随访 5 年证实 12.2% 的患者发展为明确的 CTD（主要是类风湿关节炎）。部分 IPAF 患者肺内间质性改变并无特异性（图 15-8-7）。最近的研究发现 IPAF 患者的肺部 HRCT 表现，根据特异性抗体的不同，表现类似于相应的 CTD，年龄及影像学 NSIP 模式是 IPAF 患者预后较好的预测因素，比较于自身抗体，放射-病理学表现对 IPAF 患者预后的影响更大。

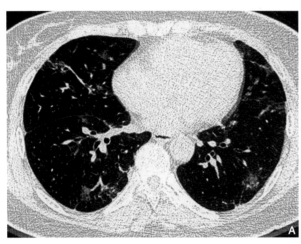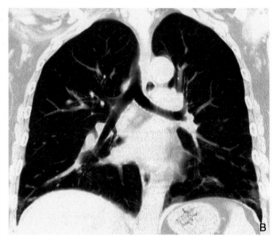

图 15-8-1　自身免疫特征的间质性肺炎

女性，53 岁，咳嗽咳痰 4 个月，不伴有结缔组织疾病的其他肺外临床表现，自身免疫学检查显示抗核抗体（核颗粒型）为 1∶320，其余免疫学检查均为阴性。HRCT 轴位（A）及冠状位重建（B）显示双肺多发散在的胸膜下磨玻璃密度影，伴小叶间隔增厚及胸膜下线影，以 NSIP 为主要表现

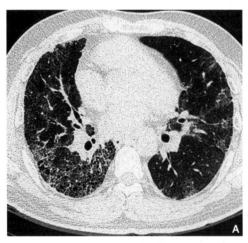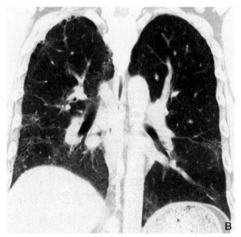

图 15-8-2　自身免疫特征的间质性肺炎

男性，33 岁，咳嗽、活动后气短 1 年余，病理证实为 UIP，自身免疫学检查无异常，无其他结缔组织疾病的肺外表现。HRCT 轴位（A）及冠状位重建（B）显示双肺下叶基底段及胸膜下磨玻璃密度影，小叶间隔增厚呈网状并可见小叶内线影，多发牵拉性支气管扩张，双肺上叶可见肺气肿及肺大疱

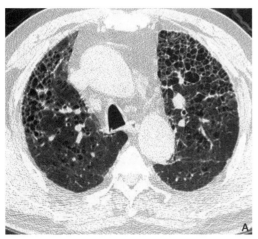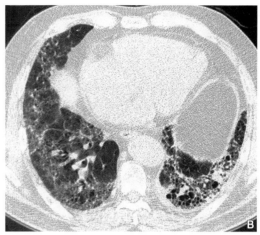

图 15-8-3 自身免疫特征的间质性肺炎

男性,66 岁,间断咳嗽伴气短 3 年,呼吸困难加重 1 年,不伴有结缔组织疾病的其他肺外临床表现,自身免疫学检查显示抗环瓜氨酸肽抗体偏高,其余自身抗体检测均为阴性。HRCT 中肺野(A)及下肺野(B)显示双肺外带蜂窝影为主,下叶基底段可见磨玻璃密度影及斑片状实变影

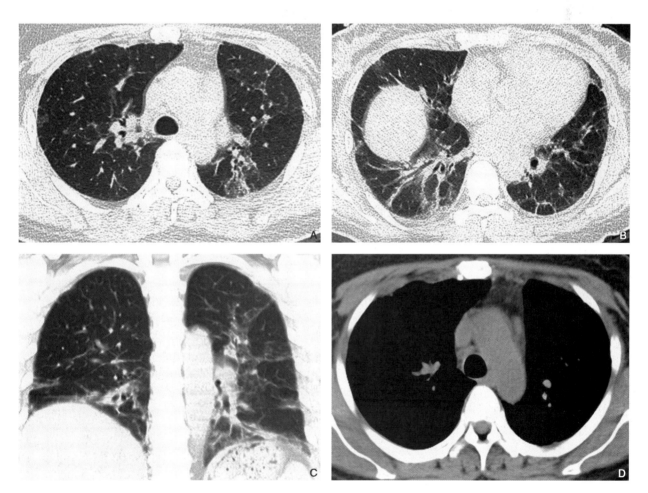

图 15-8-4 自身免疫特征的间质性肺炎

女性,47 岁,间断咳嗽 1 年余,无结缔组织肺外受累的临床表现,自身免疫学检查显示抗核抗体阳性。HRCT 轴位中肺野(A)、下肺野(B)及冠状位重建(C)显示双肺沿支气管血管束及胸膜下分布的多发条片状实变影,周围可见磨玻璃密度影,细支气管轻度牵拉扩张,纵隔窗(D)示双侧胸膜轻度增厚,主动脉弓旁可见增大淋巴结影

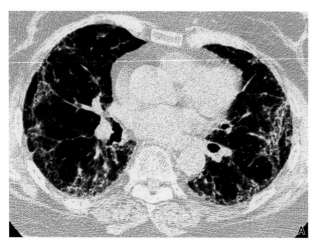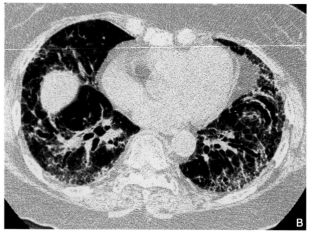

图 15-8-5　自身免疫特征的间质性肺炎

女性,79 岁,2 年前出现低热伴咳嗽,活动后气促,伴眼干,不伴结缔组织疾病的其他肺外临床表现,自身免疫检测显示抗 RO-52 阳性,血沉 21mm/h,其余免疫学指标均为阴性,确诊 IPAF 患者。HRCT 肺窗(A、B)显示双肺胸膜下,基底段磨玻璃密度影伴小叶间隔增厚,多发支气管牵拉扩张

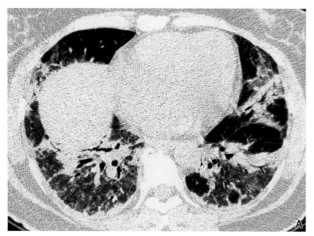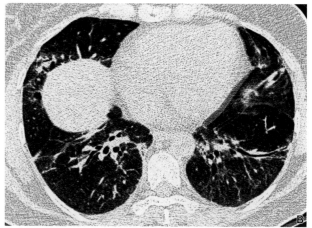

图 15-8-6　自身免疫特征的间质性肺炎

女性,43 岁,活动后气短 4 个月后出现关节肿痛并皮疹。HRCT 肺窗(A)显示双肺下叶沿支气管血管束分布实变影及磨玻璃密度影,治疗后 3 个月复查(B)病变明显吸收

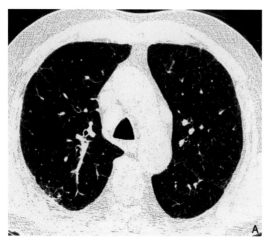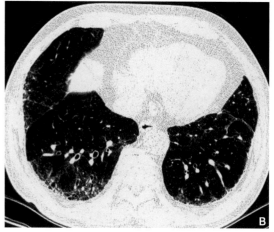

图 15-8-7　自身免疫特征的间质性肺炎

男性,70 岁,咳嗽咳痰 17 个月,伴轻微胸闷,自身免疫学检查显示抗核抗体为 1∶320,免疫球蛋白 G 为 2 630mg/dl,病理学证实为 IPAF。HRCT 中肺野(A)及下肺野(B)显示双肺下叶胸膜下分布为主的磨玻璃密度影,伴小叶间隔增厚及胸膜下线影

【诊断依据】

HRCT 或外科肺活检证实为间质性肺炎,且排除其他病因,但不符合定义的结缔组织病的标准,此外至少以下三个诊断领域中至少满足任意一条诊断标准。

1. 临床表现

(1) 末梢指骨/趾骨裂痕(即机械手)。

(2) 趾远端溃疡。

(3) 炎性关节炎或多关节晨僵 60 分钟。

(4) 手掌毛细血管扩张症。

(5) 雷诺现象。

(6) 原因不明手指肿胀。

(7) 指端伸肌表面不明原因的固定性皮疹(Guttor 征)。

2. 血清学检测

(1) ANA 滴度:1∶320(核、着丝点的弥漫性、斑点状或均匀性表现)。

(2) 类风湿因子升高正常上限的 2 倍。

(3) 抗 CCP 抗体。

(4) 抗双链 DNA。

(5) 抗-RO(SS-A)。

(6) 抗 LA(SS-B)。

(7) 抗核糖核核蛋白。

(8) 抗-史米斯。

(9) 抗拓扑异构酶(SCL-70)。

(10) 抗-tRNA 合成酶(例如 JO-1、PL-7、PL-12、EJ、OJ、KS、ZO、TRS)。

(11) 抗 PM/SCL。

(12) 抗 MDA-5。

3. 形态学改变

(1) 胸部 HRCT 表现:①NSIP;②OP;③NSIP 与 OP 重叠;④LIP。

(2) 外科肺活检的病理组织学特征:①NSIP;②OP;③NSIP 与 OP 重叠;④LIP;⑤具有生发中心的间质淋巴滤泡形成;⑥弥漫性淋巴浆细胞浸润(有或无淋巴滤泡)。

(3) 多部位受累(除了间质性肺炎)。①不明原因的胸腔积液或增厚;②不明原因心包积液或增厚;③不明原因的固有气道疾病(肺功能,影像学或病理学提示);④不明原因肺血管病变。

目前 IPAF 的诊断标准细化如下。

1) 排除 CTD 极为特殊的诊断项目并简化诊断标准。

2) 在血清学领域中的纳入 ANCA 和抗 Ku 抗体。

3) NVC 阳性作为 IPAF 的排除标准。

4) 明确 PFT 的阈值以考虑 ILD 进展的风险。

5) 阐明多系统受累的状况。

【鉴别诊断】

IPAF 具有间质性肺疾病的各种表现,鉴别诊断主要依据实验室检查,必要时行病理学检查。

(郭晓娟 陈起航)

参 考 文 献

1. 中国医师协会风湿免疫科医师分会风湿相关肺血管/间质病学组,国家风湿病中心. 2018 中国结缔组织相关间质性肺病诊断和治疗专家共识[J]. 中华内科杂志,2018,57:558-565.

2. Lee HK, Kim DSYB. Histopathologic pattern and clinical features of rheumatoid arthritis associated interstitial lung disease[J]. Chest,2005,127:2019-2027.

3. Chen J, Shi Y, Wang X, et al. Asymptomatic preclinical rheumatoidarthritis-associated interstitial lung disease[J]. Clin Dev Immunol,2013,2013:10-14.

4. Gochuico BR, Avila NA, Chow CK, et al. Progressive preclinicalinterstitial lung disease in rheumatoid arthritis[J]. Arch Intern Med,2008,168:159-166.

5. Giles JT, Danoff SK, Sokolove J, et al. Associationof fine specificity and repertoire expansion of anticitrullinated peptide antibodieswith rheumatoid arthritis associated interstitial lung disease[J]. Ann Rheum Dis,2014,73:1487-1494.

6. Conway R, Low C, Coughlan RJ, et al. Methotrexate and lung diseasein rheumatoid arthritis: ameta-analysis of randomized controlled trials[J]. Arthritis Rheumatol,2014,66:803-812.

7. Sawada T, Inokuma S, Sato T, et al. Leflunomide-inducedinterstitial lung disease: prevalence and risk factors in Japanese patientswith rheumatoid arthritis[J]. Rheumatology,2009,48:1069-1072.

8. Hallowell RWHM. Interstitial lung disease in patients with rheumatoid arthritis: spontaneous and drug induced[J]. Drugs,2014,74:443-450.

9. Ramos-Casals M, Brito-Zerón P, Muñoz S, et al. Autoimmunediseases induced by TNF-targeted therapies: analysis of 233 cases[J]. Medicine,2007,86:242-251.

10. PicchiantiDiamanti A, Germano V, Bizzi E, et al. Interstitial lung diseasein rheumatoid arthritis in the era of biologics[J]. Pulm Med,2011,2011:931342.

11. Perez-Alvarez R, Perez-de-LisM, Diaz-Lagares C, et al. Interstitial lung disease induced or exacerbated by TNF-targeted therapies: analysis of 122 cases[J]. Semin Arthritis Rheum,2011,41:256-264.

12. Antoniou KM, Walsh SL, Hansell DM, et al. Smoking-related

emphysema is associated with idiopathic pulmonary fibrosis andrheumatoid lung[J]. Respirology, 2013, 18: 1191-1196.

13. Demoruelle MK, Weisman MH, Simonian PL, et al. Airways-abnormalities and rheumatoid arthritis-related autoantibodie-sin subjectswithout arthritis: Early injury or initiating siteof autoimmunity[J]. Arthritis & Rheumatology, 2012, 64: 1756-1761.

14. Ednalino C, Yip J, Carsons SE. Systematic Review of Diffuse Alveolar Hemorrhage in Systemic Lupus Erythemato: Focus on Outcome and Therapy[J]. J Clin Rheumatol, 2015, 21: 305-310.

15. 范蓉. 系统性红斑狼疮合并肺部真菌感染的危险因素分析[J]. 医学综述, 2014, 20: 1318-1320.

16. Steen VD, Medsger TA. Changes in causes of death in systemic sclerosis, 1972-2002[J]. Ann Rheum Dis, 2007, 66: 940-944.

17. Hamaguchi Y. Autoantibody profiles in systemic sclerosis: predictive value for clinical evaluation and prognosis[J]. The Journal of Dermatology, 2010, 37: 42-53.

18. Schurawitzki H, Stiglbauer R, Graninger W, et al. Interstitial lung disease in progressive systemic sclerosis: High-resolution CT versus radiography[J]. Radiology, 1990, 176: 755-759.

19. Steen VD, Conte C, Owens GR, et al. Severe restrictive lung disease in systemic sclerosis[J]. Arthritis & Rheumatism, 1994, 37: 1283-1289.

20. Man A, Davidyock T, Ferguson LT, et al. Changes in forced vital capacity over time in systemic sclerosis: Application of group-based trajectory modeling[J]. Rheumatology, 2015, 54: 1464-1471.

21. Plastiras SC, Karadimitrakis SP, Ziakas PD, et al. Scleroderma lung: Initial forced vital capacity as predictor of pulmonary function decline[J]. Arthritis Care & Research, 2006, 55: 598-602.

22. Khanna D, Tseng CH, FarmaniN, et al. Clinical course of lung physiology in patients with scleroderma and interstitial lung disease: analysis of the Scleroderma Lung Study Placebo Group[J]. Arthritis & Rheumatology, 2011, 63: 3078-3085.

23. Hoffmann-Vold AM, Aaløkken TM, Lund MB, et al. Predictive value of serial high-resolution computed tomography analyses and concurrent lung function tests in systemic sclerosis[J]. Arthritis & Rheumatology, 2015, 67: 2205-2212.

24. Goh NS, Desai SR, Veeraraghavan S, et al. Interstitial lung disease in systemic sclerosis: a simple staging system[J]. American Journal of Respiratory and Critical Care Medicine, 2008, 177: 1248-1254.

25. 梁启刚, 杨薇, 沈宁. 支气管肺泡灌洗液在结缔组织病相关间质性肺疾病中的应用[J]. 内科急危重症杂志, 2017, 23: 343-346.

26. Launay D, Remy-Jardin M, Michon-Pasturel U, et al. High resolution computed tomography in fibrosing alveolitis associated with systemic sclerosis[J]. J Rheumatol, 2006, 33: 1789-1801.

27. Wechsler RJ, Steiner RM, Spirn PW, et al. The relationship of thoracic lymphadenopathy to pulmonary interstitial disease in diffuseand limited systemic sclerosis: CT findings[J]. AJR, 1996, 167: 101-104.

28. van den Hoogen F, Khanna D, Fransen J, et al. 2013 classification criteria for systemic sclerosis: an American College of Rheumatology/European Reague Against Rheumatism collaborative initiative[J]. Ann Rheum Dis, 2013, 72: 1747-1755.

29. Connors GR, Christopher-Stine L, Oddis CV, et al. Interstitial lung disease associated with the idiopathic inflammatory myopathies: what progress has been made in the past 35 years?[J]. Chest, 2010, 138: 1464-1474.

30. Zamora AC, Hoskote SS, Abascal-Bolado B, et al. Clinical features and outcomes of interstitial lung disease in anti-Jo-1 positive antisynthetase syndrome[J]. Respir Med, 2016, 118: 39-45.

31. Kang EH, Lee E, Shim KC, et al. Interstitial lung disease inpatients with polymyositis, dermatomyositis and amyopathic dermato-myositis[J]. Rheumatology, 2005, 44: 1282-1286.

32. 王培珍, 管剑龙, 鲍礼智, 等. 皮肌炎/多发性肌炎患者间质性肺病病理资料推断性分析[J]. 中华风湿病学杂志, 2008, 12: 826-828.

33. 蒋真, 李向培. 多发性肌炎/皮肌炎伴发的间质性肺病相关血清学标志物[J]. 中华风湿病学杂志, 2014, 18: 422-425.

34. Johnson C, Connors GR, Oaks J, et al. Clinical and pathologic differences in interstitial lung disease based on antisynthetase antibody type[J]. Respir Med, 2014, 108: 1542-1548.

35. 王亚丽, 郑国, 赵伟, 等. 多发性肌炎/皮肌炎与系统性硬皮病的肺部病变及差异性比较(附 92 例 HRCT 报告)[J]. 中国医学影像技术, 2006, 22: 1191-1193.

36. Mino M, Noma S, Taguchi Y, et al. Pulmonary involvement in polymyositis and dermatomyositis: sequential evaluation with CT[J]. AJR, 1997, 169: 83-87.

37. Fathi M, Vikgren J, Boijsen M, et al. Interstitial lung disease in polymyositis and dermatomyositis: longitudinal evaluation by pulmonary function and radiology[J]. Arthritis Rheum, 2008, 59: 677-685.

38. Colin G, Nunes H, Hatron PY, et al. Clinical study of interstitial lung disease in mixed connective tissue disease[J]. Rev Mal Respir, 2010, 27: 238-246.

39. Bodolay E, Szekane CZ Z, Devenyi K, et al. Evaluation of interstitial lung disease in mixed connective tissue disease (MCTD)[J]. Rheumatology (Oxford), 2005, 44: 656-661.

40. Gunnarsson R, Aalokken TM, Molberg O, et al. Prevalence and severity of interstitial lung disease in mixed connective tissue disease: a nationwide, cross-sectional study [J]. Ann Rheum Dis, 2012, 71: 1966-1972.

41. Kozuka T, Johkoh T, Honda O, et al. Pulmonary involvement in mixed connective tissue disease: high-resolution CT findings in 41 patients [J]. J Thorac Imaging, 2001, 16: 94-98.

42. Saito Y, Terada M, Takada T, et al. Pulmonary involvement in mixed connective tissue disease: comparison with other collagen vascular diseases using high resolution CT [J]. J Comput Assist Tomogr, 2002, 26: 349-357.

43. Sharp GC, Irvin WS, Tan EM, et al. Mixed connective tissue disease--an apparently distinct rheumatic disease syndrome-associated with a specific antibody to an extractable nuclear-antigen (ENA) [J]. Am J Med, 1972, 52: 148-159.

44. 高辉, 何菁, 邹雅丹, 等. 非口眼干起病的原发性干燥综合征肺脏受累患者临床特征分析 [J]. 中华风湿病杂志, 2017, 21: 231-236.

45. 冯石军, 陈燕, 石志辉. 原发性干燥综合征合并间质性肺疾病的临床特征分析 [J]. 中国医师进修杂志, 2011, 34: 25-27.

46. Devaraj A, Wells AU, Hansell DM. Computed tomographic imaging in connective tissue diseases [J]. Semin Respir Crit Care Med, 2007, 28: 389-397.

47. Shiboski CH, Shiboski SC, Seror R, et al. 2016 American College of Rheumatology/European League Against Rheumatism classification criteria for primary Sjögren's syndrome: aconsensus and data-driven methodology involving three international patient cohorts [J]. Ann Rheum Dis, 2017, 76: 9-16.

48. Sampaio-Barros PD, Cerqueira EM, Rezende SM, et al. Pulmonary involvement in ankylosing spondylitis [J]. Clin Rheumatol, 2007, 26: 225-230.

49. Lee-Chiong TL. Pulmonary manifestations of ankylosing spondylitis and relapsing polychondritis [J]. Clin Chest Med, 1998, 19: 747-758.

50. Lee CC, Lee SH, Chang IJ, et al. Spontaneous pneumothorax associated with ankylosing spandylitis [J]. Rheumatology (Oxford), 2005, 44: 1538-1541.

51. Turner JF, Enzenauer RJ. Bronchiolitis obliterans andorganizing pneumonia associated with ankylosing spondylitis [J]. Arthritis Rheum, 1994, 37: 1557-1559.

52. Padley S, Varma N, Flower CDR. Case report: tracheobronchomegalyin association with ankylosing spondylitis [J]. Clin Radiol, 1991, 43: 139-141.

53. Blavia R, Toda MR, Vidal F, et al. Pulmonary diffuseamyloidosis and ankylosing spondylitis [J]. Chest, 1992, 102: 1608-1610.

54. Kanathur N, Lee-Chiong T. Pulmonary manifestations of ankylosing spondylitis [J]. Clin Chest Med, 2010, 31: 547-554.

55. Kiris A, Ozgocmen S, Kocakoc E, et al. Lung findings on high resolution CT in early ankylosing spondylitis [J]. European Journal of Radiology, 2003, 47: 71-76.

56. Cavagna L, GonzalezGay MA, Allanore Y, et al. Interstitial pneumonia with autoimmune features: a new classification still on the move [J]. Eur Respir Rev, 2018, 27: 180047.

57. Ito Y, Arita M, Kumagai S, et al. Serological and morphological prognostic factors in patients with interstitial pneumonia with autoimmune features [J]. BMC Pulm Med, 2017, 17: 111-111.

58. Oldham JM, Adengunsoye A, Valenzi E, et al. Characterisation of patients with interstitial pneumonia with autoimmune features [J]. Eur Respir J, 2016, 47: 1767-1775.

59. Ahmad K, Barba T, Gamondes D, et al. Interstitial pneumonia with autoimmune features: clinical, radiologic and histological characteristics and outcome in a series of 57 patients [J]. Respir Med, 2017, 123: 56-62.

60. Sambataro G, Sambataro D, Torrisi SE, et al. State of the art in interstitial pneumonia with autoimmune features: a systematic review on retrospective studies and suggestions for further advances [J]. Eur Respir Rev, 2018, 27: 148.

【概述】

结节病(sarcoidosis)是一种病因不明的系统性疾病,可发生于全身各器官,最常见于肺和胸内淋巴结,其次为眼和皮肤,少数累及肝、心脏、神经系统、泪腺、关节和肾。其特征性病理表现为非干酪样坏死性肉芽肿形成,结节病的主要发病机制是:某种未知抗原在具有遗传易感性宿主机体内引起异常免疫反应。

根据病变累及范围和胸部 X 线表现,肺结节病可分为以下五期:0 期无肺门和纵隔淋巴结肿大以及肺浸润;Ⅰ期(图 16-0-1A),双侧肺门和纵隔淋巴结肿大,肺部无异常;Ⅱ期(图 16-0-1B),双侧肺门淋巴结肿大,伴肺浸润;Ⅲ期(图 16-0-1C),肺实质性浸润,不伴有淋巴结肿大;Ⅳ期(图 16-0-1D),不可逆纤维化(肺结构扭曲、肺大疱、肺叶容积减小)。

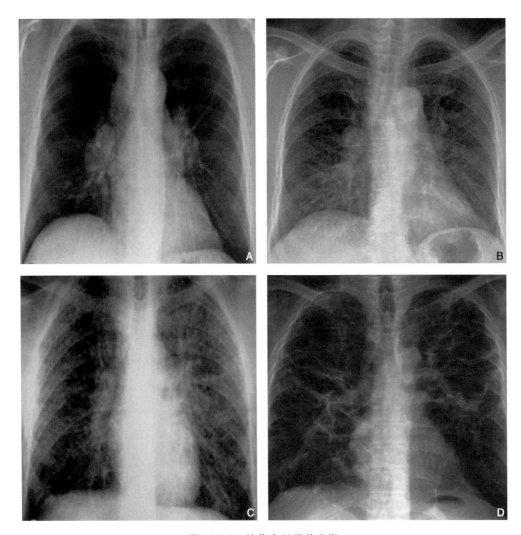

图 16-0-1　结节病 X 线片分期

A. 结节病Ⅰ期,双侧肺门和纵隔淋巴结肿大,肺部无异常;B. 结节病Ⅱ期,双侧肺门淋巴结肿大,伴肺浸润;C. 结节病Ⅲ期,肺实质性浸润,不伴有淋巴结肿大;D. 结节病Ⅳ期,不可逆纤维化(肺结构扭曲、肺大疱、肺叶容积减小)

结节病的病理变化缺乏特异性,表现为炎性灶:淋巴细胞性肺泡炎和非干酪性肉芽肿。基本病理改变为微结节和/或结节、非干酪性肉芽肿。病变主要为上皮样细胞组成的肉芽肿结节,结节体积较小,大小形态相仿,边界清楚,结节内无干酪样坏死,偶尔结节中央可有小灶性纤维素样坏死,结节内常有多核巨细胞(异物巨细胞、朗汉斯巨细胞)以及少量散在的淋巴细胞,周围较多淋巴细胞浸润;以后为纤维组织包绕,结节可融合;后期病灶大多消失,部分遗留少许纤维化,少数可发展为严重纤维化。巨细胞内出现 Schaumann 小体,肺内肉芽肿以累及中轴结缔组织(支气管血管周围)为主,而不是肺泡间质,但仅从表面上看,中央区与周围肺并无明显不同。

【临床表现】

统计数据显示,结节病的患病率和发病率与年龄、性别、种族、区域都有关系,其中女性好发,约70%患者为 25~45 岁的女性。北欧人群和非洲裔美国人发病率最高,日本人发病率最低。该疾病通常为散发,但 3.6%~9.6% 的患者表现出家族聚集性,并且遗传因素在结节病发生中起重要作用。

结节病的临床表现差异较大,缺乏特异性。多数患者为自限性过程,常可于 2 年内自愈,少数可发展为弥漫性、不可逆的纤维化,出现限制性通气障碍并进行性恶化,甚至呼吸衰竭。

(1)50%的患者无明显症状,绝大多数患者起病隐匿,症状较轻,表现为轻微干咳、胸闷不适,偶有胸痛、咯血。肺部听诊多无异常,少数可闻及爆裂音。

(2)1/3 患者伴有发热、疲乏不适、消瘦、盗汗、关节炎等全身症状。

(3)Ⅳ期结节病患者由于肺纤维化,可表现为气急、气短及呼吸困难。肺部听诊部分患者可出现湿啰音及捻发音。

(4)40%~70%患者表现为肺活量降低或一氧化碳弥散功能减低。肺动脉高压、气胸在Ⅳ期结节病患者中也较为常见。

(5)肺外表现以眼部、皮肤及浅表淋巴结肿大为常见,少数有面神经麻痹、心律失常、心包炎、脾肿大和多发性大关节炎等。临床上将伴有发热、多关节炎、葡萄膜炎、结节性红斑的急性发作的结节病称为 Löfgren 综合征。

【实验室检查】

诊断结节病的实验室检查包括血清检查、支气管镜、胸腔镜、超声内镜等。

血清检查常提示外周血淋巴细胞减少、高球蛋白血症、高血钙、肝酶升高、血清血管紧张素转换酶升高(接受激素治疗或无活动性的结节病患者可在正常范围)等。

支气管检查能观察支气管黏膜,也能对气道(支气管内活组织检查)、肺实质(经支气管肺活检或冷冻活检)或胸腔内淋巴结(常规经支气管针抽吸内镜检查)进行取样活检。肺部受累在结节病中非常普遍,因此支气管镜检查(及活检技术)具有较高的诊断价值。

超声内镜能够观察淋巴结的大小、形态、密度等特征,也能经支气管或食管超声引导下进行胸腔淋巴结细针穿刺活检,但其敏感性高,特异性低。

【影像学表现】

肺结节病的影像学检查主要有三个作用。

(1)定性:发现疾病,作出诊断与鉴别诊断,并作出分期。

(2)定量:判断疾病严重程度,并与病灶定性相结合判断预后。

(3)及时发现病程中的并发症。

纵隔及双肺门淋巴结肿大和肺内多种改变是胸部结节病影像的主要征象。

1. X 线表现 胸部 X 线是肺结节病最常用的检查方法。90%的患者有异常发现,超过 2/3 的患者会出现淋巴结肿大。Ⅰ期肺结节病的典型表现为双侧对称性和/或纵隔淋巴结肿大,边缘清楚,多不融合,似土豆样(图 16-0-1A)。由于 X 线胸片存在前后结构重叠或区域盲点的缺点,有时显示肺内无明确异常(图 16-0-2)。

当肺内有浸润灶出现时,提示结节病进入Ⅱ期或Ⅲ期,表现为肺内小结节影、模糊斑片状实变影和大结节影,这些影像可单独出现,也可混杂出现,多以肺门周围分布为主(图 16-0-3)。Ⅱ期和Ⅲ期结节病的区别在于前者有肺门淋巴结肿大(图 16-0-1B),后者无淋巴结肿大(图 16-0-1C)。

当 X 线片上呈现从肺门向两侧中上肺野放射分布的粗条状影时,常提示病变已进入Ⅳ期。常伴肺门上提,双侧上肺容积减少,可见透亮影(图 16-0-1D)。

2. CT 表现 CT 尤其是高分辨率 CT(HRCT)比 X 线胸片具有更高的敏感性和特异性,可以清晰显示结节病的早期肺部异常,以及病变的类型、分布特征和累及范围等。

(1)淋巴结肿大:结节病的典型表现为双侧肺

门淋巴结对称性肿大,边界清楚,密度均匀,部分患者以右侧肺门淋巴结肿大为主,可合并纵隔淋巴结肿大,常见于主动脉弓旁、隆嵴下、气管前腔静脉后间隙,肿大的淋巴结一般不发生融合(图16-0-4)。

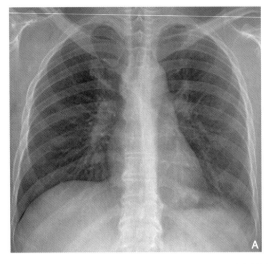 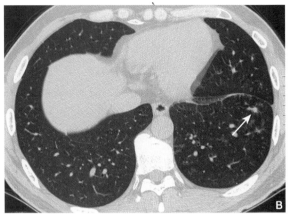

图 16-0-2　结节病

男性,37 岁,胸部正位片(A)示双肺门略大,双肺内未见异常,CT 肺窗(B)显示左肺下叶基底段实性小结节影及斑片状磨玻璃影

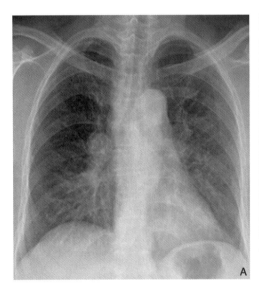 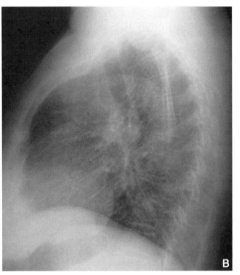

图 16-0-3　结节病(Ⅱ期)

女性,56 岁,胸部 X 线正侧位(A、B)示双肺弥漫分布小结节影,双侧肺门影增大、增浓

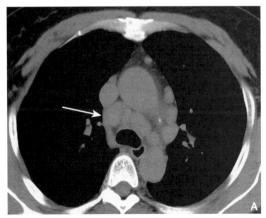 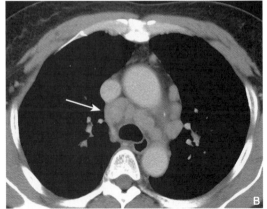

图 16-0-4　结节病

女性,54 岁,胸部 CT 平扫(A)示主动脉弓旁及气管前多发肿大淋巴结影,边界清楚、不融合,部分淋巴结内可见钙化,增强扫描(B)淋巴结呈均匀强化

（2）肺内病变：肺结节病的肺内病变主要表现为结节与肿块、渗出与实变影、纤维化及空气潴留征。

1）结节与肿块：当肺结节病累及肺内时，多表现为双肺弥漫性小结节影，结节大小 1~5mm，边缘不规则，以中上肺分布为主，倾向于沿着支气管血管束、小叶间隔、叶间裂和胸膜下区域聚集，呈串珠状（图 16-0-5），微小结节可融合呈不规则更大结节或肿块，周围见大量小卫星灶，形成"星系征"（Galaxy sign）（图 16-0-6）。

2）渗出与实变影：磨玻璃影是较为常见的表现，常在弥漫微小结节的基础上出现，以小叶分布为主，双肺各叶均可见（图 16-0-7），可能是由于大量微小结节样肉芽肿形成或纤维化程度增加所致。有时在磨玻璃密度影的周边可出现高密度影——即"反晕征"，其发病机制至今未明（图 16-0-8）。肺实变影较少见，发生率约7%，病变边缘模糊（图 16-0-9），常呈周围性分布，可见支气管充气征，可伴有肺叶体积缩小（图 16-0-10）。

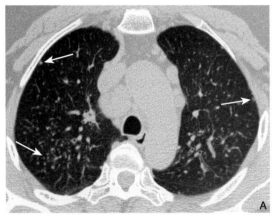
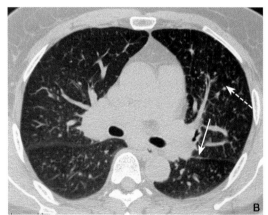

图 16-0-5 结节病

女性，54 岁，主动脉弓平面（A）及中间段支气管平面（B）的 HRCT 示双肺见沿支气管血管束、小叶间隔、胸膜下分布小结节影（白实箭），部分呈串珠状排列（白虚箭）

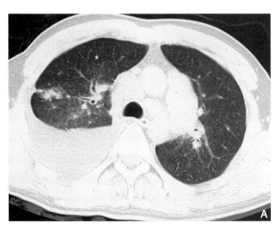
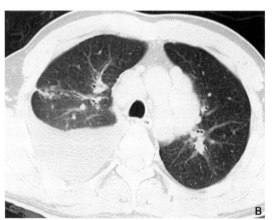
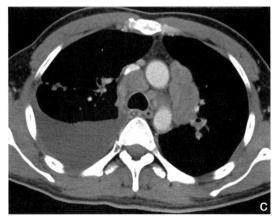

图 16-0-6 结节病

女性，58 岁。CT 肺窗（A、B）示右肺上叶尖段多发小结节融合成较大的片，周围见大量小卫星灶，又称为结节病的"星系征"（Sarcoid galaxy sign）；纵隔窗（C）示纵隔多发肿大淋巴结，右侧胸腔积液

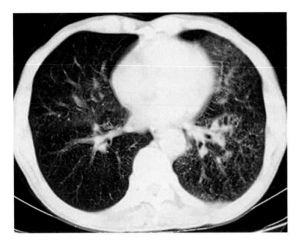

图 16-0-7　结节病

女性,46 岁,CT 肺窗示双肺弥漫细小结节影,左肺为著,左肺上叶下舌段密度增高,呈磨玻璃密度,隐约可见其内的肺纹理

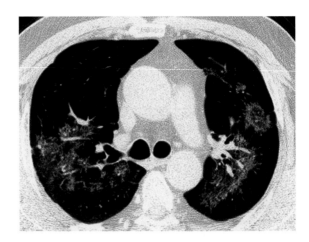

图 16-0-8　结节病

男性,52 岁,HRCT 示双肺多发磨玻璃密度影,形态不规则,病灶中央密度低于周围密度,呈"反晕征"

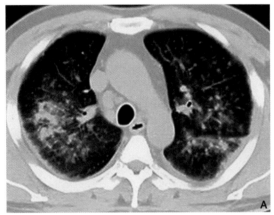
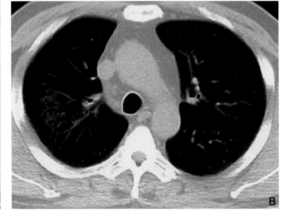

图 16-0-9　结节病

男性,53 岁,常规 CT(A)扫描示双肺上叶见斑片状实变影和微小结节影,沿支气管血管束分布。激素治疗 1 个月后复查(B),肺内病变大部分吸收,右上肺实变处见纤维条索影

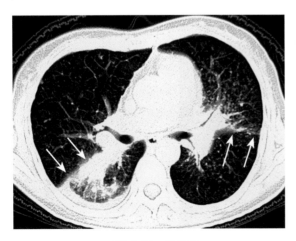

图 16-0-10　结节病

女性,58 岁,CT 平扫示右肺下叶背段楔形密度增高影,右磨玻璃密度影和渗出实变影组成,双侧斜裂(箭)因移位而不对称,右肺门淋巴结增大

3) 纤维化及空气潴留征:肺纤维化可出现在 20%~25% 肺结节病患者中,早期表现为沿支气管血管束分布的不规则线状影和外周小叶间隔增厚形成的多边形结构(图 16-0-11),继发表现有肺结构变形(叶间裂及支气管血管束变形移位)、牵引性支气管扩张、肺大疱形成、蜂窝肺等。纤维化明显者可在肺门旁形成较大的不规则肿块影,即进行性大块纤维化(Progressive mass fibrosis)或堆积性纤维化(Conglomerate fibrosis)改变。小气道狭窄导致"空气潴留"也是肺结节病的常见征象(图 16-0-12),这多是由于细支气管周围肉芽肿所致。

(3) 胸膜改变:结节病所致的胸膜病变较为少见,主要是胸腔积液、胸膜增厚,局部或广泛胸膜粘连(图 16-0-13)。

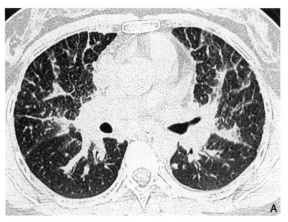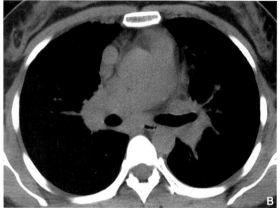

图 16-0-11 结节病

CT 肺窗(A)示双肺上叶小叶间隔增厚形成多边形结构,支气管血管束增粗,并可见沿其边缘分布的不规则斑片状影和线状影;纵隔窗(B)显示肺门及纵隔淋巴结肿大

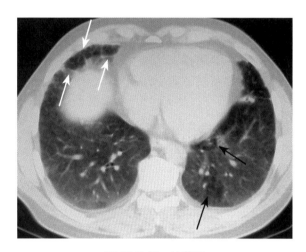

图 16-0-12 结节病

男性,40 岁,双肺底 CT 平扫示右肺前下小叶间隔(白箭)增厚,小叶内间质增厚;左肺透光度不均匀,可见空气潴留现象(黑箭)

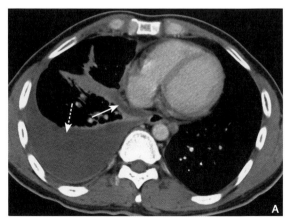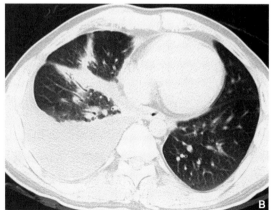

图 16-0-13 结节病

女性,58 岁,CT 增强扫描纵隔窗(A)示右侧弥漫性胸膜增厚伴胸腔积液(虚箭),少量心包积液(实箭);同层肺窗(B)示右肺片状实变影

3. **MRI 表现** MRI 对纵隔和肺门淋巴结的显示优于 CT，但由于 MRI 的空间分辨力远不及 CT，对结节病的肺内改变显示欠佳，且部分病变如磨玻璃影无法显示，一般不作为临床常规检查。

4. **PET-CT 表现** 结节病肉芽肿聚集了大量炎症细胞，而炎症细胞葡萄糖代谢率较高，因此肉芽肿病灶对^{18}F-FDG 摄取率较高。在 Ⅱ～Ⅲ 期结节病患者中，65% 的患者有肺部阳性表现，其 SUV 值为 2.0～15.8。在 Ⅳ 期患者中，PET-CT 可以评估肺纤维化后的疾病活动度。PET-CT 的阳性结果需要与淋巴瘤、肿瘤相鉴别。另外，PET-CT 检查费用较高，需考虑到成本-效益的影响。

【诊断依据】

结节病的诊断需要结合临床、影像及组织学检查，并除外其他可能导致非干酪样肉芽肿的疾病（如结核、真菌感染、肿瘤等）。典型的 CT、MRI 表现有相当特征性，可直接提示诊断。HRCT 上出现多发或弥漫细小结节影且呈淋巴道分布时可提示结节病的诊断。

临床诊断标准包括：

（1）胸片显示双侧肺门及纵隔对称性淋巴结肿大（偶见单侧肺门淋巴结肿大）。伴或不伴有肺内网状、结节状、片状阴影，胸片是结节病分期的主要依据。

（2）组织活检证实或符合结节病（注：取材部位可为表浅肿大的淋巴结、纵隔肿大淋巴结、支气管内膜的结节、前斜角肌脂肪垫淋巴结活检、肝脏穿刺或肺活检等）。

（3）Kveim 试验阳性反应。

（4）血清血管紧张素转换酶（SACE）活性升高（接受激素治疗或无活动性的结节病患者可在正常范围）。

（5）5TUPPD-S 试验或 5TU 结核菌素试验为阴性或弱阳性反应。

（6）高血钙、高尿钙症，碱性磷酸酶增高，血浆免疫球蛋白增高，支气管肺泡灌洗液中 T 淋巴细胞及其亚群的检查结果等可作为诊断结节病活动性的参考。有条件的单位可作 67Ga 放射性核素注射后，应用 SPECT 显像或 γ 照相，以了解病变侵犯的程度和范围。

具有（1）、（2）或（1）、（3）条者，可诊断为结节病。第（4）、（5）、（6）条为重要的参考指标。注意综合诊断、动态观察。

【鉴别诊断】

1. **结核病** 结核病好发于机体抵抗力低下的人群，包括婴幼儿、老年人、HIV 感染者、免疫抑制剂使用者、慢性疾病患者及糖尿病患者等。常伴有发热、盗汗、疲乏、消瘦等结核中毒症状。PPD 试验呈强阳性或阳性，痰检阳性。肺结核的影像学表现复杂多变，好发于肺尖、上叶后段及下叶背段。多肺段分布、多种形态、多种密度的混合性病变。三均匀的粟粒样结节，随机分布。纵隔、肺门淋巴结肿大，增强扫描呈环形强化。

2. **淋巴瘤** 淋巴瘤好发年龄为<35 岁和>60 岁，女性略多。半数以上无症状，或非特异性呼吸系统症状，如咳嗽、轻度呼吸困难、胸痛、偶尔咯血等。少数患者出现发热、盗汗、体重减轻等症状。影像学表现为肺内结节或肿块，结节边缘模糊、浸润；段或叶的实变，抗感染治疗无效；网格结节常位于支气管/血管周围间质内和小叶间隔内。淋巴结受累常具有连续性，沿淋巴链依次累及邻近区域的多组淋巴结，纵隔肿大淋巴结常互相融合，淋巴结钙化极少见。

3. **淋巴结转移** 淋巴结转移瘤患者的年龄一般较大，且有原发恶性肿瘤病史，肺癌多见。影像学表现为原发肿瘤淋巴结引流区淋巴结肿大并相互融合成不规则团状。

4. **尘肺** 患者有可靠的职业性粉尘接触史，并且现场劳动卫生学调查资料判定具有尘肺的产生条件。初期可仅有轻微咳嗽、咳痰症状，晚期出现明显的呼吸困难，偶有血丝痰及胸部隐痛或针刺样疼痛。影像学表现为肺门和纵隔内增大的淋巴结出现蛋壳样钙化有诊断价值。肺内有不规则结节及网格状阴影。

5. **特发性肺纤维化** 特发性肺纤维化好发于 40～60 岁，男性发病率高于女性。典型者表现为进行性呼吸困难和干咳，可有发绀，继发感染可出现脓痰。影像学表现为两肺网状影、牵引性支气管和细支气管扩张、蜂窝影，病变以外周和下肺分布为主。

（萧 毅 樊荣荣）

参 考 文 献

1. Baughman RP, Culver DA, Judson MA. A concise review of pulmonary sarcoidosis[J]. Am J Respir Crit Care Med, 2011, 183: 573-581.

2. Van G K, Sharma O P. Pathogenesis of sarcoidosis[J]. La Presse Medicale, 2012, 41(6): e275-e287.

3. Zissel G, Prasse A, Müller-Quernheim J. Immunologic response of sarcoidosis[J]. Semin Respir Crit Care Med, 2010, 31(4): 390-403.

4. 刘士远,陈起航,吴宁.实用胸部影像诊断学[M].北京:人民军医出版社,2015:444-450.

5. Valeyre D,Nunes H,Bernaudin JF. Advanced pulmonary sarcoidosis[J]. Curr Opin Pulm Med,2014,20:488-495.

6. 柯淑君,肖湘生.肺结节病的临床与影像研究[J].国际医学放射学杂志,2015(4):331-334.

7. Paolo S,Giulio R,Rocco T,et al. Pulmonary sarcoidosis [J]. Lancet Respir Med,2018,389-402.

8. Manika K,Kioumis I,Zarogoulidis K,et al. Pneumothorax in sarcoidosis[J]. J Thorac Dis,2014,6(Suppl 4):S466-469.

9. Polverosi R,Russo R,Coran A,et al. Typical and atypical pattern of pulmonary sarcoidosis at high-resolution CT:relation to clinical evolution and therapeutic procedures [J]. Radiol Med,2014,119:384-392.

10. Criado E,Sanchez M,Ramirez J,et al. Pulmonary sarcoidosis:typical and atypical manifestations at high-resolution CT with pathologic correlation [J]. Radiographics, 2010, 30: 1567-1586.

11. Teirstein AS,Machac J,Almeida O,et al. Results of 188 whole-body fluorodeoxyglucose positron emission tomography scans in 137 patients with sarcoidosis[J]. Chest,2007,132: 1949-1953.

第十七章　肺血管性疾病

第一节　急性肺动脉血栓栓塞

【概述】

肺动脉栓塞(pulmonary embolism, PE)是以各种栓子阻塞肺动脉系统为发病原因的一组疾病或临床综合征,根据肺动脉内栓子性质的不同,肺栓塞分为血栓栓塞(pulmonary thromboembolism, PTE)、肿瘤栓塞、脂肪栓塞、羊水栓塞、寄生虫和空气栓塞等。肺动脉血栓栓塞的栓子为静脉系统或右心脱落的血栓栓塞肺动脉,是肺栓塞的最常见类型,通常所指的肺栓塞即为肺动脉血栓栓塞,是心血管疾病中即冠心病、卒中后的第三位常见致死原因。按照发生的时间长短,PTE 又分为急性肺栓塞(acute pulmonary thromboembolism, APE)和慢性肺栓塞(chronic pulmonary thromboembolism, CPE)。

PTE 不是一种孤立的疾病,而是深静脉血栓(deep venous thrombosis, DVT)形成的合并症。肺栓塞与 DVT 属于同一种疾病,即静脉血栓栓塞性疾病(venous thromboembolism, VTE),是 VTE 在不同部位、不同阶段的表现。下肢 DVT 是 VTE 最常见的表现形式,然而最具威胁性的表现是 PTE。PTE 的栓子多起源于下肢深静脉,罕见情况下,也可起源于髂静脉、右心或上肢静脉。下肢近端 DVT 患者(腘静脉和/或更近端静脉)中,50%证实患有肺栓塞,而发生在小腿静脉的 DVT 则很少发生肺栓塞。

近些年随着快速成像技术的进步,CT 在 PE 的诊断中越来越重要作用。CT 已经成为疑似肺栓塞患者的首选的无创性检查方法。与传统的肺血管造影相比,经前臂静脉注入对比剂后行 CT 肺血管成像(CTPA)检查更快速,技术更简单,对操作者的依赖程度也更低,对肺栓塞的诊断价值很高,检查失败的概率也与肺血管造影相似(约 5%)。CTPA 检查对肺栓塞的诊断敏感度和特异度均高于核素检查,阅片者之间的一致性也高于核素检查,而且可以直接

显示肺动脉内的栓子。CTPA 优于核素检查的另一个特点是可以同时显示肺实质和大血管的情况,从而对非肺栓塞的其他疾患作出诊断(如肺肿瘤、肺炎、肺气肿、胸水、纵隔淋巴结增大),这也是 CT 优于肺血管造影之处。CTPA 还可以显示右心室增大,提示严重的、致命性的肺栓塞。而且 CTPA 的诊断准确性随着技术的进步而不断得到提高。CTPA 还可以根据栓子的位置和阻塞程度,全面评价肺栓塞对血流动力学的影响。

【临床表现】

急性 PTE 的临床表现取决于栓子的数量和大小、栓塞的时间、基础疾病,因此,肺栓塞的临床表现差异很大,没有特异性,易与其他心肺疾患混淆。最常见的症状是呼吸困难(73%),胸膜性胸痛(66%)和咯血(13%)。仅 30%的肺栓塞患者有典型的"肺梗死三联征"—突发的呼吸困难、呼吸急促(>20 次/min)和胸痛(胸膜性或胸骨下),不过,当这些临床特征与心电图的右心功能不全和/或 X 线胸片的肺梗死、肺组织局限性缺血等表现同时出现时,肺栓塞的可能性增高,尤其是当患者同时伴有 VTE 的危险因素和动脉低氧血症、低碳酸血症时,更要考虑到肺栓塞的可能性。

在临床上,急性肺栓塞可以简单地分为两种类型。

(1) 高危组:伴血流动力学不稳定、晕厥伴有休克或持续低血压;当约 50%以上的肺循环被突然阻塞时,此时右心后负荷会明显增高,右心室做功增多,以维持正常的右心排出量。如果这一过程无法保持的话,就会发生急性右心功能不全,此时右心室舒张末期压力和右心房压力升高至 15~20mmHg。右心室扩张导致三尖瓣反流,使得左心室充盈受损,心排出量下降,体循环血压降低。患者会突发急性窘迫,严重气短,可能会由于低氧血症和心排出量降低而产生晕厥。低血压、低氧血症和心脏做功的增加可能会产生心绞痛性胸痛。体检征象多由心排出

量降低引起,包括明显的心动过速,低血压,四肢发凉。患者明显呼吸困难,发绀,并有急性右心功能不全的表现(由呼吸衰竭引起静脉压增高,由右心室射血延迟引起的胸骨下奔马率和分裂的第二心音)。

(2) 非高危组:呼吸困难,伴或不伴胸膜性胸痛和咯血,右心功能受损。小的栓子常无症状产生。如果有症状,则以劳累性呼吸困难最常见。有时,患者的初始症状由肺梗死引起。肺梗死常由中等大小的肺动脉分支阻塞所致,由于病灶位于肺外围或胸膜下区,常表现为尖锐的胸膜性胸痛,可能伴有咯血。此时患者由于胸膜性胸痛而呼吸浅快,不伴发绀。肺梗死的征象常包括:肺实变与胸水同时出现。肺梗死常引起发热,与感染性胸膜炎鉴别困难。发热和胸痛常引起轻微的心动过速。由于小的栓子常不致引起右心功能受损,心排出量不受影响,因此不发生低血压。

【实验室检查】

D 二聚体明显增高。

【影像学表现】

参照欧洲心脏病学会(ESC)2014 年急性 PE 诊疗指南,推荐对怀疑急性 PE 的患者采取"三步走"策略(图 17-1-1、17-1-2),首先进行临床可能性评估,再进行初始危险分层,然后逐级选择检查手段以明确诊断,PIOED Ⅱ研究显示 CT 肺血管造影(CTPA)诊断急性肺栓塞的灵敏度为83%,特异性为96%,因此 CTPA 是目前诊断 APE 的一线影像学方案。

1. 急性肺动脉栓塞 CTPA 的直接征象

(1) 中心型部分充盈缺损,充盈缺损位于管腔中心,周围环绕对比剂,呈"环征"(图 17-1-3、图 17-1-4)或"轨道征"(图 17-1-5、图 17-1-6)。

(2) 偏心性或附壁性充盈缺损,栓子与管壁呈锐角,血栓蓬松(图 17-1-7、图 17-1-8)。

(3) 血栓可完全堵塞肺动脉,导致栓塞的肺动脉内无对比剂显示,血管管径较同级正常肺动脉比较类似或稍增粗(饱满),远端肺动脉分支截断,显示不清(图 17-1-9、图 17-1-10)。漂浮征、蜂窝征、环征、轨道征及鞍状血栓均为急性或亚急性肺栓塞征象,栓子位于血管中央,根据形态不同可为不同的命名方式。鞍状血栓指骑跨于肺动脉分叉处的充盈缺损(图 17-1-5)。

APE 的 CT 肺动脉栓塞指数:CTPA 可以清晰地显示肺段乃至亚段动脉内栓子的具体情况(如栓子的形态和动脉阻塞的程度)以及心脏的形态学变化,从而可以对肺动脉树的整体阻塞情况和心脏功能改变作出客观的评价。肺动脉树的阻塞程度被认为是决定 APE 右心功能改变的重要因素。通过对 CTPA 显示的肺动脉内栓子的阻塞情况进行分析,可以对肺动脉树的阻塞情况进行相对客观的量化评价,此即 CT 肺动脉栓塞指数(pulmonary artery obstruction index,PAOI)。

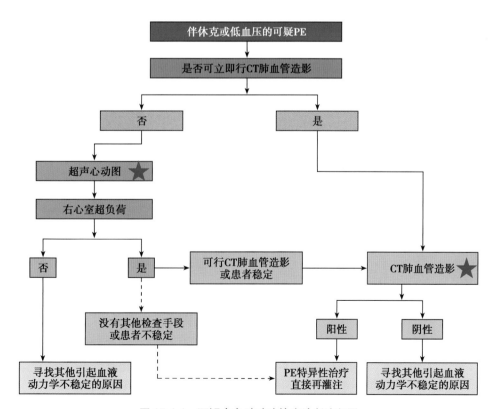

图 17-1-1　可疑高危肺动脉栓塞诊断流程图

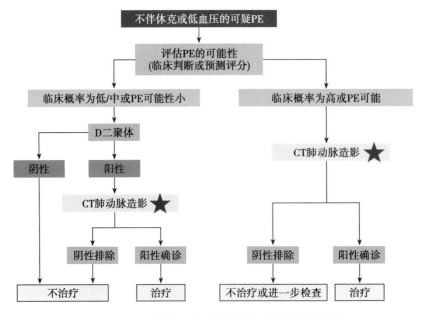

图 17-1-2 可疑非高危肺动脉栓塞患者诊断流程图

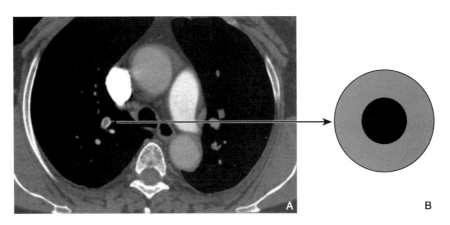

图 17-1-3 急性肺栓塞

CTPA(A)示右肺上叶肺动脉内充盈缺损,呈"环征",B 为"环征"示意图

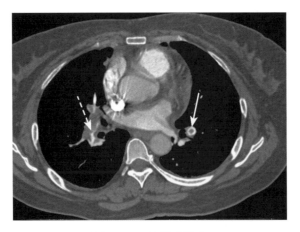

图 17-1-4 急性肺栓塞

CTPA 示右肺中叶及下叶、左肺下叶肺动脉内充盈缺损,右肺下叶肺动脉充盈缺损形态饱满,右下肺动脉干近乎闭塞(虚箭),左肺下叶肺动脉对比剂呈环形,中央充盈缺损(实箭)为血栓,呈"环征"

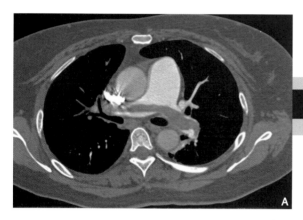

轨道征

图 17-1-5　急性肺栓塞

CTPA(A)示肺动脉内骑跨性肺栓塞呈软组织密度影,位于管腔中央,对比剂的高密度影在管腔边缘充盈,包绕血栓形成"轨道征";B 为"轨道征"示意图

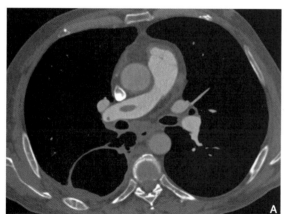

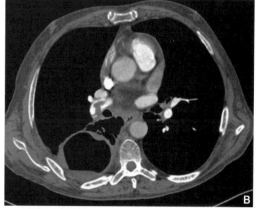

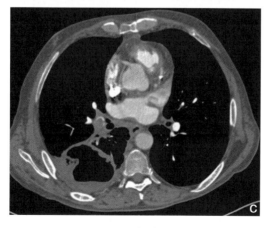

图 17-1-6　急性肺栓塞

CTPA 示右肺动脉干(A)、右下肺动脉干(B)内有充盈缺损,呈"轨道征",右下肺动脉远端(C)闭塞,右肺下叶肺脓肿

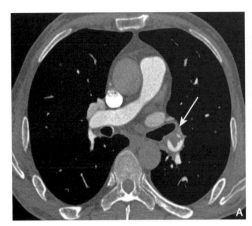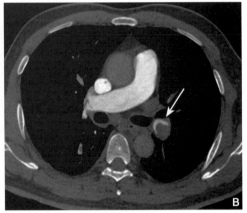

图 17-1-7 急性肺栓塞

CTPA 示左下肺动脉(A、B)内偏在性充盈缺损(箭),充盈缺损与管壁夹角呈锐角

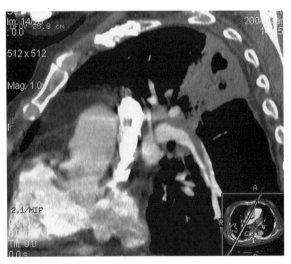

图 17-1-8 肺栓塞

CTPA 斜矢状位重建示右肺下叶栓子与肺动脉呈锐角

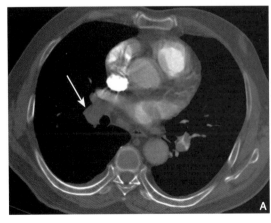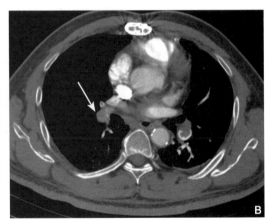

图 17-1-9 急性肺栓塞

CTPA 轴位(A、B)示右肺下叶肺动脉及基底段肺动脉闭塞(箭)

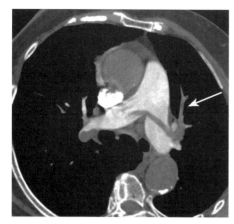

图 17-1-10　急性骑跨性肺栓塞
CTPA 轴位示左肺上叶前段肺动脉闭塞(箭)

目前常用的 CT PAOI 包括 Qanadli 栓塞指数和 Mastora 栓塞指数。Qanadli 栓塞指数于 2001 年提出,Mastora 栓塞指数于 2003 年提出,这两种方法均考虑到了肺动脉分支(最远至肺段动脉水平)的阻塞程度,可以更全面地了解肺栓塞后肺灌注受损的情况(图 17-1-11、图 17-1-12)。

2. 栓塞程度的评估

(1) Qanadli 栓塞指数计分方法:双侧肺动脉树各归入 10 个肺段(上叶 3 个段,中叶和舌叶各 2 个段,下叶 5 个段)。肺段动脉内的栓子赋予分值 1 分,近端动脉内栓子赋予的分值为其所包括的远端肺段的数目。为了提供栓子远侧肺野的灌注信息,每一分值赋予一加权值:0 表示无灌注缺损,1 表示

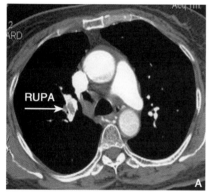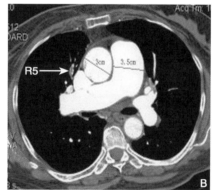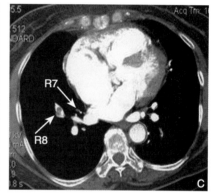

图 17-1-11　急性肺栓塞
男性,39 岁,右肺上叶动脉(RUPA)栓塞(箭),栓塞程度为 30%(A)。右肺中叶内侧段动脉(R5)栓塞(B),栓塞程度为 80%;同时可见主肺动脉增宽(3.5cm)。右肺下叶内基底段动脉(R7)和前基底段动脉(R8)栓塞,栓塞程度分别为 100% 和 70%(C)。该患者的 Qanadli 栓塞指数为 17.5%,Mastora 栓塞指数为 9%。CTPA 图像质量为优

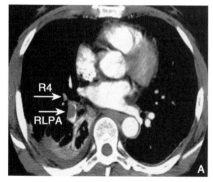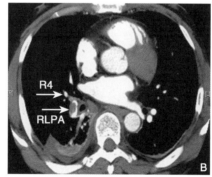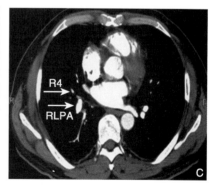

图 17-1-12　急性肺栓塞
男性,51 岁,治疗前(A)右下肺动脉干(RLPA)与右肺中叶外侧段动脉(R4)栓塞,阻塞程度分别约 80% 和 100%。Qanadli 栓塞指数为 15%,Mastora 栓塞指数为 5.8%。治疗后 24 小时(B)RLPA 阻塞程度减轻,约 50%,R4 栓子消失,Qanadli 栓塞指数为 10%,Mastora 栓塞指数为 1.9%。治疗后 14 天复查(C),RLPA 栓子亦消失,Qanadli 栓塞指数和 Mastora 栓塞指数均为 0

部分阻塞,2 表示完全阻塞。孤立的亚段栓子定义为部分阻塞的肺段动脉,赋予分值 1。每一栓塞动脉的分值为其所含的肺段动脉数乘以加权值。因此,上叶动脉的栓塞分值最大为 6(3×2),中叶或舌叶动脉的最大分值为 4(2×2),下叶动脉的最大分值为 10(5×2),中间段动脉的最大分值为 14(7×2),右肺动脉和左肺动脉的最大分值为 20(10×2)。因此肺栓塞患者最大的可能阻塞

分值为 40。

（2）Mastora 栓塞指数计分方法：Mastora 栓塞指数：根据动脉位置分为 5 个纵隔动脉（肺动脉干，右肺动脉，左肺动脉，右侧叶间动脉，左侧叶间动脉），6 个肺叶动脉，20 个肺段动脉（上叶 3 个段，中叶或舌叶 2 个段，下叶 5 个段）。根据栓塞动脉的阻塞程度分为 5 级：1 分，阻塞程度<25%；2 分，25%～49%；3 分，50%～74%；4 分，75%～99%；5 分，100%。栓塞指数的计算为各级动脉阻塞程度评分之和，因此,总的最大的可能阻塞分值为 155[（5×5）+（6×5）+（20×5）]。

3. CT 评价 APE 的右心功能　肺栓塞的严重后果在于会引起右心功能的相应改变，多排探测器 CT 技术的发展使得 CTPA 可以清晰地显示心室的大小，室间隔、上腔静脉和奇静脉的情况，从而可以较为客观地评价右心功能。在病情严重的肺栓塞患者中，超声心动图检查时，90% 以上显示有右心功能的异常，包括右心室增大和左心室减小，肺动脉、上腔静脉和奇静脉增宽，上腔静脉和奇静脉对比剂反流，提示肺栓塞患者的肺动脉压力和右心室压力增高，而这些征象都可以在 CTPA 图像上清晰地显示出来（图 17-1-13、图 17-1-14），从而在明确诊断的同时，为临床提供更多的关于患者病情严重性的信息。不过，CTPA 对 RVD 的诊断较为公认的方法是右心室增大，即右心室最大短轴直径（RV_d）超过左心室最大短轴直径（LV_d）。

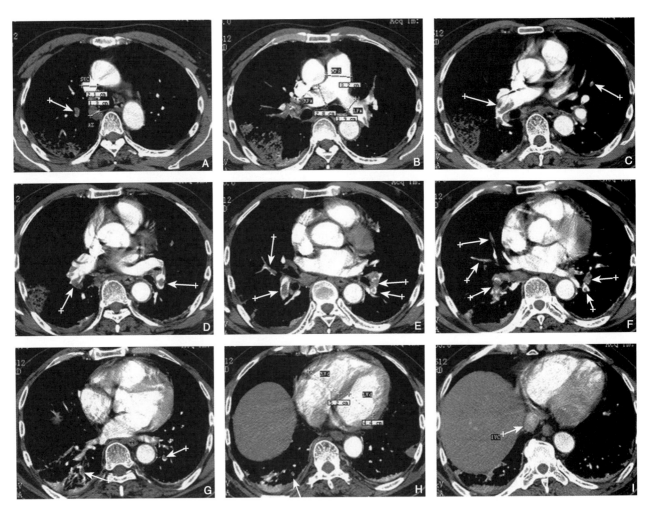

图 17-1-13　急性肺栓塞

男性,43 岁,CTPA 示双肺多发肺动脉内栓子（白箭，A～G）。上腔静脉（SVC）直径为 2.1cm,奇静脉（AZ）直径为 1.3cm（A）；主肺动脉（MPA）直径为 3.2cm,右肺动脉（RPA）直径为 2.8cm,左肺动脉（LPA）直径为 1.9cm（B）；右心室最大短轴直径（RV_d）为 5.2cm,左心室最大短轴直径（LV_d）为 4.4cm,室间隔无移位（H）；奇静脉（AZ）与下腔静脉（IVC）无对比剂反流（A 与 I）。Qanadli 栓塞指数为 50%,Mastora 栓塞指数为 51.6%。双肺多个层面可见肺野外围梗死灶、胸膜下盘状肺不张,右侧少量胸腔积液

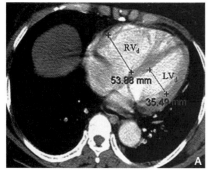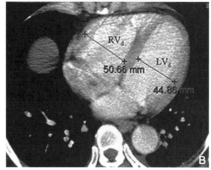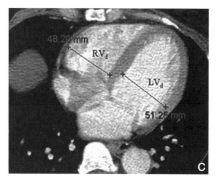

图 17-1-14 急性肺栓塞

男性,42 岁,治疗前(A)示右心室最大短轴直径超过左心室最大短轴直径(RV$_d$/LV$_d$>1),室间隔向左心室方向移位;治疗后 24 小时(B),室间隔恢复正常,RV$_d$ 减小,LV$_d$ 增大,不过 RV$_d$ 仍超过 LV$_d$(RV$_d$/LV$_d$>1)。治疗后 14 天(C),RV$_d$ 持续减小,LV$_d$ 持续增大,RV$_d$/LV$_d$<1,室间隔正常

研究认为,与右心室大小正常的肺栓塞患者相比,RV$_d$/LV$_d$>1 的肺栓塞患者进入重症监护室的危险度高 3.6 倍。因此,RV$_d$/LV$_d$ 在肺栓塞患者的病情评价方面有着非常重要的临床意义。

4. CT 定量分析 "数字肺"肺血栓自动检测工具根据栓子的图像特征自动提取血栓,并进行定量计算(图 17-1-15、17-1-16),自动分割肺动脉骨架(图 17-1-15),提取肺血栓,并对栓子的形态特征进行定量分析(图 17-1-16)。

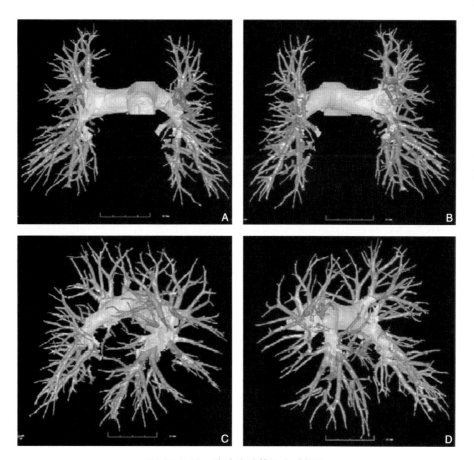

图 17-1-15 肺动脉计算机自动提取

男性,57 岁,CTPA 正常患者。基于"数字肺"分析平台,自动识别肺动脉前面观(A)、后面观(B)、右后方观(C)、左后方观(D),黄色为纵隔区域肺动脉,蓝色为肺实质内的肺动脉

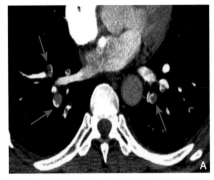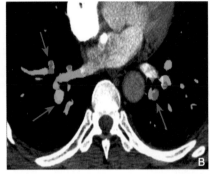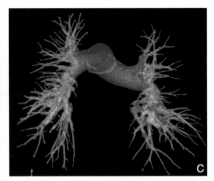

Pulmonary Embolism Report										
Patient Name:		Patient Sex: Male	Patient Age: 48	Study Date: 2014-10-18	Accession No.:	Modality: CT		Miller Index	Clot Burden 25.0	
Index	Score	Lung	Lobe	Segment	Generation	Max Intensit...	Mean Intens...	Min Intensity...	Volume(ml)	Embolism/L...	Wall-attach...
Aorta	-	LL	-	-	1.00	842.00	357.26	-180.00	152.23	-	-
Pulmonary ...		RL	RLL	-	8.00	944.00	170.95	-274.00	55.60	-	-
Embolism1	1.00	LL	LLL	Posterior B...	9.00	160.00	84.72	-87.00	0.06	0.80	12.25
Embolism2	1.00	RL	RLL	Posterior B...	11.00	181.00	110.10	-17.00	0.01	0.20	2.64
Embolism3	1.00	LL	LLL	Lateral Basal	7.00	213.00	54.26	-43.00	0.66	1.00	30.74
Embolism4	1.00	RL	RLL	Posterior B...	10.00	156.00	93.45	7.00	0.01	1.00	4.58
Embolism5	1.00	LL	LLL	Posterior B...	7.00	171.00	86.37	-41.00	0.07	0.50	11.77
Embolism6	1.00	RL	RLL	Lateral Basal	10.00	190.00	94.05	-49.00	0.08	0.80	5.36
Embolism7	1.00	LL	LLL	Posterior B...	8.00	172.00	52.31	-17.00	0.15	0.40	4.70
Embolism8	1.00	LL	LLL	Posterior B...	7.00	172.00	90.40	-16.00	0.01	0.85	3.83
Embolism9	1.00	RL	RLL	Lateral Basal	9.00	159.00	117.55	65.00	0.01	1.00	1.93
Embolism10	1.00	LL	LLL	Anterior Bas...	6.00	219.00	51.38	-15.00	0.32	1.00	13.01
Embolism11	1.00	LL	LLL	Lateral Basal	7.00	190.00	72.93	-53.00	0.12	0.50	15.79
Embolism12	1.00	LL	LLL	-	5.00	225.00	68.63	-78.00	1.60	0.85	36.03
Embolism13	1.00	RL	RLL	-	7.00	229.00	73.68	-146.00	1.59	0.86	30.37
Embolism14	1.00	RL	RLL	Anterior Bas...	8.00	216.00	117.44	-43.00	0.03	0.31	10.01
Embolism15	1.00	RL	RLL	Anterior Bas...	6.00	168.00	76.86	-3.00	0.05	0.46	4.14
Embolism16	1.00	RL	RLL	-	6.00	203.00	72.65	-97.00	0.68	0.90	18.11
Embolism17	1.00	RL	RLL	Anterior Bas...	6.00	184.00	79.27	-47.00	0.36	1.00	25.71
Embolism18	1.00	LL	LLL	Anterior Bas...	7.00	183.00	84.61	-69.00	0.06	0.70	6.37
Embolism19	2.00	RL	RML	-	5.00	215.00	76.34	-105.00	3.02	1.00	33.94
Embolism20	1.00	LL	LLL	Anterior Bas...	6.00	199.00	74.60	-3.00	0.12	0.60	9.79
Embolism21	1.00	LL	LLL	Lateral Basal	8.00	146.00	74.56	-1.00	0.01	0.56	2.17

Export

图 17-1-16　肺动脉计算机自动提取

男性,48 岁,急性肺栓塞。CTPA(A)示双肺动脉内多发低密度影。自动识别肺血栓栓子,标记为红色和绿色,绿色为目前欲分析的血栓,红色为待分析血栓。肺动脉计算机提取三维成像(C)显示所有血栓的位置,计算机自动计算并导出表格(D),具体展示每个栓子的位置(左/右肺、右上/右中/右下/左上/左下肺叶、支气管分代)、栓子最大密度/平均密度/最小密度、栓子体积、栓子断面栓塞程度和栓子附壁长度

5. APE 的间接征象

(1)"马赛克征":由于血栓栓塞造成栓塞血管区血流灌注减少,与过度灌注区形成明显密度差,造成"黑白相嵌"现象,称为"马赛克征"。此为非特异征象,小气道病变亦可形成此种征象(图 17-1-17)。

(2)肺梗死:肺梗死表现为基底靠近胸膜,尖端指向肺门的近似于三角形或楔形不规则实变阴影(图 17-1-18)。当梗死灶中心溶解,与支气管相通时,梗死灶可以呈含液、空腔或空洞形成(图 17-1-19)。栓塞局部的肺组织血流灌注减少,区域性的低氧血症和区域性的低灌注可以导致支气管痉挛,肺泡表面活性物质合成的减少,炎症介质引起的血管通透性增加形成出血性肺不张(图 17-1-20,17-1-

21),陈旧肺梗死可形成斑片瘢痕或索条影。

(3)肺动脉增宽:主肺动脉正常较同水平升主动脉直径增粗时或绝对值大于 30mm,90% 患者为肺动脉增宽,如同时合并右室扩大,则一般反映为右心负荷增大,肺动脉高压表现(图 17-1-22)。

(4)右心扩大、心包积液:右心室最大短轴径大于或等于左心室最大短轴径,同时室间隔平直或凸向左室侧,可以认为右心室扩大。右心功能不全还可以有心包积液,腔静脉扩张等征象(图 17-1-23)。

(5)胸腔积液:可由于肺梗死后胸膜反应所致。右心功能不全所致胸腔积液,多首先发生于右侧胸腔。胸腔积液亦可引起被动性肺不张,双下肺多见,强化明显。(图 17-1-24)。

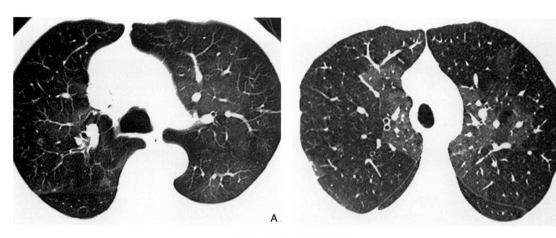

图 17-1-17　急性肺栓塞

气管分叉平面（A）及主动脉弓平面（B）CT 肺窗示双肺斑片状磨玻璃密度影，其间夹杂斑片状低密度影，形成黑白相间的"马赛克征"

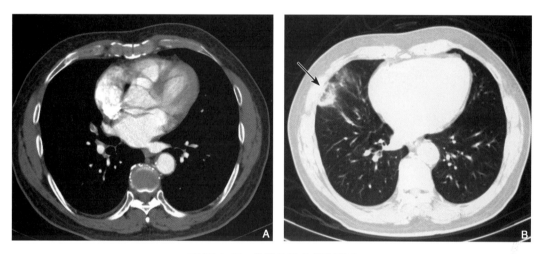

图 17-1-18　急性肺栓塞并肺梗死

CTPA（A）示右肺中叶肺动脉内充盈缺损，其下方层面肺窗（B）显示右肺中叶胸膜下楔形不规则实变阴影（箭）

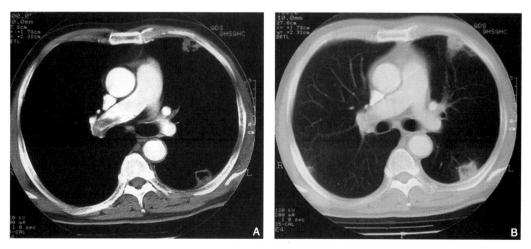

图 17-1-19　急性肺栓塞

CT 纵隔窗（A）及肺窗（B）示右肺动脉干远端密度不均，左肺上叶及下叶肺梗死灶，左肺下叶肺梗死形成"空洞"

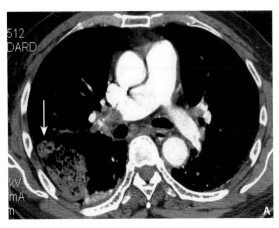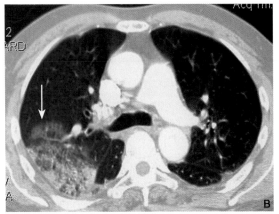

图 17-1-20 急性肺栓塞

CT 纵隔窗(A)及肺窗(B)示右肺动脉干远端充盈缺损,右肺上叶渗出实变影,楔形,基底部紧贴胸壁,形成"出血性肺不张"(箭)

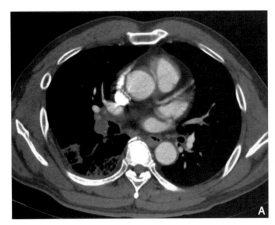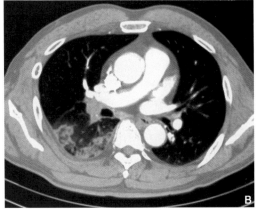

图 17-1-21 急性肺栓塞

CT 纵隔窗(A)及肺窗(B)示右肺下叶肺动脉闭塞,远端肺实质渗出实变影,边缘模糊,形成"出血性肺不张"

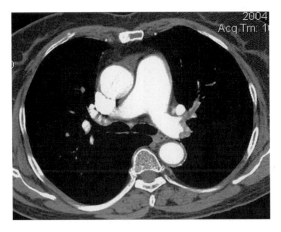

图 17-1-22 急性肺栓塞

CT 增强扫描显示左肺上叶肺动脉分支内充盈缺损,可见"双轨征",主肺动脉干直径>3cm,主肺动脉与同水平升主动脉直径比>1

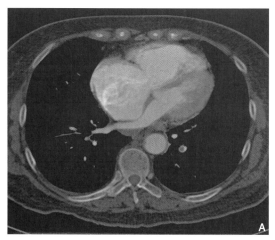
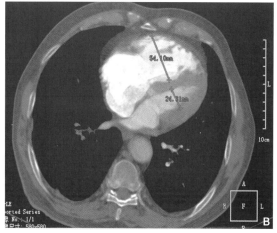

图 17-1-23　急性肺栓塞
CTPA 示左肺下叶肺动脉内充盈缺损,呈现"环征",右房及右室增大(A),右室与左室横径比>1(B)

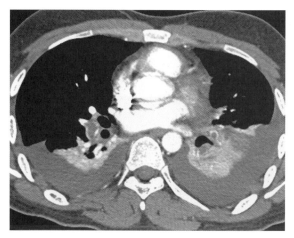

图 17-1-24　急性肺栓塞
CT 增强扫描示双侧肺动脉多发血栓,双侧胸腔积液、下叶不张

【鉴别诊断】

急性肺栓塞与其他肺动脉内充盈缺损表现相似,鉴别要点详见本章第二、三、四节。

(刘　敏)

第二节　慢性肺动脉血栓栓塞

【概述】

慢性肺动脉血栓栓塞(chronic thromboembolism)是肺栓塞中的一种特殊类型,是由于血栓不能完全溶解,或者是在深静脉血栓形成(DVT)反复脱落的基础上继发反复多次栓塞肺动脉,血栓机化,肺动脉内膜慢性炎症并增厚,发展为慢性肺栓塞(图17-2-1),造成受累血管狭窄或闭塞而引起解剖学肺血管床血流减少以及神经体液因素和低氧血症等因素所致肺血管痉挛、导致血管阻力增大,最终导致慢性肺动脉高压和肺的通气/血流灌注失衡,即慢性血栓栓塞性肺动脉高压(chronic thromboembolic pulmonary hypertension,CTEPH),出现呼吸功能不全、低氧血症和右心衰竭。

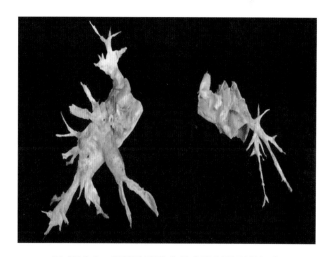

图 17-2-1　慢性肺动脉血栓内膜剥脱手术标本

慢性血栓栓塞的发病机制仍不清楚,病理过程主要与血栓溶解机制的紊乱相关。目前采用肺动脉血栓内膜剥脱术治疗是首选的治疗方案。

【临床表现】

CTE 早期的临床症状轻微,缺乏特异性,若追溯病史不详,易造成漏诊与误诊,后期至 CTEPH,表现出右心功能不全,肺动脉高压症状,最常见的为劳力性呼吸困难与运动耐量的进行性下降,在此阶段内患者可无任何特异性症状,也即是所谓的"蜜月期(honeymoon period)"。

CTE 的临床变现大多与栓子的大小、栓塞的面积、栓塞的严重程度以及本身的基础病变等有关。较小的血栓一般症状不典型,主要表现为胸痛,

75%表现为与呼吸有关的胸膜样疼痛,主要是由于血栓累及周围的组织引起,少数患者可出现短暂的晕厥。

较大的血栓也可出现胸痛,不过程度与较小的血栓相比较严重,主要出现在胸骨后,类似心绞痛。呼吸困难及气促是CTEPH比较常见的症状,临床上约84%~90%患者可出现呼吸困难,主要表现为进行性的活动后呼吸困难,其程度与栓塞的大小程度有关。

如果大的栓子阻塞了肺血管床,还会出现休克,一般发生率为10%。如果出现了肺梗死或者是较大面积的栓塞,可出现晕厥,可为首发或唯一症状,还可出现咯血,量较少,色鲜红,很少出现大咯血。部分患者还会出现烦躁,恐惧和心悸,具体原因不详,考虑与咯血、晕厥或休克等有关。

此外,由于慢性肺栓塞的病情迁延不愈,会使患者容易出现疲劳等其他症状。慢性肺栓塞患者的体征主要表现为:与肺动脉高压形成有关的体征,如呼吸频率增加、脉搏细速、发绀、杵状指,颈静脉充盈或怒张、胸骨下缘有抬举样搏动、左侧第2肋间可闻及收缩期杂音及肺动脉瓣第2音亢进及分裂;三尖瓣区反流性杂音及右心第4心音,严重时,肺动脉明显扩张,可出现Graham Steel杂音,双下肢水肿、肝大、腹水等右心功能不全的体征。

【实验室检查】

脑钠肽(BNP)和脑自然肽氨基端前体蛋白(NT-proBNP)升高,提示右心功能减低。

【影像学表现】

1. 直接征象

(1)肺动脉内附壁充盈缺损影,一般与管壁呈钝角,即栓子呈收缩改变(图17-2-2)。

(2)肺动脉分支完全闭塞,管径明显小于正常血管(图17-2-3)。

(3)血管内皮瓣样分割,呈璞样征(图17-2-4)。

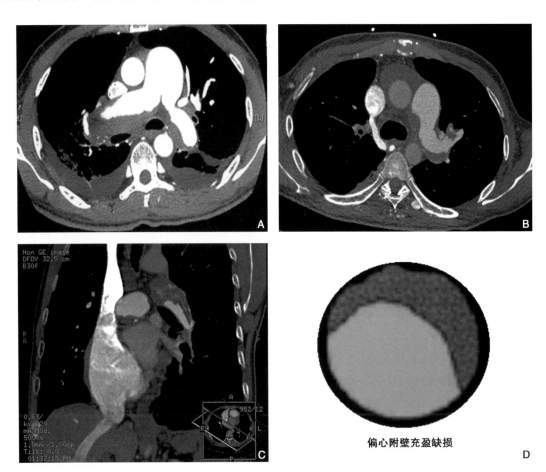

偏心附壁充盈缺损

图17-2-2　慢性肺动脉血栓栓塞

CT轴位肺动脉干平面(A)及奇静脉平面(B)示右肺动脉干偏心性附壁充盈缺损,缺损与管壁呈钝角,冠状位重建(C)示缺损近心端大,远心端小;D为附壁血栓形成的偏心性充盈缺损的示意图

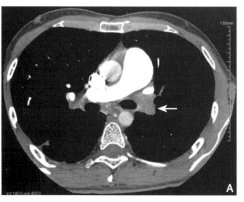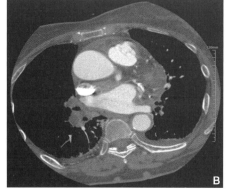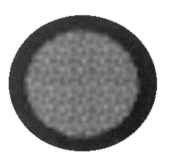

管腔闭塞

图 17-2-3　慢性肺动脉血栓栓塞

隆嵴下平面(A)CTPA 示左肺动脉干闭塞(箭),中间段支气管分叉平面(B)示右肺中下段肺动脉闭塞,内无对比剂充填,C 为血栓完全堵塞血管致血管闭塞的示意图

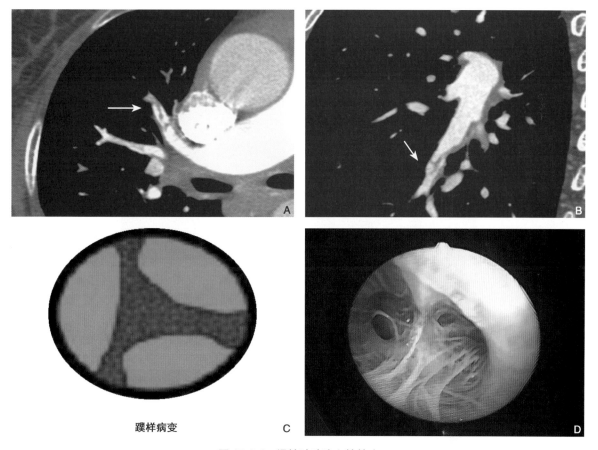

蹼样病变

图 17-2-4　慢性肺动脉血栓栓塞

CTPA 轴位(A)及矢状位重建(B)示右肺中叶肺动脉密度不均(箭),充盈缺损呈皮瓣样、蹼样,C 为形成璞样征的轴位示意图,D 为血管腔内改变

（4）血管壁的不规则(图 17-2-5、17-2-6)。

（5）10%的患者血栓可见钙化(图 17-2-7)。

2. 间接征象

（1）肺动脉高压征象:中心肺动脉扩张>3cm,与同水平升主动脉直径比>1(图 17-2-8A)。肺动脉内膜钙化(图 17-2-7C);右室肥厚并膈缘肉柱增粗(图 17-2-8B)、室间隔平直/左偏、右房及右室扩张、右室壁增厚,心包积液(图 17-2-8D)。奇静脉和下

腔静脉反流(图 17-2-8C)。

（2）侧支循环开放:支气管动脉、膈动脉、肋间动脉扩张迂曲(图 17-2-9)。

3. MRI 表现　推荐采用序列为 T2WI、T2WI 压脂序列、DWI 序列、多期(6~8 期)动态增强检查。

慢性机化血栓(图 17-2-10)在 T2WI(尤其是T2WI 压脂序列)上表现为等、稍低信号,DWI 序列呈等低信号,动态增强显示充盈缺损无显著强化。

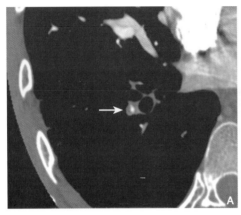
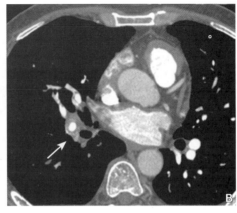
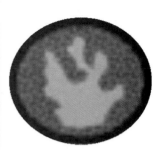

血栓机化部分再通 C

图 17-2-5 慢性肺动脉血栓栓塞

CT 轴位(A、B)示右肺下动脉管壁不规则增厚(箭),厚薄不均,为血栓机化再通常见的表现,C 为血栓机化再通的轴位示意图

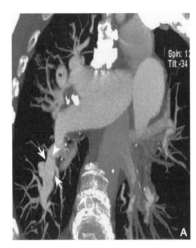
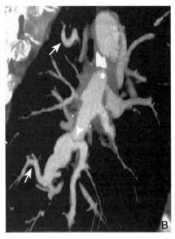

图 17-2-6 慢性肺动脉血栓栓塞

CTPA 冠状位(A)及矢状位(B)MIP 重建示右肺中间段肺动脉及其分支管腔粗细不均(箭),管壁不规则;充盈缺损呈皮瓣样(箭头),右肺上叶肺动脉形成狭窄后扩张(∗)

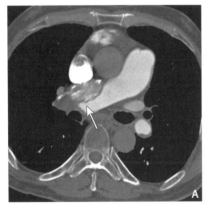
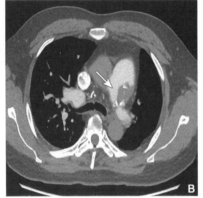
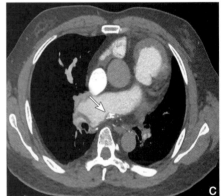

图 17-2-7 慢性肺动脉血栓栓塞

右肺动脉干平面(A)示右肺动脉干远心段偏在性狭窄,前缘充盈缺损处膨大,密度不均,肺动脉血栓钙化(箭),左肺动脉干平面(B)示左肺动脉干偏在性狭窄(箭),左缘充盈缺损,缺损区密度不均,内有钙化;A 下方平面(C)右肺动脉干远心段后壁局限性增厚伴钙化(箭,血管内膜钙化)

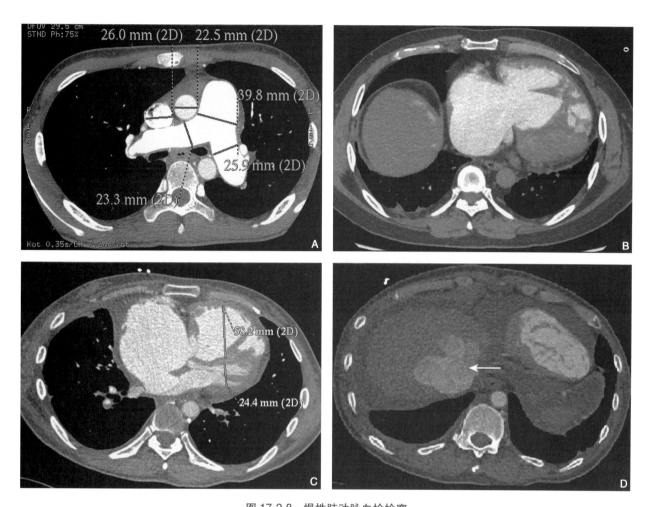

图 17-2-8 慢性肺动脉血栓栓塞

CTPA 示中心肺动脉扩张>3cm,与同水平升主动脉直径比>1(A);右室肥厚并膈缘肉柱增粗(B)、室间隔左偏、右房及右室扩张、右室壁增厚(C),心包积液、奇静脉和下腔静脉反流(D,箭)

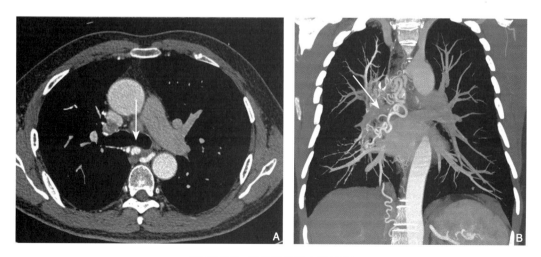

图 17-2-9 慢性肺动脉血栓栓塞

慢性肺动脉血栓栓塞患者,CTPA 轴位(A)及冠状位 MIP 重建(B)示右侧支气管动脉扩张迂曲(箭)

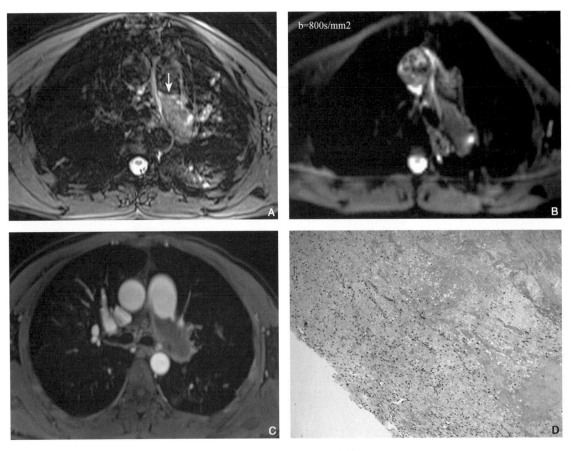

图 17-2-10　慢性肺动脉血栓栓塞

T2WI 压脂序列(A)示左肺动脉内稍低信号充盈缺损(箭),DWI(B)为中等偏低信号,增强扫描(C)左肺动脉内
充盈缺损无强化,左肺动脉内膜剥脱术后病理切片(D,HE×10)显示机化血栓

【鉴别诊断】

慢性肺动脉栓塞与肺血管炎引起的肺动脉狭窄
或闭塞的鉴别要点详见本章第五节肺血管炎。

(刘　敏　马展鸿)

第三节　其他类型的肺栓塞

一、脂肪性栓塞与脂肪栓塞综合征

【概述】

脂肪栓塞是指脂肪滴进入血流并阻塞血管的情
况,由 Gurd 和 Wilson 于 1974 年提出。不仅是循环
系统中存在脂肪滴,血液和尿液中也可以检测到脂
肪滴。脂肪栓塞常见于创伤尤其是皮下脂肪损伤,
骨盆及下肢创伤骨折或骨折术后、整形术后、脂肪抽
吸或填充术后等。

【临床表现】

栓塞综合征典型表现是创伤后 1~4 天出现的
进行性呼吸困难、神经系统症状、发热伴斑片状皮
疹,特别是结膜、视网膜、沿腋前线皱襞的皮疹,总体

吸收约 7~10 天,偶尔可长达 4 周。

【影像学表现】

CT 肺动脉造影对发现脂肪栓子无特异性价值,
CT 肺窗显示双肺弥漫性磨玻璃、渗出影,呈铺路石
征(图 17-3-1、17-3-2),局限性或融合成斑片状实变
灶(图 17-3-2),及边界模糊的小叶中心结节影损伤
后立即出现影像学异常表现。

【诊断标准】

脂肪栓塞综合征诊断主要标准与次要标准

1. **主要标准**

(1) 低氧(氧分压<60mmHg);

(2) 意识改变;

(3) 皮肤瘀斑。

2. **次要标准**

(1) 发热(>39℃);

(2) 心律失常;

(3) 视网膜瘀斑;

(4) 少尿或无尿;

(5) 贫血(血红蛋白下降 20%);

(6) 血小板减少(下降 50%);

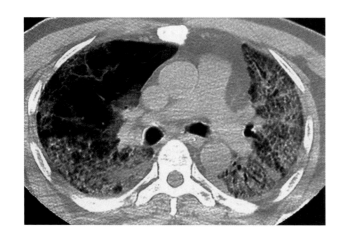

图 17-3-1 脂肪栓塞综合征
男性,32 岁,车祸左侧骨盆及右侧肋骨骨折,股骨骨折内固定术后 2 天,胸部 CT 肺窗示双肺磨玻璃影并可见铺路石征

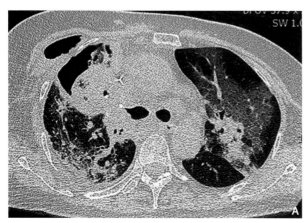

图 17-3-2 脂肪栓塞综合征
女性,31 岁,右肺上叶术后 48 小时。CT 肺窗(A、B)示左肺磨玻璃影,边缘锐利,上叶尖段融合实变灶

（7）血沉增快；

（8）脂肪巨球蛋白血症。

脂肪栓塞综合征是一种临床诊断,需要至少有一个主要标准和四个次要标准。

二、肺动脉肿瘤性栓塞

【概述】

肺动脉肿瘤性栓塞是指肿瘤栓子进入肺动脉并引起的肺动脉阻塞的情况,根据累及肺动脉的部位,分为微小肿瘤栓塞(pulmonary tumor microembolism)和团块性肿瘤栓塞(pulmonary tumor macroembolism)。

微小肿瘤栓塞常见于肝细胞癌、绒毛膜癌、乳腺,胃,肺,胰腺癌与前列腺癌等。团块性肿瘤栓塞常见于肝细胞癌、乳腺癌、肾癌,在成骨肉瘤、心房黏液瘤、肾母细胞瘤和淋巴瘤中也可见到。良性肿瘤,如肾血管平滑肌脂肪瘤、子宫平滑肌瘤也可侵犯肾静脉、髂静脉,栓塞肺动脉。

【临床表现】

恶性肿瘤患者可出现进行性呼吸困难,咯血,也可类似肺动脉血栓栓塞,但抗凝、溶栓治疗无效,症状进展。

【实验室检查】

无特异性指标,可出现原发肿瘤的血清标志物的进行性增高。

【影像学表现】

（1）微小肿瘤或与血栓共同形成栓子,栓塞小动脉,形成"树芽征"（图 17-3-3）。

（2）团块性肿瘤栓塞与急性肺动脉血栓栓塞极为相似,表现为腔内外形饱满的充盈缺损,可以出现"靶征""轨道征""管腔闭塞"（图 17-3-4）,甚至可以出现"骑跨型肺栓塞"表现,[18]F-FDG PET 摄取为高摄取。

【鉴别诊断】

肿瘤微血管栓塞,常表现为"树芽征",与气道感染、小气道病变类似,抗感染治疗无效并进行性进展,需考虑肿瘤微血管栓塞可能,应尽早行肺动脉内栓子活检。

团块性肿瘤栓塞与急性肺动脉血栓栓塞的 CT 表现非常相似,常由于抗凝或溶栓治疗无效,结合肿瘤病史,产生怀疑。PET 显示腔内病灶高摄取,需高度怀疑瘤栓栓塞。

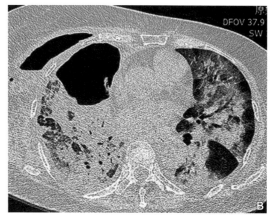

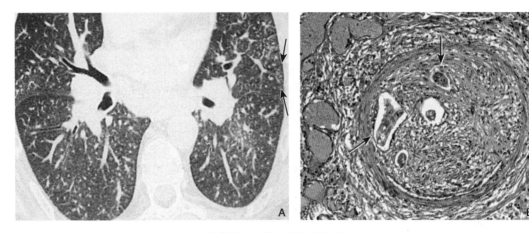

图 17-3-3 肺血管肿瘤栓塞

男性,48 岁,胃腺癌患者。CT 肺窗(A)示左肺下叶多发"树芽征"(箭),病理组织学(B,HE×20)显示肺动脉被增殖纤维填塞,其内可见肿瘤细胞团(箭)

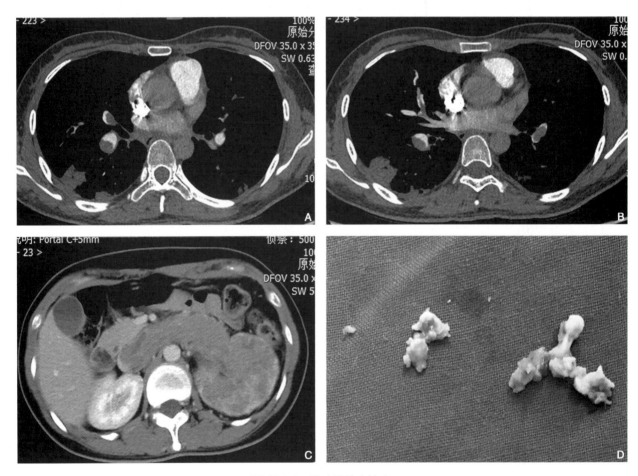

图 17-3-4 肺动脉肿瘤栓塞

女性,35 岁,左肾癌患者 CTPA 轴位(A、B)示右肺中叶、双肺下叶多发充盈缺损,呈"急性肺栓塞"表现;肾门平面静脉期(C)示左肾静脉增宽,其内可见轻度强化的瘤栓侵犯下腔静脉内,D 为手术取出的肺动脉瘤栓

三、脓毒性肺栓塞

【概述】

脓毒性肺栓塞(septic pulmonary embolism,SPE)是肺栓塞中的一种少见类型,常见诱因包括感染性心内膜炎、中心静脉导管或起搏器导线、乙醇中毒、皮肤感染、免疫损害状态、Lemierre 综合征和骨髓炎等。临床表现为脓毒性血症。

【临床表现】

脓毒性肺栓塞通常起病隐匿,表现为发热、呼吸困难、咳嗽、咯血、胸痛。

【实验室检查】

细菌所致脓毒性肺栓塞可出现白细胞总数及中性粒细胞升高,C反应蛋白显著增加,降钙素原明显升高,血沉明显增快。如为真菌类感染(如血管侵袭性肺曲霉菌病)常可有G、GM实验阳性。

血培养病原体阳性。

【影像学表现】

影像学表现通常为非特异性,常表现为双肺胸膜下结节、空洞、实变灶(菌栓堵塞远端肺动脉分支),可见向实变或空洞分布的血管,出现"滋养血管征"(图17-3-5)。在极少数情况下,脓毒栓子可能黏附在中或大肺动脉分支的内腔上,然后侵入动脉壁,形成假性动脉瘤。

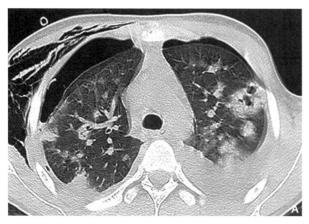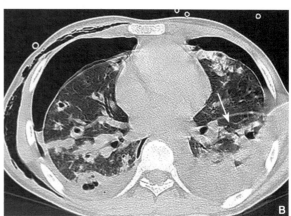

图 17-3-5 脓毒性肺栓塞

男性,41岁,左侧腹股沟金葡菌感染。CT肺窗(A、B)示双肺多发结节及空洞影,大部分位于肺野外带胸膜下,左肺下叶空洞结节伴"滋养血管征"(箭)

【鉴别诊断】

1. **血行播散性转移瘤** 转移瘤可表现为双肺多发结节、空洞,常无明显气-液平面,双肺中下叶外带为著。临床常无明显高热、脓毒血症的表现,血常规检查常无显著白细胞升高,中性粒细胞升高,C反应蛋白明显增高。

2. **亚急性血行播散型肺结核** 亚急性血行播散型肺结核的病灶以双肺上叶为著,病灶多样,结节、空洞、钙化、索条等。临床常无明显高热、脓毒血症的表现,血常规检查常无显著白细胞升高,中性粒细胞升高,C反应蛋白明显增高。

3. **肉芽肿性血管炎** 肉芽肿性血管炎可呈多发结节、肿块或伴空洞形成,往往多系统(肾、肺、听觉、视觉等)改变,ANCA阳性,临床常无明显脓毒血症临床表现。

四、其他栓塞

【概述】

除了上述原因外,寄生虫、气体、对比剂、椎体骨水泥等也可进入肺动脉引起肺动脉栓塞。此类栓子栓塞需要密切结合临床病史。

【临床表现】

易患人群:包虫患者;或近日有造影、创伤、手术、中心静脉导管等操作史;或潜水事故。

突发气短、胸闷,呼吸困难,胸痛、咯血,与急性肺动脉栓塞表现类似。

【实验室检查】

血嗜酸细胞明显增高,包虫囊液皮内试验(cosoni试验)的阳性率可达90%~95%。

【影像学表现】

寄生虫栓塞与急性肺动脉血栓栓塞相似,表现为腔内形态饱满的充盈缺损,堵塞肺动脉,其特点是充盈缺损可呈多囊性(图17-3-6),MRI平扫T2WI上表现为肺动脉内多囊性长T2信号结节充盈缺损影。

阳性对比剂、金属、水泥属于高密度影,这类栓子在CT平扫上即可显示(图17-3-7),CTPA有时反而容易漏诊。气体属于阴性造影剂,栓子在CT平扫和增强上均可显示。

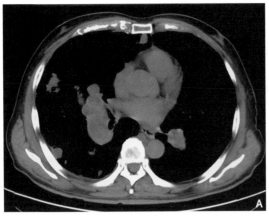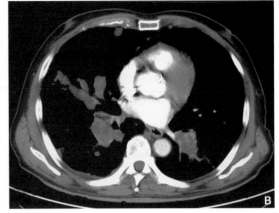

图 17-3-6 包虫性肺栓塞

男性,70 岁,肺包虫术后 13 年,干咳、胸痛伴咯血 7 年。CT 平扫(A)显示右肺下叶及中野肺动脉扩张,右肺多发小结节;增强扫描(B)显示右肺中叶及双肺下叶肺动脉内"多囊样"充盈缺损(图像由新疆医科大学第一附属医院影像科赵圆提供)

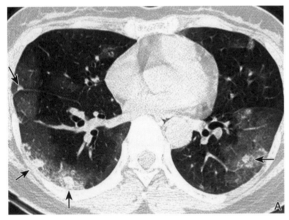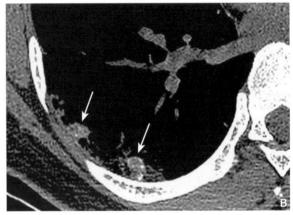

图 17-3-7 碘油性肺栓塞

碘化油子宫输卵管造影术后,CT 肺窗(A)显示双肺外带多发结节灶,周围伴范围广泛的磨玻璃影及网格影(黑箭),纵隔窗(B)显示右肺下叶外后基底段亚段肺动脉内稍高密度斑片影,为碘油栓子(白箭)

(刘　敏　郭晓娟)

第四节　肺动脉原发肿瘤

【概述】

肺动脉原发肿瘤中绝大多数为恶性肿瘤,其中以肺动脉肉瘤常见,良性肿瘤罕见,有肺动脉原发脂肪瘤的报道。原发性肺动脉肉瘤(primary pulmonary artery sarcoma,PPAS)是罕见疾病,指发生于肺动脉半月瓣或/和肺动脉干的原发肿瘤,起源于肺动脉内膜的多能干细胞,分为分化型、未分化型,包括血管肉瘤、骨肉瘤或横纹肌肉瘤,成纤维细胞肉瘤,统称为动脉内膜肉瘤;起源于肌壁间的,病理类型多样,包括平滑肌肉瘤等。

位于肺动脉主干内的肉瘤由于容易被误诊为肺动脉血栓,抗凝治疗无效,常常需要手术或尸检才能明确诊断,因此发病率常被低估。

【临床表现】

由于肿瘤栓塞,其临床症状与肺动脉栓塞类似,常常引起误诊而造成病情恶化,甚至导致死亡。临床表现与肺循环进行性阻塞的病理生理密切相关,常见的症状为:呼吸困难、胸痛、咳嗽及咯血、晕厥,与急性肺栓塞相似。

患者进行性加重的胸痛、咳嗽、咯血和呼吸困难,是因瘤栓对远端肺循环的阻塞所致,其中部分患者的咳嗽可缘于肿瘤对邻近气道的侵犯。肺动脉受阻会引起肺动脉压升高,故体循环瘀血的症状常见报道;当与肺动脉瓣相邻的肺动脉主干严重受阻时可造成心搏出量下降,进而产生晕厥和猝死。

另外,疲乏无力和明显体质量下降则是恶性病的常见表现。其他的体征有肺梗死所致的胸膜摩擦音、心包受累后的心脏压塞以及发绀、杵状指等。

【实验室检查】

无特异性指标,部分患者血沉可增高。

【影像学表现】

(1)肉瘤病变常常累及主肺动脉,部分可见累及肺动脉瓣及右室流出道。CT表现为肺动脉内形态饱满的充盈缺损,累及主肺动脉者,近端可呈"菜花样"(图17-4-1)或"舌状",管腔内充盈缺损呈结节样或肿块样,游离缘可呈"结节样或分叶征",累及叶、段肺动脉时,叶段肺动脉呈"动脉瘤样"扩张,充盈缺损可呈不均匀强化。

(2)部分血管肉瘤起源于小血管内皮的血管内皮,肺内表现无特异性,可表现为肺内磨玻璃影及结节影,结节周围伴晕,呈"煎蛋征"(图17-4-2)。

(3)MR多序列除了显示肺动脉充盈缺损形态及分布以外,肺动脉肉瘤常呈高或稍高T2WI信号,DWI呈高信号,ADC呈低信号,动态增强显示充盈缺损呈不均匀、进行性强化,而机化血栓T2WI呈等低信号,ADC呈等信号,动态增强未见强化,与肺动脉肉瘤信号具有明显差异。

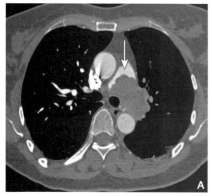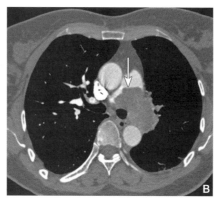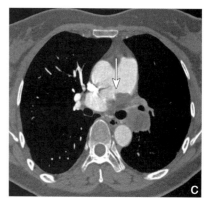

图17-4-1 肺动脉内膜肉瘤

女性,45岁,CTPA轴位(A~C)示左肺动脉干内充盈缺损,动脉管径增粗,主肺动脉干端分叶呈"菜花样"(箭)

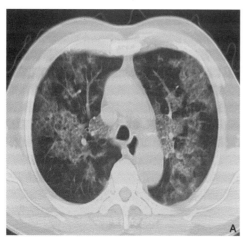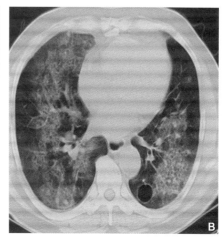

图17-4-2 肺血管肉瘤

男性,66岁,CT肺窗(A、B)示双肺磨玻璃影伴"铺路石征",双肺多发小结节,右肺下叶结节
穿刺病理:肺动脉肉瘤

(刘 敏 马展鸿)

第五节 肺血管炎

血管炎(vasculitis)是一组以血管壁炎症与破坏为主要病理特征的异质性疾病。血管炎可以为单发疾病,也可以是某一种疾病的临床表现之一。病理依据组织细胞学的特点确定诊断;血管炎的临床特点决定于所累及的血管类型、部位、大小,以及所涉

及血管组织的损伤、坏死的范围。肺脏血管丰富,因此血管炎常可累及肺脏血管,因此发生于肺血管壁的炎症统称为肺血管炎(pulmonary vasculitis)。

单纯孤立的肺血管炎临床少见,多与其他脏器的损害并存,因而肺血管炎的临床表现复杂多样。肺血管炎最常见于原发的系统性小血管炎。但原发的中到大血管受累的血管炎(如大动脉炎、结节性多动脉炎)、原发的免疫复合物介导的血管炎(肺出血肾炎综合征),以及继发的血管炎(继发于系统性红斑狼疮的血管炎)均可累及肺部,因此肺血管炎属于病理诊断。血管炎的临床分类有利于对疾病诊断及处理。临床分类多以受累血管的大小、类型、分布、血管外表现、临床特点等为依据。

1993 年 Chapel Hill 会议主要根据受累血管的大小对系统性血管炎进行了命名和定义(表 17-5-1、图 17-5-1)。血管炎可以累及体内任何血管,因此血管炎的预后与受累血管种类、大小、部位、范围密切相关。肺血管炎通常累及血管壁全层,除支气管中心性肉芽肿外,病变均以血管为中心,炎症起源于血管壁,同时累及周围组织,病理特征为肺动、静脉有多种成分及特征性细胞浸润,引起进行性血管破坏、血栓形成及血管狭窄-闭塞。肺血管炎的诊断需要结合患者的病史、临床特点及实验室检查,而影像学检查对肺血管炎的诊断及鉴别诊断具有非常重要的价值,尤其是 CT 肺血管造影能直接观察肺动脉的形态,明确受累肺动脉的部位、数量及受累程度,还可以观察主动脉及其他大血管、气管-支气管、肺实质、纵隔内病变情况,为肺动脉炎诊断提供重要参考信息,对诊断有重要价值。图 17-5-2 显示各种血管炎累及的部位及主要 CT 特征。

表 17-5-1　Chapel Hill 血管炎分类

分类	疾病	受累血管大小及特点
累及大血管的血管炎	大动脉炎	主动脉和分支
	巨细胞动脉炎	主动脉和分支/颞动脉
累及中等血管的血管炎	结节性多动脉炎	中到小动脉受累,无微动脉、毛细血管及静脉受累
	川崎病	大中动脉受累,伴皮肤黏膜淋巴结病变
累及小血管的血管炎	ANCA 相关血管炎	小到中等血管受累
	坏死性肉芽肿性血管炎(GPA)	小到中等血管受累,呼吸道受累
	嗜酸性粒细胞肉芽肿性血管炎(EGPA)	小到中等血管受累,嗜酸性粒细胞增高,呼吸道肉芽肿炎症,哮喘及高嗜酸性粒细胞血症相关
	显微镜下多血管炎(MPA)	累及小血管,很少或无免疫物沉积
	亨诺-许兰紫癜	IgA 为主的免疫复合物沉积小血管
	原发性冷球蛋白血管炎	冷球蛋白沉着,小血管受累

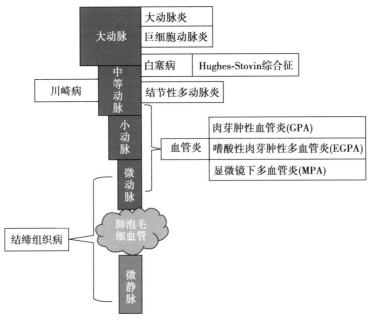

图 17-5-1　血管炎分类

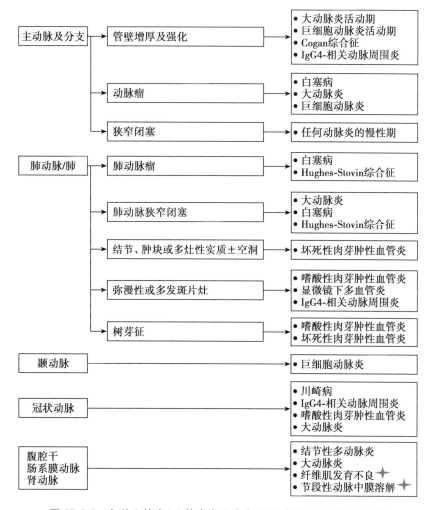

图 17-5-2 各种血管炎(血管炎类似疾病)累及部位及主要特征分类

一、大动脉炎

【概述】

大动脉炎是一种亚洲人种常见血管原发性疾病,青年女性多见,男女之比是 1:4,发病年龄多为 20~30 岁。30 岁以前发病约占 90%。病理特征是以中膜损害为主的非特异性全层动脉炎,血管壁内膜、外膜纤维化,营养血管闭塞,中膜萎缩、破坏。早期血管壁为淋巴细胞、浆细胞浸润,偶见多形核中性粒细胞及多核巨细胞。

晚期表现为动脉全层弥漫或不规则增厚及纤维化,引起动脉狭窄或堵塞,可有继发的血栓及粥样斑块。部分病例,由于血管内膜增厚,导致管腔狭窄或闭塞,少数患者因炎症破坏动脉壁中层,弹力纤维及平滑肌纤维坏死,而致动脉扩张、假性动脉瘤或夹层动脉瘤。

根据病变部位可分为五型。

(1) 头臂动脉型;

(2) 胸-腹主动脉型;

(3) 混合型(广泛型);

(4) 升主动脉型;

(5) 肺动脉型。

大动脉炎病变多见于主动脉弓及其分支,其次为降主动脉、腹主动脉、肾动脉。有 50%~80% 可累及肺动脉及分支,早期表现为管壁增厚,慢性期可出现肺动脉壁钙化,管腔狭窄或闭塞,最终可致肺动脉高压。部分患者肺动脉受累可早于主动脉。累及肺动脉的大动脉炎又称"肺动脉型"大动脉炎,可以累及主干-叶-段分支为主,以右肺动脉更为常见,约占 50%~70%。

【实验室检查】

炎症活动期:血沉及 C 反应蛋白明显升高。

【大动脉炎累及肺动脉影像学诊断】

1. **管壁特点** 受累动脉管壁在活动期环形增厚(图 17-5-3、图 17-5-4),后期管壁由增厚逐渐变为不规则,出现钙化;随年龄增长,有动脉硬化性斑块形成,管壁不规则。

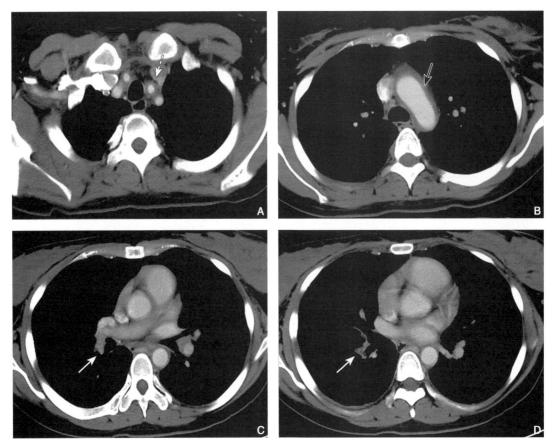

图 17-5-3　大动脉炎

女性,21 岁,主动脉(黑箭)、左侧颈总动脉(虚箭)管壁环形增厚,右肺下叶肺动脉闭塞(白箭)

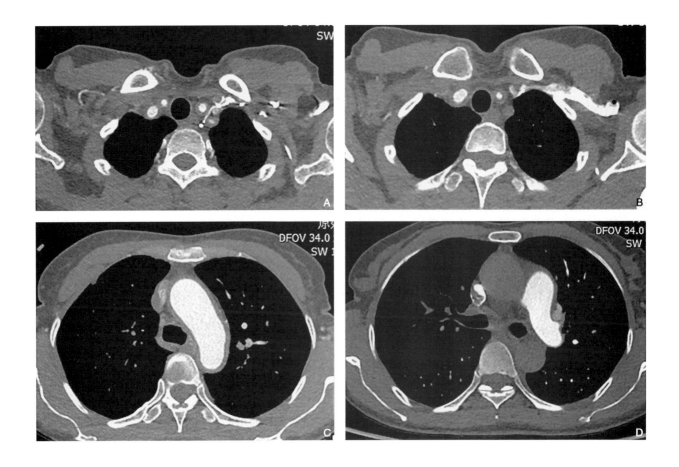

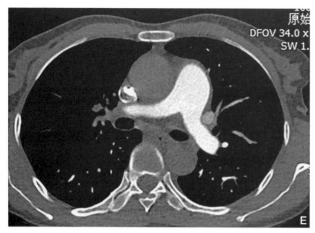
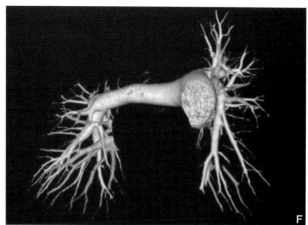

图 17-5-4 大动脉炎

女性,21 岁,主动脉及其三个主要分支管壁环形增厚(A~C),右肺上叶肺动脉(D~F)闭塞

2. **管腔特点** 早期管腔可以无变化;随着病变发展管腔狭窄、闭塞(图 17-5-3、17-5-4);部分可见管腔不规则扩张(罕见),可继发原位血栓形成;累及肺动脉主干-叶-段以上大中血管,右侧多于左侧。右肺上叶动脉最易受侵犯,表现为肺动脉鼠尾样狭窄、闭塞(图 17-5-5A ~ D)。MRI 管壁增强成像显示动脉壁强化(图 17-5-5E、F)。

【鉴别诊断】

1. **慢性肺栓塞** 慢性肺动脉血栓栓塞可导致肺动脉狭窄闭塞,但管壁无增厚、采用延迟增强成像动脉壁延迟强化,提示炎症存在。体循环动脉分支如头臂动脉、主动脉、肾动脉管壁增厚、管腔狭窄闭塞等征象,高度提示大动脉炎。

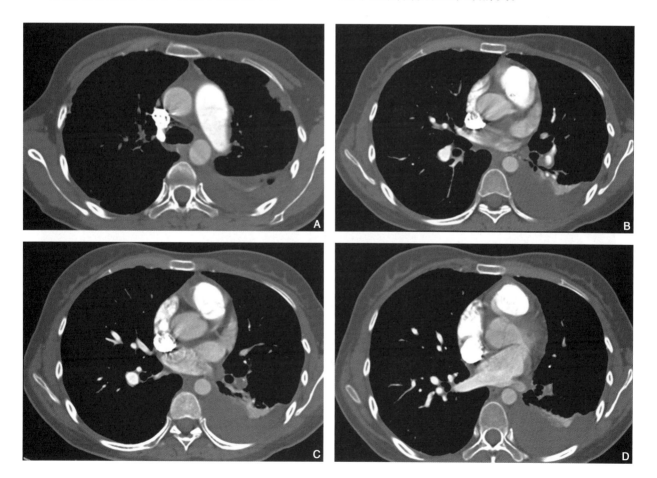

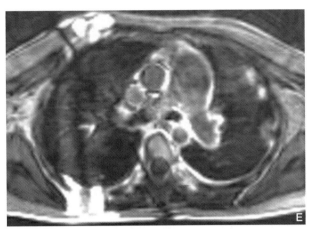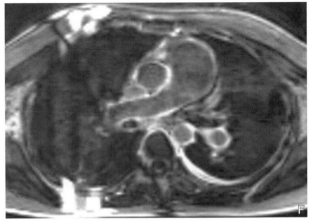

图 17-5-5　大动脉炎

女性,30 岁,CTPA(A)显示右肺上叶肺动脉闭塞,左肺下叶肺动脉近端(B)管壁不均匀增厚,远端逐渐闭塞(C、D);MRI 增强(E、F)显示升主动脉、肺动脉干及左右肺动脉壁环形强化

2. **Hughes-Stovin 综合征**　详见本章本节的 Hughes-Stovin 综合征。

二、Hughes-Stovin 综合征

【概述】

Hughes-Stovin 综合征(HSS)是一种罕见的临床综合征,其特征是血栓性静脉炎和多发性肺动脉和/或支气管动脉瘤。HSS 的确切病因和发病机制尚不清楚,可能的原因包括感染和血管发育不良。HSS 也被认为是 Behcet 病(BD)的变异。

【临床表现】

HSS 患者常伴有咳嗽、呼吸困难、发热、胸痛、咯血。临床表现分为三个阶段:第一阶段:血栓性静脉炎症状;第二阶段:肺动脉和/或支气管动脉瘤的形成;第三阶段:动脉瘤突然破裂导致大量咯血,死亡。

【影像学诊断】

单发、多发、对称或不对称的动脉瘤,常见于肺动脉(图 17-5-6)或支气管动脉,也可见于肝动脉、髂动脉。复发性静脉炎常累及大血管,导致静脉血栓形成,甚至有腔静脉、心室、颈静脉、髂静脉、股静脉和硬膜窦血栓形成的报道。

【鉴别诊断】

1. **肺动脉肉瘤**　肺动脉肉瘤也可表现为肺动脉瘤样增宽并充盈缺损,肺动脉肉瘤充盈缺损常呈团块状充盈缺损,充盈缺损呈不均匀强化。

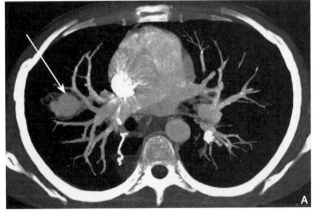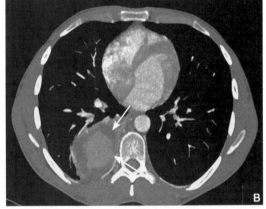

图 17-5-6　Hughes-Stovin 综合征

男性,28 岁,CTPA 轴位 MIP 重建显示右肺中叶(A)及右肺下叶(B)动脉瘤(箭),右肺下叶动脉瘤的瘤壁厚且厚薄不均

2. **白塞病**　具有反复发作口腔、生殖器溃疡,血栓性静脉炎等病史,HSS 也被认为是 Behcet 病(BD)的变异。

三、ANCA 相关性血管炎

ANCA 相关性血管炎,是累及全身多系统,以小

血管(毛细血管、微小动脉、小静脉)损害为主,血ANCA阳性的一组血管炎,包括坏死性肉芽肿性肺血管炎(韦格氏肉芽肿)、变应性肉芽肿性血管炎(Churg-Strauss syndrome)及显微镜下多血管炎(microscopic polyangiitis,MPA),主要特征是累及微小动脉、微静脉及毛细血管,中老年人发病居多,肺、肾最常受累。

(一)坏死性肉芽肿性血管炎

【概述】

坏死性肉芽肿性血管炎(granulomatosis with polyangiitis,GPA),既往称为韦格纳肉芽肿(Wegener's granulomatosis,WG),属自身免疫性疾病。该病病变累及小动脉、静脉及毛细血管,偶尔累及大动脉,其病理以血管壁的炎症为特征,主要侵犯上、下呼吸道和肾脏,通常以鼻黏膜和肺组织的局灶性肉芽肿性炎症为开始,继而进展为血管的弥漫性坏死性肉芽肿性炎症。

【临床表现】

临床常表现为鼻炎和鼻窦炎、肺部病变和进行

性肾衰竭。还可累及关节、眼、皮肤,亦可侵及眼、心脏、神经系统及耳等。无肾脏受累者被称为局限性肉芽肿性血管炎。其诊断包括临床表现、影像学表现及血清抗中性粒细胞 C-ANCA 检查。GPA 临床表现多样,可累及多系统。典型的 GPA 有三联征:上呼吸道、肺和肾病变。

【实验室检查】

血沉加快,C 反应蛋白升高,血清 C-ANCA 阳性。

【影像学诊断】

(1)结节或肿块(图 17-5-7、17-5-8)是 CT 最常见的影像学表现,通常为多发和双侧性,主要累及胸膜下,其次是支气管血管束周围,结节或肿块边缘光滑,也可以不规则。结节或肿块可伴空洞,可为厚壁或薄壁空洞,部分病例中结节或肿块周围伴磨玻璃影(称为晕征),增强后大部分结节或肿块呈中央低强化区,周围伴强化或不强化,^{18}F-FDG PET 显示这类结节或肿块通常摄取明显增高(图17-5-8)。

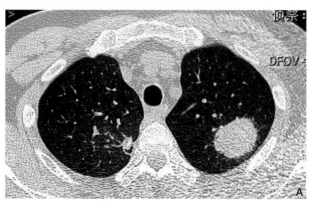
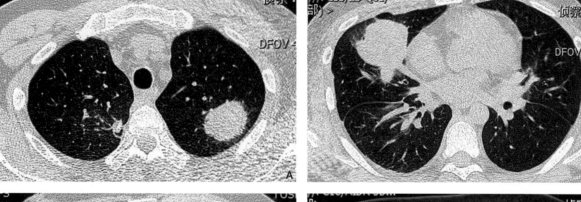
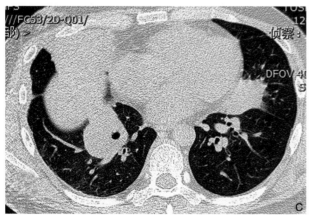
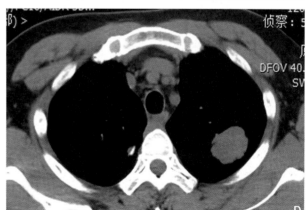

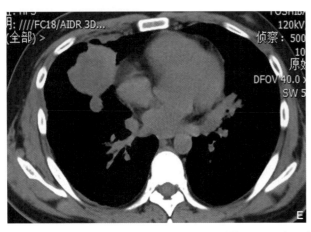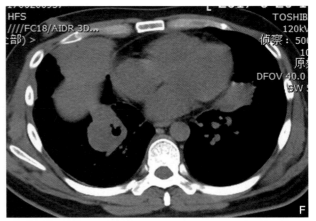

图 17-5-7　坏死性肉芽肿性血管炎

男性,26 岁,上肺野肺窗(A)、纵隔窗(D)及下野肺窗(B、C)、纵隔窗(E、F)示双肺多发结节、肿块,右下肺肿块并明显坏死,空洞形成

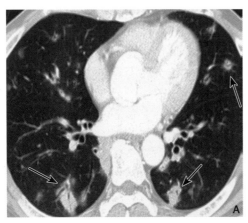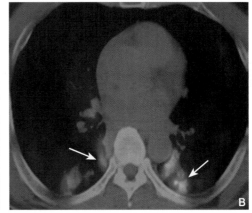

图 17-5-8　坏死性肉芽肿性血管炎

男性,40 岁,CT 肺窗(A)显示双肺多发沿支气管血管束分布结节、气腔实变灶(黑箭),¹⁸F-FDG PET (B)显示结节明显高摄取(白箭),SUV = 10

(2) 部分 GPA 可表现为斑片状实变、磨玻璃影(图 17-5-9),可以单独出现也可以伴随结节或肿块出现,其他肺实质病变见于小部分患者中,包括小叶中心结节影、小叶间隔线和分支状线影(树芽征)。

(3) 支气管管壁增厚可见于 GPA 病例中,支气管管壁增厚通常为轻度增厚(图 17-5-10),其他还可以见到支气管扩张,气体陷闭。弥漫性肺泡出血较少见(图 17-5-11),表现为双肺对称性渗出、实变灶。

(二) 肺嗜酸性肉芽肿性血管炎

【概述】

肺嗜酸性肉芽肿性血管炎(pulmonary eosinophilic granulomatous vasculitis,EGPA),既往称为过敏性血管炎和肉芽肿病(Churg-Strauss 综合征,CSS),主要累及中下动脉和静脉,以坏死性小血管炎,血管外坏死性肉芽肿形成和多器官大量嗜酸性粒细胞浸润为特征的系统性血管炎,皮肤及肺是最常受累器官,临床以哮喘,嗜酸性粒细胞增多、坏死性血管炎为特征。

【临床表现】

过敏性鼻炎、哮喘、咳嗽、呼吸气促,甚至可发生咯血,其他一般表现可有周围神经病变、皮疹、心肌损害等。

【实验室检查】

血嗜酸性粒细胞升高,血沉加快,C 反应蛋白升高,40%~70%的患者伴有血清 p-ANCA 阳性。

【影像学诊断】

双肺野散在分布的磨玻璃或斑片样实变灶(图 17-5-12),以周边常见,约 50%患者出现小叶间隔增宽,或伴多发小结节或肿块;部分患者在 HRCT 甚至仅表现为支气管管壁增厚或管腔轻度扩张(图 17-5-13)。心包积液及胸腔积液少见。

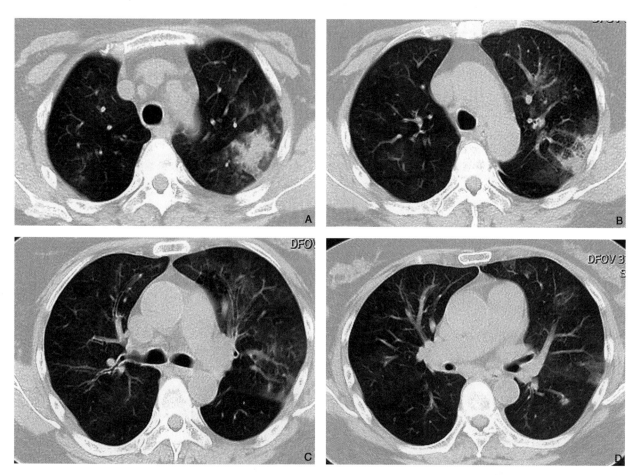

图 17-5-9　坏死性肉芽肿性血管炎（C-ANCA⁺）
女性,53 岁,CT 肺窗示左上肺局灶性实变(A、B),双肺散在磨玻璃影(C、D)

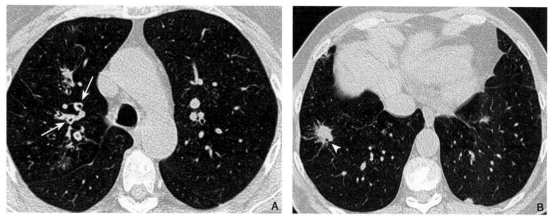

图 17-5-10　坏死性肉芽肿性血管炎
女性,56 岁,CT 肺窗(A、B)示右肺上叶支气管管壁增厚(箭),右肺下叶可见结节伴多发毛刺(箭头)

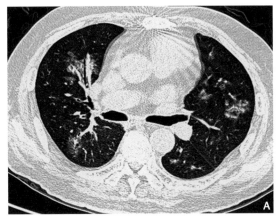
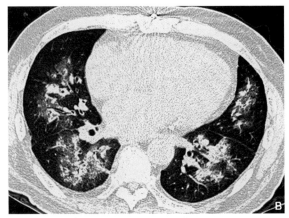

图 17-5-11　坏死性肉芽肿性血管炎

男性,45 岁,CT 肺窗(A、B)示双肺对称性渗出灶,为弥漫性肺泡出血

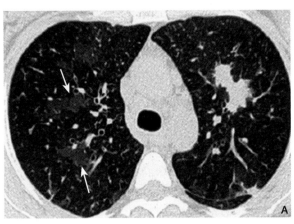
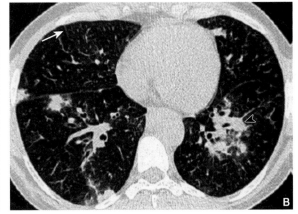

图 17-5-12　肺嗜酸性肉芽肿性血管炎

女性,38 岁,哮喘。CT 肺窗示双肺多发斑片状实变灶,部分位于胸膜下,部分沿支气管血管束分布,中肺野平面(A)见右上肺磨玻璃影(白箭),下肺野平面(B)见右肺中叶小叶间隔增粗(白箭)并可见沿支气管束分布实变灶(黑箭头)

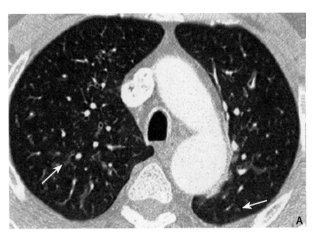
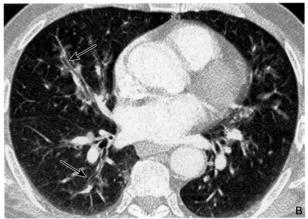

图 17-5-13　肺嗜酸性肉芽肿性血管炎

男性,72 岁,哮喘。CT 肺窗(A、B)示双肺多发磨玻璃结节影(白箭),并可见多发支气管壁增厚(黑箭)

（三）显微镜下多血管炎

【概述】

显微镜下多血管炎（microscopic polyangiitis，MPA）是一种主要累及小血管的系统性坏死性血管炎，为小血管的节段性纤维素性坏死，无坏死性肉芽肿，在小动脉、小静脉及毛细血管壁上有多核白细胞和单核细胞浸润，可有血栓形成。常具有节段性、坏死性肾小球肾炎和肺毛细血管炎。

【临床表现】

肾脏受累为最主要表现，急进性肾小球肾炎，肺部主要表现为咯血、肺泡出血。

【实验室检查】

50%~70%患者伴有p-ANCA，10%~15%患者可伴有c-ANCA。

【影像学诊断】

高分辨率CT（HRCT）表现呈多样性，无特异性，反映了本病不同的肺部表现，主要表现为磨玻璃影或散在斑片状渗出灶（图17-5-14）或弥漫性双肺磨玻璃影，主要分布于周围部，以双肺中下野多见（图17-5-15）。

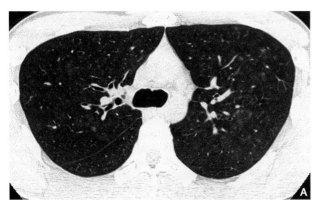
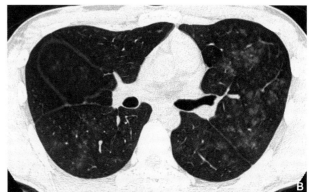
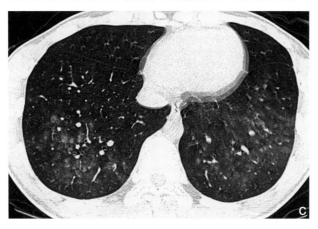

图 17-5-14 显微镜下多血管炎
男性，43 岁，HRCT 肺窗（A~C）示双肺多发渗出灶，淡薄小叶中心结节影，下肺为著

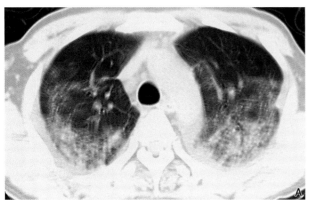
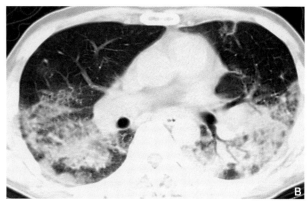

图 17-5-15 显微镜下多血管炎
男性，45，CT 肺窗（A、B）示双肺对称性实变灶，下肺为著

（刘　敏　张红霞）

第六节 肺动脉高压

【概述】

肺动脉高压(pulmonary hypertension,PH)指肺动脉压力升高超过一定界值的一种血流动力学和病理生理状态,可导致右心衰竭,可以是一种独立的疾病,也可以是并发症,还可以是综合征。诊断标准为:海平面静息状态下,右心导管检测肺动脉平均压≥25mmHg。肺动脉高压是一种常见病、多发病,且致残率和病死率均很高。其临床特征为右心室后负荷增加,严重者可因右心衰竭而过早死亡。PH临床表现缺乏特异性,诊断难度较大。本节仅论述肺动脉高压影像学特征

1. **肺动脉高压分类** 依据病理表现、血流动力学特征以及临床诊治策略将肺动脉高压分为五大类(表17-6-1)。

(1)动脉性肺动脉高压;

(2)左心疾病所致肺动脉高压;

(3)缺氧和/或肺部疾病引起的肺动脉高压;

(4)肺动脉栓塞型肺动脉高压;

(5)多种机制和/或不明机制引起的肺动脉高压。

表 17-6-1 肺动脉高压病因分类

1. 动脉性肺动脉高压	2.3 心脏瓣膜病
1.1 特发性	2.4 先天性/获得性左心流入道/流出道梗阻和先天性心肌病
1.2 遗传性	2.5 先天性/获得性肺静脉狭窄
1.2.1 BMPR2 基因突变	3. 肺部疾病和/或低氧所致肺动脉高压
1.2.2 其他突变	3.1 慢性阻塞性肺疾病
1.3 药物和毒物所致	3.2 间质性肺疾病
1.4 疾病相关性	3.3 其他限制性与阻塞性通气功能障碍并存的肺部疾病
1.4.1 结缔组织疾病	3.4 睡眠呼吸障碍
1.4.2 HIV 感染	3.5 肺泡低通气
1.4.3 门静脉高压	3.6 长期居住高原环境
1.4.4 先天性心脏病	3.7 肺发育异常
1.4.5 血吸虫病	4. 慢性血栓栓塞性肺动脉高压和其他肺动脉阻塞性疾病
1′. 肺静脉闭塞病和/或肺毛细血管瘤样增生症	4.1 慢性血栓栓塞性肺动脉高压
1′.1 特发性	4.2 其他肺动脉梗阻性疾病
1′.2 遗传性	4.2.1 血管肉瘤
1′.2.1 EIF2AK4 基因突变	4.2.2 其他血管内肿瘤
1′.2.2 其他基因突变	4.2.3 动脉炎
1′.3 药物、毒物和放射线所致	4.2.4 先天性肺动脉狭窄
1′.4 疾病相关性	4.2.5 寄生虫病(棘球蚴病/棘球蚴病)
1′.4.1 结缔组织疾病	5. 未明和/或多因素所致肺动脉高压
1′.4.2 HIV 感染	5.1 血液系统疾病:慢性溶血性贫血、骨髓增生异常综合征、脾切除
1″. 新生儿持续性肺动脉高压	5.2 系统性疾病:结节病、肺组织细胞增多症、淋巴管平滑肌瘤病
2. 左心疾病所致肺动脉高压	5.3 代谢性疾病:糖原贮积症、戈谢病、甲状腺疾病
2.1 左心室收缩性功能不全	5.4 其他:肺肿瘤血栓性微血管病、纤维素性纵隔炎、慢性肾功能不全(接受或未接受透析治疗)、节段性肺动脉高压
2.2 左心室舒张性功能不全	

2. 肺动脉高压的诊断

（1）结合临床表现和危险因素识别可疑的肺动脉高压的患者。

（2）对高危或疑诊患者行血流动力学检查，明确是否存在肺动脉高压。

（3）对证实肺动脉高压患者进行病因学分析和临床归类。

（4）对肺动脉高压患者进行病情严重程度的评估和动能评价。

3. 肺动脉高压严重程度评估
PH 尤其是 PAH 严重度的评估对治疗方案的选择以及预后判断具有重要意义，评估主要从以下几个方面。

（1）肺动脉压力：一般根据静息状态下肺动脉平均压将 PH 分为三级，轻度：26～35mmHg；中度：36～45mmHg；重度：>45mmHg，此为 PH 的血流动力学分级。

（2）靶器官损害：主要指右心结构和功能的改变。肺动脉压力的增加，右心后负荷加大，出现代偿性右心室肥厚；随病情进展，肺动脉压进一步增加，右心失代偿出现形态学改变即右房和右室扩大；最终出现右心衰竭。有无靶器官损害以及损害程度与 PH 患者预后关系密切，超声心动图及右心导管检查有助于右心功能的判断。

【临床表现】

活动耐力减低，呼吸频率增加、脉搏细速、发绀、杵状指、颈静脉充盈或怒张、胸骨下缘有抬举样搏动、左侧第 2 肋间可闻及收缩期杂音及肺动脉瓣第 2 音亢进及分裂。三尖瓣区反流性杂音及右心第 4 心音。

严重时，肺动脉明显扩张，出现 Graham Steel 杂音，双下肢水肿、肝大、腹水等右心功能不全的体征。

【肺动脉高压影像学表现】

（1）主肺动脉及左右肺动脉扩张，主肺动脉直径≥30mm，右肺动脉干≥20mm，主肺动脉径与同水平升主动脉直径比>1（图 17-6-1）。段肺动脉直径/支气管直径比>1（累及≥3～4 叶动脉）。

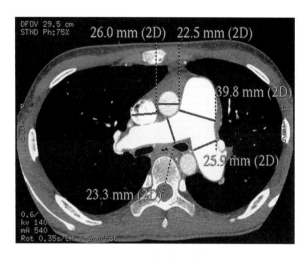

图 17-6-1　肺动脉、叶段肺动脉测量

（2）肺动脉外围分支相对纤细，重度肺动脉高压者可见残根状改变（图 17-6-2）。

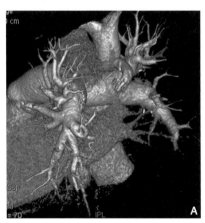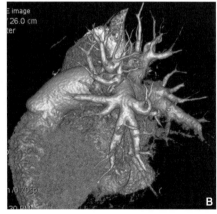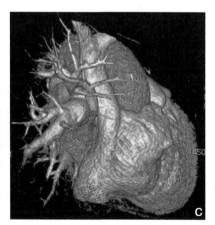

图 17-6-2　肺动脉高压
CTPA 左前斜位（A）、左侧位（B）及右侧位（C）VR 重建示肺动脉呈残根样，近端扩张，远端稀疏

（3）右房、右室增大，右室横径/左室横径>1；室间隔平直或向左室膨隆，房间隔可发生明显向左房突出，呈房间隔瘤样改变（图 17-6-3）。

（4）右心室壁增厚：舒张末期游离壁心肌厚度>5mm 或 RV/LV≥0.32；同时右室隔缘肉柱肥厚（图 17-6-3）。

（5）最新研究发现肺动脉高压患者中线室间隔夹角较正常人增大（图 17-6-4），该角与肺血管阻力及右心功能相关，可以作为肺动脉高压的重要征象。

（6）奇静脉（红箭头）、下腔静脉和肝静脉扩张，对比剂反流（蓝箭头）（图 17-6-5）。

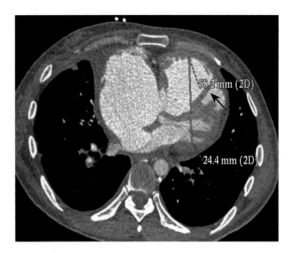

图 17-6-3 肺动脉高压

CTPA 轴位图像显示右心扩大,房间隔及室间隔向左心膨隆,左心缩小,隔缘肉柱肥厚(箭)

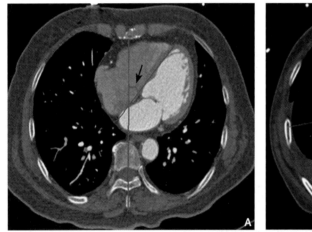
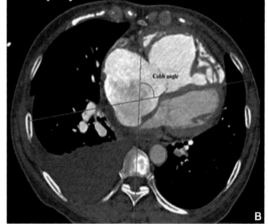

图 17-6-4 中线室间隔夹角测定

在 CTPA 轴位图像上,心房及心室最大层面测量室间隔角(箭),正常人群(A)小于肺动脉高压患者(B)

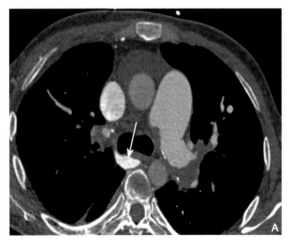
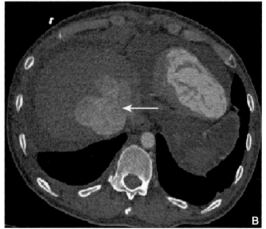

图 17-6-5 肺动脉高压

增强扫描动脉期(A)示奇静脉提前显影(箭),下腔静脉及肝静脉扩张(B,箭),提前显影,未见异常通道,提示反流

(刘 敏 张红霞)

第七节 肺毛细血管瘤样增生病和肺静脉阻塞病

【概述】

肺毛细血管瘤样增生病(pulmonary capillary he-mangiomatosis,PCH)是一种罕见导致肺动脉高血压的原因,常误诊特发性肺动脉高压或肺静脉阻塞病。肺泡毛细血管异常增生,薄壁微血管浸润生长于支气管周围及血管周围间质、肺实质和胸膜。这些增

殖微血管容易出血,巨噬细胞吞噬含铁血黄素在肺泡积累(图17-7-1)。

肺静脉阻塞病(pulmonary veno-occlusive disease,PVOD)主要病变是小叶间静脉和小叶前静脉由疏松的纤维化重构的内膜、中膜机化、血栓形成阻塞管腔(图17-7-1),同时隐性肺泡出血,吞噬细胞大量增加,导致大量含铁血黄素沉积,肺间质纤维化,是造成肺动脉高压的原因之一。该病病因尚不清楚,并非单一因素,包括感染、免疫、药物、肿瘤(放化疗)及有家族史,提示有遗传因素等。

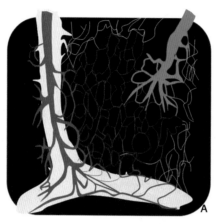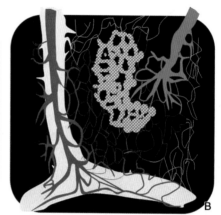

图17-7-1 肺小动脉及小叶间隔静脉阻塞示意图
A.正常次级肺小叶和小叶间隔显微解剖示意图;B.POVD的病变部位及特征:小叶间隔静脉阻塞,小叶间隔水肿,毛细血管网扩张,淋巴管堵塞

【临床表现】

咯血,气短,右心功能不全。确诊需要肺活检,病理诊断。用血管扩张剂,会迅速出现肺水肿。

【实验室检查】

无特异性指标。

【影像学表现】

(1)肺内表现常需要行HRCT检查方能显示,

表现为双肺多发磨玻璃样模糊影(图17-7-2)或小叶中心型磨玻璃结节影(图17-7-2、17-7-3)。

(2)肺动脉高压征像:中心肺动脉扩张,右心扩大,心包积液(图17-7-2、17-7-3)。

(3)还可伴有纵隔淋巴结肿大。

注意:影像学无异常或只有一项阳性征像,并不能排除本疾病,确诊需要病理检查。

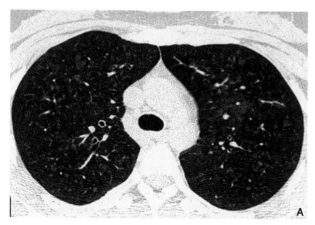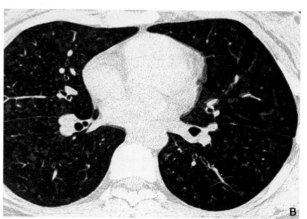

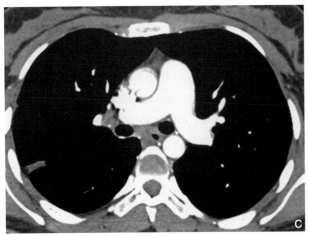
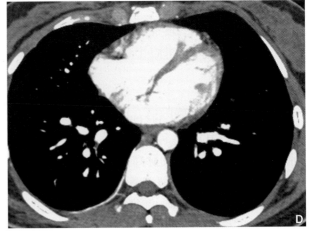

图 17-7-2 肺毛细血管瘤样增生病

女性,19 岁,HRCT 肺窗(A、B)示双肺多发小叶中心分布磨玻璃结节影,增强扫描示肺动脉干增宽(C),右房及右室稍增大(D)

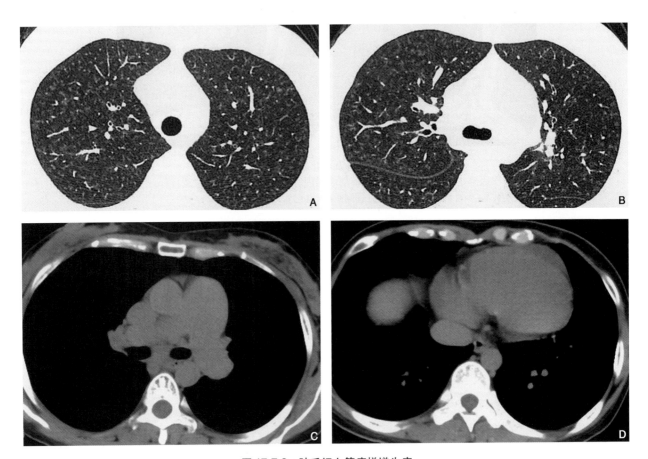

图 17-7-3 肺毛细血管瘤样增生病

女性,32 岁,HRCT 肺窗(A、B)示双肺多发小叶中心分布磨玻璃结节影,纵隔窗(C、D)示肺动脉干增宽,右室增大

(刘　敏　郭晓娟)

参 考 文 献

1. 中华医学会呼吸学分会肺栓塞与肺血管病学组,中国医师协会呼吸医师分会肺栓塞与肺血管病工作委员会,全国肺栓塞与肺血管防治协作组.肺血栓栓塞症诊治与预防指南[J].中华医学杂志,2018,98:1060-1087.

2. Qanadli SD, EI Hajjam M, Vieillard-Baron A, et al. New CT index to quantify arterial obstruction in pulmonary embolism: comparison with angiographic index and echocardiography[J]. AJR,2001,176:1415-1420.

3. Mastora I, Remy-Jardin M, Masson P, et al. Severity of acute pulmonary embolism: evaluation of a new spiral CT angiographic score in correlation with echocardiographic data[J]. Eur Radiol,2003,13:29-35.

4. ukhija R, Aronow WS, Lee J, et al. Association of right ventricular dysfunction with in-hospital mortality in patients with acute pulmonary embolism and reduction in mortality in patients with right ventricular dysfunction by pulmonary embolectomy[J]. Am J Cardiol, 2005, 95: 695-696.

5. Sanchez O, Trinquart L, Colombet I, et al. Prognostic value of right ventricular dysfunction in patients with haemodynamically stable pulmonary embolism: a systematic review[J]. Eur Heart J, 2008, 29: 1569-1577.

6. Konstantinides SV. 2014 ESC Guidelines on the diagnosis and management of acute pulmonary embolism[J]. Eur Heart J, 2014, 35: 3145-3146.

7. Liu M, Guo X, Zhu L, et al. Computed Tomographic Pulmonary Angiographic Findings Can Predict Short-Term Mortality of Saddle Pulmonary Embolism: A Retrospective Multicenter Study[J]. J Comput Assist Tomogr, 2016, 40: 327-334.

8. Castañer E, Gallardo X, Ballesteros E, et al. CT diagnosis of chronic pulmonary thromboembolism[J]. Radiographics, 2009, 295: 31-50.

9. Newbigin K, Souza CA, Torres C, et al. Fat embolism syndrome: State-of-the-art review focused on pulmonary imaging findings[J]. Respir Med, 2016, 113: 93-100.

10. Bajuri MY, Johan RR, Shukur H. Two variants of fat embolism syndrome evolving in a young patient with multiple fractures[J]. BMJ Case Rep, 2013, 2013: bcr2013008631.

11. Rossi SE, Franquet T, Volpacchio M, et al. Tree-in-Bud Pattern at Thin-Section CT of the Lungs: Radiologic-Pathologic Overview[J]. Radiographics, 2005, 25: 789-801.

12. Latchana N, Daniel VC, Gould RW, et al. Pulmonary tumor embolism secondary to soft tissue and bone sarcomas: a case report and literature review[J]. World J Surg Oncol, 2017, 15: 168-168.

13. Unal E, Balci S, Atceken Z, et al. Nonthrombotic Pulmonary Artery Embolism: Imaging Findings and Review of the Literature[J]. AJR, 2017, 208: 505-516.

14. Savaş G, Coşgun MS, Karabıyık U, et al. A Rare Cause of Pulmonary Embolism: Hydatid Cyst[J]. Am J Respir Crit Care Med, 2017, 196: 386-387.

15. Şahpaz A, irez A, Gülbeyaz H, et al. Non-thrombotic Pulmonary Embolism Due to Liver Hydatic Cyst: A Case Report[J]. Balkan Med J, 2017, 34: 275-277.

16. Liu M, Luo C, Wang Y, et al. Multiparametric MRI in differetiating pulmonary artery sarcoma and pulmonary thrombembolism: a preliminary pulmonary experience[J]. Diagn Interv Radio, 2017, 23: 15-21.

17. Liu M, Tao X, XieW, et al. Primary pulmonary artery lipoma mimicking pulmonary embolism thromboembolism[J]. Am J Respir Crit Care Med, 2018, 198: e111-e113.

18. Khalid U, Saleem T. Hughes-Stovin syndrome[J]. Orphanet Journal of Rare Diseases, 2011, 6: 15-15.

19. Bennji SM, du Preez L, Griffith-Richards S, et al. Recurrent Pulmonary Aneurysms, Hughes-Stovin Syndrome on the Spectrum of Behçet Disease[J]. Chest, 2017, 152: e99-e103.

20. Liu M, Liu W, Li H, et al. Evaluation of takayasu arteritis with delayed contrast-enhanced MR imaging by a free-breathing 3D IR turbo FLASH[J]. Medicine (Baltimore), 2017, 96: e9284.

21. Castañer E, Alguersuari A, Gallardo X, et al. When to Suspect Pulmonary Vasculitis: Radiologic and Clinical Clues[J]. Radiographics, 2010, 30: 33-53.

22. Hur JH, Chun EJ, Kwag HJ, et al. CT Features of Vasculitides Based on the 2012 International Chapel Hill Consensus Conference Revised Classification[J]. Korean J Radiol, 2017, 18: 786-798.

23. Galiè N, Humbert M, Vachiery JL, et al. 2015 ESC/ERS Guidelines for the diagnosis and treatment of pulmonary hypertension: The Joint Task Force for the Diagnosis and Treatment of Pulmonary Hypertension of the European Society of Cardiology (ESC) and the European Respiratory Society (ERS): Endorsed by: Association for European Paediatric and Congenital Cardiology (AEPC), International Society for Heart and Lung Transplantation (ISHLT)[J]. Eur Heart J, 2016, 37: 67-119.

24. Liu M, Ma Z, Guo X, et al. Cardiovascular parameters of computed tomographic pulmonary angiography to assess pulmonary vascular resistance in patients with chronic thromboembolic pulmonary hypertension[J]. Int J Cardiol, 2013, 164: 295-300.

25. Mineo G, Attinà D, Mughetti M, et al. Pulmonary veno-occlusive disease: the role of CT[J]. Radiol Med, 2014, 119: 667-673.

26. Frazier AA1, Franks TJ, Mohammed TL, et al. From the Archives of the AFIP: pulmonary veno-occlusive disease and pulmonary capillary hemangiomatosis[J]. Radiographics, 2007, 27: 867-82.

27. Grosse C, Grosse A. CT findings in diseases associated with pulmonary hypertension: a current review[J]. Radiographics, 2010, 30: 1753-1777.

第十八章　肺水肿与急性呼吸窘迫综合征

第一节　心源性肺水肿

【概述】

肺水肿（pulmonary edema，PE）是指肺部血管外液体的过多聚积。肺水肿从发生机制上可分为流体静压性肺水肿和渗透性肺水肿。多种原因均可导致肺水肿的发生，而最常见的原因是由充血性心力衰竭所致的毛细血管内流体静压的增高，通常也称之为心源性肺水肿。

心源性肺水肿的发生是因心脏泵血功能的减低，左心室腔内压力升高，肺静脉回流不畅，引起肺毛细血管内压力增高，从而导致血管内液体外渗到肺间质和肺泡内。

病变早期改变为肺静脉压力升高、两肺淤血，随着病情进展则发生间质性肺水肿，血管内液体进一步外渗进入肺泡内则形成肺泡性肺水肿。

间质性肺水肿表现为肺泡壁的毛细血管充盈扩张、淋巴管扩张，肺泡壁增厚变形，中轴和周围间质增厚，伴有不同程度的肺泡腔扩大和积液。肺泡性肺水肿则表现为肺泡腔内充满大量的粉红色液体或均匀红染的蛋白性渗出物，可伴有不同程度的肺间质增厚。

【临床表现】

心源性肺水肿的常见病因包括心肌梗死、慢性心力衰竭恶化、二尖瓣或主动脉瓣病变等。此外，液体负荷过重也认为是心源性肺水肿的病因之一。

除了原发疾病的表现外，心源性肺水肿表现为呼吸困难、呼吸急促、咳嗽、咳白色或血性泡沫痰，夜间阵发性呼吸困难或端坐呼吸为典型表现。

查体两肺可闻及散在干湿啰音或哮鸣音，可出现心尖区奔马律，心界扩大。

【实验室检查】

心源性肺水肿患者的血浆脑利钠肽（brain natri-ureti cpeptide，BNP）水平会升高。如存在心肌损伤，肌钙蛋白水平亦会升高。血气分析示 PaO_2 与 $PaCO_2$ 不同程度降低。

【影像学表现】

1. **X 线表现**　胸部 X 线片是诊断肺水肿最经济简便及最基本的影像检查方法，特别是对于危重患者，床边拍片有助于快速诊断、协助治疗。但当肺部血管外液量增加 30% 以上时，胸部 X 线片上才会出现异常表现，其敏感性不如 CT。

（1）心源性肺水肿的急性期表现为肺泡性水肿，主要表现为两肺大片实变影，以内中带分布为主，典型者呈由肺门两侧向外扩展的蝶翼状改变；肺门结构模糊或消失；肺野外带、肺尖及肺底清晰；可同时存在间质性肺水肿的表现，如小叶间隔线及袖套征等。常合并心影增大、胸腔积液（图 18-1-1）。

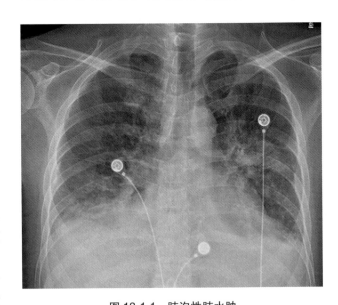

图 18-1-1　肺泡性肺水肿
男性，46 岁，急性心肌梗死。胸部正位片示双肺门结构模糊，两肺大片实变影由肺门两侧向外扩展，呈蝶翼状改变；并伴心影增大，双侧胸腔积液

在发生典型肺泡性水肿之前，可出现左心轻度增大，双上肺静脉扩张，肺淤血，双下肺血管纹理相

对较细、边缘模糊等早期改变。

（2）慢性心源性肺水肿主要表现为间质性肺水肿，主要表现为：①肺门增大，肺血管纹理增粗、模糊；②双肺野透光度减低；③小叶间隔线：肺小叶间隔增厚，形成小叶间隔线，即 Kerley A、Kerley B、Kerley C 线，表现为边缘清楚、锐利的细线形阴影，与胸膜垂直的 KerleyB 线最为常见；④袖套征：血管外液聚积在支气管周围间质内，支气管壁增厚，呈袖套样改变；⑤多伴心影增大、胸腔少量积液等（图 18-1-2）。

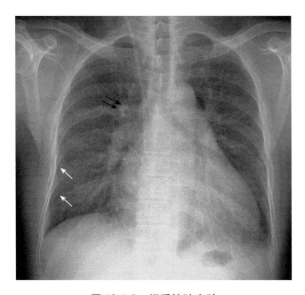

图 18-1-2　间质性肺水肿

男性，45 岁，急性心肌梗死。胸部正位片示双肺门增大，肺血管纹理增粗、模糊，可见 Kerley B 线（白箭）及袖套征（黑箭），并心影增大，左侧胸腔少量积液

2. **CT 表现**　胸部 CT 较 X 线胸片能更清晰显示肺水肿的分布、范围、类型和程度，特别是对小叶间隔增厚等细节改变显示率明显高于 X 线胸片，具有更高的敏感性。

（1）肺泡性肺水肿主要表现为磨玻璃影及实变，常为两侧性，内可见空气支气管征，典型表现为肺门两侧对称性片状实变影，密度由肺门向外逐渐变淡，呈蝶翼状改变；肺野外带、胸膜下区病变轻微或基本正常（图 18-1-3）。还可同时存在小叶间隔增厚、袖套征等表现（图 18-1-3A）。常伴有不同程度的心脏增大、心包积液及胸腔积液（图 18-1-4）。

（2）间质性肺水肿的 CT 特征表现为：①肺小叶间隔光滑增厚；②袖套征：肺门周围的支气管壁环形增厚、模糊，呈袖套样改变；③肺实质密度增高，呈密度均匀的片状磨玻璃影；④常伴有不同程度的心脏增大、心包积液及胸腔积液（图 18-1-5）。

【诊断依据】

根据病史、症状、体征及影像学表现常可对心源性肺水肿作出明确诊断。

（1）基础疾病：患者一般具有相应的心源性疾病。

（2）症状及体征：呼吸困难、端坐呼吸、咳白色或血性泡沫痰、闻及干湿啰音等。

（3）典型的影像学表现：小叶间隔增厚、间隔线，袖套征，蝶翼征，心脏增大、心包或胸腔积液等。

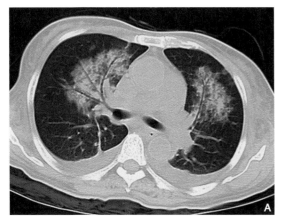
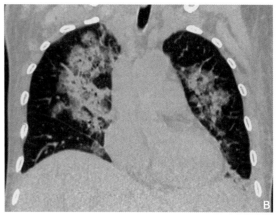

图 18-1-3　肺泡性肺水肿

女性，62 岁，高血压、贫血多年。胸部 CT 肺窗轴位（A）及冠状位重建（B）示双肺门两侧对称性片状实变影及磨玻璃影，密度由肺门向外逐渐变淡，呈蝶翼状改变，内可见空气支气管征，支气管管壁增厚-套袖征；肺野外带、胸膜下区基本正常；并双侧胸腔积液

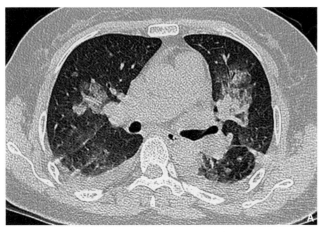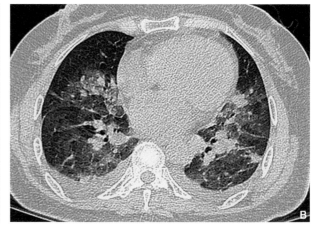

图 18-1-4　肺泡性肺水肿

女性,56 岁,急性心肌梗死。胸部 CT 肺窗(A、B)示双肺多发片状实变影及磨玻璃影,以内中带分布为主,肺野外带、胸膜下区病变轻微;并双侧胸腔积液

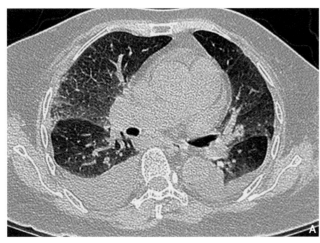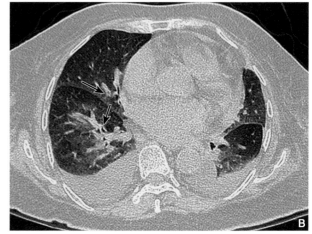

图 18-1-5　间质性肺水肿

女性,86 岁,急性心肌梗死。胸部 CT 肺窗(A、B)示双肺实质呈磨玻璃密度样增高,肺小叶间隔光滑增厚,以右肺上叶明显(A),肺门周围的支气管壁环形增厚呈袖套样改变(B,箭),并双侧胸腔积液

（4）治疗反应:心源性肺水肿动态变化明显,病变出现及消散均迅速,抗心功能不全治疗后数小时或 1~2 天内可见病灶显著减少。

【鉴别诊断】

间质性肺水肿需要与急性间质性肺炎、癌性淋巴管炎及结节病等鉴别。肺泡性肺水肿需与肺炎及急性呼吸窘迫综合征(ARDS)鉴别。

1. **急性间质性肺炎**　通常会有上呼吸道感染的前驱症状,小叶间隔增厚呈"碎石路征",双肺磨玻璃影呈弥漫性分布,无倾向性分布,可间插以正常的肺小叶,呈地图样改变。

2. **癌性淋巴管炎**　多为非对称性分布,小叶间隔及叶间裂呈结节状不规则增厚,常伴有肺门、纵隔淋巴结增大及肺原发灶。

3. **结节病**　表现为支气管血管束、小叶间隔不规则增厚,伴有不规则结节、线状影及条索影,多合并对称性肺门、纵隔淋巴结增大。

4. **肺炎**　常有发热及白细胞升高等病史,其肺部实变影密度较肺水肿密度高,多为节段性、大叶性分布,不伴有小叶间隔增厚,且病灶吸收较肺水肿缓慢。

5. **急性呼吸窘迫综合征**　急性呼吸窘迫综合征的病因多种,影像上以广泛的磨玻璃影及实变影为主,小叶间隔增厚不明显,且肺部阴影存在着在仰卧位上从腹侧到背侧、从头侧到足侧的密度梯度改变;晚期会有肺间质纤维化改变,肺大疱及气胸常见。

（赵振军　钟小梅）

影或磨玻璃影,可以弥漫或灶性分布,以中央性或外围性分布均可。常合并心影增大、胸腔积液(图 18-2-1)。

第二节　肾源性肺水肿

【概述】

肾源性肺水肿是指由各种急性或慢性肾脏病变引起急性或慢性肾功能衰竭而导致肺部血管外液体的过多聚积。

肾衰竭导致肺水肿的发生可以有多种机制:①肾衰竭患者体内水钠潴留,血容量增多,肺血容量过负荷,肺静脉压增高;②低蛋白血症可使血浆胶体渗透压降低,体内代谢产物及小分子毒素潴留等,均可导致毛细血管通透性增加,导致血管内液体外渗到肺间质;③肾功能不全患者常伴发心血管疾病,如高血压、尿毒症性心肌病、冠状动脉粥样硬化等,可导致左心功能不全的发生。此外,代谢性酸中毒、电解质紊乱、严重贫血等在肺水肿的发生发展中也起到了一定作用。

有报道,在一些肾动脉狭窄的患者中,特别是双侧肾动脉狭窄者,可发生迅速出现并且快速消退的一过性肺水肿(flash pulmonary edema)。而这些患者的肾功能不一定存在受损。肾动脉狭窄者发生一过性肺水肿的机制可能为肾素-血管紧张素系统的激活、压力排尿机制受损或肺毛细血管气血屏障受损等。

【临床表现】

除了原发肾脏疾病的表现外,合并肺水肿时可出现呼吸困难、呼吸急促、咳嗽、咳痰、胸闷等,呼吸困难的严重程度不如心源性肺水肿。查体两肺可闻及双肺散在干湿啰音或哮鸣音,心前区可听到奔马律。

【影像学表现】

肾源性肺水肿的影像学表现常与心源性肺水肿相似,但肾源性肺水肿一般无明显血流再分配现象,表现为上、下肺野纹理较均一化的增粗、模糊。在慢性肾功能不全的患者中,肺淤血及间质性肺水肿较常见。

1. X 线表现

(1) 间质性肺水肿:①肺门可增大,肺血管纹理较均一性的增粗、模糊;②双肺野透光度减低;③小叶间隔线:肺小叶间隔增厚,形成小叶间隔线,即 Kerley A、Kerley B、Kerley C 线,以 Kerley B 线最为常见;④袖套征:支气管壁增厚,呈袖套样改变;⑤心影正常或增大,胸腔积液常见。

(2) 肺泡性肺水肿:主要表现为两肺大片实变

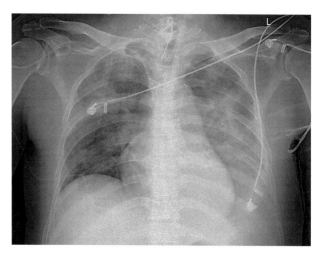

图 18-2-1　肺泡性肺水肿
男性,58 岁,糖尿病肾病。胸部正位片示双肺门结构模糊,两肺大片状实变影及磨玻璃影,呈中央性分布;并伴心影增大,左侧胸腔积液

2. CT 表现

(1) 间质性肺水肿:①肺小叶间隔增厚;②袖套征:肺门周围的支气管壁环形增厚、模糊,呈袖套样改变;③肺实质密度增高,呈密度均匀的片状磨玻璃影;④心脏大小正常或增大,胸腔积液常见。

(2) 肺泡性肺水肿:表现为多样化,主要表现为磨玻璃影及实变,常为两侧性,可以弥漫或灶性分布,有融合倾向,以中央性或外围性分布均可。常伴有不同程度的心脏增大、心包积液及胸腔积液(图 18-2-2、图 18-2-3)。

【诊断依据】

(1) 基础疾病:患者具有肾脏疾病病史。

(2) 症状及体征:在原来疾病的症状、体征基础上,出现呼吸困难、咳嗽、咳痰及双肺闻及干湿啰音等。

(3) 典型的影像学表现:小叶间隔增厚、间隔线,袖套征,双肺实变影,胸腔积液等。

(4) 治疗反应:经利尿、透析等有效治疗后肺部病灶在短期内有较明显的好转、减少。

【鉴别诊断】

肾源性肺水肿需要与肺炎、心源性肺水肿等鉴别。

1. 肺炎

尿毒症患者因免疫力低下而易合并肺炎,当合并肺炎时一般会有发热、咳嗽等症状,实验室检查白细胞及中性粒细胞会升高,影像学表现上肺炎多为节段性、大叶性分布的片状、斑片状影,且对抗生素治疗有效。

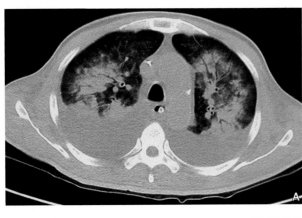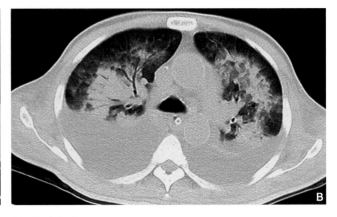

图 18-2-2　肺泡性肺水肿

男性,58 岁,糖尿病肾病。胸部 CT 肺窗(A、B)示双肺对称性大片状实变影及磨玻璃影,以内中带分布为主,内可见空气支气管征;肺野外带、胸膜下区病变轻微;并双侧胸腔积液

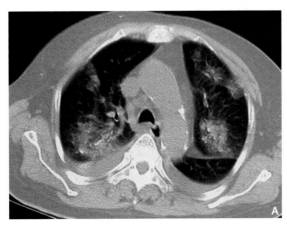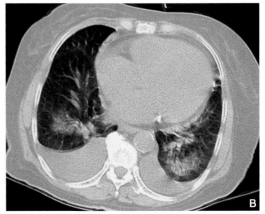

图 18-2-3　肺泡性肺水肿

女性,68 岁,慢性肾脏病。胸部 CT 肺窗(A、B)示双肺散在灶性分布的实变影及磨玻璃影,病灶位于内中带为主;并双侧胸腔积液

2. **心源性肺水肿**　一般具有心血管相关的基础疾病,其早期肺淤血表现为肺血流重新再分配,即上肺野血管纹理增粗、边缘模糊,而双下肺血管纹理相对较细,且心脏会出现不同程度增大改变。

（赵振军　钟小梅）

第三节　神经源性肺水肿

【概述】

神经源性肺水肿(neurogenic pulmonary edema, NPE)是指由于中枢神经系统损伤后所导致的急性肺水肿。多种中枢神经系统病变均可导致神经源性肺水肿,包括脊髓损伤、蛛网膜下腔出血、创伤性脑损伤、颅内出血、癫痫持续状态、脑膜炎等。其起病急,通常在中枢神经系统病变起病后 24～72 小时内发病,而且进展快,预后差,病死率较高。

神经源性肺水肿的具体发病机制尚不明确,目前认为,可能是中枢神经系统控制心肺功能的重要结构受到损伤或刺激后,交感神经过度激活,血液循环中突然释放大量儿茶酚胺,从而出现体循环、肺循环血管收缩,血压异常升高,并导致体、肺循环血容量增多,肺静水压急剧升高,大量液体积聚在肺组织形成肺水肿;此外,血流动力学的急剧变化及大量儿茶酚胺的释放(引起肺组织中的 α、β 肾上腺素能受体表达异常),均可以导致肺毛细血管通透性受损害,导致肺水肿的发生。

【临床表现】

（1）神经源性肺水肿除了神经系统原发疾病的临床表现外,其肺部病变的临床特征主要是氧合功能障碍的表现,包括呼吸困难、呼吸急促、发绀、咳粉红色泡沫痰等。

（2）查体两肺可闻及爆裂音及啰音。

神经源性肺水肿可分为早发型及晚发型两种临床亚型。

早发型表现为在神经系统受损后数分钟至数小时发病,通常发病时间为30~60分钟。而晚发型则表现为在神经系统受损后12~24小时内发病。

神经源性肺水肿一般在发病后48~72小时内缓解,但若中枢神经系统病变持续存在,颅内压较高,肺水肿的病情有可能持续存在并进行性加重。

【实验室检查】

血气分析示氧分压降低,$PaO_2/FiO_2<200mmHg$。

【影像学表现】

1. X线表现

(1) 神经源性肺水肿早期X线胸片可正常或仅表现为肺纹理增多、模糊,但病情进展快,可迅速进展为肺泡性肺水肿,出现双肺大片实变影。故对于第一次胸部X线片检查无明显异常的神经系统疾病患者,当出现相应呼吸症状时,短期进行胸部X线片复查,对提高诊断率、评估病情方面起着重要作用。

(2) 神经源性肺水肿以肺泡性肺水肿多见,间质性肺水肿较少见。间质性肺水肿时表现为双肺野透光度减低,肺纹理增粗、模糊,小叶间隔线及袖套征相对少见,且一般不伴心影增大改变。肺泡性肺水肿主要表现为两肺大片磨玻璃影或实变影,以双上肺为著的均匀性实变为典型表现,也可表现为由肺门两侧向外扩展的蝶翼状改变;肺门结构模糊或消失。一般不伴心影增大及胸腔积液等改变。

2. CT表现

(1) 间质性肺水肿表现为肺实质呈密度均匀的磨玻璃影改变,肺小叶间隔增厚,袖套征相对少见。

(2) 肺泡性肺水肿主要表现为大片状磨玻璃影及斑片状、片状实变,常为两侧性,典型表现为以双肺上叶为著的均匀性实变影,也可表现为肺门两侧对称性片状实变影,密度由肺门向外逐渐变淡,呈蝶翼状改变。心脏大小一般正常,胸腔积液少见(图18-3-1)。

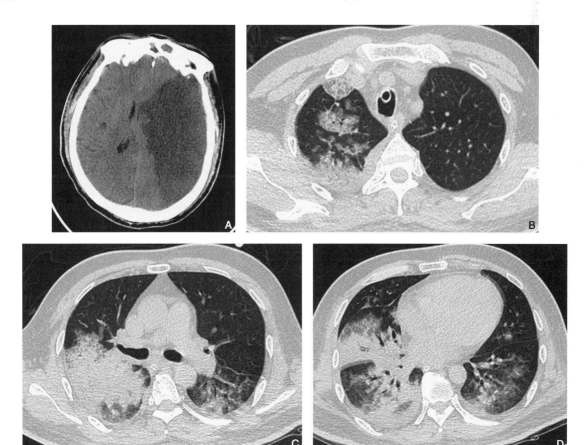

图18-3-1 肺泡性肺水肿合并感染

男性,51岁,大面积脑梗死患者。头颅CT平扫(A)示左侧大脑半球大面积脑梗死并脑疝形成。胸部CT肺窗上肺野(B)、中肺野(C)及下肺野(D)示双肺散在大片状、斑片状实变影及磨玻璃影

【诊断依据】

(1) 基础疾病:存在中枢神经系统病变(病情足够严重以至于颅内压升高)。

(2) 影像学上可见肺水肿的相应表现。

(3) $PaO_2/FiO_2<200$;①除外左心房高压;②除外其他导致急性呼吸系统疾病或急性呼吸窘迫综合

征的常见原因。

【鉴别诊断】

神经源性肺水肿需要与肺部感染、心源性肺水肿等鉴别。

1. **肺部感染** 存在中枢神经系统病变的患者因长时间卧床而易合并吸入性肺炎,当合并吸入性肺炎时一般会有发热、咳嗽等症状,实验室检查白细胞及中性粒细胞会升高。

影像学表现上吸入性肺炎多为节段性、大叶性分布的片状、斑片状影,以双下肺常见,治疗上对抗生素治疗有效。但当神经源性肺水肿合并肺部感染时,作出正确诊断则较为困难。

2. **心源性肺水肿** 神经源性肺水肿与心源性肺水肿在影像上表现相似,但心源性肺水肿一般具有心血管相关的基础疾病,而且心脏会出现不同程度的增大改变,双侧胸腔积液常见。

（赵振军 钟小梅）

第四节 其他原因所致的肺水肿

【概述】

心源性肺水肿是最常见的肺水肿,但除此之外,多种原因均可导致肺水肿的发生,包括高原性肺水肿、溺水性肺水肿、肺复张性肺水肿、阻塞后肺水肿、药物性肺水肿（海洛因、细胞因子等）、再灌注肺水肿、肺切除术后肺水肿、肺移植后肺水肿等。

不同原因导致的肺水肿,其形成的具体机制亦不相同,主要的肺水肿原因如下所述。

（1）高原性肺水肿的形成可能是因缺氧引起肺小血管收缩,导致肺动脉高压,肺毛细血管损伤,毛细血管通透性增高。溺水性肺水肿因吸入液体后导致缺氧状态、细胞因子释放,以及吸入的水对肺泡壁细胞、毛细血管内皮细胞损伤等,使毛细血管通透性高加。

（2）肺复张性肺水肿的形成是因不张的肺组织长时间处于缺氧状态,快速复张后循环血量突然增加及胸腔压力快速升高,肺静脉压升高及肺泡损害同时存在,联合作用下导致肺水肿的发生。

（3）阻塞后肺水肿则发生于上呼吸道阻塞（异物存留、喉痉挛、会厌炎、勒颈等）缓解后,当上呼吸道阻塞时,患者用力吸气导致胸膜腔负压升高,静脉回流增加,但阻塞缓解后,胸膜腔负压突然显著降低,血管内、外间出现明显的流体静压差而发生肺水肿。

（4）海洛因及细胞因子导致的肺水肿均为渗透性肺水肿,通过不同机制导致毛细血管通透性增高。再灌注肺水肿、肺切除术后与移植术后肺水肿均为混合型肺水肿,其产生机制里包括了毛细血管内静水压升高及渗透性增高的改变。

【临床表现】

（1）各种原因所致的肺水肿,除了原发疾病的表现不同外,出现肺水肿时的表现均类似,主要是氧合功能障碍的表现,包括呼吸困难、呼吸急促、咳嗽、咳粉红色泡沫痰等。

（2）查体肺部可闻及散在干湿啰音或哮鸣音。

【实验室检查】

血气分析示血氧分压降低。

【影像学表现】

不同原因所致的肺水肿,影像学表现大致相同,但也不完全一致,部分存在相对特异性的表现。

（1）高原性肺水肿的表现与缺氧程度相关。轻度病变时表现为中心性间质性肺水肿,可见肺血管模糊、袖套征及不对称性斑片状实变影;病变严重时可出现双肺大片的实变。

（2）溺水性肺水肿的表现与吸入的液体量及位置相关。吸入的水量为少量时,表现为间质性肺水肿,可见间隔线、袖套征及肺门周围斑片状实变影;随着吸入水量增多,实变影增多、范围增大。如溺水时液体只是进入到一侧肺组织内,则可以表现为单侧肺水肿。

（3）肺复张性肺水肿发生于快速复张的肺组织,故常为单侧肺水肿,表现为复张侧的肺组织内见磨玻璃影或实变影,呈斑片状或大片状。

（4）阻塞后肺水肿则与窒息的严重度相关,一般可见间隔线、袖套征,严重的病例则表现为中心性肺泡性肺水肿。心脏大小正常。

（5）海洛因性肺水肿常表现为双肺广泛的散在斑片状实变影,如合并肾功能不全者,可见肺血管影模糊及袖套征。因吸食海洛因过量者常为较长时间保持一个固定的体位,故其肺水肿表现可为明显不对称的重力依赖性。

（6）细胞因子药物诱导性肺水肿发生于细胞因子治疗开始后 1～5 天,表现为双侧对称性的间质性肺水肿,可见小叶间隔增厚及袖套征,部分患者可合并少量胸腔积液。除非合并心功能不全,否则一般不会发展成肺泡性肺水肿（图 18-4-1）。

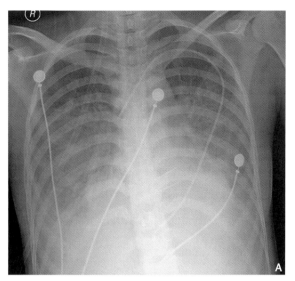

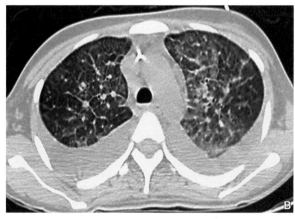
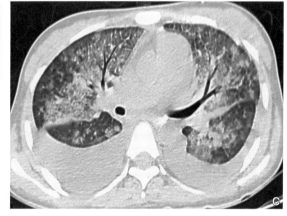

图 18-4-1　间质-肺泡性肺水肿

女性,19 岁,造血干细胞移植术后使用细胞因子药物,合并心功能不全。胸部正位片(A)示双肺透亮度减低,双肺门结构模糊,双肺对称性大片状实变影及磨玻璃影;并伴心影增大,双侧胸腔积液。上肺野 CT 肺窗(B)示双肺小叶间光滑隔增厚,中肺野 CT 肺窗(C)示双肺两侧对称性大片状实变影及磨玻璃影,以内中带分布为主,并双侧胸腔积液

（7）再灌注肺水肿一般发生于肺动脉栓塞行动脉内膜切除术后,主要表现为再通血管供血区域远处出现不均匀的实变影。约 50% 的病例也可以出现无规律分布的实变影。

（8）肺切除术后肺水肿常见于全肺切除术后,肺叶切除术及肺减容术后出现肺水肿较为罕见。肺水肿出现于手术侧的对侧肺,其影像学表现与急性呼吸窘迫综合征相似,且病死率较高。

（9）肺移植后肺水肿一般出现于肺移植术后 2 天内,肺浸润常于术后第 5 天最明显,表现为双肺广泛分布的斑片状实变。心脏大小正常。一般于术后 2 周内可恢复正常。

【诊断依据】

（1）患者一般具有相应的病史或诱因,如手术史、药物使用史、溺水史、处于高原地区等。

（2）临床表现上出现呼吸困难、咳嗽、咳白色或粉红色泡沫痰、肺部闻及啰音等,血气分析示血氧分压降低。

（3）影像学检查可见肺水肿的相应表现。

（4）治疗反应:大部分肺水肿治疗后均可于一到数天内得到缓解。

【鉴别诊断】

1. **心源性肺水肿**　心源性肺水肿一般具有心血管相关的基础疾病,会出现肺血流重新再分配,而且心脏会出现不同程度的增大改变,双侧胸腔积液常见。非心源性肺水肿一般心脏大小正常,无肺血流重新再分配,胸腔积液较少见。

2. **吸入性肺炎**　对于有手术史、溺水史、海洛因吸食史等相关病史的患者,部分容易产生误吸而导致吸入性肺炎,故影像学上出现肺部浸润改变时需与吸入性肺炎鉴别。吸入性肺炎一般会有发热、咳嗽等症状,实验室检查白细胞及中性粒细胞会升

高,影像学表现上吸入性肺炎多为节段性、大叶性分布的片状、斑片状影,以双下肺常见,治疗上对抗生素治疗有效。

3. 急性呼吸窘迫综合征 急性呼吸窘迫综合征(ARDS)的病因也是多种,影像上以广泛的磨玻璃影及实变影为主,小叶间隔增厚不明显,且肺部阴影存在着在仰卧位上从腹侧到背侧、从头侧到足侧的密度梯度改变;晚期会有肺间质纤维化改变,肺大疱及气胸常见。

(赵振军 钟小梅)

第五节 急性呼吸窘迫综合征

【概述】

急性呼吸窘迫综合征(acute respiratory distress syndrome,ARDS)是指在严重感染、休克、创伤及烧伤等损害下导致肺泡和毛细血管膜结构损伤、非心源性肺水肿、透明膜形成和氧合功能严重障碍,临床表现为一周内以急性起病或加重的呼吸症状、顽固性呼吸窘迫和低氧血症为特征的临床综合征。ARDS不是一个独立的疾病,往往是多脏器功能障碍综合征在肺部的表现。其病因多样,病死率可高达40%~50%。

ARDS急性期,机体对外界损害出现过度免疫应答,释放出大量细胞因子,造成肺泡上皮细胞及毛细血管内皮细胞损伤,肺血管通透性增高,富含蛋白质液体渗出,肺水肿并透明膜形成;Ⅰ型和Ⅱ型肺泡上皮细胞坏死,导致肺泡内大量液体聚积,肺泡表面活性物质减少,屏障功能破坏,通气血流比例失调,肺泡塌陷。急性期后,随着巨噬细胞和成纤维细胞等在肺泡间隔持续积累,使细胞外基质纤维连接蛋白及胶原纤维沉积,最终导致不同程度的肺间质和肺泡内纤维化。

【临床表现】

ARDS的临床表现跟急性肺水肿相似,除了原发疾病的表现外,主要是氧合功能障碍、低氧血症的表现,包括突发呼吸困难、呼吸急促、发绀等。查体两肺可闻及爆裂音及啰音。

【实验室检查】

血气分析示PaO₂降低,氧合指数≤300mmHg,呼气末正压(PEEP)或持续气道正压通气(CPAP)≥5cmH₂O。

【影像学表现】

影像技术在ARDS诊断和疗效评估中起着非常重要的作用,是ARDS诊断中不可或缺的一项。2012年ARDS柏林标准里明确指出,肺部CT诊断ARDS的特异性高于胸部X线片。在病情许可的情况下,尽可能行肺部CT明确诊断。而胸部X线片是最简便、最基本的影像检查方法,特别是对于危重患者,床边拍片有助于快速诊断、协助疗效评估,在复查中起着重要作用。

1. X线表现 肺实变是ARDS的X线特征表现,而肺实变出现的速度取决于肺损伤的类型和严重程度。早期阶段液体主要渗透到肺间质内,X线胸片上显示肺透亮度减低或边界不清的磨玻璃影,伴肺门周围模糊。当液体渗出到肺泡内,即可出现肺实变,起初呈斑片状,随后可融合成弥漫、均匀的大片状阴影;实变区内可见支气管充气征;全部肺野均可受累,但不完全一致均匀,部分区域可无实变出现(图18-5-1)。

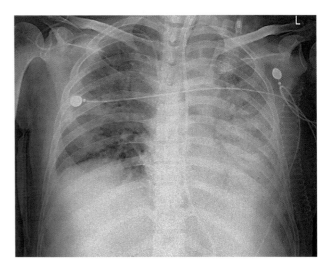

图18-5-1 急性呼吸窘迫综合征
男性,74岁,腹膜后出血,休克,ARDS。胸部正位片示双肺透亮度减低,双肺门结构模糊,两肺大片实变影及磨玻璃影,以左肺明显

病程经过1周或更长时间后,病变从渗出期转为机化期,肺实变阴影逐渐缓慢吸收,而肺部开始进行广泛的结构重建,可出现肺间质纤维化改变,且胸膜下气囊及气胸较为常见。

2. CT表现 ARDS的肺部CT表现主要是磨玻璃影及肺实变。CT可清晰显示ARDS是多种不同病变的组合。病程小于1周的渗出期,其肺部病变的典型表现是由三部分组成:最上面的为正常或接近正常的肺野,位于仰卧位的腹侧;磨玻璃影位于中间;实变影则位于最下面,仰卧位的背侧。即肺部阴影存在着在仰卧位上从腹侧到背侧、从头侧到足侧的密度梯度改变(图18-5-2、图18-5-3)。

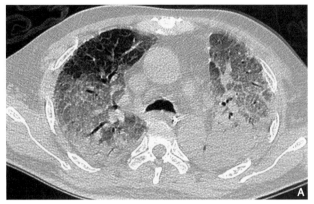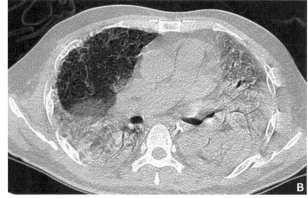

图 18-5-2　急性呼吸窘迫综合征

男性,74 岁,腹膜后出血,休克。胸部 CT 肺窗(A、B)示双肺大片状实变影及磨玻璃影,呈重力依赖性分布,最上面的为正常或接近正常的肺野,磨玻璃影位于中间,实变影则位于最下面

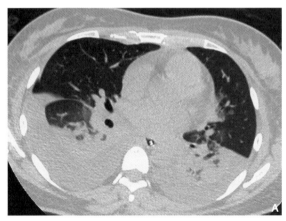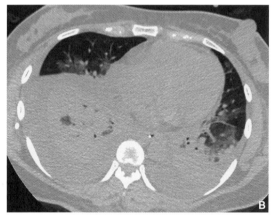

图 18-5-3　急性呼吸窘迫综合征

女性,32 岁,妊娠患者。胸部 CT 肺窗(A、B)示双肺大片状实变影及散在磨玻璃影,呈重力依赖性分布,最上面的为正常或接近正常的肺野,磨玻璃影位于中间,实变影则位于最下面

此外,肺源性 ARDS 与肺外源性 ARDS 的 CT 表现亦不完全一致。肺源性 ARDS 的实变影范围更大,而且以肺中部和肺底部多见。肺源性 ARDS 的表现也相对地多样化,如可出现形态各异的磨玻璃影,非重力依赖区内出现致密实变影等。而肺外源性 ARDS 的 CT 表现则以磨玻璃影为主,且常为双侧对称性分布,密度均匀。

病程大于 1 周后,CT 表现则多种多样,典型改变是粗糙的网格状结构及肺非重力依赖区的磨玻璃影。此外,还可见大小不一的肺囊肿、肺大疱及气胸改变。

【诊断依据】

(1) 一周之内急性起病或加重的呼吸系统症状。

(2) 氧合指数在 300mmHg 以下,且呼气末正压(PEEP)或持续气道正压通气(CPAP)≥5cmH₂O。

(3) 胸部 X 线片或 CT 检查显示双肺均有浸润影,不能用胸腔积液、肺不张、结节、肿块所完全解释。

(4) 呼吸衰竭无法用心功能不全或液体过负荷解释,如果没有危险因素,需要客观指标(如超声心动图)排除高静水压性肺水肿。

【鉴别诊断】

1. 心源性肺泡性肺水肿　心源性肺水肿一般由充血性心力衰竭所致,肺实变多分布在肺野内中带,典型者以肺门为中心对称性分布,呈蝶翼状;多伴有心脏增大、胸腔积液;其动态变化快,病变出现及消散均迅速,抗心功能不全治疗短期内病灶可显著吸收。

2. 肺炎　感染症状明显,常有发热及白细胞升高等病史,并常可找到病原体;影像学表现上肺炎多为节段性、大叶性分布的片状、斑片状影;抗感染治疗有效,病情变化缓慢。

(赵振军　钟小梅)

参 考 文 献

1. Assaad S, Kratzert WB, Shelley B, et al. Assessment of Pulmonary Edema: Principles and Practice[J]. J Cardiothorac Vasc Anesth, 2018, 32: 901-914.

2. Komiya K, Akaba T, Kozaki Y, et al. A systematic review of diagnostic methods to differentiate acute lung injury/acute respiratory distress syndrome from cardiogenic pulmonary edema [J]. Crit Care, 2017, 21: 228-228.

3. Alwi I. Diagnosis and management of cardiogenic pulmonary edema[J]. Acta Med Indones, 2010, 42: 176-184.

4. Komiya K, Ishii H, Murakami J, et al. Comparison of chest computed tomography features in the acute phase of cardiogenic pulmonary edema and acute respiratory distress syndrome on arrival at the emergency department[J]. J Thorac Imaging, 2013, 28: 322-328.

5. Takeuchi H, Suzuki S, Machida H, et al. Preliminary Results: Can Dual-Energy Computed Tomography Help Distinguish Cardiogenic Pulmonary Edema and Acute Interstitial Lung Disease[J]? J Comput Assist Tomogr, 2018, 42: 39-44.

6. Assaad S, Kratzert WB, Shelley B, et al. Assessment of Pulmonary Edema: Principles and Practice[J]. J Cardiothorac Vasc Anesth, 2018, 32: 901-914.

7. Basu RK, Wheeler D. Effects of ischemic acute kidney injury on lung water balance: nephrogenic pulmonary edema [J]? Pulm Med, 2011.

8. Judd E, Ahmed MI, Harms JC, et al. Pneumonia in hemodialysis patients: a challenging diagnosis in the emergency room [J]. J Nephrol, 2013, 26: 1128-1135.

9. Headley CM, Wall BM. Flash pulmonary edema in patients with chronic kidney disease and end stage renal disease[J]. Nephrol Nurs J, 2007, 34: 15-26.

10. Busl KM, Bleck TP. Neurogenic Pulmonary Edema[J]. Crit Care Med, 2015, 43: 1710-1715.

11. Assaad S, Kratzert WB, Shelley B, et al. Assessment of Pulmonary Edema: Principles and Practice[J]. J Cardiothorac Vasc Anesth, 2018, 32: 901-914.

12. Piazza O, Venditto A, Tufano R. Neurogenic pulmonary edema in subarachnoid hemorrage[J]. Panminerva Med, 2011, 53: 203-210.

13. Weiss G, Meyer F. Neurogenic pulmonary edema induced by subarachnoid hemorrhage: case report on diagnostic and therapeutic implications[J]. Pol Przegl Chir, 2015, 87: 189-193.

14. Šedý J, Kuneš J, Zicha J. Pathogenetic Mechanisms of Neurogenic Pulmonary Edema[J]. J Neurotrauma, 2015, 32(15): 1135-1145.

15. Assaad S, Kratzert WB, Shelley B, et al. Assessment of Pulmonary Edema: Principles and Practice[J]. J Cardiothorac Vasc Anesth, 2018, 32: 901-914.

16. Gleeson T, Thiessen R, Müller N. Reexpansion pulmonary edema: computed tomography findings in 22 patients[J]. J Thorac Imaging, 2011, 26: 36-41.

17. Krodel DJ, Bittner EA, Abdulnour RE, et al. Negative pressure pulmonary edema following bronchospasm[J]. Chest, 2011, 140: 1351-1354.

18. Kara S, Sen N, Akcay S, et al. Liver Transplant and Reexpansion Pulmonary Edema: A Case Report[J]. Exp Clin Transplant, 2018, Suppl 1: 154-157.

19. Gluecker T, Capasso P, Schnyder P, et al. Clinical and radiologic features of pulmonary edema[J]. Radiographics, 1999, 19: 1507-1531.

20. Fan E, Brodie D, Slutsky AS. Acute Respiratory Distress Syndrome: Advances in Diagnosis and Treatment[J]. JAMA, 2018, 319: 698-710.

21. ARDS Definition Task Force, Ranieri VM, Rubenfeld GD, et al. Acute respiratory distress syndrome: the Berlin Definition [J]. JAMA, 2012, 307: 2526-2533.

22. Umbrello M, Formenti P, Bolgiaghi L, et al. Current Concepts of ARDS: A Narrative Review[J]. Int J Mol Sci, 2016, pii: E64.

23. Komiya K, Ishii H, Murakami J, et al. Comparison of chest computed tomography features in the acute phase of cardiogenic pulmonary edema and acute respiratory distress syndrome on arrival at the emergency department[J]. J Thorac Imaging, 2013, 28: 322-328.

24. Vergani G, Cressoni M, Crimella F, et al. A Morphological and Quantitative Analysis of Lung CT Scan in Patients With Acute Respiratory Distress Syndrome and in Cardiogenic Pulmonary Edema[J]. J Intensive Care Med, 2017.

第十九章　职业性尘肺

职业性尘肺（occupational pneumoconiosis）是指在职业活动中长期吸入生产性矿物性粉尘并在肺内潴留而引起的以肺组织弥漫性纤维化为主的一组肺部疾病的统称。引起尘肺的主要病因是能直接进入肺泡腔的"可吸入性"粉尘粒，一般是指直径<10μm的粉尘粒，特别是当尘粒的直径<2μm时更容易引发肺部疾病进展。由于接触粉尘的性质不同，粉尘进入人体后引起的机体反应存在差异。

根据我国2015年最新版《职业性尘肺病的诊断》（中华人民共和国国家职业卫生标准 GBZ70—2015），职业性尘肺主要包括硅沉着病（silicosis）、煤工尘肺（coal workers pneumoconiosis）、石墨尘肺（graphite pneumoconiosis）、炭黑尘肺（anthracosis）、石棉沉着病（asbestosis）、滑石尘肺（talc pneumoconiosis）、水泥尘肺（cement pneumoconiosis）、云母尘肺（mica pneumoconiosis）、陶工尘肺（kaolin pneumoconiosis）、铝尘肺（aluminum pneumoconiosis）、电焊工尘肺（electric arc welder pneumoconiosis）、铸工尘肺（foundry worker pneumoconiosis）十二种。此外，根据《职业性尘肺病的诊断》和《职业性尘肺病的病理诊断》（GBZ25—2014）可以诊断的其他尘肺也可以按职业性尘肺处理。而接触粉尘后是否会导致弥漫性肺纤维化，还与粉尘种类、尘粒粗细、其在人体内的蓄积量、分散程度、患者接尘工龄以及患者是否有慢性呼吸道及其他肺部疾病有关。

据统计，我国的尘肺病例数约占所有职业病总数的75%~80%。在粉尘相关职业中工作的人员每天吸入粉尘量可达200mg及以上，远高于人口密集的都市中普通居民。因职业性尘肺晚期常合并严重呼吸系统感染、伴发恶性肿瘤、继发慢性肺源性心脏病以及呼吸衰竭等各种并发症而备受关注。

由于尘肺的迟发特点，近年国家不断加大对尘肺有效的防控措施力度，影像学在尘肺的早期筛查、诊断及随访监测中愈发重要。2015年我国新制定的《职业性尘肺病的诊断》仍采用高千伏X线胸部摄影技术作为诊断的主要依据，但同时为适应现代医学放射设备和技术的发展，新增加采用数字X线胸片摄影（digital radiography, DR）技术作为尘肺病的诊断方法之一。目前临床上已经较为普遍采用CT或HRCT检查观察尘肺病患者的肺部病灶，且可以根据临床需要进行各种图像后处理，从而对疑难病例作出辅助鉴别诊断，以使对尘肺病的诊治更加全面、合理和可靠。相信不久的将来，新的CT检查技术可以成为职业性尘肺病的常规诊断技术。

（史景云　陈亚男）

第一节　硅沉着病

【概述】

硅沉着病（silicosis）是职业性尘肺中对人体危害最严重的一种，系在生产过程中长期吸入高含量的游离 SiO_2 粉尘，在肺内超过一定的蓄积量后，致使肺组织形成以弥漫性纤维化为主的疾病。目前研究认为肺泡巨噬细胞是粉尘作用的主要靶细胞，其在疾病发生发展的过程中起着重要作用。

硅沉着病的基本病理改变是矽结节和肺组织弥漫性间质纤维化。矽尘接触者长期吸入含量较高的游离 SiO_2 粉尘，在肺部形成直径约3~6mm的小、圆结节。通常含硅尘结节以累及肺上叶为主。结节起初以单核细胞为中心，周围聚绕着纤维细胞和胶原组织；随着疾病的发展，结节中心区细胞减少，网状纤维、蛋白质、磷脂和胶原蛋白在周围形成同心圆状分布，并可以融合成块或形成钙化。如果硅含量较低引起混合性粉尘纤维化，特别是吸入其他矿物，例如云母、滑石、高岭土等，则会形成形状不规则的星状结节伴肺间质纤维化的表现。

硅沉着病的发生可以分为两种：急性硅沉着病或慢性硅沉着病。急性硅沉着病少见，也称为矽蛋白沉着症;慢性硅沉着病比较常见,也称为典型硅沉着病。

【临床表现】

(1)硅沉着病的临床表现取决于患者暴露于 SiO_2 的时间和浓度。急性硅沉着病是在暴露于极高浓度的 SiO_2 中数周至数月内发生的,最常见于从事喷砂工作的人,也可见于石英研磨者,隧道工人。患者会出现急性进行性呼吸困难、咳嗽、消瘦、发绀、甚至呼吸衰竭。患者若合并分枝杆菌的感染,常在短期内死亡。与典型硅沉着病相比,急性硅沉着病仅有少量胶原沉积和纤维化。

(2)典型硅沉着病早期可无明显症状,疾病进展缓慢,患者暴露于低浓度的 SiO_2 粉尘中,直到持续暴露 10~20 年才出现临床症状,包括反复发作性咳嗽、胸闷、胸痛、呼吸困难、气短、咯血,可合并发生肺气肿、气胸、肺结核、肿瘤、结缔组织病等。

(3)硅沉着病患者的肺部纤维化改变即使脱离粉尘环境亦可继续发展,并最终导致患者肺动脉高压和右心衰竭。另有部分学者认为肺气肿是硅沉着病患者肺源性心脏病的主要原因。而肺癌和肺结核是硅沉着病患者最严重的两个并发症,影响疾病的预后及病史进程。

【实验室检查】

(1)硅沉着病患者早期血、尿常规检查多正常,晚期硅沉着病血沉可增快,血矽、尿矽测定波动范围较大。血清蛋白己糖、氨基己糖、黏蛋白、免疫球蛋白、铜蓝蛋白以及尿羟脯氨酸等常有增高趋势,但波动范围不大,无特异性。

(2)肺功能检查:因肺组织代偿能力强,早期患者肺功能检查无异常。随着肺纤维化增多,肺顺应性减低,可出现限制性通气功能障碍,如肺活量、肺总量、残气量和最大通气量均降低,同时有弥散功能障碍,运动已经被注意到可以诱导动脉血氧饱和度的降低从而导致低氧血症。若患者合并慢性支气管炎、肺气肿时,可伴阻塞性通气功能障碍,表现为混合性通气功能障碍。一些研究表明,无论硅沉着病或者纤维化的影像学证据如何,SiO_2 粉尘暴露与肺功能下降具有相关性。肺功能测定在诊断上意义不大,主要是作为劳动能力鉴定的依据。

(3)支气管镜检查:可以直接观察到气管内的情况,同时在检查过程中,可以进行肺泡灌洗。

(4)肺组织活检:诊断硅沉着病的"金标准"。

【影像学表现】

X 线胸片检查因价格低廉,普及程度高,辐射剂量低,方便直观观察等优势,仍是目前诊断硅沉着病的首选检查方法,同时可以检测疾病的进展。但是,由于胸片敏感性相对较低,即使患者的胸片表现正常,也不能排除肺间质纤维化。为了方便描述,国际劳工组织根据病变的大小和形状对其影像学表现进行分类。对于复杂病变,或需要进一步与其他疾病鉴别可以考虑采用胸部 CT(或 HRCT)检查,以增加诊断信心。

1. X 线表现

(1)肺纹理改变:早期肺纹理增多、增粗,分支交叉,形成网织状影,其中掺杂有细小的颗粒状阴影。晚期肺气肿加剧,肺纹理减少(图 19-1-1)。

(2)矽结节及其融合:矽结节表现为直径约 3mm,边界清晰,致密孤立的结节影,直径较小的矽结节(直径小于 1mm)一般不显示,X 线可以显示直径在 2mm 或以上的矽结节。进展后融合成均匀致

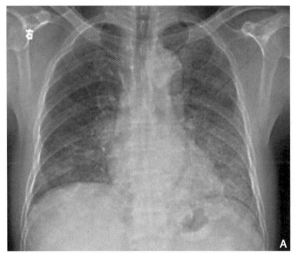
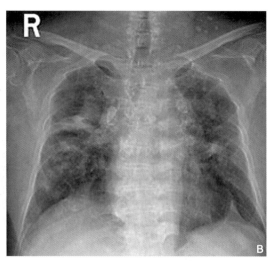

图 19-1-1 急性硅沉着病

A. 男性,56 岁,X 线胸片示两肺野弥漫性斑片影,边缘模糊不清。B. 男性,50 岁,铁路局风钻工,暴露于矽尘环境近 15 年。胸部正位片显示双肺肺气肿,多发斑片、结节影,肺门扩大,纵隔增宽,心影增大

密团块,即大结节影。矽结节常见于两肺上野外带,轮廓清楚,随着时间的推移,缓慢向肺门迁移,多呈蝶翼状改变,是硅沉着病的特征性表现(图 19-1-1B)。

(3)肺门改变:由于肺门淋巴结的增大和肺血管的扩张,肺门影增大,密度增高。肺门淋巴结蛋壳样钙化。

(4)肺气肿:可分为弥漫性或局限性肺气肿。硅沉着病合并肺气肿多在大结节周围表现。

(5)胸膜改变:主要表现为肋膈角变钝,胸膜增厚。常出现在晚期硅沉着病患者。

(6)硅沉着病合并结核:肺结核是硅沉着病的主要并发症之一,肺尖或锁骨上区浸润为主。

2. 胸部 CT 检查

(1)CT 扫描对小结节的敏感性优于 X 线,MPR 图像可以反映更多的信息,不仅能够清晰地显示矽结节的形态及密度,还能够帮助区分结节的融合性改变,表现为圆形、类圆形或宽带状阴影。急性硅沉着病在 HRCT 上表现为边缘模糊的小叶中心性结节影、磨玻璃或斑片状影,有时在磨玻璃影内部可见小叶间隔增厚,酷似肺泡蛋白沉积症的"铺路石征"(图 19-1-2)。

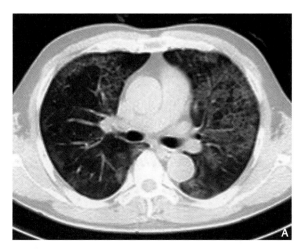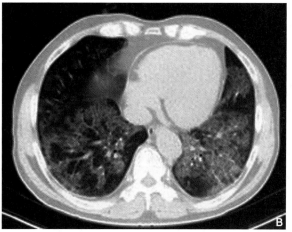

图 19-1-2 急性硅沉着病
男性,56 岁,CT 肺窗(A、B)显示两肺上下野多发斑片、网格影(铺路石征)

(2)典型硅沉着病在 CT 上可以表现为多沿淋巴管周围分布的小结节,也可位于小叶中心和胸膜下。矽结节可以融合成大块(即 PMF),亦常合并肺气肿和肺纤维化(图 19-1-3)。CT 对肺气肿、气胸、胸膜增厚及肺门淋巴结的蛋壳样钙化的检出率均远优于 X 线(图 19-1-4)。HRCT 对发现早期、更小的矽结节更有价值。

(3)目前硅沉着病的结节 CT 分级如下:0 级为无结节;1 级为少量小结节,血管影清晰;2 级为较多结节,血管影轻度消失;3 级为大量结节,血管影中度消失;4 级为大量结节,血管影重度消失。

【诊断依据】

1. 诊断标准

(1)明确矽尘作业接触史,现场劳动卫生学调查资料。

(2)获得合格的 X 线后前位胸片,动态观察受检者的系列胸片和对应地区或单位的流行病学资料,结合受检者的症状和体征,排除类似疾病,如急性和亚急性血行播散型肺结核、肺癌等。

(3)依据 2015 年我国《职业性尘肺病的诊断》(GBZ70—2015),对照尘肺诊断标准片作出尘肺的诊断和 X 射线分期。

(4)X 线胸片分期诊断标准:粉尘作业人员健康检查发现 X 射线胸片有不能确定的尘肺样影像学改变,其性质和程度需要在一定期限内进行动态观察。根据 X 射线胸片表现分为三期。

1)一期尘肺是指有总体密集度 1 级的小阴影,分布范围至少达到 2 个肺区。

2)二期尘肺是指有总体密集度 2 级的小阴影,分布范围超过 4 个肺区;或有总体密集度 3 级的小阴影,分布范围达到 4 个肺区。

3)三期尘肺是指有下列情形之一者:

a. 有大阴影出现,其长径不小于 20mm,短径不小于 10mm。

b. 有总体密集度 3 级的小阴影,分布范围超过 4 个肺区并有小阴影聚集。

c. 有总体密集度 3 级的小阴影,分布范围超过 4 个肺区并有大阴影。

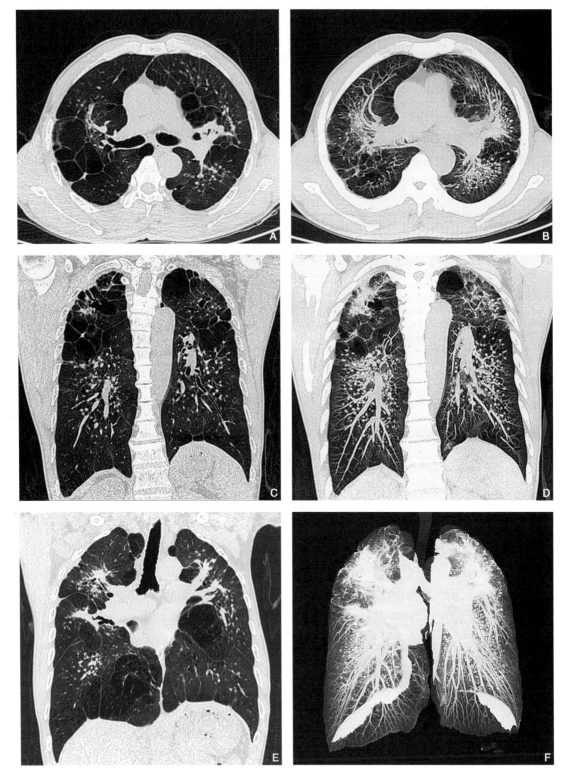

图 19-1-3　硅沉着病（典型）

男性，51 岁，CT 轴位支气管分叉水平肺窗（A）显示两肺广泛气肿，合并肺大疱，可见沿支气管血管束分布的小结节影，边缘光滑、锐利。同层 MIP（B）更加清楚地显示小结节的外形和分布；冠状位重建肺窗（C）显示双上肺气肿，伴肺大疱，两肺可见小叶中心性结节，同层 MIP（D）可以清晰地显示结节在双肺的分布。肺气肿软件处理后（E）显示硅沉着病患者的肺气肿体积（红色部分）。三维图像（F）立体显示两肺散在分布的结节、条索影

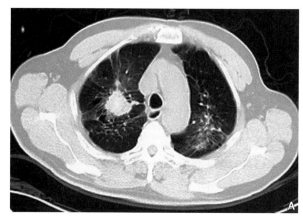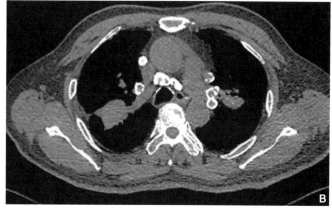

图 19-1-4　硅沉着病

男性,46 岁,电器厂搬运工,接触矽尘 10 余年。主动脉弓水平肺窗(A)显示右肺可见一团块影,边缘清楚,形态不规则,双肺散在分布的斑片、结节影;纵隔窗(B)显示纵隔内淋巴结蛋壳样钙化

2. 尘肺的 CT 征象

（1）边界清楚的小叶中心和胸膜。

（2）病变以肺后部和上叶为主,呈弥漫分布。

（3）PMF 见于肺上叶尖段和后段及肺下叶背段。

（4）肺门和纵隔淋巴结肿大。

（5）淋巴结钙化。

【鉴别诊断】

早期硅沉着病应与血行播散性肺结核、周围性肺癌伴肺内血行转移、Ⅱ期或Ⅲ期结节病以及肺泡蛋白沉积症相鉴别。

1. 血行播散型肺结核

（1）血行播散型肺结核为结核分枝杆菌进入血液感染所致。按照病程长短可以分为急性粟粒性肺结核和亚急性或慢性血行播散型肺结核。患者有结核中毒症状,可表现为发热、盗汗、乏力、食欲减退、消瘦等。如果大量结核分枝杆菌短时间内大量侵入血液循环可导致急性粟粒性肺结核,肺内结核病灶大小均匀,密度均匀,分布均匀,累及肺尖,且结核病灶的密度不如矽结节高,边缘相对模糊,肺野内没有网织影。

（2）如果结核分枝杆菌感染时间较长引起的血行播散型肺结核则称为亚急性或慢性血行播散型肺结核。多来源于泌尿生殖系统的结核或骨关节结核。病灶大小不等,密度不均一,分布不均匀,表现较急性期更加多样。应结合职业病史,临床症状和体征进行鉴别,特别需要注意硅沉着病合并肺结核的情况。

2. 周围型肺癌

（1）周围型肺癌是发生于肺段以下支气管的肺癌。大体病理表现为肿块或结节。肺癌肿块的密度相对较低,且钙化少见,即使有钙化,也多表现为沙砾状,部分肺癌病灶进展快,可与矽结节密度高,进展缓慢的特点进行区别。

（2）周围型肺癌 CT 上可见分叶征,毛刺征,空泡征,血管集束征,胸膜凹陷征等,可以利用这些征象和矽结节进行鉴别。

（3）周围型肺癌 CT 增强下呈均匀或不均匀强化,比平扫 CT 值增加 15~80HU,增强 CT 可以帮助鉴别。

3. 结节病

结节病是一种以非干酪性肉芽肿为特征的疾病,可以侵犯全身许多脏器,多累及肺部。结节病的诊断主要依靠胸片,胸部 CT,组织学检查以及 Kveim 试验阳性。结节病可以分为四期。

（1）一期结节病可见两侧肺门和/或肺门淋巴结肿大,肺内无异常。

（2）二期结节病可见肺门淋巴结肿大,伴有肺部浸润性病变。

（3）三期结节病可见弥漫性的肺部病变,但无肺门淋巴结肿大。

（4）四期结节病为肺纤维化改变。

二期、三期患者和硅沉着病影像学表现有相似性,结节病患者肺内病灶边界较硅沉着病模糊,以沿支气管血管束分布为主,淋巴结较硅沉着病更少出现钙化,需要结合患者临床资料和相关检查综合分析,进行鉴别。

4. 肺泡蛋白沉积症

肺泡蛋白沉积症是一种原因未明的少见疾病,病理特征为大量不定形的非可溶性富磷脂蛋白沉积在肺泡腔或细支气管腔内,好发于 30~50 岁成人,男性多于女性。该病的诊断主要依赖病理学检查,大多数患者血清表面活性蛋白 A 升高,支气管肺泡灌洗液呈乳白色或浓稠浅黄色,PAS 染色阳性。

肺泡蛋白沉积症患者的双肺在 CT 下表现为密度较低的斑片状磨玻璃影,其内可见小结节影,磨玻璃与正常肺组织分界清楚,相邻肺组织未见明显异常,形成"地图样"改变;HRCT 图像可见到在斑片状磨玻璃影中增多、增粗、紊乱的肺小叶间隔,呈"铺路石样"表现。可以根据这些临床特点和影像学表现和硅沉着病进行鉴别。

(史景云 吴 童)

第二节 煤工尘肺

【概述】

煤工尘肺(coal workers pneumoconiosis,CWP)是指因长期吸入生产环境中的煤尘(包括单纯煤尘和煤矽混合煤尘)所引起的肺部慢性纤维性病变的总称。本病高发于矿区,通常见于采煤工、选煤工及煤炭装卸工等工种。据统计,我国煤工尘肺发生率约为 5%~10%,是煤炭工业中的影响健康主要问题之一。

一般认为当粉尘为单纯煤尘时(不含矽或含矽量很少),肺组织对其具有较强的清除能力,患者肺内主要形成煤尘、巨噬细胞和成纤维细胞的混合物"煤斑"。煤斑直径约为 1~5mm,呈散在分布的黑点,多集中在呼吸性细支气管周围的小叶中央及肺泡内,可互相融合成团块灶。因此单纯煤尘所引起的肺部病变过程进展较缓慢,多于 20~30 年后出现明显的症状。而当混合煤尘中含有矽时,随着时间和数量的累积,会形成煤矽混合性结节。病变进展到晚期时可形成以蛋白质、矿尘和磷酸钙为中心、外周包绕以进行性块状纤维化(PMF)。PMF 多位于上叶的后段或下叶的背段,肿块内可发生坏死、空洞及钙化,并随着时间推移向肺门方向移动,且在肿块与胸膜之间遗留下过度膨胀的气肿样改变,引起局部肺气肿。

煤工尘肺的基本病变是肺内弥漫性间质纤维化、灶周肺气肿及煤矽结节形成,晚期可出现 PMF;另外部分患者可发生纵隔、肺门淋巴结肿大和钙化,呈淋巴结蛋壳样钙化或桑葚样钙化阴影。

【临床表现】

(1)临床症状:煤工尘肺患者早期症状不明显,常于合并肺部感染或支气管炎时表现出相应症状,以轻微干咳为主要症状,常在冬春季节明显;当病情进展到复杂尘肺时,常表现为咳嗽、咳黑痰、胸闷、气短等,痰液中含有胆固醇结晶或煤尘,个别患者存在咯血情况。

当患者合并结核时可导致肺部症状加重,以及发热、食欲缺乏、体重减轻等全身不适症状。文献指出 CWP 和类风湿关节炎之间有一定关联,相对较短时间内出现肺内多发圆形结节(Caplan 综合征),代表着与类风湿关节炎相关的免疫病理反应,但二者之间的发病率是否存在因果关系尚不明确。

(2)体征:早期患者因上呼吸道受粉尘刺激,可出现鼻腔干燥、鼻毛减少。中晚期重症患者可出现端坐呼吸、不能平卧。胸部听诊闻及呼吸音粗糙,并发呼吸道感染时出现湿啰音及哮鸣音。当患者合并严重的肺气肿时,胸部叩诊呈过清音,可伴有桶状胸、杵状指、发绀等。重症病例由于存在广泛的纤维化及肺气肿,造成肺泡换气面积减少,出现肺循环障碍,最后引起心、肺功能损伤。

(3)并发症:煤工尘肺主要并发症为慢性支气管炎、肺气肿、呼吸道感染、自发性气胸及慢性肺源性心脏病等;另外煤工尘肺患者易于合并肺结核,发生率约为 22%;文献报道煤工尘肺患者较易合并类风湿尘肺(Caplan 综合征),但此并发症在国内少见。

【实验室检查】

(1)肺功能检查:肺功能测定是评价尘肺患者劳动能力、机体代偿功能的主要手段,煤工尘肺的通气功能障碍类型早期以限制性通气功能障碍为主,中晚期以阻塞型最多见,其次为混合型。通常煤工尘肺患者的 FEV_1、FVC、VC、MMF 的均值均低于正常人或接尘工人,且基本上随病变的进展呈进行性下降。

(2)支气管肺泡灌洗:近年来,支气管肺泡灌洗作为诊断、治疗尘肺的一种有效方法已在临床上获得推广和应用。通过对支气管肺泡灌洗液(BALF)进行细胞成分、生化免疫及病因学特征的检测,对尘肺的辅助诊断和鉴别诊断也具有重要价值。正常不吸烟者 BALF 中细胞总数(5~10)×10^6,其中巨噬细胞(AM)占 95% 左右,淋巴细胞<5%,中性粒细胞及嗜酸性粒细胞<1%。

(3)其他实验室检查:煤工尘肺患者血、尿常规检查多在正常范围,晚期血沉可增快,血矽、尿矽测定波动范围较大。煤硅沉着病患者血清白蛋白减少,球蛋白增高,以 α 球蛋白和 γ 球蛋白增高为多见。

【影像学表现】

1. X 线表现

(1)Ⅰ期:主要表现为成簇状出现的圆形小阴

影(图19-2-1A),随着疾病进展,阴影可逐渐弥散至全肺野。

(2)Ⅱ期:主要表现为不规则型小阴影,表现为界限模糊而不光整的索条阴影相互交织而成网状,密度较高,多见于肺中野内中带,后逐渐扩展到外带及上、下肺野,伴有肺门阴影面积增大和密度增高,部分患者可见钙化淋巴结(图19-2-2A、C)。

(3)Ⅲ期:主要表现为大阴影也被称为PMF或大块融合,多出现于两肺上中野,呈对称性分布,以圆形、"八"字形或椭圆形为主,伴有肺门淋巴结增大、钙化,同时可发生不同程度的胸膜肥厚、粘连及钙化改变(图19-2-3A)。

2. CT表现

(1)小结节:多成簇出现,密度较高,直径在2~5mm之间,多为类圆形,边缘清晰;最初多出现于中、下肺野,以右侧为著,后可逐渐弥散至整个肺实质(图19-2-1B,图19-2-2D、E)。

(2)团块灶:多呈对称性地出现于两肺上叶,常呈圆形或椭圆形。若病变持续发展,可向下延伸,或向上、下扩展而纵穿全肺,或与下方的融合块相互串联而形成长条形(图19-2-3B~D)。

(3)肺间质性改变:为肺小动脉和终末细支气管周围间质增厚,前者呈点状或分支状,邻近肺周边部,附近可见增厚的小叶间隔或变形的肺小叶,终末细支气管周围间质增厚和/或纤维化牵拉(图19-2-3D),导致细支气管扩张,使在正常时不可见的细支气管得以显示。

(4)肺气肿:主要包括弥漫性肺气肿、局限性肺气肿、泡性肺气肿、周边性肺气肿以及肺大疱,表现为肺野局部的透亮度增强,肺纹理稀疏,形态各异。

【诊断依据】

1. 诊断标准　参照国家标准或者本章第一节中的描述。

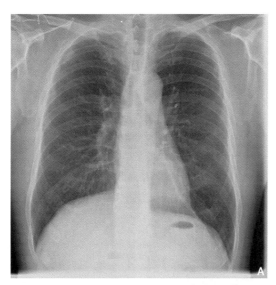

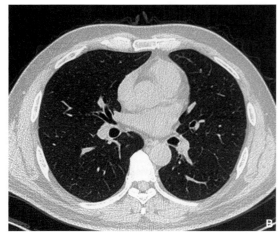

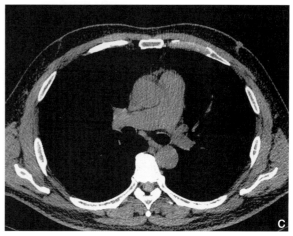

图19-2-1　煤工尘肺Ⅰ期

男性,62岁,煤炭搬运工22年。后前位胸部正位片(A)显示双肺透亮度尚可,双肺中下野肺纹理增多,内中带伴小结节影。胸部CT平扫肺窗(B)显示双肺少许斑点、粟粒影,边界清晰;纵隔窗(C)显示肺门影形态、大小正常,结构显示清晰,纵隔淋巴结有增大,胸膜局部增厚

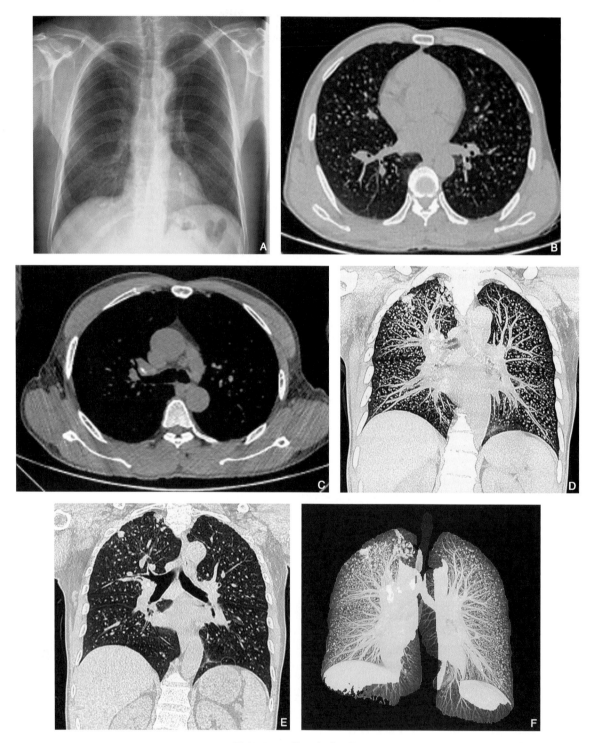

图 19-2-2 煤工尘肺 Ⅱ 期

男性,55 岁,采煤工、掘进工 10 年。后前位胸部正位片(A)显示双肺多发粟粒结节影,双肺中下野为主,局部伴条索状致密影,双侧肺门影密度稍增高;胸部 CT 平扫肺窗(B)显示双肺散在粟粒结节影,结节大小大致均匀,多为类圆形,边界清晰,多围绕肺门均匀分布,局部小叶间隔增厚;纵隔窗(C)见纵隔淋巴结增大,部分伴钙化,相邻支气管轻度受压,双侧胸膜局部增厚、粘连;MIP(D)和冠状位重建(E)以及三维立体图像(F)可见两肺塑料结节成小叶中心性随机分布

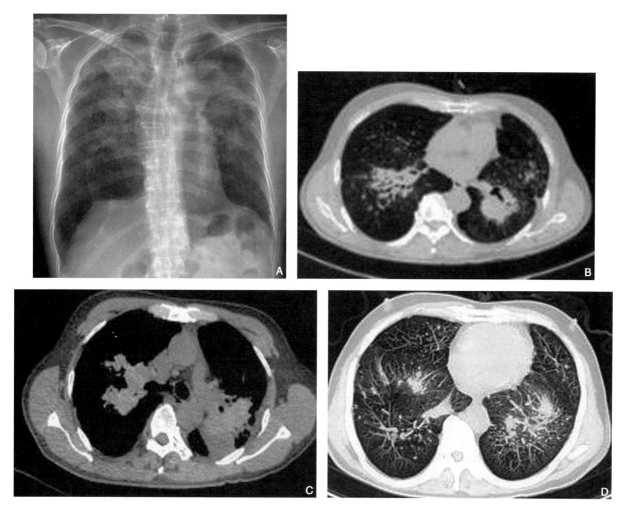

图 19-2-3　煤工尘肺Ⅲ期

男性,55 岁,采煤工、掘进工 16 年。后前位胸部正位片(A)显示双肺散在斑片状团块影,以两肺内中带为主,呈对称性分布,肺门影增大、密度增高,双侧胸膜增厚、粘连。胸部 CT 平扫肺窗(B)显示双肺多发团块状软组织影及粟粒结节影,形态不规则,密度不均,部分伴高密度影,周围肺组织伴感染灶;纵隔窗(C)显示双肺病灶密度增高,可见斑片状稍高密度影,纵隔、肺门淋巴结增大、部分伴钙化,左侧胸腔积液影;MIP(D)可见肺小动脉和终末细支气管周围间质增厚和/或纤维化牵拉

2. 煤工尘肺的 CT 征象

(1) 两肺分布小结节灶,边界模糊。

(2) 病变以肺上叶为主,呈弥漫分布。

(3) 肺门和纵隔淋巴结肿大,常见淋巴结钙化。

(4) 邻近胸膜脏层的胸膜下结节(假斑)等。

【鉴别诊断】

煤工尘肺需要与肺含铁血黄素沉着症、特发性肺间质纤维化、肺粟粒性结核病、肺泡微石症及外源性过敏性肺泡炎等疾病进行鉴别。

1. 肺含铁血黄素沉着症　肺含铁血黄素沉着症(idiopathic pulmonary hemosiderosis, IPH)多见于儿童,病因尚不明确,与自身免疫关系密切,其病理改变主要是肺泡毛细血管出血后,血红蛋白分解成含铁血黄素而沉着在肺泡间质内,导致间质纤维组织增生、小叶间隔及肺泡壁增厚。

本病影像学改变缺乏特征性,早期可表现为两肺广泛分布的斑点状、结节状磨玻璃阴影,以肺门及两中下肺野较多,但无胸膜下聚积现象,与煤工尘肺早期以上叶为主分布不同;后期可表现为结节状、网状及大片状模糊影,并伴有间质性纤维化改变。因此,当患者影像学检查显示双侧以下肺为著的弥漫性小叶中心性磨玻璃影,并伴有间质纤维化改变时,同时结合咯血、贫血的临床表现,应考虑本病的可能。

2. 特发性肺间质纤维化　特发性肺间质纤维化(idiopathic pulmonary interstitial fibrosis, IFF)指原因不明的下呼吸道弥漫性炎症性疾病,由于炎症侵犯肺泡壁和邻近的肺泡腔,造成肺泡间隔增厚和肺纤维化。胸部 X 线片主要表现为两肺基底部和周边部的网状阴影,常为双侧性、不对称性分布,伴有肺容积减少。

胸部 CT 主要表现为两肺以基底部为主分布的

斑片状、网状阴影,可与煤工尘肺以小叶中心性微结节分布为主、存在较少磨玻璃样渗出影的影像特点相鉴别;同时特发性肺间质纤维化常伴有牵引性支气管、细支气管扩张和/或胸膜下的蜂窝样改变,而煤工肺晚期可能会存在牵拉性支扩改变,合并细支气管扩张及蜂窝影少见。

3. **肺泡微石症**　肺泡微石症(alveolar microlithiasis)是一种罕见的慢性肺疾病,可起病于儿童期,多以肺泡内广泛存在的播散性小结石为其特征。术后病理可见病肺质硬,切面常有沙砾感。本病 X 线早期表现为两肺散在分布的微小结节影,轮廓清晰,密度浓白,较煤工肺病灶密度更高;随着病情进展,两肺细微结节密集,以中下肺野为著,可出现"鱼子样"或"暴风沙样"改变,即病变从上至下肺野逐渐密集,以两肺底呈致密影像,心缘及膈面模糊不清,但肺尖及锁骨下区相对透亮,与煤工肺以近肺门和上叶分布不同;病情发展至后期,呈"白肺样"表现。

CT 主要表现为两肺野呈磨玻璃样改变,双肺散在微小结节,多于两肺中、下叶尤其是心缘旁及肺后部、叶间胸膜、支气管血管束周围密集,可融合成片;晚期双肺呈间质纤维化改变,侧胸壁与肺外缘可见狭长的透亮带(即黑胸膜线),纵隔窗显示可见双肺野内不规则点状、条状软组织影,胸膜下可见特殊的聚集呈线样高密度影("白描征")及背侧胸膜下融合呈片状"火焰征"。

4. **外源性过敏性肺泡炎**　外源性过敏性肺泡炎(extrinsic allergic alveolitis,EAA)是由反复吸入有机粉尘或化学物质所导致的免疫介导的肺部疾病,其基本的病理组织学改变是早期肺间质,肺泡和终末细支气管的弥漫性单核细胞浸润,其后常出现肉芽肿,晚期可发展为肺间质纤维化,主要临床表现为发热、咳嗽、呼吸困难、低氧血症、全身肌肉及关节酸痛等。

本病早期典型的胸部影像学表现为双肺散在分布的斑片状浸润影,阴影呈间质性或肺泡结节型改变,通常为双侧性、对称性分布;亚急性期以肺内弥漫性间质纤维化为特征,出现中或粗网状及网结节阴影,当出现蜂窝病变时肺体积可缩小,形成瘢痕性肺不张及代偿性气肿;慢性期主要表现为弥漫性肺间质纤维化,晚期可发展为"蜂窝肺"。本病患者一般无纵隔或肺门淋巴结肿大,不伴有胸腔积液或胸膜增厚。

(史景云　武士兴)

第三节　石墨尘肺

【概述】

石墨尘肺(graphite pneumoconiosis)是在生产过程中长期吸入高浓度的石墨粉尘并在肺内潴留而引起的以肺组织弥漫性纤维化为主的职业性相关疾病。大量石墨粉尘进入呼吸性细支气管和肺泡时,会在肺间质、呼吸性细支气管和小血管的周围沉积形成石墨粉尘细胞灶,继而引起石墨粉尘纤维灶。早期肺部病变以网状纤维为主,后期形成以少量或中等量胶原纤维呈索条状或不规则排列的病灶。

石墨尘肺的病理特征是肺组织内形成弥漫性石墨粉尘细胞灶和石墨粉尘纤维灶,伴周围肺气肿。从肺部病理形态上看,石墨尘肺属于尘斑气肿混合型尘肺。石墨尘肺患者肺内粉尘中含有的游离二氧化硅含量较低,所以致纤维化作用较弱,发病工龄较长。

【临床表现】

(1) 石墨尘肺的发病工龄一般在 15 ~ 30 年之间,平均 20 年。石墨尘肺患者症状轻微,阳性体征少,且病情进展缓慢。患者以口腔、鼻咽部干燥为主,多有咳嗽、咳痰,痰呈黑色,黏稠。

(2) 随着疾病的进展自觉症状逐渐增多加重,有些患者还可出现胸闷、胸痛、气急等症状。晚期患者如果合并肺气肿时症状和体征较为明显。当患者调离原来的接触环境后,痰逐渐由墨色转变为白色泡沫样痰,但是肺的损伤已经不可逆转。

【实验室检查】

(1) 实验室检查:根据病情需要,对并发症的诊断及鉴别诊断具有一定意义,合并感染时检查血常规,但是尘肺病合并慢性呼吸道感染时白细胞往往并无明显的升高。痰液的结核菌检查对确诊是否合并结核具有重要意义。块状纤维化需要和肺癌进行鉴别,痰液的细胞学检查有一定意义。

(2) 肺功能检查:可有以阻塞性为主的通气功能障碍和肺气肿表现。肺功能检查是评价劳动能力和致残程度是非常重要的依据,对疾病的诊断和鉴别诊断也有作用。

(3) 支气管镜检查:可以直接观察到气管内的情况,同时在检查过程中,可以进行肺泡灌洗。

(4) 肺组织活检:诊断硅沉着病的"金标准"。

【影像学表现】

1. **X 线表现**　早期中、下肺区可见不规则小阴影和网状阴影,在网状阴影的衬托下,可见 1~2mm 的类圆形小阴影(图 19-3-1),由于石墨粉尘致纤维化的程度不像硅沉着病那样严重,因而阴影小,密度较低。晚期患者肺内有时可见稍大的类圆形小阴影,肺纹理常增多,肺门密度可增高,肺门淋巴结肿大少见。少数病例可出现肺气肿。部分患者可见胸膜增厚。

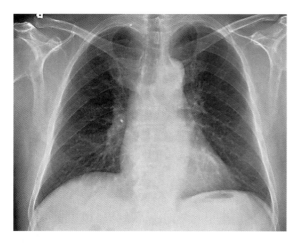

图 19-3-1 石墨尘肺
男性,50 岁,碳制品公司切割工,接触粉尘 22 年。胸部平片显示双肺纹理增多,散在细点状结节

2. **CT 表现** 石墨尘肺患者早期 CT 表现为边缘模糊的小叶中心结节,结节也可沿小叶间隔和胸膜下分布,呈现簇状或分支状,肺内还可看到网状影;随着患病年限的增加,晚期患者的 CT 可见边缘清楚的结节,分布在小叶中心,小叶间隔或胸膜下,肺内表现类似煤工尘肺(图 19-3-2)。

【诊断依据】

1. **诊断标准** 参照国家标准或者第一节中的描述。

2. **石墨尘肺** CT 征象与煤工尘肺相似。

【鉴别诊断】

早期石墨尘肺应与呼吸性细支气管炎相鉴别,晚期则可与血行播散性肺结核和 Ⅱ/Ⅲ 期结节病相鉴别。

1. **呼吸性细支气管炎** 早期石墨尘肺需要与呼吸性细支气管炎(respiratory bronchiolitis)鉴别,呼吸性细支气管炎多见于吸烟者,主要累及呼吸性细支气管,特征性病理改变是呼吸性细支气管轻度慢性炎症伴有周围肺泡巨噬细胞的聚集。主要 CT 特点是小叶中心性结节、磨玻璃密度影和支气管壁增

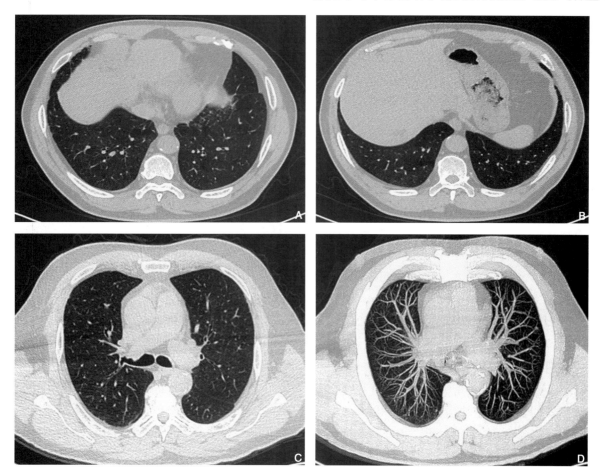

图 19-3-2 石墨尘肺
男性,62 岁,材料公司压型工,接触粉尘 18 年。常规 CT(A、B)显示双肺气肿;HRCT(C)示双肺少许粟粒样结节影;横断位 MIP 重建(D)可以更好观察到粟粒结节呈小叶中心性分布,边界清晰

厚。结合患者职业病史可以帮助和石墨尘肺患者进行鉴别。

2. 血行播散型肺结核 血行播散型肺结核(hematogenous pulmonary tuberculosis)为结核分枝杆菌进入血液感染所致。按照病程长短可以分为急性粟粒性肺结核和亚急性或慢性血行播散型肺结核。患者有结核中毒症状,可表现为发热、盗汗、乏力、食欲减退、消瘦等。如果大量结核分枝杆菌短时间内大量侵入血液循环可导致急性粟粒性肺结核,肺内结核病灶大小均匀,密度均匀,分布均匀,累及肺尖。

如果结核分枝杆菌感染时间较长引起的血行播散型肺结核则称为亚急性或慢性血行播散型肺结核。多来源于泌尿生殖系统的结核或骨关节结核。病灶大小不等,密度不均一,分布不均匀,表现较急性期更加多样。中晚期石墨尘肺与血行播散型肺结核表现相似,应重点结合职业病史,临床症状和体征进行鉴别。

3. 结节病 结节病(sarcoidosis)是一种以非干酪性肉芽肿为特征的疾病,可以侵犯全身许多脏器。多累及肺部;结节病的诊断主要依靠胸片、胸部 CT、组织学检查以及 Kveim 试验阳性。结节病可以分为四期。

(1) I 期结节病可见两侧肺门和/或肺门淋巴结肿大,肺内无异常。

(2) II 期结节病可见肺门淋巴结肿大,伴有肺部浸润性病变。

(3) III 期结节病可见弥漫性的肺部病变,但无肺门淋巴结肿大。

(4) IV 期结节病为肺纤维化改变。

结节病 II/III 期患者和石墨尘肺中晚期患者影像学表现有相似性,需要结合患者临床资料和相关检查综合分析,进行鉴别。

(史景云 吴 童)

第四节 炭黑尘肺

【概述】

在生产活动中长期大量吸入炭黑粉尘所致肺部纤维化病变的职业性尘肺病称炭黑尘肺(anthracosis)。炭黑粉尘多见于如轮胎、塑料、电极制造企业和油漆、油墨、墨汁等生产企业,尤其是以橡胶行业炭黑尘肺发病率较高。炭黑是碳氢化合物受热分解形成的极细小的无定形碳粒,为疏松、质轻而极细的黑色粉末,大小约在 $0.04 \sim 1.0 \mu m$,所含二氧化硅量极少。

炭黑尘肺是少见的尘肺病,发病工龄较长,多数在 $15 \sim 30$ 年以上,发病机制不明确。病理特点以呼吸性细支气管和肺小血管周围黑尘灶形成,伴有轻度弥漫性肺纤维化及肺气肿。临床症状多不明显,预后较好。

【临床表现】

(1) 炭黑尘肺症状无特异性,仅有部分患者有胸闷、气短、咳嗽、咳痰等症状,病程发展也较缓慢。

(2) 临床症状不严重,肺功能损害较微,少数严重者可并发慢性支气管炎、肺源性心脏病。

【实验室检查】

肺功能检查:呼吸功能测定是评价尘肺患者劳动能力、代偿功能的主要手段,在炭黑尘肺患者肺功能出现轻度阻塞性通气功能障碍。

【影像学表现】

1. X 线表现

(1) 炭黑尘肺早期首先是肺纹理变改变。主要特点是增粗增多而紊乱,粗细不等,呈绒毛状,同时延伸至肺外侧带,而中、下肺纹理多扭曲、变形而成为网织状改变(图 19-4-1)。

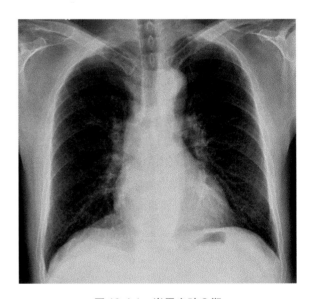

图 19-4-1 炭黑尘肺 I 期
男性,69 岁,间断咳嗽、咳痰、气短 20 年余年,在焦化厂工作,从事炭黑包装,接触炭黑尘 24 年,胸片显示两肺纹理增多增粗紊乱,分布于两肺下野

(2) 炭黑尘肺中期改变首先出现典型的呈结节样阴影或称沙砾样改变。主要特点是结节细小,密度低,边缘模糊不清,主要分布中下肺野,而且无融合趋势。晚期改变结节形态为不整形,类串珠样,密度不均匀,边缘淡而中央浓,呈现伪足形成星芒状,结节伴有灶周肺气肿,有时会出现两肺门影密度增高而不增大。

2. CT 表现

（1）炭黑尘肺早期改变出现网状纹理，最先出现于近肺门处，进而出现于胸膜下区，此种细网织纹理改变为本病主要的特征之一，可见散在细小粟粒状高密度阴影，因而导致肺叶密度略增高，此系早期炭黑尘肺的重要 CT 征象，纵隔淋巴结无明显钙化（图 19-4-2）。

（2）炭黑尘肺中晚期高密度粟粒状小阴影相互融合形成大阴影。开始为局部粟粒状高密度小阴影增多、密集，轮廓不清，最后融合为密度较高的大阴影。大阴影可呈椭圆形或不规则形，可见粗长毛刺，边缘清晰，周围可见纹理扭曲变形，周围可见密集的大小不一的小阴影，中晚期纵隔淋巴结可见的钙化。

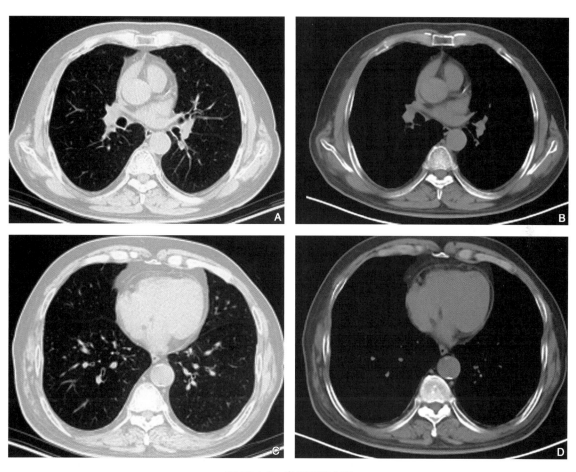

图 19-4-2　炭黑尘肺 Ⅰ 期

与图 19-4-1 为同一患者，HRCT 肺窗（A、C）示两肺纹理粗细不一，呈稀疏网状影，两肺下叶见多发微小结节，相应纵隔窗（B、D）未见钙化淋巴结

【诊断依据】

1. **诊断标准**　参照国家标准或者第一节中的描述。

2. **炭黑尘肺的 CT 征象**　进展缓慢、散在分布的细小、不规则的斑点或者微结节，尤其以两肺下叶分布为主。

【鉴别诊断】

炭黑尘肺早期可与血行播散型肺结核，而其晚期需与Ⅲ期结节病等疾病相鉴别。

1. **血行播散型肺结核**　急性血行播散型肺结核起病急，伴有严重的结核中毒症状，结核菌素试验阳性能确诊急性血行播散型肺结核。该病影像学表现为两肺分布均匀、大小一致、密度一致的粟粒样阴影，直径约 2~3mm，且缺乏尘肺的纤维化和网状阴影，可累及胸膜下，与炭黑尘肺出现肺小叶间隔增厚且以近肺门处分布的影像学征象不同。

2. **结节病**　结节病是一种以非干酪性肉芽肿为病理特征的可累及全身多脏器多系统的疾病，最常累及肺部，多表现为肺部及全身浅表淋巴结肿大，好发于青年群体。Kveim 试验阳性是结节病的重要辅助诊断。

CT 图像表现为粟粒状或结节状散在分布病灶，以沿支气管血管束走行分布为主，多伴有纵隔或肺门淋巴结肿大。二期结节病可见纵隔、两肺门淋巴结对称性肿大，伴有肺部浸润性病变，但肿大的淋巴结较炭黑尘肺出现钙化的概率低；三期结节病可见弥漫性的肺部病变,但无肺门淋巴结肿大,较炭黑尘肺难以鉴别,需要紧密结合患者的职业病接触史。

(史景云 张 里)

第五节 石棉沉着病

【概述】

石棉沉着病(asbestosis)又称石棉肺,是一种在生产环境中长期吸入石棉粉尘引起的以肺组织纤维化为主要改变的疾病。该病主要见于从事石棉矿开采、石棉制品作业及建筑业、造船业等行业的工人,少数也可见于居住在产生石棉粉尘的厂矿附近的居民中。在现代社会中,随着石棉产品的广泛应用,吸入石棉粉尘对公共健康产生重要影响,特别是石棉粉尘引起的肺纤维化可继发恶性肿瘤,更增加了它的危害性,已引起了广泛的关注。

石棉沉着病的发病机制至今尚不清楚,目前主要有纤维机械刺激学说和细胞毒性学说。前者认为石棉纤维具有纤维性、多丝结构和坚韧性等物理特性,不仅可机械损伤和穿透呼吸性细支气管、肺泡壁,侵入肺间质引起纤维化病变,而且可穿透脏层胸膜,进入胸腔引起胸膜病变,即胸膜斑、胸膜渗出及胸膜间皮瘤;后者认为石棉纤维具有细胞毒性,当石棉纤维与细胞膜接触后,其表面的镁离子及其正电荷与巨噬细胞膜性结构相互作用,导致膜上的糖蛋白,尤其是唾液酸基团丧失活性,形成离子通道,使钠钾泵功能失调,细胞膜通透性增高,并释放溶酶体酶,导致巨噬细胞肿胀、崩解,从而引起肺组织纤维化。

长期吸入石棉粉尘后引起的肺部改变主要是肺间质纤维化(石棉沉着病)、圆形肺不张、良性纤维性肿块和肺内纤维带;胸膜改变包括胸膜斑、弥漫性胸膜肥厚、石棉性胸腔积液;并以胸膜病变最常见。

【临床表现】

(1)石棉沉着病起病多较隐匿,常于接触石棉粉尘7~10年后发病(但也有少数患者在接触粉尘后1年左右而出现症状)。石棉沉着病的典型症状多为缓慢出现、逐渐加重的呼吸困难,早期以劳力性为主,为活动后气短,严重程度与接触粉尘时间和浓度有关。

(2)症状一般以干咳为主,胸痛往往较轻(常为背部或胸骨后钝痛),咯血则较为少见(若合并肿瘤可发生咯血),合并感染时可有发热、咳脓痰。某些严重吸烟者咳嗽往往较重,且伴有黏液痰。

(3)早期体格检查常无异常发现,吸气时可听到两肺基底部捻发音或干、湿啰音,偶有胸膜摩擦音。约75%的晚期患者可有杵状指/趾,可伴有发绀、肺源性心脏病等表现。石棉沉着病患者易并发呼吸道感染、自发性气胸等,约10%的患者可合并肺结核,发病率较硅沉着病为低,且病情进展缓慢。

【实验室检查】

(1)肺功能检查:早期出现弥散功能障碍,常以限制性通气功能障碍为主,患者 FVC、FEV$_1$、MV 均减低。

(2)血气分析:晚期可有 PaO$_2$ 及 SaO$_2$ 下降,P(A-a)O$_2$ 增高。

(3)痰液检查:痰液或支气管肺泡灌洗液中可查到石棉小体,对确定患者有石棉接触史很有帮助,但不能作为诊断石棉沉着病的依据。

(4)其他实验室检查:胸腔积液多为无菌的浆液性或浆液血性渗出液,血清类风湿因子、抗核抗体为阳性。

【影像学表现】

1. X 线胸片表现 石棉沉着病的初期改变主要是网状、囊状或细线状影(称之为不规则小阴影),X线胸片上多表现为肺透亮度不均匀增高,且早期多见于中、下肺野的内、中带,当病变进展时,不规则小阴影从下肺野逐渐向中、上肺野进展,两肺满布不规则类圆形影,最后进展为粗糙的蜂窝状改变。因此,一般主要根据网状纹理增多的范围和程度来进行分期:

可疑病例或观察对象:仅在一侧或两侧下肺野有轻度网影增多。

(1)Ⅰ期:网状影占双侧下肺野的大部分,甚至有少量波及中肺野;

(2)Ⅱ期:网状影占中、下肺野的大部分,且较显著;

(3)Ⅲ期:网状影累及上、中、下各肺野。

(注:肺门改变一般较轻,少数病例可见肺门增大、增密或结构不清)

(4)胸膜改变很常见,一般早期即可出现,主要以侧胸膜增厚粘连、肺尖胸膜帽、肋膈角模糊、叶间胸膜增厚和胸膜斑等形式出现,且常伴有钙化斑(图19-5-1A),同时双侧胸腔内常反复出现渗出性胸腔积液。

一般在病变后期,肺门周围的广泛类圆形阴影与肺门和心脏阴影连接在一起,加上胸膜和心包膜的粘连导致心缘模糊,形成所谓"蓬发状心影"。胸膜病变尤其是钙化斑对石棉接触所致的疾病具有特异性。

2. CT 表现 HRCT 在显示小叶间隔增厚、肺部磨玻璃影和蜂窝状改变方面具有较大优势,对检出石棉所致的肺实质和胸膜异常有较高的敏感性,特别是在观察胸膜斑块、胸膜增厚和钙化方面有更高的敏感性和特异性,它可以辨认和定量肺纤维化的程度,帮助区别是石棉所致的胸膜改变还是正常的胸膜外软组织,还可以发现与广泛肺纤维化或胸膜改变共存的大阴影,并有助于患者的随访及引导对大阴影的穿刺活检。

石棉沉着病在 HRCT 上的特征性表现包括如下。

(1) 肺间质为主的病变

1) 早期病变以小叶中心及细支气管周围纤维化为主,最先发生于后肺部和基底部,晚期可表现为胸膜下的蜂窝影。

2) 胸膜下弧线影:胸膜下方 1cm 范围内,与胸膜平行的弓线状影,一般长 1~10cm。

3) 小叶内线影和小叶间隔增厚:前者为近胸膜 1cm 处呈放射状细线影,不与胸膜面接触,后者则表现为垂直于胸膜的长 1~2cm 的短线影,以下肺常见。

4) 肺内肿块:可为叶间裂胸膜斑、球形肺不张、纤维性肿块等,叶间裂胸膜斑有固定位置,与叶间裂一致,球形肺不张与增厚的胸膜相连,呈豆形或楔状,和邻近血管相连而形成彗星尾状。

(2) 肺实质为主的病变

1) 磨玻璃影:不常见,与轻度肺泡壁和小叶间隔的纤维化或水肿有关(图 19-5-2B)。

2) 肺实质纤维带:为长 2~5cm 线状影(图 19-5-1D),常见于伴有胸膜增厚的患者,与胸膜相连并伸入肺实质内,常见于肺底。

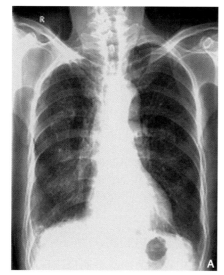
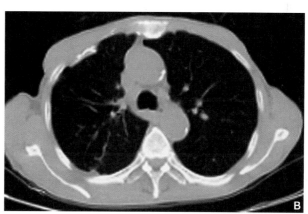
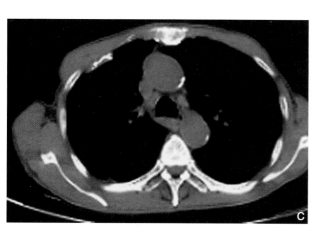
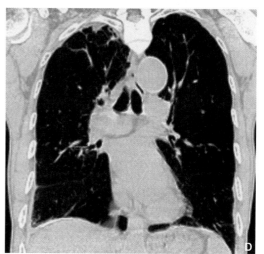

图 19-5-1 石棉沉着病 I 期

男性,88 岁,石棉厂工人 26 年。后前位胸部正位片(A)显示双肺呈过度充气状态改变,伴少许条索影,右侧胸膜增厚、粘连,局部伴钙化。胸部 CT 平扫肺窗(B)显示双肺局限性肺气肿,胸膜下部小叶间隔增厚,双肺少许斑点、微结节影;纵隔窗(C)显示纵隔淋巴结增大,双侧胸膜增厚粘连,伴钙化影;冠状位肺窗(D)显示病灶以两肺上叶尖后段及下叶背段分布为主

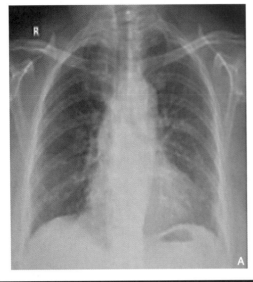
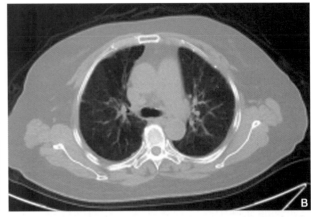
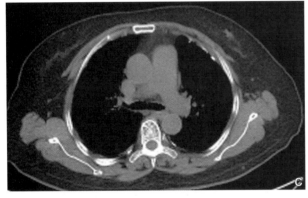
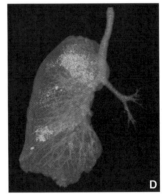
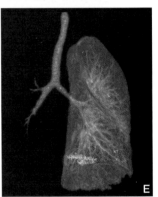

图 19-5-2　石棉沉着病Ⅱ期

男性,55 岁,纺纱工、松绳工,36 年。后前位胸部正位片(A)显示双肺散斑片状磨玻璃影及条索状影,双侧胸膜增厚、粘连伴钙化灶,双肺中上野气肿。胸部 CT 平扫肺窗(B)显示双肺肺内间质性改变伴气肿,双肺散在粟粒结节影,局部胸膜下线影,纵隔窗(C)见纵隔淋巴结肿大伴钙化,双侧胸膜增厚、粘连,伴胸膜斑形成。VR 重建(D、E)可以协助临床医师更直观地观察病灶在肺内的分布情况

(3) 胸膜病变

1) 胸膜斑:是石棉沉着病的特征性改变之一,比较常见,为散在局灶性胸膜增厚,其内缘光滑或不规整,可有钙化(图 19-5-1B、C),其好发部位依次为侧胸壁(第 6~9 肋间最多)、横膈、前后胸壁和纵隔的各个壁层胸膜,单侧出现侧胸壁胸膜斑同样具有诊断价值。

2) 弥漫性胸膜增厚:形成连续片状(图 19-5-2C),通常厚而不规则,常见于侧胸壁。

3) 可并发间皮瘤,部分可恶性变。

【诊断依据】

1. **诊断标准**　参照国家标准或者本章第一节中的描述。

痰与支气管肺泡灌洗液(BALF)中检出石棉小体,有助于石棉沉着病的诊断。

2. **石棉尘肺的 CT 征象**

(1) 以间质纤维改变的类圆形阴影为主。

(2) 多在两肺中、下部的肺底、肺门附近可见

1mm 大小的颗粒阴影。

(3) 肺门周围的广泛类圆形阴影与肺门和心脏阴影连接一起,加上胸膜和心包膜的粘连,其状似所谓的蓬发状心影。

(4) 可发生弥漫性胸膜增厚、局限性胸膜斑形成(胸膜斑是指除肺尖部和肋膈角区以外的厚度大于 5mm 的局限性胸膜增厚,或局限性钙化胸膜斑块)等。

【鉴别诊断】

1. **肺间质性改变**　石棉沉着病的肺内病变主要是以线状及网状影为主,因此需要与特发性间质纤维化、放射性肺炎和纤维化、胶原血管疾病、铝尘肺、硬金属尘肺、药源性肺病、终末期肺病等进行鉴别。以上病变患者均无石棉接触史;特发性间质纤维化以肺间质性病变损害为主,急性发作期可伴有大片不规则状磨玻璃影;放射性肺炎和纤维化有放射治疗病史,肺内病变与放射照射野一致;胶原血管疾病可有相应的血液免疫学异常、多有全身系统病

变及损害的临床和影像学表现;药源性肺病有肺损伤药物使用史,部分停药后肺内阴影短期消失;铝尘肺、硬金属尘肺有相应的粉尘吸入史,胸膜斑少见;终末期肺有慢性浸润性疾病的病史。

2. **胸膜增厚、钙化** 胸膜斑则应与胸膜转移瘤、恶性胸膜间皮瘤等肿瘤进行鉴别。胸膜间皮瘤发生于壁层胸膜,多有明显的胸痛等症状,多累及同侧胸膜、肺、心包、纵隔及淋巴结。CT 可显示胸膜增厚伴不规则的结节状内缘,同时伴有渗出性胸腔积液,特别是针对有石棉接触史的患者,应该首先考虑恶性胸膜间皮瘤。有研究认为,CT 上可见多个独立分布的小结节状阴影时,则应考虑胸膜转移性肿瘤可能性较大;而弥漫性胸膜增厚伴连续驼峰状大结节时,则应考虑恶性胸膜间皮瘤的可能性较大。

（史景云 武士兴）

第六节 滑石尘肺

【概述】

滑石尘肺(talcosis)是由长期吸入滑石粉尘而引起肺部弥漫性纤维化疾病,属于硅酸盐类尘肺。滑石是一种次生矿物,由含镁的硅酸盐和碳酸盐蚀变而成。滑石分两种:呈叶片状或颗粒状的较纯净的滑石;含不等量的石棉、直闪石、透闪石的纤维滑石。两者可引起不同的病理、临床和胸部 X 射线改变。含有透闪石的纤维状滑石对人健康危害更大。滑石尘肺的病理改变包括三种:结节型病变、弥漫性间质纤维化和异物性肉芽肿。滑石尘肺的结节不像硅沉着病结节那样典型。在肺内可以找到"石棉小体",胸膜有局限性增生,即胸膜斑(亦称"滑石斑")。

矿石的开采、加工、贮存、运输和使用;滑石粉加工、耐火材料、造纸、橡胶、纺织、陶瓷、医药、农药的载体、油漆、化妆品、雕刻、薄膜的生产等工业制造;以及日常生活接触,如各种香粉、爽身粉的使用、某些食品的保存等,均有机会接触。

滑石尘肺发病工龄一般在 10 年以上,多在 20~30 年之间。滑石粉尘致病能力相对较低,脱离接触粉尘后病变有可能停止进展或进展缓慢,也有个别病例进展较快。据我国滑石粉尘作业工人肺癌的流行病学研究结果表明,滑石工人肺癌与接触滑石粉尘有一定强度的联系。但滑石致癌仍是目前尚有争议的问题,有待进一步深入研究。

【临床表现】

(1) 滑石尘肺病患者的临床表现主要是以呼吸系统症状为主的咳嗽、咳痰、胸痛、呼吸困难四大症状。滑石尘肺呼吸道症状较硅沉着病、石棉沉着病为轻,一般病变进展慢,预后较好。含有透闪石等的纤维状滑石粉尘对肺功能危害大,接触的滑石中含有石棉的滑石尘肺病变进展较快,有严重并发症者则加剧病变的进展。

(2) 早期滑石尘肺病患者一般无体征,晚期患者检查可见桶状胸,呼吸音变低,合并肺心病心力衰竭者可见心力衰竭的各种临床表现。

【实验室检查】

(1) 尘肺病合并慢性呼吸道感染时白细胞往往并无明显的升高。痰液的结核菌检查对是否合并结核及治疗具有重要意义。大块状纤维化需要和合并肺癌鉴别时痰液的细胞学检查是有帮助的。

(2) 肺功能检查:对了解患者的肺功能代偿状况,评价劳动能力和致残程度是非常重要的依据。

【影像学表现】

滑石尘肺的 X 线表现与滑石的组成有密切关系。暴露较纯净的滑石粉尘,X 线和 CT 表现多以混合型小阴影为主,即在不规则小阴影的基础上有散在的圆形小阴影。不规则小阴影以阴影宽径最大不超过 1.5mm 以及阴影宽径在 1.5~3mm 之间的两类不规则影混杂分布多见,圆形小阴影早期在两肺中下肺区有散在的 1~2mm 圆形小阴影,少数病例可出现 3mm 以上的圆形小阴影,阴影密度较淡,轮廓清楚(图 19-6-1)。

部分病例 X 线和 CT 表现以不规则小阴影为主(图 19-6-2),类似石棉沉着病。还可以发生纤维化病变等(图 19-6-3)。

晚期病变可蔓延到两肺上区,小阴影密度增多(图 19-6-2),并可出现大斑片状阴影(图 19-6-4)。滑石尘肺的大阴影可为典型"八"字形出现于两肺上区,亦有个别病例,大阴影呈单个并出现在肺下区。在侧胸壁、膈肌、纵隔旁可见到呈条状或片块状钙化,长约 1~3cm 即为滑石斑。

接触含透闪石的滑石矿工中有 6.3% 出现滑石斑,而不接触含透闪石滑石的滑石尘肺患者未见有滑石斑。滑石斑的发生可能与接触石棉者的胸膜斑的发生机制相似,是由于纤维状矿物所致。

【诊断依据】

1. **诊断标准** 参照国家标准或者本章第一节中的描述。

2. **滑石尘肺的 CT 征象**

(1) 小叶中心和胸膜下小结节。

(2) 含局灶性高密度区的融合团块。

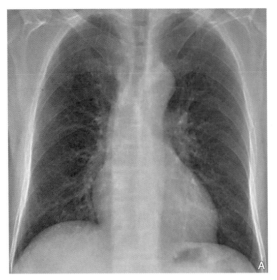

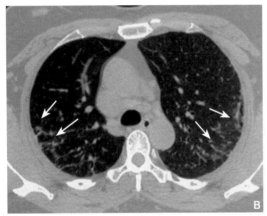

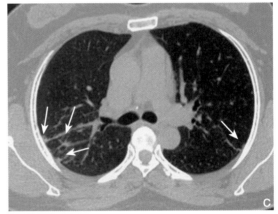

图 19-6-1 滑石肺 I 期

女性,49 岁,加料 4 年,成缆 1.5 年。后前位胸部正位片(A)显示肺内多发不规则或圆形微小阴影,以两肺上中野分布为主。胸部 CT 平扫主动脉窗平面(B)及气管隆嵴层面(C)示双肺弥漫分布的微结节,主要位于上叶背侧,结节边界清晰,呈小叶中心及胸膜下分布(箭)

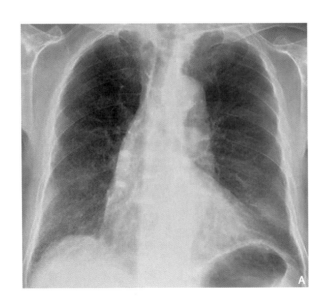

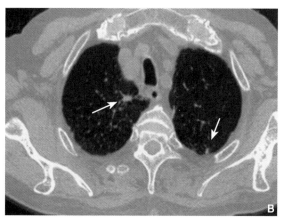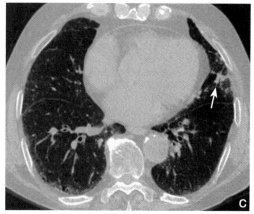

图 19-6-2　滑石尘肺Ⅱ期

男性,84 岁,磨粉工 10 年,搬运工 2 年。后前位胸部正位片(A)显示肺内多发不规则形微小阴影,呈两肺野弥漫分布;胸部 CT 平扫主动脉弓上平面(B)及左心房平面(C)示见呈小叶中心及胸膜下分布的微结节及小结节灶(箭),并见小叶中心型肺气肿背景

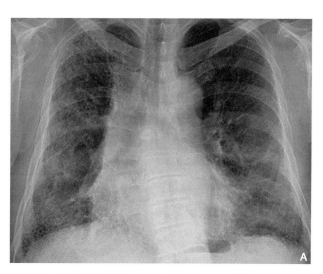

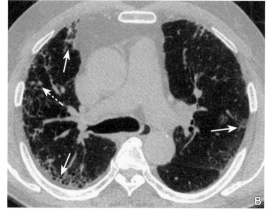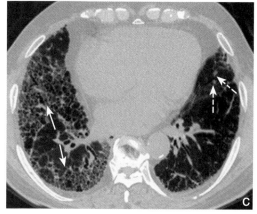

图 19-6-3　滑石尘肺Ⅱ期

男性,84 岁,滑石粉包装 15 年。后前位胸部正位片(A)显示肺内混合分布不规则微、小阴影,呈两肺弥漫分布。胸部 CT 平扫右主支气管平面(B)及左右房室平面(C)见双侧肺内以下叶为主广泛网格状影伴少许磨玻璃影,呈蜂窝样改变(实箭),并见少许小叶中心型小结节(虚箭)

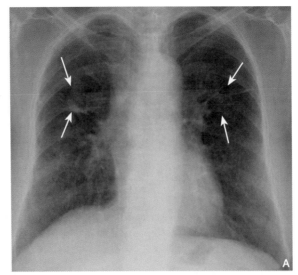

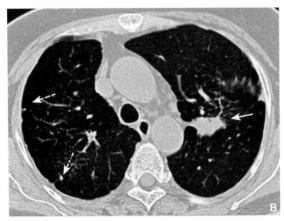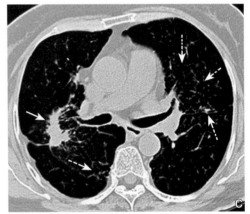

图 19-6-4　滑石肺Ⅲ期

女性,72 岁,加工平尺 20 年。后前位胸部正位片(A)显示双上肺野大阴影(>2cm)(实箭),余肺野弥漫不规则微小阴影。胸部 CT 平扫主动脉窗平面(B)及右肺动脉层面(C)示双肺上叶块状融合病灶(实箭)伴双肺上叶部分收缩,双肺弥漫小叶中心性小结节(虚箭)

（3）滑石石棉沉着病中的网格结节类似于石棉沉着病。

（4）含滑石沉积物的局灶性高密度区的肿大淋巴结。

（5）静脉注射滑石病见下叶全小叶型肺气肿。

【鉴别诊断】

该病主要鉴别诊断是以可导致基底部的网状改变为主的其他疾病,如特发性肺间质纤维化,其无矿物粉尘的接触史是与尘肺鉴别的关键。其他鉴别有:肺癌、其他感染性和非感染性肉芽肿性病变。

1. **肺结核**　本病患者常见低热、盗汗等临床症状,浸润型肺结核灶具有多种形态病灶并存特点,病灶周边可出现卫星灶,好发于上叶尖后段,下叶背段,治疗后动态变化都较迅速。而尘肺大阴影早期大都呈对称性分布于肺的外带,周边有肺气肿背景,动态变化极为缓慢,逐渐密实、向心性收缩等表现与结核不同。

2. **肺癌**　周围型肺癌需和Ⅲ期尘肺中的大阴影区别,肺癌中的肿块多为单个,肿块内钙化少见。尘肺大阴影的病例肺内大多有Ⅰ期或Ⅱ期尘肺小阴影,大阴影多为两侧性,位于两上肺后部较多,周围肺部可有瘢痕旁型肺气肿,随访中可见大阴影逐渐向肺门部移动。

3. **结节病**　结节病肺内病变通常伴有肺门淋巴结肿大且可自行消退。除胸部 X 射线改变外,可有浅表淋巴结(颈部、腋下)肿大、肝脾肿大或皮肤及眼部损害。血清 ACE 增高,Kveim 试验阳性而结核菌素试验阴性对确诊本病的帮助很大。皮质激素治疗的满意效果也是重要的佐证。

4. **特发性肺间质纤维化**　本病无矿物粉尘的接触史是与尘肺鉴别的关键,在肺部 X 射线征象方面则不具备特征性,与尘肺的 X 射线表现较难鉴别。鉴别困难则应选择进行纤维支气管镜肺活检或 CT 引导下经皮穿刺肺活检或开胸进行肺活检以获取标本,进行病理鉴定,如证实具有胶原结节,则可最终明确尘肺诊断。

5. 外源性过敏性肺泡炎 外源性过敏性肺泡炎(extrinsic allergic alveolitis,EAA)急性病例肺内小结节阴影,可经4~6周后逐渐消失,慢性病例产生肺纤维化改变,与尘肺病的 X 射线改变较难鉴别。发病前有有机粉尘接触史,起病时有发热喘息性支气管炎表现则有利于本病的诊断。血清检查证实有特异性抗体为确诊本病的有力佐证。

（史景云　孙春轶）

第七节　水泥尘肺

【概述】

水泥尘肺(cement pneumoconiosis)是由于长期吸入水泥粉尘引起的肺部弥漫性纤维化的一种疾病,属于硅酸盐类尘肺。

水泥为人工合成的无定型硅酸盐,主要原料为石灰石,尚有黏土、高炉矿渣和石膏等。水泥生产大致分为原料开采、生料制备、熟料煅烧、水泥制成和水泥装运5道工序,这5道工序都可造成粉尘污染,均可接触可吸入性水泥粉尘而罹患水泥尘肺,尤其是生料破碎和原料配料过程中产生的粉尘含游离二氧化硅可达 10.0% 以上。由于水泥生产工艺复杂,接尘工人在生产的不同工艺阶段所接触的粉尘成分不尽相同,水泥尘肺的发生与水泥的化学成分、粉尘的浓度、工种、工龄和个体因素等均有着密切关系。

水泥尘肺的发病机制尚不明确,大多认为小气道是水泥粉尘首先累及的部位,随着病程进展,逐渐出现大气道的改变;病理改变主要包括尘斑、灶周肺气肿、间质轻度纤维化、尘性慢性支气管炎、支气管扩张等,以细支气管以下部分最为显著,其正常结构几乎完全消失,而被结缔组织所代替,常见粉尘纤维灶与管壁紧密相连。

水泥尘肺的发病率低,发病工龄较长,病情进展缓慢。一般发病工龄在 20 年以上,有文献报道个别发病工龄可短至 6 年而诊断为水泥尘肺 I 期者。水泥尘肺表现为阻塞性通气功能障碍为主的损害为特点,这种改变往往先于自觉症状和胸部 X 线表现,晚期可出现混合性通气功能障碍。

【临床表现】

水泥尘肺发病隐匿、肺部病变进展较为缓慢。临床症状及体征较硅沉着病及石棉沉着病轻微,早期即可出现肺功能的损伤是其特点,且肺功能改变比 X 射线胸片改变更早出现。水泥多为 I 期患者,II、III 期患者少见,合并肺结核、肺癌的概率也低于硅沉着病及石棉沉着病。

（1）早期,水泥尘肺的临床症状主要表现是以气短为主的呼吸系统症状,平时可出现轻微气促,活动、疾走或爬楼梯时加重;随着病情进展可出现喘息,并伴有咳嗽症状,多为间断性干咳,很少出现干湿性啰音,其他症状包括咳痰、咯血、胸痛等。

（2）疾病晚期,则出现呼吸困难。如并发呼吸道感染、结核等时可出现咳嗽、咳痰加重、午后低热及盗汗等症状,胸部可听到呼吸音粗糙、干湿性啰音;除呼吸道症状外,尚可出现全乏力、食欲缺乏、盗汗、失眠等全身症状。

（3）水泥尘肺患者由于长期接触生产性尘,使呼吸系统的防御功能受到损害,患者抵抗力明显降低,可出现如下并发症:

1）呼吸系统感染:主要是肺内感染,这是水泥尘肺患者最常见的并发症。

2）自发性气胸:较少见,为肺组织和脏层胸膜破裂,空气进入胸膜形成气胸。

3）肺结核、肺癌:少见,主要见于硅沉着病及石棉沉着病患者。

4）慢性肺源性心脏病:见于部分晚期患者,这是因为慢性支气管炎使气道狭窄,通气阻力增加,产生阻塞性肺气肿,肺动脉压升高,而致慢性肺心病。

【实验室检查】

（1）患者血、尿等常规检查多正常,血清学检查等缺乏特异性。

（2）肺功能测定:早期通气功能正常,中、晚期有弥散功能降低,不同程度的限制性或阻塞性通气障碍,FEV_1/FVC 比率降低。粉尘暴露与肺功能指数下降之间存在剂量-反应关系,并且随着年龄的增加,肺功能异常率也相应增高。

（3）血气分析:早期可有 PaO_2 降低,FeNO 水平略有增加;晚期随着低氧血症加重,则伴有高碳酸血症。

（4）痰检:水泥生产工人中痰中性粒细胞百分比显著增高。中性粒细胞的百分比升高对应于痰中 IL-1β 水平的增加。

（5）支气管镜检查及肺组织活检:支气管镜可以直接观察到气管内的情况,同时在检查过程中,可以进行肺泡灌洗。肺组织活检是诊断水泥尘肺的"金标准"。

【影像学表现】

1. X 线表现

（1）尘肺早期,胸部 X 线表现为直径 1.5~

3.0mm 的粟粒结节灶(图 19-7-1A、图 19-7-2A),密度较淡,分布于中下肺野为主,多数只分布于 1~2 个肺区;随着疾病发展,病灶数量增多,出现 3.0~ 10.0mm 小结节影,形态不整,边缘轮廓不清,并出现粗细、长短和形态不一的致密交叉网状阴影,两者可混合存在;个别病例可出现典型的如"八"字形的融合病灶,外侧有气肿带。

(2)尘肺中晚期,肺纹理增多,结节数量逐渐增

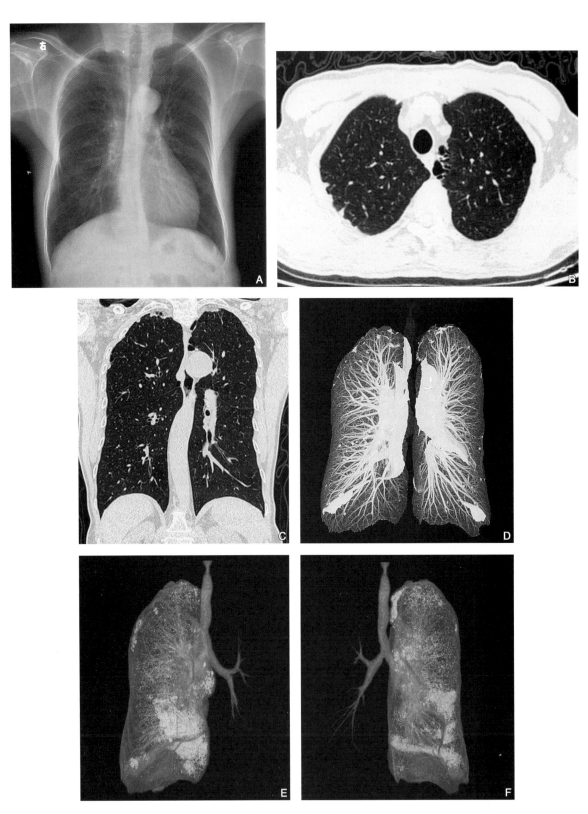

图 19-7-1　水泥尘肺 I 期

男性,67 岁,水泥厂球磨工,接触水泥粉尘 21 年,粉尘浓度大,防护措施差。胸片(A)示两上肺少许斑点、条索影;CT 轴位(B)及冠状位(C)肺窗显示胸膜下结节影及局限性肺气肿改变,病灶显示显著优于胸片;、MIP(D)及 VR(E、F) 后处理可更直观地显示病灶在肺内的分布情况

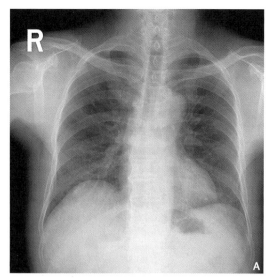

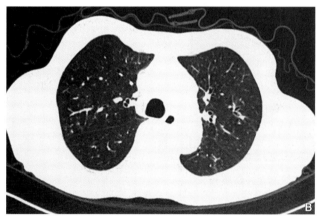 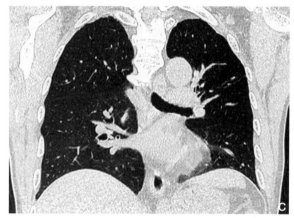

图 19-7-2　水泥尘肺 Ⅰ 期

男性,75 岁,混凝土工,接触水泥粉尘 10 年,工作环境不佳,粉尘浓度大。胸片(A)示两肺纹理稍增多;CT 轴位(B)及冠状位(C)肺窗显示左肺上叶支气管扩张,双肺少许小斑片影

多、增大,直径多大于 1.0cm,病变可发展到肺上野累及全肺,结节融合成团,并出现肺门肿大淋巴结影;Ⅲ期水泥尘肺易合并肺气肿、肺部感染、支气管扩张、结核等则可出现相应的影像学表现。水泥尘肺形成大块纤维化者较少见,肺部纤维化病变进展比较缓慢。

2. CT 表现

(1) 目前我国尘肺诊断仍然用 X 线胸片作为主要手段,而 CT 不仅能够清晰地显示病灶的位置、形态、大小及密度,通过 MPR 重建图像还可以反映更多细节信息。

(2) 水泥尘肺早期,CT 表现主要为双肺下叶粟粒结节及少许网格、条索影,可合并灶周肺气肿及支气管扩张表现(图 19-7-1、图 19-7-2);随着疾病进展,结节数量增多、增大,形态不规则,大小不一,部分可融合成团,伴纵隔淋巴结肿大,少数病例可合并肺结核(图 19-7-3)、肺癌等,进展成肺纤维化者少见。

(3) HRCT 发展应用,其对肺内弥漫小结节的形态、大小、密集度、弥漫性肺气肿、肺间质纤维化、淋巴结肿大与钙化及胸膜改变的显示能力明显优于 X 线片和常规 CT。此外,宝石能谱 CT 的应用可以定量评价肺组织内 SiO_2 沉积量。

【诊断依据】

1. 诊断标准　参照国家标准或者本章第一节中的描述。

2. 水泥尘肺的 CT 征象

(1) 以不规则粟粒影为主,类圆形,密度较低,直径 1~2mm,边缘不锐利。

(2) 病变分布稀疏,集中于中、下肺野。

(3) 个别病例可出现典型的如"八"字形的融合病灶,外侧有气肿带。

【鉴别诊断】

煤工尘肺需要与血行播散型肺结核病、浸润性肺结核、结节病等疾病进行鉴别。

1. 血行播散型肺结核　急性血行播散型肺结

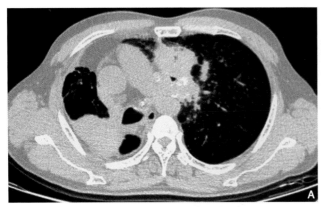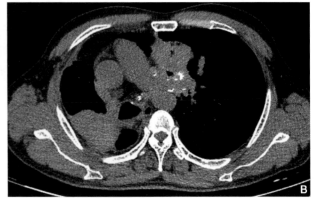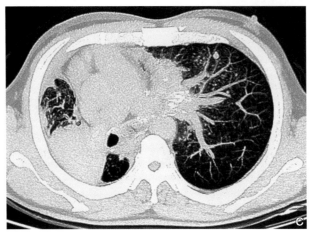

图 19-7-3　水泥尘肺Ⅲ期合并结核

男性,51 岁,水泥装卸工、包装工。胸部 CT 肺窗(A)见双肺粟粒结节及肿块影,肿块见融合改变,分布不均匀;同层纵隔窗(B)见纵隔肺门淋巴结肿大,伴钙化;MIP 重建(C)可更直观显示病灶分布及累及范围

核起病急并有严重结核中毒症状和呼吸道症状。影像表现为结节大小、密度、分布均匀。亚急性或慢性血行播散型肺结核则为"三不均匀",病灶分布呈上肺部较多并有向中下肺野逐渐减少现象。水泥尘肺病情缓慢,全身症状轻微。所形成的粟粒结节多沿支气管分布,呈现下肺部、中内带较多,向中上肺野、外带逐渐减少趋势。

2. **浸润型肺结核**　浸润型肺结核(infiltrating tuberculosis)多见于两肺上叶尖后段及下叶背段,病灶呈斑片、结节影,直径多小于 3cm,有胸膜粘连,可伴多发不规则空洞。水泥尘肺Ⅲ期可见大阴影形成,病灶多见于肺外带,形态不规则,周边伴有肺气肿,空洞多呈单发,直径小,厚壁,病变相对单一。

3. **结节病**　结节病早期表现为纵隔肺门对称性肿大淋巴结,伴或不伴肺内浸润影,晚期呈肺弥漫性纤维化改变,可见广泛网状、点片状或结节状阴影,结节病易累及全身淋巴结,可侵犯骨骼。水泥尘肺患者多表现为双下肺粟粒结节,无纵隔肺门对称性肿大淋巴结,晚期患者合并肺纤维化者少见,全身淋巴结及骨骼系统不受累。

（史景云　杨　星）

第八节　云母尘肺

【概述】

云母尘肺(mica pneumoconiosis)是长期吸入云母粉尘引起的以弥漫性肺间质纤维化为主要病变的职业病。云母为含钾、铝、铁等氧化物的天然硅酸盐呈层状结构的矿物,含有约 45% 结合型 SiO_2,云母在地质结构上,通常是夹杂在石英、长石之中,矿山井下粉尘为含云母与石英的混合性粉尘。

该病主要为弥漫性肺间质纤维化,表现为肺泡间隔、血管及支气管周围结缔组织增生和卡他性脱屑性支气管炎,可伴支气管扩张和局限性肺气肿。在血管、支气管周围云母尘聚集的部位,可见轮廓不清的细胞粉尘灶,并可见到呈片状、棒状或丝状的云母小体。在气管分叉和支气管淋巴结内也可见大量云母粉尘灶,并有明显的纤维灶和透明性变。云母尘肺的结节不如矽结节明显,早期为颗粒状阴影,大都在 1mm 以下,疏散地分布于两肺中、下野,右肺多于左肺,胸膜改变亦不如石棉沉着病明显。

【临床表现】

云母尘肺的症状与其他尘肺类似,主要包括:

(1) 呼吸困难:随肺组织纤维化程度的加重,有效呼吸面积减少,通气/血流比例失调,呼吸困难也逐渐加重。合并症的发生可明显加重呼吸困难的程度和发展速度。

(2) 咳嗽:粉尘对上呼吸道有刺激作用,可有鼻腔干燥、鼻塞、干咳症状,多数工人患有肥厚性鼻炎、咽峡炎、慢性支气管炎等呼吸道疾患均可导致咳嗽。

(3) 咳痰:由于呼吸道系统对粉尘的清除导致分泌物增多,一般咳痰量不多,如合并肺内感染及慢性支气管炎,痰量则明显增多,痰呈黄色黏稠状或块状,常不易咳出。

(4) 胸痛或胸闷:胸痛的部分原因可能是纤维化病变的牵扯作用,特别是有胸膜纤维化及胸膜增厚的患者。胸痛和尘肺临床表现多无相关或平行关系,部位不一,且常有变化,多为局限性。一般为隐痛,也可有胀痛、针刺样痛等。上述症状虽较多见,但多不严重。

【实验室检查】

(1) 肺功能检查:云母尘肺主要病理为弥漫性肺间质纤维化,肺功能以限制性通气功能障碍和气体交换障碍为特征。限制性通气功能障碍表现为肺容量包括肺总量(TLC)、肺活量(VC)和残气量(RV)均减少,肺顺应性降低,一秒钟用力呼气容积/用力肺活量(FEV_1/FVC)正常或增加。气体交换障碍表现为一氧化碳弥散量减少,(静息或运动时)肺泡-动脉氧分压差增加和低氧血症。

(2) 纤维支气管镜检查:支气管镜检查见支气管黏膜红肿。经纤支镜灌洗检查可发现灌洗液中包含云母粉尘、巨噬细胞、炎症因子、成纤维细胞生长因子和蛋白等。经纤支镜活检可在肺泡内、呼吸性细支气管周围、血管或区域性淋巴组织内及小叶间隔见粉尘沉积,肺泡间隔增宽,纤维组织增生等改变。支气管镜检查及 BALF 的分析对病情的活动情况、治疗效果评价均有一定的参考价值,矿物颗粒及云母小体的检出对确定诊断十分有用。

(3) 血气分析:早期虽已有间质纤维化但由于肺泡生理功能的自我调节,尚未引起明显的通气换气功能障碍,随着间质纤维化的进展最终产生明显的氧分压的降低。

【影像学表现】

1. X 线表现 云母开采工接触粉尘中游离 SiO_2 含量较高,表现为肺门结构密度增加,肺纹理增粗、扭曲、呈网状结构,网状背景下稀疏地分布有密度较低边缘模糊的圆形小阴影,多位于中外带,I 期小阴影形态以圆形斑点影为主,密集度增高,达 II 期时圆形粟粒结节影逐渐占优势,后与硅沉着病相似;云母加工行业接触的粉尘中游离 SiO_2 含量较少,X 线表现以不规则小阴影为主,形成缓慢,发病率低,不规则形小阴影以不规则小斑点影占多数,不规则粟粒结节影较少,密度浅淡。当小阴影出现融合趋势时,密度低,边缘模糊。

2. CT 表现 主要的表现如下。

(1) 小结节:边界清晰的直径 2~5mm 的小结节病变弥漫分布于全肺。

(2) 小叶间隔增厚:增厚的小叶间隔长约 1~2cm,伸向胸膜面,多数呈不规则增厚,粗细多不一致,部分呈均匀性增厚或呈结节状间隔。

(3) 肺内大阴影:直径超过 10mm 的阴影,多为类圆形或不规则块影,常见于双肺上中野之后部。

(4) 肺气肿:分为小叶中心型肺气肿、全小叶型肺气肿、间隔旁型肺气肿和瘢痕旁型肺气肿,云母加工尘肺中少见。

【诊断依据】

1. 诊断标准 参照国家标准或者本章第一节中的描述。

2. 云母尘肺的 CT 征象

(1) 肺内多发小结节影,与组织病理学上肺泡内巨噬细胞和多核巨细胞聚集相对应。

(2) 肺小叶间隔增厚,网状改变表现,与组织病理学上间质纤维化区相对应。

【鉴别诊断】

云母尘肺需要与粟粒性肺结核、结节病、特发性肺纤维化等疾病鉴别。

1. 粟粒型肺结核 粟粒型肺结核是由于大量的结核分枝杆菌一次侵入机体,沿血行(血液循环)进入肺内而形成,肺内表现为许多大小一致的粟粒状致密阴影,直径均在 1~2mm,多呈圆形、椭圆形,边界清晰,广泛而均匀地分布于两肺全肺野,粟粒阴影密集时可遮盖肺纹理,使正常的肺纹理不易辨认或因遮盖而消失,最典型的粟粒型肺结核呈现三均匀征象。

CT 表现为全肺野均匀分布,大小一致,磨玻璃征常见,边缘清楚的小结节,病变多位于中下肺野,以肺中外带及小叶实质分布。尘肺患者病变位于中上肺野,以内中带背侧及小叶中心分布为主,磨玻璃征少见。云母加工尘肺可仅表现为小结节,不易鉴别,需结合患者临床表现,体征及实验室检查等加以鉴别。

2. 结节病　结节病是一种病因不明且影响多个器官的全身性炎症性疾病。病理特点为大量巨噬细胞和 T 淋巴细胞聚集并释放多种因子导致肉芽肿形成。最常累及肺,胸片表现为两侧对称性肺门及气管旁纵隔淋巴结肿大,结节和网状结节影,病情进展可出现肺纤维化。

HRCT 可显示分布在淋巴管周围的小结节影。可见粟粒状或结节状影,以肺门或两中下肺为多,晚期呈肺弥漫性纤维化改变,可见广泛网状、点片状或结节状阴影。尘肺患者临床主要表现为咳嗽、咳痰、胸痛、呼吸困难等,无全身淋巴结肿大及骨骼表现。

3. 特发性肺纤维化　特发性肺纤维化多见于中年人,病因不明。目前认为肺泡上皮细胞损伤和异常修复是导致肺纤维化的主要机制。损伤发生后,修复过程中不能完成正常的再上皮化过程,进而导致肺泡-毛细血管损伤。这一过程诱发细胞因子产生,成纤维细胞表面表达细胞因子受体,在细胞因子作用下聚集到损伤部位并增殖而逐渐形成纤维化。影像学表现为模糊小斑片状影,网状影或条索状影,病变在下肺区比上肺区明显,晚期患者多伴有纤维化加重,范围扩大,肺动脉高压,病程相对较快。而尘肺患者有明显的职业病史,病程慢,时间长,影像表现有结节影,肺纤维化相对轻。

(史景云　王子健)

第九节　陶 工 尘 肺

【概述】

陶工尘肺(pottery pneumoconiosis)是一种因长时间参与陶瓷工业生产过程、接触大量粉尘而引起的肺部纤维化病变的职业相关性肺疾病。瓷土开采、原料粉碎、配料、制坯、成型、烘干、修坯、施釉、焙烧等各工序均可产生粉尘,不同工种所接触的粉尘性质不同,所含游离二氧化硅的量也不同。由于陶瓷主要原料是高岭土,含较少游离 SiO_2、较高含水硅酸盐,所以采矿工常主要发生硅酸盐肺。但陶瓷的制坯原釉中约含 23%~58% 的游离 SiO_2,会导致硅沉着病。由于此类工人的岗位调动频繁,可长期吸入混合性粉尘,故总称为"陶工尘肺"。

一般认为经历如下几个病理阶段:首先是长期吸入大量、高浓度粉尘可使人体防御功能失去平衡,清除功能受损,损伤呼吸道的结构,导致肺组织损伤,肺巨噬细胞被粉尘激活引起肺间质炎症;其次肺间质和上皮损伤及其过度修复造成肺成间质纤维化细胞增生和胶原沉积,造成肺组织纤维化;随着肺间质胶原增生和纤维化会导致肺循环障碍、引起的肺间质淤塞、肺血管"重塑"、肺动脉高压、肺血流减少、通气-血流失调、无效腔样通气,导致出现逐渐加重的低氧血症。

【临床表现】

(1) 陶工尘肺的不同时期临床表现不同,一般症状轻微。早期患者可有少量咳痰和轻度咳嗽,一期或二期陶工尘肺多无胸闷气喘等症状,三期及以上患者进行体力劳动或者在爬坡过程中可出现较为明显的喘憋感。

晚期患者因肺组织存在广泛的纤维化、胸膜显著增厚,从而引起肺组织弹性降低,致使肺循环的阻力增加,患者不能处于平卧状态,出现心慌、发绀以及明显的呼吸困难。

个别患者可随气候变化而存在针刺样胸痛。同时晚期患者容易并发肺结核和肺癌。

(2) 多数的陶工尘肺患者临床表现无阳性体征。

【实验室检查】

(1) 陶工尘肺合并慢性呼吸道感染时白细胞往往并无明显的升高。痰液的结核菌检查对是否合并结核及治疗具有重要鉴别意义。

(2) 肺功能检查:肺功能检查多为限制性通气障碍。对了解患者的肺功能代偿状况,评价劳动能力和致残程度是非常重要的依据。

【影像学表现】

1. X 线表现　早期肺部不规则小阴影为主,最早出现在两肺中下野,阴影细而稀疏,表现为斑点状小阴影(图 19-9-1)。中晚期不规则小阴影渐渐增粗、致密,相互交织成网状或蜂窝状,出现微结节阴影。在两肺的上半区出现许多较大密度不高、清晰度不够的小结节斑片灶(图 19-9-2)。

2. CT 表现　早期尘肺结节 CT 表现为直径小于 1.5mm 小结节(图 19-9-3),可弥漫分布于全肺,以中下肺野和肺内中带分布为主,尤其是右肺上野后部,双肺下野及外带少见。中末期尘肺结节一般表现为直径大于 1.5mm 小结节,当结节宽度大于 3mm 在其内可出现低密度区,并伴有点状、线状或块状的钙化灶(图 19-9-4)。部分病灶由于组织坏死而出现空洞及部分肺内以及纵隔内的淋巴出现增大或发生钙化而呈现蛋壳样钙化灶。

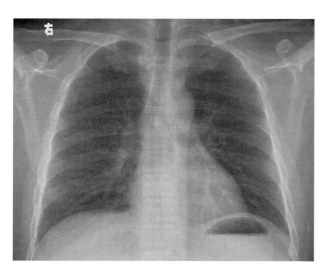

图 19-9-1　陶工尘肺

男性,43 岁,陶瓷厂工人,暴露于粉尘环境 7 年。胸部正位片显示双肺中下肺野散在粟粒结节影,边缘不清楚

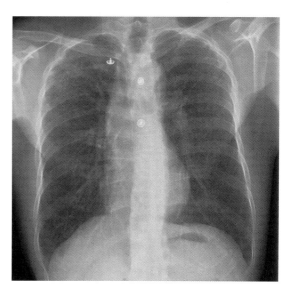

图 19-9-2　陶工尘肺

男性,53 岁,陶瓷厂工人,暴露于粉尘环境 17 年。胸部正位片显示双肺散在粟粒结节影,在两肺的上半区出现许多较大结节,大部分边缘模糊不清

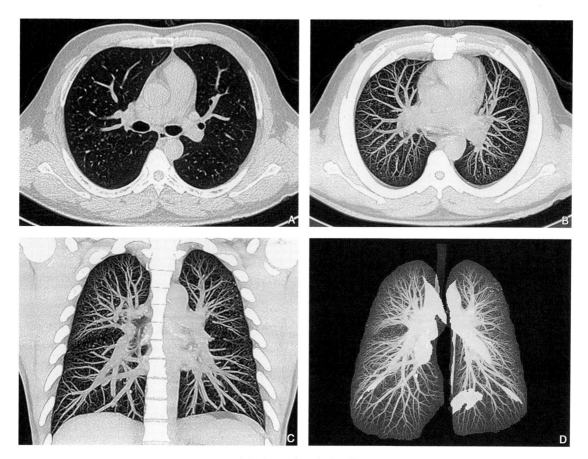

图 19-9-3　陶工尘肺 I 期

男性,43 岁,陶瓷厂工人,暴露于粉尘环境 7 年。胸部 CT 平扫横断面(A)示两肺散在分布边界清晰的粟粒结节;横断位(B)及冠状位(C)MIP 重建示结节呈小叶中心性分布;VR 重建(D)可以更直观地观察到病灶在全肺内分布、累及范围及程度

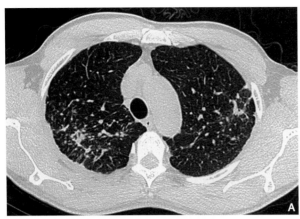
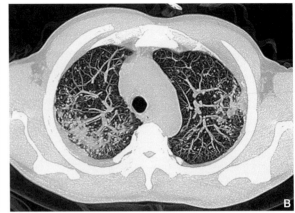
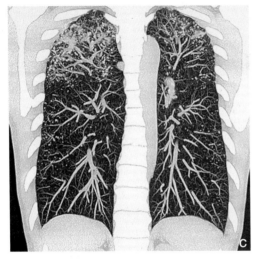
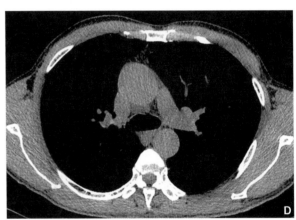

图 19-9-4 陶工尘肺 II 期

男性,53 岁,陶瓷厂工人,暴露于粉尘环境 17 年。胸部 CT 平扫横断面肺窗(A)示两肺上叶以近胸膜下为主散在结节及索条灶,边界清晰;横断面(B)及冠状面(C)MIP 重建示病灶以两肺上叶分布为主;横断面纵隔窗(D)示纵隔内未见肿大淋巴结

【诊断依据】

1. 诊断标准　参照国家标准或者本章第一节中的描述。

2. 陶工尘肺的 CT 征象

(1) 以不规则微结节为主。

(2) 随疾病进展微结节密度增高、增大、交织成网。

(3) 以两肺中下叶分布为主,病灶外侧可有气肿带。

(4) 肺门淋巴结增大伴有蛋壳样钙化。

(5) 胸膜肥厚以肺尖为主。

【鉴别诊断】

陶工尘肺需要与血行播散型肺结核病、结节病、肺转移瘤等疾病进行鉴别。

1. 肺结核　肺结核患者可有明显的结核中毒症状:发热、盗汗、消瘦、乏力等。痰浓缩涂片抗酸杆菌和痰结核分枝杆菌培养呈阳性可以确诊。该病影像学特点:粟粒性肺结核好发于中下肺野,所形成的结节在大小、分布、密度上都比较均匀,边缘清晰且多见磨玻璃影,经过抗结核治疗肺内病灶可以明显减少甚至完全消失。

2. 肺结节病　肺结节病发病多见于 20~40 岁女性。临床症状与影像学表现常不相称,肺部改变明显而临床症状轻微。实验室 Kveim 试验阳性,ACE(血管紧张素转化酶)升高,血、尿钙值增高。双肺出现粟粒状阴影,以近肺门以及中、下肺野居多,边缘较清晰,有明显的肺纹理增粗和增多征象,尤其晚期者存在广泛的纤维样变,肺结节病最典型的表现是双肺门的淋巴结对称性肿大。

3. 肺转移瘤　肺转移瘤(lung metastases)肺内有明确的原发病灶,双肺可见多发小结节影,双中下肺和周边肺野分布为主,边缘清楚,无毛玻璃征,结节主要分布于肺外周小血管网周围,且转移瘤生长速度不一,大小、密度多不均匀,部分见多发结节内小空洞。淋巴道转移者,主要表现为小叶中心"圆点"增粗,且伴小叶间隔和胸膜下间质增厚,呈结状或串珠状,粗细不一,又称"癌性淋巴管炎",而陶工尘肺很少出现间质性改变。

(史景云　赵行玙)

第十节　铝　尘　肺

【概述】

金属铝粉、氧化铝粉或铝复合物粉尘在肺内长期沉积,并引起肺组织不同程度纤维增生性改变,称为铝尘肺(aluminum pneumoconiosis)。铝尘肺是我国 12 种法定的职业性尘肺病之一。铝尘肺主要发生于铝粉的生产使用、铝电解、铝制品加工、金属铝的冶炼及研磨材料、耐火材料、电器绝缘制品等行业。

铝尘肺是比较少见的职业病,铝尘肺主要集中分布在我国有色金属工业系统中,特别发生在铝厂和铝加工厂的企业。

目前铝尘肺致肺间质纤维化具体的发病机制还不清楚。铝尘肺病理特点是非结节性弥漫性纤维化,镜下可见胸膜下及间质纤维化伴瘢痕肺气肿和含巨细胞点状肉芽肿性肺炎。

【临床表现】

(1) 临床症状:可有不同程度的自觉症状,主要有气促、咳嗽、咳痰(痰中长期含铝)、胸痛。此外,尚可有食欲缺乏、胃痛、易疲劳、失眠、体重下降等。

(2) 体征:早期患者一般缺乏体征,晚期患者或有合并症肺部感染时,肺部可有干性或湿性啰音,右心肥大或衰竭。

(3) 合并症:常见的有支气管炎、肺部感染、自发性气胸、氟骨症(电解铝工)等。

【实验室检查】

(1) 支气管肺泡灌洗液涂片检查,尘细胞标本采用显示铝的酸性搔洛铬花青法进行染色检查,显示肺内铝尘沉积。

(2) 肺功能测定,早期肺功能损伤较轻,以阻塞型或限制型通气功能障碍为主,晚期由于肺容积的缩小,以限制型或混合型通气功能障碍为主,伴有换气功能障碍。

【影像学表现】

1. X 线表现　铝尘肺早期改变多为肺纹理相互交织的鱼网状阴影,边缘模糊,两肺可见直径为 1~3mm 大小的结节状阴影,散在细网状纹理或不甚清楚的变形的血管与支气管肺纹理背景上,肺门增大密度增高(图 19-10-1)。

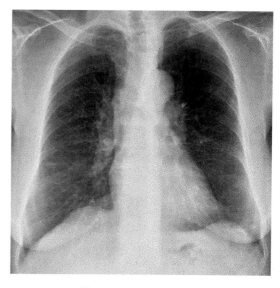

图 19-10-1　铝尘肺 I 期
女性,55 岁,10 年铝粉尘接触史,后前位胸部正位片显示两肺纹理增多、紊乱,边缘模糊,肺透光度下降,右肺门增大

随着病期进展两肺纹理逐渐改变为纱布样阴影、网格交叉模糊,密集表现于某一肺区。这种细网状纹理最先见于两肺中下野的内中带,随着病情的进展,逐渐向全肺蔓延,并可见粗网状纹理。结节多呈圆形或类圆形,密度不很高,边缘清楚,但不很锐利。结节最早出现于双肺中上野,尤其是内中带。随着病情的进展,可逐渐散布于全肺。结节有融合成团的趋势。

2. CT 表现　铝尘肺早期胸膜下和小叶间隔内的小结节,只有在 HRCT 上才能清晰显示,主要表现为两肺见弥漫分布的 2.5mm 小粟粒结节伴小叶间隔增厚,多位于两肺上叶。类似硅沉着病、非特异性间质性肺炎。HRCT 显示的分支状细线影为沿呼吸性细支气管、小血管及淋巴管周围细微铝颗粒的沉积。伴随的支气管血管束增粗、边缘毛糙、扭曲变形多表示肺间质纤维化。反映支气管血管周围肺组织纤维化及肺组织结构的破坏,是周围肺组织牵拉的结果。铝尘肺早期即可出现两肺门及纵隔淋巴结钙化(图 19-10-2)。

铝尘肺中晚期两肺纹理渐改变为粗网状纹理,并出现结节融合成大片阴影,与增粗紊乱肺纹理交织在一起,伴有胸膜增厚粘连,偶见磨玻璃样改变。病灶外侧多于内侧,背部多于前部。CT 影像可进一步观察到融合团块的形成趋势,它是由多量不规则小阴影慢慢纠集成束状或斑片状阴影,再逐渐聚集融合,中心部分越来越致密,融合成密度增高的团块影,而外周尚未完全融合的纤维条索影则显得稀疏,结构松散,密度不均匀,边缘不整齐。增生的纤维组

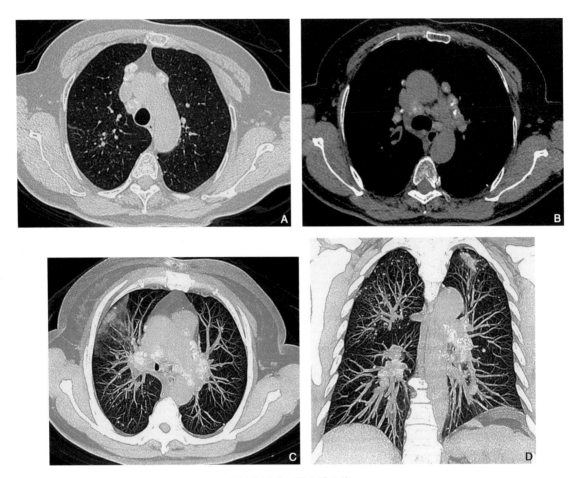

图 19-10-2 铝尘肺 I 期
女性,55 岁,10 年铝尘粉尘接触史。CT 肺窗(A)显示两肺纹理增多紊乱,伴有微小结节灶和短索条影,纵隔窗(B)显示纵隔及肺门淋巴结不同程度钙化,轴位(C)及冠状位(D)MIP 重建显示右肺上叶前段片状深处实变影,双肺尖结节较多较大

织向外延伸呈星芒状,临床上可误为恶性肿瘤的毛刺样改变。有时胸膜粘连病变,大阴影牵拉胸膜皱缩形成兔耳征(应注意与恶性病变相鉴别)。肺组织受纤维病灶或团块牵拉时,可伴有牵引性支气管扩张、肺气肿、多发肺大疱甚至组织蜂窝样改变,这是临床患者易并发自发性气胸的基础。可见纵隔和肺门多组淋巴结广泛增大和钙化,蛋壳样淋巴结钙化不多见,多为淋巴结全层钙化。目前铝尘肺结节 CT 分级是借鉴用硅沉着病结节的 CT 分级,参阅第一节。

【诊断依据】

1. **诊断标准** 参照国家标准或者本章第一节中的描述。

2. **铝尘肺的 CT 征象**

(1) 结节状、网状、伴或不伴牵拉性支气管扩张的磨玻璃影。

(2) 主要分布上肺或弥漫分布。

(3) 肺纹理的改变较突出,尤其是广泛的细网状纹理更为突出。

(4) 早期高分辨率 CT 表现为主要位于肺上叶的、结节数量不多的、边界模糊的、密度不高的、圆形的小叶中心病变。

(5) 常见肺气肿,且常导致气胸。

【鉴别诊断】

该病早期可与急性粟粒性肺结核、过敏性肺病、药物性肺病、呼吸性细支气管炎等疾病鉴别;中晚期应与含铁血黄素沉着症、结节病、肺泡微结石症等疾病相鉴别。

1. **急性血行播散型结核** 急性血行播散型结核起病急,有严重结核中毒症状和呼吸道症状痰结核分枝杆菌检查阳性,X 射线胸片上显示分布均匀,大小、密度一致的粟粒状阴影,直径约 2~3mm。与铝尘肺不同的是粟粒阴影分布更加广泛、包括肺尖区、肋膈角处均有结节阴影分布但缺乏铝尘肺的纤维化和网状结构改变。另外,X 射线的变化迅速,经抗结核治疗仅 1~2 个月即可吸收或病灶融合。

2. **过敏性肺病** 过敏性肺病多为接触有机粉尘者,如棉尘、羽绒制品等。起病多为急性或亚急性,有头痛、发热、咳嗽、胸闷、恶心、呕吐等。血清化验有特异性抗体。X 射线胸片上显示早期在中、下肺区有细小点状阴影,使肺野呈"磨玻璃"状。重者可见斑点状影。一些慢性病例表现为条索状纤维化影、蜂窝肺,两下肺代偿性肺气肿。

3. **肺泡微石症** 肺泡微石症(alveolar microlithiasis)可发生在任何年龄,无性别之分,多有家族史病程长、无症状或不明显。X 线表现为弥漫性的细小结节阴影,0.3~1mm 密度高,边缘清,形态不规则,以肺底和靠心缘区为更多肺部病灶长期无变化,胸膜可见钙化。

4. **结节病** 结节病是一种非干酪样坏死性肉芽肿疾病,年轻人多见,除肺部病变外还常伴全身浅表淋巴结肿大及肝脾肿大,皮肤、眼损害。肺门肿大淋巴结多为对称性,可自行消退。肺内病变为粟粒状或结节状影,呈散在分布,以肺门或两中下肺野为多;结节病常侵犯骨骼,表现为多发性囊肿,Kveim 试验阳性和结核菌素试验阴性(确诊有意义),激素治疗有效。

5. **肺含铁血黄素沉着症** 肺含铁血黄素沉着症分为特发性和继发性,常见于风湿性心脏病或二尖瓣狭窄。由于肺泡内反复出血,间质内含铁血黄素沉积并引起异物反应。临床表现为咳嗽、咳痰,痰中带血,肺部啰音,心力衰竭。特发性表现为中、下肺叶内带散布融合性斑点状、片状影,慢性病例出现少许纤维化影。继发于风湿性心脏病或二尖瓣狭窄者,心脏呈二尖瓣型,肺内 1~3mm 粟粒状影,密度较高,多密集于肺门附近,肺血多,肺纹理粗大,有时可见 Kerley B 线。

(史景云　张　里)

第十一节　电焊工尘肺

【概述】

电焊工尘肺(electric welder pneumoconiosis)是指长期吸入电焊烟尘所致的肺铁末沉着症(又称铁尘肺),是一种以铁元素为主的多种因素作用的"混合性尘肺"。焊接时,电焊条和金属器材在电弧高温下(3 000~6 000℃)形成灼热的冶金反应,产生大量的金属氧化物,以气溶胶状态散发到空气中,经迅速冷凝而形成电焊烟尘。

电焊烟尘是一种复杂的混合物,其主要成分为三氧化二铁,其次为二氧化锰、二氧化硅和氟化物等。电焊烟尘粒径较小,更容易沉积在下呼吸道、肺部,肺部清除率低,烟尘中包括可溶部分和不可溶部分,可溶部分可能产生氧化应激、自由基等有毒产物,不可溶部分则可引起尘肺及呼吸系统疾病。

电焊工尘肺的主要病理改变为细支气管壁及肺泡壁、血管、支气管旁肺组织有大量焊尘沉着,并形成粉尘纤维灶及灶周气肿。其病情发展缓慢,病程较长,发病工龄一般为 10~20 年,但在高浓度烟尘环境中,3~5 年即可发病。其发病快慢与焊接环境、粉尘浓度、通风状况、焊接种类和方法等有密切关系。电焊工尘肺同其他尘肺一样,治疗是以治疗和预防各种并发症为主,防止并发症会延缓疾病的进展。

【临床表现】

(1)电焊工尘肺发病缓慢,临床症状轻微,即使 CT 图像上已出现明显征象时仍可无明显自觉症状。

(2)呼吸困难是尘肺病最常见和最早发生的症状,且和病情的严重程度相关。本病患者出现呼吸困难较其他尘肺病少见,当有合并喘息性支气管炎时则表现为慢性长期的喘息,加重呼吸困难的程度。随着病程进展,特别是合并肺部感染、肺气肿或支气管扩张时,可出现胸闷、气短、咳嗽、咳痰等症状。

(3)胸痛是尘肺患者最常见的主诉症状,几乎每个患者或轻或重均有胸痛,和尘肺分期以及其他临床表现多不相关或也不呈平行关系,其中可能以硅沉着病和石棉沉着病患者更多见。本病胸痛较其他类型尘肺症状轻。少数患者可出现腹胀、食欲缺乏、消化功能减退等消化道症状。部分病例在脱离焊接作业后,病情可逐渐减轻。

【实验室检查】

(1)部分患者血清铁含量可增高,血清铜蓝蛋白含量和血清蛋白电泳中丙种球蛋白的比例可增高;血清超氧化物歧化酶(SOD)活力、谷胱甘肽过氧化物歧化酶(GSH-PX)活力降低;血清丙二醛(MDA)含量增高;血清 IgG、IgA 含量低于正常人群。

(2)有研究提出粪锰、尿锰作为电焊烟暴露的标志物,但由于粪锰受饮食影响比较大,并不能准确反映暴露负荷;尿锰水平可代表近期的暴露水平,但其与职业中毒临床症状之间无平行关系,故粪锰、尿锰作为电焊烟的暴露标志物均存在一定的缺点。Hoet 等研究发现当空气中锰浓度超过 $20\mu g/m^3$ 时,血浆中锰的浓度与空气中锰的浓度的相关性有统计学意义,故血浆中锰作为暴露标志物是个可行的指标,具有很好的代表性。

(3)肺功能测定:电焊工尘肺早期肺功能常属正常范围。并发肺气肿等疾病时,肺功能才相应地减低。

（4）其他:电焊工尘肺组织病理学表现为呼吸性细支气管及其肺泡群内大量形态不规则、由大量棕褐色粉尘构成的尘斑,并可见肉芽组织和少量的胶原纤维,普鲁士蓝铁染色一般呈阳性。

【影像学表现】

1. **X线表现** 电焊工尘肺X线胸片上以不规则小阴影为主,以两中、下肺区为多;随着病情的进展,开始出现密度较淡的类圆形小阴影,这些小阴影在两肺均匀分布,密集度较高。当圆形小阴影逐渐增多,两肺中下肺区密集度达到1级尚未达到2级时,两上肺区即开始出现小阴影,甚至在肺尖部也出现。

电焊工尘肺的小阴影多无融合趋势,且极少见到大阴影。肺气肿相对较轻,在大阴影的周边可见到边缘性气肿,但不甚明显,出现肺大疱者少见。肺门改变轻微,很少看到肺门阴影增大和增密,少数病例可见到肺门淋巴结蛋壳样钙化。

2. **CT表现** 电焊工尘肺CT主要表现为磨玻璃密度小结节影、分支状线状影及磨玻璃样影(图19-11-1),特别是磨玻璃密度的微小结节和分支状线状影(图19-11-2),对焊工尘肺的诊断有较高的特异性。HRCT能清晰地显示各期电焊工尘肺的异常肺间质及弥漫性和局限性实质异常的形态学特征。薄层扫描可见弥漫性小结节影无明显的融合趋势,广泛的细线、网状改变、"淡墨征"和磨玻璃样变等(图19-11-3)。其中"淡墨征"和磨玻璃样变具有一定的特殊性,对应着小气道和血管周围含尘巨噬细胞的聚集,对电焊工尘肺的诊断可能有重要意义。

【诊断依据】

1. **诊断标准** 参照国家标准或者本章第一节中的描述。

2. **电焊工尘肺的CT征象**

（1）边界清楚的小圆形病灶。

（2）双侧边界模糊的小叶中心结节和细分支线样病变。

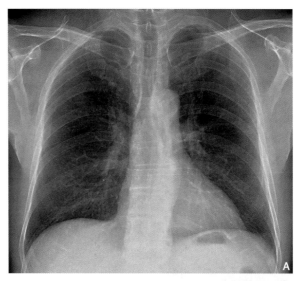

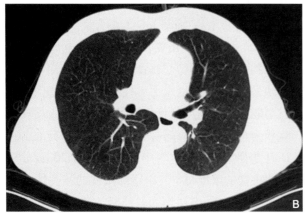

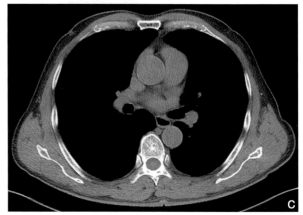

图 19-11-1 电焊工尘肺 I 期

男性,62岁,胸片(A)示两肺弥漫小阴影,CT轴位肺窗(B)显示两肺弥漫分布小磨玻璃斑片影,伴细点状影,小叶中心性随机分布,同层纵隔窗(C)示纵隔未见明显肿大淋巴结

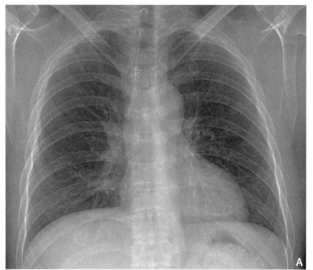

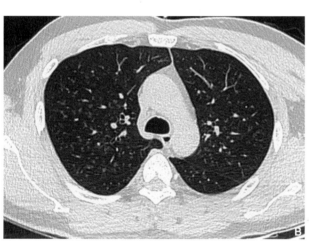

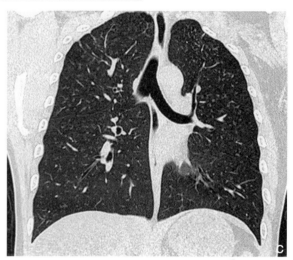

图 19-11-2　电焊工尘肺 I 期

男性,43 岁,胸部 X 线(A)显示双肺野弥漫小阴影。胸部 CT 轴位(B)及冠状位重建(C)肺窗见双肺弥漫磨玻璃微小结节,未见融合,纵隔淋巴结未见明显肿大

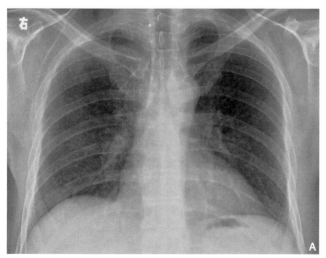

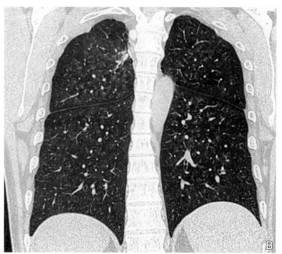

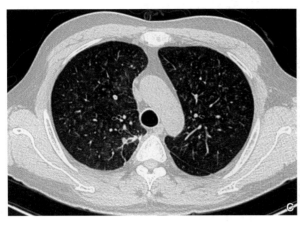
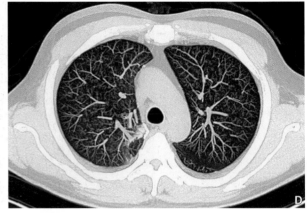

图 19-11-3 电焊工尘肺 I 期

男性,47 岁,胸部 X 线(A)显示双肺野弥漫小阴影。胸部 CT 冠状位(B)及轴位(C)见双肺弥漫磨玻璃影及淡薄的分支状线状影,右肺上叶后段小斑片,MIP 重建(D)可直观显示病灶分布情况

【鉴别诊断】

本病主要与其他类型尘肺、粟粒型肺结核、结节病及过敏性肺泡炎等疾病鉴别。

1. **血行播散型肺结核** 电焊工尘肺易被误诊为血行播散型肺结核,后者起病急并有严重结核中毒症状和呼吸道症状。急性血行播散型肺结核表现为病灶"三均匀"特点,亚急性血行播散型肺结核粟粒病灶分布呈上肺部较多并有向中下肺野逐渐减少现象。电焊工尘肺所形成的结节多为弥漫小磨玻璃影,分布欠均,肺野外带稀疏,全身症状轻微。

2. **肺泡蛋白沉积症** 肺泡性蛋白沉积症是一种原因不明及发病机制不清的罕见慢性肺部疾病。呼吸困难是肺泡蛋白沉积症最为突出的临床表现。典型症状为活动后气急,以后进展至休息时亦感气急、咳白色或黄色痰、乏力、消瘦。典型 X 线胸片可见肺门周围细小弥漫性羽毛状浸润阴影,从肺门向肺边缘扩散,呈蝴蝶状,略似肺水肿;CT 可见"铺路石改变"。电焊工尘肺无铺路石样改变,病灶边界较为清晰。

3. **过敏性肺炎** 过敏性肺炎(hypersensitivity pneumonitis)胸部 X 线检查常出现双侧性斑块或结节样浸润,支气管肺纹理增粗,或呈小的腺泡样改变,提示有肺水肿。罕见肺门淋巴结肿大和胸腔积液。CT 表现双肺磨玻璃样改变;双肺广泛的斑片状、团片状、云絮状肺实变影,边缘模糊,密度及分布不均,以中下肺较多见,短时间内病灶位置变化大且具有游走性。电焊工尘肺磨玻璃影呈粟粒状,边界清晰,无游走性。

(史景云 杨 星)

第十二节 铸 工 尘 肺

【概述】

铸工尘肺(founder's pneumoconiosis)是指吸入含游离二氧化硅量较低的砂及黏土、石墨、煤粉、石灰石和滑石粉等混合性粉尘而引起的尘肺。发病工种主要是铸铁车间的砂型制造工(包括泥芯制造工)及清砂工。在铸造过程中,因型砂的粉碎、搅拌、运输和使用以及在砂箱拆开、清砂和清理铸件时,都可产生大量的粉尘。

上述作业所引起的尘肺,过去有人统称为铸工尘肺,但实际上,铸钢工接触的粉尘主要成分是含有游离二氧化硅量在 70% 以上的砂,罹患的尘肺发病工龄短,病情进展快,应称为硅沉着病。现铸工尘肺则是由在铸铁车间中吸入含游离二氧化硅量 40% 较低的砂及黏土(高岭土和膨润土,主要成分为硅酸铝)、石墨、煤粉、石灰石和滑石粉等混合性粉尘而引起,工种主要是砂型制造工和清砂工。

铸工尘肺发病工龄为 10~36 年。近来由于采用了许多新的生产工艺,如型砂气流输送、流态自硬砂、水爆清砂,有效地解决了铸造生产作业环境中的粉尘危害。而且采用石灰石原砂(即"70"砂,其主要化学成分为碳酸钙)代替石英砂后,铸造工人的尘肺发病得到明显控制。

【临床表现】

(1)尘肺病患者的临床表现主要是以呼吸系统症状为主的咳嗽、咳痰、胸痛、呼吸困难四大症状。铸工尘肺发病缓慢,初期多无自觉症状,以后逐渐出现阻塞性或以阻塞性为主的通气功能障碍,可有胸闷、轻微胸痛、咳嗽、咳痰、气短等症状。由于砂型制造作业的空气中烟尘较大,劳动姿态不良等原因,常可并发慢性支气管炎和肺气肿。

(2)早期尘肺病患者一般无体征,晚期患者检查可见桶状胸,呼吸音变低,合并肺心病心力衰竭者可见心力衰竭的各种临床表现。

【实验室检查】

（1）尘肺病合并慢性呼吸道感染时白细胞往往并无明显的升高。痰液的结核菌检查对是否合并结核及治疗具有重要意义。

（2）肺功能检查：对了解患者的肺功能代偿状况，评价劳动能力和致残程度是非常重要的依据。

（3）肺组织病理学改变：铸工接触的粉尘含游离二氧化硅量低，以碳素类粉尘和硅酸盐类粉尘为主，这类混合性粉尘引起的病变与碳素类尘肺和部分硅酸盐尘肺相似。病理检查可见胸膜表面和肺标本切面上有大小不等的灰黑色乃至黑色斑点。

镜下可看到沿细支气管和小血管周围有大量的尘细胞灶，以及由尘细胞、粉尘和胶原纤维形成的粉尘纤维灶。肺泡腔内有大量粉尘和尘细胞充塞，在粉尘灶周围常伴有小叶中心性肺气肿，有时可看到肺泡呈轻度坏死改变。

【影像学表现】

1. X线表现 两肺中上野出现不规则形小阴影，其特点是微结节影为多，且多形成粗网状或蜂窝状，而粟粒结节影则相对较少（图19-12-1A）。在不规则形小阴影的背景上可出现圆形小阴影，数量较少，阴影密度较淡（图19-12-2）。随着病变的进展，不规则形小阴影逐渐增多增密，且向两侧中上肺区发展（19-12-3A）。圆形小阴影也逐渐增多增浓，形成以不规则形小阴影为主的混合形小阴影，小阴影无聚集融合趋势，大阴影极为少见。在作业过程中吸入的粉尘如含有石棉尘，则有可能看到胸膜斑及石棉沉着病样改变（图19-12-4A）。

2. CT表现 早期尘肺结节CT表现为直径小于1.5mm小结节（图19-12-1），可弥漫分布于全肺，以中上肺叶和近肺门分布为主，尤其是右肺上叶后部，双肺下叶及外周少见（图19-12-2）。中末期尘肺结节一般表现为直径大于1.5mm小结节（图19-12-3），当结节宽度大于3mm在其内可出现低密度区，并伴有点状、线状或块状的钙化灶（图19-12-4）。部分病灶由于组织坏死而出现空洞及部分肺内以及纵

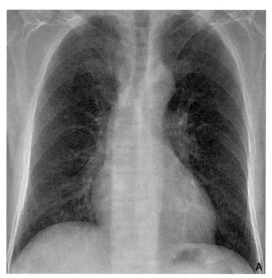

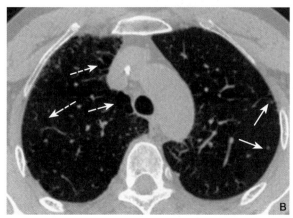
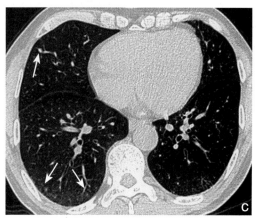

图19-12-1 铸工尘肺Ⅰ期

男性，64岁，轧钢、精整10年。后前位胸部正位片（A）显示肺内混合型微小阴影，以双肺中下野散在分布为主。胸部CT平扫主动脉弓平面（B）及心室平面（C）见少许微结节、小结节灶（实箭），呈小叶中心及胸膜下分布。双肺上叶并见小叶中心型及小叶间隔旁型肺气肿（虚箭）

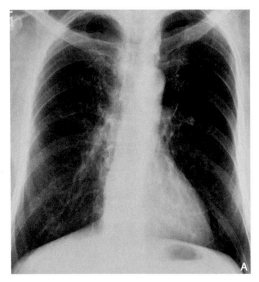

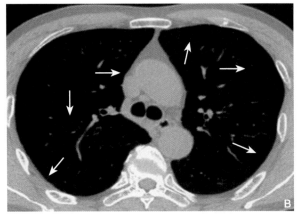

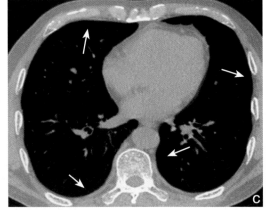

图 19-12-2　铸工尘肺Ⅰ期

男性,65 岁,造型 13 年。后前位胸部正位片(A)显示肺内混合型微、小阴影,以双肺中野及右肺下野分布为主。胸部 CT 平扫主动脉窗平面(B)及右下肺静脉层面(C)示见双肺弥漫斑点、微结节灶,呈小叶中心分布(箭)

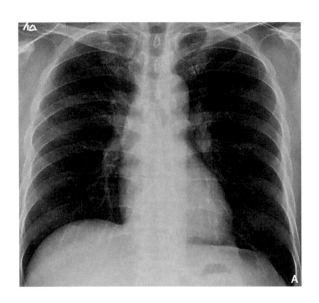

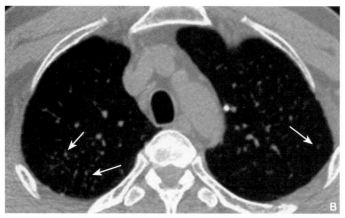
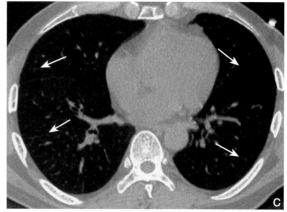

图 19-12-3 铸工尘肺 I 期

男性,57 岁,清砂工 9 年。后前位胸部正位片(A)显示肺内圆形微、小阴影,以右肺上、中野及左肺中、下野散在分布为主;胸部 CT 平扫主动脉弓平面(B)及右下肺静脉层面(C)示见弥漫粟粒样小结节影,呈小叶中心分布为主,伴少许胸膜下分布(箭),上肺野病灶较下肺野病灶大

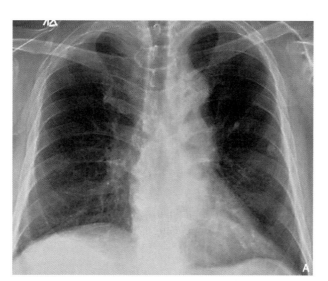

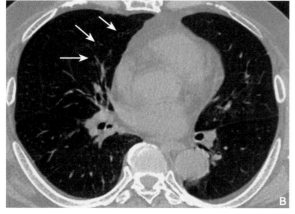
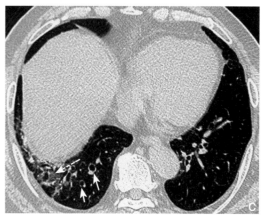

图 19-12-4 铸工尘肺 I 期

男性,68 岁,开箱 9 年,型砂 5 年。后前位胸部正位片(A)显示肺内类圆形小阴影,以两肺中、下野分布为主;胸部 CT 平扫左心房平面(B)右肺中叶支气管扩张:正常支气管的锥形变化消失(实箭);左右心室层面(C)示见右肺下叶亚段支气管扩张(印戒征)(实箭)、小灶性实变影及点状钙化影(虚箭)

隔内的淋巴结出现增大或发生钙化而呈现蛋壳样钙化灶。

【诊断依据】

参照国家标准或者本章第一节中的描述。

【鉴别诊断】

铸工尘肺需要与慢性支气管炎、特发性肺间质纤维化、肺结核、结节病及外源性过敏性肺泡炎等疾病进行鉴别。

1. **慢性支气管炎** 慢性支气管炎患者有明显的咳嗽、咳痰等临床自觉症状。X 射线表现病变主要发生在中下肺区的内中带，且两侧病变程度常不对称。铸工尘肺患者临床感染症状无或轻，病变两侧中下肺区分布较对称，随着病变的进展，不规则形小阴影增多增粗，但该处的肺纹理却减少甚至消失，这是最重要的鉴别点之一。

2. **特发性肺间质纤维化** 本病无矿物粉尘的接触史是与尘肺鉴别的关键，在肺部 X 射线征象方面则不具备特征性，与尘肺的 X 射线表现较难鉴别。鉴别困难则应选择进行纤维支气管镜肺活检或 CT 引导下经皮穿刺肺活检或开胸进行肺活检以获取标本，进行病理鉴定，如证实具有胶原结节，则可最终明确尘肺诊断。

3. **肺结核** 急性血行播散型肺结核起病急并有严重结核中毒症状和呼吸道症状。亚急性血行播散型肺结核粟粒病灶分布呈上肺部较多并有向中下肺野逐渐减少现象。尘肺所形成的粟粒结节多沿支气管分布，呈现两肺中内带较密集，周边较稀疏的分布不均，且可伴随纤维化和网状结构改变。

4. **结节病** 本病肺内病变通常伴有肺门淋巴结肿大且可自行消退。除胸部 X 射线改变外，可有浅表淋巴结（颈部、腋下）肿大、肝脾肿大或皮肤及眼部损害。血清 ACE 增高，Kveim 试验阳性而结核菌素试验阴性对确诊本病的帮助很大。皮质激素治疗的满意效果也是重要的佐证。

5. **外源性过敏性肺泡炎** 本病急性病例肺内小结节阴影，可经 4～6 周后逐渐消失，慢性病例产生肺纤维化改变，与尘肺病的 X 射线改变较难鉴别。发病前有有机粉尘接触史，起病时有发热喘息性支气管炎表现则有利于本病的诊断。血清检查证实有特异性抗体为确诊本病的有力佐证。

（史景云　孙春轶）

第十三节　其　他　尘　肺

根据我国 2015 年最新版《职业性尘肺病的诊断》（中华人民共和国国家职业卫生标准 GBZ70-2015）和《职业性尘肺病的病理诊断》（中华人民共和国国家职业卫生标准 GBZ25—2014），除法定的 12 种职业性尘肺外，其他符合上述诊断标准的尘肺也可以按职业性尘肺病处理。

随着时代和科技发展，一些新材料、新产品和新工艺相继出现并广泛应用于日常生活，故而一些新的职业性尘肺相继出现，如蔺草尘肺（rush pneumoconiosis）、磁材粉尘尘肺（magnet material pneumoconiosis）、硅藻土助滤剂尘肺（pneumoconinosis by diatomaceous earth filter-aid）等，因而需要紧密结合临床接触史和相关流行病学调查，以便及时诊治，并丰富职业性尘肺病的认知。

一、蔺草尘肺

蔺草也称石草、咸草、灯芯草，是极佳的用于编织制品的天然绿色植物纤维，深受广大消费者喜爱。日本是使用蔺草编织品最多的国家，随着我国人民生活水平的不断提高和回归自然热的掀起，用天然、绿色的蔺草作为原料的编织品，必将引起人们的青睐。

蔺草尘肺（valerian pneumoconiosis）的致病粉尘主要来自蔺草的加工过程。为了增加强度且保持色泽，需要将其在矿物粉尘浆池中浸染处理，从而使接下来的各道工序中产生大量粉尘。矿物粉尘浆池成分以高岭土、石英、明矾石、云母等为主，其游离 SiO_2 含量为 25.6%。因此染土粉尘是引起蔺草工尘肺的最重要因素。其中拔草是粉尘污染最严重的工序，故拔草工最容易患病。对自 2002 年我国首次对蔺草尘肺报道以来，共检出 212 例该类尘肺，患者具有发病年龄轻、工龄短特点，我国报道蔺草工尘肺的平均患病工龄为 6 年，患病率为 0.89%。

【影像学表现】

蔺草尘肺的病理特点为肺内出现含有大量尘细胞的结节性纤维化，可见双折光性针状颗粒，长度约 1～20μm，被认为是不同矽结节的一种新型尘肺。

（1）X 线胸片表现为类圆形小阴影，阴影密度较浅淡，早期以上肺为主，逐渐扩散至全肺，融合成团块灶，常伴有邻近胸膜增厚、粘连。

（2）CT 图像上可见粟粒、小结节早期呈小叶中心分布，以后呈淋巴管周围分布，边缘多清楚，外缘常与侧胸膜平行，部分结节内可见空气支气管征、斑点状钙化、瘢痕旁肺气肿及胸膜增厚粘连，这与其他尘肺的影像学表现相似。其肺门、纵隔淋巴结肿大及钙化少见，无淋巴结蛋壳样钙化是其影像学特点，常可与硅沉着病鉴别。

二、磁材粉尘尘肺

该病好发于以生产磁性材料为主的工业地区。其主要原料是铁鳞渣（Fe_2O_3）85.2%、碳酸锶粉（$SrCO_3$）14%等，虽然SiO_2含量低，但分散程度高、沉降速度慢、稳定程度高，极易被吸入肺泡腔内致肺纤维化。永磁体制造的工艺环节一般为铁鳞渣烘干、雷蒙、球磨、配料、造球、烘干等，并以球磨岗位的粉尘污染最为严重。此类患者接尘工龄为4.5~10.5年，主要为一期、二期患者。临床均见有咳嗽、咳痰、胸闷等症状。

磁材粉尘的病理表现与一般职业性尘肺病的致病过程相似，此外有研究指出铁鳞渣内的无机碳酸盐可能具有矽酸盐类的特征，从而叠加出现肺纤维化的风险；同时磁性材料产生的静电效应可使粉尘悬浮时间更长，更不易被呼吸道纤毛清除出体外。

X线胸片可见密集分布的类圆形粟粒结节和弥漫肺纤维化改变，与硅沉着病等鉴别困难。

三、硅藻土助滤剂尘肺

硅藻土是一种生物成因的硅质沉积岩，主要化学成分为$Si(OH)_4$，于1961年美国学者首次报道后引起重视。我国硅藻土含量丰富，主要用于吸附剂、助滤剂和脱色剂等工业生产中。该粉尘直径大多≤5mm，可直接通过肺泡孔进入肺泡，平均发病接触史龄为3.33年，最短发病接触史龄仅8个月，已成为高致病性粉尘，而且病程发展快、病情重、预后差。

硅藻土尘肺病的病理特点主要是大量的纤维组织堆积在小血管周围，形成弥漫性的细小结节，伴有双肺有广泛的胶原纤维组织增生，吞噬大量粉尘的尘细胞分布在肺泡腔及纤维组织间，并同时存在广泛的间质性肺泡炎。

X线胸片可见弥漫边界清晰的粟粒结节和广泛的片条样纤维索条影，以两肺上叶分布为主，肺门上移，可伴有纵隔、肺门淋巴结肿大。

（史景云 陈亚男）

参 考 文 献

1. Jun JS, Jung JI. Complications of pneumoconiosis: radiologic overview[J]. European Journal of Radiology, 2013, 82: 1819-1830.

2. Masanori A. High resolution CT in the evaluation of occupational and environmental disease[J]. Radiol Clin North Am, 2002, 40: 43-59.

3. Ooi C, Khong P, Cheng R, et al. The relationship between mediastinal lymph node attenuation with parenchymal lung parameters in silicosis[J]. Int J Tuberc Lung Dis, 2003, 7: 1199-1206.

4. Bauer TT, Heyer CM, Duchna HW, et al. Radiological findings, pulmonary function and dyspnoea in underground coal miners[J]. Respiration, 2007, 74: 80-87.

5. Wallace WE, Gupta NC, Hubbs AF, et al. Cis-4-(F-18) fluoro-L-proline PET imaging of pulmonary fibrosis in a rabbit model[J]. J Nucl Med, 2003, 43(3): 413-420.

6. 郭佑民，陈起航，王玮. 呼吸系统影像学[M]. 第2版. 上海：上海科学技术出版社，2016.

7. 谢智峰，王顺，周光荣，等. 螺旋CT在检测矽肺阴影的低剂量优化选择[J]. 中国CT和MRI杂志，2012，10:21-23.

8. 张传成，李岩. 尘肺病防治的现状和策略探讨[J]. 世界最新医学信息文摘，2016，16:122-123.

9. 曲双翼，黄文丽. 煤工尘肺防治研究进展[J]. 国外医学（医学地理分册），2012，33:218-220.

10. 王亚丽，崔彩霞，平江，等. 低剂量高分辨CT扫描观察肺间质病变的可行性研究[J]. 医学影像学杂志，2013，23:408-411.

11. 杜鹏，徐凯. 煤工尘肺的影像学诊断研究进展[J]. 中国CT和MRI杂志，2015，2:115-120.

12. Ren HM, Xing JC, Yang LJ. Exploration of the early detection of lung parenchyma micronodules, nodule coalescence and emphysema by CT and HRCT in coal miners with and without coal-worker's pneumoconiosis evidence[J]. Zhong hua Lao Dong Wei Sheng Zhi Ye Bing Za Zhi, 2012, 30: 13-16.

13. 蔡志春，王思红，李侠，等. 直接数字化摄影在尘肺病检查及诊断中的应用研究[J]. 医学影像学杂志，2014，24:748-752.

14. Halldin Cara N, Petsonk Edward L, Laney A Scott. Validation of the international labour office digitized standard images for recognition and classification of radiographs of pneumoconiosis[J]. Academic radiology, 2014, 21: 305-311.

15. Hering KG, Hofmann PK, Kraus T. Update: standardized CT/HRCT classification of occupational and environmental thoracic diseases in Germany[J]. Der Radiologe, 2014, 54: 363-367.

16. Vogt P, Rüttner JR. Graphite pneumoconiosis[J]. Pathologe, 1988, 9: 82-87.

17. Hanoa R. Graphite pneumoconiosis a review of etiologic and epidemiologic aspects[J]. Scand J Work Environ Health, 1983, 9: 303-314.

18. Bezzub SL, Abdyrakhmanova AA. Various immunologic changes in workers engaged in the manufacture of graphite products[J]. Gig Tr Prof Zabol, 1985: 41-42.

19. Akira M. Uncommon pneumoconioses: CT and pathologic findings[J]. Radiology, 1995, 197: 403-409.

20. 李德鸿.尘肺病[M].北京:化学工业出版社,2010.148-150.

21. 孙玉清,宋丽红,汤华玲.橡胶行业18例炭黑尘肺临床资料分析[J].中华劳动卫生职业病杂志,2017,35:314-315.

22. 朱爱国,朱丽莎,陈志才,等.炭黑尘肺的临床与X线诊断分析[J].中国煤炭工业医学杂志,2006,9:353-354.

23. 牛心刚,刘玉涛,李娟.尘肺CT特点分析[J].河北医药,2013,35:1503-1504.

24. 丁长青,丁爱兰,王文生.石棉肺的CT及高分辨率CT表现[J].实用医学杂志,2010,26:825-827.

25. 梁銮.多层CT对石棉肺的肺功能与小气道早期改变研究[D].天津医科大学,2015:1-74.

26. 苏建花,毛翎,肖和平,等.直接数字式胸片和屏片胸片在石棉肺诊断中的对比研究[J].中华劳动卫生职业病杂志,2012,30:825-828.

27. 梁銮,尹建忠,葛夕洪,等.石棉肺患者16排螺旋CT肺功能与常规肺通气功能检查相关性分析[J].天津医科大学学报,2014,20:36-38.

28. 李艳翠,信瑞强,蔡建新,等.球形肺不张的CT影像分析[J].放射学实践,2018,33:683-687.

29. 武新舒.恶性胸膜间皮瘤28例临床资料分析[D].山东大学,2016.

30. Markowitz SB,Levin SM,Miller A,et al. Asbestos,asbestosis,smoking,and lung cancer:New findings from the north American insulator cohort[J]. 2013,1:90-96.

31. Laurent F,Paris C,Ferretti GR,et al. Inter-reader agreement in HRCT detection of pleural plaques and asbestosis in participants with previous occupational exposure to asbestos[J]. Occupational and environmental medicine,2014,12:865-870.

32. 中华人民共和国国家卫生和计划生育委员会.中华人民共和国国家职业卫生标准 GBZ 70—2015《职业性尘肺病的诊断》[S].2015-12-15.

33. 中华人民共和国国家卫生和计划生育委员会.中华人民共和国国家职业卫生标准 GBZ 25—2014《职业性尘肺病的病理诊断》[S].2014-10-13.

34. 李德鸿.职业病医师培训教材[M].北京:人民日报出版社,2004.

35. 刘移民.职业病防治理论与实践[M].北京:化学工业出版社,2010:20-21.

36. 何凤生,王世俊,任引津.中华职业医学[M].北京:人民卫生出版社,1999:871-874.

37. 张士怀,曲玮,张志虎,等.某水泥厂工作场所粉尘的检测与评价[J].中国职业医学,2010,37:438-439.

38. 卫生部食品安全综合协调与卫生监督局.尘肺病[M].北京:化学工业出版社,2010:159-160.

39. 毛丽君,史志澄,李树强.水泥尘肺病例特点分析[J].中国职业医学,2014,41:670-673.

40. Wang ML,Beeckman-wagner LA,Wolfe AL,et al. Lung-function impairment among US underground coal miners,2005 to 2009:geographic patterns and association with coal workers' pneumoconiosis[J]. J Occup Environ Med,2013,55:846-850.

41. Bazas T. Effects of occupational exposure to dust on the respiratory system of cement production workers[J]. J Soc Occup Med,1980,30:31-36.

42. Jaeger H,Pelloni E. Positive skin tests with bichromates in cement eczema[J]. Dermatologica,1950,100:207-216.

43. Fell AK,Sikkeland LI,Svendsen MV,et al. Airway inflammation in cement production workers[J]. Occup Environ Med,2010,67:395-400.

44. 马俊.实用尘肺病临床学[M].北京:煤炭工业出版社,2007.

45. 阮丽萍.尘肺的CT影像学表现及鉴别诊断[J].中国疗养医学,2016,25:1119-1120.

46. 周绍权,夏露花,吕富荣.早期尘肺HRCT影像学表现及优势[J].重庆医学,2013,42:1305-1307.

47. 孙玉洁,孙力军,阎波,等.肺活检及支气管镜检查在弥漫性肺疾患和尘肺诊断中的价值[J].中国工业医学杂志,2002,15:211-212.

48. 袁发林,庞嵘林.64例云母开采工尘肺的X线分析[J].中国公共卫生,1998,14:179-179.

49. 赵金垣,王世俊.尘肺应为可治之症[J].环境与职业医学,2016,33:90-95.

50. 张辉,李伟均,麦其杰.20例陶工尘肺患者的X射线分析[J].中外医疗,2013,32:177-178.

51. 陈丽琨.螺旋CT对陶工尘肺结节的鉴别诊断意义[J].临床医学工程,2018,25:573-574.

52. 王志军.螺旋CT在陶工尘肺结节中的诊断价值[J].中国医药指南,2012,10:176-177.

53. 张生军,陈虎,杨存礼.青铜峡铝业集团电解铝作业者尘肺发病调查[J].职业与健康,2006:2175-2177.

54. 郭丽伟,宣江峰.对某铝业制造厂铝尘肺患病率的统计分析[J].现代医药卫生,2013,29:19-20.

55. Smolkovaa P,Nakladalova M. The etiology of occupational pulmonary aluminosis-the past and the present[J]. Biomed Pap Med Fac Univ Palacky Olomouc Czech Repub,2014,158:535-538.

56. Shaver CG,Riddell AR. Lung changes associated with the manufacture of alumina abrasives[J]. J Ind Hyg Toxicol,1947,29:145-157.

57. Kraus T,Schaller KH,Angerer J,et al. Aluminosis-detection of an almost forgotten disease with HRCT[J]. J Occup Med Tox,2006,1:1-9.

58. Lehnert M,Pesch B,Lotz A. Exposure to inhalable,respirable,and uhrafine particles in welding fume[J]. Ann Occup Hyg,2012,56:557-567.

59. Hoct P, Vanmarcke E, Geens T. Manganese in plasma：a promising biomarker of exposure to Mn in welders［J］. Toxicol Lett,2012,213：69-74.

60. 毛翎,施瑾,陈子丹.电焊工尘肺 X 线胸片圆形小阴影的随访研究［J］.中华劳动卫生职业病杂志,2014,11：823-827.

61. 毛翎,陈小维,周韶炜.某市电焊工尘肺的发病特征［J］.中华劳动卫生职业病杂志,2009,10：620-622.

62. 杨阳. Ⅰ 期电焊工尘肺的 HRCT 表现［J］.临床和实验医学杂志,2007,2：75-76.

63. 杨澄清,王娅,李俭.电焊工尘肺误诊为血行播散性肺结核 3 例分析［J］.临床肺科杂志,2014,19：758-759.

64. 肖华,高燕,宋平平.电焊工尘肺误诊为过敏性肺泡炎一例［J］.中华劳动卫生职业病杂志,2017,5：378-379.

65. 张青,金盛辉,金焱,等.蔺草工尘肺影像学特点分析［J］.中国职业医学,2010,37：308-310.

66. 王志锋,鲁闯,张艳辉,等.蔺草加工过程中粉尘污染控制对策分析［J］.农业环境与发展,2010,27：45-47.

67. 金志朝,张妙珍,马福云,等.某磁材企业粉尘危害调查分析［J］.中国职业医学,2006,33：473-475.

68. 徐波,费邵阳.职业性硅藻土尘肺病 6 例报告［J］.吉林医学,2016,37：3049-3050.

第二十章　肺移植

第一节　肺移植术前的影像学表现与评估

【概述】

1. **肺移植概况**　肺移植（lung transplantation）是治疗多种终末期肺部疾病包括肺血管和肺实质疾病的有效手段。自从 1983 年第一例单肺移植成功以来，全世界有超过 4 000 例患者实施了肺移植手术。近年来，肺移植越来越被临床接受和采用，部分患者在肺移植术后可长期存活，但肺移植的总体存活率仍低于预期。其中，患者自身的综合健康状况（如有无肺动脉高压、肺动脉高压程度；有无肺心病，心脏功能情况等）及供体肺质量是关键。目前，关于肺移植的理论和技术已经取得了较大的进步，但是仍然存在较多的问题，要想充分挖掘肺移植的潜力，任重而道远。

2. **肺移植的适应证与禁忌证**　肺移植的主要适应证是慢性阻塞性肺疾病、肺纤维化、肺囊性纤维化、α_1-抗胰蛋白酶缺乏、特发性肺动脉高压、支气管扩张等，其他适应证包括结缔组织病、缩窄性细支气管炎、淋巴管平滑肌瘤病、继发于先天性心脏病的肺动脉高压、朗格汉斯细胞组织细胞增生症等。总结起来目前肺移植常见的适应证主要有以下几种：

（1）慢性阻塞性肺疾病或 α_1-抗胰蛋白酶缺乏引起的肺气肿：慢性阻塞性肺疾病或 α_1-抗胰蛋白酶缺乏引起的肺气肿是肺移植最常见的适应证，占全部肺移植的 38% 左右。该类疾病可导致通气和换气功能障碍，引起缺氧和二氧化碳潴留，发生不同程度的低氧血症和高碳酸血症，最终出现呼吸功能衰竭。各种肺气肿患者在单肺移植中占主导地位，目前在双肺移植中亦日益增加，与其早期功能好，生存期长和生活质量高有关。

（2）肺囊性纤维化/支气管扩张：本类疾病的患者大多患有肺囊性纤维化或其他类型的支气管扩张。肺囊性纤维化（CF）是一种是以吸收障碍、支气管及肺感染和汗钠升高为特征的染色体隐性遗传疾病，是支气管扩张最常见的原因。支气管扩张患者的正常黏液纤毛廓清过程受损或干扰，经过一定时间，支气管壁的弹性蛋白减少和软骨破坏，随后支气管腔扩大。手术的方式一般采用双肺移植。

（3）纤维化性肺疾病：相对于阻塞性肺疾病要少得多，但是这类疾病进展迅速，尤其是特发性或隐匿性，在确定诊断后平均生存期为 3.5 ~ 5 年，确定诊断后应及早提交申请肺移植评估并及时进行手术治疗。肺纤维化的病因多种多样，最常需要移植的是特发型或隐匿型疾病、家族性疾病、纤维化型过敏性肺疾病、石棉沉着病和作为全身疾病部分的肺纤维化。最常见的全身性疾病是结节病、硬皮病、淋巴管肌瘤病及 X 型组织细胞增多症。治疗本病单肺移植的生存率较高，原因是由于自体肺的通气和灌注有较高的阻力，移植供体取得通气和灌注的优势。

（4）肺动脉高压：肺移植是治疗原发性肺动脉高压和继发性肺动脉高压的有效方法。肺动脉高压患者最终导致大的弹性肺血管扩张及动脉粥样硬化，其他常见的表现包括肌性和弹性肺动脉内膜纤维化以及小肌性动脉内膜增厚。

单肺移植即可获得使血流动力学恢复正常，右心功能可以得到恢复，但与双肺移植和心肺联合移植比较，单肺移植的死亡率较高，而肺功能较差，如果发生闭塞性细支气管炎，会使损伤肺的跨肺压升高，有通气但灌注明显不足。不管手术方式如何，肺血管疾病组的早期和后期的死亡率仍较高。近年来，部分艾森曼格综合征患者亦行肺移植治疗，同时修补心内畸形，肺移植减轻右心室后负荷后，可以促进心室功能的恢复。

一般情况下，移植候选者应该是除终末期肺疾病外健康状况良好者，且理论上讲趁"心肺结构与功能未差劲"之前越早移植越好。存在主要的内科病

（如肺外器官功能衰竭、HIV 感染、恶性疾病等）、精神异常和不能耐受肺移植手术者为肺移植的绝对禁忌证。

对于某些与生活质量差和治疗不成功有关的并发症，如代谢性骨病、卧床、肥胖或体重明显下降、持续社会心理问题、持续药物滥用、胸廓畸形、耐药菌定植、持续大剂量或长期使用类固醇激素等，要认真处理，如果治疗成功可将患者列入移植候选者名单。

3. 肺移植目前存在的问题 当前制约肺移植发展的主要障碍是供肺短缺、受者死亡率高、术后早期原发性移植物失功（primary graft dysfunction，PGD）、慢性排斥反应和长期生存后发生的闭塞性细支气管炎等，这也是国际上肺移植研究的焦点。因此，肺移植围手术期管理和影响临床预后的因素的探索和研究具有重要临床意义。

【临床表现】

1. 慢性阻塞性肺疾病或 α₁-抗胰蛋白酶缺乏引起的肺气肿 单纯肺气肿早期可以无症状，可被偶然发现，病变进一步进展，症状可能与共存的气道异常引起的症状重叠，表现为咳嗽、咳痰、阵发性气喘，慢性阻塞性肺疾病急性加重期可出现咳嗽、咳痰、呼吸困难伴发热。听诊可有吸气破裂音。

2. 肺囊性纤维化/支气管扩张 常见的临床症状包括咳嗽和黏液性脓痰，少数患者在无感染或感染的间歇期出现咯血，部分患者亦出现呼吸困难、气喘、体重下降、胸膜炎性胸痛等。

3. 纤维化性肺疾病 临床症状包括进行性呼吸困难、干咳、体重减轻和疲劳。25%～50%的患者出现杵状指。听诊常闻及吸气末爆裂音。发绀及肺动脉高压和肺心病是其晚期表现。

4. 肺动脉高压 肺动脉高压临床表现缺乏特异性，病初，患者表现为活动后呼吸困难，代表了运动负荷状态下右心功能不全，随着疾病进展，活动耐量逐步下降，并伴有运动相关晕厥或胸痛，一旦静息状态下右心不能维持足够的心排量，患者表现为右心衰竭，表现为乏力、食欲缺乏、腹水及下肢水肿。

【实验室检查】

各类肺疾病肺移植选择的标准是基于一组临床、实验室和功能学检查。目前用于选择四大类肺疾病的患者进行肺移植的检查参数见表 20-1-1。

【术前影像学表现与评估】

1. 慢性阻塞性肺疾病或 α₁-抗胰蛋白酶缺乏引起的肺气肿

（1）X 线表现：肺过度膨胀的相关表现包括桶状胸廓，两肺透亮度增加，肺纹理稀疏，膈肌下移和变平（图 20-1-1、图 20-1-2），侧位片上胸膜后间隙增加。直接征象是肺大疱，由于胸片对比分辨率有限，所以某些局灶性透光增强区可能难以检测到。

表 20-1-1　肺移植患者选择的各类疾病标准

慢性阻塞性肺疾病或 α₁-抗胰蛋白酶缺乏引起的肺气肿
BODE 指数≥7
呼吸性酸中毒（$PaCO_2$>55mmHg）伴肺动脉高压或肺心病
FEV_1<20%的预计值或相关的 DLCO<20%预计值或非均质肺气肿

肺囊性纤维化/支气管扩张
FEV_1<30%预计值或快速降低
EV_1<30%预计值且有以下情况之一者
　　FEV_1 快速降低
　　体重快速下降
　　住院次数增加
　　大咯血
　　低氧血症（PaO_2<55mmHg）
　　需持续氧疗
　　高碳酸血症（$PaCO_2$>55mmHg）
6 分钟步行实验小于 400m
继发性肺动脉高压

纤维化性肺疾病
特发性肺纤维化：DLCO<40%的预计值
寻常性间质性肺炎
　　6 个月内 FVC 下降>10%
　　脉搏血氧饱和度<88%
　　CT 上胸部断层摄影的蜂窝状评分>2
非特异性间质性肺炎
　　DLCO<35%的预计值
　　在 6 个月内 DLCO 下降 15%或 FVC 下降 10%

肺动脉高压
NYHA 心功能分级Ⅲ级或Ⅳ级
6 分钟步行实验<350m 或对前列环素治疗无反应
心脏指数<2.0L/（min·m²）
右心房压力>15mmHg

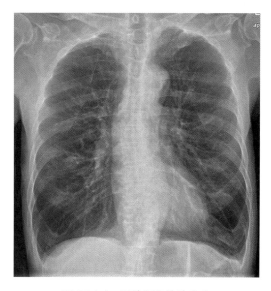

图 20-1-1　慢性阻塞性肺疾病
男性，68 岁，胸部正位片示桶状胸廓；双肺透亮度不均匀增加，伴肺纹理稀疏、紊乱，水滴心伴右下肺动脉干残根征，肋间隙增宽，膈肌低平

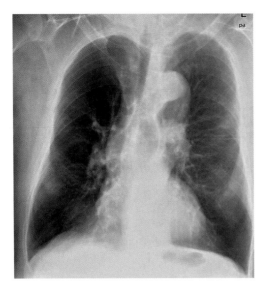

图 20-1-2 慢性阻塞性肺疾病
男性,54 岁,胸部正位片示两肺纹理稀疏、紊乱,两肺
野局部透亮度增加,局部见斑片模糊影,水滴心伴双
肺门区肺动脉干增粗,肋间隙增宽

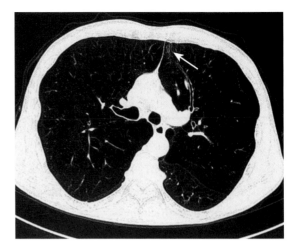

图 20-1-3 慢性阻塞性肺疾病
男性,52 岁,胸部 CT 示胸廓前后径与左右径呈桶状;
两肺透亮度增加,见多发囊状透亮影,左肺上叶上舌
段见柱状扩张的支气管影,管壁增厚(箭)

(2)CT 检查:CT 可以清楚显示肺组织及肺部血管的情况,具体表现在以下几个方面。

1)可以有效发现呼吸道形态学的异常结构,如支气管扩张以及气管壁增厚等(图 20-1-3)。

2)可以清晰、定量显示肺气肿情况并提供科学分级标准(图 20-1-4)。

3)明确 COPD 患者是否存在肺动脉扩张情况,进而明确是否存在肺动脉高压。

4)对于严重 COPD 患者,对其进行 CT 检查能够发现肺动脉栓塞、肺心病、胸腔积液、气胸、肺大疱、感染、肺间质纤维化及肺毁损改变等相关并发症(图 20-1-5~图 20-1-7)。

(3)MRI 检查:MRI 诊断慢性阻塞性肺疾病具有一定优势,在于其可提供患者通气、灌注及呼吸动力学方面信息,具有较高时间与空间分辨率且无放射性辐射,在诊断灌注异常方面准确度较高,可达到 90%~95%。但不可忽视的是,其容易受到血流信号丢失、肺质子密度低等因素不利影响,因此无法较好评价患者肺部形态学,无法有效掌握患者肺部组织形态方面异常,不利于早期确诊。故不推荐为肺移植前的首选评估工具。

2. 肺囊性纤维化/支气管扩张

(1)X 胸片检查:胸片在此类疾病上的诊断价值有限。典型的表现为边界不清的环形阴影或"轨道样"病变(图 20-1-8),部分患者可见由于黏液堵塞扩张的气道造成的管状或分支状病变,局灶性的亚段肺不张。

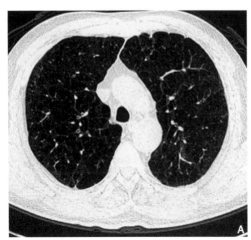
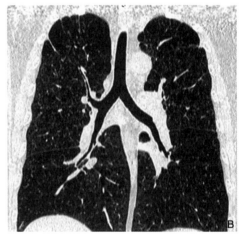

图 20-1-4 慢性阻塞性肺疾病
男性,59 岁,高分辨率胸部 CT 轴位(A)及冠状位(B)清晰显示两肺透亮度增加,见散在囊状透亮
影,表现为均匀一致的累及全肺的边界不清晰的低密度区,肺气肿和肺正常之间的边界不清晰,
次级肺小叶的解剖边界不被保留

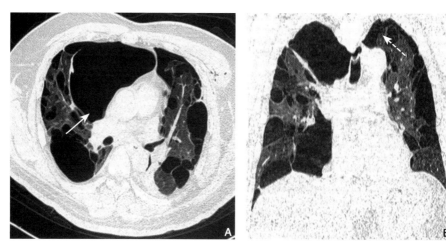

图 20-1-5　慢性阻塞性肺疾病伴多发肺大疱以及肺大疱融合、肺毁损

男性,41 岁,高分辨率 CT 轴位(A)及冠状位重建(B)显示两肺纹理稀疏,透亮度增加,见多发泡状透亮影,部分融合(实箭),部分肺野外带见无纹理透亮区(虚箭)

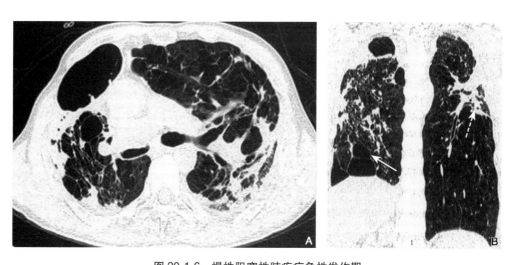

图 20-1-6　慢性阻塞性肺疾病急性发作期

男性,58 岁,高分辨率 CT 轴位(A)及冠状位重建(B)示两肺纹理稀疏、紊乱伴纤维化(A),右肺体积缩小,两肺散在泡状无肺纹理区(实箭)及斑片模糊影(虚箭)

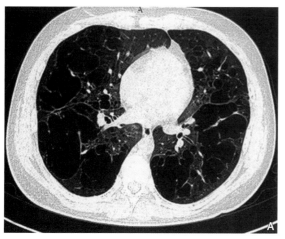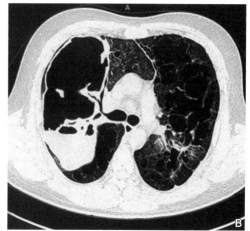

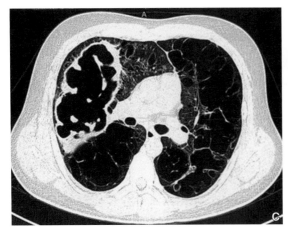
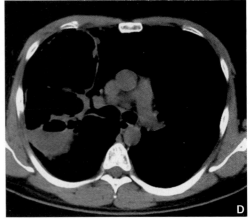

图 20-1-7 慢性阻塞性肺疾病伴炎症

男性,24 岁,胸部 CT 肺窗显示两肺纹理稀疏,见散在囊状透亮影(A),右肺上叶见薄壁囊状透亮影,部分囊壁欠光滑(B、C),左肺见少许斑片模糊影,图 B 同层纵隔窗(D)见气液平面及分隔

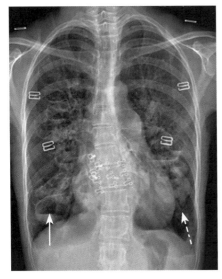

图 20-1-8 两肺支气管扩张伴感染

女性,43 岁,胸部正位片示两肺见多发囊状透亮影,部分囊状影内见气液平面(实箭),两肺下叶局部透亮度增加(虚箭)

(2) CT 检查:HRCT 上典型表现为支气管呈柱状、曲张样及囊状扩张,柱状扩张症的支气管扩张程度相对一致,曲张型支气管扩张症沿扩张支气管道伴随有局部狭窄,囊状扩张支气管症支气管明显扩张表现为囊状(图 20-1-9)。支气管壁增厚,部分管腔内可见气液平面(图 20-1-10);扩张的支气管与邻近的肺动脉可形成印戒征;支气管扩张症患者胸部 CT 可见马赛克密度减低区,研究认为与闭塞性细支气管炎有关(图 20-1-11);部分气道堵塞,支气管内的黏液炎性分泌物可充盈扩张的支气管,造成管状或结节样病变,部分会引起部分肺叶或肺段不张(图 20-1-12)。

(3) MRI 检查:在诊断此类疾病中的诊断价值有限,在检测肺门和纵隔淋巴结及区别在胸片上难鉴别的结节样组织和血管上比普通平片有优势。

3. 纤维化性肺疾病

(1) X 线检查:表现为两肺由小到中等的不规则线样影构成的网状影和/或斑片模糊影(图 20-1-13、图 20-1-14);50% ~ 80% 的病例主要累及双下

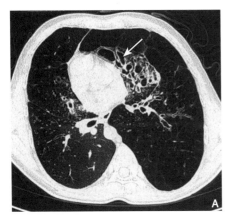
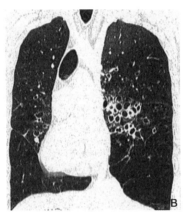
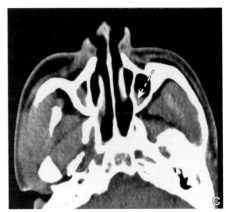

图 20-1-9 Kartagener 综合征

男性,19 岁,胸部高分辨率 CT 轴位(A)示两肺见散在囊状、柱状、曲张样扩张支气管影(实箭),支气管壁增厚,冠状位(B)可显示右位心,鼻窦 CT 平扫(C)示两侧上颌窦内见密度增高影(虚箭)

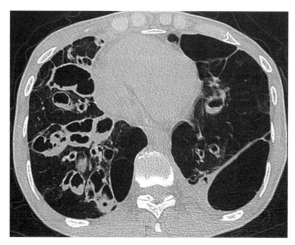

图 20-1-10　支气管扩张伴感染

女性,38 岁,胸部 CT 示两肺见散在囊状扩张的支气管影,
管壁增厚,部分管腔内可见气液平,局部肺野透亮度增加

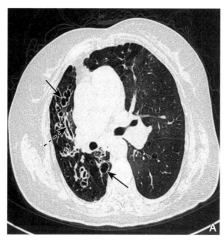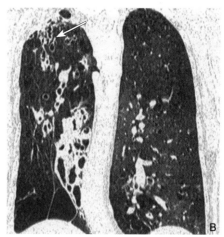

图 20-1-11　气管扩张症

女性,55 岁,胸部 CT 轴位(A)及冠状位(B)示两肺散在扩张支气管影,以右肺为著,伴右
肺体积缩小,见囊状(黑实箭)、柱状(黑虚箭)、曲张样(白实箭)扩张的支气管,支气管壁
增厚

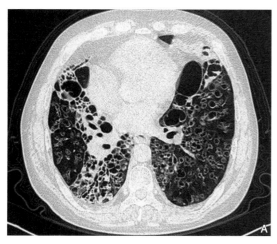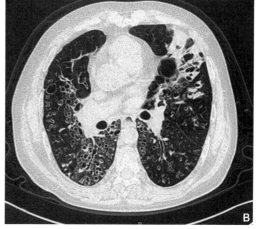

图 20-1-12　支气管扩张伴感染

男性,50 岁,胸部 CT 肺窗显示两肺散在囊状、柱状扩张的支气管影,支气管壁增厚,部分呈蜂窝状改变(A),
以下叶为著见,左肺上叶部分支气管内见黏液分泌物填充,呈结节状、管状高密度,左肺上叶局部不张(B)

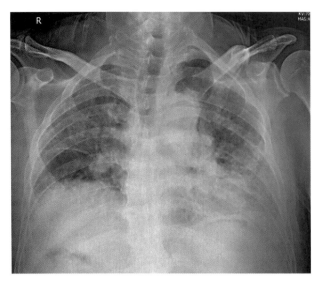

图 20-1-13 特发性间质纤维化伴感染
男性,66 岁,胸部正位片示两肺散在条索、斑片模糊影,双侧肋膈角模糊,左侧消失

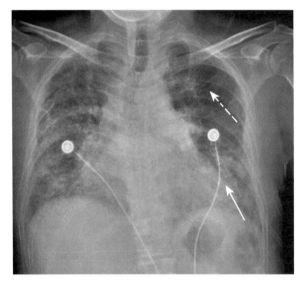

图 20-1-14 特发性间质纤维化伴少许感染
男性,47 岁,胸部正位片示两肺散在分布的网格、条索及斑片模糊影(实箭),部分呈蜂窝状改变,左肺上叶局部透亮度增加(虚箭)

肺,约 60% 以周边分布为主。随着病变的进展,病变更加弥漫,并形成粗网状或网状结节影。晚期可见大小约 0.5~1cm 的蜂窝状囊腔。胸膜病变(如胸腔积液、气胸或弥漫性增厚)较少见。

(2) CT 检查:HRCT 特点为主要累及两肺下叶及胸膜下的网格、蜂窝影,可见牵拉性支气管或细支气管扩张,胸膜、血管和支气管的交界面欠不规则(图 20-1-15、图 20-1-16);部分患者 CT 可显示肺气肿(图 20-1-17);急性加重期可表现为弥漫、多发局灶性或周边分布的磨玻璃影或实变影,或两者并存(图 20-1-18)。

4. 肺动脉高压

(1) X 线检查:胸片是肺动脉高压患者的首选影像学检查。通常胸片能够用来确定心脏大小、心腔扩张类型、近端肺血管扩张情况及基本肺部疾病。肺动脉高压患者的心胸比可以正常或增大(图 20-1-19),右心扩张在侧位片上表现为胸骨后间隙减小,右房扩张在后前位片上表现为右心缘增宽。在侧位片上,右心耳增大表现为胸骨后阴影增加超过右心室预期大小。

(2) CT 检查:结合 CTA 及多排高分辨率 CT 能够综合评价肺血管和肺实质病变,心腔扩张程度,三尖瓣反流及右心功能受限情况,小血管的分辨需要三维高分辨率 CT,并且适当的对比分辨可以显示局部密度梯度。肺动脉主干扩张是肺动脉高压标志性的表现。CT 上主肺动脉直径≥29mm 诊断肺动脉高压的敏感性为 69%~87%,特异性 89%~100%(图 20-1-20~图 20-1-22);另外测定同一平面肺动脉和胸主动脉直径比值,肺动脉直径超过主动脉直径,预测肺动脉高压的特异性达 92%,阳性预测值为 93%,对于老年人,鉴于主动脉扩张的影响,肺动脉/主动

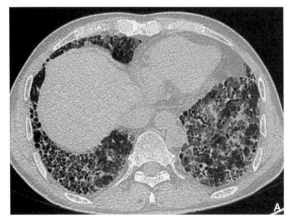
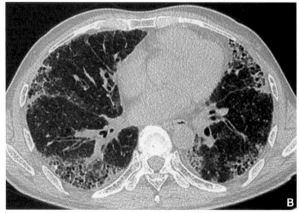

图 20-1-15 特发性纤维化
男性,81 岁,高分辨率 CT 示两肺下叶(A)及胸膜下(B)为主的散在网格、蜂窝状改变,伴小叶间隔增厚、支气管扩张,胸膜、血管和支气管的交界面欠不规则

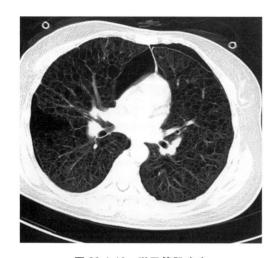

图 20-1-16　淋巴管肌瘤病
女性,28 岁,高分辨率 CT 示两肺见弥漫分布类圆形、
不规则状薄壁透亮影,小叶间隔增厚,两侧少许气胸
形成

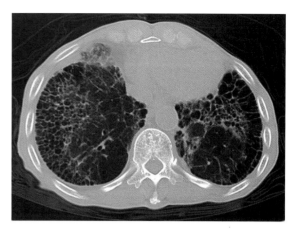

图 20-1-17　特发性纤维化
男性,77 岁,高分辨率 CT 示两肺以胸膜下为著的肺小
叶内线样影及间隔增厚所致的网格影,伴牵拉性支气
管扩张,局部呈蜂窝状改变,肺野内中带透亮度增加,
可见胸膜下线,胸膜、血管和支气管的交界面欠不规则

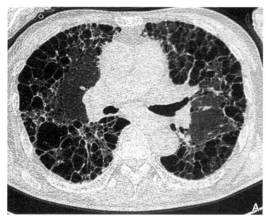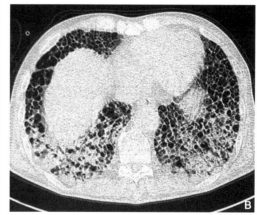

图 20-1-18　特发性纤维化急性加重期
男性,60 岁,高分辨率 CT 示两肺以胸膜下为著的网格、蜂窝状改变(A),两肺下叶见斑片模糊影(B),胸
膜、血管和支气管的交界面欠不规则

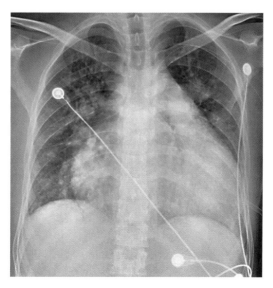

图 20-1-19　特发性高血压
男性,32 岁,胸部正位片示心影增大,两肺纹理增多,
两肺见散在斑片模糊影

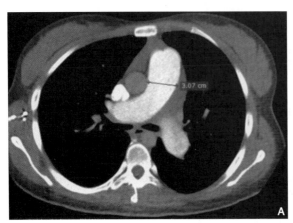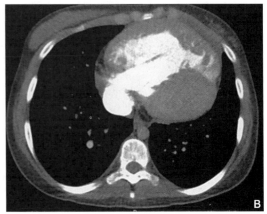

图 20-1-20 特发性肺动脉高压

女性,19 岁,肺动脉血管造影示肺动脉干增粗(A),右心室肥厚、扩大(B)

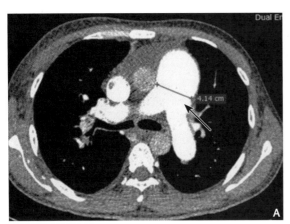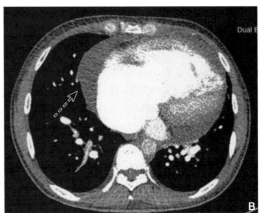

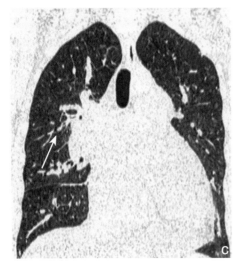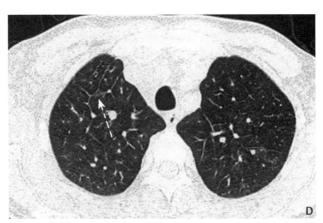

图 20-1-21 特发性高血压

男性,32 岁,肺动脉 CTA 示肺动脉主干增粗(A,黑实箭),右心室、右心房增大、壁增厚,心包内见液性密度影(B,黑虚箭),胸部 CT 示心影增大,两肺以肺门周围为著见少许磨玻璃样高密度影(C,白实箭),两肺见散在小斑片影,右肺上叶见小叶间隔增厚(D,白虚箭)

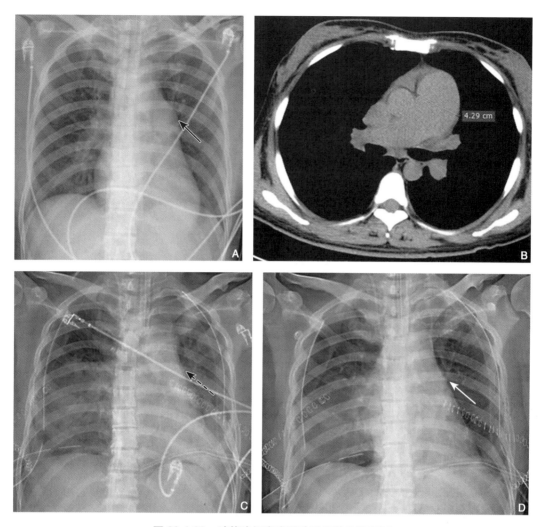

图 20-1-22　肺静脉闭塞病所致重度肺动脉高压

女性,38 岁,术后胸片示心影饱满,肺动脉结突出(A,黑实箭),术前 CT 显示肺动脉干增粗(B),肺移植术后第 3 天胸部正位片(C)示心影稍缩小,肺动脉干较前缩小,两肺见散在斑片状高密度影(黑虚箭),术后第 8 天胸部正位片(D)示两肺渗出较前吸收,心影及肺动脉结较前缩小(白实箭)

脉直径比值的阴性预测值和灵敏度都较低,分别为 44% 和 70%(图 20-1-23)。

（3）MRI 检查:MRI 能非侵入性评估形态学和

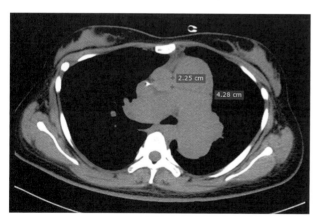

图 20-1-23　肺动脉高压

女性,24 岁,胸部 CT 平扫显示肺动脉主干及左右肺动脉主干均增粗,肺动脉主干宽于同一平面的胸主动脉直径

功能。能够评价心脏大小、心室肌及室壁运动情况,对比增强后可显示肺血管。肺动脉高压 MRI 特征性组织学改变包括右室肥厚、室间隔曲度倒转、肺动脉扩张。

第二节　肺移植后的影像学表现

【概述】

肺移植后的影像学表现与手术并发症及移植的类型有一定的关系,肺移植患者术后出现并发症的概率大于 90%。然而各种类型肺移植的并发症(如排斥、炎症和肿瘤)表现类似。有些是肺移植特有的,有些则与一般心胸手术有关。影像学检查能作出特定的诊断,但很多肺部并发症没有特异性影像表现,鉴别诊断需结合临床病史和实验室检查,因而密切随访术后的临床和病理学改变也很必要。

【并发症】

肺移植后早期的并发症主要包括气胸、血胸、胸腔积液、缺血-再灌注损伤、超急性和急性排斥反应、炎症和吻合口并发症，而中长期的存活者并发症主要有炎症、闭塞性细支气管炎、淋巴组织增生疾病、药物引起的肾损害和神经系统并发症等。

1. 早期并发症

（1）气胸：可发生于任何类型的肺移植，单肺移植一般发生单侧气胸；双肺移植由于两侧胸膜腔的沟通，会发生双侧气胸（图 20-2-1、图 20-2-2）。

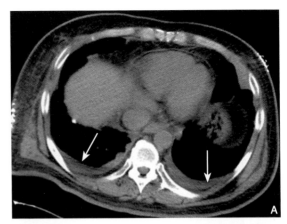

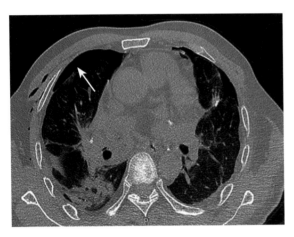

图 20-2-1　气胸

男性，57 岁，双肺移植术后第 3 天胸部 CT 示两侧胸腔、纵隔及右侧胸壁皮下积气影（箭），两侧胸腔见少量积液，两肺散在斑片状渗出性改变

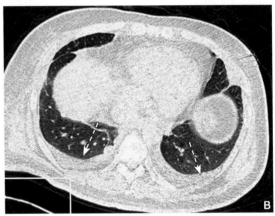

图 20-2-3　胸腔积液

男性，41 岁，双肺移植术后第 4 天胸部 CT 纵隔窗（A，实箭）、肺窗（B，虚箭）可见两侧胸腔液性密度影

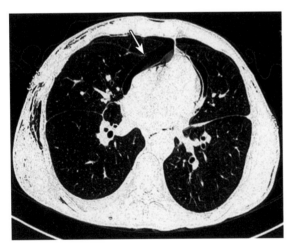

图 20-2-2　气胸

男性，51 岁，双肺移植术后第 6 天胸部 CT 示双侧少量气胸（箭），右侧少量胸腔积液，纵隔、皮下气肿

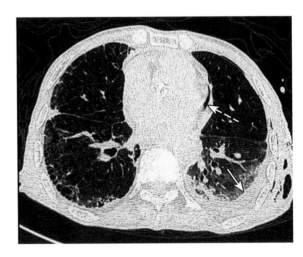

图 20-2-4　胸腔积液

男性，77 岁，双肺移植术后第 5 天胸部 CT 示两侧胸腔积液（实箭），纵隔少许积气（虚箭），左侧胸壁皮下气肿

（2）血胸：多与外科出血有关，好发于曾经有手术病史及手术过程中采用体外循环的患者。

（3）胸腔积液：术后第 1 周渗出最常见（图 20-2-3、图 20-2-4），与脏层胸膜的淋巴引流通路阻断或再灌注肺损伤有关。多在第 1 周逐步减少，第 7 天后渗出增多通常提示有其他病因学改变，如感染或急性排斥反应等。

（4）肺缺血-再灌注损伤：亦称再灌注性肺水肿，是非心源性肺水肿的一种。发病原理包括肺血管通透性增加和肺部炎症改变，外科损伤、去神经作用，肺淋巴管的中断及手术时心肺体外循环等。

通常术后 2 天内几乎所有的移植受体都会发生

再灌注水肿,术后第 3~4 天加重,术后 5~14 天缓解(图 20-2-5,图 20-2-6)。术后第 5 天以后新出现的影像异常多为其他原因。影像表现多样,通常表现为肺门周围浅淡阴影或间质性肺水肿,亦可表现为密集的肺泡实变,肺泡实变好发于双肺移植,两侧不对称,中下肺野多见。是一种排除性诊断,术后出现的时间是诊断的一个要点,其鉴别诊断包括液体过量、超级性期或急性期肺排斥反应、感染、术后肺膨胀不全及左心室衰竭。

(5)超急性期和急性期排斥反应:超级性期排斥反应较少见,多见于既往有多次输血史、妊娠、外科手术或移植史,多发生在术后 24~48 小时,其诊断需根据临床表现、血清学、组织学及免疫荧光所见进行综合的临床病理学判断。出现以下情况应高度怀疑超级性期排斥反应:肺脏明显充血、水肿,肺移植的支气管口内大量血性泡沫样痰,光镜下可见明显肺水肿、肺泡内出血、毛细血管充血、肺泡上皮损伤等,组织学免疫荧光可见 IgG 沉积于内皮。

急性排斥反应可见于大多数肺移植的受体,最早可见于术后 1~2 周。病理上,急性排斥反应是细胞介导的反应,在小动脉和小静脉周围出现炎性单核细胞浸润,支气管壁和肺泡壁也可受累。影像上表现为小叶间隔增厚,呈网格状,支气管周围套袖征、肺内磨玻璃样改变(图 20-2-7、图 20-2-8)。如果这些改变发生在术后 1 周后,为新发或比原来范围扩大的渗出性改变,则更支持急性排斥反应。但确诊需依靠支气管镜活检,并进行支气管肺泡灌洗以排除同时发生的感染。

(6)炎症:肺移植术后早期的炎症包括肺炎、脓胸和纵隔炎,脓胸和纵隔炎的发病率较低但病死率很高。肺炎一般表现为肺部浸润和实变,怀疑脓胸时应行 CT 检查可以明确脓胸的位置和范围,帮助确定放置引流管的最佳位置,脓液不及时排出会导致胸膜纤维化,随后会引起肺不张。纵隔炎较少见,对原因不明的持续发热或血培养阳性的患者亦行 CT 检查,评价肺、胸膜、纵隔的改变。

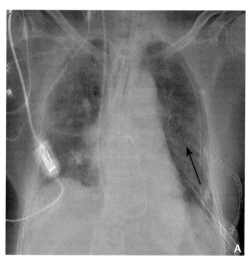
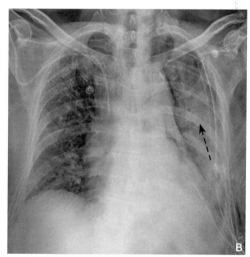
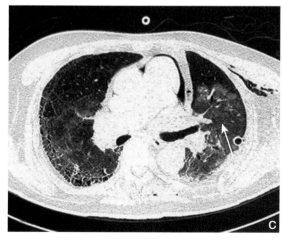
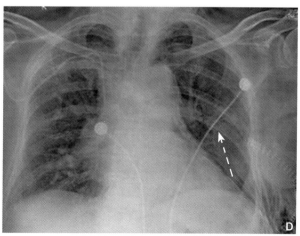

图 20-2-5 左肺移植术后并肺缺血-再灌注损伤

男性,71 岁,左肺移植术后第 1 天胸部正位片(A)示左肺门周围见少许斑片影(黑实箭);术后第 4 天胸部正位片(B)示渗出加重(黑虚箭);术后第 5 天胸部 CT(C)示左肺门周围可见磨玻璃样密度增高影(白实箭),伴小叶间隔增厚,另见纵隔及皮下少许积气,左侧少量胸腔积液;术后第 6 天胸部正位片(D)示左肺渗出性改变减轻(白虚箭)

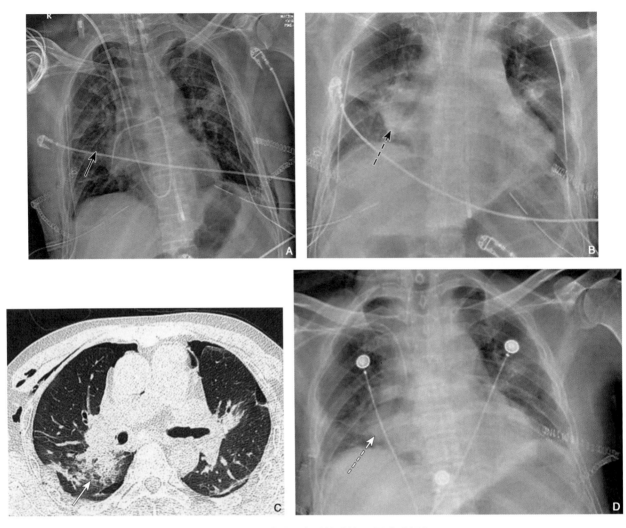

图 20-2-6 双肺移植术后并肺缺血-再灌注损伤

男性,57 岁,双肺移植术后第 1 天胸部正位片(A)示两肺门周围见少许斑片磨玻璃影(黑实箭);术后第 3 天胸部正位片(B)示两肺渗出性改变,以肺门周围为著(黑虚箭);术后第 4 天胸部 CT(C)示两肺门周围见斑片影(白实箭),境界模糊,伴小叶间隔的增厚,两侧少量气胸,皮下少许积气;术后第 5 天胸部正位片(D)示两肺渗出性改变较前明显吸收(白虚箭)

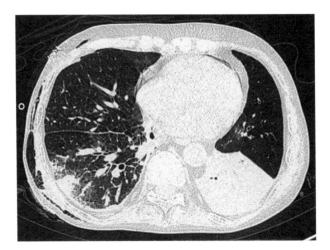

图 20-2-7 右肺移植术后并发急性排斥反应

男性,47 岁,右肺移植术后第 6 天胸部 CT 示右肺下叶斑片
状高密度影,周围见小叶间隔增厚形成的网格影,纵隔少
许积气,右侧胸壁皮下气肿,右侧少量胸腔积液

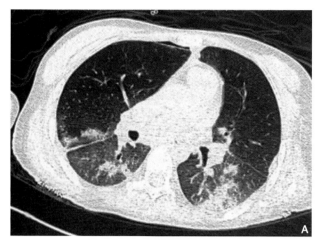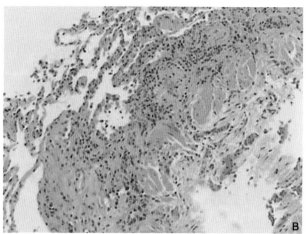

图 20-2-8　双肺移植术后并发急性排斥反应

女性,19岁,双肺移植术后术后第10天行胸部CT检查(A),两肺见散在斑片状高密度影,境界模糊;支气管内镜活检组织病理组织学(B,HE×100)显示肺泡、小动脉、支气管及细支气管,肺泡上皮增生,部分肺泡腔内见组织细胞,肺泡间隔增宽,毛细血管充血,偶见毛细血管腔内中性粒细胞;支气管、细支气管上皮内及上皮周见淋巴细胞为主炎症细胞浸润,支气管上皮可见脱落,上皮下毛细血管增生充血,腔内中性粒细胞淤积,考虑轻度急性排斥反应(A1、B1R)

（7）支气管吻合口并发症

1）吻合口的断裂:支气管的缺血和感染可促使吻合口的断裂,CT上可见吻合口支气管壁的缺损,缺损亦可被周围异常的软组织影限制或遮盖,邻近吻合口区支气管壁破损处的软组织内有大小不等、体积可变的积气,纵隔积气可与气胸并存,但这些表现无特异性,因为这些积气可能是术后存留的。

2）支气管腔的狭窄:支气管的狭窄可能与支气管壁的缩窄、软化或肉芽组织形成过多有关,多发生于术后最初的几个月。建议做薄层CT扫描及多平面重建,若主支气管的管腔直径减少50%以上,即可认为有明显的功能性改变。虚拟仿真支气管内镜可无创的显示主支气管病变,但不能发现浅表溃疡等黏膜损伤,亦不可活检。

（8）肺部血管吻合口并发症:血管吻合口并发症少见,一般表现为血管破裂或狭窄。增强CT或肺血管造影可清楚显示血管情况,也可用心导管植入术直接测量吻合口狭窄处两侧的压力梯度。术后也会发生深静脉血栓和肺栓塞。

2. 中晚期并发症

（1）炎症:平片多表现为肺特异性的不均匀浸润影,常有不同程度的胸膜渗出,且多发生于单肺移植患者。CT表现多样:实变、磨玻璃影、树芽征、大小不等结节(图20-2-9),伴小叶间隔增厚和胸膜渗出,实变多见于中叶和下叶。明确诊断需要结合支气管镜检查并结合支气管肺泡灌洗和经支气管活检。肺移植后炎症的放射学表现无特异性,需与很多情况进行鉴别,但根据临床征象结合移植后的时间、肺功能等级、患者目前免疫抑制的强度可以作出诊断。

（2）闭塞性细支气管炎:是导致肺移植后发病率和死亡率上升的一个主要因素,常认为是一种慢性的同种异体移植排斥反应,因细支气管向心性纤

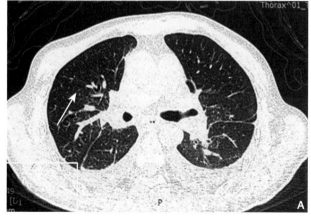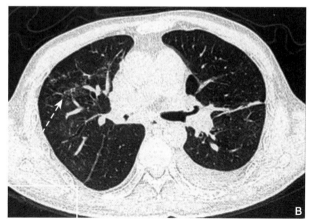

图 20-2-9　双肺移植术后并发少许肺炎

男性,39岁,双肺移植术术后第22天行胸部高分辨率CT(A)检查,右肺上叶未见明显异常(实箭),术后两个半月,患者出现咳嗽、咳痰、发热症状,胸部高分辨率CT(B)示右肺上叶见斑片模糊影,部分呈树芽征(虚箭)

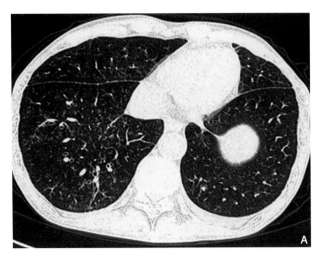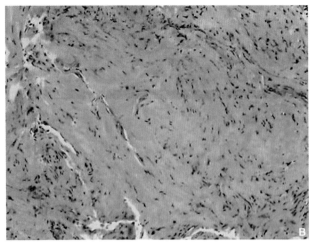

图20-2-10　双肺移植术后并发闭塞性细支气管炎

男性,52岁,双肺移植术后3个月胸部CT(A)示双肺散在斑点、斑片状高密度影,部分呈树芽征;支气管内镜活检组织显微镜下(B,HE×100)示支气管黏膜,上皮部分剥脱,大量纤维增生,偶见压迫呈裂隙状细支气管,小血管增生,散在淋巴细胞浸润,灶性伴钙化,考虑慢性排斥反应(闭塞性细支气管炎)

维化而导致小气道阻塞(图20-2-10)。胸片表现多无特异性,可表现为外周血管纹理减少、肺体积增加或有支气管扩张的证据。

晚期胸片上可表现为明显的过度通气。高分辨率CT可见吸气相的支气管扩张和马赛克灌注,呼气相显示该区域内肺体积减少量小于正常,提示气体潴留。气体潴留是诊断闭塞性细支气管炎最准确、最敏感的影像征象。支气管扩张是晚期闭塞性细支气管炎的特征。

(3)移植术后淋巴细胞增生性疾病(PTLD):是移植术后一种严重的并发症,多数病例的发病机制与EB病毒诱导B细胞增生有关,也与术后T细胞对B细胞的免疫监视降低有关。PTLD可引发一系列的疾病,从淋巴细胞增生到高分化的恶性淋巴瘤均可发生。常在胸片或CT检查时偶然发现,胸片上可见实变或多发肺结节。CT上多表现为随机分布的多个结节,也可表现为肺内实变区、磨玻璃样密度、孤立的支气管内病灶等。CT表现无特异性,与感染表现类似,确诊需活检。

(4)与自体肺相关的并发症:发生率约15%~25%,这些并发症也与术后病死率和发病率有关,具体包括自体肺的炎症、肿瘤、肺栓塞和梗死等。

(5)疾病复发:最常见的为结节病,也可见淋巴管平滑肌瘤病、朗格汉斯细胞组织细胞增生症、弥漫性泛细支气管炎、肺泡蛋白沉积症和巨细胞性肺炎等。

(6)环孢素治疗引起的并发症:术后使用环孢素等进行免疫抑制会引起肾损害和神经系统并发症。

(陈宏伟)

参 考 文 献

1. Yusen RD, Christie JD, Edwards LB, et al. The Registry of the International Society for Heart and Lung Transplantation: Thirtieth Adult Lung and Heart-Lung Transplant Report-2013; focus theme: age[J]. J Heart Lung transplant, 2013, 32: 965-978.

2. Camargo PC, Teixeira RH, Carraro RM, et al. Lung transplantation: overall approach regarding its major aspects[J]. J Bras Pneumol, 2015, 41: 547-553.

3. Lane CR, Tonelli AR. Lung transplantation in chronic obstructive pulmonary disease: patient selection and special considerations[J]. Int J Chron Obstruct Pulmon Dis, 2015, 10: 2137-2146.

4. Hanson D, Winterbauer RH, Kirtland SH, et al. Changes in pulmonary function test results after 1 year of therapy as predictors of survival in patients with idiopathic pulmonary fibrosis[J]. Chest, 1995, 108: 305-310.

5. Schwartz DA, Van Fossen DS, Davis CS, et al. Determinants of progression in idiopathic pulmonary fibrosis[J]. Am J Respir Crit Care Med, 1994, 149: 444-449.

6. Douglas WW, Ryu JH, Swensen SJ, et al. Colchicine versus prednisone in the treatment of idiopathic pulmonary fibrosis. A randomized prospective study. Members of the lung study group[J]. Am J Respir Crit Care Med, 1998, 158: 220-225.

7. Afonso Júnior JE, Werebe Ede C, Carraro RM, et al. Lung transplantation[J]. Einstein (Sao Paulo), 2015, 13: 297-304.

8. Chan EG, Bianco V 3rd, Richards T, et al. The ripple effect of a complication in lung transplantation: Evidence for increased long-term survival risk[J]. J Thorac Cardiovasc Surg, 2016, 151: 1171-1179.

9. Weiss MJ, Madsen JC, Rosengard BR, et al. Mechanisms of chronic rejectionin cardiothoracic transplantation[J]. Front Biosci, 2008, 13: 2980-2988.

第二十一章　其他肺内少见疾病

第一节　特发性肺含铁血黄素沉着症

【概述】

特发性含铁血黄素沉着症（idiopathic pulmomaryhaemosiderosis, IPH）的发病原因至今不明，可能为：①肺泡上皮细胞发育和功能异常使肺泡毛细血管的稳定破坏；②肺弹力纤维存在异常的酸性黏多糖，削弱血管壁；③牛乳过敏诱发；④接触有机磷杀虫剂诱发；⑤遗传因素；⑥免疫因素。

特发性含铁血黄素沉着症的基本病理变化是呼吸细支气管及肺泡腔内出血，反复肺出血和含铁血黄素沉着引起肺间质纤维组织增生及巨噬细胞反应导致肺间质纤维化，肺气肿，支气管扩张等。

肺脏外观呈褐色实变状，重量和体积增加，表面及切面可见散在出血斑和弥漫性棕色色素沉着。肺门、纵隔淋巴结因含铁血黄素沉着而呈棕色。

【临床表现】

（1）临床表现因病变时期、程度不同而各异。急性期表现为：突然起病，发作性呼吸困难、咳嗽、咯血、贫血，咯血量多少不等。慢性期表现为：反复发作的咳嗽、咯血、气短、呼吸困难可有低热、胸闷、心悸、疲乏。患者贫血貌，部分患者可有杵状指，少数患者可有肝脾肿大。

（2）肺部检查可闻及哮鸣音或细湿性啰音，呼吸音减低。病程后期可并发肺气肿、肺动脉高压、肺心病和呼吸衰竭。严重者可发生心肌炎、心律失常、房室传导阻滞甚至猝死。

【实验室检查】

（1）外周血缺铁性小细胞低色素性贫血，网织红细胞增多，嗜酸性粒细胞可增多。血沉增快。血清胆红素可增高，血清乳酸脱氢酶可增高。血清铁和铁饱和度显著降低。红细胞盐水脆性试验正常。

IgG、IgA、IgM 均增高，以 IgA 更明显。Coombs 试验、冷凝集试验、噬异凝集试验可呈阳性。累及心脏者心电图可异常。

（2）血气分析：逐渐出现 PaO_2 降低，重者可呈 I 型呼吸衰竭。患者出现肺气肿，肺心病和呼吸衰竭时，PaO_2 下降，$PaCO_2$ 可升高，呈 II 型呼吸衰竭。

（3）肺功能检查：急性期肺弥散功能 Dco 增加，原因为肺泡出血，红细胞可摄取一定量的 CO。慢性期肺弥散功能减退，肺总量及残气量下降，呈限制性通气功能障碍，原因为肺纤维化。最大通气量、一秒用力呼气（FEV_1）下降，呈混合性通气功能障碍，为合并肺气肿、肺心病所致。

【影像学表现】

1. **X 线表现**　影像表现取决于出血范围、出血量多少、出血次数和出血时期。急性发作期：胸部 X 线片正常或表现为两肺弥漫的斑片状或大片状的磨玻璃样影或实变、斑点样影，多位于中下肺野内带。肺部病变多在 1~2 周内明显吸收，偶可延续数月吸收或反复出现。局限性或单侧肺的病变少见。慢性发作间歇期：双肺多发小结节伴双肺网状、线状阴影。肺门、纵隔淋巴结可肿大。

2. **CT 表现**　急性期表现为双肺磨玻璃样微结节、磨玻璃样密度影或实变，多位于中下肺中央区（图 21-1-1）。慢性期表现为双侧弥漫分布的小结节伴线网状影。

【诊断依据】

（1）患者反复的咯血、痰中带血（尤其是儿童），不明原因缺铁性贫血。

（2）胸部 X 线片或 CT 表现为双肺弥漫小结节状或片状磨玻璃样密度影、双侧弥漫分布的小结节伴线网状影，应疑为特发性含铁血黄素沉着症。胃液（婴幼儿）、痰、支气管肺泡灌洗液及肺活检组织中找到含蓝色的含铁血黄素颗粒的吞噬细胞，排除心源性（淤血性）因素后可确诊。

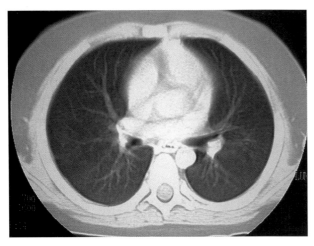

图 21-1-1　特发性含铁血黄素沉着症
男性,4 岁,CT 肺窗示双肺弥漫磨玻璃样密度影

（3）支气管镜肺活检或经开胸肺活检用于明确肺泡出血原因。

【鉴别诊断】

1. 继发性肺含铁血黄素沉着症　继发性肺含铁血黄素沉着症（secondary pulmonary hemosiderosis）患者反复咯血,影像表现为双肺弥漫微结节、磨玻璃样密度影或实变,痰、支气管肺泡灌洗液及肺活检组织中有含蓝色的含铁血黄素颗粒的吞噬细胞可见于继发性肺含铁血黄素沉着症。该病多继发于二尖瓣狭窄和其他原因引起的慢性心脏衰竭,故根据心脏病史,心脏体征可鉴别。

2. 血行播散型肺结核　双肺弥漫性微小结节可见于血行播散型肺结核。血行播散型肺结核的微小结节边界较为清晰,患者很少咯血、贫血,痰、支气管肺泡灌洗液及肺活检组织中没有含蓝色的含铁血黄素颗粒的吞噬细胞。抗酸染色等实验室检查阳性,抗结核治疗有效。

3. 肺-肾综合征　肺-肾综合征（pulmonary-renal syndrome）患者反复咯血,影像表现均可见双肺弥漫微结节、磨玻璃样密度影或实变可见于肺-肾综合征。肺-肾综合征有肾小球肾炎的表现,血清抗肾小球基底膜（抗-GBM）抗体阳性,免疫荧光检查肾小球和肺泡毛细血管的基底膜上有免疫球蛋白 IgG 和 C3 沉着。

（宋　伟）

第二节　肺泡微石症

【概述】

肺泡微石症（alveolar microlithiasis）是一种罕见的慢性肺疾病,以广泛肺泡内钙化为特征。病因不明,可能是先天性代谢异常,体内某种酶异常从而促进钙沉积于肺泡,遗传因素等。无性别差异。

镜下显示肺泡内充盈典型同心圆板层钙球体,其化学成分与骨的矿质相似。微石以胸膜下、小叶间隔旁、支气管血管束结缔组织为著,其间隔并不增厚,但沿间隔旁的肺泡腔均充盈,其他充气的肺泡腔内微石罕见。胸膜下弥漫性间质纤维化相当广泛。

【临床表现】

（1）各年龄段均可发病,常为家族性。小儿时期多无明显症状,有时可见慢性咳嗽及活动后气短。病程发展缓慢,逐渐出现呼吸困难、发绀及杵状指（趾）,可发生进行性肺功能不全,出现肺心病和心肺功能衰竭。

（2）肺功能检查显示限制性通气障碍、肺顺应性减低、通气与血流比率失衡及弥散功能减低。

【影像学表现】

1. X 线表现　典型表现为"沙暴"（sandstorm）样改变,即边界清楚的细沙砾样高密度影（钙化微结节）沿支气管血管树分布或弥漫分布,从肺尖至肺底部逐渐加重。心缘及膈面模糊不清。还可见支气管血管束不规则增粗及类 Kerley B 线,微结节沉积所致。直径 5~10mm 的胸膜下薄壁囊肿,沿壁层胸膜、纵隔胸膜自肺尖达肺底,形成黑边征。此为视觉差造成胸膜两边的肋骨和肺实质使得胸膜下囊肿带显示更清晰。

2. CT 表现　双肺微结节,直径约 1~5mm,密度较高（钙化密度）,边界清楚。微结节多在肺周边、纵隔、叶间裂等胸膜下区分布和/或沿支气管血管束分布,形成线状影、多边形网样影,线状影、多边形网状影以下叶底部更著（图 21-2-1）。

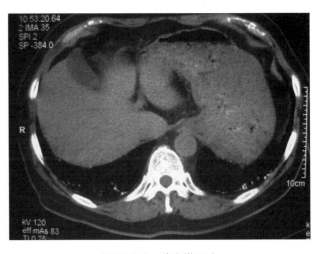

图 21-2-1　肺泡微石症
男性,64 岁,胸部 CT 纵隔窗示双肺下叶多发密度较高（钙化密度）的微结节,边界清楚,位于胸膜下区

若微结节<1mm(CT不能分辨)则表现为双肺磨玻璃样密度影。微结节位于胸膜上时表现为胸膜或叶间裂增厚伴钙化。病变的进一步发展致肺实质的破坏形成小囊肿,表现为边缘清楚的透亮影,成簇或单个,分布与微结节一致,多位于肺底胸膜下。成串的小囊肿可形成胸膜下透亮带。

【诊断依据】

(1)边界清楚的细沙砾样高密度影(钙化微结节)沿支气管血管束分布或弥漫分布,从肺尖至肺底部逐渐加重是肺泡微石症的X线及CT典型表现,具有特征性诊断意义。

(2)确诊常依据开胸活检。

【鉴别诊断】

1. 急性血行播散型肺结核 该病起病急,结核中毒表现明显,肺结节具有三均现象。亚急性血行播散型肺结核有明显结核临床表现,肺结节虽无三均现象,但肺尖结节相对密度较高,肺底相对较轻。

2. 肺含铁血黄素沉着症 多发生于儿童,临床表现为咳嗽、咯血,磨玻璃样密度肺结节多呈中心分布,吸收快。硅沉着病多有职业病史,临床多表现为呼吸困难为主。

(宋 伟)

第三节 肺淀粉样变性及轻链沉积症

【概述】

一般认为淀粉样变性是一种多糖蛋白组成的淀粉样物质沉积在组织器官内的疾病。肺淀粉样变性(lung amyloidosis)原因不明,可能为:支气管相关淋巴组织发生异常免疫反应,局部的炎症病变使血管通透性增高,原发性系统性淀粉样变或合并于多发性骨髓瘤,继发于慢性感染(结核病、化脓性骨髓炎、麻风病)或恶性肿瘤(霍奇金病、肾癌)等,家族常染色体显性遗传性和老年性淀粉样变。淀粉样变性分为原发性和继发性。

原发性淀粉样变性多见,占50%~70%,多侵犯心、肺、大血管、淋巴结、脾、胃肠道等,病变也可仅限于肺,较多见于男性。继发性淀粉变性继发于各种感染(化脓性炎症和结核病)、退行性病变、恶性肿瘤、类风湿关节炎等。脾、肝、肾和肾上腺常受侵,肺受侵少见。绝大多数的淀粉样变性的淀粉样物主要来源于免疫球蛋白,以λ链为主。

肺淀粉样变性主要分为以下两种。

(1)结节型:淀粉样物质沉积在肺泡内形成孤立或多发的肿块,可缓慢增大,肿块内常出现钙化。

(2)弥漫性肺泡间隔型:淀粉样物质沉积在肺泡间隔、毛细血管的周围,分布广泛,常合并系统性淀粉样变性、多发骨髓瘤或类风湿关节炎。气管支气管型淀粉样变性、胸膜型淀粉样变性也是胸部淀粉样变性的常见类型。

异常的浆细胞产生过多的轻链,重链的合成相应减少,在血清或尿液中出现大量过多游离的轻链片段称为轻链病,轻链在全身组织中沉积引起相应的临床症状称为轻链沉积病(light chain deposition disease)。轻链病与轻链沉积病是一种浆细胞异常增生性疾病,病因不清。80%的患者致病轻链为κ链。本病多发于中、老年人。

【临床表现】

(1)肺淀粉样变性起病多缓慢,气急、气喘、咳嗽、胸痛为主要临床表现。结节型肺淀粉样变性患者多无症状,且预后良好。弥漫性肺泡间隔型肺淀粉样变性患者症状重,常有气急、胸闷,晚期患者肺功能进行性恶化,预后差。

(2)轻链沉积病易累及心脏、神经、肝、和肾脏,也可累及皮肤、脾脏、甲状腺、肾上腺和胃肠道等,临床表现与轻链的沉积部位、沉积程度相关。轻链沉积病常见临床表现为贫血、发热、乏力、出血倾向、浅表淋巴结及肝脾肿大,局限性或多发性骨痛、病理骨折。

半数以上肾脏受累的患者表现为肾病综合征伴有高血压和呈快速进展趋势的肾功能不全,伴或不伴有镜下血尿;有些患者表现为严重的小管间质病变伴有肾功能不全,但尿蛋白较少。部分患者会发展为骨髓瘤,部分患者存在淋巴瘤或原发性巨球蛋白血症。肺轻链沉积病多无呼吸道症状。

【实验室检查】

(1)肺淀粉样变性:血蛋白电泳示单克隆免疫球蛋白及其轻链升高(M峰),以IgG为主。尿中本-周蛋白阳性且以λ链为主。与多发骨髓瘤相关的淀粉样变患者常有高钙血症、血碱性磷酸酶升高。晚期弥漫性肺泡间隔型肺淀粉样变性患者肺功能检查显示限制性通气障碍。

(2)轻链沉积病:轻重不一的贫血,白细胞计数可以正常,增多或减少,血小板计数大多减低。并发骨髓瘤的患者可出现巨球蛋白血症,尿本-周蛋白阳性且多属于κ链。因骨质广泛破坏可出现高钙血症,血清碱性磷酸酶大多正常或轻度增高。肾功能不全时可出现肾功能异常。

【影像学表现】

1. **肺淀粉样变性**　结节型 CT 表现为多发或单发的结节或肿块，多位于胸膜下，边缘不规则，空洞或钙化可见，淋巴结受累少见（图 21-3-1）。弥漫性肺泡间隔型的 CT 表现为小叶间隔增厚呈弥漫性网格状，多发微小结节可伴钙化，小支气管或细支气管壁增厚。病变多位于胸膜下，病灶可融合成形态不规则的致密的软组织影，伴散在的斑点状钙化。短期随访病灶变化不大，1 年以上随访病变进展。

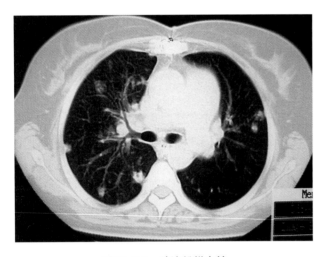

图 21-3-1　肺淀粉样变性
女性，50 岁，胸部 CT 肺窗示双肺多发结节，多位于胸膜下，形状不规则

2. **肺轻链沉积病**　X 线检查常见局限性骨质疏松、溶骨性骨破坏和病理性骨折。胸部 CT 表现为薄壁囊状气腔，大小约 4~15mm，无分布特点，可见囊壁内血管和/或血管穿行囊状气腔；多发或单发肺结节，大小约 3~20mm，无分布特点，钙化偶见，极少见空洞、磨玻璃样密度影、胸腔积液。半年甚至更长时间随诊，囊状气腔与肺结节均无明显变化，很少出现新发病变。

【诊断依据】

（1）肺淀粉样变性无特征性表现，肺部 CT 能清晰地显示病变部位和形态特点，支气管镜检查可确定是否并存气道损害并取活检。病理组织学检查是诊断本病的"金标准"。确诊肺淀粉样变后，可作骨髓活检、腹部皮下脂肪活检、皮肤活检、直肠黏膜活检或肾组织活检等，以确定是否为系统性淀粉样变。

（2）根据临床表现以及具有典型肾组织病理特点确诊肺轻链沉积病。

（宋　伟）

第四节　遗传性出血性毛细血管扩张症

【概述】

遗传性出血性毛细血管扩张症（hereditary hemorrhagictelangiectasia；Rendu-Osler-Weber disease）为常染色体 ENG 基因异常引起的显性遗传疾病，患者局部血管发育不全导致动脉与静脉间的直接交通形成的血流短路（动静脉瘘），累及肺以及肺外其他部位（上呼吸道黏膜、消化道黏膜、皮肤和脑内等）。

肺动静脉瘘是遗传性出血性毛细血管扩张症的肺部表现，病理改变是末梢肺微血管环的发育缺陷，形成薄壁血管囊并与肺循环沟通，分两种类型。

（1）肺动脉和肺静脉畸形交通：输入动脉和输出静脉都属于病变所在肺叶的动静脉，其血流动力学改变为心外右向左分流。根据输入动脉和输出静脉的数量及病变分布，将此型又分为单纯型、复杂型和弥漫型。

（2）体循环与肺循环畸形交通：体循环的异常分支和肺静脉形成直接交通，输出静脉可为同叶肺静脉、不同叶肺静脉或异常静脉，呈蔓状曲张血管团，氧化的血液进入肺静脉与体循环。

【临床表现】

（1）部分患者无症状，体检时发现。鼻出血、牙龈出血为常见症状，反复出现的黑便、呕血，可伴有腹痛为消化道出血表现。心慌、气短、咳血痰、颜面口唇青紫、杵状指/趾等是肺动静脉瘘的常见症状，体循环供血的肺动静脉瘘患者无低氧血症临床表现，可继发感染形成脓肿。患者可出现咯血、血性胸腔积液、脑血栓或脑梗死、脑出血等。

（2）少数患者出现血尿、月经过多等。患者皮肤、黏膜出现鲜红色或紫红色的毛细血管或小血管扩张，直径 1~3mm，呈针尖状、小结节状、团块状或血管瘤状，加压后颜色消失。

（3）肺动静脉瘘相应胸壁上可听到血管杂音，以收缩期明显。若胸壁动脉参与供血，则胸壁上可触及增粗且搏动的动脉血管，相应部位闻及连续性机器样杂音，以收缩期明显，压迫曲张动脉，杂音减弱。

【实验室检查】

（1）肺动脉和肺静脉畸形交通者出现红细胞增多、动脉血氧分压降低，体循环与肺循环畸形交通者无上述表现。

（2）甲皱微循环检查显示毛细血管襻迂曲扩张。胃镜或结肠镜检查显示消化道黏膜有扩张的血管瘤。

【影像学表现】

1. X 线表现　结节、肿块型肺动静脉瘘表现为圆形或椭圆形的结节或肿块，边缘清楚，轻度分叶状，密度均匀，偶见钙化（囊壁损伤或血栓机化所致）、空洞（病灶内积脓、积气），周围可见一条或几条粗大的肺血管与结节或肿块相连。弥漫型肺动静脉瘘表现为肺纹理广泛增多、增粗、扭曲呈网状，伴斑点状或逗点状影，双肺内无明显结节或肿块。患者有程度不同的右心室增大、肺动脉段突出。部分患者可出现肺心病、肺动脉高压征象。肋间动脉与肺静脉的畸形交通，扩大的肋间动脉压迫肋骨下缘，正位 X 线胸片显示肋骨下缘弧形切迹。

2. CT 表现

（1）平扫：结节、肿块型肺动静脉瘘表现为圆形、椭圆形或分叶状的结节或肿块，边缘清楚锐利，一般密度均匀。输入、输出血管与扫描层面垂直走行，在结节或肿块的上、下方层面可见增粗血管的断面；输入、输出血管与扫描层面斜形走行，在结节或肿块的周围可见弓形或迂曲状血管；输入、输出血管扫描层面平行走行，可见增粗血管与结节或肿块相连，此为肺动静脉瘘平扫 CT 的特征征象。

输出、输入血管为两支，则为单纯型；如输入、输出血管为多支，则为复杂型。弥漫型肺动静脉瘘为两肺广泛分布的肺小动脉与肺小静脉直接交通，或交通处局部呈囊状或梭形膨大，CT 表现为双肺血管广泛增多、增粗、扭曲呈网状，伴菱形、圆形或逗点状微结节。

（2）增强扫描：①肺动脉与肺静脉畸形交通：特征性 CT 表现为在肺动脉显影期，输出肺静脉与左心房提前显影。结节、肿块型表现为结节或肿块迅速均匀强化或不均匀强化（结节或肿块内血栓形成），在主动脉显影期，结节或肿块持续显影且密度高于邻近心脏密度（结节或肿块内对比剂排空延迟），（图 21-4-1）。弥漫型表现为菱形、圆形或逗点状微结节迅速强化伴双肺网状影。②体循环与肺静脉畸形交通：迂曲的血管团或血管池呈明显强化，在主动脉显影期，输出肺静脉与左心房提前显影，显示输入动脉起源于体循环。CTPA 可直观显示肺动静脉瘘的部位、形态、数量和输入肺动脉与输出肺静脉情况。

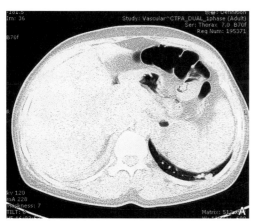
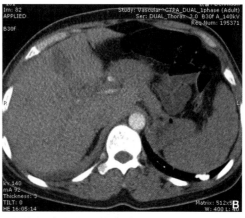
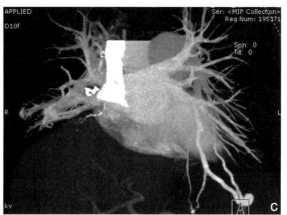

图 21-4-1　遗传性出血性毛细血管扩张症（肺动静脉瘘）
女性，51 岁，增强胸部 CT 肺窗（A）及纵隔窗（B）示左下肺多发圆形或逗点状结节，主动脉显影早期，结节明显强化且强化程度高于主动脉，CTPA（C）示增粗输入、输出血管与结节相连

3. MRI 表现 因血管的流空效应,自旋回波序列的 T1WI 表现为中等信号的环形或不完整环形影,病变血流缓慢则表现为中等信号的结节或不规则团块影,稳定梯度回波序列表现为高信号的结节或不规则团块影,周围可见到弧形走向的引流静脉影。

【诊断依据】

(1) 根据临床表现、实验室检查、X 线胸片及增强 CT 表现常可作出肺动静脉瘘诊断。

(2) 对于少数不典型或小的肺动静脉瘘,需要行肺动脉造影或 CTPA 检查以明确诊断。弥漫型肺动静脉瘘的诊断难度较大,对临床有明显发绀、红细胞增多,而无明显右向左分流先天性心脏病征象者,应想到肺动静脉瘘,肺动脉造影可确诊。

(3) 在需手术或介入栓塞治疗的患者,术前必须行肺动脉造影或 CTPA 检查以明确诊断,显示肺动静脉瘘的解剖结构、输入与输出血管的数量、管径大小等,为治疗提供详细可靠的资料。

【鉴别诊断】

肺内囊性结节或肿块的边缘光滑,密度均匀,随呼吸形态、大小有变化,无搏动,增强 CT 显示囊性结节无强化或仅囊壁强化。血运丰富的肺实性结节增强 CT 显示结节明显强化,但肺静脉及左心房无提前显影,MRI 自旋回波序列 T1WI 结节呈中等信号,稳定梯度回波序列仍呈中等信号。

X 线胸片、CT 鉴别肺动脉瘤、肺静脉曲张与肺动静脉瘘困难,肺动脉瘤发生于不同级别肺动脉,肺静脉曲张有特殊的好发部位(常发生于肺静脉进入左心房),肺动脉瘤与肺静脉曲张均无肺动静脉交通征象。先天性主动脉缩窄常在正位 X 线胸片显示 4~8 后肋下缘见到半圆形凹陷,应与肋间动脉与肺静脉间的畸形交通鉴别,患者有上肢高血压,下肢血压降低或测不到,无发绀。X 线胸片显示主动脉结与降主动脉间常出现切迹,即"3"字征,左心室增大,无肺内结节或肿块。增强 CT 或 MRI 能明确诊断先天性主动脉缩窄。

(宋 伟)

第五节 肺囊性纤维化

【概述】

囊性纤维化(cystic fibrosis)是由位于第 7 对染色体 CF 基因突变引起的常染色体隐性遗传病。本病主要特点是全身外分泌腺分泌紊乱并胰酶分泌缺乏,导致黏液分泌亢进,堵塞胰腺小管引起胰腺囊性纤维增殖性病变,堵塞细支气管引起肺部感染或局部肺不张,最终导致支气管扩张、肺间质纤维化、肺气肿、肺动脉高压和肺源性心脏病。本病的外分泌腺功能障碍的发病机制尚不清楚,可能为患者的上皮细胞氯离子通道调节有缺陷,呼吸道黏膜上皮的水、电解质跨膜转运有障碍,黏液腺分泌物中酸性糖蛋白含量增加,使黏液性状改变致分泌物变黏稠。

【临床表现】

(1) 呼吸系统主要表现为反复感染和气道阻塞。早期轻度咳嗽,咳嗽逐渐加剧,黏痰不易咳出,呼吸急促。若患者咳大量脓痰或咯血,提示可能有支气管扩张和肺脓肿。若患者喘鸣、活动后气急,常并发自发性气胸或纵隔气肿,提示可能有肺纤维化和肺气肿。若患者气急加剧、发绀,提示有缺氧和二氧化碳潴留。晚期患者可出现呼吸衰竭和肺源性心脏病。体格检查常见杵状指(趾)。

(2) 由于肠黏液分泌和黏度异常以及缺乏胰酶,新生儿可有胎粪阻塞,儿童可出现肠梗阻和直肠脱垂。胰腺分泌不足导致腹胀、腹部隆起、排出大量泡沫恶臭粪便、脂肪泻和氮溢等消化不良症状。维生素 A 缺乏可导致眼干燥症。患儿食欲旺盛,饮食量足够,仍营养不良和生长发育迟缓。胆道阻塞可导致黄疸,并发肝硬化可出现门静脉高压、脾功能亢进。婴儿若出汗过多,失去大量电解质和水分,容易引起虚脱。

(3) 黏稠的分泌液常会阻塞输精管,导致男性患者不育。女性患者的生殖能力也会下降。

【实验室检查】

(1) 汗液内氯化钠含量增加是本病的特征,病儿汗内氯含量可高达 105~125mmol/L,钠为 120mmol/L(正常儿童汗液内氯含量平均为 30~40mmol/L,钠为 60mmol/L)。

(2) 尿:5-羟吲哚乙酸增加,对诊断有参考价值。

(3) 十二指肠液检查:肠液黏稠度增加,各种胰酶(特别是胰蛋白酶)减少或缺乏,为诊断依据。

(4) 直肠黏膜活检:腺管充满黏液,扩张形成黏液层。空肠黏膜活检:肠黏膜绒毛消失。

【影像学表现】

肺部影像学表现为非特异性。早期表现为多发小叶实变伴小叶节段性肺不张,以及局限性肺气肿,病理上为慢性支气管肺炎。上述病变经治疗可吸收,但易反复发作。晚期表现为双肺弥漫性网状结节影,伴有支气管管壁增厚与管腔扩张、肺脓肿、肺气肿、自发性气胸及肺心病。

【诊断依据】

由于 CF 基因突变变化多端,目前尚不能依赖于基因诊断。临床诊断依据:囊性纤维化家族史;汗液含钠量显著增高(患儿汗内氯含量高于 60mmol/L,成人汗内氯含量高于 70mmol/L,汗内钠高于 80mmol/L);胰腺分泌功能不全、吸收不良综合征;肺部慢性阻塞性感染。必要时做肠黏膜活检。

而根据临床症状可以拟诊,结合实验室检查可作出诊断。若能提高警惕,注意诊断要点,则与其他小儿腹腔疾病或成人慢性支气管炎等的鉴别并不困难。

【鉴别诊断】

患者出现汗内氯含量高于 60mmol/L(成人高于 70mmol/L),钠高于 80mmol/L,应先排除肾上腺皮质功能不全。

单纯性多囊胰为先天性染色体显性遗传疾病,多伴有其他脏器的多囊性病变,不伴呼吸道和消化道病变。早期多无症状,30 岁以后出现逐渐加重的上腹饱满不适伴恶心、食欲减退。CT 显示胰腺内有弥漫分布的圆形或类圆形囊腔,囊腔大小不等,边界清晰,部分囊壁钙化,胰腺组织被挤压变薄。

30%的 Von-Hippel-Lindan 病患者有胰腺多囊性病变,同时伴有其他脏器(肾脏、肾上腺、肝脏等)的良恶性病变。

(宋 伟)

第六节 肺淋巴管肌瘤病及结节性硬化症

【概述】

肺淋巴管肌瘤病(pulmonary lymphangiomyomatosis,LAM)是一种原因不明的弥漫性肺部疾病。本病病因不明,可能与下列因素相关:①雌激素;②弹性蛋白酶/α1-抗胰蛋白酶系统的不平衡;③淋巴管平滑肌脂肪瘤的转移或前体细胞移位;④平滑肌细胞 TSC2/TSC1 基因异常致平滑肌过度增殖。本病的基本病理表现为肺内淋巴管、小血管及小气道壁及其周围的平滑肌细胞增生,引起管腔的狭窄与阻塞;组织内可见一定程度的含铁血黄素;免疫组织化学染色显示平滑肌标记阳性及特征性的 HMB-45 抗体阳性;LAM 细胞的细胞核雌激素受体常为阳性。肺外表现为肾血管平滑肌脂肪瘤、腹腔及腹膜后淋巴结肿大、腹部淋巴管肌瘤。

结节性硬化症(tuberous sclerosis complex,TSC)是一种常染色体显性遗传的神经皮肤综合征,出现脑、皮肤、周围神经、肾等多器官受累,临床特征是面部皮脂腺瘤、癫痫发作和智能减退。TSC1 和 TSC2 基因突变分别引起错构瘤蛋白和结节蛋白功能异常,影响其细胞分化调节功能,从而导致外胚层、中胚层和内胚层细胞生长和分化的异常。家族性病例约占三分之一,散发病例约占三分之二。

TSC 和 LAM 均可发生 TSC1 或 TSC2 基因突变,故约 1/3 的 TSC 女性患者在肺部有 LAM 表现。有人认为 LAM 为 TSC 的顿挫型(不典型表现),一般认为 LAM 不是遗传性疾病。

【临床表现】

(1) 几乎所有的 LAM 患者均为育龄期妇女,气短、自发性气胸、乳糜胸为常见临床症状,气胸和乳糜胸可反复发生。部分患者有少量咯血。疾病进展慢性,晚期患者出现呼吸困难。

(2) TSC 多于儿童期发病,男性多见。临床表现与受累部位相关,面部皮脂腺瘤、癫痫发作和智能减退为典型临床表现。皮肤损害以口鼻三角区对称蝶形分布的皮脂腺瘤最常见,以 3 个以上的色素脱失斑和甲床下纤维瘤(Koenen 肿瘤)最具特征,还可见咖啡牛奶斑、皮肤纤维瘤等。神经症状以癫痫为常见,若伴有皮肤色素脱失可诊断为结节性硬化症;还可表现为进行性加重的智力减退伴有情绪不稳、行为幼稚、易冲动和思维紊乱等精神症状;少数可有神经系统阳性体征(锥体外系体征或单瘫、偏瘫、截瘫、腱反射亢进、颅内压增高等)。

50%患者有视网膜胶质瘤(晶状体瘤),还可出现小眼球、突眼、青光眼、晶状体混浊、白内障、玻璃体出血、色素性视网膜炎、视网膜出血和原发性视神经萎缩。肾血管平滑肌脂肪瘤(AML)和肾囊肿最常见,表现为无痛性血尿、蛋白尿、高血压或腹部包块等。半数患者可出现心脏横纹肌瘤,可引起婴儿期心力衰竭。累及肺部出现 LAM 的临床症状。颅骨硬化症最为常见,亦好发于指、趾骨;全身骨骼均可受累出现囊性变;脊柱裂和多趾(指)畸形。目前认为 TSC 除骨骼肌、松果体外可累及所有组织器官。

【实验室检查】

(1) LAM:血气分析提示有低氧血症。肺功能显示阻塞或混合性通气功能障碍,部分患者可逆试验阳性,残气量增加。

(2) TSC:血气分析提示有低氧血症。肺功能显示阻塞或混合性通气功能障碍,部分患者可逆试验阳性,残气量增加。心电图显示心律失常,常见预激综合征。脑电图显示高幅失律和各种癫痫波。脑脊液检查正常。腹部超声可见肾血管平滑肌脂肪瘤、肾囊肿、多囊肾。新生儿及婴幼儿的超声心动图易发现心脏横纹肌瘤,肿瘤在最初三年内逐渐缩小,成年消失。

【影像学表现】

LAM 的 CT 表现为双肺弥漫性分布的囊腔,直径 2~20mm,多数小于 10mm,囊壁多小于 3mm,血管位于囊腔周围,不位于中央。囊腔间组织相对正常。随着病程进展,囊腔有增大、增多、融合趋势(图 21-6-1)。

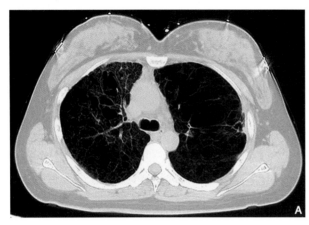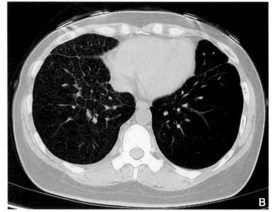

图 21-6-1　肺淋巴管肌瘤病
女性,41 岁,胸部 CT 肺窗(A、B)示双肺弥漫性分布的囊腔,大小不等,薄壁或无壁,囊腔间组织相对正常

TSC 除胸部表现与 LAM 一致外,尚有其他异常改变:①头颅平片表现为脑内结节性钙化和因巨脑回而导致的巨脑回压迹。②头颅 CT:双侧室管膜下、大脑皮层及皮层下多发稍低或等密度结节,部分结节钙化,增强后结节无强化。③头 MRI:双侧室管膜下、大脑皮层及皮层下多发钙化结节在任何序列上均呈低信号,非钙化结节 T1WI 呈等信号,T2WI 呈高信号,Flair 呈高信号,DWI 未见明显高信号。

【诊断依据】

1. LAM

(1) ①育龄期年轻女性;②原因不明的渐进性呼吸困难、咯血;③反复气胸或乳糜胸液;④CT 显示两肺弥漫性分布的薄壁小囊状阴影。

(2) 诊断困难时应作纤维支气管镜肺活检、开胸肺活检或胸腔镜肺活检,镜下可见极具特点的平滑肌细胞侵袭肺小气道、小血管和淋巴管即可确诊。免疫组织化学染色显示平滑肌标记阳性及特征性的 HMB-45 抗体阳性,有助于诊断。

2. TSC　2 个主要指征或 1 个主要指征加上 2 个次要指征。

(1) TSC 拟诊:1 个主要指征加上 1 个次要指征。

(2) TSC 可能:1 个主要指征或 2 个及以上次要指征。

(3) 主要指征包括如下。

1) 面部血管纤维瘤或前额斑块。

2) 非外伤性指(趾)甲或甲周纤维瘤。

3) 色素减退斑(≥3)。

4) 鲨革样皮疹(结缔组织痣)。

5) 多发性视网膜错构瘤结节。

6) 皮质结节。

7) 室管膜下结节。

8) 室管膜下巨细胞星形细胞瘤。

9) 单个或多发的心脏横纹肌瘤。

10) 肺淋巴管性肌瘤病。

11) 肾血管平滑肌瘤。

(4) 次要指征包括如下。

1) 多发性、随机分布的牙釉质凹陷。

2) 错构瘤性直肠息肉(组织学证实)。

3) 骨囊肿(放射学证实)。

4) 脑白质放射状移行束(放射学证实)。

5) 牙龈纤维瘤。

6) 非肾性错构瘤(组织学证实)。

7) 视网膜色素缺失斑。

8) Confetti 皮损。

9) 多发性肾囊肿(组织学证实)。

若脑内皮质发育异常与脑白质移形束同时存在,只能算一个指征;若肺淋巴管性肌瘤病与肾血管平滑肌瘤共存,则需有其他 TSC 指征才能确诊;脑白质移形束与局灶皮质发育异常常见于 TSC 患者,但因其常单独出现且不具特异性,故只作为次要指征。

【鉴别诊断】

肺朗格汉斯细胞组织细胞增生症(langerhans cell histiocytosis)是一种不明原因罕见的肉芽肿性疾病,可发生于任何器官,最常发生于肺。90%见于有规律吸烟者。患者无乳糜胸腔积液。CT表现为双肺多发结节、空洞结节和厚壁囊肿,以上肺重,下肺及肋膈角区相对轻。随诊观察肺结节逐渐出现空洞并向囊性病变进展。

（宋　伟）

第七节　Birt-Hogg-Dube 综合征

【概述】

Birt-Hogg-Dube(BHD)综合征为一常染色体显性遗传综合征,涉及全身多个系统,以皮肤损害、肾脏恶性肿瘤、肺囊性变为主要特征。发病机制为folliculin(FLCN)基因突变。FLCN突变也可仅表现为单纯肺型BHD,即仅有单纯性原发性自发性气胸或肺大疱,而无肾脏、皮肤损害,与普通原发性自发性气胸混淆,但该患病群体及其家庭成员存在着肾癌的高风险。

肺部病理改变肺囊状病变,绝大部分囊变与小叶间隔相邻,少部分囊变内含有由小叶间隔组成的内容物,囊变与气道多不相通,囊变周围是正常肺组织。

肾脏肿瘤由肾囊肿、肾恶性肿瘤构成。肾恶性肿瘤主要包括嗜酸细胞癌、嫌色细胞癌、透明细胞癌、乳头状癌,以嫌色细胞癌最多见,嗜酸细胞癌、透明细胞癌次之。

【临床表现】

国人发病男女比例约为1:3。在中国91%的患者家庭有家族性气胸或肺大疱史。国外报道29%的患者出现自发性气胸,在中国65%的患者出现气胸。典型皮肤损害为头颈部和上肢的多发性纤维毛囊瘤或毛盘状瘤、软垂疣。在中国仅少数患者出现皮肤损害。国外报道15%~25%患者伴有肾肿瘤(肾囊肿、肾恶性肿瘤)。在中国20%患者伴有肾囊肿,伴有肾恶性肿瘤少见。

【实验室检查】

（1）肺功能检查显示通气与换气功能良好,弥散功能轻度下降。

（2）基因检测:FLCH突变。

【影像学表现】

胸部CT表现为肺多发囊状气腔,绝大多数为双

侧病变,以肺基底部、胸膜下及纵隔旁为主,囊腔大小不一,形态不一。

【诊断依据】

（1）年轻人出现自发性气胸,特别是有家族性气胸史,同时伴有皮肤损害、肾脏肿瘤,应进行本病筛查。

（2）下列任何一条符合即可临床确诊。

1）胸部HRCT符合,且患者皮疹活检为多发性纤维毛囊瘤或毛盘状瘤。

2）胸部HRCT符合,患者一级或二级亲属确诊本病。

3）胸部HRCT符合,确诊肾脏嫌色细胞癌或嗜酸细胞癌。

4）胸部HRCT符合,FLCH基因突变检测阳性。

下列任何一条符合即可临床拟诊。

1）胸部HRCT符合,除外结节性硬化、淋巴管肌瘤病,患者有气胸或有家族性气胸史。

2）胸部HRCT符合,除外结节性硬化、淋巴管肌瘤病,患者有家族性或个人肾脏肿瘤病史、皮肤血管纤维瘤、肾血管平滑肌脂肪瘤。

皮肤活检应进行深部活检、多部位活检。

【鉴别诊断】

本病与结节性硬化、淋巴管肌瘤病均可出现双肺囊状气腔。结节性硬化常伴有神经系统损害。淋巴管肌瘤病常伴发肾血管平滑肌脂肪瘤,较少伴发肾恶性肿瘤,且没有FLCH基因突变。

（宋　伟）

第八节　朗格汉斯细胞组织细胞增生症

【概述】

朗格汉斯细胞组织细胞增生症(Langerhans cell histiocytosis)是一组由朗格汉斯细胞(Langerhans cell,LC)为主的组织细胞在网状内皮系统广泛增生浸润为基本病理特征的系统性疾病,易累及骨、肺、肝、脾、骨髓、淋巴结和皮肤等。本病介于良性与恶性肿瘤之间,病因不明,可能与免疫缺陷、朗格汉斯细胞的恶性增殖、人类白细胞抗原、基因有一定的关系。

朗格汉斯细胞组织细胞增生症分为勒雪病(Letterer-Siwe disease, LS)、韩-雪-柯病(Hand-Schüller-Christian disease, HSC)、嗜酸细胞肉芽肿(Eosinophilic granuloma of bone, EGB)。肺朗格汉斯

细胞组织细胞增生症通常指朗格汉斯细胞组织细胞增生症仅累及肺,常见于有吸烟史的成年人。

病理表现:光镜下,病变部位可见特征性的分化较好的朗格汉斯细胞(单核的组织细胞、泡沫细胞)增多,其细胞核为单个或多个,核折叠,有核仁。免疫组织化学染色显示病变细胞的 CD1a 阳性、S-100 蛋白阳性、α-D-甘露糖苷酶阳性。电镜下,病变细胞内找到有 Birbeck 颗粒的朗格汉斯细胞。

朗格汉斯细胞大量增生并形成肉芽肿是肺朗格汉斯细胞组织细胞增生症的特征性改变。肺朗格汉斯细胞组织细胞增生症具有从最初富于细胞肉芽肿形态到终末纤维化的病理演化过程。早期表现为以细支气管为中心的炎性肉芽肿,病变常累及肺小动脉和小静脉,部分可形成中心坏死的嗜酸性脓肿。晚期表现为以肺中上野为重的肺间质纤维化和小囊性病变。病变进展可广泛累及支气管周围肺实质,产生所谓的"星状病变"。

【临床表现】

根据其类型不同,其临床症状和体征表现多样。

(1) 勒雪病:绝大多数勒雪病患者在 1 岁以内发病,2 岁以后发病极少见。一般起病急,病程短,主要表现为皮疹,主要分布于躯干、头皮发际。发热、咳嗽苍白、营养差、腹泻、肝脾肿大等。

(2) 韩-雪-柯病:多在 1 岁以后发病,5 岁以后减少。男儿稍多见,常多脏器受损,发病迟缓、病程较长,特征性表现有突眼、尿崩症、颅骨及其他膜化骨地图样骨缺损,可伴有皮疹、肝脾肿大,程度较勒雪病轻。

(3) 嗜酸细胞肉芽肿:儿童、成人均可发病,男性多见,易累及肺和骨,起病较缓和。

(4) 肺朗格汉斯细胞组织细胞增生症:好发于 30~40 岁。少数患者无呼吸道症状或症状轻微,有部分患者表现为咳嗽、呼吸困难、发热和体重减轻,可并发气胸,也有少数发生骨损害及尿崩症等。肺部可无阳性体征,部分患者胸部可闻及细小的捻发音和哮鸣音。

肺朗格汉斯细胞组织细胞增生症的自然病程差异很大,有些患者自然缓解,有些则进展至终末期纤维化。

【实验室检查】

(1) 部分患者骨髓增生低下,组织细胞增多,嗜血现象罕见。骨髓受累的患者常伴有贫血、白细胞减少。尿比重常在 1.001~1.005 或尿渗透压<200mOsm/L,则提示可能存在蝶鞍破坏及垂体-下丘脑受累。IgM 常增高。CD3 多减低,CD4/CD8 降低或增高,可有淋巴细胞转化功能降低,T 淋巴细胞组胺 H_2 受体缺乏。

(2) 肺功能检查:患者早期以限制性通气功能障碍伴弥散功能下降,晚期以阻塞性通气功能障碍为主。

【影像学表现】

1. X 线表现 胸部 X 线片表现为肺部网状结节阴影,中上肺野受累重,严重者出现囊状阴影、肺气肿、支气管扩张、蜂窝肺和气胸等。

活动期 X 线片表现为溶骨性骨质破坏,呈单囊或多囊性改变,或相互融合,颅骨缺损呈地图样,最早出现于顶、枕、眼眶、颞骨岩部、下颌骨等处,骨盆、肩胛、脊椎、肱骨、股骨等破坏引起病理性骨折。稳定期 X 线表现为骨破坏减少,骨质增生逐渐增多、骨密度增高,破坏区边缘常有新骨生长、呈多个"半岛状"伸向中央。

2. CT 表现 早期的肺朗格汉斯细胞组织细胞增生症表现为位于小叶中央、支气管周围以及细支气管周围的肺结节,多两侧对称分布且中上野为主,大小 1~10mm,边缘不规则,周围为正常的肺组织围绕。大多数结节与囊样变合并存在。结节的典型表现是逐渐退变。结节可以压迫肺动脉和支气管引起肺动脉高压和阻塞性肺疾病。

早期的肺朗格汉斯细胞组织增生症也可表现两肺分布广泛的小片状磨玻璃样影或气腔实变,可融合呈大片状。囊状气腔是肺朗格汉斯细胞组织增生症的另一常见征象,通常同结节并存,也可以是唯一的 CT 表现。囊状气腔主要位于在肺上野,呈圆形、卵圆形或各种各样的形状,常小于 10mm,囊壁菲薄或呈厚壁和结节样。囊壁破裂可以产生单侧或双侧的自发性气胸(图 21-8-1)。后期的肺朗格汉斯细胞组织增生症表现为网状结节阴影、两肺纤维化、蜂巢肺和多发的薄壁囊状病变。儿童发生在肺和纵隔的朗格汉斯细胞组织增生症表现为孤立性肺结节的少见。

【诊断依据】

(1) 肺朗格汉斯细胞组织细胞增生症的确诊以病理检查结果为主要依据,故应尽可能做活组织检查。

(2) 鉴于朗格汉斯细胞具有特殊的免疫表型和超微结构,国际组织细胞学会在 1987 年建议将其确诊的可信度分为三级。

1) Ⅰ级(拟诊):具有典型的临床表现,常规病

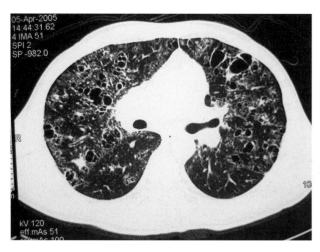

图 21-8-1 肺朗格汉斯细胞组织细胞增生症

男性,35 岁,胸部 CT 肺窗示双肺多发结节,散在分布,部分结节内可见空洞;双肺多发囊状气腔,形态各异,薄壁

理检查发现朗格汉斯细胞增殖浸润。

2) Ⅱ级(高度疑似):在拟诊基础上,ATP 酶染色、S-100 神经蛋白、α-D 甘露糖苷酶染色、花生凝集素中有两种或两种以上阳性。

3) Ⅲ级(确诊):光镜检查阳性,加电镜下发现病变细胞内有 Birbeck 颗粒和/或病变细胞的 CD1a 染色阳性。

【鉴别诊断】

小叶肺炎、肺含铁血黄素沉着症均可出现肺微小结节,但肺结节以下肺分布为重,且无特征性皮疹,无骨骼损害,故可与肺朗格汉斯细胞组织细胞增生症鉴别。肺朗格汉斯细胞组织细胞增生症易与急性血行播散型肺结核混淆,但前者无结核接触史、结核菌素试验阴性,且常有典型的出血性湿疹样皮疹、骨质缺损、肝脾大损害,受累组织活检及免疫组化见典型的朗格汉斯细胞。

(宋 伟)

第九节 肺泡蛋白沉积症

【概述】

肺泡蛋白沉积症(pulmonary alveolar proteinosis,PAP)是一种原因不明及发病机制不清的罕见慢性肺部疾病,其特点为肺泡内积聚富有黏蛋白物质及脂质(即肺泡表面活性物质)。过量的表面活性物质集聚在肺泡腔和气道内,严重影响肺通气和换气功能。

发病相关因素可能为:①吸入化学刺激物、矿物质(硅等);②免疫异常,如 AIDS;③遗传因素;④酗酒、吸烟等;⑤各种细菌及真菌感染;⑥血液系统恶

性肿瘤,如淋巴瘤、白血病等。发病机制尚未完全阐明,目前倾向于肺泡表面活性物质失活导致肺部清除功能受损而致。

原发性肺泡蛋白沉积症的病变只限于肺部,肺实质结构正常,肺泡腔内充满大量 PAS 染色(+)、Alcianblue 染色(-)的蛋白样物质。肺泡 Ⅱ 型细胞有不同程度的增生、肥大,肺泡间隔常正常或仅轻微浸润,间质纤维化少见。

【临床表现】

(1) 本病多见于男性,热乎年龄均可发病,以 30~50 岁多见。近三分之一患者无症状。

(2) 部分患者表现为发热、咳嗽、胸部不适等呼吸道感染症状。半数以上患者隐袭发病,主要表现为呼吸困难,严重者出现进行性呼吸困难、发绀、心悸、自发性气胸等。感染是本病常见并发症,奴卡菌、分枝杆菌及巨细胞病毒等感染较多见,预后较差。

【实验室检查】

(1) 外周血及血生化检查基本正常。部分患者出现红细胞增多症、高丙种球蛋白血症。血清乳酸脱氢酶(LDH)升高,常反映 PAP 的严重程度。GM-CSF 抗体阳性可作为原发 PAP 的血清指标之一。

(2) 部分患者肺功能检查正常,部分患者肺功能检查显示限制性通气障碍、CO 弥散率下降。肺功能检查能够反映 PAP 的严重程度、进展情况以及治疗效果。

(3) 血气分析示低氧血症。

【影像学表现】

影像学异常表现与患者的临床表现的严重程度不匹配,但影像学异常表现的范围、程度与患者肺受损程度相关。

1. X 线表现 双肺弥漫分布的小结节状、羽毛状或斑片状阴影,边缘模糊,可融合,以肺门区和肺底部较重。典型者自肺门向外放射分布,呈蝶翼样,支气管充气征很少见,无心脏增大、胸腔积液及淋巴结肿大。上述改变偶单侧分布,也可主要分布于肺周边。肺间质大多正常,若受累则呈线网状影,无 Kerley B 线。治疗后,肺内病变自周围向中央吸收,呈不对称分布,部分病变好转而另一部分病变加重可以并存。

2. CT 表现 PAP 主要表现为磨玻璃样密度影、气腔实变,多呈地图样,其内可见增多、增粗的肺纹理,偶见支气管充气征,病变间是完全正常的肺组织,正常肺与病变间分界十分清楚(图 21-9-1)。即

使经支气管肺泡灌洗治疗后,残存的肺内病变仍然边界清楚。

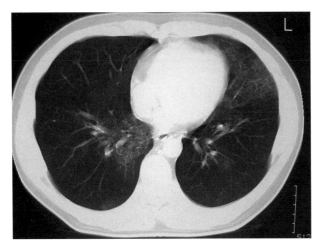

图 21-9-1　肺泡蛋白沉积症
男性,41 岁,胸部 CT 肺窗示双肺磨玻璃样密度影,中央型分布为主

该分布特点的成因不清楚,可能是病变以小叶为单位,小叶间隔的限制所致;也可能是病变周围相对正常的肺组织存在一定程度的代偿性肺气肿所致。弥漫、非叶段性分布是 PAP 的磨玻璃样密度影、气腔实变的分布特点。PAP 的磨玻璃样密度影、气腔实变多为中央型分布,呈蝶翼状,肺周边组织不受累;部分为周围型分布,中央区不受累;也可中央型、周围型分布并存。

磨玻璃样密度影、气腔实变多呈大片状,也可呈小斑片状。儿童患者以斑片、小结节为主,较少融合。PAP 累及肺间质表现为小叶间隔增厚、细网状影或网状结节影,后者称为铺路石征。一般不伴有纵隔、肺门淋巴结肿大。若磨玻璃样密度影进展实变,实变变得更致密或范围增大,要注意并发感染的可能。

【诊断依据】

(1) 患者主要表现为活动后呼吸困难、咳嗽。

(2) CT 表现为肺磨玻璃样密度影、肺实变和正常的肺间界限清晰,病变呈地图样分布;或肺磨玻璃密度影、实变与肺网状影交织呈铺路石样改变。

(3) 支气管肺泡灌洗液(BALF)呈乳白色类牛奶样,PAS 染色阳性。

(4) 经胸腔镜或经纤维支气管镜肺活检,病理显示肺泡腔内充满颗粒状或块状嗜伊红物质。病理诊断是确诊特发性 PAP 的"金标准"。

【鉴别诊断】

肺水肿也表现为自肺门向外放射分布的磨玻璃样密度影、实变,呈蝶翼样,但常伴有心脏增大和胸腔积液,患者多有心力衰竭病史。PCP 也可表现为双肺磨玻璃样密度影、实变,但病变边界没有 PAP 清晰,患者多表现为发热、咳嗽、低氧血症,BALF 可以发现病原。

(宋　伟)

第十节　肺-肾综合征

【概述】

肺-肾综合征又称为 Goodpasture 综合征,特征为咯血、肺部浸润、肾小球肾炎、血和肾脏的组织中有抗基底膜抗体。病因不明,可能与病毒感染、吸入某些化学性物质有关,也可能为自身免疫性疾病(ANCA 相关血管炎、抗 GBM 病、SLE、系统性硬化等所致)。

发病机制为抗肾基膜和抗肺基膜抗体交叉免疫反应引起肺出血。本病仅累及肾脏和肺。肺脏病理表现为肺泡腔内广泛出血并可见吞噬含铁血黄素的吞噬细胞,肺泡壁纤维化、增厚、肺泡腔纤维蛋白沉积和炎性细胞浸润。肾脏病理表现为增生性灶性肾炎。

【临床表现】

(1) 男性多于女性,17~27 岁发病者占 75%。咯血是常见临床症状。咯血量不等,从少量痰中带血到大量咯血,往往反复发生。

(2) 患者可以有贫血,80% 以上患者尿有异常。肾脏与肺部病变可同时出现,也可先出现肾脏症状,肺部症状随后出现。

【实验室检查】

(1) 外周血红细胞减少、血红蛋白下降,血尿、蛋白尿,尿可见颗粒管型、蛋白管型,不同程度的肾功能损害。

(2) 部分患者 ANCA 阳性,以 pANCA 为主。

(3) 肺或肾活检免疫荧光检查示典型 IgG 抗体沿毛细血管壁线样沉积。

【影像学表现】

1. **X 线表现**　单侧或双侧肺多发结节、斑片或大片状实变,多发生于两下叶,病灶边缘模糊。肺泡出血吸收后或咯血量少时,胸片可表现正常。肺部病灶的出现和临床症状密切相关,患者咯血,肺内出现新病灶;咯血停止后 1 周左右,新出现的病灶基本完全吸收。患者反复咯血,则肺内病灶反复出现,但较少引起肺间质纤维化。

2. **CT 表现**　肺泡出血早期表现为双肺磨玻璃

样密度小结节、小斑片状或大片状磨玻璃样密度影,呈中央型弥漫分布,肺尖、肺底受累较少。无肺门纵隔淋巴结肿大。肺泡出血进展期表现为双肺小斑片状或大片状磨玻璃样密度影或实变,呈中央型弥漫分布,肺外周较轻。可伴有双侧胸腔积液、心包积液(图 21-10-1)。缓解期表现为支气管管壁略增厚,伴周围小结节。

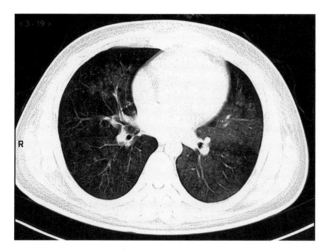

图 21-10-1 肺-肾综合征
男性,17 岁,胸部 CT 示双肺磨玻璃样密度影,呈中央型弥漫分布,肺外周较轻

【诊断依据】

(1) 患者出现肺出血、急进性肾小球肾炎、血清抗 GBM 抗体阳性,要考虑肺-肾综合征。

(2) 肺或肾脏活检可确诊。

【鉴别诊断】

本病与特发性肺含铁血黄素沉积症、肺水肿、弥漫型肺癌、急性狼疮肺炎、ANCA 相关血管炎均可表现为双肺磨玻璃样密度影、实变,但特发性肺含铁血黄素沉积症多无肾脏损害,血清抗 GBM 抗体阴性;肺水肿双肺肺磨玻璃样密度影、实变以下垂部位重,且临床上多有心脏受损的表现,血清抗 GBM 抗体阴性;弥漫型肺癌的肺内病变没有明显的中央分布特点,多无肾脏损害,血清抗 GBM 抗体阴性;急性狼疮肺炎发生于 SLE 活动期患者,患者免疫指标异常,血清抗 GBM 抗体阴性。

(宋 伟)

第十一节 IgG4 相关性肺病

【概述】

IgG4 相关性疾病是以 IgG4 阳性浆细胞浸润多种器官和组织为特征,免疫介导的慢性、系统性疾病。发病机制不清,CD4+ 和 CD8+ 细胞可能参与本病

的发生,长期的石棉暴露可能是 IgG4 相关性肺疾病的诱发因素。特征性病理改变为组织及多个器官中广泛的 IgG4 阳性浆细胞浸润,导致受累器官肿大、纤维化、硬化。因慢性炎症及进行性纤维化可导致受累器官或组织多有假性肿瘤的表现。

IgG4 相关性疾病特点包括:①1 个或多个器官或组织假性肿瘤样肿胀、增大;②IgG4 阳性浆细胞大量增生导致浸润和硬化;③血清 IgG4 细胞水平显著增高(大于 1 350mg/L),IgG4 阳性浆细胞在组织中浸润(IgG4 阳性浆细胞占 IgG 浆细胞的 50% 以上);④糖皮质激素治疗反应敏感,器官或者组织肿胀明显减退,但减量或停药多有复发。

【临床表现】

(1) 本病多见于常患变态反应性疾病的老年人,早期无特征性临床表现。

(2) 本病临床谱广泛,唾液腺和泪腺(米库利次病)、胰腺(自身免疫性胰腺炎)、腹膜后间隙(腹膜后纤维化)、肺(间质性肺炎)、肾(间质性肾炎)、蛛网膜(硬脑膜炎)及垂体(垂体功能减退综合征)等为常见受累脏器,眼眶、肺、乳腺等组织、器官受累倾向出现炎性假瘤。

【实验室检查】

(1) 血清 IgG4 细胞水平显著增高(大于 1 350mg/L)。

(2) 肺功能检查:表现与其他间质肺病相似,肺活量与肺总量可正常,但弥散功能明显下降。

【影像学表现】

IgG4 相关性疾病的肺内与肺外病变可同时存在,也可先后出现。

肺内病变表现为:①间质型:支气管血管束增粗伴小叶间隔增厚,弥漫 GGO 伴网状影或蜂窝影、牵拉性支气管扩张,②肺实变、肺结节/肿块型:局灶形肺实变,实性或磨玻璃密度肺结节或胸膜结节。可伴有淋巴结肿大(图 21-11-1)。

【诊断依据】

(1) IgG4 相关性疾病的诊断标准尚未确定,2015 年《IgG4 相关性疾病管理和治疗的国际指南共识》提出 IgG4 相关性疾病的组织形态学表现为淋巴浆细胞浸润、席纹状纤维化、阻塞性静脉炎,大量 IgG4 阳性浆细胞浸润是 IgG4 相关性疾病诊断必需的。

(2) 若 IgG4 阳性浆细胞每高倍视野>30 个,且 IgG4 阳性浆细胞与 IgG 阳性浆细胞比值>50%,高度提示 IgG4 相关性疾病。多种疾病(ANCA 相关血管

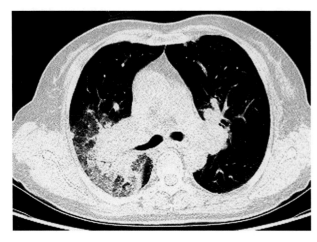

图 21-11-1　IgG4 相关性肺病
女性,67 岁,胸部 CT 肺窗示右肺门肿块伴右上叶支气管狭窄,肿块周围环以磨玻璃样密度影

炎、恶性肿瘤)的病理表现与 IgG4 相关性疾病相似,应注意鉴别。

(3) IgG4 相关性疾病应综合临床症状、实验室检查、影像学表现以及病理学表现进行诊断,免疫组织化学检查对诊断有重要意义。

【鉴别诊断】

本病与结节病、卡斯尔门病、淋巴瘤样肉芽肿、结缔组织病累及肺、肺癌等的影像、血清学、病理学有很多相似之处,因此应临床症状、实验室检查、影像学表现以及病理学表现进行鉴别诊断。

(宋　伟)

参 考 文 献

1. Khorashadi L,Wu CC,Betancourt SL,et al. Idiopathic pulmonary haemosiderosis:spectrum of thoracic imaging findings in the adult patient[J]. Clin Radiol,2015,70:459-465.

2. Chen XY,Sun JM,Huang XJ. Idiopathic pulmonary hemosiderosis in adults:review of cases reported in the latest 15 years[J]. Clin Respir J,2017,11:677-681.

3. Castellazzi L,Patria MF,Frati G,et al. diopathic pulmonary haemosiderosis in paediatric patients:how to make an early diagnosis[J]. Ital J Pediatr,2016,42:86-86.

4. Castellana G,Gentile M,Castellana R,et al. Pulmonary alveolar microlithiasis:review of the 1022 cases reported worldwide[J]. Eur Respir Rev,2015,24:607-620.

5. Francisco FA,Rodrigues RS,Barreto MM,et al. Can chest high-resolution computed tomography findings diagnose pulmonary alveolar microlithiasis?[J]. Radiol Bras,2015,48:205-210.

6. Tachibana T,Hagiwara K,Johkoh T. Pulmonary alveolar microlithiasis:review and management[J]. CurrOpinPulm Med,2009,15:486-490.

7. Saito A,McCormack FX. Pulmonary alveolar microlithiasis[J]. Clin Chest Med,2016,37:441-448.

8. 周康荣.胸部颈面部 CT[M].上海:上海医科大学出版社,1996:107.

9. Khoor A,Colby TV. Amyloidosis of the Lung[J]. Arch Pathol Lab Med,2017,141:247-254.

10. Alves A,Alfaro TM,Madama D,et al. Pulmonary Amyloidosis:A Diagnostic Challenge[J]. Acta Med Port,2015,28:530-533.

11. Czeyda-Pommersheim F,Hwang M,Chen SS,et al. Amyloidosis:Modern Cross-sectional Imaging[J]. Radiographics,2015,35:1381-1392.

12. Podbielski FJ,Nelson DG,Pearsall GF,et al. Nodular pulmonary amyloidosis[J]. J Thorac Cardiovasc Surg,1997,114:289-291.

13. Matsumoto K,UenoM,MatsuoY,et al. Primary solitary amyloidoma of the lung:findings on CT and MRI[J]. Eur Radiol,1997,7:586-588.

14. 邱怀明,曾晓华,魏崇健,等.先天性肺动静脉瘘的 X 线、CT 及 DSA 诊断(6 例并文献复习).实用医学杂志,2008,24:601-603.

15. 于经瀛,邓晓涛,周诚.肺动静脉瘘的栓塞治疗和并发症的预防与对策[J].中国介入影像与治疗学,2008,5:200-202.

16. 王克,刘学静,武乐斌,等.64 层螺旋 CT 血管成像技术对肺动静脉瘘的诊断价值[J].中华放射学杂志,2006,40:801-803.

17. Peterson J. Hereditary Hemorrhagic Telangiectasia Management[J]. Radiol Technol,2017,88:277-294.

18. Sadiqi J,Hamidi H. CT features of lung agenesis-a case series (6 cases)[J]. BMC Med Imaging,2018,18:37.

19. Kusak B,Cichocka-Jarosz E,Jedynak-WąsowiczU,et al. Pulmonary function tests leading to the diagnosis of vascular malformations in school-aged children[J]. Adv Respir Med,2017,85:253-257.

20. 张琳,李欣,王春祥,等.儿童肺不发育-发育不良综合征的影像学诊断[J].临床放射学杂志,2009,28(2):238-241.

21. 褚涛.先天性肺发育不全的 X 线及 CT 诊断及鉴别诊断[J].医学影像,2007,4(31):106.

22. 刘明海,肖庚彬,许任重.气管发育异常并部分肺发育不全 1 例[J].实用放射学杂志,2007,23:1030.

23. Bakan S,Kandemirli SG,Kilic F,et al. Birt-Hogg-Dubé syndrome:A diagnosis to consider in patients with renal cancer and pulmonary cysts[J]. Diagn Interv Imaging,2016,97:117-118.

24. 何凤珍,孙明文,张德刚,等.BHD 综合征与自发性气胸关系的研究进展[J].临床肺科杂志,2018,23:352-355.

25. Houweling AC,Gijezen LM,Jonker MA,et al. Renal cancer

and pneumothorax risk in Birt-Hogg-Dube syndrome：an analysis of 115 FLCN mutation carriers from 35 BHD families［J］. British Journal of Cancer,2011,105：1912-1919.

26. Liu Z,Xu KF,Hu C,et al. Use of whole-exome sequencing for the diagnosis of atypical Birt-Hogg-Dubé syndrome［J］. J Genet Genomics,2014,41：449-451.

27. Li T,Ning X,He Q,et al. Novel germline mutations in FLCN gene identified in two Chinese patients with Birt-Hogg-Dubé syndrome［J］. Chin J Cancer. 2017,36：4.

28. 高凯波,吴坚,胡罗健,等. CT 诊断肺朗格汉斯细胞组织细胞增生症［J］. 中国医学影像技术,2016,32：741-744.

29. Zielonka TM. Langerhans cell histiocytosis--clinical picture and progress in diagnostic and treatment［J］. Pol Arch Med Wewn,2006,115：596-604.

30. 许秦风,郭万华. 肺朗格汉斯细胞组织细胞增生症的高分辨率 CT 及¹⁸F-FDG PET/CT 表现［J］. 中国医学影像学杂志,2016,24：741-745.

31. de Menthon M,Meignin V,Mahr A,et al. Adult Langerhans cell histiocytosis［J］. Presse Med. 2017,46：55-69.

32. 王艳春,陈益光,孙辉红. 组织细胞增生症 X 的影像学检查（附 7 例报告）［J］. 中国医学影像技术,2001,17：269-270.

33. 李素荣,闫清淳,曹玲,等. 儿童郎格汉斯细胞组织细胞增生症肺部受累的高分辨率 CT 表现［J］. 中华放射学杂志,2016,50：248-251.

34. Akira M,Inoue Y,Arai T,et al. Pulmonary Fibrosis on High-Resolution CT of Patients With Pulmonary Alveolar Proteinosis［J］. AJR,2016,207：544-551.

35. Da Nam B,Kim TJ,Chung MP,et al. CT findings in pulmonary alveolar proteinosis：serial changes and prognostic implications［J］. J Thorac Dis,2018,10：5774-5783.

36. Ben-Dov I,Segel MJ. Autoimmune pulmonary alveolar proteinosis：clinical course and diagnostic criteria［J］. Autoimmun Rev,2014,13：513-517.

37. Luo J,Yang D,Zhou S,et al. Crazy paving pattern caused by pulmonary alveolar proteinosis：CT findings and the pathologic basis［J］. Zhong Nan Da Xue Xue Bao Yi Xue Ban,2014,39：924-929.

38. 高文君,张茉沁,李玉茜,等. 特发性肺泡蛋白沉积症发病机制研究与治疗进展［J］. 中华结核和呼吸杂志,2016,39：962-965.

39. Campbell SN,Rubio E,Loschner AL. Clinical review of pulmonary manifestations of IgG4-related disease［J］. Ann Am Thorac Soc,2014,11：1466-1475.

40. Deng H,Zhao S,Yue Y,et al. IgG4-related disease of pulmonary artery causing pulmonary hypertension［J］. Medicine（Baltimore）,2018,97：e10698.

41. Mahajan MS,Maitra S,Singh N,et al. IgG4-Related disease simulating paraneoplastic syndrome：Role of 18FDG PET/CT imaging［J］. Indian J Radiol Imaging,2017,27：249-253.

42. Lee LIT,Gillibrand R,Mukerjee D,et al. Isolated pulmonary IgG4-related disease mimicking lung malignancy［J］. BJR Case Rep,2017,3：20160134.

43. 施举红. IgG4 相关性肺疾病［J］. 中国实用内科杂志,2013：923-924.

44. Inoue D,Zen Y,Abo H,et al. Immunoglobulin G4-related lung disease：CT findings with pathologic correlations［J］. Radiology,2009,251：260-270.

第二十二章　纵隔疾病

第一节　纵　隔　炎

纵隔炎(mediastinitis)是指纵隔内结缔组织和/或纵隔内脏器发生炎症,常累及胸膜间隙并包绕纵隔内血管、气管、食管等脏器。按病程分为急性纵隔炎和慢性纵隔炎。按照感染途径分为直接蔓延、创伤性和血行播散。根据渗出物的类型将纵隔积液分为血清纤维蛋白(肺结核)、出血性(结核,创伤,肿瘤)和化脓性(结核,肿瘤,创伤,肺炎,纵隔炎)。

一、急性纵隔炎

【概述】

急性纵隔炎(acute mediastinitis)分为感染性或非感染性,感染性占90%以上。由于纵隔内组织间隙疏松,脂肪及淋巴组织丰富,导致感染易在纵隔内广泛播散,导致感染性休克、多脏器功能障碍,急性纵隔炎死亡率很高。据统计,食管穿孔引起的急性纵隔炎在24小时之内及时治疗,死亡率不足20%,若拖延至48小时以后处理,死亡率高达90%。因此,急性纵隔炎及时正确诊断及合理治疗对患者预后非常重要。

正中胸骨切开术、纵隔镜检查等医源性因素是急性纵隔炎常见病因,外伤,气管、食管、血管穿孔等次之,肿瘤浸润纵隔、纵隔淋巴结感染化脓以及邻近组织病变的直接扩散较少见。急性纵隔炎初期表现为弥漫性炎性渗出,以后常演变为多发性脓肿,严重时可引起纵隔蜂窝织炎。

【临床表现】

急性:高热、寒战,伴胸骨后疼痛,呼吸困难,心率快,偶有咽痛、腹痛。疼痛可向颈部、肩胛部和腹部放射食管破裂引起的急性纵隔炎在发病前常出现Boerhaave综合征(即剧烈呕吐后发生的继发性食管破裂),吐血。

下行性纵隔炎常有牙源性、口咽部、颈部、咽后壁感染及扁桃体周围脓肿史,常伴有吞咽痛。

体检:胸骨有触痛,纵隔浊音界扩大。

【实验室检查】

白细胞总数和中性粒细胞百分比明显增高。

心电图显示心动过速。

【影像学表现】

1. **X线表现**　弥散性炎症时,正位片示纵隔向两侧增宽,轮廓模糊,纵隔积气表现为线状、小片状低密度影,与颈部及胸壁皮下气肿相比,纵隔积气在平片上较难发现(图22-1-1)。侧位片示胸骨后密度增高,气管、主动脉弓轮廓模糊,有时候可见纵隔气肿。当病变较局限时,表现为一侧纵隔或纵隔局部增宽,边缘模糊,气管、食管可受压移位,偶可见气-液平面。急性纵隔炎侵犯胸膜腔或肺组织时,可见胸腔积液、液气胸、皮下气肿和肺内渗出实变影。如果纵隔炎是由食管破裂或纵隔炎引起食管破裂时,胸腔积液多位于左侧(图22-1-1),且碘对比剂食管造影可见对比剂远离食管,进入纵隔。

2. **CT表现**　依据CT表现可将急性纵隔炎分为三类:弥漫性纵隔炎,孤立性脓肿,纵隔炎伴脓胸或膈下脓肿。

弥漫性纵隔炎表现为纵隔内脂肪密度弥漫性或斑片状增高,纵隔向两侧扩大,纵隔内和/或纵隔胸膜面局部积液、积气,甚至形成纵隔气肿、皮下气肿。积液、积气常为多发、散在。纵隔内脏器边缘模糊。如果纵隔炎是手术后所致,常可见到胸骨开裂,软组织水肿,纵隔内脏器边缘模糊,纵隔内气体和液体残留。应该强调的是这种征象如果发生在术后14天以内,一定要结合临床表现及实验室检查确定,如果超过14天,则诊断准确率几乎达到100%。如果是食管破裂所致,还可见到食管管壁增厚,食管旁脂肪间隙模糊,甚至积液、积气,口服对比剂后扫描,可见

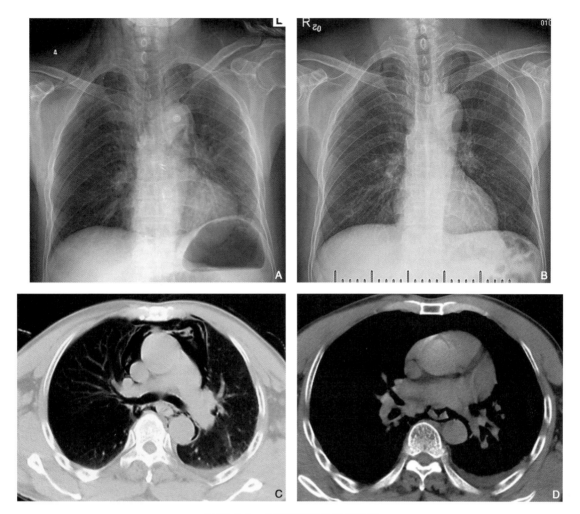

图 22-1-1 食管破裂致急性纵隔炎

男性,62 岁,内镜下平滑肌瘤黏膜剥离术后胸部正位片(A)与术前两日片(B)相比,右颈部及纵隔内可见不规则线状、片状低密度影,纵隔及肺门边缘模糊,左肺中下肺透光度下降,左膈顶模糊,当日 CT 肺窗(C)及纵隔窗(D)显示纵隔积气,左侧少量胸腔积液

对比剂外渗至食管管壁以外。如果是异物所致,CT 片可显示异物的大小、形态及位置。

孤立性脓肿表现为纵隔内局限性液性包块,有时包块内可见气-液平面,液体密度因囊液成分不同而异。当包块较大时,邻近器官可受压变形、移位。增强扫描,包块内液体不强化,壁呈环形强化,外壁光滑,而内壁常不光滑。当包块与气管或食管相通时,可形成含气肿块(图 22-1-2)。

纵隔炎伴脓胸或膈下脓肿时,除了上述纵隔炎的改变外,还可出现心包或胸腔积液,或液气胸,或脓胸,脓胸形成时,积液局部包裹,胸膜增厚。部分患者肺内可见实变影。

3. **MRI 表现** 纵隔内脂肪信号不均匀,可见条索状、网状及斑片状等信号影,当纵隔内或纵隔胸膜面出现积液时,可见局限型液体信号影,T1WI 上为低信号,T2WI 为高信号。

【诊断依据】

(1)高危人群出现发热、胸痛、呼吸困难;查体胸骨压痛阳性。

(2)外周血中白细胞及中性粒细胞增高。

(3)影像学检查示纵隔影增宽;纵隔内脏器边缘模糊;纵隔脂肪炎性渗出、积气、积液、脓肿;可伴有心包或胸腔积液、脓胸和肺叶实变。

(4)无菌条件下打开伤口被认为是最好的诊断方法,可以取得病理材料用于病因学检查。

注:高危人群包括:纵隔穿透性损伤(外伤、手术)、内镜检查(食管镜、气管镜、纵隔镜)、异物及头颈部感染患者。

【鉴别诊断】

急性纵隔炎临床及 CT 表现较为典型,无需与其他病变作鉴别。

二、慢性纵隔炎

【概述】

慢性纵隔炎(chronic phrenic inflammation)又称纤维性纵隔炎(fibrosing mediastinitis)、慢性纤维纵

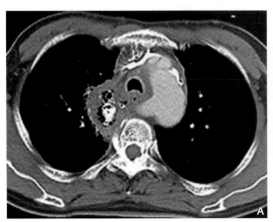
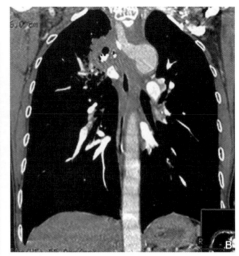

图 22-1-2　纵隔脓肿

男性,76 岁,CT 增强轴位(A)显示气管周围密度弥漫性增高,正常脂肪密度消失,右侧形成一类圆形肿块,内含气体及对比剂,冠状位重建(B)显示肿块下方食管通畅

隔炎(chronic fibrous mediastinum)、硬化性纵隔炎(sclerosing mediastinum)、纵隔纤维化(mediastinal fibrosis),多为炎症过程的后遗症。其确切的致病原因和发病机制目前尚不清楚。现有的研究资料认为它的发病系对先前肉芽肿性纵隔感染的宿主过度免疫反应引起的,其病理特点是纵隔内过度纤维化反应,牵拉、压迫重要结构。

本病多见于青年人,好发于前中纵隔的中上部。早期表现为水肿样的纤维黏液组织及炎性细胞浸润,夹杂薄壁血管,中期为厚玻璃样的胶原,晚期呈致密的无细胞胶原蛋白,偶可出现营养不良性钙化。纤维化主要波及上腔静脉、无名静脉、奇静脉,其次是肺血管、气管、支气管、食管。纤维化导致它们狭窄,扭曲,甚至梗阻。当肺静脉和肺动脉阻塞后,可导致肺心病和死亡。

【临床表现】

起病隐匿,病程进展缓慢,早期多无症状,晚期表现取决于纵隔内脏器的受压程度。

上腔静脉压迫症状:面、颈部肿胀、上肢肿胀,头痛、眩晕,胸壁静脉处扩张。气管受压症状:咳嗽,呼吸困难,一些患者表现为同一部位反复发作性肺炎。食管受累:吞咽困难,胸痛。神经受压症状:声音嘶哑压痛,膈麻痹,霍纳综合征。胸导管受压,可出现乳糜胸和乳糜性心包积液。肺动脉阻塞可导致肺动脉高压,肺心病和顽固性右心衰竭。肺静脉受压狭窄出现重度二尖瓣狭窄征象。

【实验室检查】

实验室检查结果依据病因不同而异。一般应进行 TB 培养、TB 干扰素-γ 释放试验、组织胞浆抗核抗体和 HIV 的检测。还应进行血清 IgG4 检测。

肺功能测试常存在阻塞通气障碍,部分可合并限制性通气障碍。支气管扩张实验阴性。

支气管镜下显示:支气管黏膜弥漫性肿胀,易出血,多支气管扭曲、狭窄,大多数患者呈现支气管黏膜弥漫性黑色素沉着。支气管镜检及灌洗液培养无菌生长,且无良恶性肿瘤。

【影像学表现】

1. X 线表现　通常纵隔外形不宽,仅表现为纵隔胸膜增厚。少数患者出现纵隔增宽,边缘平直,与肺野分界较清晰(图 22-1-3),有时可出现局限性钙化性肿块。肿块多位于右侧气管旁或肺门。

当病变包绕气管、主动脉时,可出现气管支气管

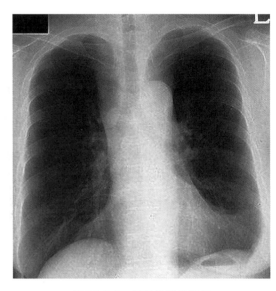

图 22-1-3　纤维化性纵隔炎

女性,67 岁,颜面部潮红、肿胀数月,胸片示上纵隔增宽,密度增高,边界尚清晰;左肋膈角消失,可见左侧胸腔少量液体密度影

狭窄,主动脉结缩小,相应肺叶出现气管阻塞性改变。累及上腔静脉后,右侧纵隔影增宽。累及肺动脉或肺静脉时,双肺透光度可不一致,可出现肺动脉高压、肺水肿及胸腔积液征象(图22-1-3)。食管钡餐造影有助于发现食管阻塞改变,与食管癌梗阻不同,本病的食管呈光滑的,逐渐变细的漏斗状改变,管腔扩张受限。血管造影有助于确定血管受累的范围及程度。

2. CT 表现 分为局灶性和弥漫性两种类型。

局灶性慢性纵隔炎表现为局部软组织肿块,边界模糊不清,与邻近组织器官无法区分。肿块多位于中纵隔,80%～90%的病例出现钙化。增强扫描肿块呈轻度强化或不强化。

弥漫性慢性纵隔炎表现为纵隔内弥漫分布的软组织密度影,内可见斑点状钙化,沿脏器表面浸润性生长,与脏器分界不清,增强扫描呈轻至中度强化。纵隔内的脂肪结构被取代。软组织密度影可随支气管血管束延伸至肺实质,也可包绕血管、气管、食管等邻近结构,致使这些结构扭曲,狭窄,甚至阻塞(图22-1-4),肺动脉主干增宽。无论是支气管还是肺的动静脉,其特点是多部位、多器官狭窄,伴管壁增厚。

气管、支气管狭窄、阻塞会导致阻塞性肺气肿、肺炎及肺不张(图22-1-4)。肺动脉狭窄、阻塞可引起相应区域肺纹理纤细、模糊。肺静脉阻塞可引起相应区域肺淤血,小叶间隔增厚、肺水肿、胸腔积液。上腔静脉阻塞后,上肢静脉及胸壁静脉扩张、迂曲,多发侧支血管形成。增强及CTA可清晰显示肺动脉、肺静脉、上腔静脉及胸主动脉狭窄的范围、程度及是否合并肺动脉高压、动静脉血栓等。

3. MRI 表现 局灶性慢性纵隔炎表现为纵隔内软组织肿块,T1WI 上为不均质中等信号,T2WI 上信号多样,与纤维化和炎性反应程度相关,病变炎性反应越活跃,T2 信号越高,强化越明显,反之,炎性反应终止,纤维化越显著,T2 信号越低,强化越不明显,甚至不强化。

与 CT 相比,MRI 对钙化不敏感,但对血管侵犯的显示清楚,尤其适用于碘过敏或重度肾功能不全的患者。

【诊断依据】

组织学是确定性诊断的必要条件,纵隔镜和手术探查是获取组织的方法。

CT 提示性诊断:沿纵隔内器官表面浸润性生长

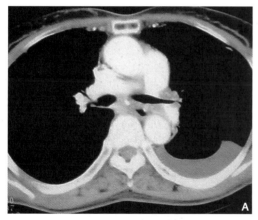
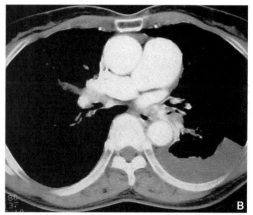
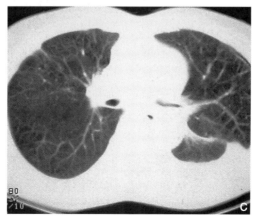

图 22-1-4 纤维性纵隔炎
男性,71 岁,主诉憋气,增强 CT 扫描显示隆嵴下及左主支气管周围软组织增厚(A),较低层面(B)显示右中叶开口处软组织也增厚,左侧少量胸腔积液;肺窗(C)显示左主支气管变细,左下叶条状影

的软组织密度影,伴气道、血管或食管的多部位、多器官压迫性改变,软组织密度影出现钙化,且排除了肿瘤、炎症时提示本病。

【鉴别诊断】

1. **淋巴瘤** 纵隔淋巴瘤也常呈灌注性生长,但其密度较本病高,尤其是在 MRI 的 T2WI 上,肿块多呈均匀的中等偏高信号(如果发生液化坏死,液化区呈长 T1 长 T2 信号,实质区仍为均质信号),且其外形呈结节状。在治疗前淋巴瘤几乎不会发生钙化。此外,淋巴瘤常伴有其他部位的淋巴结肿大和脾脏肿大,骨髓穿刺可以确诊。

2. **转移瘤** 转移性淋巴结肿大常表现为单发或多发结节样软组织密度影,受累范围常局限于某一淋巴通路的淋巴结。相邻气管或大血管呈局部受压改变,无包绕现象,纵隔间隙无纤维索条影。患者常有原发恶性肿瘤病史。

3. **大动脉炎** 大动脉炎表现为血管壁的广泛增厚,血管闭塞以及血栓形成。与本病不同的是血管内壁凹凸不平,管腔形状不规则。除血管狭窄外,常伴发动脉瘤样扩张,且血管异常不仅可发生于纵隔,常伴有全身其他部位的相似改变。血管壁以外纵隔内多缺乏广泛软组织的增厚。

(郭佑民 王秋萍)

第二节 单纯性甲状腺肿

【概述】

单纯性甲状腺肿(simple goiter)是由于甲状腺素合成原料(碘)的缺乏,或甲状腺素合成和分泌过程中某一环节障碍,或身体对甲状腺素需求量增高导致的非肿瘤性甲状腺代偿性肿大。通常情况下患者既无甲亢也无甲减。

这种增大的初期改变为甲状腺滤泡上皮细胞增生肥大,此时若病因去除,则甲状腺自行回缩。若病因持续存在,则甲状腺滤泡扩张增大,其内充满胶质。当扩张的滤泡发生融合,则形成大小不等的结节。当结节血供不良时,发生退变,形成囊肿、囊内出血、纤维化或钙化。

【临床表现】

通常无全身症状,基础代谢率正常。病程长者,结节可分泌数量甲状腺激素,幼年严重缺碘可发生呆小症。

轻中度肿大时通常无症状。

甲状腺明显肿大时,可产生压迫症状,如气道受压表现为憋气,呼吸不畅,呼吸困难;喉返神经受压表现为声音嘶哑,痉挛性咳嗽或失声。食管受压表现为吞咽困难。压迫颈部静脉时表现为面目青紫,肿胀,胸部表浅静脉扩张,上臂举起时阻塞表现加重(Pemberton 征)。

体格检查:甲状腺不同程度增大,早期对称,表面光滑,质地柔软。结节形成后,甲状腺外形不对称,可触及结节。

【实验室检查】

血清 T3、T4、TSH 基本正常,T3/T4 略增高,Tg 略增高,尿碘<100μg/L,甲功正常。

甲状腺放射性碘摄取率正常或略增高,高峰不前移。

【影像学表现】

1. **X 线表现** 甲状腺轻度增大时胸片无异常,或表现为胸廓入口区纵隔的轻度增宽(图 22-2-1)。当肿块较大时,表现为上纵隔胸腔入口区肿块影,外下界限清楚锐利,而内上界限不清,与颈部组织相连续(图 22-2-2),侧位片显示肿块位于上纵隔胸腔入口区(图 22-2-2B)。肿块多向纵隔一侧。多数情况下肿块密度均匀,偶有钙化影。气管的受压移位和变形是胸内甲状腺肿常见而重要的 X 线征象,气管受压向健侧移位,常同时伴有气管管腔的狭窄变形。食管造影可显示食管受压移位,食管管腔虽然变窄但管腔通常光滑(图 22-2-2C)。

2. **CT 表现** CT 扫描是比较理想的检查方法,CT 冠/矢状位重建图能够清楚地显示肿块与颈部相连的特殊解剖关系(图 22-2-3),CT 后重建技术有助于气管受压变窄情况的显示(图 22-2-3E)。由于甲状腺组织含碘量高,其平扫密度可以比胸壁软组织高(图 22-2-2F)。

单纯性甲状腺肿分为弥漫性和结节性两类。弥漫性甲状腺肿表现为甲状腺的单纯性肿大,其内无明确的结节形成,甲状腺轮廓较光滑,密度均匀或略不均匀,可发生钙化(图 22-2-4)。结节性甲状腺肿表现为肿大的甲状腺内出现单发或多发的结节(图 22-2-5),结节密度不尽相同(图 22-2-5),可发生囊变,囊变区内部不光或有分隔(图 22-2-3),少数可形成一光滑的水囊,结节常导致甲状腺轮廓不整,形态不规则,但甲状腺包膜完整,无中断破坏,与周围组织结构分解清晰。甲状腺肿的钙化通常比较粗大,或呈弧形、斑片状、颗粒样(图 22-2-3)。CT 对钙化的检出率远远高于传统 X 线片。CT 增强扫描病变可有不同程度的强化,大多数呈持续延迟期强化(图 22-2-3)。

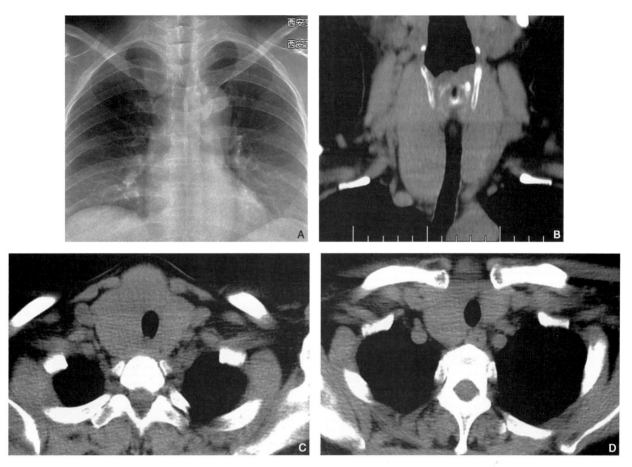

图 22-2-1　结节性甲状腺肿

女性,53 岁,发现颈部包块 5 年余,加重 2 个月余,胸部正位片(A)示右上纵隔增宽,平扫冠状位(B)及轴位(C、D)示颈部甲状腺密度均匀降低,右叶及峡部结节状增大,气管受压轻度变窄,左移

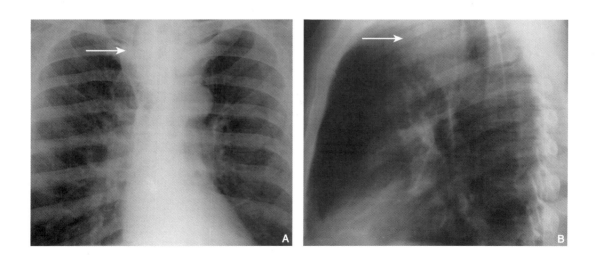

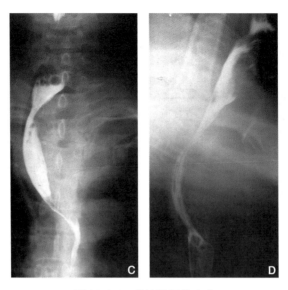

图 22-2-2 单纯性甲状腺肿

胸部正位(A)侧位(B)片示上纵隔向两侧扩张,肿块位于胸
廓入口处,气管(箭)受压向右向前移位,食管钡餐检查正位
(C)、侧位(D)片食管向右向后移位,轻度变窄,扩张受限

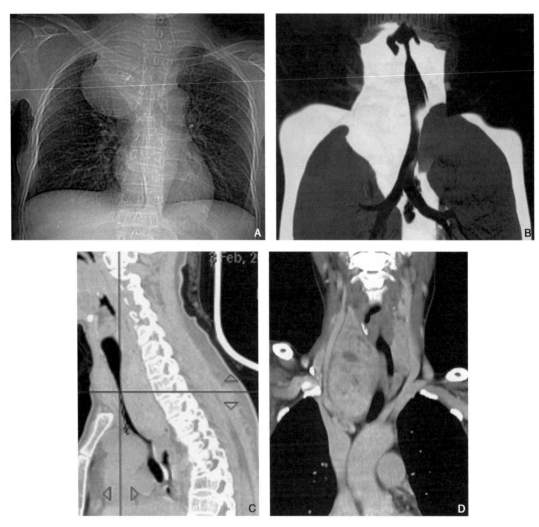

图 22-2-3 结节性甲状腺肿

女性 39 岁,气短不适 1 年余,加重 1 个月,胸部正位片(A)示右上纵隔肿块,外下缘光滑,边缘锐利,内上缘
界限不清,CT 冠状位(B)及矢状位重建(C)示肿块位于胸廓入口,气管受压向左向前移位,支气管患侧弧
形弯曲,冠状位增强扫(D)上腔静脉受压右移,气管与血管之间分界清楚,肿块向上与甲状腺相连

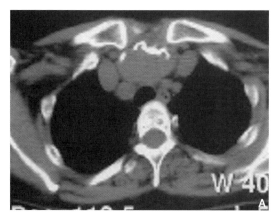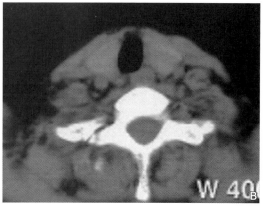

图 22-2-4 弥漫性甲状腺肿

女性,58 岁,CT 平扫(A)示气管前软组织肿块,边缘清楚锐利,前缘不规则弧形钙化,内部密度均匀,病变向上延伸至颈部,颈部甲状腺(B)密度略高于颈部肌肉,但低于正常甲状腺

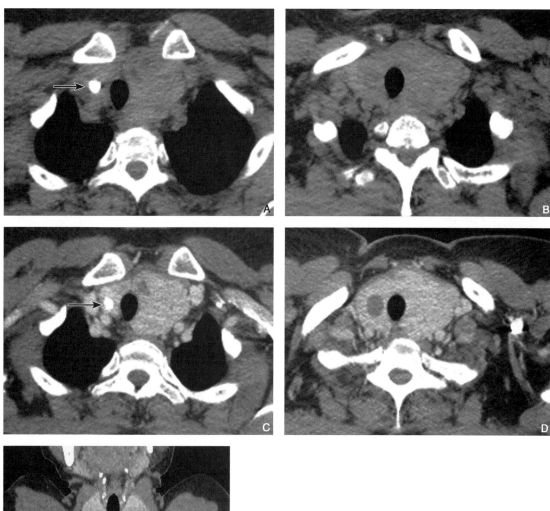

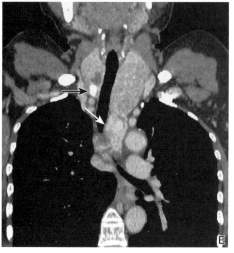

图 22-2-5 结节性甲状腺肿

女性,60 岁,轴位 CT 平扫(A、B)及增强扫描(C、D)示甲状腺两叶不对称性增大,密度不均匀,可见结节状钙化(箭)和多发低密度结节,结节边缘锐利,冠状位重建(E)显示左叶向下延伸至主动脉弓下缘,下部结节密度高于上部

3. MRI 表现　MRI 检查可相当清楚地显示上纵隔胸腔入口区的解剖结构，多体位观察（轴位、冠状位和矢状位）容易发现肿块状影，病变一般表现为稍长 T1 和长 T2 信号，信号均匀或不均匀，以不均匀多见（图 22-2-6），肿瘤如有退行性变、坏死、囊变，则 T1 和 T2 信号更长（T1 信号变化不如 T2 明显），肿瘤内的纤维组织表现为低信号，钙化则表现为无信号区，出血信号复杂。增强后持续性强化，而囊变、出血和钙化区无强化。

【诊断依据】

确诊病例：穿刺活检，或手术切除标本进行病理组织学检查。

临床拟诊病例：纵隔颈胸交界区上下互相连续的肿块性病变，伴气管受压移位和管腔狭窄变形，管壁光滑，放射性核素检查甲状腺弥漫性显影，放射性核素分布不均匀，有"浓聚"和"稀疏"相间，冷、温、热结节同时存在，CT/MRI 甲状腺包膜完整。

【鉴别诊断】

1. 甲状腺炎　甲状腺弥漫性增大时应与甲状腺炎鉴别。其中急性甲状腺炎患者临床症状显著，如多伴有高热畏寒，局部剧痛肿大，皮肤发红，甚至

有波动感，伸颈及吞咽时疼痛加重。这些症状不出现在单纯性甲状腺肿患者。

亚急性及慢性甲状腺炎患者多伴有甲状腺区的疼痛和压痛，向颌下、耳后放射，咀嚼和吞咽动作加重，甲状腺吸碘率下降，放射性核素显影稀疏，炎症早期，临床出现甲亢，甲状腺常为弥漫性肿大，中晚期，出现多发结节时，常伴有甲状腺功能的低下。实验室检查，TH 与 TIU 结果分离。放射性核素扫描双侧甲状腺轻度显影，影像模糊不清，放射性核素分布稀疏且不均匀，而颌下腺部位放射性核素分布增强。而本病甲状腺显影清晰，不仅有放射性核素分布稀疏区，还有核素浓聚区，甚至可见不同浓度的结节。

2. 甲状腺肿瘤　结节性甲状腺肿与甲状腺腺瘤都表现为甲状腺内的结节，二者需要鉴别。结节性甲状腺肿的结节内多有新生血管分布，其中甲状腺腺瘤血管分布规律，从外周进入中央，外周血管在瘤周为环状血流，增强扫描强化较均匀。甲状腺肿结节内的血管不增多，强化常不均匀。结节周围甲状腺大小形态及密度接近正常，则有助于甲状腺腺瘤的诊断，而甲状腺肿常发生在甲状腺普遍性增大，甲状腺密度减低的背景上。

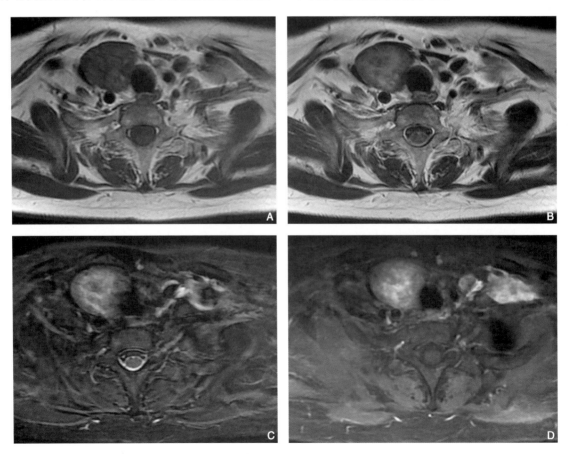

图 22-2-6　结节性甲状腺肿

女性，57 岁，T1WI-FSE（A）及 T2WI-FSE（B）示右侧甲状腺结节状增大，与背侧肌群相比呈等 T1 略高 T2 信号，信号略不均匀，T2WI-STIR（C）显示病变信号更不均匀，增强扫描（D）病变呈不均匀明显强化

当发现甲状腺内出现形状不规则、密度不均匀的低密度影,强化不均匀时,应与甲状腺癌鉴别。超声上,甲状腺癌的结节内血流分布紊乱,血管粗大,分支多;甲状腺肿结节内的血管与周围甲状腺组织接近。甲状腺癌的钙化较甲状腺肿的钙化体积小,通常高回声后方无声影。当发现囊性病灶内出现壁结节,结节突破甲状腺包膜,甚至侵犯邻近组织时,有助于甲状腺癌的诊断。

弥漫性毒性甲状腺肿(Graves病)的甲状腺影像学表现与单纯性甲状腺肿无法区别,前者具有甲状腺功能亢进的临床表现和实验室指标,而后者没有。

(郭佑民　王秋萍)

第三节　前纵隔肿瘤

所有纵隔肿块中有一半以上位于前纵隔。胸腺肿瘤是最常见的前纵隔肿块和前纵隔原发肿瘤,前纵隔的其他肿瘤包括生殖细胞肿瘤。

一、胸腺肿瘤

胸腺肿瘤(thymus tumors)是前纵隔最常见的肿瘤。目前大多将胸腺肿瘤分为两大类,即胸腺上皮细胞肿瘤(包括胸腺瘤和胸腺癌)和非上皮细胞肿瘤(分为胸腺淋巴瘤、胸腺类癌、胸腺生殖细胞瘤和胸腺脂肪瘤)。其中胸腺上皮性肿瘤在WHO(2015)新的分类标准中被分为胸腺瘤、胸腺癌、胸腺神经内分泌肿瘤及其他少数类型胸腺肿瘤。

(一)胸腺瘤

【概述】

胸腺瘤(thymomas)约占所有恶性肿瘤的0.2%~1.5%。肿瘤由胸腺上皮细胞和淋巴细胞组成,无明显细胞异型。常发生在40~70岁,儿童罕见约占10%。WHO(2015)将胸腺瘤分为A型胸腺瘤、不典型A型胸腺瘤、AB型胸腺瘤、B1型胸腺瘤、B2型胸腺瘤、B3型胸腺瘤、伴淋巴间质的微小结节胸腺瘤、化生性胸腺瘤和其他罕见胸腺瘤。其中新增加的不典型A型胸腺瘤的组织学诊断标准为分裂活性≥4个/10HPF,伴有凝固性坏死,而非缺血或活检造成的坏死。

无论哪一种类型的胸腺瘤,它们均是具有恶性潜能的肿瘤,即使是A型胸腺瘤也可以发展为进展期甚至转移。因此尽力实现根治性切除是治疗的首要目标,为此,在通过影像学检查行治疗前评估时,既要注重肿瘤分期,也要充分考虑肿瘤的可完整切除性。

常用的胸腺瘤分期系统为Masaoka-Koga分期,其次为TNM法。

Masaoka-Koga分期将肿瘤分为4期:

(1)Ⅰ期,包膜完整的胸腺瘤,肉眼及镜下均无包膜浸润。

(2)Ⅱa期,肿瘤镜下浸润包膜。Ⅱb期,肿瘤肉眼侵犯相邻脂肪组织,但未侵犯纵隔胸膜。

(3)Ⅲ期,侵犯邻近心包、大血管、肺等器官(根据大血管是否受侵犯分为Ⅲa期和Ⅲb期)。

(4)Ⅳa期,肿瘤广泛侵犯胸膜和/或心包;Ⅳb期,淋巴道或血行转移。

两种分期关联性比较强,其关系如下:Ⅰ期=T1N0M0;Ⅱ期=T2N0M0;Ⅲa=T3N0M0;Ⅲb期=T4N0M0。;Ⅳa期=TanyN1M0,TanyN0M1a;Ⅳb期=TanyN0M1b。

【临床表现】

无症状者多属于偶发瘤。

有症状者,表现为局部症状,和/或全身症状。局部症状多表现为胸痛、呼吸困难,上腔静脉综合征。全身症状多为重症肌无力(如说话模糊,吞咽无力,颈部无力,饮水呛咳等),纯红细胞再生障碍性贫血,低丙种球蛋白血症、僵人综合征。

【实验室检查】

无特异性实验室检查方法。合并重症肌无力者,肌电图示眼轮匝肌电刺激可见波幅递增。合并纯红细胞再生障碍性贫血者出现血红蛋白及红细胞计数降低。5%的患者合并低丙种球蛋白血症。

【影像学表现】

1. X线表现　较大的胸腺肿瘤(巨型胸腺瘤)在胸部X线片上表现为纵隔影不对称性增宽(图22-3-1),或结节状突起(图22-3-2),或肺门肿块(图22-3-3)。侧位示前纵隔的心脏大血管交界处胸骨后局限性致密影,肿瘤的周界常常模糊不清,这有别于畸胎类肿瘤(图22-3-1B)。肿块密度多数均匀(图22-3-1~3),有时可发现钙化。

2. CT表现　胸腺上皮肿瘤可发生在自颈部到膈之间的任何部位,以前纵隔血管前间隙最常见。位于中线附近,往往不对称,突向一侧(图22-3-4)。病变较小时,肿瘤多呈圆形、类圆形,内部密度均匀,较少发生坏死囊变;病灶大时,外形多呈馒头状、分叶状,内可发生多少不一的坏死囊变,部分病灶内可出现钙化。肿瘤实性部分呈软组织密度,增强扫描轻到中度强化,坏死囊变部分不强化。

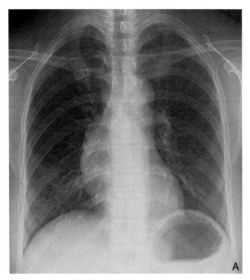
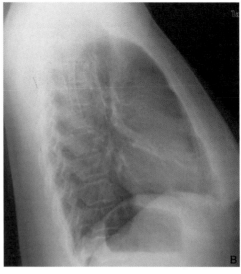

图 22-3-1 非侵袭性胸腺瘤

女性,32 岁,双侧眼睑下垂、四肢无力,伴吞咽困难 3 天,胸部正位(A)显示右中下纵隔增宽,边缘光滑,密度均匀,心缘被遮盖,侧位(B)示心脏大血管交界处胸骨后局限性密度增高,肿块边界不清

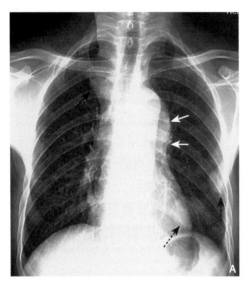
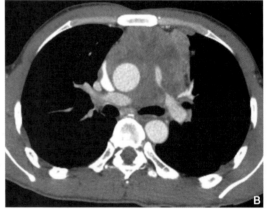

图 22-3-2 胸腺瘤(C 型)并肺转移

男性,43 岁,胸部正位(A)显示右上纵隔局部结节状突起(黑实箭),主动脉旁软组织密度增高影(白箭),边缘光滑,密度均匀,左肺下叶外带及心后可见结节(黑虚箭)。CT 轴位图(B)肿块分叶状,密度不均,包绕升主动脉及左肺动脉,左肺动脉受侵呈细线状

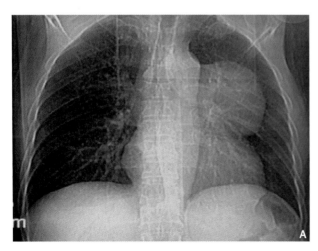
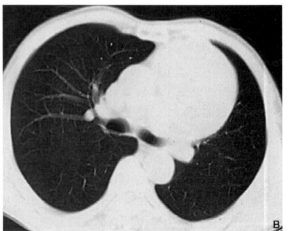

图 22-3-3 侵袭性胸腺瘤

胸部正位(A)显示左肺门肿块,边缘光滑,密度均匀,左肺门被遮盖,CT 肺窗(B)示瘤-肺界面光滑锐利

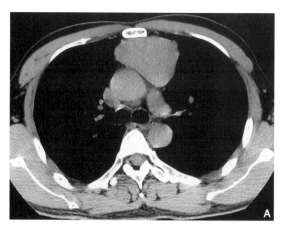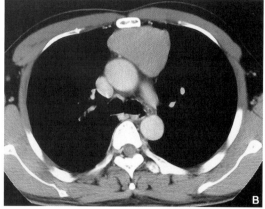

图 22-3-4　胸腺瘤

男性,38 岁,CT 平扫(A)示中线偏左前纵隔结节,呈馒头状,边缘光滑,密度均匀,增强扫描(B)病灶均匀强化,周围脂肪组织清晰,未见密度增高

（1）T1a 期:表现为肿块轮廓光滑,周围脂肪组织清晰(图 22-3-4)。

（2）T1b 期:表现为胸腺肿块轮廓模糊,周围脂肪密度增高,但未消失。且纵隔胸膜边缘光滑,纤细,粗细均匀,肿瘤与相邻的血管、心脏、肺、胸壁等结构分界清楚。

（3）T2 期:胸腺肿块与邻近的心包之间的脂肪间隙消失,心包膜膜呈结节状增厚,多伴积液(图 22-3-5)。肿瘤与相邻的血管、纵隔胸膜、肺、胸壁等结构分界尚清楚(图 22-3-5D)。

（4）T3 期:除上腔静脉、头臂静脉等重要的血管外,肿瘤与相邻结构分界模糊,甚至无法分辨(图 22-3-6),或出现纵隔胸膜、胸壁及胸膜结节状增厚,胸腔积液,瘤-肺界面不清,或呈毛刺影或小片状影,

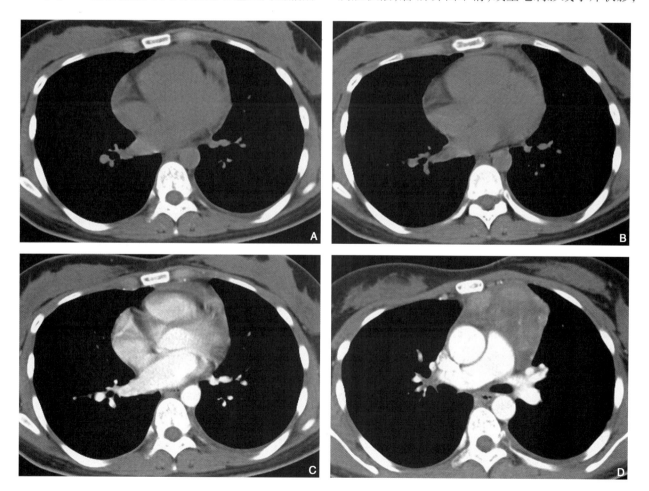

图 22-3-5　胸腺瘤(B3 型)侵犯心包

女性,62 岁,CT 平扫连续断面(A、B)示左前心包膜增厚,厚薄不均,增强扫描(C)心包强化不均匀,上方层面(D)大血管边缘尚光整

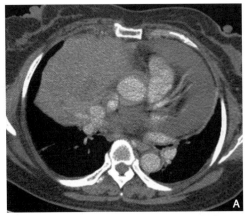
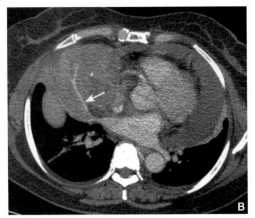
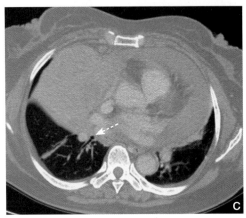

图 22-3-6 胸腺瘤侵犯心包及右肺中叶

女性,62 岁,轴位 CT 增强扫描主动脉根部平面(A)示右前纵隔肿块,密度不均匀,内可见斑片状稍低密度影,病灶与右侧心包无法分辨,心包积液,下肺静脉平面(B)右肺中叶静脉(实箭)被卷入肿块内,下叶支气管平面肺窗(C)显示下叶支气管(虚箭)开口通畅,中叶支气管未见显示,中叶不张

甚至出现阻塞性肺炎或肺不张(图 22-3-6)。

(5)T4 期:肿瘤包绕,甚至突入上腔静脉、头臂静脉等重要的血管内,致血管管壁不整,管腔狭窄、充盈缺损甚至闭塞(图 22-3-7)。

3. **MRI 表现** 前纵隔偏在性肿块,T1WI 肿块信号与肌肉相似,T2WI 肿块呈稍高信号(图 22-3-8～22-3-9),囊变区为长 T1、长 T2 信号(图 22-3-9),部分胸腺瘤在 T1WI 上可显示出包膜影,表现为肿块与周围脂肪囊间的线状低信号影。无需注射对比剂,MRI 能区分血管和淋巴结,转移性淋巴结常具有边缘模糊,外形不整,信号不均匀的特点。

【诊断依据】

确诊病例:胸腺区域活检或术后病理标本行组织病理学检查获得诊断。

临床确诊病例:临床具有重症肌无力表现,影像学出现胸腺外形增大,萎缩的胸腺内出现软组织密度影,给予实验性治疗后复查,重症肌无力等临床症状改善或消失,影像学显示胸腺体积缩小或其内软组织影缩小者。

【鉴别诊断】

1. **升主动脉** 在胸部 X 线片上,胸腺瘤如向右侧膨凸,则类似于升主动脉扩张,如向左侧膨凸,则类似于肺动脉段突出,此时如果进行 CT 检查即可区别。

2. **胸腺增生** 胸腺增生与正常胸腺瘤密度相似,但前者胸腺内常混杂有脂肪密度,而后者无脂肪成分。此外 CT 上胸腺外形多呈弥漫性增大,其形态与正常胸腺相仿,两缘对称,呈光滑的不分叶的外形。少数胸腺增生也可呈散在的胸腺肿块,则与胸腺瘤难以区别。

3. **胸内甲状腺肿块** 当胸腺瘤的位置较高时,应与胸内甲状腺肿块鉴别。行冠状位 CT 和 MRI 检查,来自甲状腺的肿块样病变均向上延伸至颈部,且行放射性核素显像,甲状腺肿可呈现明显的放射性碘浓聚。甲状腺病变常导致气管受压移位,而胸腺瘤较少见。

4. **淋巴瘤** 发生于前纵隔的淋巴瘤与本病在鉴别诊断上有时比较困难,应注意:①纵隔淋巴瘤发病年龄一般比较小;②纵隔淋巴瘤常向两侧生长,不

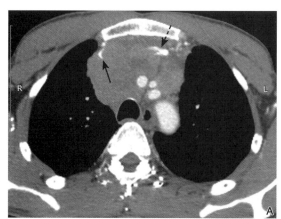
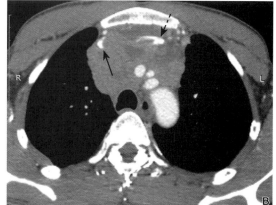
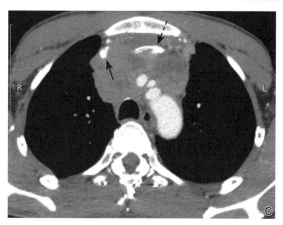

图 22-3-7 胸腺瘤侵犯头臂静脉

男性,43 岁,CT 增强扫描连续切面(自上线下)(A~C)示前纵隔弥漫性肿块,密度不均,包绕相邻血管,其中左头臂静脉(虚线)及右头臂静脉(实箭)管壁偏在性狭窄,内侧缘不整;左头臂干动脉、左侧颈总动脉及锁骨下动脉轮廓光滑,密度不均匀

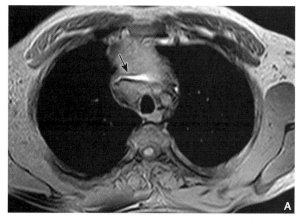
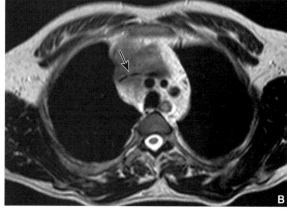

图 22-3-8 胸腺瘤

男性,42 岁,T1WI(A)及 T2WI(B)示前纵隔肿块,边界不清,包绕上腔静脉及左头臂干静脉(箭),是其管腔明显变窄,与肩胛内肌相比呈等 T1、稍高 T2 信号

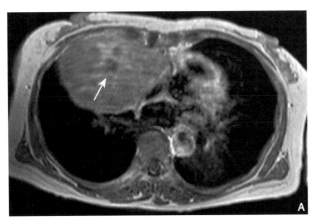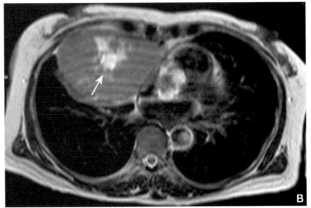

图 22-3-9　胸腺瘤（AB 型）

女性,55 岁,T1WI(A)及 T2WI(B)示心包旁肿块,边界清楚,与胸壁肌肉相比呈等 T1、稍高 T2 信号,肿块内部囊变区为长 T1、长 T2 信号(箭)

似胸腺瘤以单侧突出为主;③淋巴瘤可合并肺门或其他部位的淋巴结肿大;④淋巴瘤对放射线敏感,放疗后常明显缩小。

5. **胸腺癌**　胸腺癌与高度恶性潜能胸腺瘤在影像上有很多相似之处,不易鉴别,相对于高度恶性潜能胸腺瘤,胸腺癌更大,对大血管侵犯、淋巴结肿大、胸腺外转移和膈神经麻痹更常见。胸腺癌对FDG 的摄取率通常更高。

6. **乏脂肪的畸胎瘤**　如果畸胎瘤内含有脂肪、骨化时容易与本病鉴别,但当肿瘤含脂肪或钙化者较少,边缘不规则,与周围组织分界不清时,二者很难鉴别,需要活检方能鉴别。

(二) 胸腺癌

【概述】

胸腺癌(thymic carcinoma)是起源于胸腺上皮细胞的恶性肿瘤,发病率低,约占胸腺肿瘤的 15%～20%。胸腺癌最常见的组织类型是鳞状细胞癌和未分化癌。其进展较快,呈侵袭性生长,故易侵及周围组织,发生胸膜及胸腔外转移。胸腺癌多见于成年男性,也可见于儿童,中位年龄约 58 岁。

【临床表现】

多数患者有临床症状,仅 10%～32% 的患者因其他病就诊时偶然发现。

最常见的是胸部症状是胸痛、胸闷;其次是咳嗽、胸部不适等,并伴有全身症状如发热、乏力、食欲缺乏、消瘦。与胸腺瘤比较,胸腺癌极少合并重症肌无力、单纯红细胞再生障碍性贫血、低 γ 球蛋白血症、类风湿关节炎等胸外症状。

【实验室检查】

与胸腺瘤相同,胸腺癌无特异性实验室检查方法。合并重症肌无力者,肌电图示眼轮匝肌电刺激可见波幅递增。合并纯红细胞再生障碍性贫血者出现血红蛋白及红细胞计数降低。

【影像学表现】

1. **X 线表现**　与胸腺瘤相似,肿瘤向一侧或双侧胸腔凸出,边缘形态不规则或呈分叶状。但肿块通常更大,边缘模糊不清,密度不均(图 22-3-10)。常伴有胸腔积液,有时可见肺内渗出,肺内或胸膜结节影。

2. **CT 表现**　病灶形态不规则,常呈灌注式生长,包绕、浸润邻近结构(图 22-3-11),致瘤体轮廓毛糙不清,相邻脂肪密度增高(图 22-3-11C),即便病变较小也常表现为分叶状或结节状(图 22-3-12)。密度均匀或不均匀,肿瘤易发生坏死囊变和钙化,但也可表现为均匀密度的软组织肿块。增强扫描肿块实性病灶呈不均匀性中度-显著强化,其内坏死区无强化(图 22-3-13)。常伴有心包膜和胸膜弥漫性或结节样增厚(图 22-3-14),多伴有心包和胸腔积液,40%的患者有纵隔淋巴结肿大(图 22-3-12)。

3. **MRI 表现**　肿块信号与胸腺瘤大致相仿,呈与肌肉相似的等 T1 信号、中等偏高 T2 信号,增强扫描可见明显强化。肿块边缘不整齐,内部信号常不均匀(图 22-3-15)。

【诊断依据】

胸腺癌的 X 线、CT、MRI 检查无特异性,FDG 的摄取率很高,确诊主要依靠病理学检查。

【鉴别诊断】

1. **高度恶性潜能胸腺瘤**　高度恶性潜能胸腺瘤与胸腺癌的在影像上有很多相似之处,不易鉴别,具体鉴别详见本节胸腺瘤的鉴别诊断。

2. **纵隔转移瘤**　纵隔转移瘤,尤其是当多个淋巴结肿大融合时,其呈分叶状的软组织密度影,与胸

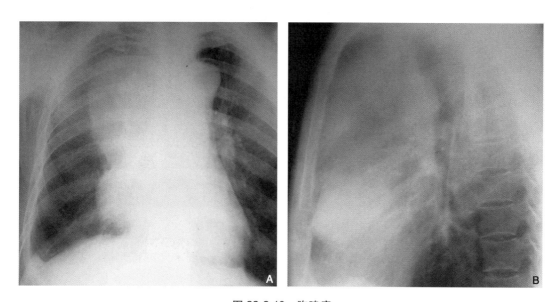

图 22-3-10 胸腺癌

正位胸片(A)示右侧纵隔缘增宽,可见分叶状,肿块上部边缘模糊,相邻肺透光度下降,右侧肋膈角处少量胸腔积液,侧位片(B)示胸骨后区密实,密度欠均匀,病灶边界不清

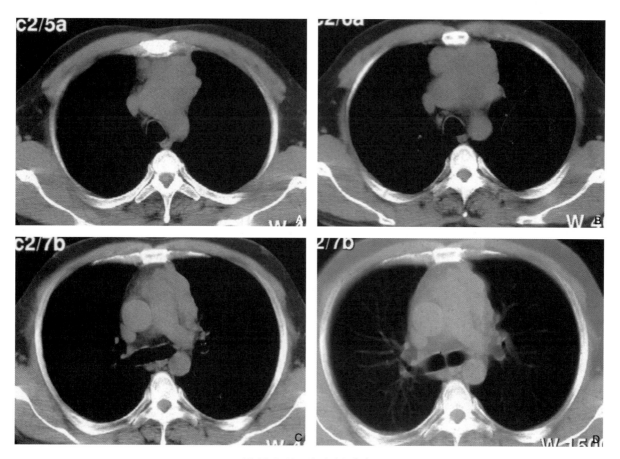

图 22-3-11 胸腺癌(腺癌)

男性,39 岁,CT 平扫(A~C)显示前纵隔分叶状软组织密度影,沿血管爬行并包绕升主动脉,病灶与主动脉、肺动脉干分界模糊,相邻脂肪密度增高,肺窗(D)显示瘤肺界面毛糙

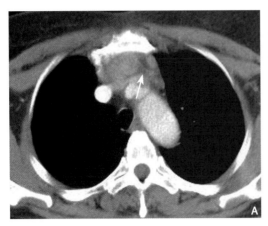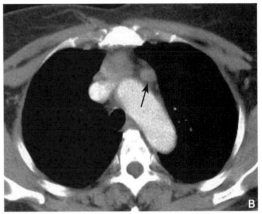

图 22-3-12　胸腺癌(梭形细胞胸腺癌)

女性,56 岁,CT 增强扫(A、B)描示前纵隔软组织密度结节,结节左缘纵隔脂肪(白箭)密度高于皮下脂肪,主动脉弓旁见肿大淋巴结(黑箭),结节边缘模糊,与上腔静脉及头臂干、左颈总动脉分界不清

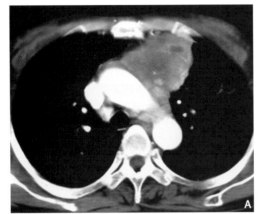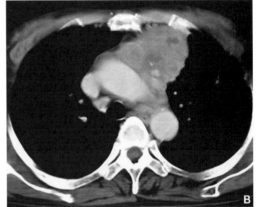

图 22-3-13　胸腺癌

CT 增强动脉期(A)及静脉期(B)显示左前纵隔分叶状肿块影,呈渐进性不均匀强化,囊变区不强化,病变与主动脉分界模糊

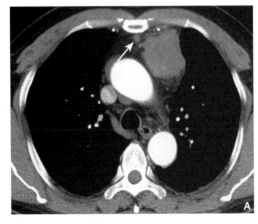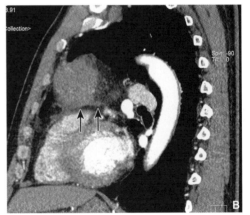

图 22-3-14　胸腺癌(表皮样非角化癌)

男性,51 岁,增强扫描 CT 轴位(A)显示前纵隔不规则肿块影,内缘可见小淋巴结(白箭),左侧背侧胸膜增厚;矢状位重建(B)显示肿块坐落在心包上,相邻心包(黑箭)增厚

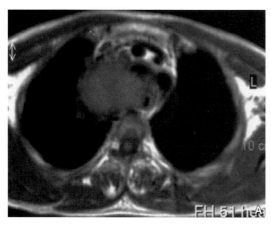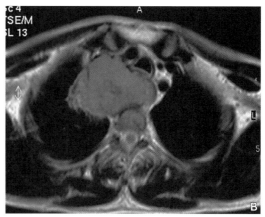

图 22-3-15 胸腺癌
男性,30 岁,T1WI(A) 及 T2WI(B) 示肿块边缘呈分叶状,与邻近肺组织分界模糊,呈等 T1 稍高 T2 信号(与胸壁肌层相比),T2 信号略不均匀。

腺癌表现有些相似,但其体积通常<5cm,且除前纵隔肿块外,绝大多数患者在颈部、纵隔等其他部位常有肿大的淋巴结;肺部浸润常见,心包、胸膜侵及率较胸腺癌低。

3. 未成熟性畸胎瘤 未成熟性畸胎瘤含脂肪或钙化较少,边缘不规则,与周围组织分界不清时,与本病的影像表现重叠较多,影像鉴别困难,需要活检方能鉴别。

(三) 胸腺神经内分泌肿瘤

【概述】

胸腺神经内分泌肿瘤(neuroendocrine tumors of the thymus,NETTS)是一类罕见的、侵袭性较高的胸腺肿瘤,约占胸腺肿瘤的 2% ~ 5%。包括类癌、大细胞神经内分泌癌、小细胞癌及罕见的和变异的类型。其中类癌属于分化较好胸腺神经内分泌肿瘤,而大细胞癌和小细胞癌属于分化差的胸腺神经内分泌肿瘤。该肿瘤的发生有性别倾向,男女比例为 3:1,平均发病年龄为 54 岁(16 ~ 97 岁)。常合并 Cushing 综合征、1 型多发性内分泌肿瘤(MEN-1)等。

胸腺神经内分泌肿瘤常缺乏包膜,胸腺类癌的侵袭性远高于其他部位的类癌。其生长迅速,在就诊时肿块巨大。半数以上患者在就诊时就已发生淋巴结转移和/或远处转移。该肿瘤术后局部复发和远处转移风险高,尤其是合并内分泌异常的患者,故应密切、长期随访。

【临床表现】

约 1/3 患者无临床症状。

常见的胸部表现有咳嗽、胸痛、胸闷、气促、呼吸困难等非特异性局部压迫症状;或声音嘶哑(喉返神经受累)、颜面部、颈部及上肢淤血水肿,颈静脉怒张等上腔静脉综合征(上腔静脉受累)邻近组织受侵症

状;也可出现消瘦、乏力、发热等非特异性全身症状。

类癌综合征少见,约 50% 的患者出临床激素综合征的症状,如 Cushing 综合征、催乳素分泌增多症、肥大性骨关节炎、抗利尿激素异位分泌综合征,房性促钠排泄肽分泌增多症等,其中以 Cushing 综合征最为多见。

【实验室检查】

无特异性实验室检查方法,因合并症不同表现各异。如合并 MEN1 型者,呈现高血钙、低血磷。合并 Cushing 综合征者促肾上腺皮质激素(ACTH)、血皮质醇(F)及 24 小时尿游离皮质醇(24h UFC)升高。

【影像学表现】

1. X 线表现 部分早期患者在胸片上呈正常表现。肿块较大后,表现为纵隔单侧或双侧不对称肿块(图 22-3-16),边界清楚,边缘光滑或分叶。侧位

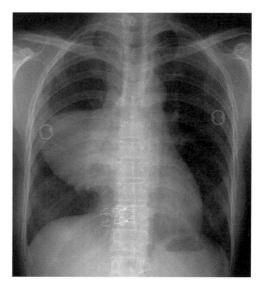

图 22-3-16 胸腺神经内分泌癌(高分化)
女性,42 岁,胸部平片显示右肺门区肿块,呈半球形突向肺野,边缘光滑锐利,密度均匀,肿块基底位于纵隔,上下缘与纵隔交角呈钝角

片肿块位于胸骨和心脏和大血管之间。

2. CT 表现　肿瘤多位于前纵隔,可向后侵犯中、后纵隔。表现为孤立实性或囊实性肿块。病灶呈实性或囊实性(图 22-3-17),常伴发液化、坏死、出血及钙化。肿块实性部分密度较胸壁肌肉略低(图 22-3-18),肺缘轮廓光滑或分叶,病变易沿血管间隙生长,包绕邻近结构(图 22-3-17),导致纵隔脂肪密度增高、消失,甚至与周围结构融为一体。肿瘤可浸透血管形成癌栓,也可直接侵犯胸壁,导致骨质破坏、胸壁肿块形成。增强扫描强化形式多样(图 22-3-17,22-3-18),强化程度差异较大,可以是轻度强化,也可以呈现显著强化,以中度强化多见,肿瘤内可见多发细小血管影,CT 后重建技术有助于血管异常的显示。

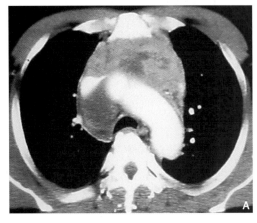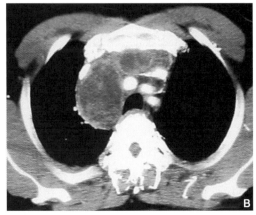

图 22-3-17　胸腺神经内分泌癌(类癌)

男性,55 岁,增强 CT 扫描于主动脉弓层面(A)显示囊实性肿块大部分位于前纵隔,小部分位于上腔静脉后,并向后纵隔延伸;弓上层面(B)呈多房囊状,上腔静脉受压迁移,头壁静脉受压后移。肿块实性部分密度高于胸壁肌层,内可见不规则低密度影,囊性部分密度也不均匀,其内可见斑片状高密度影及不规则分隔

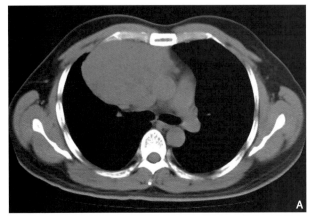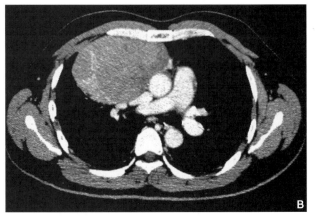

图 22-3-18　神经内分泌癌(类癌)

男性,43 岁,CT 平扫(A)显示前上纵隔软组织密度肿块,边缘光整,密度略低于胸壁肌层,增强扫描(B)肿块明显强化不均,大部分密度略高于胸壁肌层,后部见条片状明显强化区

转移常见部位依次为:淋巴结、肺、骨骼、肝脏、盆腔、脑。其中,纵隔、肺门、锁骨上及腋窝、胸壁等多组淋巴结增大、增多、融合最常见。神经内分泌肿瘤的骨转移多为成骨性骨质破坏。

3. MRI 表现　与横纹肌相比,肿瘤实性部分表现为 T1WI 等信号,T2WI 呈不均匀高信号。液化坏死表现为更低 T1 更高 T2 信号。钙化呈星芒状低信号。增强扫描均匀或不均匀强化(图 22-3-19)。

【诊断依据】

确诊病例:胸腺区域活检或术后病理标本行组织病理学及免疫组化检查获得诊断。应该强调,由于细针穿刺的标本常不能进行免疫组化检测,一般不予推荐。

【鉴别诊断】

1. **高度恶性潜能胸腺瘤和胸腺癌**　高度恶性潜能胸腺瘤、胸腺癌的发生部位,形态学表现与胸腺神经内分泌肿瘤相似,但增强扫描高度恶性潜能胸腺瘤和胸腺癌强化程度常高于胸腺神经内分泌肿瘤,而其内的肿瘤血管影常不如胸腺神经内分泌肿瘤丰富。当鉴别诊断困难时,需要胸腔镜活检进行

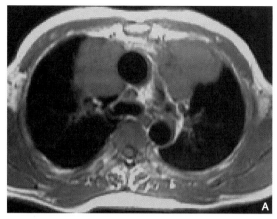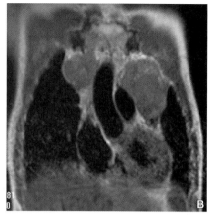

图 22-3-19　胸腺神经内分泌癌(类癌)

男性,42 岁,T1WI 轴位平扫(A)示双侧肿块信号与胸壁肌肉相似,信号略不均匀,可见斑点状低信号,T1WI 冠状位增强扫描(B)显示肿块信号略高于胸壁肌层,强化不均匀,边缘可见斑片状更高信号影

组织病理学及免疫组化检查最终诊断。

2. 纵隔淋巴瘤　纵隔淋巴瘤也具有灌注性生长的特点,但其发病年龄以 20~30 岁和 60~80 岁多见,肿块包绕脏器生长的同时很少侵蚀脏器,其内包含的血管极少发生破坏,肿瘤密度均匀,坏死液化发生率低,在治疗前不发生钙化。增强扫描多呈轻度均质强化。

3. 纵隔型肺癌　纵隔型肺癌的肿块与纵隔胸膜的夹角通常为锐角,肿块边缘卷入的肺组织常更多、更明显。当鉴别诊断困难时,需要胸腔镜活检进行组织病理学及免疫组化检查最终诊断。

4. 精原细胞瘤　精原细胞瘤多见于年轻男性,肿块巨大,也呈灌注状生长,在纵隔结构中,该肿瘤更易侵犯上腔静脉,可伴有血 HCG-β 升高,而本病不伴有血 HCG-β 升高。

二、生殖细胞源性肿瘤

纵隔生殖细胞肿瘤(germ cell tumors)包括畸胎瘤、精原细胞瘤、卵黄囊瘤、胚胎性癌、绒毛膜癌、混合性生殖细胞瘤、伴有体细胞型的生殖细胞肿瘤、伴有造血恶性肿瘤的生殖细胞肿瘤。其中最常见的是畸胎瘤,约占纵隔生殖细胞肿瘤的 44%,其次为精原细胞瘤。

(一)畸胎瘤

【概述】

畸胎瘤(teratoma)是纵隔常见肿瘤,在原发性纵隔肿瘤中,其发病率仅次于神经源性肿瘤和胸腺瘤。2015 年 WHO 将畸胎瘤分为成熟性畸胎瘤和未成熟性畸胎瘤。成熟性畸胎瘤又分为囊性成熟性畸胎瘤和实性成熟性畸胎瘤两类。畸胎瘤的组织结构成分多样,可由来自 1~3 个胚叶的多种组织构成,包括骨、软骨、牙齿、钙化物、脂肪、毛发等。畸胎瘤的好发年龄是 20~40 岁之间,女性略多,但未成熟性畸胎瘤的男性发病率显著高于女性。

(1)囊性成熟性畸胎瘤(cystic mature teratoma):又名皮样囊肿(dermoid cyst)。外表光滑,薄膜完整。囊内容物为油脂样物,常混有毛发。皮样囊肿恶变者少见,约 9%~15%。

(2)实性成熟畸胎瘤(solid mature teratoma):肿瘤主体为实质性,可伴有大小不等之囊腔和程度不等之出血坏死区。其成熟度介于良性囊性畸胎瘤和恶性未成熟性畸胎瘤之间。

(3)未成熟性畸胎瘤(immature teratoma):又名胚胎性畸胎瘤(embryonal teratoma)。其组成成分大多为胚胎性组织,肿瘤生长快,呈浸润性生长,常侵犯邻近结构。

【临床表现】

无症状或出现压迫症状,如胸痛、胸闷、气短、呛咳、颈静脉怒张。当支气管受压后,可出现反复发作性肺炎。

偶有因肿瘤溃破入胸腔、肺、支气管内,引起发热、咯血、胸腔积液,有时咳出毛发或皮脂样物。

部分患者瘤内含有胰腺成分,可出现高胰岛素血症和低血糖。

当肿瘤内出血,可导致肿瘤急剧增大,产生严重的胸骨后疼痛,大量胸腔积液和心包填塞,此时需紧急处理。

【实验室检查】

恶性畸胎瘤患者的如 AFP、HCG、LDH 或 CA19-9 可能会轻度增高。

【影像学表现】

1. **X线表现**　前纵隔类球形肿块向纵隔一侧突出,多数密度均匀,少数病灶内可见骨骼影或牙齿状阴影为畸胎类肿瘤的特征性表现。侧位片胸骨后密度增高(图22-3-20),囊性成熟性畸胎瘤多呈球形或半球形突起,边缘锐利清楚,密度较淡,往往在侧位片不容易显示病灶的边界;而以实性为主的畸胎瘤可呈分叶状,较致密,侧位也能清晰显示病灶的轮廓(图22-3-20)。未成熟性畸胎瘤形状不规则,可侵蚀邻近气管导致肺通气异常。如肿瘤破裂,且与支气管相通时,可引起肿块内气液平面,和/或肺内呈现渗出实变影,出现心包积液或胸腔积液。

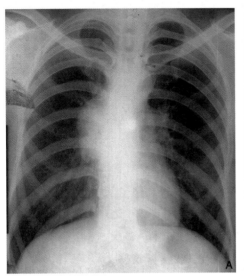
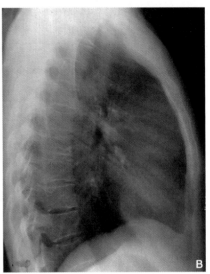

图22-3-20　前纵隔畸胎瘤

胸部正位片(A)示右肺门区软组织密度肿块,轻微分叶,边缘光滑,密度均匀,侧位片(B)肿块位于心前间隙,轮廓隐约可见,密度仍然均匀

2. **CT表现**

(1) 囊性肿块:呈圆形或类圆形囊性肿块,边缘光滑锐利,单房或多房,囊壁及分隔光滑,厚薄较均匀(图22-3-21),囊内密度通常较低,呈均匀脂肪样(图22-3-22)、水样密度(图22-3-21),也可以密度不均,呈现混杂密度,少数情况下还可见"脂-液平面、液-液平面",此为畸胎瘤特异性征象。

在内壁区可见单发或多发的实性或囊实性类圆形突起,称为头结节(Rokitansty nodule),囊内可见随体位变动的小球,称为浮球征(Mobile Globule)以及囊中囊。

钙化好发于头结节和囊壁,呈结节状或弧形。增强扫描囊液和头结节无明显强化,囊壁轻度-中度强化,称为显壁囊肿。

当头结节直径>5cm,呈显著强化的实性结节,与囊壁夹角形成钝角,向腔外生长,或肿块内出现增多增粗的血管时,提示恶变。病灶内出现脂肪—液体平面对诊断良性畸胎瘤具有特征性。

(2) 囊实性肿块:既可以见于成熟性畸胎瘤,也可以见于非成熟性畸胎瘤。有完整包膜、边界清楚的混杂密度肿块(图22-3-23),可呈分叶状或边缘光滑的球形。包含极低密度的脂肪,低密度影的脂质,或液体,或絮状分布的软组织,等密度为软组织成分,高密度为钙化、牙齿、骨骼。增强扫描肿瘤的囊壁及软组织成分可见轻-中度强化。病灶内出现粗大迂曲的肿瘤血管时,常提示肿瘤为恶性。

(3) 实性肿块:成熟性畸胎瘤和未成熟性畸胎瘤均可表现为实性肿块,但以未成熟性畸胎瘤多见。为软组织密度肿块,肿块密度不均(图22-3-24),常夹杂多发斑片状、小囊状低密度影、"碎片"状脂肪密度影,高密度钙化灶较少见。增强扫描实性部分呈轻度-中度强化(图22-3-25)。

良性性畸胎瘤形态规整,无侵袭性表现。恶性畸胎瘤形态不规则,与周围组织分界不清,可侵及邻近纵隔胸膜引起局部胸膜反应、胸膜腔积液;有包绕,甚至侵犯心包大血管的趋势(图22-3-24);可引起淋巴结肿大,胸壁侵犯及局部骨骼破坏(图22-3-25),偶可发生肺、肝、骨等处转移。

3. **MRI表现**　T1WI及T2WI上,肿瘤内部信号不均,由于各种成分掺杂,其表现呈多样性。软组织成分呈现与肌肉相似的信号强度,分化良好的牙齿、头发、小骨块在T1WI和T2WI上均为低信号,囊内液体信号复杂,成熟脂肪表现为T1WI和T2WI高信号,压脂序列低信号;脂质成分表现为T1WI和T2WI

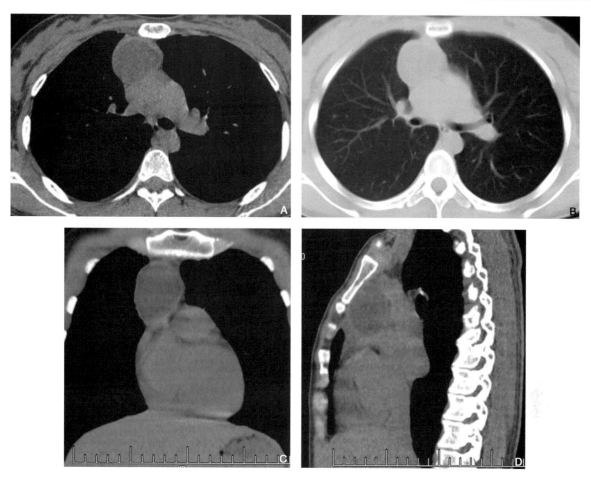

图 22-3-21 良性囊性畸胎瘤

C 女性,21 岁,胸闷 1 周,CT 平扫纵隔窗(A)及肺窗(B)示右前纵隔类圆形单房囊性肿块,密度均匀,平均 CT 值约-13HU,囊壁光滑,瘤-肺界面清楚锐利。冠状位(C)及矢状位(D)重建肿块位于胸骨与升主动脉之间,上下径略大于左右径和前后径

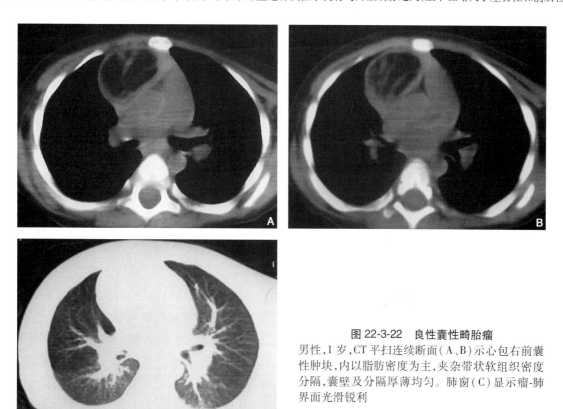

图 22-3-22 良性囊性畸胎瘤

男性,1 岁,CT 平扫连续断面(A、B)示心包右前囊性肿块,内以脂肪密度为主,夹杂带状软组织密度分隔,囊壁及分隔厚薄均匀。肺窗(C)显示瘤-肺界面光滑锐利

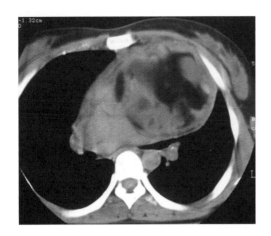

图 22-3-23 畸胎瘤
左前纵隔可见类圆形混杂密度肿块,边缘光滑,密度不均,内可见液性、脂肪及软组织密度影混合存在

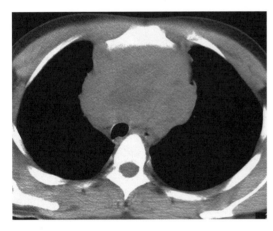

图 22-3-24 未成熟畸胎瘤
男性,31 岁,CT 平扫显示前纵隔巨大肿块并向两侧突出,病变中间可见边缘模糊的不规则稍低密度影,肿块包绕纵隔大血管,未见分界

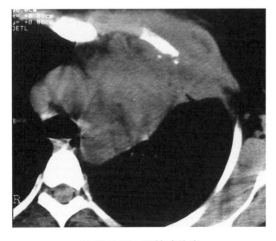

图 22-3-25 恶性畸胎瘤
CT 平扫示左前纵隔肿块影,肿块向内与纵隔大血管分界不清,向前向外侵犯前胸壁形成软组织肿块,局部可见肋骨破坏,胸膜下脂肪层消失

高信号,压脂序列信号不降低,而 T1 同反相位上,反相位信号下降;普通液体成分表现为长 T1 长 T2 信号(图 22-3-26);出血信号根据出血时间不同,信号

各异。增强扫描实性成分强化:囊性病变为单房或多房囊性肿块,囊壁厚薄均匀。

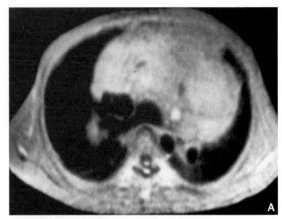

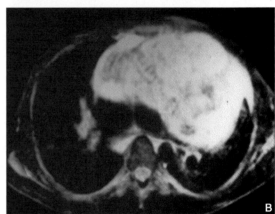

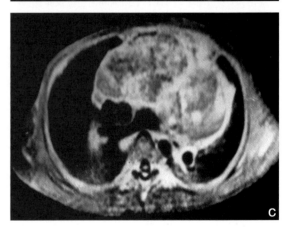

图 22-3-26 恶性畸胎瘤
女性,29 岁,T1WI(A)示前纵隔实性肿块与纵隔之间脂肪间隙消失,并侵犯左前胸壁,T2WI(B)病灶信号不均质,GD-DTPA 增强后扫描(C)病灶不均匀强化

成熟性畸胎瘤边界清晰,形态较规则(图 22-3-26)。恶性畸胎瘤肿块多较大,轮廓欠规整,无明显边界,边缘呈毛刺样模糊不清,肿块与周围结构的脂肪分界消失,与成熟性畸胎瘤相比,生长迅速,可经血液和淋巴转移。

【诊断依据】

确诊病例:组织病理学检查确认多胚层的衍生物,或胚胎性组织。

临床诊断病例:影像学见到如下征象之一者:

(1) 肿块内有脂肪+骨骼/钙化。

(2) 肿块内有脂-液平面。

(3) 类圆形囊性病灶的囊液内有头结节/漂浮球+囊壁蛋壳样钙化/囊液内球形钙化。

【鉴别诊断】

1. **胸腺脂肪瘤** 胸腺脂肪瘤以脂肪密度为主,肿块内混杂少许条索状软组织密度影,或不规则软组织密度影,一般不出现头结节、脂-液平面、钙化、骨化、及水样密度影。

2. **胸腺囊肿** 胸腺囊肿密度均匀,囊液内不含脂肪及脂质成分,无钙化及头结节。当 CT 鉴别困难时,可行 MRI 的同反相位及压脂序列扫描,确认脂肪及脂质成分可资鉴别。

3. **囊性变胸腺瘤** 囊性变胸腺瘤的囊变区形态常不规则,肿块呈上下径较长的椭圆形或不规则形;囊性畸胎瘤的肿块及其内的囊均呈类圆形,壁厚薄均匀。囊性变胸腺瘤的囊变区无脂肪岛存在。

4. **脂肪肉瘤** 脂肪肉瘤也常表现为密度不均匀肿块,脂肪内含有线形、索条状实性成分,与畸胎瘤的表现有诸多重叠之处。与畸胎瘤相比,脂肪肉瘤很少发生钙化,肿块与邻近脏器交界缘一般呈凹陷状,病灶内脂肪虽然可以很多,但不出现脂-液平面。而畸胎瘤钙化发生率很高,肿块与邻近脏器交界缘一般呈外凸状,病灶内可出现脂-液平面、液-液平面。

5. **前纵隔软组织肿瘤** 当畸胎瘤内无脂肪及钙化时,容易与前纵隔其他软组织肿瘤相混淆,此时常需要穿刺活检进行组织学检查进行鉴别。

(二) 精原细胞瘤

【概述】

精原细胞瘤(seminoma)是源于生殖细胞的恶性肿瘤,常发生于睾丸、卵巢,约 5% ~ 7% 发生于性腺以外的部位。性腺外精原细胞瘤一般位于人体中轴线附近,起源于胚胎时期迷走于性腺外的精原细胞。主要见于 20~40 岁男性,女性罕见。本病好发于前上纵隔,偶见于后纵隔。纵隔精原细胞瘤属中低度恶性肿瘤,对放化疗均敏感,预后良好。

【临床表现】

大约 30% 的患者无任何临床症状。

常见的肿瘤压迫症状:胸闷、气短、胸痛、咳嗽、咯血和上腔静脉综合征等。

转移患者,常可扪及锁骨上或腋窝肿大淋巴结。

【实验室检查】

80% 伴有血清乳酸脱氢酶(LDH)的升高,10% 伴有 β-人绒毛膜促性腺激素(β-HCG)轻度升高,AFP 水平升高。

【影像学表现】

1. **X 线表现** 上纵隔向一侧或两侧增宽(图 22-3-27),侧位见病变位于前纵隔,边缘较光整,有分叶,密度均匀,无钙化,肿块紧贴主动脉弓,气管、食管可受压移位。可伴有胸腔积液和心包积液。

2. **CT 表现** 前纵隔类圆形或分叶状的实性软组织肿块(图 22-3-28),通常瘤体较大、边缘锐利、密度均匀,有时可见小的、边缘模糊的裂隙状、小片状低密度影(图 22-3-29),钙化多呈分支状、系病变内血管壁钙化(图 22-3-29B)。增强扫描肿瘤实质呈轻度~中度均质强化,内可出现条状血管影(图 22-3-29)。

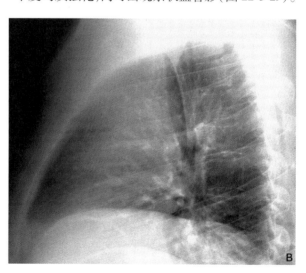

图 22-3-27 精原细胞瘤

男性,36 岁,胸部正位像(A)显示右侧纵隔肿块影,肿块呈宽基底,与纵隔之间呈钝角,右肺野晴朗,右侧横膈升高;侧位像(B)显示肿块位于前纵隔

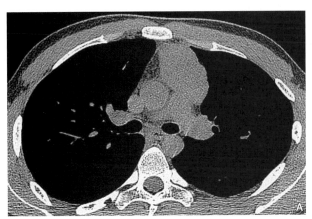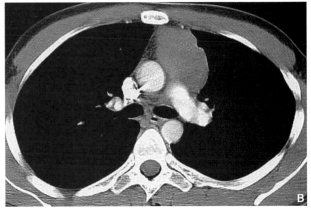

图 22-3-28　精原细胞瘤

男性,22 岁,CT 平扫(A)示前纵隔左侧一分叶状软组织肿块影,密度均匀,与邻近肺动脉分界欠清,增强(B)示肿块轻度均匀强化

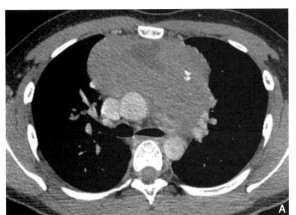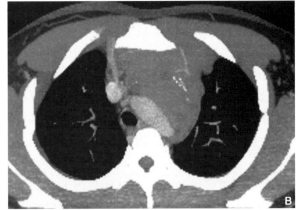

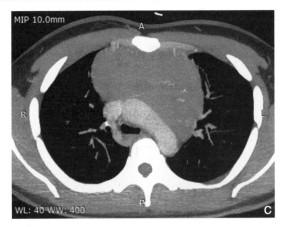

图 22-3-29　精原细胞瘤

男性,23 岁,CT 增强扫描(A)示前纵隔分叶状软组织肿块影,密度不均匀,可见不规则低密度影和钙化影,弓上缘 MIP 图(B)示钙化为由斑点相连的树枝状高密度影,肿瘤内可见小的迂曲血管影(C)

3. **MRI 表现** 病变呈均质的短 T1 和长 T2 信号,边界不清。

【诊断依据】

确诊病例:活检或术后病理标本行组织病理学检查获得诊断。

临床拟诊病例:年轻男性,前纵隔均质软组织肿块浸润性生长,与邻近结构脂肪层消失,尤其是上腔静脉,锁骨上静脉受侵,同时伴有 LDH 及 β-HCG 升高者。

【鉴别诊断】

1. **胸腺上皮来源肿瘤** 胸腺上皮来源肿瘤是前纵隔最常见肿瘤,高度恶性潜能的胸腺瘤、胸腺癌和神经内分泌肿瘤的表现也为前纵隔分叶状肿块,呈灌注式生长,其影像学表现与本病很相似,以下几点有助于鉴别:①胸腺上皮来源肿瘤患者年龄偏大,多大于 40 岁,肿块的坏死区多为一较大的腔隙,而本病例的低密度影多呈小片状或裂隙状。②胸腺上皮来源肿瘤对纵隔脏器的侵犯无特殊偏好,侵犯程度比较一致,而本病则具有嗜上腔静脉的趋势。③胸腺上皮来源肿瘤在临床上出现重症肌无力、类癌综合征等表现,本肿瘤无此类表现。④胸腺瘤患者的血 HCG-β 正常,精原细胞瘤的患者的血 HCG-β 轻度升高。

2. **淋巴瘤** 淋巴瘤的肿块具有多结节融合的特点,边缘凹凸不平,且病变常超出前纵隔的范围,向两侧发展,多累及主动脉弓上方。其次淋巴瘤虽然也呈灌注式生长,但它一般只包绕血管而不侵蚀血管,此点与精原细胞瘤很不相同。淋巴瘤患者的血 HCG-β 无异常改变,骨髓穿刺可以确诊。

3. **转移瘤** 转移瘤虽为纵隔肿块的一种常见原因,但以多发结节的表现形式居多。如果转移瘤巨大,往往同时伴有全身其他部位的转移灶。如果是生殖细胞瘤的纵隔转移,其血 HCG-β 也会出现异常,此时 PET-CT 对全身其他部位肿瘤的确定具有重要诊断价值。

4. **其他生殖性肿瘤** 其他生殖性肿瘤,如未成熟畸胎瘤,内胚窦瘤,绒癌等肿瘤发生于纵隔时,也表现为纵隔巨大肿块,边缘多模糊,血管、心包及胸壁骨骼易受侵,此时血生化指标的检测对鉴别诊断有重要价值。当 CT 鉴别较为困难,尤其在肿瘤体积较小时,多需依靠病理确诊。单纯人类绒毛膜促性腺激素(β-HCG)升高提示绒癌,单纯 AFP 升高提示内胚窦瘤,β-HCG 和 AFP 均升高见于胚胎细胞癌,恶性畸胎瘤和未分化的生殖细胞肿瘤和本病。

（郭佑民 王秋萍）

第四节 中纵隔肿瘤

一、纵隔淋巴瘤

【概述】

纵隔淋巴瘤(lymphomas)是指起源于纵隔淋巴结的淋巴组织恶性肿瘤,不包括其他癌肿转移至淋巴结。纵隔淋巴瘤的发病率在纵隔恶性肿瘤中仅次于胸腺瘤,位居第二位。它可以是淋巴瘤全身性病变在纵隔的表现,也可以孤立存在,前者称为继发性纵隔淋巴瘤,后者称为原发性纵隔淋巴瘤。

淋巴瘤是一组高度异质性疾病,根据细胞起源,淋巴瘤被分为三个大类:即大 B 细胞肿瘤、T/NK 细胞肿瘤和霍奇金淋巴瘤,前两者合称为非霍奇金淋巴瘤。大 B 细胞淋巴瘤最常见。纵隔大 B 细胞淋巴瘤和霍奇金淋巴瘤主要发生于青年人(20～30 岁),而 T/NK 细胞肿瘤多见于儿童和青少年。淋巴瘤的首选治疗方案为全身化疗。

【临床表现】

少数患者无症状。

全身症状:低热、乏力等。

局部淋巴结肿大压迫邻近结构可引起咳嗽,胸闷,气短,呼吸困难,上腔静脉压迫综合征等。

【实验室检查】

霍奇金淋巴瘤常伴有轻度或中度贫血,少数白细胞轻度或明显增加,伴中性粒细胞增多,约 20% 的患者嗜酸性粒细胞增多。当骨髓广泛受累或脾功能亢进时,会出现全血细胞减少。非霍奇金淋巴瘤白细胞多数正常,伴有淋巴细胞绝对或相对增多,20% 患者晚期并发急性白血病。急性活动期,血沉增快,乳酸脱氢酶活力增高。骨骼受累时,血清碱性磷酸酶增高。

【影像学表现】

1. **X 线表现** 若淋巴结增大不明显时,胸片可无异常发现。若淋巴结融合形成巨大肿块时,胸部正位表现为纵隔分叶状肿块(图 22-4-1,22-4-2),向纵隔一侧或两侧突起,侧位片肿块多位于前中纵隔、肺门(图 22-4-1),纵隔脏器受压移位通常不太明显。淋巴瘤以侵犯胸膜下淋巴管,导致胸腔积液(图 22-4-2);心包受侵蚀,可出现心包积液征象。

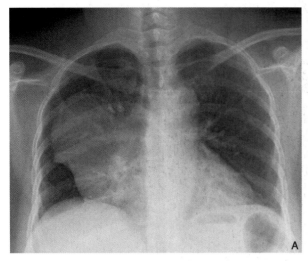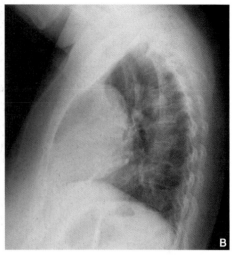

图 22-4-1 霍奇金淋巴瘤(结节硬化型)

胸部正位(A)显示右侧中下肺野巨大分叶状肿块,与纵隔分界不清,右心缘消失;侧位片(B)肿块位于前纵隔,密度均匀,边缘光滑锐利

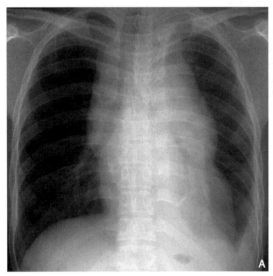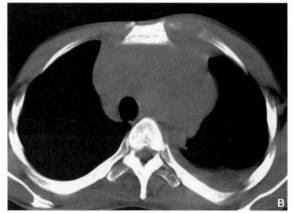

图 22-4-2 T淋巴母细胞淋巴瘤

男性,35 岁,正位胸片(A)显示两侧中上纵隔增宽,气管轻度右移,管腔未见狭窄左侧肋膈角变浅内移,CT纵隔窗(B)显示前纵隔肿块包绕血管及气管,与其分界不清,左侧胸腔积液

2. CT 表现 纵隔巨大软组织肿块,外形呈多结节融合状(图 22-4-3),常包绕邻近血管、气管等结构(图 22-4-4)。肿块向纵隔一侧或两侧膨胀,肿块密度均匀或不均匀(图 22-4-2~4),其中非霍奇金淋巴瘤的肿块发生液化坏死的概率高于霍奇金淋巴瘤,治疗前通常无钙化。增强扫描肿块实质呈轻度均匀强化,坏死区域不强化(图 22-4-3,4)。增强扫描更有益于肿块内液化坏死区域的显示。

肿块伴有局限性偶弥漫性浸润征象,推压、侵犯邻近血管结构和脏器。与纵隔其他同等大小的恶性肿瘤相比,肿瘤内的血管多为被包绕进来的正常血管分支,而非肿瘤血管,其血管腔可受压变窄,但血管壁通常边缘光滑锐利,无分支增多、增粗征象,呈现"血管漂浮证"。

肿块向两侧生长侵犯纵隔胸膜,致纵隔脂肪消失(图 22-4-2),胸膜增厚,甚至出现胸腔积液。淋巴瘤引起的胸膜肥厚常累及壁层胸膜,表现为局灶性、弥漫性或结节状软组织密度影,内缘光滑或毛糙。肿块可直接侵犯纵隔脏器,波及心包膜时,引发心包积液,当肿块包绕血管及气管时,导致其管腔狭窄,狭窄处管壁光滑是其与其他恶性肿瘤不同之处(图 22-4-3D)。当上腔静脉受压变窄后,常呈现胸壁静脉迂曲,侧支循环开放,纵隔及颈部水肿,单侧或双侧胸腔积液。病变还可侵犯邻近胸壁,导致胸骨、肋骨的骨质破坏、缺损,周围软组织肿块形成(图 22-4-3B,C)。与其他恶性肿瘤一样,淋巴瘤也可发生结外转移,如在肺内形成结节(图 22-4-5),发生胸壁以外骨质破坏等。

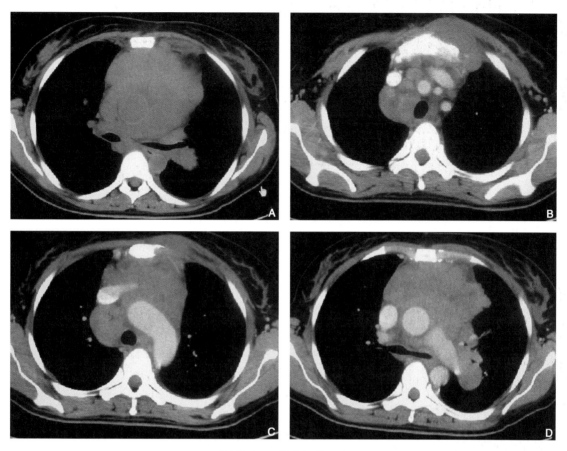

图 22-4-3 霍奇金淋巴瘤

女性,39 岁,CT 平扫(A)显示前纵隔软组织密度影与纵隔大血管分界不清,左主支气管受压变窄,管腔光滑,左侧内乳淋巴结稍大,周围脂肪密度增高,增强扫描弓上区域(B)、主动脉弓(C)及左肺动脉干平面(D)显示病变累及 2R、3a、4R、4L、5、6、10 组淋巴结,胸骨左缘骨质破坏,胸壁软组织肿块形成

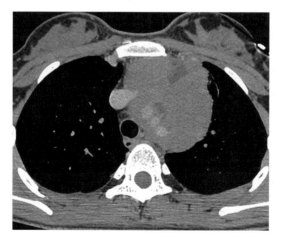

图 22-4-4 霍奇金淋巴瘤

CT 增强显示血管前分叶状肿块包绕头臂干,左颈总动脉及左锁骨上动脉生长,血管未见下载,肿块密度略不均匀,可见斑片状低密度灶

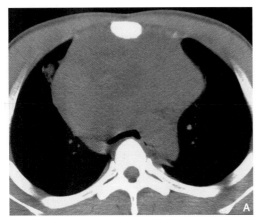
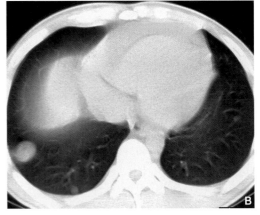

图 22-4-5 非霍奇金淋巴瘤肺转移

男性,22 岁,CT 平扫于支气管分叉平面纵隔窗(A)显示前纵隔巨大占位病变,与大血管分界不清,气管受压紧贴于脊柱,管腔前后径变细,邻近肺野斑片状高密度影;下肺层面肺窗(B)显示两肺多发大小不等类圆形结节

纵隔淋巴瘤中霍奇金淋巴瘤最常见,约占成人纵隔淋巴瘤的 80%。霍奇金淋巴瘤在纵隔最常累及前纵隔和气管旁组淋巴结,通常表现为多组淋巴结受累(图 22-4-6),易直接侵犯肺组织或胸壁(图 22-4-3、22-4-7),大部分肿块为均匀密度(图 22-4-6)。非霍奇金淋巴瘤在纵隔也最常累及气管旁组、血管前组淋巴结,约 40%~50% 的患者仅累及单组淋巴结,当累及多组淋巴结时,增大的淋巴结可以不相邻。约 50% 的大肿块内可见液化坏死区,约 1/3 患者伴有胸腔、心包积液。

3. MRI 表现　与胸壁肌肉相比,淋巴瘤肿块在 T1WI 上呈等或稍高信号,在 T2WI 上呈高信号(图 22-4-8),其信号强度与脾脏相仿,低于皮下脂肪信号,DWI 肿瘤弥漫受限。

【诊断依据】

确诊病例:胸腺区域活检或术后病理标本行组织病理学检查获得诊断。

临床确诊病例:临床具有重症肌无力表现,影像

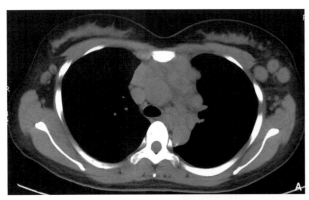
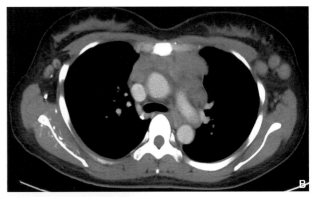
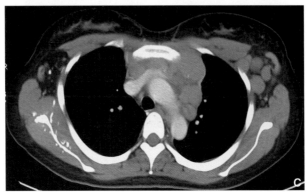

图 22-4-6 霍奇金淋巴瘤

女性,35 岁,CT 平扫(A)显示前纵隔、主动脉弓下,双侧腋窝多发大小不等结节状软组织密度影,增强扫描(B、C)示纵隔内肿大淋巴结分别位于 3a 组、4L 组、5 组及 6 组,结节边缘模糊,密度均匀,部分融合,左侧腋窝肿大淋巴结较右侧大而多

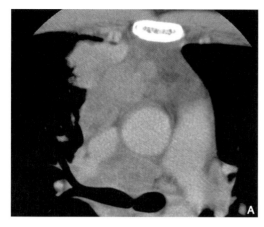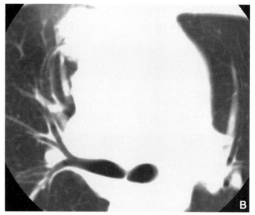

图 22-4-7　霍奇金淋巴瘤
CT 增强扫描纵隔窗(A)显示气管前及血管前多发大小不等肿大淋巴结,隐约可见大结节为诸多结节融合而成,形态不整,相邻肺组织可见致密结节;肺窗(B)示支气管进入肺结节内

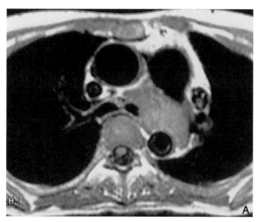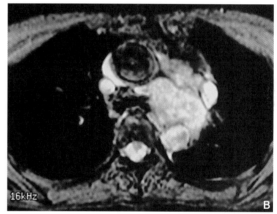

图 22-4-8　非霍奇金淋巴瘤
女性,35 岁,T1WI(A)示主肺动脉窗稍高信号结节(与胸壁肌肉相比)包绕胸主动脉约 1/2 周,肿块信号均匀,边缘锐利;GRE T2* WI 加脂肪抑制(B)显示肿块影呈高信号

学出现胸腺外形增大,萎缩的胸腺内出现软组织密度影,给予实验性治疗后复查,重症肌无力等临床症状改善或消失,影像学显示胸腺体积缩小或其内软组织影缩小者。

【鉴别诊断】

1. **侵袭性胸腺瘤及胸腺癌**　侵袭性胸腺瘤及胸腺癌的肿块通常会压迫、侵犯邻近器官、组织和大血管,会引起胸骨后疼痛、呼吸困难、胸闷咳嗽及全身不适等症状,但两者临床特征并不相同,需从以下几方面进行鉴别:①发病年龄:胸腺瘤好发于 40 岁以上成年人,40 岁以下非常少见,而淋巴多见于青年人,病变发展较快。②临床特征:胸腺瘤合并各种副肿瘤综合征时具有特异表现,如全身或局部重症肌无力、红细胞发育不良所致的单纯红细胞再生障碍性贫血、低丙种球蛋白血症等,其中最常见的是重症肌无力。而淋巴瘤通常为低热,及全身多处浅表淋巴结无痛性肿大,部分患者出现上腔静脉综合征。③影像学上恶性胸腺瘤多表现为局限于前纵隔或

延伸至中纵隔的肿块,肿块多偏向一侧,密度不均匀,囊变坏死多见,淋巴瘤多累及纵隔多组淋巴结,常累及主动脉弓以上层面,肿块多为双侧,部分肿块较大。

2. **胸骨后甲状腺肿物**　胸骨后占位以胸内甲状腺肿最为多见,一般可分为三种类型:不完全型胸骨后甲状腺肿、完全性胸骨后甲状腺肿、胸内迷走甲状腺肿。其中前两型的血液供应来自甲状腺上、下动脉,多呈膨胀性生长,很少与纵隔发生粘连,容易与本病鉴别。后一种类型与胸内血管有联系,尤其是恶性病变时,容易与本病混淆。胸内甲状腺肿常见于 50 岁左右的人群,女性尤其多见,瘤内常发生钙化,增强扫描,其内正常腺体部分多呈显著强化。

3. **结节病**　虽然约 97% 的患者胸部淋巴结受累是多部位的,但多表现为肺门淋巴结合并其他部位淋巴结肿大,很少只有纵隔淋巴结增大而无肺门淋巴结增大的情况。结节病的淋巴结在 CT 上表现为大小一致,密度均匀,边缘清晰,一般不相互融合,

但可发生斑块状钙化、蛋壳状、点状及絮状钙化。

4. 转移性纵隔淋巴结肿大 转移性纵隔淋巴结肿大常以单侧肺门为主或淋巴结单纯性增大,很少发生融合,淋巴结引流情况与原发灶对应,绝大多数有原发恶性肿瘤病史。

综上所述,淋巴瘤与胸腺瘤、畸胎瘤等肿瘤相比,其主要的治疗手段并非手术切除,因此治疗前诊断意义重大。对纵隔淋巴瘤的诊断,首选 CT 检查,这是因为相对于普通 X 线检查,CT 可以显示纵隔内淋巴结的分布,肺动脉、上腔静脉和大支气管的压迫,尤其是增强扫描显示的血管漂浮征是淋巴瘤的特征性表现。对于诊断仍困难者,可行穿刺活检证实或行诊断性放疗。恶性淋巴瘤经放疗后病变均有明显缩小或消失,而胸腺瘤对放疗的敏感性明显低于恶性淋巴瘤。

二、巨大淋巴结增生症

【概述】

巨大淋巴结增生(giant lymph node hyperplasia)又称血管滤泡性淋巴结增生(angiofollicular lymph node hyperplasia)、Castleman 淋巴结增生症(lymph node hyperplasia of Castleman)、Castleman 病(Castleman's disease)、淋巴样错构瘤、血管淋巴样错构瘤等。它既不是肿瘤也不是错构瘤,而是一种特殊类型的淋巴结良性增生症,可发生于全身各部位的淋巴结,最好发于纵隔、肺门淋巴结。病因不明,可见于任何年龄的人群。女性多于男性。

按病理学标准,巨大淋巴结增生被分为透明血管型和浆细胞型。其中透明血管型占全部病变的91%。按照发病的范围分为局限型和弥漫型。局限型为单组淋巴结受累,以透明血管型为主,发病年龄以 30~40 岁最多见,手术切除为主要治疗手段,术后很少复发,预后好。弥漫型多数为浆细胞型,全身多处淋巴结可受累,发病高峰在 40~50 岁,以放疗和激素治疗为主,预后差。

【临床表现】

透明血管型患者多无症状。少数出现邻近气管的压迫症状。

浆细胞型患者常伴有全身表现,如发热,乏力,体重减轻。常伴有铁剂治疗无效的贫血、高球蛋白血症等。体格检查:肝脾肿大,表浅淋巴结肿大。

【实验室检查】

无特异性的实验室检查方法,如果为浆细胞型,患者常伴有贫血,红细胞沉降率升高,血液丙种球蛋白增高和低白蛋白血症,血小板增高;如果合并 Kaposi 肉瘤和免疫缺陷综合征,可发现血常规、肝功能、肾功能异常。骨髓穿刺多呈增生活跃,但无特异性改变。肌电图可出现周围神经源性损伤。

【影像学表现】

1. X 线表现 无特征性。病灶较小时,通常无异常发现。病灶较大时,局限型表现为纵隔一侧单发边缘清楚的球形或分叶状肿块,密度均匀,边缘光滑或轻度分叶(图 22-4-9)。肿块多见于肺门和中上纵隔,可压迫邻近结构,肺野多无异常。弥漫型表现为纵隔增宽,可伴有肺门肿大,双肺边缘模糊的网结节影,甚至可出现胸腔积液。

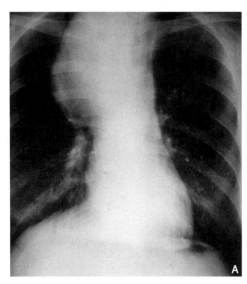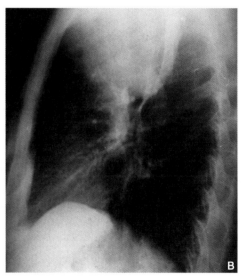

图 22-4-9 巨大淋巴结增生症
女性,31 岁,查体发现纵隔肿物 10 年,明显增大 2 年。胸部正位片(A)显示右上纵隔巨大肿块突向肺野,边缘光滑,基底隐于纵隔,侧位片(B)肿块位于中纵隔

2. CT 表现 局限型表现为纵隔、肺门气管旁单发淋巴结增大,发生在纵隔者以右侧气管旁多见,呈软组织密度结节(图 22-4-10),平均直径约 3~7cm,可达 25cm。病变常呈类圆形或分叶状,界限清楚,邻近肺组织无异常密度影。弥漫型表现为纵隔、肺门、腹部多部位、多组淋巴结肿大,淋巴结直径约 1~6cm。病灶较小时,密度均匀(图 22-4-10),病灶巨大时密度可不均匀。

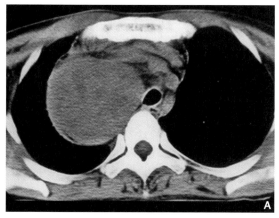
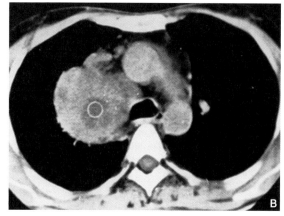

图 22-4-10 巨大淋巴结增生症(混合型)
与图 22-4-9 为同一患者,CT 平扫(A)示右上中纵隔有一大小约 7cm×8cm 软组织密度肿块,密度略不均匀,可见边缘模糊低密度区,肿块呈类圆形结节,边缘锐利,增强扫描(B)示病灶中度强化,其内低密度影边界较清晰

透明血管型肿块主要由增生的淋巴细胞及丰富的血管构成,中央区可发生分支状或斑点状钙化(图 22-4-11)。增强扫描,病灶强化明显,有时强化程度可与胸主动脉强化相当(图 22-4-12),且强化持续时间长,在病灶周围和病灶内可见粗大的滋养血管。

浆细胞型主要由增生的淋巴滤泡及滤泡间片状成熟的浆细胞构成,病灶内不发生钙化。浆细胞型病灶密度均匀,边缘锐利,呈轻中度强化(图 22-4-13)。机体其他部位肿大淋巴结强化与纵隔淋巴结相似。

3. MRI 表现 SE 序列,肿块呈等 T1 高 T2 信号,内可见扭曲扩张的血管流空影。除血管影外,病灶信号均匀(图 22-4-14),肿块巨大时发生坏死,信

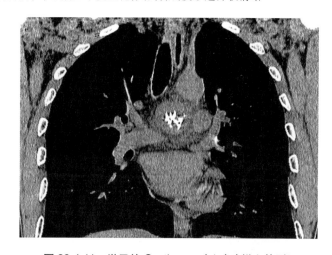

图 22-4-11 淋巴结 Castleman 病(玻璃样血管型)
CT 平扫冠状位重建显示左主支气管前方结节中心分支状钙化,余密度均匀,肿块边缘清楚

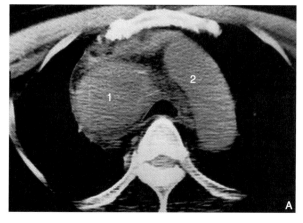
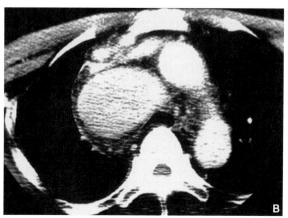

图 22-4-12 淋巴结 Castleman 病(透明血管型)
男性,50 岁,CT 平扫(A)显示右上纵隔肿块,大小约 5cm×8cm,均匀软组织密度,边缘光滑锐利,平均 CT 值约 41HU(同层主动脉平均 CT 值约 36HU),增强扫描(B)病灶明显均匀强化,平均 CT 值约 97HU(同层主动脉平均 CT 值约 107HU),上腔静脉受压前移

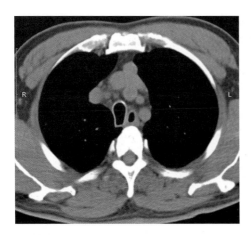

图 22-4-13 手术切除病理证实 Castleman 病
男性,61 岁,体检发现纵隔肿物,胸部 CT 平扫示左侧头臂干静脉前方类圆形结节,密度均匀,边缘光滑锐利

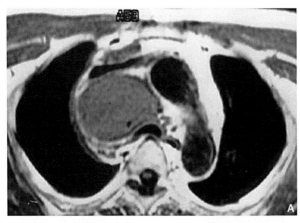

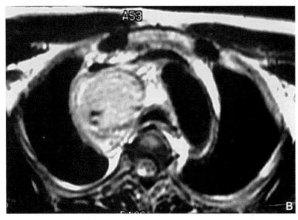

图 22-4-14 巨大淋巴结增生症
女性,31 岁,体检发现纵隔肿物 10 年,T1WI(A)肿块与胸壁肌肉信号相似,T2WI(B)肿块信号呈略低于脂肪的高 T2 信号,肿块外周带可见粗大的血管流空影,肿块实质信号均匀,边缘光滑锐利

号不均,出现斑片状长 T1 长 T2 信号。增强扫描特点与 CT 增强表现相仿。

【诊断依据】

确诊病例:手术或活检,获得组织病例学诊断。

临床拟诊病例:35 岁以下的青少年,多无自觉症状,常在身体检查时发现。肿块多较大,特别是病

变位于纵隔时直径多在 5cm 以上,病变外形光滑锐利,瘤体内出现树枝状钙化,动脉期显著强化。出现上述各种表现时应首先考虑强化,强化程度与动脉血管相仿时,有巨大的淋巴结增生症的可能性。

【鉴别诊断】

1. **与富血管病变鉴别** 纵隔内的副神经节为富血供肿瘤,但这种肿瘤常有囊变坏死,肿块的信号及密度不均匀者居多。

2. **与淋巴结病变鉴别**

(1) 淋巴结结核:肺门及纵隔淋巴结结核常有发热等地低感染症状,病灶较小,密度不均,常有干酪坏死及钙化,钙化常为结节状或弧形,可发生在坏死中心。而巨大淋巴结增生症外形大,密度均匀,即便钙化,也为树枝状,发生在病变实质内。

(2) 淋巴瘤:纵隔淋巴瘤常累及多组淋巴结,以前中纵隔多见,巨大淋巴结增生症以单发病变为主,多位于后纵隔。淋巴结密度虽均匀,但与血管型巨大淋巴结增生症强化显著,周围血管迂曲增多不同的是,淋巴结强化程度较低,中央有正常血管的穿行,周围并无增粗增多的血管影。此外淋巴瘤的 FDG 摄取值明显高于巨大淋巴结增生症。如若仍鉴别困难,则应行活检,进行组织病理诊断。

(3) 结节病:结节病除纵隔肺门对称性淋巴结增大外,常累及双肺,此时应与弥漫性巨大淋巴结增生症鉴别。结节病的强化程度常低于巨大淋巴结增生症,而 FDG 摄取值明显高于巨大淋巴结增生症。

(郭佑民 王秋萍)

第五节 后纵隔肿瘤

一、神经源性肿瘤

【概述】

纵隔神经源肿瘤(neurogenic tumors)是最常见的后纵隔肿瘤,好发于脊柱旁沟区。从病理学角度可将其分为三大类:①神经鞘膜肿瘤[包括神经鞘瘤(neurilemmoma)及神经纤维瘤(neurofibroma)],一般发生于肋间神经,多见于青年人,可合并神经纤维瘤病;②神经节肿瘤[节细胞神经瘤(ganglion neuroma)、节细胞神经母细胞瘤(ganglion neuroblastoma)、神经母细胞瘤(neuroblastoma)],发生于交感神经链,常见于儿童;③副神经节肿瘤[副神经节瘤(paraganglioma)、嗜铬细胞瘤(pheochromocytoma)],好发于成年人,可以合并内分泌异常。其中最常见

于成人的纵隔神经源肿瘤为神经鞘瘤（neurilemmoma，又称施万瘤，Schwannoma），最常见于儿童及青少年的纵隔神经源肿瘤为神经节肿瘤。副神经节组织肿瘤发病率低，仅占纵隔神经源性肿瘤的不足5%，其中2/3位于前纵隔的主动脉根部以上，约1/3位于后纵隔

约80%的纵隔神经源肿瘤为良性肿瘤，恶性神经源肿瘤主要为神经母细胞肿瘤，好发于5岁以前的幼儿。

【临床表现】

多无症状，往往是其他原因拍片时偶然发现。

肿块较大时，可出现胸背痛、咳嗽、呼吸困难、吞咽困难及有关的神经丛或相应的脊髓压迫症状，后者见于肿瘤累及椎管者即所谓"哑铃状"肿瘤。神经纤维瘤较神经鞘瘤的发病年龄轻，且部分患者伴有von Recklinghausn病（神经纤维瘤病）。

持续性或阵发性高血压，伴头痛、头晕、胸闷、心悸等症状见于副神经节肿瘤。

【实验室检查】

副神经节瘤可出现尿内儿茶酚胺及其代谢产物，如多巴胺、高香草酸（HVA）和香草扁豆酸（VMA）等，以24小时总量为主。

【影像学表现】

1. X线表现　在X线片上，神经源性肿瘤的各种亚型表现相似，表现为向一侧突出的肿块影（图22-5-1、22-5-2），侧位像与脊柱重叠（图22-5-2）。肿块为类圆形（图22-5-1）、椭圆形（图22-5-2）或长形。良性者边缘光滑锐利，恶性者边缘模糊不清。

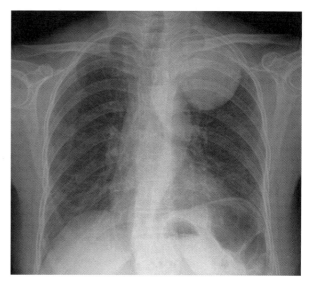

图22-5-1　节细胞神经纤维瘤（左上后纵隔）
女性，62岁，胸部正位像显示左肺尖球形软组织肿块影，内上缘模糊不清，下缘与外缘清晰锐利，密度均匀

相邻骨骼可发生压迫性骨质吸收、骨质破坏等改变，如肿块处脊柱侧弯、椎间孔扩大、椎骨压迫性骨质缺损或骨质破坏、肋骨骨萎缩而相应的肋间隙增宽等。

2. CT表现

（1）共同表现：后纵隔脊柱旁沟软组织密度肿块，良性肿瘤边缘光滑锐利，与周围结构分界清楚，部分病灶伸入椎间孔，甚至椎管内（图22-5-3），邻近骨骼可因肿瘤压迫发生骨萎缩，甚至形成边缘光滑的压迹与骨质缺损。恶性肿瘤往往体积较大，多数轮廓不规则，与周围结构之间的脂肪界面消失，侵及邻近结构，破坏附近骨骼。

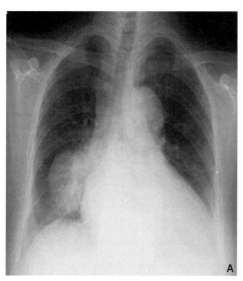
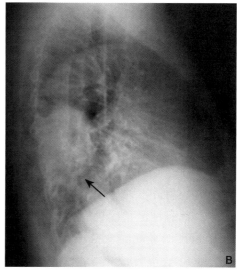

图22-5-2　神经源性肿瘤（右后纵隔）
男性，56岁，胸部正位像（A）显示右心缘旁半球形软组织肿块影，边缘光滑锐利；侧位像（B）显示肿块（箭）呈椭圆形，边界清楚，与脊柱重叠

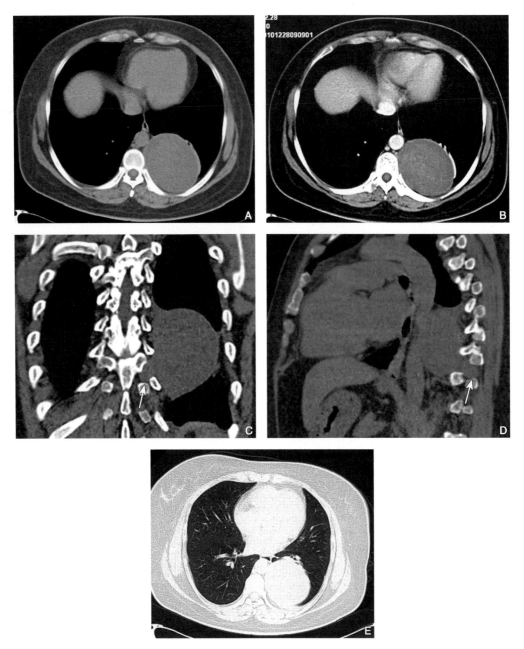

图 22-5-3 神经鞘瘤

女性,38 岁,CT 轴位纵隔窗(A)示左侧脊柱旁沟类圆形软组织密度肿块,密度均匀,边缘光滑锐利,
增强扫描(B)不均匀轻度强化,相邻肺组织压缩带明显强化;冠状位(C)及矢状位(D)重建显示肿块
伸入相邻椎间孔(箭),肺窗(图 E)示瘤-肺界面清晰

注意:肿瘤突然增大往往提示有恶变的可能,但是,如果肿块突然增大而又不继续进行性扩展时,应考虑肿瘤内出血。

(2)神经鞘膜肿瘤:肿瘤呈类圆形或骑跨椎管内外的哑铃状,密度均匀或不均匀,实质密度与肌肉相似(图 22-5-4),部分神经鞘瘤含有类脂质,密度较低,可伴有低密度的坏死囊变区或点状钙化灶。增强扫描肿瘤可呈均匀或不均质强化(图 22-5-3)。出现多发神经源性肿块时考虑神经纤维瘤病。

(3)神经节肿瘤:瘤体多呈椭圆形或丘状隆起,

与椎体及肋骨胸膜面广基底连接,纵径比前后径长,肿块沿脊柱的前外侧缘上下跨越 3~5 个椎体,呈低或中等密度(图 22-5-5),20% 的肿块内可见小点状或斑状钙化影(图 22-5-5C)。增强扫描轻度或不强化(图 22-5-5、22-5-6)。

神经母细胞瘤好发于幼儿,肿块通常较大,密度常不均匀,75%~85% 的肿瘤可见散在钙化(图 22-5-7),增强扫描肿瘤呈中度不均匀强化。

(4)副神经节肿瘤:肿瘤常发生坏死、囊变、出血,导致密度不均匀,增强扫描呈快速、明显的持续性强化,其强化程度与邻近血管相仿(图 22-5-8)。

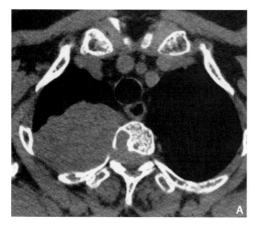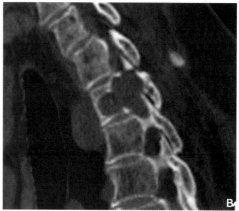

图 22-5-4 神经鞘瘤伴局灶性细胞生长活跃

女性,72 岁,CT 平扫纵隔窗(A)显示右侧脊柱旁沟软组织密度肿块,密度均匀,边缘光滑锐利,瘤体通过椎间孔向椎管内延伸,骨窗矢状位重建(B)显示椎体右后缘骨质缺损,缺损边缘可见纤细的硬化边

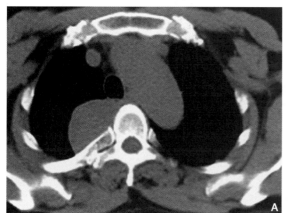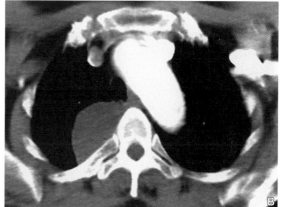

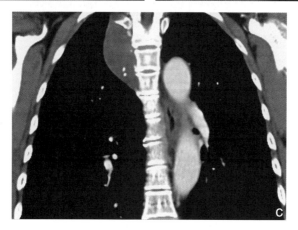

图 22-5-5 节细胞神经瘤

女性,60 岁,CT 平扫纵隔窗(A)显示右侧脊柱旁沟丘状软组织密度肿块,密度均匀,边缘光滑锐利,增强扫描(B)病变无明确强化,冠状位重建(C)显示病灶累及 4 个椎体,病灶内可见细点状钙化

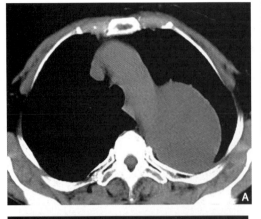
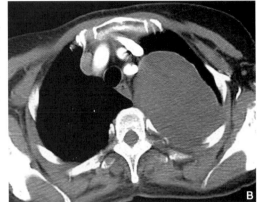
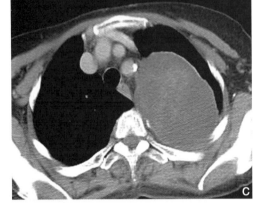

图 22-5-6 节细胞神经瘤
女性,62 岁,CT 平扫纵隔窗(A)显示左侧脊柱旁沟软组织密度肿块,密度均匀,边缘光滑锐利,增强扫描动脉期(B)及静脉期(C)显示病灶呈持续不均匀强化

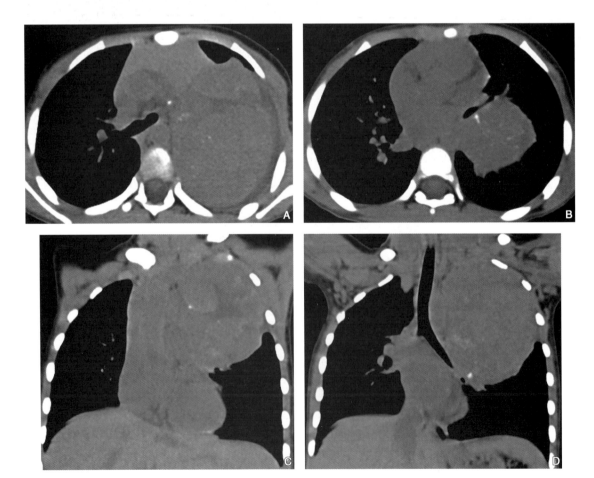

图 22-5-7 节神经母细胞瘤
男性,3 岁,CT 平扫气管分叉平面(A)及右下肺静脉平面(B)显示左侧软组织密度肿块,密度不均匀,内可见斑点状钙化及裂隙状低密度影,胸腺受压前移,左主支气管受压前移,轻度变窄,冠状位重建升主动脉平面(C)显示肿块占据上中纵隔,气管平面(图 D)显示气管左缘受压轻度弧形变,左主支气管向下移位

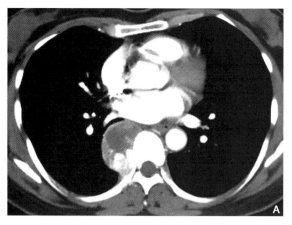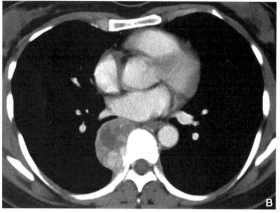

图 22-5-8　副神经节瘤

女性,44 岁,CT 增强扫描动脉期(A)显示椎体右侧软组织肿块,呈边缘显著不均匀强化,静脉期(B)强化范围增大,密度略有下降

3. MRI 表现

(1) 共同表现:纵隔神经源性肿瘤多位于后纵隔脊柱旁或脊柱旁沟,肿块在 SE 序列上多呈等、稍长 T1,长 T2 信号。与 CT 相比,MRI 能清晰显示肿瘤的是否有脊柱和脊髓内侵犯,对显示肿块与脊神经根、椎骨及脊髓的关系有重要的临床价值(图 22-5-9)。

(2) 神经鞘肿瘤:肿瘤呈圆形或卵圆形,也可以

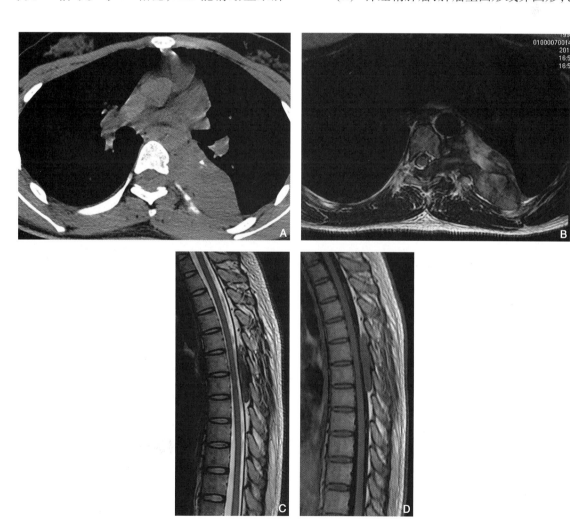

图 22-5-9　节细胞神经瘤伴局灶黏液样变性及钙化

女性,20 岁,CT 平扫(A)示椎体左侧丘状软组织肿块,可见斑点状钙化,病灶经椎间孔进入椎管,同层 T2WI(B)病灶信号不均匀,伸入椎管的部分位于脊髓后方,二者分界清楚,矢状位 T2WI-FSE(C)及 T1WI-FSE(D)显示病灶椎管内部分位于硬膜外,相连硬膜腔变窄,椎管内脂肪消失

呈典型的跨越椎管内外的哑铃型或漏斗状。肿瘤在T1WI上呈等均匀低信号；在 T2WI 上呈高信号，信号强度多数均匀，也可出现中央信号高的靶征，也可以出现周围高信号的环征（图 22-5-10）。增强扫描时瘤体在增强早期呈弱强化或不强化表现，延迟期强化明显，呈不均匀或边缘强化（图 22-5-11）。

（3）神经节肿瘤：肿块 T1WI 多为均匀的肌肉样低信号，T2WI 多为等、高混杂信号（图 22-5-9）。病变内囊变区呈长 T1、长 T2 信号（图 22-5-12），出血区信号取决于出血的时间长短，信号多样。动态增强 MR 显示瘤体缺乏早期强化，表现为渐进不均匀强化，强化峰值多发生在注入造影剂后 5 分钟左右。

（4）副神经节肿瘤：T1WI 上呈等或稍低信号，T2WI 呈明显高信号影，信号常不均匀。T1WI 和 T2WI 上肿瘤内均可见血管流空征，增强扫描实质部分显著强化。

【诊断依据】

确诊病例：手术切除进行组织病理学检查。

临床拟诊病例：脊柱旁沟边界清楚光滑锐利的类圆形软组织肿块，跨椎管内外生长，伴有椎间孔扩大，相邻椎骨、肋骨骨质吸收、破坏者。成年人大部分为神经鞘瘤，儿童大部分为神经节肿瘤，而且年龄越小，恶性可能越大。血管样显著强化的囊实性肿块伴有阵发性高血压、尿及血清儿茶酚胺升高者，多提示副神经节肿瘤。

【鉴别诊断】

1. **脊膜膨出** 脊膜膨出表现为后纵隔囊性肿块，密度同水，常伴有脊椎裂、椎体畸形和肋骨畸形，相邻椎骨骨质不完整，椎间孔扩大，肿块不强化。

2. **髓外造血** 患者常有慢性、溶血性贫血及肿瘤广泛浸润骨髓的病史。表现为脊柱旁明显均质强化的肿块，分叶状，边缘光滑锐利，邻近骨质无破坏及侵蚀改变。

3. **脊柱病变** 感染性病变、脊柱原发或转移性肿瘤，常表现为椎旁肿块，但都伴有不同程度的椎骨骨质破坏，或骨质增生硬化。与恶性神经源性肿瘤鉴别有一定困难。

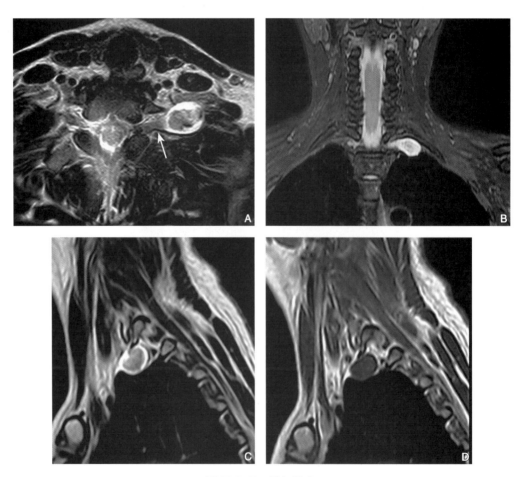

图 22-5-10 神经鞘瘤

女性，41 岁，T2WI-FSE 轴位（A）及 T2WI-FS 冠状位（B）及矢状位 T2WI-FSE（C）显示胸 1 椎体左侧椭圆形结节经椎间孔（箭）伸向椎管，结节呈高信号，周围环绕更高信号形成环征，矢状位 T1WI（D）病灶呈等信号

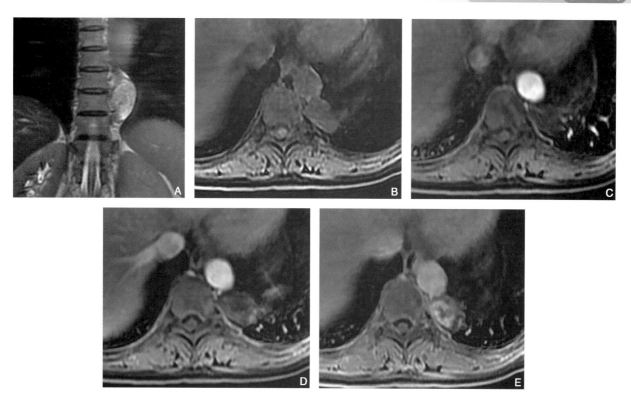

图 22-5-11　神经鞘瘤
女性,58 岁,冠状位 T2WI(A)显示椎体左侧类圆形高信号,T1WI(B)呈低信号,增强扫描动脉期(C)病灶未见强化,静脉期(D)呈边缘轻度不均匀强化,延迟期(E)呈显著周边不均匀强化

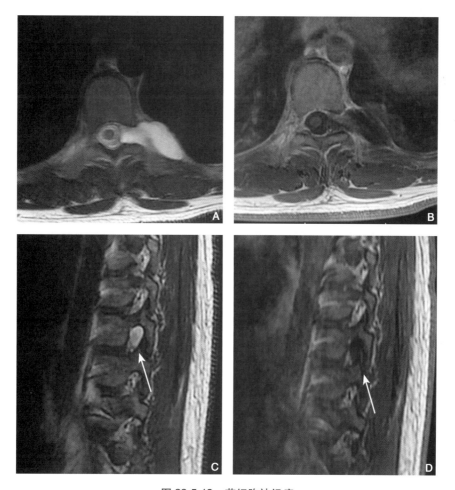

图 22-5-12　节细胞神经瘤
男性,17 岁,T2WI 轴位(A)显示左侧脊柱旁沟高信号肿块伸入椎管,T1WI 增强扫描(B)病灶未见明显强化,矢状位 T2WI(C)及 T1WI(图 D)示相应椎间孔扩大,被高 T2、低 T1 信号充填(箭)

二、髓外造血

【概述】

髓外造血（extramedullary hematopoiesis，EMH）指当各种原因导致骨髓的造血功能遭到破坏或不能满足机体需要时出现的一种代偿反应。此时骨髓外造血组织获得新的造血功能。常见的髓外造血组织有肝脏和脾脏，此外，还可发生于淋巴结、胸腔脊柱旁组织、心包、肾脏、甲状腺等少见部位。

胸腔髓外造血形成的肿块常发生在后纵隔脊柱旁。引起髓外造血的常见原因为各种慢性贫血，如骨髓纤维化、地中海贫血、镰状细胞贫血、VitB12 及叶酸缺乏病。髓外造血的发生机制不明。

【临床表现】

贫血，当病变发生在椎管附近或硬膜时，易出现脊髓压迫症状或胸腔积血。

【实验室检查】

贫血血象。骨髓增生活跃，骨髓耗竭或骨髓浸润。

【影像学表现】

1. X 线表现　下胸部脊椎旁单发或多发肿块，边缘光滑锐利，类圆形（图 22-5-13），可有分叶。肿块邻近肋骨外形增大，椎体边缘花边状改变，椎体大小正常，无骨质破坏。

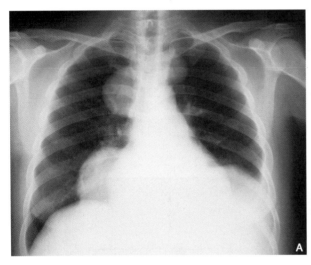
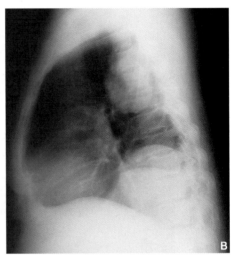

图 22-5-13　髓外造血
胸部正位（A）示脊柱两旁大小不等结节，不光滑，密度均匀；侧位（B）示病变与脊柱重叠

2. CT 表现　胸椎旁单发或多发肿块影，多发时，病灶大小不一。病灶呈单侧性或双侧性，双侧者常呈对称性改变。肿块上下径长，呈梭形；边界光滑锐利，可有浅分叶，呈均匀软组织密度，有时可见片状脂肪影，但未见钙化及囊变，增强扫描后可见轻到中度强化（图 22-5-14）。邻近骨质正常（图22-5-14C）或伴有以下改变：肋骨髓腔扩大，骨小梁增粗，椎体边缘花边状改变，椎体骨小梁明显增粗，小梁间隔增宽，但骨质无破坏或硬化征象。可伴胸腔积液。

3. MRI 表现　肿块信号不均。在 FSE 序列，T1WI 上肿块较脊髓和邻近椎体信号为高（图 22-5-15），T2WI 上除病变处含有多量铁元素，或骨髓纤维异常增生综合征外，肿块仍呈高信号。增强扫描常呈中度强化，也可表现为明显强化或不强化。

【诊断依据】

细针穿刺活检有助于提供组织细胞学依据。

【鉴别诊断】

1. 神经源性肿瘤　发病部位二者相似，但神经源性肿瘤多为单侧单发病灶，病灶密度均匀或不均匀，不均匀者可见囊变坏死及钙化，而本病密度多数均匀，不均匀者含有片状脂肪密度。神经源性肿瘤相邻骨质受压吸收，椎间孔扩大，恶性病变可导致骨质破坏，本病肋骨髓腔扩大，相邻骨质骨小梁增粗，无骨质破坏及椎间孔扩大征象。

2. 纤维性纵隔炎　纤维性纵隔炎的病变常呈片状，范围广，密度不均。且常伴随腹膜纤维化、硬化性胆管炎或 Riedel 甲状腺炎，可自发缓解或加重。多不伴随贫血。而胸腔髓外造血组织则以肿块的形式出现，边界清楚锐利，密度均匀，多伴有贫血。

3. 椎体转移瘤　恶性肿瘤病史有助于转移瘤的诊断，此外，多个不连续椎体的密度或信号异常伴骨质破坏、椎体变形，软组织肿块影位于病变椎体旁。增强扫描肿块强化不明显。

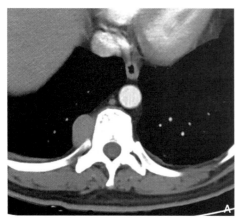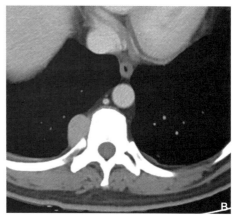

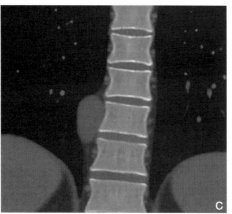

图 22-5-14　髓外造血

男性,49 岁,贫血,CT 增强动脉期(A)及静脉期(B)显示椎体右旁椭圆形软组织密度影,边缘锐利,密度均匀,平均 CT 值动脉期约 72HU,静脉期约 95HU,CT 冠状位骨窗重建(C)示椎体骨质未见异常

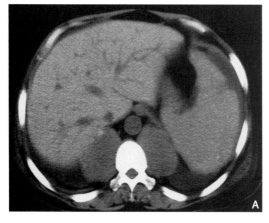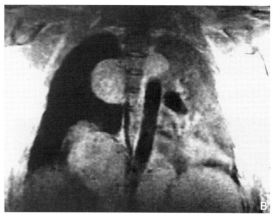

图 22-5-15　髓外造血

与图 22-5-13 为同一患者,CT 肝脏平面(A)显示脊柱两侧软组织密度肿块,密度均匀,双侧胸腔积液,肝脏密度均匀增高(含铁血黄素沉着),冠状位 T1WI(B)示上段和下段脊柱两旁均匀信号肿块,边缘锐利

(郭佑民　王秋萍)

第六节 纵隔囊性占位病变

一、支气管囊肿

【概述】

支气管囊肿(bronchogenic cysts,BC)是胚胎时期支气管发育异常的先天性良性病变,属于前肠囊肿之一。胚胎期支气管芽自腹侧的前肠间质发出后,未发展成贯通的管状结构,致其内分泌物潴留,聚集膨胀形成一个含液体的盲端。可单发或多发,约占先天性肺囊性疾病的50%。镜下主要为囊壁内衬假复层纤毛柱状上皮,囊内壁可见腺体及软骨组织、平滑肌组织。随发育阶段不同,病变可发生在不同部位。根据不同的发生部位分为肺内型、纵隔型及异位型,约60%~80%的先天性支气管囊肿发生在纵隔内。该病多见于青、中年,老年人少见。

若囊肿不与支气管相通,则形成含液囊肿肿块,当与支气管相通时,囊液由于全部或部分排出,则形成含气囊肿或含气液囊肿。当感染、出血或囊壁受到刺激时其壁增厚、毛糙,囊液变得黏稠,分泌的黏液可含有高蛋白成分、钙乳样物质等。据报道支气管源性囊肿存在恶变风险。

【临床表现】

不同年龄组的症状有所不同,婴儿常因气管阻塞,表现为急性呼吸窘迫,支气管阻塞可诱发感染。在年龄较大的儿童或成人中,可无症状或症状轻微,不易被发现。部分囊肿可因感染或压迫周围器官(如食管、支气管和心脏)而产生临床症状,病程越长越易出现,常见为胸痛、咳嗽、呼吸困难、发热、咳嗽、厌食症或吞咽困难等。

不同类型的支气管囊肿,其临床表现有所不同。

纵隔型支气管囊肿多无症状,常于体检时偶然发现。肺内型支气管囊肿易并发感染而出现咳嗽、咳痰、发热、咯血等。异位型支气管囊肿少见,发生部位不同其临床症状各异:位于浅表组织者,一般仅表现为无痛性包块,质中等或较软,边界清晰;位于椎管者多表现为肢体进行性肌无力;位于颅内者往往有头痛、恶心、呕吐、癫痫等症状;而发生于腹膜后者可表现为间断性腰痛。

【实验室检查】

支气管镜检查不易发现病变,囊肿和气管支气管相通时可出现外在的减压现象。

组织学检查常发现支气管囊肿囊腔内覆盖纤毛柱状上皮,囊壁有透明软骨、平滑肌和支气管腺体。

【影像学表现】

1. X线表现　表现为位于肺内或纵隔内的孤立性圆形或椭圆形影,密度均匀,边缘光滑锐利。较小囊肿不易发现,囊肿较大时可表现为纵隔肿块影,支气管分支部病变较难发现。基于支气管囊肿发生部位的不同,存在以下三种类型:①纵隔型:大部分位于纵隔,典型发病部位为中纵隔、气管或主支气管旁、气管隆嵴下,以右侧多见,其他不常见部位包括前纵隔、食管旁、后纵隔脊柱旁、心包旁。②肺内型:发病部位下肺比上肺多见,左肺比右肺多见,有时位于肺门,与支气管走行一致。③异位型:发生于肺及纵隔外,多见于躯干及头颈部等近中线区域,如皮下表浅组织、颈部、腹膜后、大脑实质、鞍区、鼻窦、椎管、脊髓等部位。

2. CT表现

(1)纵隔型:典型形态有圆形、类圆形、D形、水滴形、长条形,部分有分叶状或棘状突起及毛刺,边缘清楚锐利,内部密度较均匀(图22-6-1)。

(2)肺内型:可表现为单发的气囊肿、液囊肿、

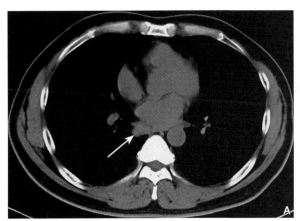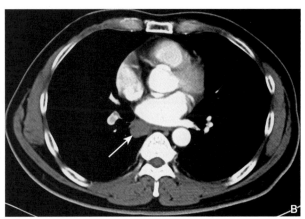

图 22-6-1　支气管囊肿(纵隔型)

男性,54岁,胸部CT平扫(A)及增强(B)显示右后纵隔软组织密度肿块(箭),类圆形,边缘光滑,密度均匀,无强化

液-气囊肿或多发囊肿,边界清楚,囊壁薄而均匀,可合并肺发育不良、肺隔离症、肺气肿及胸廓塌陷等其他肺内畸形(图22-6-2)。

(3)异位型:病变多位于近中线区域,类圆形或椭圆形,有浅分叶,大多呈等、高密度块影,壁薄、密度均匀,与周围分界清楚。绝大多数囊肿近似水密度(0~20HU),CT值因囊内成分不同差异较大,液体稠厚且内含较多蛋白质成分时,其CT值一般囊肿

高,可表现为实性密度,最高可达80HU。增强扫描时囊肿无强化,部分囊壁可有强化,纵隔及肺门淋巴结均无肿大。

3. MRI表现 MRI的信号多样,T1WI可呈低、等、高信号,T1WI高信号往往提示出血、含蛋白质和黏液成分;T2WI呈明显高信号,有时可见液-液平面的分层样改变;MRI对钙化的显示不如CT敏感(图22-6-3)。

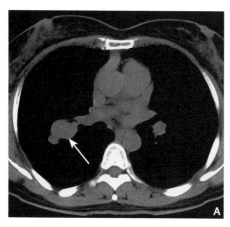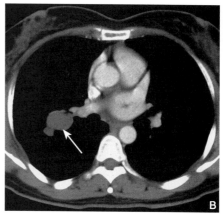

图22-6-2 支气管囊肿(肺内型)
女性,47岁,胸部CT平扫(A)及增强(B)显示,右肺上叶囊性肿块(箭),与支气管走行一致,类圆形,边缘光滑,密度均匀,无强化

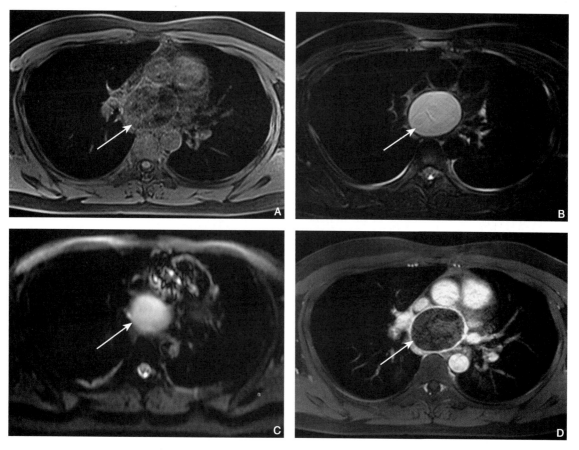

图22-6-3 支气管囊肿(纵隔型)
男性,27岁,胸部MRI显示中纵隔气管隆嵴下肿块(箭),类圆形,边缘清楚,病变囊壁较薄,其内信号欠均匀,T1WI(A)呈低信号,T2WI(B)呈高信号,弥散轻度受限(C),增强扫描(D)囊壁均匀强化,囊内未见确切强化

4. PET-CT表现 支气管囊肿代谢不活跃，有助于与高代谢的其他肿瘤性病变相鉴别。

【诊断依据】

临床上一般无症状，诊断主要根据影像学表现，部分不典型者诊断困难。胸部X光检查可发现较大囊肿，表现为纵隔肿块影，CT检查可明确显示囊肿的大小、位置、边缘情况、与邻近气管、支气管和血管的关系以及对周围组织结构的压迫，除此之外，对囊肿继发出血、感染的诊断也有一定意义，特别是对囊肿壁的钙化诊断十分敏感。CT增强扫描有助于判断囊壁及囊腔内容物的强化程度。MRI平扫对支气管囊肿有很高的诊断价值，对于CT显示的实性密度肿块，MRI可以判断其内部成分。高场MRI分辨力足以显示肺内先天性囊性病变，对于射线敏感人群和碘过敏者是一种较好的替代成像方法。支气管源性囊肿存在恶变的风险，当CT或MRI显示囊壁有实性成分时，应考虑囊肿恶变可能性。

【鉴别诊断】

1. 纵隔其他良性囊性病变 CT表现为囊性密度的纵隔型支气管囊肿，与纵隔其他良性囊性病变相鉴别，基于其发病部位的不同有助于鉴别诊断：胸腺囊肿好发于前纵隔，张力不明显；淋巴管囊肿好发于中纵隔，质软，形态不规则，有钻缝样生长的特性；心包囊肿与心包分界不清，好发于心包旁。食管囊肿好发于后纵隔，与食管相连；异位的心包隐窝多为弧形，紧邻升主动脉后方。

2. 纵隔内肿瘤 CT表现为实性密度的支气管囊肿须与其他疾病相鉴别：低度恶性潜能胸腺瘤好发于前纵隔，边界清晰，密度均匀，偶伴钙化，可有强化；高度恶性潜能胸腺瘤形态不规则，可侵犯邻近脂肪间隙及脏器，增强后不均匀强化。神经源性肿瘤多位于后纵隔脊柱旁，其内部易囊变、坏死，可出血，钙化较少，边缘清楚，增强后不均匀强化。纵隔淋巴结转移瘤为多发，增强后明显不均匀强化，内部可见坏死，有原发肿瘤灶，肺门区肿大的淋巴结多呈圆形，体积较小，增强后有强化。

3. 肺内其他病变 肺内型支气管囊肿须与肺内其他病变相鉴别：肺内肿瘤，常呈分叶状，边缘毛糙，增强后有强化。支气管扩张伴黏液栓沿支气管长轴方向走行，边界清楚，无强化，多发者可为指套样、分叉样改变。支气管源性肿瘤亦沿支气管走行，增强有强化。肺大疱合并感染可见液气密度影。

4. 其他部位囊肿 异位型支气管囊肿在影像上往往缺乏特异性征象，须与蛛网膜囊肿、皮样囊肿、黏液样囊肿、鳃裂囊肿等鉴别；合并感染时需与脓肿鉴别。

二、食管囊肿

【概述】

食管囊肿（esophageal cyst）也称食管重复畸形，属于肠源性囊肿的一部分，是一种少见的前肠发育异常，于1711年Blasius报道，发病率约为1/8 000，占消化道重复畸形的10%~15%，仅次于回肠重复畸形。

近年来国内学者根据食管囊肿形成原因的不同将食管囊肿分为三型，即：①重复畸形囊肿；②包涵囊肿；③潴留囊肿。前两者多为先天性，一般认为是胚胎期脱落的前肠细胞在食管壁内生而形成，囊肿的外壁由与食管壁相似的平滑肌组成，并常与食管的肌层互相融合。在前两型中又以重复畸形囊肿最常见，是由于胚胎第10周左右空化肠不融合所致。潴留囊肿一般为后天形成，与食管慢性炎症有关，为腺体导管狭窄、分泌物聚集潴留而形成，一般此类囊肿源于食管黏膜基底膜或黏膜下，形成囊肿后向管腔突出，表面覆盖正常或接近正常的食管黏膜，多位于食管上段、可单个或多个囊肿。

食管囊肿多见于儿童及20岁左右的青年人，男性稍多。好发于食管下段（60%），其次是颈段（23%），少见于食管中段（17%），常位于脊柱旁沟内，囊肿壁可见一种或多种消化管黏膜，以胃黏膜多见。多数食管囊肿在食管壁内肌层黏膜之间，与食管肌层、黏膜层无紧密粘连，不与食管管腔相通，囊肿内充满巧克力色或白色黏液，当囊肿内衬上皮主要为胃上皮时，其分泌的胃酸可引起囊壁出血、溃疡、穿孔，食管囊肿偶有恶变可能。

少数食管囊肿合并脊柱异常，称为脊索裂综合征（splits notochord syndrome），该病于1960年由Beneiy命名，其主要特征包括：①胸部囊性肿块；②椎体病变，好发于颈胸段，主要表现为半椎体、蝴蝶椎、椎体融合和脊柱裂等；③部分囊肿与椎体相连；④胸部囊肿可穿过膈肌伸入腹腔；⑤常常有神经组织结构在内。

【临床表现】

多数食管囊肿无临床症状，部分患者合并有症状的脊柱畸形，影像学检查时偶然发现。食管囊肿临床表现与囊肿大小、部位、性质以及是否有合并症有关，发生于上纵隔的食管囊肿可引起吞咽困难，部分压迫气管和支气管引起肺过度膨胀、肺不张和感染,严重者可造成重度呼吸窘迫、呼吸困难和发绀;如食管囊肿被覆有分泌功能的胃黏膜可引起消化道出血和穿孔;当囊肿腐蚀气管或支气管时,可继发支气管扩张或肺脓肿,甚至咯血。

食管囊肿有时可引起严重并发症甚至威胁生命,并发症包括感染、咯血、支气管瘘、气胸、恶变等。感染为常见并发症,国外文献曾报道感染累及心包及胸腹腔,导致大量心包积液及胸腹腔积液。

当囊肿较大时,患侧胸廓饱满,肋间隙增宽,气管移位,叩诊呈浊音,听诊可有呼吸音减低。合并肺部感染时,可闻及湿啰音。

【影像学表现】

1. X线表现　胸部平片上,食管囊肿表现为后纵隔的圆形或椭圆形阴影,位于不同部位,呈多种形状,包括梭形、分叶状、三角形等,边缘光滑整齐,密度均匀,无钙化。较大囊肿可压迫食管向健侧及前方移位,气管受压向前下外移位;较小囊肿胸部正位片难以显示,需结合侧位片观察。

食管钡剂造影表现为正常黏膜覆盖的圆形或类圆形充盈缺损,其上、下缘常呈缓行的斜坡状而非锐角,管壁黏膜连续,排列规则,呈良性外压型改变,肿块内无造影剂充填,无特异性,有时有黏膜紊乱、破坏、中断等类似食管癌的征象;较大的囊肿则表现为食管腔内弧形光滑的充盈缺损,黏膜光整,皱襞消失,与食管平滑肌等食管良性肿瘤的影像表现相似,临床上极易误诊。少数食管囊肿可位于食管壁内或内生性,可形成食管内充盈缺损。有时钡剂经过病变处时有分流征象,为诊断食管囊肿的依据之一。

2. CT表现　CT对该病的诊断有重要意义,可显示囊肿与气管、支气管束的三维空间关系。常表现为后纵隔与食管壁关系密切的圆形、类圆形囊性肿块,或沿食管长轴的管状肿块,少数可呈分叶状,边界清晰。常呈均匀液体密度影,依此可区分肿块是囊性、实性、脂肪性或血管性,增强扫描未见强化(图22-6-4,图22-6-5)。

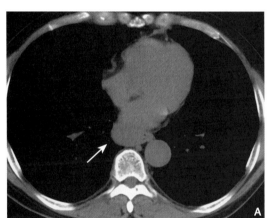
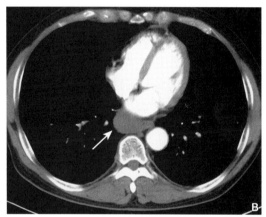

图 22-6-4　食管囊肿

男性,68岁,胸部CT纵隔窗(A)显示后纵隔类圆形囊性占位(箭),与食管关系密切,边界清晰,增强扫描肿块未见强化(B)

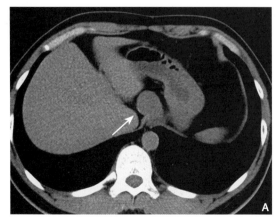
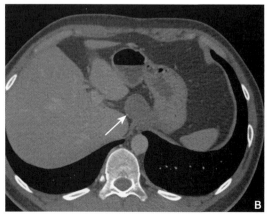

图 22-6-5　食管囊肿

男性,27岁,上腹部CT平扫(A)显示肝胃韧带区等密度囊性结节影(箭),边缘光滑锐利,与食管腹内段及贲门段关系密切,增强扫描未见强化(B)

当食管囊肿合并感染时囊内可出现气液平(图22-6-6);部分囊肿囊液含较多蛋白质或合并出血时,CT值较高(图22-6-5),可误诊为实性肿块,增强扫描肿块无明显强化,可与实性肿块鉴别(图22-6-5、图22-6-7)。

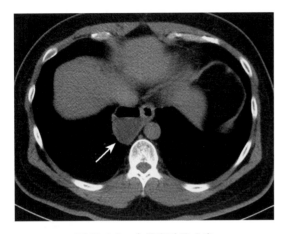

图 22-6-6　食管囊肿伴感染
男性,34岁,胸部CT平扫显示右后纵隔食管右侧一囊性肿块(箭),囊壁较薄,内见液气平

3. MRI 表现　磁共振检查在显示囊肿部位、大小、形状上与CT相同,一般情况下呈TIWI低信号,T2WI高信号,当囊内含黏液或蛋白成分较多时,T1WI信号增高。DWI的多b值扫描序列中,囊肿信号随b值增加而逐渐降低,而ADC图呈高信号,增强扫描无强化(图22-6-8)。MRI能明确显示病变的囊性特征,对于CT上呈软组织密度肿块的定性诊断更有价值,可提高诊断准确性。

【诊断依据】

食管囊肿是发病率仅次于食管平滑肌瘤和食管息肉的食管良性肿瘤样病变,X光胸片和内镜检查表现与食管平滑肌瘤相似,鉴别诊断较困难,采用

CT平扫及增强检查可有效的鉴别,CT主要表现为中后纵隔脊柱旁与食管壁关系密切的无强化囊性病变。此外,内镜下抽取囊液呈浅黄、清亮、稍黏稠,pH值酸性,当有陈旧性内出血时,呈暗紫色或褐色;组织病理学检查囊壁含两层平滑肌纤维可确诊。

【鉴别诊断】

1. 支气管囊肿　主要与食管旁的支气管囊肿鉴别,食管囊肿常呈管状,壁较厚,与食管关系密切。支气管囊肿常位于中纵隔,圆形或类圆形,因其附着于气管或支气管壁的一侧边界,可挤压而略呈扁平状。此外,食管囊肿较支气管囊肿体积大且长,位于气管隆嵴的上方偏后方,而支气管囊肿较小多呈圆形,多见于食管隆突下方,若肿块位于后纵隔则较难鉴别。

2. 后纵隔神经源性肿瘤　多见于后纵隔脊柱旁,在X线侧位片上肿瘤阴影后缘重叠于椎间孔,同部位可见密度均匀圆形或椭圆形软组织肿块影,邻近椎间孔和肋间隙扩大、椎弓根距增宽、肋骨后端或椎体、椎弓有受压导致骨质缺损为其主要表现;CT及MRI上呈边界清楚的圆形、椭圆形、纺锤状的实性软组织肿块,其内可见坏死、囊变,相应处肋骨可有受压变细,骨质吸收表现。

3. 胸内脊膜膨出　胸内脊膜膨出少见,是由于椎骨和脊膜发育缺陷,导致胸椎病损区域硬脊膜及蛛网膜不能承受蛛网膜下腔的压力,从扩大的椎间孔或椎骨缺损处向胸腔内呈囊状膨出,是一种进行性的膨胀性病变。可呈单个或多个,可位于胸椎任何一段,在囊肿与脊髓交界处通常伴有椎体或肋骨的骨质缺损,且囊颈口很大。

4. 食管平滑肌瘤　食管造影检查与食管囊肿表现极为相似,表现为突出于食管管壁内的肿块影,

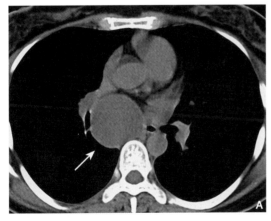
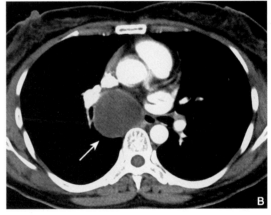

图 22-6-7　食管囊肿
女性,37岁,胸部CT平扫(A)显示右中后纵隔圆形略低密度肿块(箭),密度均匀,边缘清楚,邻近隆嵴,右主支气管、右肺动脉受压移位,增强扫描(B)未见强化

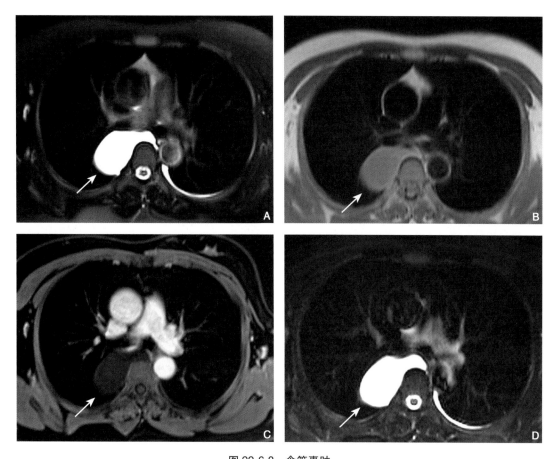

图 22-6-8　食管囊肿
女性,47 岁,胸部 MRI 检查显示右后纵隔类圆形肿块影(箭),T2WI(A)呈高信号,T1WI(B)呈低信号,增强扫描(C)未见强化,黑血序列(图 D)呈高信号

表面黏膜光整,皱襞消失,极易误诊;食管平滑肌瘤 CT 及 MRI 表现为食管腔内、肌壁间或向腔外生长的类圆形软组织肿块影,增强扫描病灶可见强化,食管囊肿则呈水样密度或信号影,增强扫描一般不强化。

三、胸腺囊肿

【概述】

胸腺囊肿(thymic cysts)是一种少见的前上纵隔占位性疾病,发病率低,约占前纵隔肿瘤的 1%~3%。分为先天性或后天性,先天性囊肿由胸腺咽管闭锁不全或 Hassall 微粒变性所致,免疫组化染色囊肿内壁成角蛋白阳性。病理大体观察呈灰色非均质囊性肿物,内可见绿色胶样物质和钙化,由扁平、立方上皮或柱状上皮的囊壁形成单房或多房囊肿,囊壁薄,形态不规则,可发生溃疡、出血、炎性反应,偶有恶变。获得性胸腺囊肿由胸腺非特异性炎症反应引起哈氏小体囊性扩张,通常仅限于纵隔,与胸腺肿瘤、正中开胸手术、霍奇金淋巴瘤患者接受放化疗、HIV 感染等有一定相关性,常为多房性囊肿,囊内可见分隔,囊液多呈胶冻样。

大多数囊肿位于胸腺区,也可见于胚胎发育时胸腺从颈部下降到纵隔的沿线,多为单房薄壁囊肿,先天性患者多小于 20 岁,50%为偶然发现。

【临床表现】

胸腺囊肿患者常无临床症状,影像检查时偶然发现,约 13%~40%的患者有相关症状。临床症状常与囊肿大小和部位相关,巨大的胸腺囊肿可压迫邻近结构,导致吞咽困难、呼吸困难和声音嘶哑等非特异性症状;部分患者偶有 Horner 综合征、气管软化、心包填塞、左头臂静脉受压等;由于退行性变使渗透压升高或囊内出血,部分病例可因囊肿增大较快引起急性症状。胸腺囊肿有增大破裂的可能,可继发胸腔积液、积血或感染,有一定的恶变概率。

当囊肿较大时,可表现为胸廓入口处颈部外侧、胸锁乳突肌浅表或深部的无痛性肿块。

【影像学表现】

1. X 线表现　主要表现为前纵隔圆形或类圆形轮廓清晰、均匀的密度增高区,类似其他囊性病变。若瘤体较大,肿块向纵隔侧缘突出,正位片见纵隔影增宽,主要为向纵隔右缘突出的半圆形阴影,边缘光滑,当病变与肺动脉段重叠时,易误认为肺动脉膨隆;若瘤体较小,囊肿影与纵隔重叠,正位胸片难以发现,此时,侧位胸片对发现病变有重要价值。

2. **CT表现** 先天性囊肿多位于胸骨后区,呈卵圆形,单房或多房,接近水样密度,CT值0~15HU,囊壁薄而规则,无明显壁结节甚至不可见囊壁(图22-6-9);囊内可有分隔,增强扫描囊内容物无

强化,周围纵隔结构无浸润性改变,偶尔可因囊内出血或蛋白含量高,CT值增高而误诊为实性肿块。少数囊壁可见小结节,病理证实为残留的正常胸腺组织,囊壁可出现钙化。胸腺囊肿随深呼吸时纵隔移动发生形态改变,为其特征性表现之一。

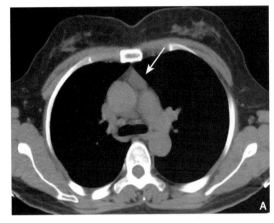
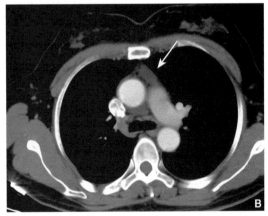

图 22-6-9 胸腺囊肿
男性,35岁,胸部CT平扫(A)显示前上纵隔类圆形略低密度结节影(箭),边界规整,增强扫描(B)未见明显强化

获得性胸腺囊肿常表现为边缘清晰、密度不均匀的单房或多房囊性肿块,囊壁较厚,密度相对较高,均匀或不均匀,当囊内有出血或胆固醇结晶时囊壁密度多表现为不均匀,囊壁可见结节或钙化。增强扫描囊壁轻度强化,而囊内容物无强化。较大的囊肿可推挤压迫纵隔导致大血管移位,在儿童中伴有向颈部延伸的先天性胸腺囊肿与淋巴管瘤难以区分。多数后天性胸腺囊肿在CT上可见实性成分,包括各种炎性纤维组织,少数为合并存在的肿瘤组织。

由于获得性胸腺囊肿可能与胸腺瘤或胸腺癌相关,手术中可因其与周围组织粘连而误认为是侵袭

性肿瘤,且容易在术后复发,因此区别先天性和获得性胸腺囊肿具有重要临床意义。

3. **MRI表现** MRI因其多序列成像以及对脂肪组织高敏感性的特点,能较好地显示胸腺囊肿与周围结构尤其是邻近血管的关系,常作为CT诊断的补充检查。胸部MRI可明确显示囊肿与胸腺的关系,表现为前上纵隔胸腺区圆形、类圆形或分叶状肿块,边缘光滑、锐利,与邻近纵隔结构间可见脂肪信号影;同时能提示囊肿内容物的特性,当其内容物为单纯黏液时,T1WI上呈均匀低信号,T2WI上呈高信号,与脑脊液信号类似,增强扫描无强化(图22-6-10)。

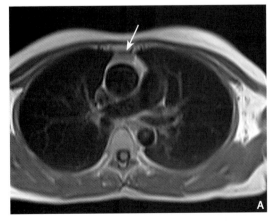
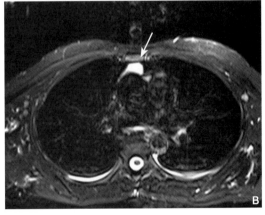

图 22-6-10 胸腺囊肿
男性,57岁,胸部MRI显示前上纵隔胸骨后方类圆形结节,呈稍长T1(A)长T2(B)信号影(箭),边界清楚,与周围结构关系清晰,双侧胸腔少量积液

当囊肿内容物蛋白质含量较高时,T1WI 呈稍高信号,T2WI 呈高信号,增强扫描无强化。部分胸腺囊肿可于 MRI 上显示细线状的囊壁,多房胸腺囊肿可显示囊内分隔,表现为等或长 T1、长 T2 信号,邻近脂肪间隙清晰可见。当前纵隔肿物直径 ≤3cm 时,或较小囊肿受到胸骨遮挡和 CT 部分容积效应等因素影响时,CT 检查具有一定局限性,此时可行胸部 MRI,进一步完善胸部影像学检查。

【诊断依据】

前纵隔囊性肿物,与胸腺关系密切,CT 值呈水样密度,磁共振呈水样信号,但脂肪层清晰即可考虑胸腺囊肿可能。某些异位胸腺囊肿与支气管囊肿、囊性淋巴管瘤等难以鉴别,术后病理于囊壁中发现胸腺组织和 Hassall 小体可帮助诊断。

【鉴别诊断】

1. **胸腺瘤囊性变** 良性胸腺瘤在 CT 上表现为前上纵隔的圆形或类圆形、密度均匀的实性肿块,一般以实性成分为主,增强扫描可见强化,边缘光滑。胸腺瘤囊变常见于放化疗后,也可见于治疗前,其实性部分极少,难以辨认。若胸腺瘤发生局部囊变时,囊壁薄厚不均,可见分隔;胸腺瘤发生广泛囊变,病变大部分呈水样密度,但囊壁仍可见明确的胸腺瘤体或壁结节。

2. **纵隔囊性畸胎瘤(皮样囊肿)** 纵隔囊性畸胎瘤为一种缓慢生长的肿瘤性病变,好发于前中上纵隔,生长在胸腺内或胸腺附近,由中线向一侧延伸。成熟畸胎瘤常为单发,表现为球形或分叶状的多囊状肿瘤,边缘光滑,多数为薄壁囊肿,内富含液体、脂肪成分、钙化或牙齿样结构,可由此与胸腺囊肿相鉴别。

3. **纵隔其他囊性病变** 支气管囊肿、囊性淋巴管瘤及心包囊肿等均可出现于前上中纵隔,术前影像检查鉴别相对困难,尤其是在胸腺已完全退化的病例。支气管囊肿好发于中纵隔,气管旁及支气管分叉处下方,其 CT 值变化范围较大,通常与其囊肿内容物相关,囊肿内的液体包括水样液体、出血性液体以及蛋白黏液混合物等,囊内气体、钙化均少见。MRI 检查时 T1WI 呈不均匀信号,T2WI 呈高信号,增强扫描可见囊肿内容物不强化而囊壁强化。大部分心包囊肿位于心膈脚,多见于右侧,但偶尔也可高达升主动脉及肺动脉处的心包隐窝。影像上通常根据囊肿部位与胸腺囊肿鉴别,然而仍存在一定难度,需行术后病理加以鉴别。纵隔囊性淋巴管瘤是由于淋巴管未与静脉相通自行闭锁,管内淋巴液潴留扩张而形成淋巴管瘤。

四、心包囊肿

【概述】

心包囊肿(cystic lesions)是一种发生于心包的良性病变,通常为胚胎时期胚胎头端及两旁中胚层侧板有些间隙未与其他间隙融合而独立存在所致,也可为后天其他原因所致,如炎症、创伤、心脏手术后、慢性血液透析等,其发病率约为 1/10 万,约占纵隔肿块的 7%,占纵隔囊肿的 33%,好发年龄为 30~40 岁,男女发病率无明显差别。部分患者在长期的随访中病变可自发消失。

心包囊肿可发生于心包任何部位,以右心膈角区居多,超过 80% 的病变位于前纵隔,以单发为主;呈椭圆形、圆形和半圆形,少数为其他形态或不规则状;边缘多光滑,无分叶,与周围组织粘连时欠光滑;多数囊肿大小约 3~6cm,较大者可达 24cm 以上,可压迫推挤心脏及周围器官,较小且与周围组织粘连轻微者可见传导性搏动,位于左心缘旁者因邻近左心室而搏动较明显。

心包囊肿可分为:炎性囊肿、假性囊肿和心包包虫囊肿。炎性囊肿和假性囊肿多由心包积液引起。孤立性心包包虫囊肿极为罕见,同时可发现心肌囊肿、肝包虫囊肿、肺包虫囊肿等。

【临床表现】

大多数患者无临床自觉症状,常于体检或因其他疾病行检查时偶然发现。仅少数患者有胸痛、胸闷或胸部胀满等胸部不适症状,如病变较大压迫心脏时,可出现心悸、气短或心力衰竭表现,有的患者可因劳累或体位改变而症状加重。心包囊肿的危害主要来自于其对周围结构的压迫及占位效应引起的并发症,其常见并发症有:

心脏受压、纵隔移位:心腔及周围血管受压,引起相应的心脏大血管功能异常,如心脏舒张期功能障碍、流出道梗阻、瓣膜脱垂、肺动脉瓣狭窄、上腔静脉综合征等。

气管、肺组织受压:通气功能障碍。

炎症:心包炎、感染性心包囊肿、肺炎等。

心脏压塞:心包囊肿破裂、心包囊肿内出血导致心脏压塞。

心脏源性猝死。

【实验室检查】

病理检查:镜下可见被覆间皮的纤维脂肪囊壁,间皮增生。

【影像学表现】

1. X 线表现

（1）密度及形态：稍低均匀密度影，密度介于肺与心脏之间；多方位观察始终不能与心脏分离；多呈圆形、半圆形或椭圆形，可呈分叶状，边界光滑，与周围组织粘连时边缘可欠光滑；本身无搏动，但可有传导性搏动，多见于较小而无粘连的病例。

（2）囊肿与周围组织关系：可向肺内突出，或与心影和膈肌重叠；囊肿较大时可压迫心脏、膈肌或肝脏使其向健侧移位，位于主动脉弓根部者可使心脏正常弧形消失；囊肿周边肺野一般清晰，少数周围有广泛性粘连时会发生肺纹理推移纠集征象，引起囊肿周围肺野模糊。

2. CT 表现 CT 是诊断本病的重要手段，发生部位、形态及其与周围组织的关系和 X 线表现基本一致，但其显示病变细节及与周围组织结构关系更为清晰。当心包囊肿与纵隔、膈肌重叠时 CT 检查较 X 线检查有优势，可避免漏诊。心包囊肿 CT 征象多表现为单房囊性肿块，形态多变，可为圆形、卵圆形、梭形或新月形，壁薄而均一，边缘光滑，呈液体密度，CT 值多为 20～30HU，极少数病变伴发感染、出血等继发性改变时，可呈软组织密度，CT 值可达 30～40HU，增强扫描病灶无强化（图 22-6-11）。

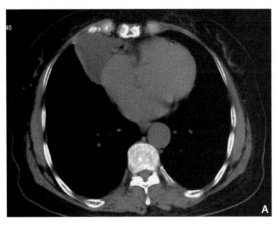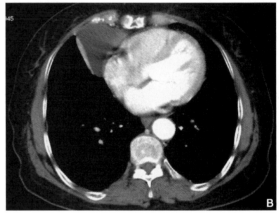

图 22-6-11 心包囊肿

女性，71 岁，胸部 CT 平扫（A）显示右心膈角区一囊性肿物，边界清晰，增强扫描（B）囊肿无强化

3. MRI 表现 心包囊肿在 MRI 上表现为类圆形、泪滴状或椭圆形的心旁肿块，壁薄，边缘光滑、锐利，通常表现为 T1WI 低或等信号，T2WI 高信号，周围可见壁层心包低信号带，囊肿内黏液样物质含量较多时 T1WI 上信号增高，T2WI 信号减低；增强扫描可见囊壁强化，囊内容物无强化；水成像信号无衰减（图 22-6-12）。

【诊断依据】

大多数心包囊肿患者无临床症状，为胸部体检或其他检查时偶然发现，表现为与心脏相邻的孤立囊性病变。CT 检查被认为是诊断心包囊肿的最佳方法，胸部 CT 可显示囊肿的具体位置及特征，根据其影像学特征通常可作出临床诊断，并对其进行准确定位，为外科手术提供依据。当囊肿处于异常位置或囊腔中液体蛋白质含量高时，诊断相对困难。

磁共振的多序列、多参数成像能够对病变的组织学特征进行诊断及鉴别诊断，除了常规的 T1WI 及 T2WI 成像，弥散加权图像（diffusion weighted imaging，DWI）可用于血肿或肿瘤与心包囊肿的鉴别。

超声心动图因其视野受限，漏诊率高，故通常不作为主要诊断方法，主要用于心脏功能状态评估和随访，及部分对射线敏感的患者，心包囊肿的产前诊断可于妊娠 14 周后可行超声检查。心包囊肿患者的临床表现缺乏特异性，临床上出现不明原因的胸闷、气短、胸痛、咳嗽，特别是无高血压、冠心病等基础心脏病等中年人，若胸部 X 线提示纵隔占位，应行胸部 CT 或 MRI 以明确诊断。

【鉴别诊断】

1. 心包憩室 心包憩室与心包相通，若改变体位病变缩小则提示心包憩室的可能。局限性心包积液表现为心脏与心包之间的液体密度影，紧贴心脏边缘。

2. 心包脂肪瘤 心包脂肪瘤多见于前纵隔下部和心膈区，质软而下垂，上窄下宽，密度相对较低，无钙化，超声心动图示其内细小点状或不规则线状稍强回声。心包脂肪垫常见于肥胖者，以左心膈角多见，多呈三角形，轮廓不光整，深吸气拉长，呼气变宽，密度较心包囊肿低，CT 值多在 -50HU 以下，MRI

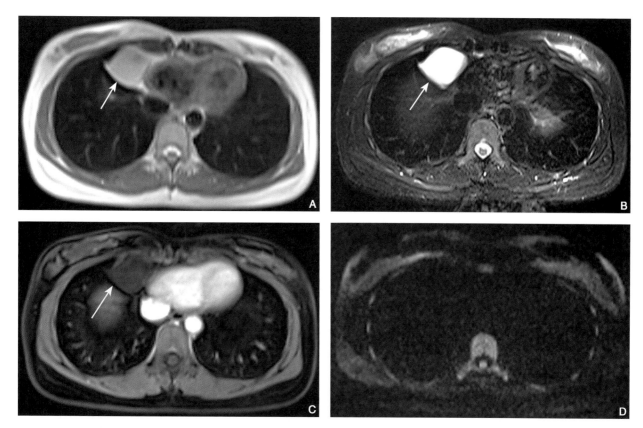

图 22-6-12　心包囊肿

女性,37 岁,胸部 MRI 显示右心膈角区一肿块影(箭),紧贴心包,边缘清晰,其内信号均匀,T1WI(A)呈低信号,T2WI(B)呈高信号,增强扫描(C)未见明显强化,DWI(D)未见弥漫受限,周围脂肪间隙清晰

在 SE 序列 T1WI 图像上表现为高信号。

3. 淋巴管瘤　淋巴管瘤常表现为多房或多囊。神经肠囊肿多位于右后胸,伴脊椎异常。先天性囊肿(支气管囊肿、胃肠囊肿和食管重复囊肿等)多位于后纵隔,有内皮组织与病灶相连。

4. 皮样囊肿　纵隔皮样囊肿多见于前纵隔上、中部,密度常较低、不均匀,立位摄片有时可见典型的分层现象,与支气管相通时可形成液气腔,CT 值约-10~10HU,约 1/3~1/2 可见钙化,若肿块内出现牙齿、骨骼样钙化影可确诊。

5. 胸腺囊肿　胸腺囊肿多位于前纵隔,呈均匀的液体密度,壁薄,增强扫描囊壁及囊内无强化表现。

五、其他囊性疾病

(一)淋巴管瘤

【概述】

淋巴管瘤(lymphangioma)系淋巴管源性罕见的良性病变,由于淋巴管畸形或发育异常所致。也有人认为可能是颈部淋巴原基,于心包下降时被带入胸内所致。根据淋巴管腔扩张的大小可分为三型:毛细淋巴管瘤病、海绵状淋巴管瘤及囊状淋巴管瘤。

淋巴管瘤好发于前上纵隔,以婴幼儿和青少年多见,男女发病率无差异。纵隔囊状淋巴管瘤又称淋巴囊肿,仅少数的囊状淋巴管瘤发生于纵隔,绝大多数发生于颈部及腋窝,其他部位如腹腔、网膜、肠系膜、盆腔、腹股沟、皮肤等,甚至一些脏器如肝、脾也可发生。

【临床表现】

纵隔内淋巴管囊肿一般无明显胸部症状,因其多为颈部淋巴管囊肿向纵隔延伸,所以多在颈部肿物行胸部检查时偶然发现。纵隔结构受压可导致咳嗽、胸痛、呼吸困难和声音嘶哑等症状。部分病变可伴有内出血,部分患者可出现感染、气道损伤、乳糜胸以及乳糜纵隔等严重并发症。

【影像学表现】

1. X 线表现　X 胸部正位片通常表现为突出纵隔一侧的肿块影,也可见气管和食管被推压移位。侧位片表现为前上纵隔圆形或类圆形低密度肿块影,部分囊性肿块较大,在立位摄影时病变可有下坠感。如病灶边界不清,合并乳糜胸和(或)乳糜纵隔等并发症时,则应考虑恶变或合并感染可能。

2. CT 表现　绝大多数纵隔淋巴管瘤表现为前上纵隔圆形或类圆形肿块影,边界锐利清晰,病变内分隔、钙化等少见,少数可包绕邻近结构,或压迫邻近结构使其移位,部分患者病灶可从颈部向胸内延伸,CT检查能清晰显示其病变范围。肿块密度均匀,呈水样密度,CT值约3~22HU,如囊内含有实性成分时,密度可不均匀。部分囊壁可有钙化,增强扫描无强化(图22-6-13)。当肿物位于后纵隔时,邻近椎体呈受压改变,但通常无骨质破坏。由于病变内含有大量毛细血管大小的淋巴管,海绵状或毛细血管状淋巴管瘤通常表现为略低于肌肉密度的软组织影;增强扫描囊壁、分隔有轻度强化,囊性区无强化;部分淋巴管瘤含血管瘤成分,可显示明显强化。

3. MRI 表现 典型淋巴管瘤在T1WI表现为中等或稍高信号,T2WI表现为高于脂肪的信号,有些病变在T2WI上还可见瘤内呈低信号的分隔(图22-6-14)。海绵状淋巴管瘤在T1WI上表现为中等信号,T2WI信号强度增高,且随着TE时间延长,信号强度逐渐增高。

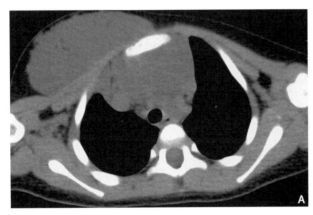
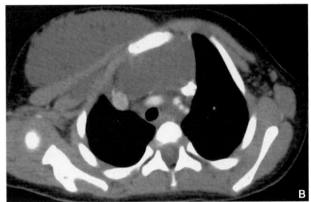

图 22-6-13 淋巴管囊肿

女性,1岁,胸部CT平扫(A)显示前纵隔及右侧胸壁稍低密度肿块影,包绕胸部血管,增强扫描(B)病灶未见明显强化

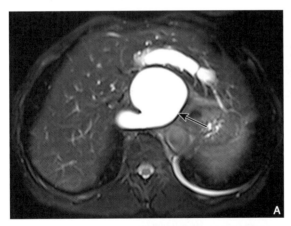
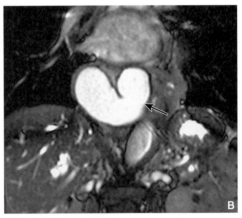
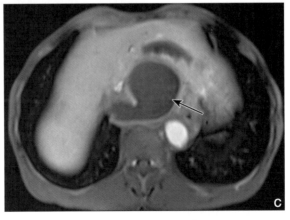

图 22-6-14 淋巴管囊肿

男性,56岁,胸部MRI轴位图像(A)及冠状位(B)T2WI图像显示后下纵隔脊柱前方见高信号不规则囊状影(箭),壁厚均匀,边界清楚,增强后(C)囊液未见明显强化,囊壁强化

【诊断依据】

临床病史无特异性,主要依靠影像学表现来进行诊断。囊状淋巴管瘤在 CT 上有其特征性的表现,比较容易诊断。毛细血管状、海绵状淋巴瘤与实性纵隔肿瘤鉴别较为困难,可通过组织病理学检查确诊。

【鉴别诊断】

胸腺瘤多位于前上纵隔,胸骨后方,边缘光滑。肿块小者呈均匀软组织密度影。较大者密度常不均匀,可出现不规则低密度囊变区,内可有弧形或斑片状钙化,增强扫描囊壁不强化。恶性者边缘毛糙,与邻近结构界限不清,常伴胸腔积液。

心包囊肿青少年多见,2/3 好发于右心膈角区,且多近前胸壁,1/3 位于左心膈后区,侧位观察呈"泪滴状",CT 表现为类圆形水样密度影,与心包相连。囊状淋巴管瘤位于心包处时在影像学上与心包囊肿表现相似,不过囊性淋巴管瘤累及范围较广,常由上、中纵隔蔓延而来,心包囊肿病变局限,改变体位时形态会发生改变。

支气管、食管囊肿常位于中后纵隔,或上纵隔,与气管、食管关系紧密,呈圆形或卵圆形肿块,可随呼吸和食管蠕动而移动,偶与气管、食管相通时可见液平。

畸胎瘤 90% 位于前纵隔,大多位于中下部,尤其是心脏大血管交界处,成熟畸胎瘤表现为囊壁较厚,囊内可见软组织、液体、脂肪、骨化影,可呈大分叶状,可单房或多房,可有弧形或蛋壳样钙化,增强扫描显示病变囊壁及软组织部分可强化。

(二)神经肠源性囊肿

【概述】

神经肠源性囊肿(neurenteric cyst)是罕见的良性先天性前肠来源病变,好发年龄为 1~2 岁。Bent-ley and Smith 于 1960 年首次发现该病。神经肠源性囊肿的发病机制尚不明确,目前认为是胚胎期神经管的残余物,于胚胎发育第 3 周时前肠与脊索分离不完全所致。囊肿 90% 位于后纵隔,66% 位于右侧,在纵隔囊肿中占 2%~5%。囊肿内含消化道上皮组织及神经组织,常伸入脊椎内,当合并先天畸形时,可出现神经系统症状。由于消化道向尾端生长而脊索向头端生长,因此脊椎畸形多发生在纵隔囊肿的头侧(即颈部或胸上段)。该病男女发病率比例为 3:2。

【临床表现】

神经肠源性囊肿常无明显临床症状及体征,囊肿较大时可推挤邻近结构造成压迫症状,以呼吸道症状较为常见,如呼吸困难、咳嗽等。食管受压可出现吞咽困难。若囊肿继发感染、出血时表现为咳痰、咯血。

【影像学表现】

1. X 线表现 肿块位于食管与脊柱之间,边界光滑锐利,呈圆形、椭圆形或分叶状,密度均匀。食管造影可见食管受压、推移,也可合并脊柱畸形,以椎体腹侧畸形多见。

2. CT 表现 CT 上表现为形态规则,边界清晰的水样密度或稍高于水密度的囊性肿块,周围脂肪间隙存在,邻近结构受压推移(图 22-6-15)。肿物常伸入椎管内,局部骨质可有受压吸收,是诊断本病的特征性征象。

3. MRI 表现 MRI 上肿块为典型的囊性病变,T1WI 稍高于脑脊液信号,T2WI 为均质高信号。增强扫描肿块通常无明显强化。MRI 多方位、多序列成像有助于显示病变是否向椎管内延伸及其与椎管内结构的关系。

【诊断依据】

神经肠源性囊肿的诊断主要依靠临床表现和影

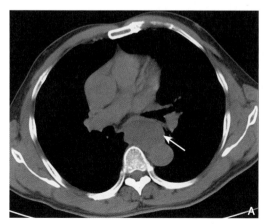
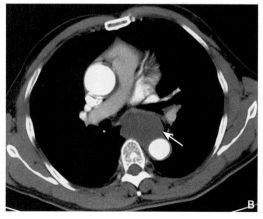

图 22-6-15 神经肠源性囊肿
男性,60 岁,胸部 CT 轴位平扫(A)显示后纵隔见一囊状肿块影,边界清楚(箭),增强后(B)未见明显强化

像学检查来综合判断。临床通常表现为囊肿造成的压迫症状。影像学检查可以清晰显示囊肿的形态、大小、部位、毗邻关系、有无并发症以及是否合并脊椎畸形;其中 MRI 多序列成像可辅助确定肿块的性质,发现囊肿与椎管内是否存在交通及椎管受压情况。部分病变放射性核素^{99m}Tc 扫描可表现为异位胃黏膜显像阳性。最后可依据组织学或免疫组化学分析确诊囊壁成分。

【鉴别诊断】

1. **支气管囊肿** 支气管囊肿该病与神经肠源性囊肿同属于前肠囊肿。多发生于中纵隔气管或大支气管旁,右侧多发,气管、支气管壁受压变平直。肿块密度均匀,呈水样密度,部分病变呈胶冻样而表现为软组织密度。病变位于后纵隔者可压迫椎体,但不伴有脊柱畸形。

2. **食管囊肿** 食管囊肿常位于后纵隔椎体旁,与食管关系密切,邻近食管下段,长径与食管平行,食管造影呈外压型改变。肿块呈水样低密度影或软组织密度影。椎体骨质呈受压吸收改变,但不伴有脊柱畸形。与不典型神经源性肠囊肿鉴别较难。

3. **脊膜膨出** 胸内脊膜膨出少见,表现为单个或多个病变,病变广泛,可位于胸椎任何一段,在病变与脊髓交界处通常伴有椎体或肋骨的骨质缺损。MRI 多方位成像显示囊肿与硬膜囊相互关系,其囊液 T2WI 呈脑脊液样高信号。通过椎管造影可明确诊断。

(三)胸导管囊肿

【概述】

胸导管囊肿(thoracic duct cyst)是罕见的纵隔囊性肿物,国内外文献报道较少。该病的发病原因尚不清楚,多认为是一种先天性胸导管发育畸形,也有

人认为是后天性病变,由导管壁发生炎症反应或粥样硬化改变引起。大多数病变位于纵隔内,部分病变可发生于颈部,出现于颈部者可继发于颈部术后的医源性或钝性损伤。位于纵隔者多位于后纵隔胸导管走行区,但也可能因起源于胸导管与奇静脉之间的细小导管或迷走的主导管而位于右中纵隔。

【临床表现】

胸导管囊肿常无症状,如若囊肿过大,纵隔内其周围脏器受压,可引起胸背部疼痛、咳嗽、吞咽或呼吸困难,部分患者可出现急性呼吸衰竭。胸导管破裂引起乳糜胸时,严重者可能危及生命。

【影像学表现】

1. **X 线表现** 后纵隔呈圆形、椭圆形或不规则囊性肿块,少数也可位于前纵隔下部及中纵隔,病变轮廓光滑,密度均匀。食管造影显示食管外压性改变,管壁柔软,且无黏膜破坏中断表现。

2. **CT 表现** 通常为后纵隔囊性肿物,边缘光滑、密度均匀,囊壁较薄,肿物外形与邻近结构边缘一致(图 22-6-16)。肿物过大可推移邻近的气管、食管。

3. **MRI 表现** 肿物在 T1WI 上呈低或中等信号,T2WI 上呈均质高信号,边缘光滑,有时可见呈等 T1、等 T2 信号的囊壁结构,MRI 尤其是 T2WI 序列有助于显示病变的解剖学结构及囊性改变,但难以与后纵隔其他囊性病变加以鉴别。

4. **淋巴闪烁成像及淋巴管造影** 淋巴管造影被认为是胸导管影像学的"金标准",异位淋巴可以显影,并可见囊肿与胸导管相通。

【诊断依据】

胸部平片有一定特征性表现,CT 与 MRI 检查可为该病诊断提供更多的病灶细节。但影像学表现仅

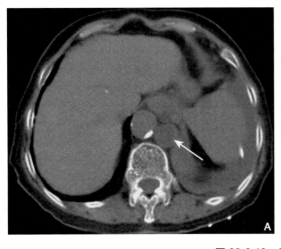
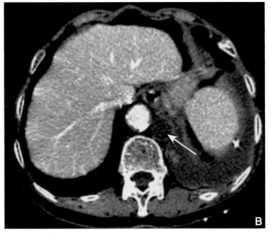

图 22-6-16 胸导管囊肿
女性,85 岁,胸部 CT 轴位平扫(A)图像显示椎旁见管状低密度影(箭),增强扫描(B)未见明显强化

对胸导管囊肿有提示作用,不能最终确诊。淋巴管造影可协助诊断。最终确诊仍依赖于手术活检。

【鉴别诊断】

1. **淋巴管瘤** 囊性淋巴管瘤病变范围较广,囊肿多偏中、上纵隔,或多与颈、腋部病变相连,影像上可表现为纵隔增宽,呈圆形或类圆形均匀囊性低密度肿物,边界清楚,少数边界欠清或包绕纵隔结构生长。海绵状或毛细血管状淋巴管瘤表现为略低于肌肉密度的软组织影。增强扫描囊壁可轻度强化。

2. **支气管囊肿** 纵隔支气管囊肿多位于气管与主支气管周围,可压迫气管移位并随吞咽上下活动。由于囊肿与气管推挤压迫,囊肿-气管接触面呈扁平状,囊壁薄而光滑,1/3可见囊壁强化。囊肿可并发出血或钙化等。

3. **食管囊肿** 食管囊肿呈圆形或类圆形肿块,位于后纵隔食管旁,与食管壁关系密切,食管造影呈外压性改变,肿块边缘光滑锐利,密度均匀,呈水样或软组织密度影。增强扫描囊壁无强化。多数食管囊肿在MRI图像上,T1WI为低信号,T2WI为高信号,而胸导管囊肿T1WI多呈等或稍高信号,T2WI呈明显高信号。

(四)其他囊肿

【概述】

大多数纵隔囊肿为先天性病变,但某些获得性疾病也可发生囊性改变,比如某些感染性疾病,如纵隔包虫、纵隔淋巴结结核及淋巴结组织胞浆菌病、纵隔脓肿以及胰腺假性囊肿等也可形成纵隔囊肿。

纵隔包虫囊肿是由于棘球蚴通过消化道侵入血液系统,跟随体循环滞留于毛细血管内,缓慢生长形成的囊性病变。纵隔包虫囊肿可发生于纵隔的任何部位,其发病率低于肝、肺、脑等器官。

纵隔淋巴结结核多发生于抵抗力较低的人群,患者有结核病史,结核菌素试验阳性,受累淋巴结可发生囊性改变;组织胞浆菌病是由双相真菌荚膜组织胞浆菌引起,我国发病率很低,主要在北美和拉丁美洲的一些特定区域流行。该病在急性期临床表现与流感相似,常伴有全血细胞减少,肝脾肿大,细菌培养阴性,抗生素治疗无效等特征性表现。可通过骨髓穿刺、病变活检标本找到荚膜组织胞浆菌来确诊。

纵隔脓肿并不常见,通常与手术创伤(如胸骨正中切开术)、邻近区域感染或者食管穿孔有关。严重者病变可进展为脓毒血症,病死率高。

胰腺假性囊肿扩展到纵隔比较少见。胰腺炎患者在短时间内发生的后纵隔囊性肿块通常是假性囊肿。主要由胰腺分泌物、血液和坏死物质构成。纵隔假性囊肿通过食管或主动脉裂孔进入胸腔,好发于后纵隔的下部。

此外,很多纵隔肿瘤,如成熟性囊性畸胎瘤、胸腺瘤、淋巴瘤及精原细胞瘤等也可发生囊性变,在CT及MRI上显示为囊、实性成分,需结合临床特点鉴别。

【影像学表现】

1. **纵隔包虫囊肿** CT表现具有一定特征性,囊肿可呈单房或多房,以多房者更多见,可见多个子囊,囊内容物呈均匀低密度,囊壁厚薄均匀并可见点状或弧形线样钙化,部分患者囊壁可因反复感染而厚薄不均(图22-6-17)。增强扫描囊腔内容物通常可见增强,囊壁强化程度不一,部分可有较明显强化,部分亦可不强化。如发现"水上浮莲征"、"活动性内囊膜征"、"新月征"及"双壁征"等特征性表现即可明确诊断。

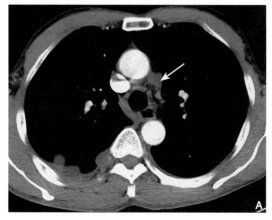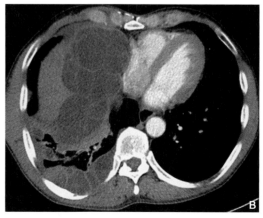

图 22-6-17 棘球蚴病,包虫囊肿

男性,55岁,胸部增强CT轴位图像显示纵隔主肺动脉窗(A)见一囊性低密度结节影(箭),右侧胸腔及胸膜下、肝周间隙(B)见大小不一囊性低密度影,内见分隔,增强后包膜稍强化

2. 淋巴结结核 受累淋巴结肿大,发生干酪样液化、坏死,在影像学上表现为囊性改变。增强扫描可见囊壁呈轻至中度强化。

3. 纵隔脓肿 在 CT 上因其液体成分而表现为低密度肿块,壁较厚且厚薄均匀,内可见液平,增强后囊壁强化。有时囊内可出现气体,提示有产气菌

的存在(图 22-6-18)。

4. 胰腺假性囊肿 CT 上后纵隔或邻近胸腔内见薄壁囊性低密度肿块影,与食管受压或移位有关。囊肿内容物可以是等密度或密度稍高于水,这与出血或感染有关。MRI 显示肿块为囊性病变(图 22-6-19)。

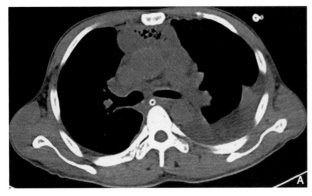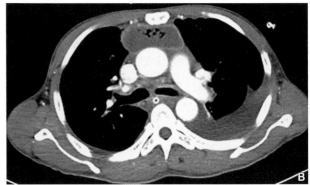

图 22-6-18 纵隔脓肿

男性,38 岁,胸部 CT 轴位平扫(A)显示前纵隔囊状液性肿块影,其内见积气影,增强扫描(B)囊壁细线状强化,粗细均匀

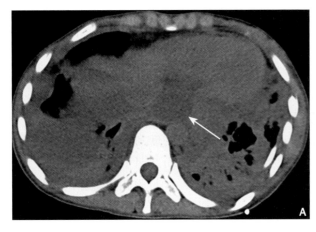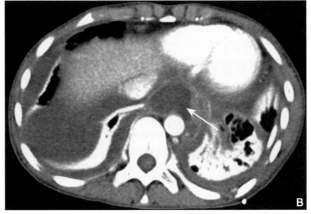

图 22-6-19 胰腺炎后胰腺假性囊肿

女性,18 岁,胸部 CT 轴位平扫(A)显示后下纵隔囊性低密度影(箭),增强扫描(B)未见明显强化

【诊断依据】

CT 及 MRI 能很好地明确肿块的囊性特点,结合临床病史及相关的实验室检查,能够较准确地诊断感染性囊肿。如包虫囊肿需结合患者疫区史及腹部相关检查等,淋巴结结核需结合相关临床症状及结核相关检查结果。纵隔脓肿需根据临床病史及症状、实验室检查,必要时进行穿刺确诊。胰腺假性囊肿需结合患者胰腺炎相关病史。

【鉴别诊断】

纵隔囊性病变鉴别诊断需注意以下几个方面:①囊性病变的部位:不同的囊性病变有不同的好发部位,因此,通过其发生部位,可以推断其来源,从而确定性质。②整体病变的密度或信号:通过分析病

变整体的密度及信号,可确定病变的囊实性性状,从而推断其性质。③病变与邻近纵隔内结构的关系:囊性病变多与心脏大血管、食管、支气管、胸腺等关系密切,因此,根据相关结构的改变及相互关系,有助于鉴别各类先天性及获得性纵隔囊性病变。

纵隔囊性占位病变的主要影像学诊断方法包括胸部平片、CT、MRI 等。胸部平片鉴别肿物的囊、实性较为困难,而 CT 及 MRI 在病变定性方面更有价值,并可同时明确纵隔囊性占位病变与邻近组织结构之间的关系。因此,结合患者年龄、CT 及 MRI 相关征象及各囊性病变的好发部位进行综合分析,不难作出诊断。

(杨志刚)

第七节 纵隔大血管疾病

一、主动脉瘤

【概述】

主动脉瘤（aortic aneurysm，AA）是指主动脉壁病变或损伤导致管壁平行性丧失，导致主动脉局部呈扩张或膨出改变。按照病理及组织结构可分为真性和假性两类。真性动脉瘤其扩张的动脉瘤壁由内、中、外三层血管壁组织组成；而假性动脉瘤系主动脉壁损伤破裂后由局限性血肿及周围包绕的纤维组织构成。当真性动脉瘤内压力超过轴向管壁承受压力时则有可能发生破裂，当血肿被周围组织包绕时，真性动脉瘤可转变为假性动脉瘤。真性主动脉瘤根据形态可分为囊状、梭形和混合型等；根据发生部位可分为胸主动脉瘤和腹主动脉瘤，胸、腹主动脉瘤可共存。腹主动脉瘤根据是否累及肾动脉又分为肾动脉上型、近肾型和肾动脉下型，肾下型可累及或不累及双侧髂动脉，临床以肾动脉下型为多见。

主动脉瘤发病率与性别、年龄相关。腹主动脉瘤的年发病率为每10万人有40人，男性发病率是女性的6倍。在65~74岁的人群中，腹主动脉瘤的发生率为4.6%。随着人口老龄化，腹主动脉瘤的发病率呈上升趋势。腹主动脉假性动脉瘤发病率约占所有动脉瘤的1%~3%。流行病学资料显示，2010年全球范围内腹主动脉瘤的死亡率为(2.04~3.62)/10万。

真性动脉瘤可能由于炎症、免疫反应、胶原及弹力蛋白代谢失衡、血压调节和血流动力学等多种因素的共同作用，导致血管壁结构完整性的破坏和顺应性降低而形成；假性动脉瘤可见于多种因素导致的血管壁损伤。真性主动脉瘤最常见病因是动脉粥样硬化，其他病因有感染、创伤、大动脉炎、梅毒、白塞病与马方综合征等。动脉粥样硬化引起的主动脉瘤多发生于降主动脉，特别是腹主动脉；而马方综合征引起的主动脉瘤常见于升主动脉。假性动脉瘤多见于闭合性胸部创伤如发生机动车事故，以及动脉外科手术等医源性损伤，很少继发于动脉感染和穿透性渗出溃疡。

【临床表现】

较小的动脉瘤一般无自觉症状，多系行影像学检查时偶然发现。当瘤体较大，压迫或侵犯邻近器官时，才出现临床症状。临床表现的性质和程度与主动脉瘤发生的位置及是否破裂紧密相关。动脉瘤常见临床症状如下：

（1）疼痛，一般发生于动脉瘤逐渐增大时，性质为深部钻孔样疼痛。胸主动脉瘤多为胸背部疼痛，肩胛下向左肩、颈部、上肢放射。腹主动脉瘤则多为脐周、中上腹部或腰背部疼痛。若疼痛突然加重、出现难治性胸腔或腹腔积液时则提示动脉瘤即将破裂。主动脉破裂时疼痛加剧，呈撕裂样，可发生失血性休克，甚至猝死。

（2）压迫症状，主动脉瘤压迫邻近组织及器官而引起相应症状。胸主动脉瘤可压迫上腔静脉、肺动脉、支气管、肺、左喉返神经及食管等出现上腔静脉综合征、呼吸困难、气短、咳嗽、咯血、声嘶、吞咽困难等；降主动脉瘤还可压迫椎体后方脊髓，引起截瘫。

（3）体表搏动性肿块，主动脉弓动脉瘤可于胸骨上窝扪及；胸主动脉瘤可在腹中线稍偏左触及。降主动脉瘤于体型瘦长者易触及。在瘤体部可闻及收缩期杂音，当主动脉瘤累及主动脉根部时导致主动脉瓣关闭不全时，可在主动脉瓣听诊区闻及舒张期杂音。

【实验室检查】

动脉瘤无特异性实验室检查，但需行基本实验室检查评估心血管危险因素。为了排查病因和鉴别诊断，临床一般在症状出现早期进行常规生物标志物检测，如血生化、D-二聚体等，这也更有利于选择恰当的影像学检查技术进行确诊，进而选择恰当的治疗措施。

【影像学表现】

1. **X线表现** 对主动脉瘤的诊断价值有限，出现纵隔增宽或局限性肿块影提示存在胸主动脉瘤可能(图22-7-1)，其中胸主动脉瘤多与胸主动脉关系

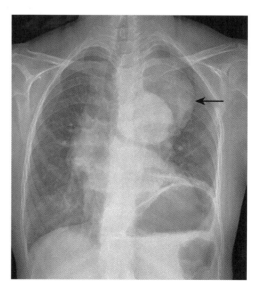

图22-7-1 主动脉弓部主动脉瘤

女性，39岁，后前位胸部平片显示主动脉弓旁巨大类圆形肿块影(箭)，向左肺野突出，密度略低于主动脉结

密切,胸部假性主动脉瘤多与主动脉弓降部关系密切。有时可见食管气管或者腹部脏器受膨隆的主动脉推压移位,心包、胸腔积液征象。需结合其他影像学检查方法确诊。

X线血管造影(digital subtraction angiography,DSA)可很好的显示主动脉瘤的位置、形态、分支血管受累情况以及动脉瘤与邻近重要分支血管(如肾动脉、髂血管等)之间的关系。DSA的局限性在于辐射剂量高、造影剂负担、操作具有侵袭性,相对于CT和MRI,难以准确识别血栓和瘤壁位置,无法判断动脉瘤的确切大小。

(1)动脉瘤的形态:多呈囊状、梭状扩张,或同时存在,若两者之间存在形态正常的主动脉,则为多发主动脉瘤;动脉瘤大小对外科治疗术式选择较为重要。

(2)瘤内附壁血栓形成:瘤壁不光滑;瘤腔直径明显小于瘤体直径;当腔内见少许偏心性高密度影时,提示血栓部分机化。

(3)假性动脉瘤:多为主动脉旁异常囊状影,伴较窄的瘤口与主动脉相通,局部血流紊乱;囊腔呈圆形、椭圆形、葫芦形、不规则形等,部分未显影的囊腔提示血栓形成;偶见动静脉瘘表现。

(4)动脉瘤破裂:可见造影剂外溢征象。

2. CT表现　平扫即可显示主动脉瘤的直径、形态、部位、瘤壁钙化及瘤体与周围血管关系;增强扫描则能清楚显示附壁血栓及主动脉瘤渗漏或破裂情况;多层螺旋CT血管成像(multi-slice spiral CT angiography,MSCTA)可以重建出仿真性三维图像,能更好地显示瘤体及周围血管的关系,以及假性动脉瘤破口周围形态。

(1)动脉瘤术前评价主要征象

1)主动脉局部瘤样扩张:着重测量瘤体及近、远端瘤颈的直径、长度、瘤壁厚度,观察血管迂曲与狭窄程度、分支动脉受累情况等。测量主动脉瘤最大直径时,应尽量在三维重建图像上垂直于血管中心的方向测量(图22-7-2)。

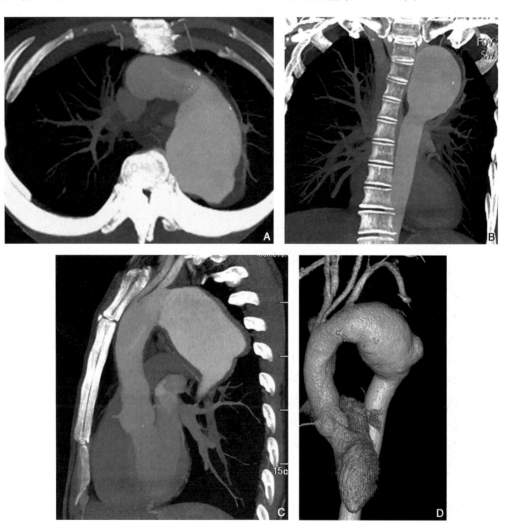

图 22-7-2　主动脉弓降部动脉瘤,并附壁血栓形成
男性,49岁,MIP轴位(A)、冠状位(B)、矢状位(C)以及VR图(D)显示主动脉弓及降主动脉呈梭形扩张,并向前突出、迂曲,管腔内密度均匀,病灶环绕厚薄不均低密度影,并可见点状钙化斑块

2）附壁血栓形成：平扫显示较困难；增强扫描或 CTA 图像显示管腔周围大小不等的新月形、环形

低密度影（图 22-7-3）；若其内见点状、条状高密度钙化影则提示血栓机化。

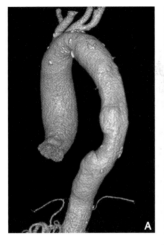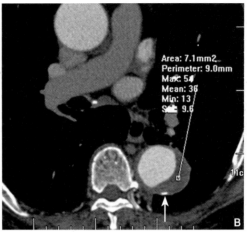

图 22-7-3　降主动脉血栓

男性，87 岁，VR 图像（A）显示降主动脉管腔增宽且粗细不均匀，局部向外呈瘤样
膨大，CTA 轴位（B）示动脉后壁新月形低密度影，钙化影（箭）位于主动脉外轮廓

3）瘤壁周围钙化：多见于动脉粥样硬化引起的动脉瘤。平扫显示主动脉瘤壁周围斑片状或条索状高密度影；增强扫描或 CTA 图像上显示钙化灶位于附壁血栓外侧（图 22-7-2、22-7-3）。

4）假性动脉瘤：平扫可见与主动脉关系密切的圆形、椭圆形或不规则形的瘤体，瘤体和瘤壁均可见钙化，瘤壁钙化多呈条索状，位于外周，瘤体钙化多呈斑片状或不规则形，压迫与推移邻近结构；增强扫描或者 CTA 图像上瘤体与主动脉间可见相通的狭颈；急性期瘤壁模糊，增强未见明显强化（图 22-7-4）；慢性期纤维化的瘤壁可见强化。动态增强扫描瘤腔较主动脉显影延迟（图 22-7-5），随时间推移强化程度逐渐增加，瘤体内造影剂排空时间较主动脉偏长。

5）动脉瘤破裂：平扫时瘤壁模糊，增强扫描或 CTA 图像见造影剂外溢，聚集于破裂处主动脉周围，血肿的密度和 CT 值随时间长短而不同，周围可见软组织影包绕，随时间推移形成假性动脉瘤。

（2）主动脉瘤术后评价：MSCTA 可采用多种重建方法直观地显示和评估主动脉瘤的变化情况，腔内隔绝术后支架的形态、位置、通畅程度，重要脏器供血动脉情况以及是否存在并发症。常见的术后并发症包括内漏、支架内血栓形成、支架断裂或受压发生的形变、移位等。

1）内漏：是指主动脉腔内隔绝术后，在瘤腔内支架外见活动性血流的现象。CTA 图像上表现为支架周围瘤腔内见高密度造影剂聚集的征象（图 22-7-6）。

2）支架内血栓：CTA 可见支架内充盈缺损影（图 22-7-7）。

3. **MRI 表现**　MR 平扫可测量主动脉瘤最大外径、瘤体长度及远近端瘤颈长度，从而确定病灶大小和累及范围，并结合不同切面明确主动脉瘤分型，MRA 三维成像则有助于显示主动脉瘤的形态、大小、位置、范围、瘤壁及周围血管受累情况。

（1）局部管腔瘤样扩张：常规 SE 黑血系列 T1WI、T2WI 图像上瘤腔呈低信号。与假性动脉瘤和动脉夹层不同，真性动脉瘤管腔内信号均匀（图 22-7-8），管腔扩张与正常血管腔呈宽基底连接。假性动脉瘤多呈蘑菇头状，与正常血管腔间以窄基底连接。

（2）附壁血栓形成：其信号受形成时间和机化程度影响而表现不同。未机化血栓在 T1WI、T2WI 上均呈高信号；部分机化血栓呈 T1WI、T2WI 高、低混杂信号；机化血栓在 T1WI、T2WI 上均呈低信号。

（3）升主动脉瘤并主动脉瓣相对关闭不全：电影序列主动脉瓣收缩期可见不同程度的反流信号，舒张期可见条片状无信号区。

（4）假性动脉瘤：平扫时见主动脉旁位于主动脉轮廓外的软组织影，边界清楚，瘤腔与邻近主动脉相交通，不同切面结合能够较好地观察到破口。受血肿形成时间的影响，瘤壁信号会出现差异：亚急性期在 T1WI、T2WI 上均呈高信号；慢性期呈均匀或不均匀的较低信号；机化的血肿则为混杂信号。增强扫描时纤维化的瘤壁可有强化（图 22-7-9）。

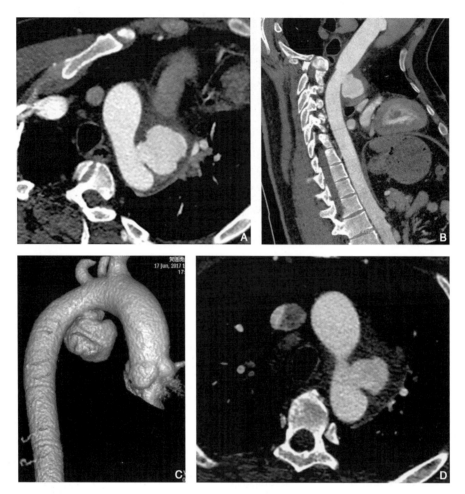

图 22-7-4 假性动脉瘤

男性,30 岁,MIP 多平面重建(A)、曲面重建(B)及表面重建(C)显示主动脉弓下囊袋状
突起,形状不规则,瘤体周围环绕厚薄不均低密度影,CT 值约为 20.9~38.2HU,瘤颈长
约 16.3mm,瘤体大小约 45.7mm×42.0mm;轴位图像(D)瘤腔密度略低于主动脉

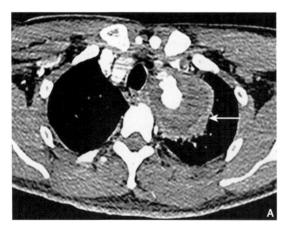
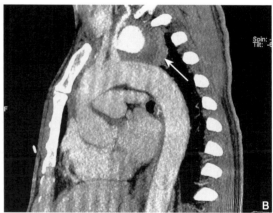

图 22-7-5 假性动脉瘤

男性,44 岁,轴位图像(A)及矢状位 MIP 图像(B)显示左锁骨下动脉后缘与假性动脉瘤借助细蒂相通,瘤周可
见较厚低密度影环绕(箭,血栓),最外层瘤壁密度较高,厚薄不均,提示病变进入慢性纤维化期

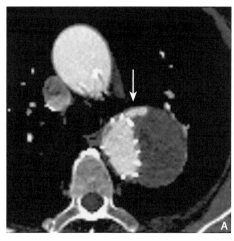
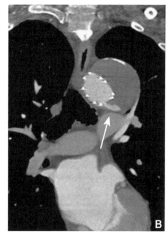

图 22-7-6　主动脉瘤支架术后内漏

男性,75 岁,主动脉夹层腔内隔绝术后。MIP 轴位(A)及冠状位(B)显示主动脉
弓-降主动脉上段可见金属支架影,支架内造影剂密度均匀,弓顶部支架前缘可
见少许造影剂外溢征象(箭),为支架内漏形成

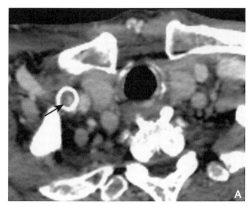
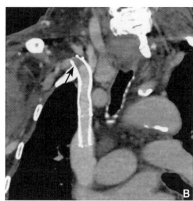
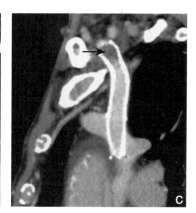

图 22-7-7　支架术后血栓形成

男性,78 岁,MIP 多平面重建轴位(A)冠状位(B)及矢状位(C)显示右侧头臂静脉支架远端管腔内低密度充盈缺损影,
即血栓形成(箭),CT 值约 88HU

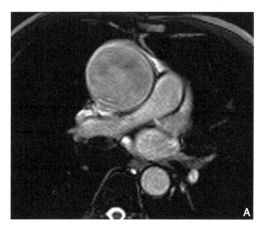
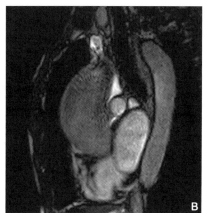

图 22-7-8　升主动脉瘤样扩张

男性,62 岁,T2-BFFE 轴位(A)、矢状位(B)显示升主动脉明显扩大,直径约 5.6cm,同层降
主动脉直径约 2.1cm,信号均匀,管壁光滑,未见增厚

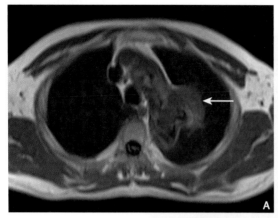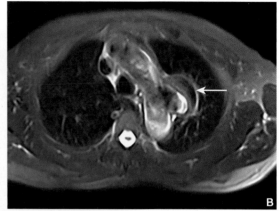

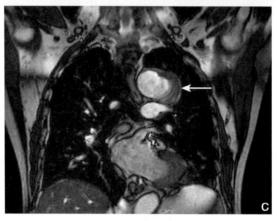

图 22-7-9　主动脉弓假性动脉瘤

男性,75 岁,轴位 T1WI(A)、T2WI(图 B)、冠状位 T2WI(C)图像显示主动脉弓左侧偏后份有一囊腔影(箭),与
主动脉弓相通,破口宽度约 2.7cm,深约 2.1cm,周围见等 T1 等 T2 软组织影环绕,系主动脉弓假性动脉瘤

【诊断依据】

根据 2014 年欧洲心脏病学会《主动脉疾病的诊断与治疗指南》,应在垂直于血管中心线方向上测量主动脉各节段的最大直径,当胸主动脉局部管径大于 4cm,腹主动脉局部管径大于 3cm,或大于邻近主动脉管径的 50% 时,可诊断主动脉瘤。CT、MRI 和 DSA 可以直接显示出胸(腹)主动脉瘤,结合特定病史,一般诊断真性或者假性动脉瘤并不难,但要注意观察主动脉瘤体大小及长度、有无附壁血栓形成、周围血管受累情况,尤其是肾动脉和髂血管,以及随访中瘤体变化情况,为主动脉瘤的治疗方案选择和动脉瘤破裂危险度评估提供依据。

【鉴别诊断】

1. **主动脉迂曲、扩张**　当迂曲的主动脉不垂直于轴位扫描平面时,可造成局部主动脉管腔扩张的假象。采用 CT 薄层扫描、MPR 图像重组以及 MRI 冠矢状位扫描观察主动脉全貌进行鉴别。老年性主动脉呈普遍性扩张且扩张程度相对较轻。

2. **主动脉夹层(具体详见本节第二部分)**

(1) 当横轴面未扫及囊状主动脉瘤体与主动脉相连的部位时,可显示类似主动脉夹层的双腔,此时可以扩大扫描范围,通过连续观察 CT 和 MRI 轴位图像、MIP 重组图像进行鉴别。

(2) 真性动脉瘤附壁血栓形成与主动脉夹层假腔内血栓鉴别:前者血栓范围相对较短,瘤壁钙化多位于外周;后者血栓范围较长,CT 图像可见撕裂、钙化或内移的内膜片。

3. **纵隔或腹膜后肿瘤**　肿瘤可有恶病质表现;肿瘤标志物异常增高;CT 或 MRI 增强扫描病灶呈不同程度强化。

4. **手术区域血管周围血肿与积液**　CTA 未见病灶与主动脉相通。

二、主动脉夹层

【概述】

主动脉夹层(aortic dissection,AD)指在主动脉壁存在或不存在自身病变的基础上,由各种原因(如高血压、外伤等)作用导致主动脉内膜与中膜撕裂,血液由撕裂口进入主动脉壁中层,造成中层沿长轴方向分离而使主动脉形成双腔,假腔扩张,真腔受压变形。另外,主动脉壁滋养血管破裂后产生的壁内血肿也可进一步发展为主动脉夹层。AD 是一种严重威胁人类健康的血管疾病,起病急、进展快,且病情凶险,如不及时进行诊治,死亡率极高。但由于其临床表现多样,首诊漏诊率可高达 1/3。据牛津血管研究报道,AD 每年发病率约 0.06‰,男性高于女性,且随着年龄增长而增加。

IRAD 注册研究显示,AD 平均发病年龄约 63 岁,男性占 65%。虽然男性患病率高于女性,但女性患者预后较差,其主要原因为症状相对不典型且发现较晚。我国 AD 的发病率及病死率目前尚无系统明确的流行病学调查数据,但据近年文献报道数据来看,我国 AD 发病率远高于欧美国家,且发病年龄趋于年轻化,因此及时准确地诊治尤为重要。

AD 分型方法较多,按病程可分为急性(发病 48 小时内)、亚急性(发病 48 小时至 6 周)和慢性(发病 6 周以上)。依据夹层的破口位置和累及的范围,最常见的有 DeBakey 和 Stanford 两种分型方法。DeBakey 分型:Ⅰ型,夹层起自升主动脉并沿主动脉弓累及降主动脉或腹主动脉(图 22-7-10);Ⅱ型,夹层局限于升主动脉(图 22-7-11);Ⅲ型,夹层主要累及降主动脉及以下,破口位于左锁骨下动脉以远,其中局限于胸主动脉者为ⅢA 型,向下累及腹主动脉者为ⅢB 型(图 22-7-12)。Stanford 分型:无论破口起自何部位,只要累及升主动脉即为 A 型,相当于DeBakey Ⅰ型和Ⅱ型;起自并局限于降主动脉者为 B 型。

根据 AD 分支血管的受累方式及其病理生理特

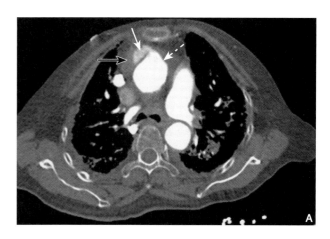

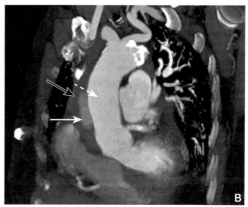

图 22-7-11　主动脉夹层 DeBakey(Ⅱ型)
女性,87 岁,胸部 CTA 轴位(A)及 MIP(B)图像显示升主动脉局部主动脉夹层形成,真腔大(白虚箭),假腔小(白实箭),伴升主动脉壁内血肿形成(黑箭)

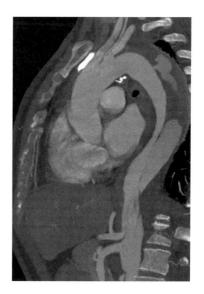

图 22-7-12　主动脉夹层 DeBakey(Ⅲ型)
男性,68 岁,胸部 CTA 矢状位 MIP 图像显示主动脉弓及其下段主动脉夹层形成,未累及升主动脉

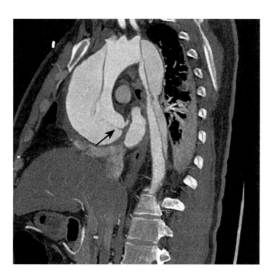

图 22-7-10　主动脉夹层 DeBakey(Ⅰ型)
男性,45 岁,胸部 CTA 矢状位 MIP 图像显示主动脉夹层,初破口位于升主动脉根部(箭),向下累及至降主动脉远段

征不同常分为三型:Ⅰ型为内膜片未累及分支血管,但向下脱垂覆盖分支血管的起始处,称为动力性梗阻型,此型分支血管仍由真腔供血;Ⅱ型为主动脉夹层累及分支血管,即主动脉夹层内膜片贯穿或进入

分支血管,称为机械性梗阻型,此型受累血管由真假双腔供血;Ⅲ型为受累分支血管完全由假腔供血,分支血管的内膜随主动脉夹层内膜从其开口处完全撕裂。

AD 的发病机制一方面与血流动力学因素有关,包括动脉血压、管壁应力、血流状态。另一方面由血管壁成分组织病理学改变引起,如动脉粥样硬化;特发性主动脉中层退行性变;遗传性疾病如:马方(Marfan)综合征、Ehlers-Danlos 综合征、特纳(Turner)综合征;炎症如:梅毒、巨细胞性动脉炎等,通过主动脉壁的炎症反应直接破坏动脉壁各层结构,造成其薄弱、扩张;另外,外伤、医源性损伤、滥用可卡因和妊娠等因素也可促发主动脉夹层。

【临床表现】

AD 患者的临床表现与夹层的程度以及受累的心血管结构有关。主要症状及体征包括急性疼痛、脉搏短绌、心脏杂音、局灶性神经功能障碍及低血压、晕厥等。大多数 AD 患者临床表现为突发、剧烈、撕裂样或刀割样的疼痛,常持续数小时至数天,但疼痛很少放射至颈、肩、或手臂等部位。A 型 AD 的疼痛部位多位于前胸部,B 型 AD 则一般为腹背痛。

部分患者以晕厥为首发症状,与心脏压塞或主动脉三大分支夹层等危及生命的并发症有关。除疼痛外,还可出现恶心、呕吐、冷汗、低血压、晕厥、胸腔积液及发热等症状。伴有白细胞、C 反应蛋白水平的升高及发热,与炎症反应关系密切。10%~15% 的 AD 患者伴有主动脉瓣反流、继发性心肌缺血甚至心肌梗死、心包填塞,当发生急性严重的主动脉瓣反流时可发生心功能衰竭和心源性休克。AD 患者还可并发神经系统症状,如脑缺血或卒中、急性偏瘫等,部分为一过性。部分患者还可发生胰腺炎或急性肾功能异常;少部分 AD 患者可发生肠系膜动脉缺血,临床表现为不典型腹痛,而仅 40% 患者无腹痛。

【实验室检查】

(1) D 二聚体:D 二聚体是交联纤维蛋白的典型降解产物,它主要见于静脉血栓形成的患者,对急性肺栓塞有较高的敏感性。有研究报道 D-二聚体对 AD 的敏感性高达 100%,特异性为 67%。

(2) 平滑肌肌球蛋白重链(smMHC):由于 AD 发生时,动脉中层平滑肌被破坏,平滑肌肌球蛋白重链释放到血液中,提示主动脉内壁损伤,亦可为 AD 的诊断提供线索。

(3) C 反应蛋白及白细胞计数:C 反应蛋白作为非特异性急性炎症反应的标志物,在 AD 发病后即升高,在伴有低氧血症、胸腔积液的患者中升高更为明显,可作为 AD 危险程度评估的参考指标。同时 AD 患者白细胞计数也可显著增高。

【影像学表现】

目前主动脉夹层的诊断主要依赖影像学检查,包括数字减影血管造影(DSA)、CT 血管成像(CT angiography,CTA)、MR 血管成像(MR angiography,MRA)及超声检查。AD 的影像学评价不仅要明确有无夹层,而且要明确夹层的分型、范围、破裂口部位及主动脉分支与夹层的关系,从而为临床治疗方案的选择以及患者的预后评估提供帮助。

1. X 线表现

(1) X 线胸片:可见纵隔增宽(>8cm)和心影增大。50% 的患者伴有一侧或双侧胸腔积液或肺不张。AD 患者胸片检查诊断价值不大,确诊还要依靠血管造影、CT、MRI 及经食管超声。

(2) 主动脉造影:主动脉造影对于诊断典型的 AD 有很大的价值,动态观察不仅可确定夹层的存在,还能判断夹层的破口位置及其对主要分支血管的影响,其诊断准确率高于 95%。但主动脉造影不能发现 AD 的壁内血肿,当假腔内被血栓充填时也可能观察不到假腔的存在。目前该技术已基本被无创伤性影像检查技术所替代,通常在 AD 介入治疗的同时进行。

2. CT 表现 多层螺旋 CT(multi-slice spiral CT,MSCT)扫描速度快,覆盖范围广,能在短时间内完成主动脉全程的扫描,还可利用多种图像后处理技术,如多平面重组(MPR)、容积再现(VR)和最大密度投影(MIP)等进一步分析,提高诊断效率。

(1) 平扫:主要了解主动脉概况,如主动脉增宽、主动脉周围渗出增多,管壁钙化的分布及内移情况,当钙化的内膜移位超过 5mm 时有诊断意义(图 22-7-13)。

(2) 增强:①主动脉管腔扩张,内膜片呈低密度线样影,并将管腔分隔成双腔或多腔。假腔内血流速度常较慢,增强扫描动脉期密度常低于真腔(图 22-7-14)。②Ⅰ、Ⅱ型主动脉夹层如在主动脉根部,内膜片常呈不规则漂浮状,有时难以区别真、假腔。Ⅲ型可以清楚显示破口。若真、假腔分界明确,真腔受压变窄居内侧,于降主动脉呈螺旋形向下延伸,出口可以是单个或多个。③主要分支血管与夹层的关系:可以显示冠状动脉、头臂干、腹腔内脏动脉及髂

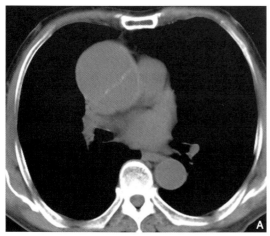
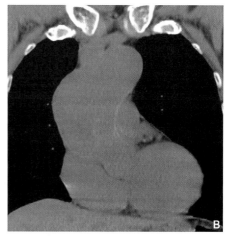

图 22-7-13　主动脉夹层（Ⅰ型）

男性,70 岁,胸部 CT 平扫轴位（A）及冠状位重建（B）显示升主动脉增宽,其内密度不均,可见钙化的粗细不均匀内膜内移,致动脉内双腔改变

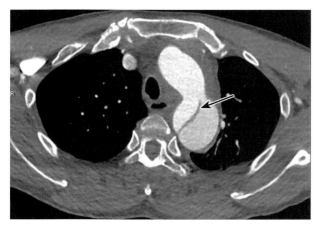

图 22-7-14　主动脉夹层 DeBakey（Ⅲ型）

男性,44 岁,胸部 CTA 轴位图像显示主动脉夹层,初破口位于主动脉弓,见线状内膜片影（箭）,真腔小,密度高;假腔较大,密度稍低

动脉起自真腔还是假腔,是否受压移位。如果受夹层累及,可见内膜片线状充盈缺损自血管开口部伸入腔内（图 22-7-15）。④血栓形成,以假腔多见,无对比剂充盈（图 22-7-16）。⑤主动脉夹层破裂时,Ⅰ、Ⅱ型夹层常破入心包,表现为心包积液;破入胸腔可出现单侧或双侧胸腔积液。

（3）真假腔鉴别:AD 真假腔的判断对临床治疗决策尤为重要。近年来主动脉腔内成形术广泛开展,在主动脉腔内成形术术前评估中,左锁骨下动脉处的主动脉真腔直径是选择支架直径的重要依据;内膜瓣走行角度,辨别真假腔是判断能否行支架置入的关键;假腔内有无血栓是选择开窗部位的重要因素;支架置入时如果误放入假腔内将会危及患者生命。

真、假腔可从以下几个方面予以鉴别:①血流速度:多数患者真腔血流速度快于假腔,动脉期真腔内对比剂浓度高于假腔。②形态:轴位图像假腔常呈新月形、环形,真腔则常呈卵圆形或半圆形,假腔常包绕真腔;Ⅰ型夹层在主动脉弓平面假腔包绕真腔常呈"夹心饼"样表现;真腔常明显受压变扁平或细小,假腔则扩张膨大。③内膜片形态:横断位图像显示撕裂内膜片常凸向假腔,致假腔边缘呈"鸟嘴"样表现。④真、假腔走行关系:多数情况下假腔呈螺旋形盘绕真腔或真假腔平行状走行。⑤血栓:假腔内常有多少不等的血栓形成,增强扫描时为不规则充盈缺损,真腔内较少有血栓形成。

3. MRI 表现　三维增强 MR 血管造影（three-dimensional contrast-enhanced magnetic resonance angiography,3D CE-MRA）已成为血管性病变的重要检查方法,其强大的后处理技术显示初始破裂口部位及其与主动脉分支关系的立体结构,对外科手术及介入治疗的选择具有重要指导意义。3D CE-MRA 能显示从升主动脉瓣至腹主动脉分叉的主动脉全长,确定主动脉夹层的类型,显示真假腔、内膜片,初始破裂口的部位、大小及其与邻近动脉分支的关系,以及主动脉分支的起源、假腔内血栓的有无及相关数量（图 22-7-17）。

3D CE-MRA 的后处理技术主要包括 VR、MPR、MIP 及 VE（仿真内镜）。多种后处理技术对 AD 内外结构及其与周围血管关系的显示各有优点,并有互补作用,而单一技术难以充分显示 AD 的综合情况。VR 及 MPR 可立体地显示破裂口及其与分支血管的关系,而 VE 可从内部显示破裂口的游离缘。真假腔、内膜片的显示以 MIP 及 MPR 为佳,表现与CT 类似。

总之,3D CE-MRA 及三维重建可无创、快速、准

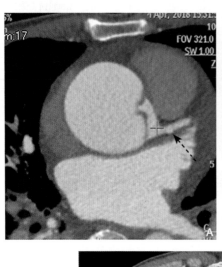
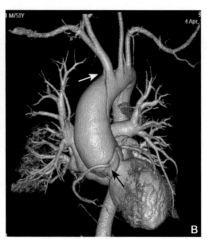
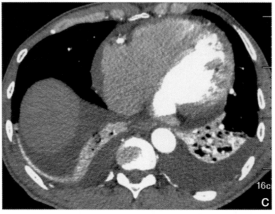

图 22-7-15　主动脉夹层 DeBakey(Ⅱ型)

男性,51 岁,胸部 CTA 轴位(A)及 VR 图(B)示主动脉夹层,初始破口位于升主动脉,
左冠状动脉(黑虚箭)、右冠状动脉(黑实箭)分别开口于左冠窦与右冠窦,起自真腔;
头臂干(白实箭)开口于真假腔;CT 纵隔窗显示心包积液,双侧胸腔积液(C)

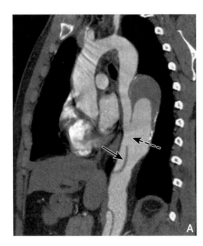
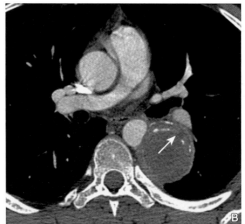
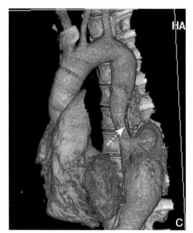

图 22-7-16　主动脉夹层 DeBakey(Ⅲ型)

男性,31 岁,胸部 CTA 矢状位重建(A)显示初始破口(黑虚箭)位于降主动脉后壁,假腔向上向下扩展,内膜(黑实箭)将
血管分为两个腔,假腔大且外形不整,其上端血栓呈低密度影,轴位(B)示血栓斑点状弧形钙化(白实箭),VR 图(C)示
真腔受压变窄(白虚箭)

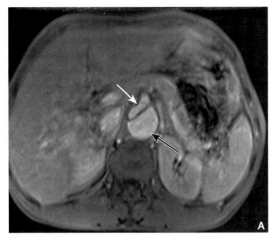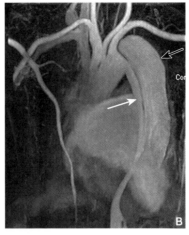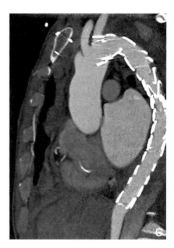

图 22-7-17　主动脉夹层 DeBakey（Ⅲ型）

男性,44 岁,胸腹部 MRI 轴位（A）及 MRA（B）显示腹主动脉内膜片影,真腔小（白箭）,假腔大（黑箭）,夹层支架术后改变,胸部 CTA 行 MIP 重建（C）,主动脉弓及降主动脉见支架影,周围未见造影剂外漏（C）

确地诊断主动脉夹层及其分型,帮助临床制定治疗方案,并为手术或血管腔内术提供立体精确的解剖信息,可作为主动脉夹层的首选检查之一。

注:各种检查方法对比

当前 MSCT、MRA、DSA、经皮血管内超声及经胸超声心动图（TEE）检查均应用于 AD 的检查中,且均能诊断 AD。DSA 对血管显示良好,但为有创检查并且仅能显示有血流的管腔,当假腔内血栓多而造影剂充盈不佳或假腔无造影剂充盈的部分显示不清时,在检查过程中可能会引起破口扩大或瘤体破裂,此外该检查费用高,患者接受放射线剂量大。TEE 能明确破口的位置,观察血流流向,判断真假腔,但超声检查声窗较小,不易显示分支受累及情况,而且检查准确度受操作者水平影响。经皮血管内超声可实时显示血管的切面图像,能清晰显示血管壁的厚度、管腔大小及形态,但经皮血管内超声系有创检查,检查时间长,费用高。MRA 无辐射,可明确真假腔及破口位置、大小及数目,风险低,且不需要碘对比剂,但 MRA 检查时间相对较长,不适用于急性 AD 的检查,且 MRA 对钙化不敏感,因呼吸及心跳所致伪影会影响图像清晰度,不适于装有心脏起搏器或者体内有金属植入物者。MSCT 扫描速度快,能通过多种图像后处理技术全方位观察病变情况,清晰显示主动脉的整体形态,准确判断真假腔,测量病变累及范围,了解主动脉分支受累情况,发现主动脉周围病变,如胸腔积液、心包积液、纵隔血肿及肺动脉夹层等,为临床术前方案的拟定提供依据。因此 MSCT 可作为诊断 AD 的首选影像学检查。

【诊断依据】

影像学检查是诊断 AD 的主要依据。有突发性撕裂样胸痛史,增强 CT 或 MRI 在主动脉腔内见到撕脱的内膜片和真假腔,即可确诊。64 排螺旋 CT 单次扫描 10s 左右即能完成冠状动脉、肺动脉及主动脉的 CTA 扫描,并作出准确的诊断和鉴别诊断。因此 MSCT 已成为 AD 诊断的"金标准"。

【鉴别诊断】

1. **急性胸、腹痛**　临床表现需与所有引起急性胸、腹部剧烈疼痛的疾病鉴别,如:急性心肌梗死、肺动脉血栓栓塞、自发性气胸、食管破裂、急性胰腺炎、肾绞痛等。此时需要结合临床病史及相关影像学及实验室检查,尽早确定及排除危及生命的病因。

2. **纵隔肿瘤鉴别**　主动脉夹层还需与主动脉壁内血肿（intramural hematoma,IMH）、穿透性主动脉粥样硬化性溃疡（penetrating atherosclerotic ulcer,PAU）、主动脉瘤等鉴别,结合 CT 及 MRI 有助于诊断及鉴别诊断。与传统的 AD 不同,IMH 在真腔周围不会呈螺旋形分布。PAU 常表现为广泛分布的钙化斑及粥样硬化斑块。主动脉瘤主要表现为主动脉扩张,但其管腔内无内膜片和双腔等征象。但当主动脉瘤并发血栓形成时,其腔内充盈缺损易被误认为是双腔形成,在此种情况下,需谨慎鉴别。

三、主动脉壁内血肿和溃疡

【概述】

主动脉壁内血肿（aortic intramural hematoma,AIH）是指主动脉壁内出血或主动脉壁内局限性血肿形成,而无内膜破口,是一种特殊类型的主动脉夹层（aortic dissection,AD）。AIH 的发生机制主要有以下两种情况:一是由于动脉粥样硬化斑块的内膜碎裂和穿透溃疡邻近出血,在动脉壁中层蔓延形成;

二是由于主动脉壁内滋养血管的自发破裂形成,而无主动脉壁内膜的中断。高血压及主动脉壁粥样硬化改变被认为是最主要的危险因素。AIH 多位于中膜与外膜之间,无内膜破裂,内膜可有或无动脉粥样硬化改变。血肿存在使主动脉管壁更易破裂,当其向内破裂时可形成典型的 AD,向外扩张则形成动脉瘤,严重者可向外破裂穿通主动脉壁。

溃疡包括粥样硬化性小溃疡和穿透性溃疡。穿透性主动脉溃疡(penetrating aortic ulcer,PAU)是指主动脉粥样硬化斑块溃疡穿透内膜弹性纤维累及中膜引起的病变。PAU 一般形成中膜血肿,多为局限性,也可穿透外膜形成假性动脉瘤,甚至发生破裂。PAU 多于胸主动脉粥样硬化的基础上发生,可为多发。不同患者的病变在血管壁的大小和深度方面存在较大差异。该病的危险因素包括老年男性、吸烟、高血压、冠脉相关疾病、慢性阻塞性肺疾病等。

主动脉壁内血肿和溃疡属于急性主动脉病变,需定期复查。

【临床表现】

主动脉壁内血肿和穿透性溃疡的临床症状、体征及危险程度与 AD 相似,首发症状多表现为突发的急性胸背部疼痛,性质可为刀割样、撕裂样剧烈痛,或钝性疼痛。部分患者可出现左侧胸腔积液,当升主动脉受累时可出现心包积液。部分患者可有晕厥、声嘶、截瘫、肠系膜缺血、急性肾功能衰竭等少见的症状和并发症。仅凭临床表现难以鉴别这几种疾病,但影像学的特殊征象能够为疾病的鉴别诊断提供有力依据。

【实验室检查】

虽然实验室检查在诊断急性主动脉病变方面意义不大,其主要临床价值在于排除肺栓塞等其他疾病,为治疗决策提供参考。

实验室检查项目一般包括红细胞、白细胞计数、C 反应蛋白、原降钙素、肌酸激酶(观察再灌注损伤,横纹肌溶解)、肌钙蛋白、D-二聚体以及葡萄糖、血气分析等检查。

【影像学表现】

1. 主动脉壁内血肿

(1) 直接征象:X 线检查对主动脉壁内血肿的诊断价值不大。

CT 上表现为主动脉壁新月形或环形病变、低密度增厚≥5mm、CT 平扫呈略高于主动脉管壁组织密度的软组织影。范围可局限于某部分主动脉管壁,亦可累及主动脉管壁全程。在 CT 增强扫描图像上,低密度的血肿外缘时常可见略高密度的环状强化影。无内膜片及真、假腔形成(图 22-7-18)。

MRI 对 AIH 的诊断与鉴别诊断具有独特优势。T1WI、T2WI 对不同时期壁内血肿中氧和血红蛋白与高铁血红蛋白成分显示出不同的信号强度,可依此来判断血肿存在的时间,急性期 T1WI、T2WI 呈等信号,亚急性期及慢性期 T1WI、T2WI 呈高信号;由于壁内出血可位于内、中、外膜间,MRI 可以显示分层的动脉壁。

(2) 间接征象

1) 穿透性溃疡征:指造影剂自管腔向血肿渗出而形成的细小突起或盲端的高密度影;

2) 钙化内移征象:指钙化位于血肿内侧壁;

3) 主动脉壁散在或广泛的钙化;

4) 单侧或双侧胸膜腔渗出或积液(部分可合并心包积液或肺叶间裂积液)。

2. 主动脉穿透性溃疡 在 CT 平扫上,PAU 与 AIH 的表现相似,因此 CT 增强扫描可为临床诊断提

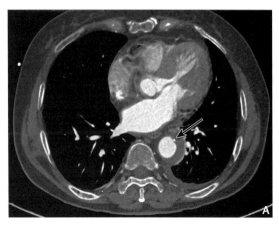
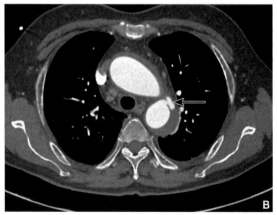

图 22-7-18 主动脉瘤壁内血肿,伴溃疡形成

女性,63 岁,CTA 轴位图像(A)示升主动脉起始部壁内血肿形成,主动脉弓左侧(B)形成局限性动脉夹层,壁内血肿为无强化的低密度,溃疡(箭)呈突出于腔外的高密度影

供更多依据。其特征性表现为主动脉腔外的深大"龛影",形态、边缘多不规则(图 22-7-18)。PAU 在超声图像上显示为"囊状"突出,而邻近主动脉壁局限性增厚或回声高衰减则提示伴发 AIH 的可能性。此外,MRA 对斑块溃疡、局部壁间血肿和假性动脉瘤等病变显示更好(图 22-7-19)。

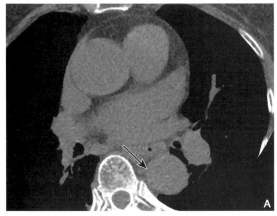
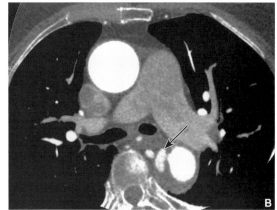
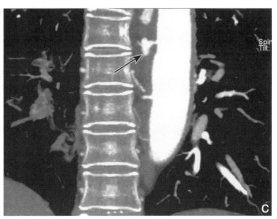

图 22-7-19　主动脉壁内血肿,伴穿透性溃疡
女性,74 岁,CT 平扫(A)示降主动脉壁见新月形稍高密度影(箭),CTA 轴位(B)、冠状位 MIP 图像(C)显示高密度影为主动脉穿透性溃疡(箭)

【诊断依据】

1. **主动脉壁内血肿**　AIH 诊断主要依赖影像学检查,CT 检查主动脉壁因出血呈现分离的多层表现或主动脉壁增厚≥5mm。主动脉壁呈新月形或环形增厚改变。

2. **主动脉穿透性溃疡**　与 AIH 一样,PAU 诊断主要依赖影像学检查,CT 检查表现为主动脉腔外的不规则"龛影"。影像学检查要点包括病变位置、长度及深度;是否存在主动脉壁内血肿;是否累及主动脉周围组织并造成出血;其余主动脉血管壁厚度等。

【鉴别诊断】

1. **主动脉壁内血肿与主动脉夹层相鉴别**　AIH 患者年龄较大且伴高血压,多有动脉粥样硬化或溃疡。主动脉夹层多沿主动脉长轴螺旋剥离,而壁内血肿为环绕主动脉的病变,有时还可看到血肿外增厚且增强的壁,可能代表外膜的感染。AIH 无撕裂内膜片,主动脉无真假腔形成。

2. **主动脉壁内血肿与动脉粥样硬化的管壁增厚相鉴别**　当有钙化内移时可明确诊断为 AIH,因为钙化多发生在内膜,当内膜破溃或中、外膜滋养血管破裂形成血肿时可将内膜向内推移,钙化也随之内移;

急性期 AIH 的 CT 值高于粥样硬化斑块,前者为血肿,CT 值一般在 60~120HU 之间,后者多为含脂质的斑块,CT 值较低,一般低于 60HU;

血肿外缘的环状强化也支持血肿的诊断,可能提示有中、外膜滋养血管的增生,增生的滋养血管易破裂形成血肿;

壁内血肿的内缘多较光滑,而粥样硬化斑块常致管壁不规则增厚;

AIH 可发生在主动脉的任何部位,而粥样硬化因血流动力学的关系极少发生在升主动脉,一般累及主动脉弓及胸、腹主动脉。

3. **主动脉壁内血肿与大动脉炎相鉴别**　大动

脉炎所致的血管壁增厚可累及胸和/或腹主动脉,但病变累及的血管之间一般有正常部分,且内壁光滑。另外,大动脉炎常累及主动脉的主要分支血管并导致其狭窄或闭塞。

4. 穿透性主动脉溃疡与主动脉夹层相鉴别 主要与主动脉夹层相鉴别,两者的患者一般情况接近,老年患者,有高血压病史,出现腰背痛,部分慢性主动脉溃疡可无明显症状,利用增强 CT 可以观察溃疡及动脉壁的强化情况,PAU 主要表现为主动脉管壁不规则增厚、钙化以及腔外的龛影,而没有内膜片和真假腔,从而与主动脉夹层鉴别。

四、其他大血管疾病

(一) 主动脉缩窄

【概述】

主动脉缩窄(coarctation of aorta,CoA)是指主动脉先天发育不良导致的主动脉局限性或广泛性狭窄,好发于主动脉峡部。约占先天性心脏病的 6% ~ 8%,新生儿发病率高,约 65% 的患者在 1 岁以内发病,其中约 65% 的患者能存活至 40 岁以上。男性发病率较女性略高。该类患者常并发其他类型心血管畸形,随年龄增加,未经治疗的患者心血管并发症发生率也不断增加。CoA 患者的治疗依赖于患者就诊时的年龄、临床表现及主动脉缩窄的严重程度。

主动脉缩窄的病因尚不清楚,目前主要存在两种理论。一种理论认为 CoA 是从动脉导管来的组织环形扩展到主动脉壁内,因此导管闭合时收缩和纤维化可累及主动脉,引起主动脉局部狭窄。另一种理论认为由于宫内血流减少导致胎儿主动脉弓发育不全,进而引起 CoA。

根据缩窄节段与动脉导管或动脉韧带的位置关系,可将 CoA 分为三型:①导管前型,又称为婴儿型,缩窄段位于动脉导管开口近端或主动脉弓,此型动脉导管常开放,主要由肺动脉经动脉导管供给降主动脉血供,多并发心内其他畸形。②导管旁型,缩窄段位于动脉导管附着处。③导管后型,缩窄位于动脉导管开口远端。导管旁型和导管后型又称成人型,通常较少并发心内畸形,动脉导管常闭合。此外,还可以根据缩窄的范围将其分为局限性和管状主动脉缩窄;根据是否并发其他心内畸形分为单纯型主动脉缩窄(伴或不伴动脉导管未闭)和复杂型主动脉缩窄(合并除动脉导管未闭外的其他心内畸形)。

【临床表现】

主动脉缩窄的临床表现取决于患者年龄、缩窄部位、缩窄的严重程度、有无合并其他畸形。轻者可无明显临床症状。婴儿 CoA 常合并动脉导管未闭以及多种心血管畸形,可出现末梢循环灌注不良、呼吸困难、酸中毒、喂养困难等临床表现,严重者可合并肺炎、心力衰竭,甚至死亡。成人主动脉缩窄的临床表现不一,且症状随年龄的增长而加重,可出现头痛、视物模糊、头颈部血管搏动等临床表现。其中以血压异常就诊最为常见,表现为上下肢血压差异大,上肢血压明显高于下肢。下半身可因血供不足出现畏寒、疲乏或间歇性跛行等表现。

【影像学表现】

1. X 线表现 X 线胸片无特异性,10 岁以上患者常表现为心影增大,以左心室为著。

(1)"3"字征:在主动脉结处由扩大的左锁骨下动脉和缩窄段下端的降主动脉狭窄后扩大所形成。

(2)"E"字征:食管钡餐检查在主动脉缩窄部位,狭窄后扩大的胸降主动脉或扩大的右侧肋间动脉在食管壁形成的压迹。

(3)肋骨切迹:因扩大迂曲的肋间动脉侵犯肋骨后段下缘所致,一般累及双侧肋骨。

2. 超声心动图表现 心脏彩超是一种无创性检查手段,能实时成像且特异性较高,并可进行任意方位扫查,已成为主动脉缩窄初步筛查的首选检查。二维超声心动图可明确缩窄的部位、范围和程度,以及是否存在动脉导管及动脉导管与缩窄的关系,是否并发其他心血管畸形。二维超声心动图经胸骨上窝进行探查,可显示出主动脉弓长轴的全貌,进而判断主动脉缩窄的部位和长度。经胸、经食管超声心动图、四维超声及超声应力可用于主动脉狭窄的产前、术前、术中及随访检查。

3. CT 表现

(1)管腔狭窄:主动脉缩窄最重要的特征表现为主动脉管腔局限性狭窄,多见于主动脉峡部,也可见于升主动脉及腹主动脉。大多患者为局限性狭窄,也可出现多段狭窄。检查时应该重点观察狭窄的部位、范围及程度。VR 图像可以立体、清晰地显示狭窄区域,MPR 图像能显示病变累及的范围和管壁情况,MIP 技术对狭窄的程度显示较好(图 22-7-20,图 22-7-21)。

(2)狭窄后扩张:管腔狭窄后远端的主动脉扩张,严重者可形成主动脉瘤;双侧锁骨下动脉可代偿性扩张(图 22-7-22)。

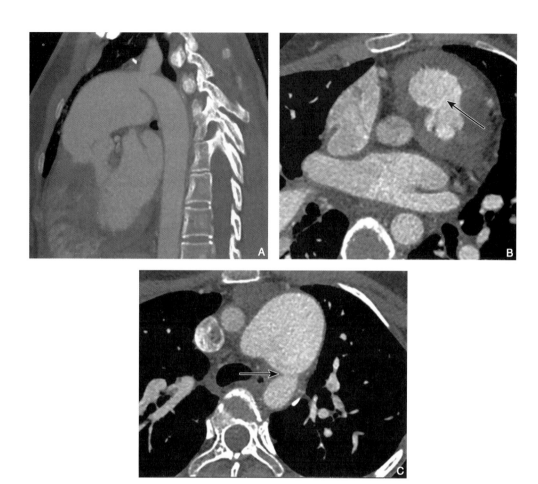

图 22-7-20　导管前主动脉缩窄,伴室间隔缺损及动脉导管未闭

女性,19 岁,胸部 CTA 的 MIP(A)图像显示心脏增大,主动脉弓迂曲缩窄。轴位片(B)显示肺动脉干下方室间隔缺损(箭),肺动脉干明显增粗,与主动脉弓后份通连(C,箭)

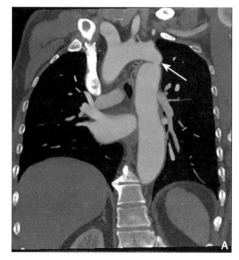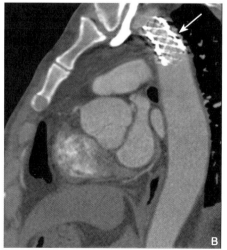

图 22-7-21　主动脉峡部缩窄

男性,43 岁,胸部 CTA 的矢状位 MIP 图像(A)显示主动脉峡部明显缩窄(箭)。2 天后行主动脉缩窄球囊扩张及支架置入术,胸部矢状位 MIP 图像(B)显示主动脉峡部有一支架影,未见明显造影剂漏出征象(箭)

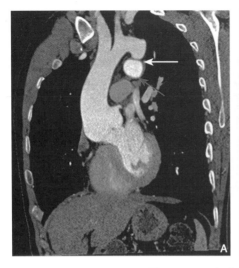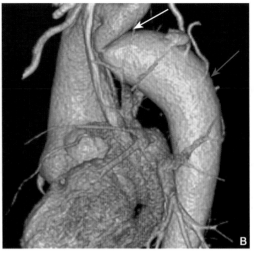

图 22-7-22 主动脉缩窄伴降主动脉扩张

男性,31 岁,胸部 CTA 的矢状位 MIP(A)及 VR(B)图像显示主动脉峡部缩窄(白箭),缩窄后降
主动脉近段明显扩张(红箭)

（3）侧支循环:在主动脉缩窄后代偿过程中逐渐形成的,狭窄程度越重者形成的侧支血管越多,扩张越明显。最常见的侧支血管有胸廓内动脉、肋间动脉、支气管动脉、腹壁上下动脉、乳内以及后纵隔动脉等。

（4）合并其他心血管畸形:主动脉缩窄常并发动脉导管未闭、室间隔缺损、主动脉瓣二叶畸形、主动脉瘤、动脉夹层、肺静脉异位引流等其他心血管畸形(图 22-7-20)。

4. MRI 表现　MRI 为无创性检查,CoA 的 MRI检查常用序列有常规自旋回波序列、梯度回波电影序列、相位对比 MR 以及对比增强 MRA 成像等。自旋回波 T1WI 序列横断位联合左前斜位,能判断主动脉狭窄的部位,并可显示迂曲扩张的侧支循环。峭状缩窄内膜呈脊状增厚并凸出,形成管腔狭窄并

可见其前后动脉扩张,但通常无血管壁异常。

膜状主动脉狭窄表现为位于主动脉腔内的线状隔膜,可观察其厚度、内孔大小及其与主动脉壁的关系,并能直观地显示动脉导管未闭。电影 MRI 序列中流动的血液呈高信号,通过缩窄段的高速血流和涡流呈无信号或者低信号,因而能更清楚显示狭窄部位,尤其在收缩期更加明显,该流空信号的范围与狭窄的程度呈正相关。MRA 利用血液流动或经外周血管注入对比剂可清楚地显示管腔结构,还可评价侧支循环血管。MRI 不仅能在术前评估狭窄部位、范围以及狭窄程度等,还能评价其他伴发的心血管畸形,如动脉导管未闭、室间隔缺损等(图 22-7-23)。伴动脉导管未闭者可以在降主动脉和肺动脉间见到流空的管道。

5. 心血管造影表现　目前主动脉造影仍然是

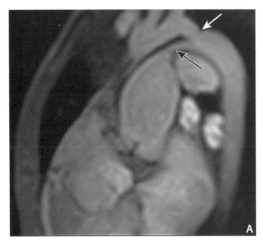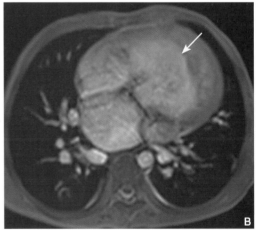

图 22-7-23 先心病,主动脉缩窄,伴单心室,动脉导管未闭

男性,6 岁,胸部矢状位 MRI 图像(A)显示主动脉弓局部缩窄(白箭),主动脉弓及肺动脉干之间见一细长管状影相通(黑箭)。轴位(B)图像显示心脏增大,室间隔大部分缺损,左右心室融合成一较大心室
(白箭)

评价主动脉缩窄的"金标准"，它可显示缩窄发生的部位、长度、累及的血管及形成的侧支循环。但当患者合并其他复杂的心血管畸形时，仍需结合 CTA 来进行综合判断。

【诊断依据】

临床初筛主要依靠特征性的上下肢动脉血压差异、下肢动脉血压低或无法测量以及股骨搏动减弱或延迟（肱-股延迟），最终确诊需要依赖心脏彩超和 CTA 等影像学检查发现主动脉局限性狭窄。此外，影像学检查还可发现其他合并的心血管畸形。

【鉴别诊断】

1. 主动脉弓离断 主动脉弓离断是一种罕见的先天性心脏病，有些学者认为该病是主动脉缩窄的极端表现。影像学检查如 CT 显示主动脉两端是否相连，彩色多普勒显示主动脉弓到降主动脉有无血流信号有助于两者的鉴别。

2. 大动脉炎 大动脉炎多伴有无名动脉狭窄，且主动脉内膜呈不同程度的弥漫性或节段性增厚，伴管腔不同程度狭窄。CoA 为先天性主动脉狭窄，通常为局限性病变，无全身炎症活动改变。

（二）马方综合征

【概述】

马方综合征（Marfan syndrome，MFS）是一种遗传性结缔组织疾病，为常染色体显性遗传，其发病率约 1/5 000～1/3 000。可累及多个系统，主要累及骨骼、眼及心血管系统，临床表现为体型瘦长，长颈、长臂、长腿，尤以手指、脚趾明显，因而又称蜘蛛指（趾）综合征。眼部病变主要有晶状体脱位或半脱位、高度近视、白内障、视网膜剥离等；约 80% 以上患者存在不同程度的心血管病变，以主动脉病变最为多见。临床分为三型：三主征均具备者称完全型；仅出现一项或两项者称不完全型；仅有心血管改变者称为心血管型（顿挫型）。患者多数在中青年死亡，心血管系统病变是影响本病预后的主要决定因素，造成患者死亡的主要原因为主动脉瘤、主动脉夹层破裂、心脏压塞、主动脉瓣关闭不全和二尖瓣脱垂所致的心力衰竭或心肌缺血。

该病是由 15 号染色体上原纤蛋白基因突变所致。纤维素原是构成微纤丝或弹力纤维的主要成分，存在于骨膜、悬韧带以及主动脉中。此外还可能与酸性黏多糖沉积、唾液酸增多、透明质酸堆积、硫酸软骨素形成不良或过度破坏有关。本病主要累及中胚叶的骨骼、心脏、肌肉、韧带和结缔组织。病理表现为主动脉中层囊性坏死、弹力纤维断裂、黏液样

变性和囊肿形成等，可有平滑肌排列不规则、增生，血管外膜有不同程度纤维化改变。主动脉扩张到一定程度后，将造成主动脉大破裂或发生夹层分离等改变。

【临床表现】

MFS 突出的临床表现涉及肌肉-骨骼系统、眼及心血管系统，主要累及主动脉、心脏、骨骼、眼、肺及皮肤等。其心血管表现为：①主动脉病变：主动脉进行性扩张，伴主动脉瓣关闭不全、升主动脉瘤、主动脉夹层及撕裂等。妊娠妇女发生主动脉夹层多为马方综合征。②二尖瓣脱垂、严重者并发二尖瓣关闭不全，部分可见三尖瓣关闭不全。③冠状动脉受累：可引起心绞痛甚至心肌梗死。④合并先天性心血管畸形：如房间隔缺损、室间隔缺损、法洛四联症、动脉导管未闭、肺动脉狭窄及扩张等。⑤合并心律失常：如传导阻滞、预激综合征、心房颤动、心房扑动等。

由于主动脉瓣和二尖瓣关闭不全或脱垂，继发性出现心肌收缩与顺应性下降，充盈压明显上升，脉压变小，引起左心房室增大，最终导致左心衰竭。

常见的临床症状有胸闷、心慌、气短、乏力、不典型胸背部疼痛。如有突发性剧烈疼痛史，提示可能发生主动脉夹层。听诊在主动脉瓣区可闻及响亮粗糙的收缩期与舒张期杂音，伴震颤，向心尖传导。

【影像学表现】

1. X 线表现 X 线片主要表现为主动脉扩张，起始于主动脉根部。早期可无异常表现，随病变发展主动脉根部可呈瘤样扩张。当伴有严重主动脉瓣和二尖瓣关闭不全及主动脉夹层时，表现为"靴型心"。左心房、室增大，升主动脉明显扩张呈梭状，突向肺野，部分可伴有肺淤血征象。X 线透视下主动脉结、左心尖区搏动增强，有陷落脉征。

X 线主动脉造影显示主动脉窦和升主动脉扩张，以主动脉窦和近段升主动脉的扩张最显著。多数患者伴有主动脉瓣关闭不全，可见主动脉反流。

2. 超声心动图表现 主要表现为：①主动脉根部呈特征性显著扩张，主动脉壁变薄。②主动脉瓣叶拉长，瓣环增大；合并主动脉瓣关闭不全时，左心室扩大。③二尖瓣冗长，可见瓣叶脱垂。④当并发主动脉夹层时，可见扩张的升主动脉分离成真假双腔。

3. CT 表现

（1）升主动脉扩张，升主动脉自瓣环到头臂动脉均显著扩张，呈梭形或瘤状，尤以主动脉根部为著，呈蒜头状，而升主动脉中、远段扩张并不严重，为马方综合征的特征性表现（图 22-7-24）。

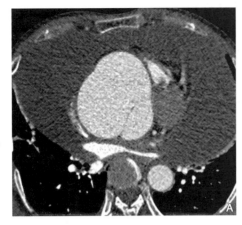
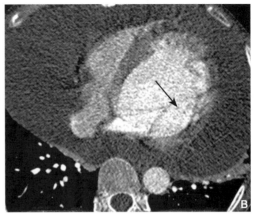

图 22-7-24 马方综合征

男性,50 岁,胸部 CTA 轴位(A)图像显示升主动脉瘤,冠状动脉窦及瓣环扩张;伴左心室(B)增大,左心房受压变窄(箭),心包大量积液

(2)巨大冠状窦瘤可造成冠状动脉近心段推压移位,以右冠状动脉为著,以致其发生狭窄或梗阻。

(3)当发生主动脉夹层时,增强扫描可清楚显示薄膜状内膜瓣影分隔真假腔。夹层累及冠状动脉可见线状充盈缺损延伸入冠状动脉口。通常情况下,假腔增强和排空较真腔延迟,假腔内常有血栓形成,真腔因假腔压迫变得狭小(图 22-7-25、图 22-7-26)。

(4)若合并主动脉瓣关闭不全、二尖瓣关闭不全,增强扫描可显示心脏增大,以左心房室增大明显(图 22-7-24)。

(5)部分累及头臂干、降主动脉、腹主动脉的病例,主要表现与上述血管类似。

4. MRI 表现

(1)主动脉窦和/或升主动脉根部呈梭形或瘤样扩张,多数以主动脉窦扩张为主。在 SE 序列 T1 加权像冠状位、矢状位或短轴位图像上可清楚显示病变。

(2)典型病例在左斜或(和)冠状、矢状位图像上,升主动脉呈大蒜头状外观。

(3)左心室扩大,多提示合并主动脉瓣关闭不全,左心室壁增厚,提示重度主动脉瓣关闭不全。MR 电影序列显示舒张期升主动脉血流经瓣口反流进入左心室,在左心室可见束状或扇状低信号区。

(4)横断位 T1 加权像上,有时见左心房受瘤样扩张的升主动脉压迫而变扁。

(5)大约 60% 的患者,SE 脉冲序列 T1 加权像和电影序列能显示冠状动脉的开口及其近段。

(6)可显示主动脉夹层、心包及胸腔积液等并发症。MRI 检查具有多方位、多参数成像的特点,无需使用对比剂即可全面观察病变的形态学改变(图 22-7-27)。

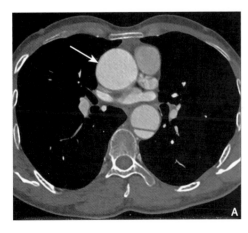
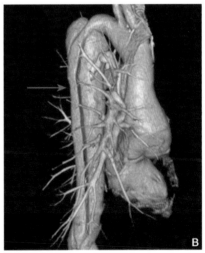
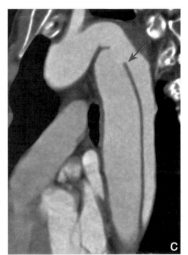

图 22-7-25 马方综合征

男性,44 岁,胸部 CTA 轴位(A)显示升主动脉根部瘤样扩张(白箭);VR(B)及 MIP 矢状位(C)重建显示主动脉夹层,降主动脉起始部见内膜片影及初破口,内膜片向下延伸至左髂内动脉近段(红箭)

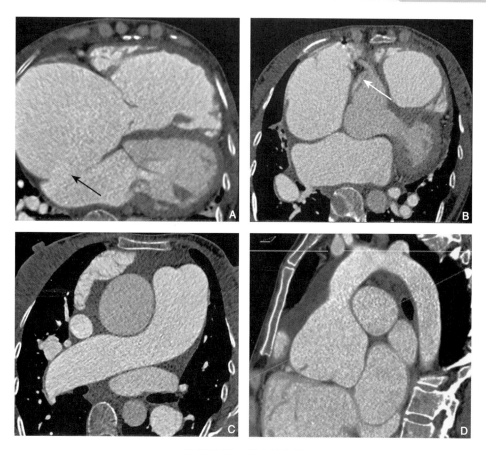

图 22-7-26 马方综合征

女性,39 岁,胸部 CTA 显示全心增大,以右心增大显著,房间隔缺损(A,黑箭);主动脉瘤形成并起始部夹层(B,白箭);伴肺动脉瘤,肺动脉高压(C,D)

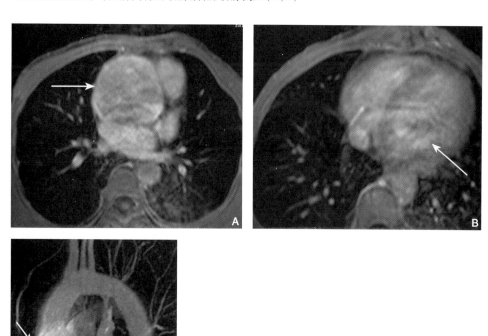

图 22-7-27 马方综合征

男性,39 岁,胸部 MRI 轴位图像显示主动脉根部及升主动脉起始部呈瘤样扩张(箭,A),增强后瘤体均匀强化,左心室明显增大(箭,B、C)

【诊断依据】

目前临床诊断主要依据主动脉扩张及夹层、晶状体异位以及 FBN1 基因变异的测定，并结合其他并发症综合判断。影像学上，马方综合征主要通过升主动脉瘤和/或主动脉瓣关闭不全结合相关的临床体征作出诊断。

【鉴别诊断】

马方综合征主要与能引起升主动脉瘤样扩张的疾病进行鉴别。最常见者为原发性高血压所致的升主动脉扩张，结合临床病史鉴别不难。其次是升主动脉瘤，多见于梅毒性主动脉瘤，瘤壁可见钙化，梅毒病史及实验室检查有助于鉴别。此外，还需与主动脉瓣狭窄后主动脉瘤样扩张鉴别，该病变扩张位于升主动脉中段，且伴有主动脉瓣区杂音。

（杨志刚）

参 考 文 献

1. Jolles H, Henry DA, Roberson JP, et al. Mediastinitis following median sternotomy: CT findings[J]. radiology, 201:463-466.

2. 王宾宾, 韩一平. 后纵隔炎伴血肿一例报道并文献复习[J]. 中国全科医学, 2017, 20:3811-3817.

3. Kluge J. Acute and chronic mediastinitis[J]. Chirurg, 2016, 87:469-477.

4. Hu Y, Qiu JX, Liao JP, et al. Clinical Manifestations of Fibrosing Mediastinitis in Chinese Patients[J]. Chin Med J, 2016, 129:2697-2702.

5. Athanassiadi KA. Infections of the mediastinum[J]. Thoracic Surgery Clinics, 2009, 19:37-45.

6. Ortiz-Bautista C, Alonso-Charterina S, Escribano-Subías P. Fibrosing mediastinitis, an unusual clinical entity reminding chronic thromboembolic pulmonary hypertension[J]. Med Clin (Barc), 2016, 147:130-131.

7. 李健, 蒋华东, 顾庆春, 等. MSCT 对结节性甲状腺肿的诊断价值[J]. 中国 CT 和 MRI 杂志, 2017, 15:53-55.

8. 蒋华东, 樊春笋, 吕传国, 等. MSCT 对结节性甲状腺肿及甲状腺癌的鉴别诊断价值[J]. 医学影像学杂志, 2017, 27:1875-1878.

9. 许春伟, 张博, 林冬梅. WHO(2015)胸腺肿瘤组织学分类[J]. 诊断病理学杂志, 2015, 22:813-814.

10. Carter BW, Okumura M, Detterbeck FC, et al. Approaching the patient with an anterior mediastinal mass: a guide for radiologists[J]. J Thorac Oncol, 2014, 9:S110-118.

11. Picchi E, Di Giuliano F, Ferrari D, et al. Pleural thymoma: Radiological and histological findings[J]. Eur J Radiol Open, 2018, 5:147-152.

12. 江德胜, 邓克学, 张晓云, 等. 低危、高危胸腺瘤和胸腺癌的 CT 表现及诊断价值[J]. 中国医学计算机成像杂志, 2017, 23:35-40.

13. 张正平, 侯晓婧, 牛建栋, 等. 胸腺上皮肿瘤 WHO 组织分型与 CT 表现相关性研究[J]. 临床放射学杂志, 2018, 37:936-940.

14. 谭胜, 张其刚, 张林. 胸腺类癌致异位 ACTH 综合征的外科治疗[J]. 中华胸心血管外科杂志, 2005, 21:304-304.

15. 孙旭东. 胸腺类癌的临床特点及诊治进展[J]. 实用肿瘤杂志, 2008, 23:383-386.

16. Groves AM, Mohan HK, Wegner EA, et al. Positron emission tomography with FDG to show thymic carcinoid[J]. AJR, 2004, 182:511-513.

17. 李春洞, 高连冬, 李坤成. 胸腺瘤的螺旋 CT 诊断. 医学影像学杂志, 2009, 19:693-695.

18. Kuroki S, Nasu K, Murakami K, et al. Thymic MALT lymphoma: MR imaging findings and their correlation with histopathological findings on four cases[J]. Clin Imaging, 2004, 28:274-277.

19. Hata Y, Isobe K, Sato F, et al. Anterior mediastinal cystic seminoma[J]. Thorac Cancer, 2013, 4:75-78.

20. 朱风叶, 李红, 乔继红, 等. CT 平扫与增强扫描对纵隔畸胎瘤的诊断价值分析[J]. 中国 CT 和 MRI 杂志, 2018, 16:144-146.

21. Strollo DC, Rosado-de-Christenson ML. Primary mediastinal malignant germ cell neoplasms: imaging features[J]. Chest Surg Clin N Am, 2002, 12:645-658.

22. 刘仁伟, 冯丰垄, 刘年元, 等. 纵隔原发性精原细胞瘤的 CT 表现[J]. 中国医学影像技术, 2012, 28:1131-1134.

23. Carter BW1, Betancourt SL, Benveniste MF. MR Imaging of Mediastinal Masses[J]. Top Magn Reson Imaging, 2017, 26:153-165.

24. Kligerman SJ, Auerbach A, Franks TJ, et al. Castleman Disease of the Thorax: Clinical, Radiologic, and Pathologic Correlation: From the Radiologic Pathology Archives[J]. Radiographics, 2016, 36:1309-1332.

25. Dong Y, Zeng M, Zhang B, et al. Significance of imaging and clinical features in the differentiation between primary and secondary pulmonary lymphoma[J]. Oncol Lett, 2017, 14:6224-6230.

26. Lee SJ, Rho JY, Kim GI, et al. Anterior mediastinal Hodgkin lymphoma presenting as an extremely hypervascular tumor on computed tomography: A case report[J]. Medicine (Baltimore), 2018, 97(19):e0607.

27. Martelli M, Ferreri A, Di Rocco A, et al. Primary mediastinal large B-cell lymphoma[J]. Crit Rev Oncol Hematol, 2017, 113:318-327.

28. Yabuuchi H, Matsuo Y, Abe K, et al. Anterior mediastinal solid tumours in adults: characterisation using dynamic contrast-enhanced MRI, diffusion-weighted MRI, and FDG-PET/CT[J]. Clin Radiol, 2015, 70(11):1289-1298.

29. Usuda K, Maeda S, Motono N, et al. Diffusion Weighted Imaging Can Distinguish Benign from Malignant Mediastinal Tumors and Mass Lesions: Comparison with Positron Emission Tomography [J]. Asian Pac J Cancer Prev, 2015, 16 (15): 6469-6475.

30. 李春风, 董越, 张茂伟, 等. 孤立性纵隔内巨淋巴结增生症 1 例[J]. 中国 CT 和 MRI 杂志, 2012, 10: 113-114.

31. 柯岩, 冯海凤, 贾岩龙, 等. MSCT 及 MRI 对透明血管型巨淋巴结增生症的诊断价值[J]. 医疗卫生装备, 2017, 38: 67-69.

32. Bonekamp D, Hruban RH, Fishman EK. The great mimickers: Castleman disease [J]. Semin Ultrasound CT MR, 2014, 35: 263-271.

33. Li J, Wang J, Yang Z, et al. Castleman disease versus lymphoma in neck lymph nodes: a comparative study using contrast-enhanced CT[J]. Cancer Imaging, 2018, 18: 28-28.

34. Guan YB, Zhang WD, Zeng QS, et al. CT and MRI findings of thoracic ganglioneuroma [J]. Br J Radiol, 2012, 85: e365-372.

35. Polverosi R, Muzzio PC, Panunzio A, et al. Synovial sarcoma: CT imaging of a rare primary malignant tumour of the thorax [J]. La Radiologia Medica, 2011, 116: 868-875.

36. Bakker MAD, Marx A, Mukai K, et al. Mesenchymal tumours of the mediastinum—part II [J]. Archiv Für Pathologische Anatomie Und Physiologie Und Für Klinische Medicin, 2015, 467: 501-517.

37. 赛金海, 金凤强, 刘爱连, 等. 中纵隔神经鞘瘤 1 例[J]. 中国医学影像技术, 2016, 32: 1672-1672.

38. Ozawa Y, Kobayashi S, Hara M, et al. Morphological differences between schwannomas and ganglioneuromas in the mediastinum: utility of the craniocaudal length to major axis ratio[J]. Br J Radiol, 2014, 87(1036): 20130777.

39. Shin KE, Yi CA, Kim TS, et al. Diffusion-weighted MRI for distinguishing non-neoplastic cysts from solid masses in the mediastinum: problem-solving in mediastinal masses of indeterminate internal characteristics on CT [J]. Eur Radiol, 2014, 24: 677-684.

40. 管彬, 钟唐力, 刘启榆, 等. 后纵隔节细胞神经瘤的 MSCT 表现与病理分析[J]. 临床放射学杂志, 2011, 30: 425-427.

41. 庞学明, 侯爱林, 王笑一, 等. 小儿神经母细胞瘤的 MRI 诊断[J]. 天津医学学报, 2014, 20: 154-156.

42. Mordant P, Le Pimpec-Barthes F, Riquet M. Neurogenic tumors of the mediastinum in adults[J]. Rev Pneumol Clin, 2010, 66: 81-94.

43. Maurea S, Cuocolo A, Imbriaco M, et al. Imaging characterization of benign and malignant pheochromocytoma or paraganglioma: comparison between MIBG uptake and MR signal intensity ratio[J]. Ann Nucl Med, 2012, 26: 670-675.

44. Ginzel AW, Kransdorf MJ, Peterson JJ, et al. Mass-like extramedullary hematopoiesis: imaging features [J]. Skeletal Radiol, 2012, 41: 911-916.

45. 吴伟本, 俞同福. 胸内脊柱旁髓外造血的影像表现[J]. 中国临床医学影像杂志, 2013, 24: 595-597.

46. Vos CG, Hartemink KJ, Golding RP, et al. Bronchogenic cysts in adults: frequently mistaken for a solid mass on computed tomography[J]. Wiener Klinische Wochenschrift, 2011, 123: 179-182.

47. St-Georges R, Deslauriers J, Duranceau A, et al. Clinical spectrum of bronchogenic cysts of the mediastinum and lung in the adult[J]. Ann Thorac Surg, 1991, 52: 6-13.

48. Marshall G, Cheah C, Lenzo N. Bronchogenic cyst with multiple complications [J]. Biomedical Imaging and Intervention Journal, 2007, 3: e42-42.

49. 尤小芳, 侯准, 肖湘生, 等. 肺内支气管囊肿的 CT 表现[J]. 中国医学影像技术, 2011, 27: 1610-1613.

50. Zhang Y, Yang SR, Cheng DU, et al. Clinical and pathological features of congenital bronchial cyst[J]. Chinese Journal of Tuberculosis & Respiratory Diseases, 2003, 26: 619-622.

51. 张奕, 袁艺, 常丽, 等. 儿童纵隔型支气管囊肿 2 例并文献复习[J]. 中国医刊, 2015, 50: 105-109.

52. 陈爱萍, 王德杭, 俞同福. 先天性支气管囊肿的影像诊断[J]. 放射学实践, 2016, 31: 397-401.

53. 王素雅, 高剑波. 胃异位支气管囊肿 1 例[J]. 中国医学影像技术, 2015, 31: 190-191.

54. 胡浩, 彭俊红, 吴恩惠. 支气管源性囊肿的 CT 诊断与误诊分析[J]. 临床放射学杂志, 2017, 36: 65-68.

55. Oshiro Y, Murayama S. Subcarinal air cysts: multidetector computed tomographic findings[J]. Journal of Computer Assisted Tomography, 2010, 34: 402-405.

56. 杨宝军. 异位支气管囊肿的 CT、MRI 表现(附 19 例报告并文献复习)[J]. 临床放射学杂志, 2012, 31: 591-594.

57. 于龙, 周欢, 高珅. 后纵隔支气管囊肿 1 例[J]. 中国介入影像与治疗学, 2012, 09: 418.

58. Griffin N, Devaraj A, Goldstraw P, et al. CT and histopathological correlation of congenital cystic pulmonary lesions: a common pathogenesis? [J]. Clinical Radiology, 2008, 63: 995-1005.

59. 赵世俊, 唐威, 吴宁. 纵隔支气管囊肿的 CT 诊断[J]. 癌症进展, 2012, 1005: 440-444.

60. 余洪, 刘衡, 罗显丽, 等. 纵隔支气管囊肿 CT 表现及其病理基础[J]. 中国 CT 和 MRI 杂志, 2016, 14: 56-58.

61. 王宏宇, 陈晓荣, 胡文极. CT 诊断食管囊肿一例[J]. 临床放射学杂志, 2007, 26: 570-570.

62. Balakrishnan K, Fonacier F, Sood S, et al. Foregut Duplication Cysts in Children [J]. JSLS, 2017, 21(2).

63. Liu Y, Zhou L, Li S, et al. Esophageal duplication cyst with hemivertebrae: A case report and literature review[J]. Medi-

cine,2017,96:e8398.

64. Liu J F,Bo X,Yamatsuji T. Acute respiratory distress caused by esophageal duplication canceration in an adult[J]. General Thoracic & Cardiovascular Surgery,2012,60:316-320.

65. Mondello B,Lentini S,Familiari D,et al. Thoracoscopic resection of a paraaortic bronchogenic cyst[J]. Journal of Cardiothoracic Surgery,2010,5:1-4.

66. 孙超,袁东朋,张帅,等. 先天性食管囊肿的诊治分析[J]. 齐齐哈尔医学院学报,2011,32:3151-3152.

67. 王迅,夏奥,李晓,等. 胸腺囊肿的诊断及全胸腔镜手术治疗：附 72 例报告[J]. 中国微创外科杂志,2017,17:407-410.

68. Wang X,Chen K,Li X,et al. Clinical features,diagnosis and thoracoscopic surgical treatment of thymic cysts[J]. J Thorac Dis,2017,9:5203-5211.

69. 顾文江,朱佩云,刘虎,等. 胸腺囊肿 CT 诊断[J]. 医学影像学杂志,2015,25:1110-1112.

70. Shenoy V,Kamath MP,Hegde MC,et al. Cervical thymic cyst:a rare differential diagnosis in lateral neck swelling[J]. Case Rep Otolaryngol,2013,2013:350502.

71. Jennings DS,Stuklis MR,Chan DJ,et al. Successful giant thymic cyst removal:case report and review of the literature. Heart Lung Circ,2015,24:89-92.

72. 王妍焱,吴国庚,韦嘉瑚,等. 胸腺囊肿的 CT、MRI 诊断[J]. 中国医学影像学杂志,2006,14:26-30.

73. Bothale KA,Mahore SD,Karmarkar P,et al. IMAGES:Ectopic thymic cyst:a rare case report[J]. Indian Journal of Pathology & Microbiology. 2015,58:118-119.

74. 孙红,蔡祖龙,高元桂,等. 原发性纵隔囊肿的影像学表现[J]. 中华放射学杂志,2005,39:1055-1059.

75. 赵峰,陆传新,蒋逸风,等. 心包囊肿 116 例临床特征分析[J]. 人民军医,2010,53:529-530.

76. Parmar YJ,Shah AB,Poon M,et al. Congenital Abnormalities of the Pericardium[J]. Cardiology Clinics,2017,35:601-614.

77. 郭立琳,田庄,方理刚,等. 心包囊肿的影像学诊断和临床治疗[J]. 北京医学,2010,32:90-92.

78. Kar SK,Ganguly T. Current concepts of diagnosis and management of pericardial cysts[J]. Indian Heart Journal,2017,69:364.

79. 张倬,张程. 电视胸腔镜手术治疗纵隔肿瘤 45 例报告[J]. 华南国防医学杂志,2010,24:50-51.

80. Moffa AP,Stoppino LP,Loizzi D,et al. Spontaneous Disappearance of a Pericardial Cyst:Case Report and Literature Review[J]. Korean Journal of Thoracic & Cardiovascular Surgery,2018,51:72-75.

81. 韩军,粟珏佳,张青平. 支气管囊肿 29 例[J]. 武警医学,2012,23:243-244.

82. Çetin S,Heper G,Vural MG,et al. Giant pericardial cyst with a growing feature[J]. Nigerian Journal of Clinical Practice,2018,21:111-113.

83. Ley MB,Larsen MK. Pericardial Cyst:Cause of Sudden Cardiac Death？[J]. Journal of Forensic Sciences,2018,30:7(11).

84. Shenoy SS,Barua NR,Patel AR,et al. Mediastinallymphangioma[J]. Journal of Surgical Oncology,2010,10:523-528.

85. 郭佑民,陈起航,王玮. 呼吸系统影像学[M]. 第 2 版. 上海：上海科学技术出版社,2016.

86. Yildirim E,Dural K,Kaplan T,et al. Cystic lymphangioma:report of twoatypical cases[J]. Interact CardiovascThoracSurg,2004,3:63-5.

87. McAdams HP,Kirejczyk WM,Rosado-de-Christenson ML,et al. Bronchogenic cyst:imaging features with clinical and histopathologiccorrelation[J]. Radiology,2000,217:441-446.

88. Strollo DC,Rosado-de-Christenson ML,Jett JR. Primary mediastinaltumors:part II. Tumors of the middle and posterior mediastinum[J]. Chest,1997,112:1344-1357.

89. Karajiannis A,Krueger T,Stauffer E,et al. Large thoracic duct cyst-a case report and review of the literature[J]. Eur J CardiothoracSurg,2000,17:754-756.

90. Lecanu JB,Gallas D,Biacabe B,et al. Lymphocele of the thoracic duct presenting as a left supraclavicular mass:a case report and review of theliterature[J]. AurisNasus Larynx,2001,28:275-277.

91. Wax MK,Treloar ME. Thoracic duct cyst:an unusual supraclavicular mass[J]. Head & Neck,2010,14:502-505.

92. Pramesh CS,Deshpande MS,Pantvaidya GH,et al. Thoracic ductcyst of the mediastinum[J]. Ann Thorac Cardiovasc Surg,2003,9:264-265.

93. Jeung MY,Gasser B,Gangi A,et al. Imaging of cystic masses of the mediastinum[J]. Radiographics,2002,22:S79-93.

94. Erbel R,Aboyans V,Boileau C,et al. 2014 ESC Guidelines on the diagnosis and treatment of aortic diseases:Document covering acute andchronic aortic diseases of the thoracic and abdominal aorta of the adult. The Task Force for the Diagnosis and Treatment of Aortic Diseases of the European Society of Cardiology（ESC）[J]. Eur Heart J,2014,35:2873-926.

95. 白人驹,张雪林,徐克,等. 医学影像诊断学[M]. 第 3 版. 北京：人民卫生出版社,2015:296-297.

96. 王书艳. 64 排螺旋 CT 血管成像对腹主动脉瘤血管评价的应用[J]. 临床荟萃,2014,29:1254-1257.

97. Ashton HA,Buxton MJ,Day NE,et al. The Multicentre Aneurysm Screening Study（MASS）into the effect of abdominal aortic aneurysm screening on mortality in men:a randomised controlled trial[J]. Lancet,2002,360:1531-1539.

98. Setacci F,Galzerano G,De DG,et al. Abdominal aortic aneurysm[J]. New England Journal of Medicine,2016,57:72-85.

99. Sampson UK, Norman PE, Fowkes FG, et al. Global and Regional Burden of Aortic Dissection and Aneurysms: Mortality Trends in 21 World Regions, 1990 to 2010 [J]. Global Heart, 2014, 9: 171-180.

100. Demetriades D, Velmahos GC, Scalea TM, et al. Operative repair or endovascular stent graft in blunt traumatic thoracic aortic injuries: results of an American Association for the Surgery of Trauma Multicenter Study [J]. Journal of Trauma, 2008, 64: 561-570.

101. Di EM, Berretta P, Bissoni L, et al. Re-operations on the proximal thoracic aorta: results and predictors of short-and long-term mortality in a series of 174 patients [J]. European journal of cardio-thoracic surgery: official journal of the European Association for Cardio-thoracic Surgery, 2011, 40: 1072-1076.

102. Ihara T, Komori K, Yamamoto K, et al. Three-Dimensional Workstation is Useful for Measuring the Correct Size of Abdominal Aortic Aneurysm Diameters [J]. Annals of Vascular Surgery, 2013, 27: 154-161.

103. White GH, May J, Petrasek P. Specific complications of endovascular aortic repair [C]. Seminars in interventional cardiology: SIIC. Semin Interv Cardiol, 2000, 5: 35-46.

104. 黄文军, 叶君明, 郑泽琪. 320 例主动脉夹层误诊分析 [J]. 实用临床医学, 2011, 12: 8-10.

105. Hagan PG, Nienaber CA, Isselbacher EM, et al. The International Registry of Acute Aortic Dissection (IRAD): New Insights into an Old Disease [J]. Jama, 2000, 283: 897-903.

106. 刘宏宇, 孟维鑫, 孙博, 等. 急性 Stanford A 型主动脉夹层的治疗策略——2014 年欧洲心脏病学会《主动脉疾病诊断和治疗指南》详细解读 [J]. 中华胸心血管外科杂志, 2015, 31: 321-324.

107. Nienaber CA, Powell JT. Management of acute aortic syndromes [J]. Eur Heart J, 2012, 33: 26-35.

108. Wen D, Du X, Dong JZ, et al. Value of D-dimer and C reactive protein in predicting inhospital death in acute aortic dissection [J]. Heart, 2013, 99: 1192-1197.

109. Suzuki T, Katoh H, Tsuchio Y, et al. Diagnostic implications of elevated levels of smooth-muscle myosin heavy-chain protein in acute aortic dissection. The smooth muscle myosin heavy chain study [J]. Annals of Internal Medicine, 2000, 133: 537-541.

110. Wen D, Zhou XL, Li JJ, et al. Biomarkers in aortic dissection [J]. Clinica Chimica Acta, 2011, 412: 688-695.

111. Khan IA, Nair CK. Clinical, diagnostic, and management perspectives of aortic dissection [J]. Chest, 2002, 122: 311-328.

112. Williams DM, Cronin P, Dasika N, et al. Aortic Branch Artery Pseudoaneurysms Accompanying Aortic Dissection. Part I. Pseudoaneurysm Anatomy [J]. Journal of Vascular & Interventional Radiology, 2006, 17: 765-771.

113. Cecconi M, Chirillo F, Costantini C, et al. The role of transthoracic echocardiography in the diagnosis and management of acute type A aortic syndrome [J]. American Heart Journal, 2012, 163: 112-118.

114. Harris KM, Braverman AC, Eagle KA, et al. Acute aortic intramural hematoma: an analysis from the International Registry of Acute Aortic Dissection [J]. Circulation, 2012, 126: 91-96.

115. Nathan DP, Boonn W, Lai E, et al. Presentation, complications, and natural history of penetrating atherosclerotic ulcer disease [J]. Journal of Vascular Surgery, 2012, 55: 10-15.

116. Kan CB, Chang RY, Chang JP. Optimal initial treatment and clinical outcome of type A aortic intramural hematoma: a clinical review [J]. European Journal of Cardio-Thoracic Surgery, 2008, 33: 1002-1006.

117. Estrera A, Miller C, Lee TY, et al. Acute type A intramural hematoma: analysis of current management strategy [J]. Circulation, 2009, 120: 287-291.

118. Song JK, Yim JH, Ahn JM, et al. Outcomes of Patients with Acute Type aAortic Intramural Hematoma [J]. Circulation, 2009, 120: 2046-52.

119. Bosma MS, Quint LE, Williams DM, et al. Ulcerlike projections developing in noncommunicating aortic dissections: CT findings and natural history [J]. AJR, 2009, 193: 895-905.

120. Li MF, Wu MT, Wang YC, et al. Intramural blood pools accompanying aortic intramural hematoma: CT appearance and natural course [J]. Radiology, 2011, 258: 705-713.

121. Bolger AF. Aortic intramural haematoma [J]. Heart, 2008, 94: 1670-1674.

122. Kitai T, Kaji S, Yamamuro A, et al. Detection of intimal defect by 64-row multidetector computed tomography in patients with acute aortic intramural hematoma [J]. Circulation, 2011, 124: S174-178.

123. Kitai T, Kaji S, Yamamuro A, et al. Impact of new development of ulcer-like projection on clinical outcomes in patients with type B aortic dissection with closed and thrombosed false lumen [J]. Circulation, 2010, 122: S74-80.

124. Eggebrecht H, Plicht B, Kahlert P, et al. Intramural hematoma and penetrating ulcers: indications to endovascular treatment [J]. European Journal of Vascular & Endovascular Surgery, 2009, 38: 659-665.

125. 李瑞利, 葛夕洪, 祁吉. 主动脉缩窄的影像学评价 [J]. 国际医学放射学杂志, 2011, 34: 325-328.

126. 唐红, 白文娟. 超声心动图在主动脉缩窄诊断中的应用 [J]. 四川医学, 2006, 27: 1225-1227.

127. Darabian S, Zeb I, Rezaeian P, et al. Use of noninvasive imaging in the evaluation of coarctation of aorta [J]. J Comput

Assist Tomogr. 2013,37:75-78.

128. 罗松,张龙江,周长圣,等. 多层螺旋 CT 血管成像在主动脉缩窄诊断及随访中的应用价值[J]. 中国医学影像学杂志,2013,21:791-794.

129. Loeys BL,Dietz HC,Braverman AC,et al. The revised Ghent nosology for the Marfansyndrome[J]. Journal of Medical Genetics. 2010,47:476-485.

130. Judge DP,Dietz HC. Marfan's syndrome[J]. Lancet,2005,366:1965-1976.

131. Yuan SM,Jing H. Marfan's syndrome:an overview [J]. Sao Paulo Medical Journal,2010,128:360-366.

132. Faivre L,Masurelpaulet A,Collodbéroud G,et al. Clinical and Molecular Study of 320 Children With Marfan Syndrome and Related Type I Fibrillinopathies in a Series of 1009 Probands With Pathogenic FBN1 Mutations[J]. Pediatrics,2009,123:391-398.

133. Goland S,Barakat M,Khatri N,et al. Pregnancy in Marfan syndrome:maternal and fetal risk and recommendations for patient assessment and management [J]. Cardiology in Review,2009,17:253-262.

134. Chu LC,Johnson PT,Dietz HC,et al. CT angiographic evaluation of genetic vascular disease:role in detection,staging,and management of complex vascular pathologic conditions[J]. AJR,2014,202:1120-1129.

135. Penpattharakul W,Pithukpakorn M. Revised Ghent Criteria is Comparable to Original Diagnostic Criteria for Marfan Syndrome with Increased Ability to Clinically Diagnose Related Disorders[J]. J MedAssoc Thai,2016,99:34-39.

第二十三章 胸膜疾病

第一节 胸膜增厚

【概述】

胸膜是由间皮细胞覆盖的疏松、不规则的结缔组织组成,包括脏层胸膜与壁层胸膜。覆盖在肺实质表面上的胸膜称脏层胸膜,覆盖在其余胸膜腔的胸膜为壁层胸膜,两层胸膜在肺门根部汇合,形成两侧互不相通的胸膜腔,其内含有少量液体。

正常情况下,由于胸膜菲薄,因此,在 X 线正位胸片上不能显示,仅仅在胸膜返折处且 X 线与胸膜走行方向平行时,方可显示为线状高密度影。

当有胸膜病变表现为胸膜增厚、粘连、钙化或胸膜结节,可伴有或不伴有胸腔积液。胸膜增厚(pleural thickening)与粘连常常同时存在,可由炎性渗出(纤维素性)或肿瘤性渗出(血性或蛋白质性)、肉芽组织增生及纤维化等引起,多见于肋膈角区或肺尖区域。轻度均匀增厚伴钙化常提示良性病变;不规则增厚或结节状增厚、胸膜肿块合并胸腔积液常提示恶性病变。

多种疾病可以累及胸膜,引起胸膜增厚,主要病因包括:细菌或病毒等引起的胸膜炎症;特殊感染肉芽肿性增生,常见如结核菌感染;石棉暴露;恶性肿瘤侵犯胸膜或胸膜转移瘤;外伤或手术后粘连等。

良性的胸膜增厚早期,胸膜增厚相对较轻,多数患者无症状,无需特殊处理。而弥漫性重度胸膜增厚、结核性胸膜炎所致胸膜弥漫性增厚伴钙化形成"胸膜甲"时,需要手术干预治疗。恶性肿瘤引起的胸膜增厚则需要手术切除或放化疗等多种方法综合治疗。

【临床表现】

(1) 胸膜增厚常常发生在胸膜炎症或出血吸收后期,可有患侧胸部疼痛。

(2) 轻度胸膜粘连,可无明显体征,但常有患侧吸气音减弱及伴有胸膜摩擦音。

(3) 明显或严重胸膜增厚及粘连时,可有吸气性呼吸困难及发绀,常有咳嗽,咳痰。有时胸痛,患者肩背常有重压感。

(4) 体格检查可见患侧胸壁下陷,肋间隙变窄,呼吸运动减弱或消失,气管、心脏向患侧移位。患者语颤减弱,叩诊呈浊音、实音或浊鼓音,语音传导减弱(少部分增强),有时可听到微弱性支气管呼吸音。

【影像学表现】

1. X 线表现

(1) 轻度胸膜增厚的 X 线表现视部位的不同而表现不一。如肋膈角区胸膜增厚,胸部 X 线片显示为膈肌平直,肋膈角变钝(图 23-1-1);如肺尖肺结核继发胸膜增厚,除局部胸膜增厚外,尚可见患侧肺门上提,下肺纹理呈垂柳状等继发表现(图 23-1-2)。

(2) 侧胸壁胸膜增厚在胸片表现为沿胸壁内缘分布的条带状密度增高影,与肺的交界面多可见小的幕状掀起(图 23-1-3)。

(3) 叶间裂胸膜增厚时,表现为边缘不规则的带状密度增高影,走行迂曲,与正常肺纹理走行不同。

(4) 广泛胸膜增厚粘连时,呈大片状或云雾状密度增高影,可见患侧胸廓塌陷,肋间隙变窄,肺野透亮度降低,肋膈角消失,膈肌升高且膈顶变平,横膈运动受限,纵隔可向患侧移位,心缘模糊(图 23-1-3)。

(5) 胸膜结节或肿块时表现为胸膜表面不规则结节状、斑块状软组织影,有时可伴有胸腔积液。

2. CT 表现

(1) CT 表现为沿胸壁的丘状、弧形、带状软组织密度影,厚薄不均匀,表面不光滑,与肺的交界面多可见小的粘连影(图 23-1-4A-C)。

(2) 胸膜增厚可达 1cm 以上,超过 2cm 时多为恶性。合并弥漫性胸膜肿瘤时多呈胸膜表面散在分布的小结节、斑块状增厚或弥漫扁平状增厚(图 23-1-5A-D)。

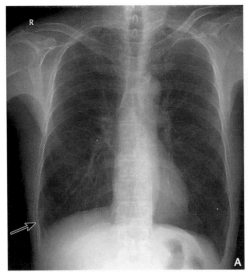
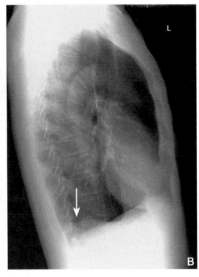

图 23-1-1 胸膜粘连

男性,70 岁,右侧肺大疱切除术后 8 年余。胸部后前位片(A)显示右侧肋膈角变浅、右侧膈肌变平,右侧肋膈角区胸膜增厚、粘连(黑箭);胸部侧位 X 线片(B)显示右侧后肋膈角平直(白箭)

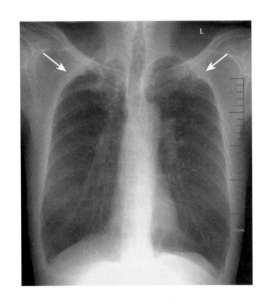

图 23-1-2 胸膜肥厚粘连

男性,60 岁,两上肺纤维钙化性肺结核。胸部后前位 X 线片显示两上肺可见斑点状及索条状密度增高影,邻近两上胸膜增厚粘连(箭),两肺门上提,两下肺纹理呈垂柳状

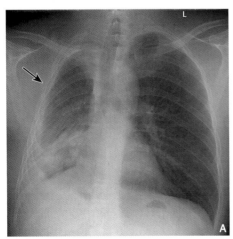
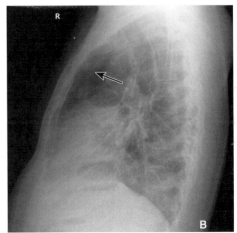

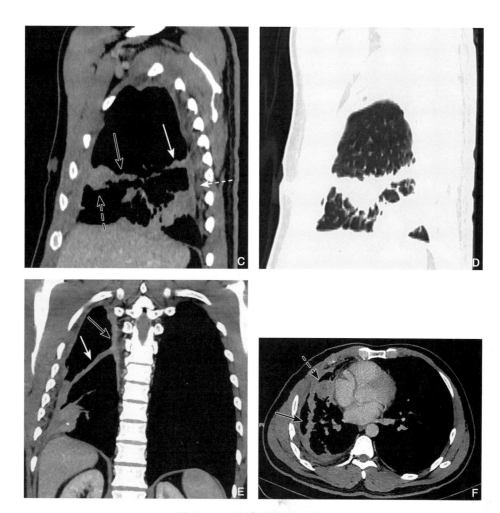

图 23-1-3　胸膜肥厚(转移性)

男性,67 岁,右中肺癌患者。胸部后前位 X 线片(A)、侧位胸片(B)示右肺容积缩小,右侧胸廓塌陷,肋间隙缩小,右肺野透亮度较对侧降低,肺野外带及胸骨后可见条片状密度增高影(黑实箭),纵隔向右侧移位,右膈面升高,右侧肋膈角消失。CT 增强扫描矢状位纵隔窗及肺窗(C、D)、冠状位(E)、横断位(F)示右肺中叶肺癌(黑虚箭),邻近右侧水平裂胸膜(黑实箭)及右侧斜裂胸膜(白实箭)、右后胸膜(白虚箭)不均匀增厚,局部呈结节状,增强扫描可见强化,右侧胸廓塌陷,肋间隙缩小,右膈上抬

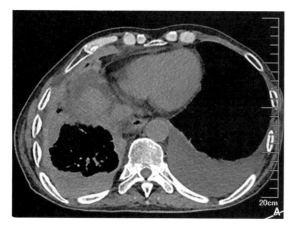

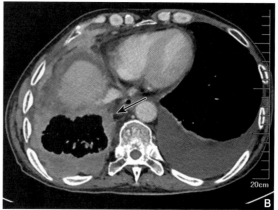

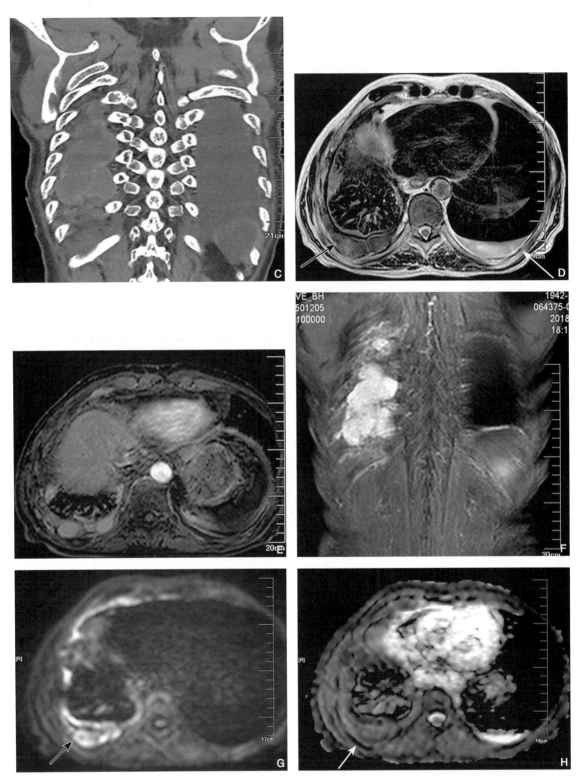

图 23-1-4　胸膜肥厚（转移性）

男性,76 岁,确诊右中肺腺癌 8 年余,右侧胸膜多发转移瘤。胸部 CT 平扫纵隔窗(A)可见右侧胸膜明显结节状增厚,纵隔向右侧移位,左侧少-中量胸腔积液;CT 增强扫描实质期(B、C)可见右侧胸膜结节强化,纵隔胸膜亦见累及(黑箭),左侧胸腔积液,胸膜未见强化;MRI 上 T2WI(D)病灶为结节状稍高信号(黑箭),左侧胸腔积液为弧形高信号(白箭),边界清晰,边缘光滑;增强扫描动脉期横断面(E)病灶为轻度强化,实质期冠状面(F)呈明显强化;DWI(G)上病灶为高信号(黑箭),相应 ADC(H)图上为肌肉样低信号(白箭)

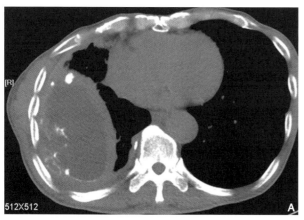

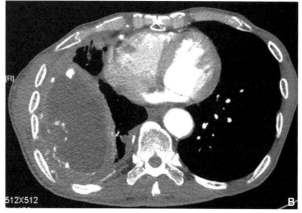

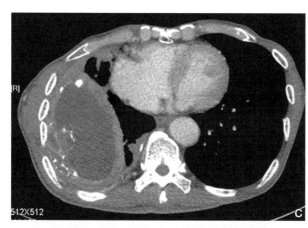

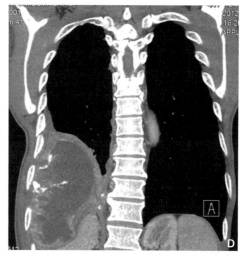

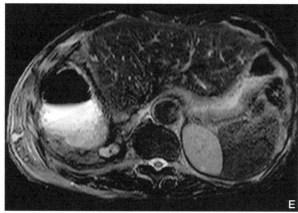

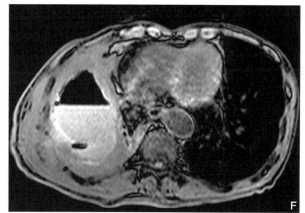

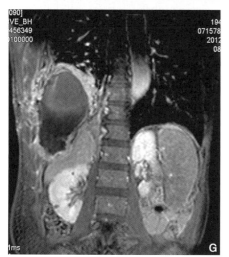

图 23-1-5　胸膜肥厚（恶性胸膜间皮瘤）

男性，72 岁，胸部 CT 平扫纵隔窗（A）示右侧胸膜明显增厚并包裹性胸腔积液形成，胸膜增厚不均匀，局部呈结节状，内见结节状及片絮状钙化，邻近肺组织受压；增强扫描动脉期（B）及实质期（C）病灶呈明显强化，局部为结节状强化；CT 增强扫描实质期冠状面重组（D）示病灶累及横膈胸膜，右中下肺受压向上移位并含气不全，右肝亦见受压。患者行姑息性肿物切除术后 MRI 上可见右侧胸腔积气、积液，积液在 T2WI（E）、T1WI（F）均为高信号，考虑合并积血，右侧胸壁术后软组织水肿，T2WI 为高信号，增强扫描（G）可见病灶呈明显强化，其内液体未见强化

（3）石棉沉着病所致胸膜病变具有特征性：壁层胸膜增厚为主，扁平状胸膜增厚伴钙化，呈非连续性增厚，病变多见于背侧胸膜、椎旁胸膜及横膈膜胸膜，纵隔胸膜增厚少见。

3. MRI 表现

（1）MRI 对胸膜增厚、粘连的显示不如普通 X 线和 CT，但对胸膜显著增厚的良、恶性判断优于 CT（图 23-1-5E~G）。

（2）T1WI 呈低信号，T2WI 多为稍高信号，恶性病变时 DWI 可表现为弥散受限，随 b 值增高病灶信号增高，相应 ADC 图为低信号（图 23-1-4G、H）。

4. 超声表现

超声对胸膜增厚的检查有一定的作用，特别是应用彩色多普勒超声检测对胸膜增厚患者进行诊断，具有无创、无辐射、操作简单、费用低廉、准确性高及可重复检测等特点。超声通过胸膜增厚特点对胸膜良、恶性病变的鉴别诊断有一定的作用，能够有效提高诊断准确率。

5. PET-CT 表现

PET-CT 在鉴别胸膜病变良恶性、评估病变累及范围、临床分期及检测恶性胸膜疾病术后复发、预后等方面有重要作用。恶性胸膜疾病对 ^{18}F-FDG 有异常高摄取，SUV 值明显高于良性胸膜病变。

【诊断依据】

正常情况下，除了叶间裂胸膜，胸膜在胸片及 CT 上不显示，如果肉眼观察到胸膜就表示胸膜有增厚（图 23-1-6）。有学者认为胸膜厚度大于 1mm，方可诊断为胸膜增厚。

恶性胸膜增厚主要见于胸膜转移和胸膜间皮瘤。有研究表明下列特征有助于诊断恶性胸膜增厚。

（1）环状胸膜增厚。

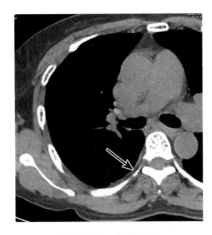

图 23-1-6　胸膜增厚
胸部 CT 纵隔窗显示胸膜位于肋骨内侧，表现为窄条状软组织影

（2）结节状胸膜增厚。

（3）壁层胸膜增厚>1cm。

（4）纵隔胸膜受侵犯。

良性胸膜增厚主要见于普通感染性病变和结核。良性胸膜增厚多呈轻度均匀增厚，一般不影响纵隔胸膜，但结核性脓胸除外。胸膜钙化常提示良性病变，但亦见于间皮瘤。

合并胸腔积液时，可进行胸腔积液细胞学及生化检查。但胸腔积液细胞学检查阳性率较低，需反复多次检查以提高阳性率。对于胸膜增厚较著或合并有胸膜肿块的患者，可超声或 CT 引导下经皮胸膜穿刺活检。

【鉴别诊断】

1. 正常的胸膜表现　胸膜增厚需要与胸膜返折相鉴别。胸膜返折在肺尖时呈凹面向下的密度增高影，走行于第二肋骨的下缘水平，明显时形成帽状，称"胸膜帽"。

2. 少量胸腔积液　少量胸腔积液容易与胸膜增厚粘连混淆，胸腔积液侧位片上通常可见后肋膈角呈弧形变钝，而胸膜增厚时，后肋膈角显示模糊，肋膈角平直；透视观察有助于鉴别，如透视下横膈运动减低，有助于胸膜增厚粘连的诊断，反之，则有助于胸腔积液的诊断。CT 检查尤其是增强扫描有助于区别，胸膜增厚可见强化，而胸腔积液无强化。

3. 肺不张　肺不张在胸片上亦表现为肺野透亮度减低，紧贴胸膜旁的肺不张需要与胸膜增厚鉴别。肺不张时可见相应肺容积缩小，胸廓塌陷，肺门移位，纵隔或气管向患侧移位；而胸膜增厚时肺野透亮度降低较肺不张轻，胸廓也可塌陷，但肺门、纵隔移位情况不明显。

4. 肺上沟癌　肺上沟癌又称 Pancoast 瘤，由于病灶主要发生于肺尖部，亦称肺尖癌。病灶包绕肺尖，向上生长，在影像上形成胸膜增厚样改变，特别是胸片容易误诊为胸膜增厚。由于肺上沟癌容易向上侵犯，引起第 1~3 肋骨破坏。如果病变侵犯臂丛神经，以颈肩痛为主要症状。单纯胸膜增厚不会对周围骨质破坏，也不会侵犯神经造成颈肩痛。

（曾庆思　陈　淮）

第二节　胸腔积液

【概述】

1. 胸腔积液的产生　脏层胸膜与壁层胸膜在肺根处互相返折延续，围成完全封闭的腔隙为胸膜腔。正常生理状态下,胸膜腔为负压,内含有少量液体,约5~10ml,为低渗性(含蛋白10g/L)。生理性胸腔液体是在胸膜腔顶区由壁层胸膜产生,而在胸腔基底区,主要由横膈面和纵隔面壁层胸膜上的淋巴管微孔来重吸收的。

胸膜腔内积蓄的液体量(包括渗出液、漏出液、血液、脓液、乳糜液等)超过正常值时,称胸腔积液(pleura effusion)。生理性胸腔液体的产生和吸收保持动态平衡,任何原因打破平衡都可出现胸腔积液。胸腔积液产生的原因众多(表 23-2-1),可以是胸膜本身的病变、肺内病变或肺外病变引起的改变。

表 23-2-1 胸腔积液病因

胸腔积液	常见原因	较不常见原因	罕见原因
漏出性	左心功能不全 肝硬化 恶性肿瘤	低蛋白血症 腹膜透析 甲状腺功能亢进 肾病综合征 二尖瓣狭窄 肺栓塞	缩窄性心包炎 尿胸 Meigs 综合征 淋巴异常疾病如 LAM
渗出性	肺炎旁胸腔积液 结核	类风湿关节炎和其他自身免疫性疾病 良性石棉性胸腔积液 胰腺炎 心肌梗死后 冠状动脉旁路移植术后	药物 真菌感染

2. 胸腔积液的分类 根据胸腔积液能否随体位改变而移动分为游离性胸腔积液及局限性胸腔积液。游离性胸腔积液能随体位改变而自由流动,站立位或卧位时始终位于重力最低处。局限性胸腔积液是由于积液局限于胸腔的某一部位命名,根据所在位置又可分为包裹性积液、叶间积液、肺底积液和纵隔积液,以包裹性积液多见。包裹性积液,常见于多量胸腔积液局限化后形成,以结核性胸腔积液最为常见。叶间积液多见于心功能不全及结核患者,少数肿瘤侵犯胸膜或发生胸膜转移时也可以表现为叶间积液。肺底积液及纵隔积液多见于结核患者。另外,根据积液量的多少又分为少量、中量、大量胸腔积液。

病因不同,胸腔积液的性质不同(表 23-2-1)。渗出液主要是由于恶性肿瘤、感染性炎症、血栓栓塞性疾病、胰腺炎等导致毛细血管通透性增大所致。漏出液主要是由于左心功能不全、肝硬化、肾病综合征等引起的低蛋白血症使毛细血管静水压升高而胶

体渗透压降低的结果。胸部外伤、肺或胸膜的恶性肿瘤可以造成血管破裂而产生血性胸腔积液。颈胸部手术伤及淋巴引流通道、淋巴系统病变、恶性肿瘤侵及胸导管及左锁骨下动脉,均可产生乳糜性积液。

渗出液和漏出液的鉴别目前仍采用 Light 标准:

(1)胸腔积液蛋白质/血清蛋白质>0.5。

(2)胸腔积液乳酸脱氢酶(LDH)/血清 LDH >0.6。

(3)胸腔积液 LDH>正常血清 LDH 上限的 2/3。符合以上任意一标准为渗出液,否则为漏出液。

3. 治疗及预后 对于游离性胸腔积液,首先是治疗原发病,胸腔积液量不大时,无需特殊处理。中到大量胸腔积液出现呼吸困难等症状时,需穿刺引流或插管引流,以缓解症状,但是对疾病的预后无明显影响。

局限性积液可自行吸收,较缓慢,但可能引起继发性感染。胸部较大手术后由于创伤较大,机体恢复缓慢,胸膜粘连致胸腔积液局限而长期不能吸收,形成慢性包裹性胸腔积液,严重者影响呼吸,需胸腔穿刺引流或手术切除。

【临床表现】

1. 游离性胸腔积液的症状及体征 少量胸腔积液在临床上可无任何症状,中到大量胸腔积液可以出现呼吸困难、胸闷、胸痛等症状。少-中量胸腔积液多见于结核等感染性病变,也可见于心力衰竭、低蛋白血症等疾病。大量胸腔积液的患者中 90%继发于恶性肿瘤的胸膜转移,其中以肺癌最常见,其次为乳腺癌、卵巢癌、胃癌等,常见的症状为劳累性呼吸困难、胸痛和干咳,随疾病的进展而进行性加重。少部分胸腔积液患者初期并无症状,仅在体检时发现胸腔积液。

呼吸困难的程度取决于胸腔积液的量和患者的肺功能。呼吸困难与胸腔积液形成的速度和积液量也有关系。如积液量少或形成速度缓慢,则呼吸困难不明显,仅出现胸闷、气促。如胸腔积液形成速度快、量多,肺组织及心脏受压严重,则呼吸困难显著,甚至出现端坐呼吸、循环障碍、发绀。通过胸腔穿刺引流,多数患者可减轻症状。而恶性肿瘤引起的胸腔积液,增长速度快,抽液数日后可再次出现。

较大量胸腔积液时,胸部体格检查可见胸廓饱满,肋间隙增宽,呼吸运动减弱。听诊呼吸音减弱或消失,叩诊呈浊音。

2. 局限性胸腔积液的症状及体征 局限性胸腔积液一般没有临床症状。但积液量较大时,压迫

邻近肺组织,可出现胸闷或呼吸困难,但症状较游离性胸腔积液轻。

【实验室检查】

（1）胸腔积液检查,漏出性胸腔积液多显示为清亮、透明或淡黄色的液体,多不凝固,而渗出性胸腔积液多浑浊,可为血性、脓胸、乳糜性,可凝固。

（2）生化检查,癌性胸腔积液 pH 多>7.40,葡萄糖含量多>3.3mmol/L;胸腔 LDH>3.0 时考虑癌性胸腔积液;癌性胸腔积液中癌胚抗原(CEA)往往升高,多大于 10ng/ml 或胸腔积液 CEA/血清 CEA>1.0。恶性胸膜间皮瘤胸腔积液中透明质酸含量明显增高,常>0.8ng/ml。

结核性胸腔积液呈草黄色,含有大量纤维素,比重在 1.018 以上,蛋白质含量在 2.5~3mg/L 以上。显微镜检查淋巴细胞(100~10 000)/mm³ 以上。胸腔积液腺苷脱氨酶(ADA)对结核的敏感性和特异性高,>45U/L 为诊断标准。

（3）胸腔积液细胞学检查或胸膜活检可明确胸腔积液的性质,胸腔积液中找到癌细胞是确诊恶性胸腔积液的"金标准"。而类风湿关节炎细胞是类风湿性胸膜炎的确诊依据,这类细胞常为多形核白细胞。结核性胸腔积液活检时,可发现干酪样或结核肉芽组织。感染性胸腔积液的细菌培养和药物敏感试验,可以明确致病菌及选择有效药物治疗。对于积液中细胞学无法明显诊断者,部分患者可以对胸膜局部病变进行活检明确诊断。

【影像学表现】

根据积液的部位,可分为游离性胸腔积液、局限性胸腔积液。根据积液量的多少可分为少量、中量及大量。X 线胸片是胸腔积液最常用的检查方法。超声对于检出少量积液和引导穿刺是一种可靠而经济的检查方法。

1. 游离性胸腔积液　当液体量大于 300ml 时,胸部 X 线正位片检查可发现。游离性胸腔积液随体位改动而变化。立位摄片,胸腔积液沉积在胸腔底部使后肋膈角变钝或变平,积液增多时侧位片后肋膈角及后前位片肋膈角变钝或消失,透视下观察胸腔积液随呼吸及体位的变化而移动。较大量的胸腔积液时,下肺野或中下肺野可见均匀致密影,上界呈外高内低弧线影。

有研究表明,在游离性胸腔积液患者的横断位 CT 图像上,测量垂直于胸膜的胸腔积液的最深径线,最大深度为 2、4、6、8、10cm 时,胸腔积液量分别对应的量接近 200ml、500ml、800ml、1 000ml 及 1 400ml。

超声检查游离性胸腔积液表现为无回声区,位于高回声脏层胸膜的外侧,其内纤维分隔也可以清晰显示。

（1）少量胸腔积液:胸部站立后前位 X 线片可显示,肋膈角变钝、消失,液体上缘为外高内低弧形,即"反抛物线"征(图 23-2-1),其最高处低于第 4 前肋上缘。透视下可见液体随呼吸上下移动,患者向一侧倾斜或转动体位时,可见液体面相应移动。患侧侧卧位水平投照时,可见液体沿侧胸壁内缘形成窄带状均匀密度增高影。

游离性胸腔积液的 CT 表现为胸廓下方镰刀状的液性密度影,增强扫描有助于区分强化的软组织

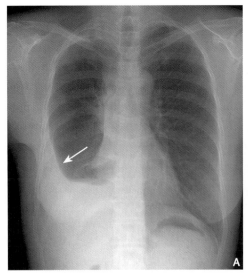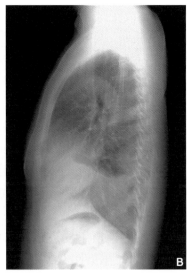

图 23-2-1　胸腔积液(少量)

女性,52 岁,胸部后前位片(A)示右下肺野外高内低的弧线影(箭),右侧肋膈角变钝,膈肌消失,右侧位片(B)示后肋膈角消失

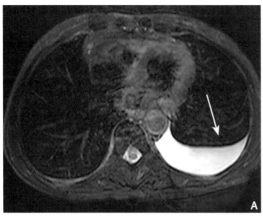
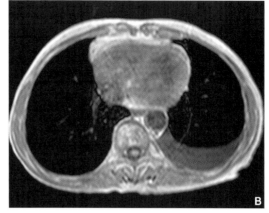

图 23-2-2　胸腔积液（少量）
女性，80 岁，左侧少量游离性胸腔积液呈弧形（箭），在 T2WI 为高信号（图 A），T1WI（图 B）为低信号

与不强化的液体。以下征象有助于鉴别少量胸腔积液与腹腔积液：胸腔积液将膈肌推向前方，远离脊柱，即膈脚移位征（displaced-crus sign）；液体在膈肌内侧为腹腔积液，在膈肌外侧为胸腔积液；腹腔积液与肝脏边界清晰，而胸腔积液与肝脏边界模糊；肝裸区无腹膜披覆，腹腔积液不会出现在肝裸区的后方，但由于右侧后肋膈角在肝裸区后方，故肝裸区水平后方的液体为胸腔积液。

　　MRI 不但可以敏感检查出少量胸腔积液，而且可以对胸腔积液的性质作出判断。少量胸腔积液常表现为背侧新月形异常信号。一般非出血性积液表现为 T1WI 低信号，T2WI 高信号（图 23-2-2），而结核性胸膜炎或外伤引起的胸腔积液，由于其内含有较多的蛋白质及细胞成分，T1WI 及 T2WI 可为中或高信号。

　　另外，T2WI 可显示高信号的积液和胸膜外脂肪及相对较低信号的脏层胸膜、胸膜结节和间隔线，对结构的显示优于 CT。亚急性及慢性出血在 T1WI 和 T2WI 上均表现为高信号（图 23-1-5E、F），T2WI 可见分层，下方由于含铁血黄素聚积，表现为低信号。

　　（2）中量胸腔积液：胸部 X 线片示下肺野密度均匀性增高，积液平面位于第 2~4 前肋水平之间，膈肌与肋膈角被遮盖（图 23-2-3）。CT 表现为后胸壁前方新月形液性密度影，密度均匀，边缘整齐，邻近肺组织稍受压。MRI 表现为后胸壁内侧新月形异常信号影，T1WI 信号随液体性质不同而呈低、等或高信号，T2WI 多数为高信号。

　　（3）大量胸腔积液：胸部立位 X 线片显示液平面高于第 2 前肋上缘水平，积液区域肺野呈大片状致密影，密度均匀，患侧肋间隙增宽，纵隔向健侧移

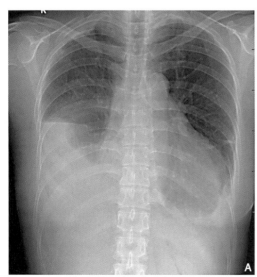
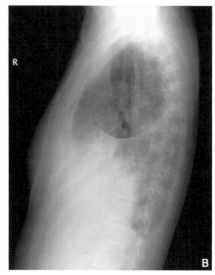

图 23-2-3　胸腔积液（中量）
右侧胸腔中量积液并右中下肺受压含气不全，左侧少量胸腔积液。后前位胸片（A）示右中下肺野见大片状密度增高影，上缘达第 3 前肋水平，右中下肺容积受压缩小，右侧肋间隙增宽。左下胸腔可见外高内低液弧线影；侧位片（B）可见后肋膈角变钝

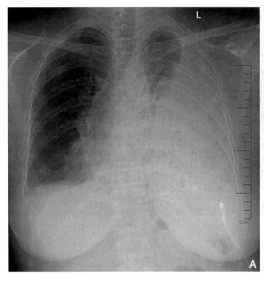
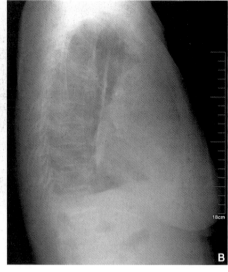

图 23-2-4　胸腔积液(大量)

女性,45 岁,左肺癌并左侧大量胸腔积液,右侧少量胸腔积液。后前位胸片(A)示左侧胸腔大片状密度增高影,液平面高于第 2 前肋上缘水平,左主支气管投影显示不清,左肺门、左心缘、左膈面及左侧肋膈角消失,纵隔明显向右移位,左侧肋间隙增宽,右侧肋膈角变钝;侧位片(B)可见后肋膈角变钝

位(图 23-2-4)。仰卧位摄片,由于液体平铺于背侧,即使是大量胸腔积液,也可能会漏诊,X 线征象包括患侧肺野透亮度减低,肋膈角消失。CT 表现为整个胸腔内被液性密度影占据,肺组织受压实变,缩至肺门区,呈软组织密度影,其内可见支气管气相,纵隔向健侧移位,膈肌下移(图 23-2-5)。MRI 表现为整个胸腔内大量液性信号影,肺组织明显受压萎陷。

2. 局限性胸腔积液　根据所在位置分为包裹性积液、叶间积液、肺底积液和纵隔积液。超声上表现为局限性梭形液性暗区,边界通常较光滑。

(1) 包裹性积液:脏、壁层胸膜由于各种原因产生粘连,液体局限于胸膜腔某一位置,称包裹性积

液。积液不随体位改变而移动,呈梭形或半圆形,非重力最低点位置出现液体聚集。包裹性胸腔积液好发于侧后胸部,亦见于前胸部,下胸部比上胸部多见。切线位胸片显示胸壁向肺野内突出的半圆形、梭形或丘状致密影,边界清晰,与胸壁间夹角为钝角(图 23-2-6)。如不在切线位,显示为肺野密度增高,边界模糊,类似实变灶,但不见支气管气相。

CT 纵隔窗上表现为自胸壁向肺内突出的椭圆形或梭形液性密度影,以宽基底与胸壁相贴,与胸壁夹角为钝角,边界清晰,边缘光滑,邻近胸膜多增厚,

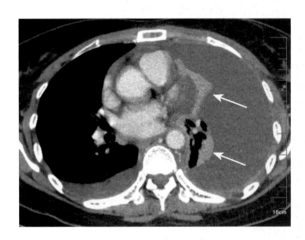

图 23-2-5　胸腔积液

男性,56 岁,右侧少量胸腔积液,左侧大量胸腔积液。CT 增强扫描纵隔窗示左侧胸腔被水样密度影充填,左肺被压缩至肺门(箭),纵隔向右移位;右侧胸腔可见镰刀样水样密度影,边界清晰,增强扫描未见强化

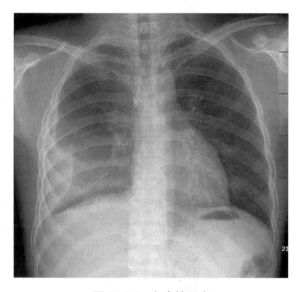

图 23-2-6　包裹性积液

男性,21 岁,后前位胸片示右中下肺野外带片状致密影,边缘光滑,与胸壁间夹角为钝角,邻近肺组织受压内移;右下肺可见少许斑片状模糊影,右侧肋膈角变钝

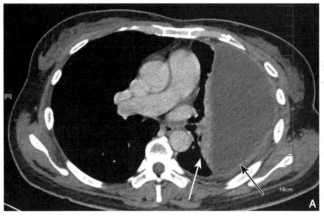
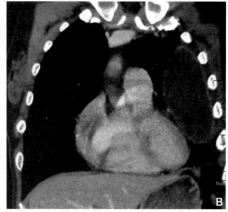

图 23-2-7　包裹性积液

女性,47 岁,左侧胸膜增厚,左侧胸腔包裹性积液。CT 增强扫描纵隔窗横断位(A)示左侧胸膜均匀增厚(黑箭),可见梭形液性密度影,边界清晰,边缘光滑,邻近肺组织受压实变(白箭);冠状位(B)可见病灶与胸壁间夹角为钝角

增强扫描可见胸膜强化,积液不强化,称胸膜分裂征(图 23-2-7)。

MRI 能显示梭形长 T1 长 T2 信号,邻近肺组织受压实变,还可对胸膜增厚作出诊断和分析(图 23-2-8)。

(2)肺底积液:当胸腔积液局限于肺底与膈肌

之间时称为肺底积液(subpulmonary effusion)。多为单侧性,以右侧多见。站立位时,胸腔积液由于重力作用、肺弹力降低或胸膜粘连等因素的影响沉积于肺底与横膈之间,显示为一侧"横膈"升高。但是膈顶的最高点在"膈面"外 1/3 处(正常膈肌顶点在内1/3 处)(图 23-2-9)。

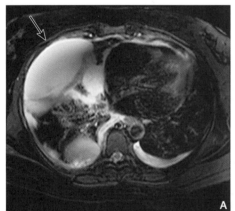
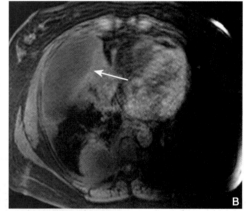
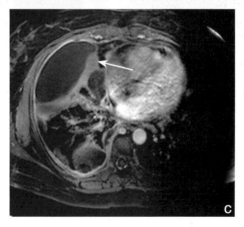

图 23-2-8　包裹性积液

女性,39 岁,右侧胸膜增厚,右侧胸腔包裹性积液,左侧少量游离性胸腔积液。T2WI(A)上可见右侧胸膜增厚,右侧胸腔多发梭形、类圆形长 T2 信号(黑箭);T1WI(B)表现为低信号,增强扫描(C)积液未见强化,增厚的胸膜及邻近受压的肺组织(白箭)可见明显强化

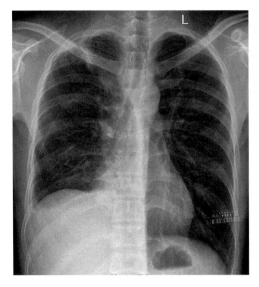

图 23-2-9　肺底积液（右侧）

女性，55 岁，肺结核患者，胸部 X 线片可见右侧膈面升高，膈肌最高点外移，右上肺可见斑片状高密度影

卧位透视或摄片时可见正常膈肌显示清晰，横膈下降，患侧肺野呈均匀一致密度增高。为区别横膈高位与肺底积液，应行卧位透视或摄片。若肺底积液产生紧密粘连时，改变体位液体也不能自由流动，此时为诊断明确，需要进行 CT 检查。CT 可见膈面上方液性密度区，周围稍高密度影环绕（图 23-2-10）。

（3）叶间积液：胸腔积液局限于水平裂或斜裂称为叶间积液（interlobar effusion），叶间积液可单独存在，也可以与游离性胸腔积液并存。叶间积液的典型影像表现为圆形或梭形致密影。包裹性胸腔积液由于其位置及 X 线摄影的投照方向表现不一，当包裹性积液表面与 X 线平行时，其边缘清晰，其表面

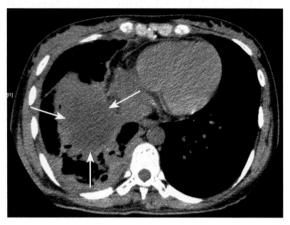

图 23-2-10　肺底包裹性积液（右侧）

女性，23 岁，右侧结核性胸膜炎。CT 纵隔窗可见右侧膈肌上面圆形低密度区，边缘模糊，周围可见稍高密度影环形包绕（箭）

与 X 线垂直时，边缘模糊。因而，后前位胸片诊断叶间积液较困难，而侧位片有助于诊断。当游离性胸腔积液进入叶间裂时，可表现为底朝胸膜的三角形影，三角形影逐渐变细与肺裂融合形成"鸟嘴征"（图 23-2-11）。CT 表现为叶间无血管区的片状、带状、梭形或球形的液性密度影，其两端的叶间胸膜常增厚。

（4）纵隔包裹性积液：聚积在纵隔胸膜与脏层胸膜之间的液体称为纵隔包裹性积液（mediastinal encapsulated effusion）。胸片上为纵隔旁底向下的三角形致密影，液体量较多时，可向肺野突出（图 23-2-12），与纵隔肿瘤表现相似，难以区分，CT 扫描尤其是增强扫描可鉴别，表现为纵隔旁不规则形液性密度影，常伴纵隔胸膜增厚。

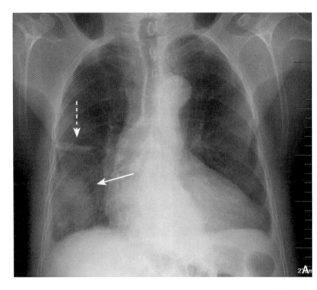
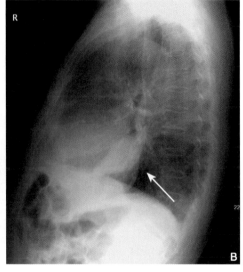

图 23-2-11　右侧叶间裂积液

后前位胸片（A）及侧位胸片（B）示右侧水平裂（虚箭）增粗，右侧斜裂呈梭形（实箭），边界清晰，密度均匀，正位片上增厚的水平裂表现为条片状稍高密度影，可见"鸟嘴征"

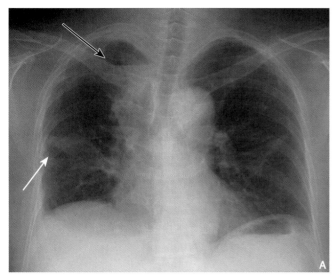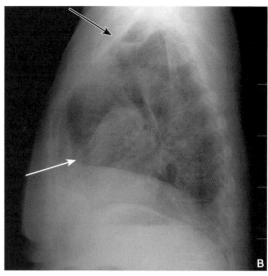

图 23-2-12　纵隔包裹性积液

女性,69 岁,右上肺楔形切除术后,右上纵隔旁包裹性积气、积液。后前位胸片(A)示右上纵隔旁片状高密度影,上份见
液气平面形成(黑箭),右侧叶间裂增厚(白箭),右侧肋膈角变钝;侧位胸片(B)示液气平面(黑箭)位于胸骨后方

【诊断依据及鉴别诊断】

诊断胸腔积液的步骤,首先应当确定胸腔积液的存在,继而分辨积液的性质,最后确定胸腔积液的病因,以病因诊断最为重要。漏出液及渗出液的判断主要依据实验室检查,并对原发病作出初步的诊断,影像学在确定胸腔积液的存在时,明确病因诊断,判断积液的良、恶性。

1. **结核性胸腔积液**　结核性胸膜炎是胸膜炎的主要表现,X 线胸片可见单侧性胸腔积液,但多不能显示肺内病变。CT 在显示肺内病变方面具有明显优势。早期为新月形的液性低密度影;随着纤维蛋白的增加,脏、壁层胸膜粘连,可形成脓胸,此时内缘凹陷消失,变平直或向肺野突出,胸膜与肺组织交界模糊。晚期胸膜增厚、钙化。超声及 MRI 可显示胸腔积液内的纤维分隔。

2. **类肺炎性胸腔积液,亦称肺炎旁胸腔积液**　类肺炎性胸腔积液是由于肺部炎症引起的胸腔积液,如积液呈稠厚、脓性外观者称脓胸。患者多有肺部炎症表现,然后出现胸腔积液,积液量不多,通常见于病变的同侧。血常规可见白细胞计数增高,中性粒细胞比率增高。胸腔积液呈草黄色或脓性,白细胞总数明显增高,葡萄糖及 pH 减低,培养可见病原菌生长。

3. **肿瘤引起的胸腔积液**　恶性肿瘤对胸膜的直接侵犯或转移均可形成胸腔积液,男性以肺癌多见,女性以乳腺癌多见。恶性肿瘤性胸腔积液是大量胸腔积液最常见的原因。超声、CT、MRI 可见片状胸膜增厚及>1cm 胸膜结节或肿块。PET-CT 可见原发病灶。纵隔是否移位、向哪一侧移位及移位程度取决于胸腔积液量、胸膜增厚粘连、肺不张等的综合情况。

4. **身性疾病引起的胸腔积液**　全身性疾病如类风湿关节炎、系统性红斑狼疮、硬皮病、肺淋巴管肌瘤病等多见。胸腔积液常为单侧,少至中量多见,大量胸腔积液少见。HRCT 可见肺内实质性病变与间质性病变并存,以间质性病变为主。临床上有风湿性疾病的特点,相关的实验室检查有助于诊断。

5. **心力衰竭所致胸腔积液**　心力衰竭多为双侧胸腔积液,积液量多为少至中量,大量者少见。胸片、CT 及 MRI、超声可见心脏增大、肺动脉高压等表现,左心衰竭时可见间质性肺水肿及肺泡性水肿。抗心力衰竭治疗后胸腔积液可迅速减少甚至消失。

6. **外伤性胸腔积液**　外伤性多为血性,偶可见乳糜胸。CT 及 MRI 上可见液-液平面或密度增高/信号异常。影像学检查还可发现肋骨骨折及气胸等。

(曾庆思　陈　淮)

第三节　气　胸

【概述】

1. **气胸分类**　气胸(pneumothorax)是指气体进入胸膜腔,造成积气状态,称为气胸。通常分为三大类:自发性气胸、创伤性气胸、人工气胸。自发性气胸是由于肺部疾病使肺组织和脏层胸膜破裂,或由于靠近肺表面的微小泡和肺大疱破裂,肺和支气管内气体进入胸膜腔所致。按照气胸发生前有无合并肺部疾病又将自发性气胸分为原发性气胸(primary spontaneous pneumothorax,PSP)和继发性气胸(secondly spontaneous pneumothorax,SSP)。创伤性气胸是由于胸部外伤或医疗诊疗过程中引起的气胸。人工气胸是为诊治胸内疾病,人为将气体注入胸膜腔。

按气胸与外界空气的关系又可分为以下类型。

(1)闭合性气胸:胸膜裂口小,随着肺萎陷和浆液性渗出而封闭,不再有空气漏入胸膜腔,胸膜腔内压接近或超过大气压,抽气后胸膜腔内压下降。

(2)开放性气胸:胸膜裂口持续开放,气体随呼吸自由进出胸膜腔,胸内压在大气压上下波动,抽气后压力无改变。

(3)张力性气胸:胸膜裂口呈单向活瓣或活塞作用,吸气时裂口张开,空气进入胸膜腔;呼气时裂口关闭,气体不能排出,导致胸膜腔内气体越积越多,胸膜腔内压迅速增高呈正压,抽气至负压后又迅速变成正压,肺组织被严重压缩,纵隔向对侧移位,静脉回心血量减少,心排血量降低,造成肺通气不足及血流动力学改变。张力性气胸引起的病理生理改变最大,如果不及时处理,可迅速发展为严重呼吸困难、酸中毒,从而死亡。

2. 气胸的病因和发病机制 正常情况下胸膜腔内没有气体,这是因为毛细血管血中各种气体分压的总和比大气压低 54mmHg。呼吸周期内胸腔内压力均为负压,系胸廓向外扩张,肺向内弹性回缩对抗产生的。胸腔内出现气体仅在三种情况下出现:①肺泡与胸腔之间产生破口,气体从肺泡进入胸腔直到压力差消失或破口闭合;②胸壁创伤产生与胸腔的交通;③胸腔内有产气的微生物。临床上以前两种情况多见。

原发性气胸发生在无明确的基础肺疾病的健康人,但胸膜下肺大疱破裂可能是气胸发生的主要机制,而吸烟是健康人肺大疱发生的病因之一。

继发性气胸发生在有基础肺疾病的患者。气胸发生似乎与躯体活动没有明显的关系。

原发性气胸通常发生在瘦高的体型患者,男性发病率高于女性。胸膜压从肺底部到肺尖部逐渐升高。因此,高个子体型肺尖部肺泡膨胀压力明显高于肺底部,理论上更容易发生胸膜下肺大疱。原发性气胸复发的单一危险因素包括吸烟、男性患者的身高及年龄超过 60 岁。继发性气胸复发的危险因素包括肺纤维化和肺气肿等。

【临床表现】

1. 症状

(1)起病大多急骤,典型症状为突发胸痛、继而胸闷或呼吸困难,并可有刺激性干咳。

(2)也可发病缓慢,甚至无自觉症状,部分患者症状可在 24 小时内自行缓解。

(3)发病前有用力咳嗽、持重物、屏气或剧烈活动等诱因。

(4)症状轻重程度取决于起病急缓、肺萎缩程度、肺原发疾病以及原有心肺功能状况等。

(5)许多患者(特别是原发性气胸患者)在症状出现前几天即已存在气胸,并且,这一阶段的时间越长,越容易发生复张性肺水肿(re-expansion pulmonary edema,RPO)。

(6)继发性气胸患者症状通常比原发性气胸患者严重,而且呼吸困难程度并非与气胸程度成正比。

(7)当患者出现血流动力学障碍时,应考虑张力性气胸的存在。

2. 体征 气胸的体征视积气多少而定。

(1)少量气胸可无明显体征,气体量多时患侧胸部饱满,呼吸运动减弱,触诊语颤减弱或消失,叩诊鼓音,听诊呼吸音减弱或消失。

(2)肺气肿合并气胸患者虽然两侧呼吸音都减弱,但气胸侧减弱更明显,即使气胸量不多也有此变化。

(3)如发生皮下气肿,可伴有捻发感及捻发音。

(4)大量气胸时纵隔向健侧移位。右侧大量气胸时肝浊音界下移,左侧气胸或纵隔气肿时在左侧胸骨缘处听到与心跳一致的咔嗒音或高调金属音(Hamman 征)。

(5)当患者出现发绀、大汗淋漓、严重气促、心跳过速和低血压时应考虑张力性气胸的存在。

【实验室检查】

(1)血气分析,多数气胸患者的动脉血气分析不正常,动脉血气分析可确立因呼吸急促导致的呼吸性碱中毒以及随后出现的低氧血症、高碳酸血症及酸中毒。有超过 75% 患者氧分压低于 80mmHg;16% 继发性气胸患者氧分压小于 55mmHg、二氧化碳分压大于 50mmHg。患者的氧饱和度水平开始会下降,但可在 24 小时内恢复至正常水平。

(2)胸腔镜或纤维支气管镜检查,可以明确破裂口位置及基础病变,同时可进行治疗。有学者对 200 例气胸患者做胸腔镜检查,90%明确了病因。对气胸患者行纤维支气管镜检查,大部分可以查明病因。

（3）心电图，左侧气胸的心电图改变较右侧明显，可有以下表现：①额面 QRS 电轴右偏；②R 波及 QRS 波振幅降低；③心前区导联 T 波倒置。

【影像学表现】

1. X 线表现　立位正侧位 X 线胸片是气胸最常用的检查方法，绝大多数病例可确诊。胸部 X 线复查可以了解治疗措施是否有效（图 23-3-1）。气胸在立位片上的特征性表现为与胸壁平行的脏层胸膜线，其与胸壁之间为无肺纹理的透亮区，被压缩的肺组织较对侧透亮度减低。大量气胸时，肺组织可被显著压缩、实变，表现为肺门区软组织密度影（图 23-3-2）。液气胸时可在上述基础上出现气液平面。张力性气胸 X 线胸片表现为患侧胸腔大范围无肺纹理透亮区，膈肌下移，肋间隙扩大，气管、纵隔向健侧移位。

卧位 X 线片可显示气体量大于 500ml 的气胸，其特征性表现为较深的透亮肋膈角，即"深沟征"（图 23-3-3），同时可见患侧膈肌下移和清晰的心包脂肪垫。侧卧位 X 线胸片甚至可以显示气体量约 50ml 的气胸。

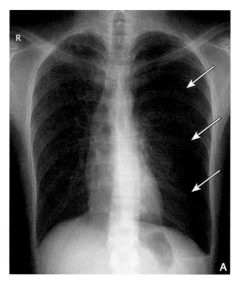
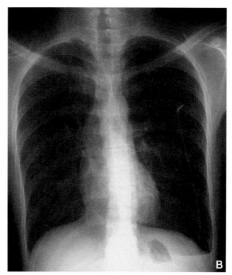

图 23-3-1　气胸（左侧）

男性，16 岁，胸部正位片（A）示左侧肺透亮度较右侧减低，左侧肺野外带无肺纹理透光区，可见与胸壁平行的脏层胸膜线（箭），左肺组织受压约 60%，左侧肋间隙稍增宽，纵隔稍向右移位，左侧肋膈角区可见液气平，左膈面下移；左侧胸腔穿刺引流复查后前位胸片（B）示左侧无肺纹理透光区较前缩小，肺上界较前上移，约平第 4 后肋水平

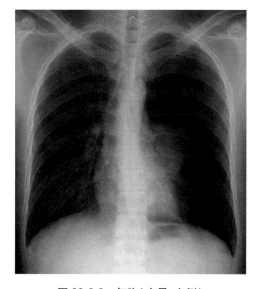

图 23-3-2　气胸（大量，左侧）

男性，23 岁，胸部正位片示左侧肺野中外带见大片状无肺纹理透亮影，左肺组织受压约 90%，左肺纹理聚拢于左肺门区

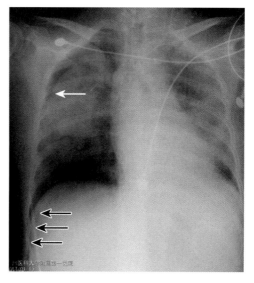

图 23-3-3　气胸（右侧）

女性，43 岁，两肺多发炎症。卧位胸片示右肺野外带见无肺纹理透亮区（白箭），右肺受压约 40%，两肺多发斑片及片状模糊影，局部病灶内可见支气管气相，右侧肋膈角锐利、透亮，即"深沟征"（黑箭）

关于气胸量的评估,一直都存在争议。

美国胸科医师学会(American College of Chest Physicians,ACCP)推荐的评估方法是测量患侧肺的肺上界至胸膜顶的距离,该距离约为3cm时气胸量约为50%,超过3cm则气胸量大于50%。

英国胸科学会(the British Thoracic Society,BTS)推荐测量肺的外侧缘(脏层胸膜线)至胸廓内缘的距离,如果达到2cm,气胸量至少达到50%;超过2cm则气胸量大于50%,是胸腔置管的指征。

国内放射科目前对气胸量的评估,基本上处于经验性评估的状态:被压缩肺组织边缘在锁骨部为25%,;压缩约1/3为50%,压缩约1/2为75%,压缩至肺门部为90%以上。

2. CT表现 CT表现与X线片及透视一致,最可靠的征象为脏层胸膜线的显示,呈弧形,与胸壁平行,并向胸壁突出,其外侧是无肺纹理透光区。CT可发现平片无法显示的少量气体及液体,更清晰显示邻近肺组织受压情况。此外,还可发现气胸的病因及并发症,如显示小的肺大疱、早期肺气肿;对胸膜增厚、气胸分隔、粘连带的观察可指导临床医师穿刺或切开引流(图23-3-4)。胸部CT对局限性气胸的诊断很有必要,可弥补X线胸片的不足。

3. MRI表现 在MRI图像上,气胸表现为低信号区。如大量气胸导致肺组织明显受压呈团块状,呈中等信号,可见纵隔向健侧移位。如伴有胸腔积液,可见液气平面形成。MRI较少应用于气胸及液气胸的诊断,但在液气胸的患者中,MRI了解胸腔积液的成分上优于CT及X线,如血性胸腔积液在T1WI及T2WI上均可显示为高信号。

4. 超声表现 气胸在超声的一个主要征象为

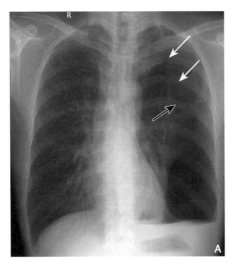
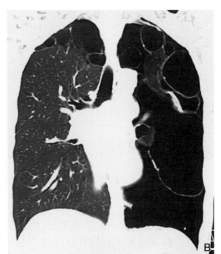
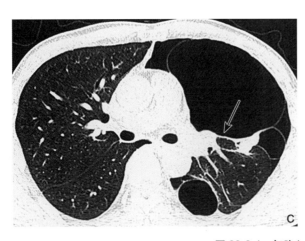
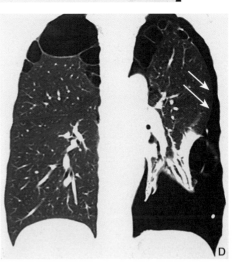

图 23-3-4 气胸(左侧)

男性,41岁,两肺多发肺大疱。后前位胸片(A)示左侧肺野外带可见与胸壁平行的、向胸壁突出的脏层胸膜线(白箭),其外侧为无肺纹理透光区,两肺可见多发囊状透亮影,以左侧为主,其内侧壁凸向肺组织(黑箭),左侧肋膈角变钝,纵隔向右移位,左侧肋间隙增宽;CT平扫冠状面重组(B、D)及横断面(C)示右上肺及左肺多发类圆形囊状透光区,邻近肺组织受压实变(黑箭),左侧胸腔可见弧形无肺纹理透光区(B,箭)

胸膜滑动征(pleural gliding)和彗尾征(comet tail artifacts)消失。正常情况下,呼吸时肺表面沿着胸壁滑动称为胸膜滑动征,气胸时该征象消失。

【诊断依据】

(1) 目前诊断气胸最常应用的检查方法仍然是胸片,而CT在发现气胸病因方面有优势,同时可确定肺大疱的数量、位置并有助于预测气胸复发的危险性。

(2) Vanderschueren将自发性气胸分为以下4类:Ⅰ级:为特发性气胸,内镜下肺组织无异常。Ⅱ级:为胸膜肺粘连气胸。Ⅲ级:有胸膜大泡和肺大疱。Ⅳ级:有多个直径超过2cm的肺大疱。

【鉴别诊断】

1. 胸膜下肺大疱

(1) 巨型肺大疱常误诊为气胸。

(2) 起病较气胸缓慢,气促不如气胸急剧。

(3) 影像学特点:局部透亮度增高,内见细小线状影,为肺小叶和血管残迹。

(4) 肺大疱外侧可见少许肺组织结构,其内侧壁呈凹面凸向胸壁。气胸压缩带凸向胸壁。

(5) 胸腔穿刺抽气后,肺大疱大小无明显改变。

2. 肺内薄壁空洞

(1) 靠近肺边缘的薄壁空洞应与局限性气胸鉴别。

(2) 肺内空洞不挤压肺组织,有确定的解剖部位。

(3) 局限性气胸无确定的解剖部位。

(曾庆思　陈　淮)

第四节　脓　胸

【概述】

脓胸(empyema)是指脓性渗出液积聚于胸膜腔内的化脓性感染。脓胸的致病菌多来自肺内感染,也可来自于纵隔或其他部位的脏器。

社区获得性胸膜腔感染分离出的病原菌以革兰氏阳性需氧菌最为常见,链球菌属和金黄色葡萄球菌约占65%。近年厌氧菌感染逐年增高,约占12%~34%。2岁以下的幼儿脓胸感染金黄色葡萄球菌者达92%。合并支气管胸膜瘘者,多有混合感染。如厌氧菌感染,呈腐败脓性,脓液含坏死组织,具有恶臭气味;肺结核累及胸膜或有空洞破溃,可形成结核性感染。感染的途径可为邻近肺部病灶(如肺炎、肺脓肿)直接侵入胸膜或破溃至胸膜腔;邻近器官感染(如膈下脓肿,纵隔脓肿)侵入胸膜腔;全身化脓性感染时,致病菌随血流侵入胸膜腔(如全身败血症或脓毒血症)或胸部开放性损伤或胸膜腔内手术时,致病菌直接经伤口侵入胸膜腔。

病理学上可分为渗出阶段、纤维脓性阶段及机化阶段。渗出阶段胸膜充血、水肿及渗出,白细胞浸润。随着病情的进展,渗出液中的纤维蛋白及脓细胞增多,由于纤维素从脓液中释放出并沉积在胸膜的脏层和壁层表面,形成不断加厚的纤维素层,使增厚粘连的胸膜将脓液分隔包裹,形成局限性或多房性脓胸,相应肺组织膨胀受限。以上病理变化基本属于临床急性期。

随着病程进展,毛细血管和炎性细胞形成肉芽肿,纤维蛋白沉着机化,在脏、壁层胸膜上形成致密纤维板,构成脓腔壁。纤维板固定紧束肺组织,牵拉胸廓内陷,并限制胸廓活动性,临床上进入慢性脓胸期。

【临床表现】

临床症状主要取决于患者是需氧菌感染或厌氧菌感染。需氧菌感染者表现为急性起病,寒战、高热、咳嗽、咳痰和血白细胞增高。一半以上患者有胸痛。厌氧菌感染者多为亚急性起病,较少发热,体重减轻较明显。

急性患者体格检查部分患者出现呼吸运动减弱,患侧胸廓饱满,叩诊呈浊音,触觉语颤减弱,呼吸音减弱或消失。慢性患者体格检查显示患侧胸廓内陷,肋间隙变窄,脊柱侧弯;叩诊呈实音;听诊呼吸音减弱或消失。部分患者有杵状指。

【实验室检查】

(1) 诊断性胸腔穿刺和胸腔脓液检查,积液的外观:多呈草黄色或脓性,稍混浊,易有凝块。厌氧菌感染常有臭味。检测积液:中性粒细胞总数>10×10^9/L,pH<7.10,葡萄糖含量<2.2mmol/L,LDH>1000U/L。脓液涂片查找及培养:在脓液中查找或培养出病原菌即可确诊;病原学阴性并不能排除胸膜腔感染。

(2) 胸膜病理学检查,胸腔镜下主要表现为胸膜充血水肿明显,多发黄白色脓苔附着,病程长者可有纤维粘连甚至胸膜增厚,但无类似结核性胸膜炎的结节性病变。病理检查以坏死、纤维素和中性粒细胞渗出为主,病程长者可有肉芽组织及纤维结缔组织增生。脓胸壁病理学检查可明确致病菌,胸膜组织培养可大幅度提高致病菌的检测率。

【影像学表现】

1. 胸膜腔分布　脓胸的渗出阶段表现为游离

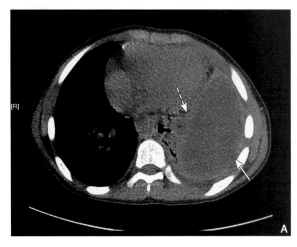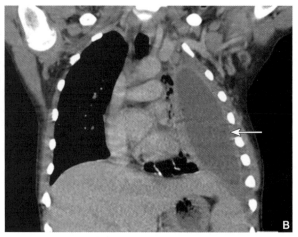

图 23-4-1 脓胸（左侧）

男性，16 岁，胸部 CT 纵隔窗横断位平扫（A）显示左侧胸腔大量积液，周围绕以增厚的胸膜影（实箭），边界清楚，腔壁光整，增强扫描冠状位（B）显示液性部分无强化，腔壁增厚的胸膜轻度环形强化；左肺组织压迫性不张、实变（虚箭），左侧胸廓塌陷

性积液。当纤维脓性阶段后，呈局限性或包裹性积液。积液常位于胸膜腔后外侧、膈肌上方、肺叶间及纵隔面等处，有时形成多个脓腔。大量渗出液体充满全胸膜腔时称为全脓胸（图 23-4-1），肺受压不张。

2. X 线表现 急性脓胸渗出阶段表现为小至中量的游离性胸腔积液。纤维脓性阶段后，表现为局限性或包裹性积液。在 X 线上与其他性质积液表现相同，没有特异性。

3. CT 表现 脓胸可以是游离性积液在 CT 上表现为新月形，在急性渗出阶段早期胸膜增厚不明显，后期可见胸膜增厚，约 50% 患者显示胸膜增厚，表现为胸膜分裂征，即增厚的脏层胸膜与壁层胸膜被其内的液体分离；邻近的肺组织边界清楚。

在纤维脓性阶段后表现为包裹性积液，一般好发于胸部后下部，呈半圆形、椭圆形或梭形液性密度影（图 23-4-2），胸膜增厚、粘连，胸膜分裂征常见；包

裹性胸腔积液内面光滑，脏层胸膜及壁层胸膜均匀增厚，脏层胸膜可见条片状压缩的肺组织，与肺组织边界清楚；增强扫描增厚的胸膜持续性均匀强化，但在动脉期压缩的肺组织比增厚的胸膜强化显著，可区分两者，此征称为边缘征。部分脓腔内可见气体影（图 23-4-3）。包裹性脓胸可为多房性（图 23-4-4）。

慢性脓胸以胸膜增厚粘连为主，可钙化（图 23-4-5）；患侧胸腔容积缩小，纵隔及气管向患侧移位，膈肌上移；胸膜外肋骨可有骨膜增生，胸膜外脂肪间隙增厚。增强扫描显示增厚的胸膜明显强化。

脓胸如为产气菌感染或引流后可见脓腔内出现气-液平面，CT 可清晰显示气-液平面（图 23-4-6）。支气管胸膜瘘时也表现为脓胸并出现气-液平面。

4. MRI 表现 可清楚显示胸壁各层的解剖层次，对于胸膜外脂肪及肋间肌受侵显示优于 CT。胸

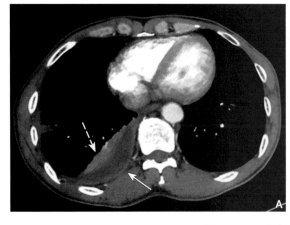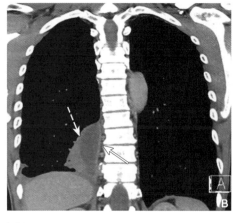

图 23-4-2 脓胸（右侧）

男性，65 岁，胸部 CT 增强扫描纵隔窗横断位（A）、矢状位（B）显示右后下胸腔见包裹性液性密度影（实箭），脏、壁层胸膜增厚，呈细线状强化，表现为胸膜分裂征，右下肺受压实变不张（虚箭）的肺组织均匀强化

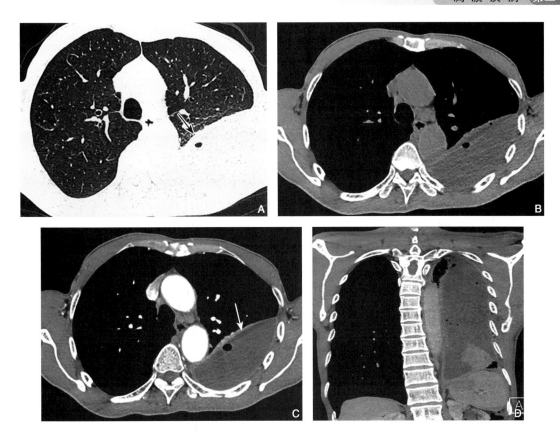

图 23-4-3 脓胸(左侧)

男性,64 岁,CT 横断位肺窗(A)可见脓腔内气体影(黑箭);纵隔窗(B)左后下胸腔见包裹性液性密度影,左下肺肺组织受压;增强扫描(C)不张肺组织均匀强化(白箭),见边缘征;冠状位重建(D)显示脓腔内散在多个低密度气体影

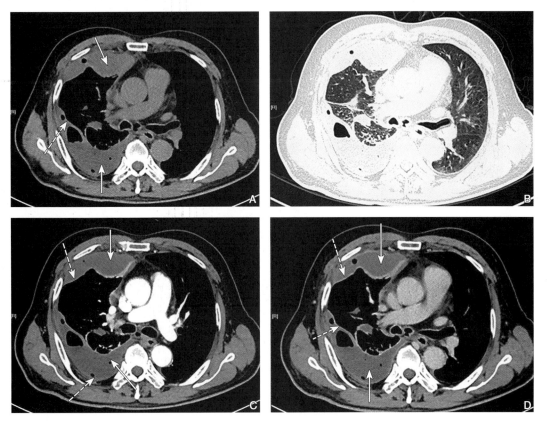

图 23-4-4 脓胸(右侧,多房)

男性,64 岁,胸部 CT 平扫横断位(A)显示右侧胸腔多发包裹性积液、积气(实箭),右侧叶间裂少量积液;右侧胸膜弥漫增厚(虚箭);同层肺窗(B)见右肺外带压缩性肺不张,右肺散在实变及渗出灶;增强扫描动脉期(C)及静脉期(D)显示右侧增厚的脏、壁层胸膜(虚箭)光滑,厚薄均匀,持续性强化

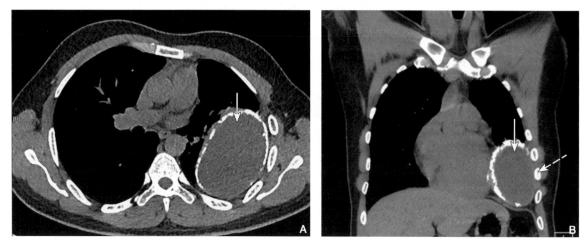

图 23-4-5 慢性脓胸(左侧)

男性,32 岁,胸部 CT 纵隔窗横断位(A)、冠状位(B)显示左侧胸腔容积缩小,左中下胸腔内一椭圆形影(实箭),边界清,并与胸壁呈宽基底部相连,周围见环形高密度影(钙化),邻近胸膜增厚,纵隔稍向左侧移位;胸膜外肋骨骨质增生(虚箭)

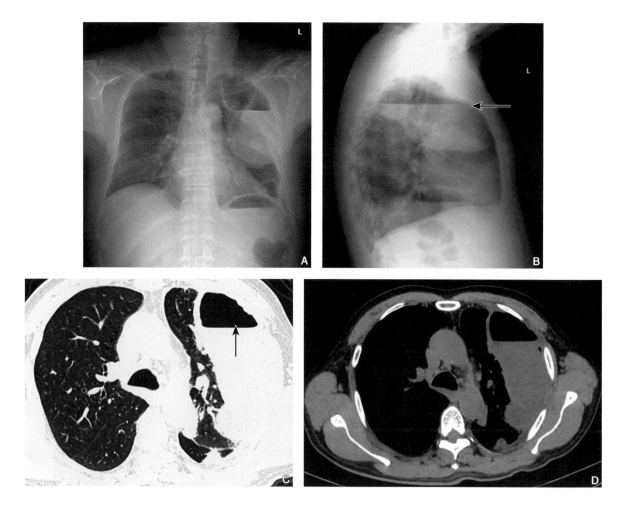

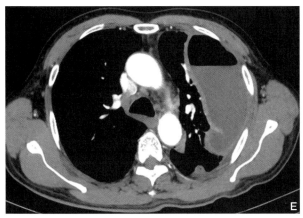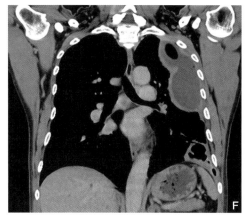

图 23-4-6　慢性脓胸（左侧）

男性，64 岁，胸部正侧位片（A、B）显示左侧胸膜增厚，左侧胸腔局限性积气、积液影，内见宽大液气平面（箭）；CT 横断位肺窗（C）及纵隔窗（D）示左侧侧胸壁包裹的气液腔，其内见宽大液气平面（箭），增强扫描（E）显示胸膜增厚，胸膜强化，周围肺组织受压迫不张；冠状位重建（F）示左侧胸稍缩小，见多个液气腔，左膈升高

腔积液在 T2 高信号，根据脓液不同的蛋白含量，T1 信号不同，可以低信号或较高信号。MRI 一般用于鉴别良恶性胸腔积液，能较敏感地发现恶性结节，及病变侵犯胸壁的范围。

5. 超声表现　胸膜腔超声见强弱不等、分布不均、有光点或光团及网格状回声时，提示脓胸可能，因为脓胸液体中存在脓细胞成分和坏死组织。超声还有助于评估脓胸的深度和积液量，协助胸腔穿刺定位包裹性脓胸和少量脓胸。

【诊断依据】

（1）有白细胞升高。

（2）X、CT、MRI 显示胸腔积液；在 CT 和 MRI 上显示胸膜弥漫均匀增厚，胸膜分裂征阳性，胸膜均匀强化；邻近的肺组织边界清楚。

（3）胸腔穿刺抽到脓液。除胸部 X 线检查外，胸部超声波定位后胸腔穿刺抽液，对诊断最有帮助。通过检查脓液外观、细胞数和分类、胸液生化、胸液革兰氏染色、胸液需氧菌和厌氧菌培养等来判断胸液的性质。

【鉴别诊断】

1. 其他胸膜病变所致的胸腔积液　胸腔积液同样表现为液性区，在 X 线胸片上无法鉴别。但在 CT 上，胸腔积液以游离性积液较多见，而脓胸积液多数呈包裹性。通常胸腔积液无邻近肋骨骨膜反应，胸膜增厚没有脓胸明显，增强后脓胸的胸膜出现轻—中度强化。除胸腔积血外，一般无胸膜分裂征，胸腔积血的密度较高，且有外伤或胸膜穿刺史、血液系统疾病等病史。

2. 胸膜肿瘤　脓胸需要与胸膜的各种肿瘤相鉴别，胸膜肿瘤种类众多，最常见的有转移瘤和胸膜间皮瘤。脓胸和胸膜肿瘤均显示为胸膜增厚，但脓胸的胸膜增厚为均匀性，胸膜肿瘤的胸膜增厚为不均匀或结节状；增强扫描脓胸的增厚胸膜为轻—中度均匀强化，胸膜肿瘤增强扫描可见强化结节或肿瘤不均匀强化。胸膜转移及间皮瘤的胸腔积液增长迅速。

3. 肺脓肿　脓胸与紧贴胸壁的肺脓肿需要鉴别，通过多方位观察，局限性脓胸壁较薄，壁均匀，边界清楚，邻近肺实质、支气管、大血管受压移位；而肺脓肿表现为位于肺内大片状致密影，多呈球形，按叶、段分布，外侧紧贴胸膜面，病灶与胸壁呈锐角相交，与周围肺组织分界模糊，中央可见类圆形的低密度坏死区，壁较厚，边界不清，周围的血管、支气管不移位，而是于脓肿处中断。脓肿中央液化坏死物排出可形成空洞，伴有液-气面或液-液面，洞壁内缘光滑。需注意的是肺脓肿穿破胸膜后可继发脓胸。

（曾庆思　陈　淮）

第五节　支气管胸膜瘘

【概述】

支气管胸膜瘘（Bronchopleural Fistula，BPF）指肺泡、各级支气管与胸膜腔之间形成的瘘管。支气管胸膜瘘可单发，也可多发。单发性支气管胸膜瘘往往发生于较大支气管或其分支；多发性支气管胸膜瘘多发生在小支气管，呈筛状瘘口。瘘管的存在可以是短期性，间歇性或持久性。有时瘘管很小，行径弯曲，造成诊断的困难，即便是进行尸检有时也不能作出明确的诊断。

肺或肺叶切除术是 BPF 最常见的病因，术后发生 BPF 发生率为 1.5% 至 28%。影响术后 BPF 发生的主要因素包括：术中局部支气管周围淋巴结清扫，残端过长或吻合口有张力，以及病灶切除不彻底造成残端肿瘤或结核浸润等。其他引起支气管胸膜瘘的常见病因包括肺部感染，恶性肿瘤，难治性气胸，闭合性、开放性胸外伤及气压伤，肺癌放化疗相关的肺脏坏死性疾病，ARDS 及特发性瘘。

根据手术与非手术原因的不同，可分为手术所致支气管胸膜瘘与非手术性支气管胸膜瘘，它们在预后及处理措施上均不同，前者占绝大多数，多发生于恶性肿瘤及肺结核术后；后者可自发于肺部感染、肺脓肿或脓胸、难治性气胸、胸部外伤等。根据瘘的位置分类，瘘口位于段或以上支气管的为中央型支气管胸膜瘘，位于段及以下支气管的为周围型支气管胸膜瘘。

【临床表现】

1. 病程不同的 BPF 临床表现

（1）急性起病，大量脓液涌入气道时，典型表现为刺激性咳嗽，咳脓痰，胸水样痰，已形成的胸腔渗出液液面的下降。

（2）典型的急性起病还可表现为突发性张力性气胸，出现呼吸困难，皮下气肿，纵隔及气管移位，患侧胸部饱胀，肋间隙增宽，呼吸幅度减低。叩诊呈鼓音。听诊呼吸音消失。

（3）亚急性和慢性的表现与感染性疾病相关联，隐匿起病，可表现为轻微咳嗽，发热和因感染的胸液刺激膈肌所致的顽固性嗝逆。

2. 病因不同的 BPF 临床表现

（1）手术所致支气管胸膜瘘起病于术后几天到数年，表现为持续高热、咯血、咳脓痰、刺激性干咳；严重者表现为败血症，以及由于脓胸分泌物大量流入对侧肺导致吸入性肺炎、呼吸衰竭等。

（2）支气管残端破裂早期表现为大量持续漏气伴皮下气肿。术后数月或数年发生的瘘可以并发脓胸。

（3）胸外伤并发支气管胸膜瘘的症状与破口大小有关。破口较大时，可出现严重呼吸困难、气急、发热、皮下气肿等张力性气胸表现。

（4）支气管胸膜瘘继发于胸膜下干酪性结核灶、肺脓肿，肺空洞突然溃破入胸膜腔时起病较急，有突发胸痛，随后出现发热、寒战，大汗淋漓、休克等全身中毒症状。

【实验室检查】

（1）胸腔注射造影剂，对怀疑支气管胸膜瘘者，

在患侧胸腔注入 10% 亚甲蓝 5~10ml，若立即咳出蓝色的痰液即可确诊；但阴性结果不能除外支气管胸膜瘘，需要进一步检查明确。

（2）支气管镜检查，纤维支气管镜检查对确定叶支气管以上的胸膜瘘瘘口部位可有较大帮助，如果能发现瘘口可明确诊断。对于诊断困难者，有时亦可通过纤维支气管镜向患处注入 10% 亚甲蓝后观察，如果引流管中出现蓝色胸腔积液可帮助确诊。

【影像学表现】

1. X 线表现 X 线胸片显示液气胸，特别是原先无液气胸的情况下出现者，应注意支气管胸膜瘘可能。胸部 X 线片还可了解胸腔积液的量、肺膨胀情况及对侧肺情况以及放置引流管的位置。

2. CT 表现 CT 可较早发现支气管胸膜瘘，特点为胸膜腔内同时存在气体和液体，可观察到病变的形态，位置，胸膜间隙，胸膜-肺界面的情况，增强扫描可确定病变形态位置。中央型支气管胸膜瘘的定位较为容易，大瘘口甚至可在常规层厚的胸部 CT 发现（图 23-5-1），薄层 CT 可显示支气管管腔与胸膜之间直接相通，瘘口显示明确，有助于提高发现率（图 23-5-2）。周围型支气管胸膜瘘瘘口往往显示困难，需要通过 MPR 后处理技术变换不同的角度才能够显示出瘘口位置（图 23-5-3）。部分患者由于瘘口太小或瘘口隐蔽而无法显示出来，这时候需要通过观察肺部组织的改变及分析胸膜腔的表现而作出疑诊，再进一步检查明确。

【诊断依据】

（1）结合临床病史和表现，若患者出现持续刺激性剧烈咳嗽并咳出胸水样痰，尤其在健侧卧位时明显而患侧卧位时减轻或缓解具有诊断意义。

（2）对未进行胸腔穿刺的患者，在胸片或 CT 上胸膜腔内出现液-气平面是支气管胸膜瘘的特征性表现。胸部 CT 检查有助于明确有无支气管胸膜瘘、脓腔部位和大小、有无纵隔移位、肺部有无吸入性肺炎等。

（3）胸腔穿刺抽液可抽出与咳痰性状相同的脓液，或从胸腔注入亚甲蓝，若随后痰中出现亚甲蓝则可明确诊断。

（4）支气管碘油造影或经瘘管造影检查可证实支气管与胸膜腔之间的瘘管，是支气管胸膜瘘诊断的"金标准"，但目前碘油造影已经比较少见。

【鉴别诊断】

1. 肺脓肿

（1）肺脓肿形态多呈球形，病灶与胸壁呈锐角

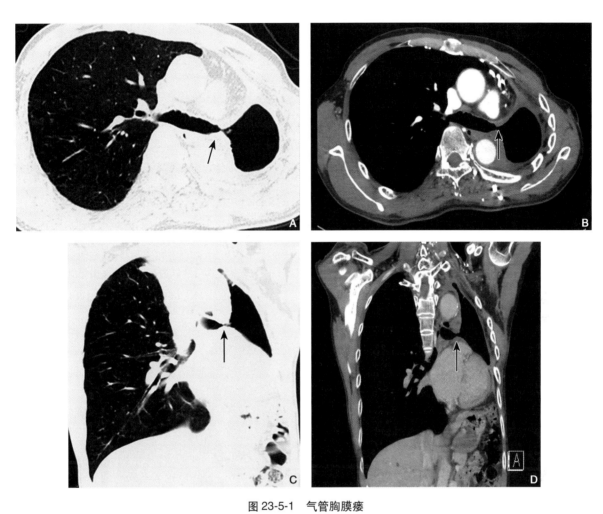

图 23-5-1　气管胸膜瘘

男性,61 岁,左全肺切除术后、左主气管胸膜瘘。胸部 CT 横断位肺窗及纵隔窗(A、B),冠状位肺窗及纵隔窗(C、D)
显示左肺缺如,左侧胸腔可见一含气空腔,左侧胸膜增厚,左主支气管残端与残腔相通,瘘口显示清晰(箭)

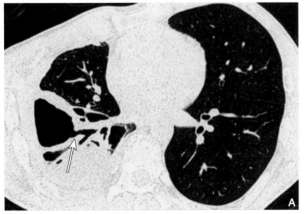

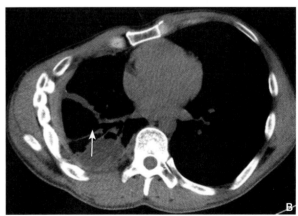

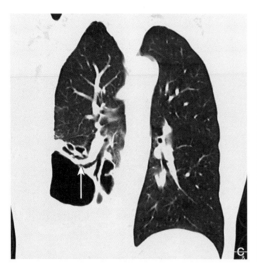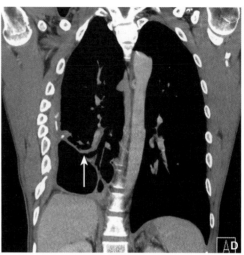

图 23-5-2 支气管胸膜瘘

男性,30 岁,慢性脓胸纤维板剥脱+右下肺多发肺囊肿切除术后、右下肺支气管胸膜瘘。胸部 CT 肺窗横断位(A)、冠状位(C)及纵隔窗横断位(B)、冠状位(D)显示右下肺容积缩小,右侧胸廓塌陷;右下胸腔见液气腔形成,内有液平,右侧胸膜增厚;右下肺支气管与液气腔相通(箭);相邻肺受压呈条片状影

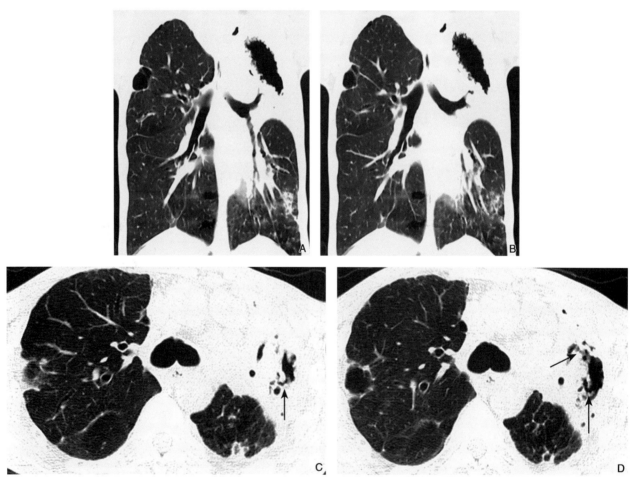

图 23-5-3 支气管胸膜瘘

男性,44 岁,反复咳嗽、咳痰 2 年,加重 2 个月,左上肺支气管胸膜瘘。胸部 CT 肺窗冠状位(A、B)示左上胸腔可见一残腔,胸膜不规则增厚;横断位(C、D)可见压缩肺部组织与残腔有多处相通(箭);左下肺见散在斑片状影

相交,边缘模糊,变化体位后重复扫描病灶形态无明显改变。

(2)肺脓肿的 CT 值变化范围较大,由于病灶内常同时含有完全肺实变区与部分充气的肺组织;脓胸由于病灶内无充气的肺组织而 CT 值的变化范围较小。

(3)脓胸时胸膜腔因液体聚集而膨胀,脏、壁两层胸膜呈分离状态,即胸膜分裂征是脓胸的特征性表现,肺脓肿一般无此表现。脓胸的腔壁由胸膜构成,一般较薄且厚薄均匀,内缘光滑;肺脓肿周围常有炎性浸润,洞壁通常厚而不均匀,内缘多呈不规则状。

(4)急性肺脓肿周围常有广泛的渗出病灶,因而与正常肺组织之间没有明显的界面,病灶周围的血管和支气管进入病灶内或终止于病灶边缘,无明显的移位表现。而脓胸与肺的界面相对比较清楚,邻近肺内渗出性改变较轻,周围的肺血管和支气管呈受压移位改变,表现为扭曲变形或形成不同程度的聚拢形态。

(5)增强扫描,肺脓肿壁呈环形明显增强;脓胸可清楚显示分离的脏、壁层胸膜。

2. 胸腔曲霉菌感染 胸腔曲霉菌感染多数发生于胸腔术后或肺切除术后的残腔,可见残腔胸膜增厚,呈双层改变,内壁凹凸不平。外面一层为结缔组织增生组织,里面一层为曲霉菌感染坏死组织,增强后外侧层可见强化,而里面坏死层未见强化。而脓胸胸膜增厚较均匀,增强后强化均匀。

(曾庆思　陈　淮)

第六节　胸膜恶性肿瘤

一、胸膜间皮瘤

【概述】

恶性胸膜间皮瘤(malignant pleural mesothelioma MPM)是一种少见肿瘤,约占胸膜肿瘤的 5%,起源于胸膜、心包、胸膜腔的间皮细胞。

胸膜间皮瘤可发生于脏层或壁层胸膜,约 80%发生于脏层胸膜;常见发病年龄为 40 岁以上,男性发病比女性多见;最常见的病因是接触石棉,从石棉接触到临床症状出现的潜伏期通常为 20~25 年。

胸膜间皮瘤分为两大类:局限型间皮瘤和弥漫型间皮瘤,局限型间皮瘤多为良性,弥漫型间皮瘤多为恶性。

根据 2015 年 WHO 胸膜肿瘤组织学分类,将恶性间皮瘤分为局限型恶性间皮瘤和弥漫型恶性间皮瘤。局限型间皮瘤分为上皮样间皮瘤、肉瘤样间皮瘤、双相型间皮瘤;弥漫型恶性间皮瘤分为上皮样间皮瘤、肉瘤样间皮瘤、双相型间皮瘤、促结缔组织增生性间皮瘤;其中最常见的类型为上皮样间皮瘤。

【临床表现】

恶性胸膜间皮瘤患者中 80%为男性,通常表现为胸腔积液相关的胸闷、呼吸困难等症状,常伴有进行性胸壁疼痛(超过 60%的患者),胸痛常较剧烈,一般镇痛剂难以缓解;对于不明原因的胸腔积液和胸部疼痛者,当所有细胞学检查结果都是阴性时,应怀疑恶性胸膜间皮瘤可能。恶性胸膜间皮瘤局部侵袭常见,可引起淋巴结肿大,可导致上腔静脉阻塞、压迫心脏、皮下肿块等。

部分肿瘤较大者可出现内分泌症状,如杵状指、骨病、低血糖、低钠血症等疾病,部分亦可出现血小板增多、血清蛋白减少、红细胞沉降率增高和贫血等表现,但并不常见。

【实验室检查】

(1)可溶性间皮素(serum melothin relation protein,SMRP)是诊断恶性间皮瘤较好的标记物,84%的恶性胸膜间皮瘤患者 SMRP 水平增高,有助于对恶性胸膜间皮瘤的筛查及疗效的检测。其他可能有意义的血清标志物还包括糖类抗原 CA125、CA15-3、透明质酸和骨调素,联合检测这些标志物对于改善 SMRP 检测的敏感性和特异性有一定价值。

(2)胸腔积液细胞学检查:此方法为首选诊断检查方法,胸腔积液中间皮细胞>5%,结核菌素试验阴性或抗结核治疗无效,可考虑胸膜间皮瘤;但胸腔积液中脱落肿瘤细胞数量少,阳性率低,具有较高漏诊及误诊率,不推荐单独使用。

(3)细针穿刺活检:不是首选确诊检查,只有当病理是来自于具有代表性的肿瘤组织,且量足以进行免疫组织学特征检查,有恰当的临床、放射学和/或外科方面的资料时,才能做最终诊断。

(4)胸腔镜活检:首选确诊检查,该检查有助于全面检查胸膜,获取较充足的活检组织(足够的脂肪和/或肌肉组织以确定是否有肿瘤浸润),其诊断率>90%。

【影像学表现】

1. X 线表现 胸膜不均匀增厚、胸腔积液,患侧胸廓体积缩小,部分可见软组织肿块影和/或骨质破坏(图 23-6-1)。

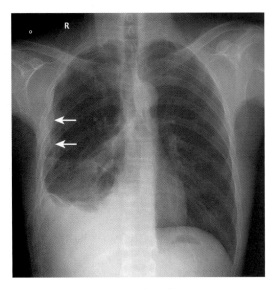

图 23-6-1　恶性胸膜间皮瘤
男性,54岁,胸片正位示右侧胸膜多发结节状、扁丘状增厚(箭),右侧胸腔少量积液,右中下肺透光度下降,见大片状密度增高

2. CT 表现　胸膜增厚:局限型(图 23-6-2)表现为从胸膜向肺部突出扁丘状或半球形肿物,边缘光滑清晰。部分患者表现为胸膜软组织肿块,可出现邻近肋骨破坏。弥漫型(图 23-6-3)以广泛不均匀胸膜增厚为主,见多发结节样胸膜增厚,伴有纵隔和叶间胸膜增厚。胸腔积液在恶性胸膜间皮瘤患者中为较常见的表现,往往反复出现且进展迅速。患侧胸廓体积缩小和纵隔固定,同侧肺含气不全/不张。部分患者出现胸内淋巴结肿大及肺内转移。CT 检查是诊断胸膜间皮瘤的最主要的影像技术,是胸膜间皮瘤术前诊断,良、恶性鉴别,分期及预后评估的重要影像学方法。

3. MRI 表现　MRI 可显示弥漫胸膜增厚及软组织肿块,T1WI 呈低或中等信号,T2WI 呈较高信号,以宽基底与胸膜相连,T1WI 增强呈不均匀强化。伴有胸腔积液者,胸腔积液在 T1WI 呈低信号,T2WI 呈高信号,可根据信号强度判断胸腔积液性质(图 23-6-4)。

【诊断依据】

(1) 中老年患者出现无明显诱因的顽固性胸痛、咳嗽,有或无石棉接触史。

(2) 影像学表现为单侧胸膜弥漫增厚(尤其是累及纵隔和叶间胸膜),纵隔固定,伴同侧胸腔积液,此为相对特征性表现。

(3) 胸腔镜活检是首选确诊检查方法,该检查有助于全面检查胸膜,获取较充足的活检组织(足够的脂肪和/或肌肉组织以确定是否有肿瘤浸润),其诊断准确率>90%。

【鉴别诊断】

1. 胸膜转移瘤

(1) 最常见的胸膜肿瘤,多见于中老年人,有原发肿瘤病史,肺部来源较多见,特别是肺腺癌侵犯胸膜后较难鉴别。

(2) 胸膜转移瘤常为单侧/双侧胸膜多发不规则结节或肿块,病灶通常较小,可有胸腔积液,常合并肋骨破坏和肺内转移,肺部转移较多见;胸膜间皮瘤常为单侧胸膜弥漫性病变,胸膜不规则增厚及胸膜肿块常较大,具有纵隔固定的特征,通常伴有同侧胸腔积液。

2. 结核性胸膜炎

(1) 多见于伴发继发性肺结核或有陈旧结核病史的患者。

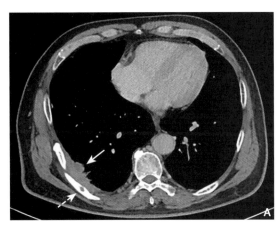
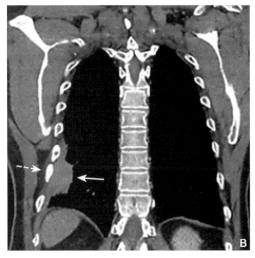

图 23-6-2　局限型恶性胸膜间皮瘤
男性,68岁,胸部 CT 纵隔窗轴位(A)及冠状位重建(B)示右下胸膜局限性扁丘状软组织影向肺部突出(实箭),呈宽基底与胸膜相连,病灶侵犯邻近肋骨,致骨质破坏(虚箭)

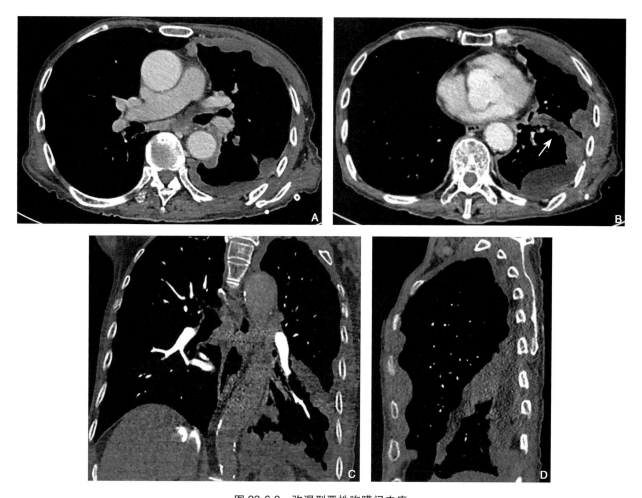

图 23-6-3 弥漫型恶性胸膜间皮瘤

男性,79 岁,胸部 CT 纵隔窗轴位(A、B)、冠状位(C)及矢状位重建(D)示左侧胸膜广泛不均匀、多发结节样胸膜增厚,伴有纵隔和叶间胸膜增厚(箭),并少量胸腔积液;患侧胸廓体积缩小和纵隔固定

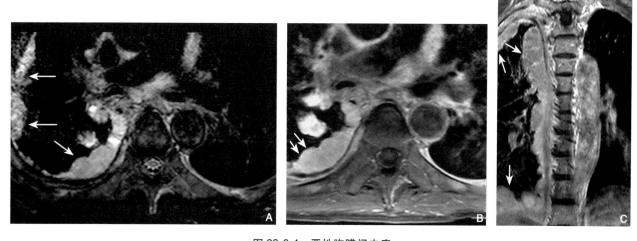

图 23-6-4 恶性胸膜间皮瘤

男性,62 岁,MRI 示右侧胸膜弥漫不均匀增厚(箭),T2 压脂(A)呈不均匀高信号,T1 增强轴位(B)及冠状位(C)呈不均匀强化

（2）临床上有胸痛、咳嗽咳痰、低热、盗汗等结核中毒症状。

（3）胸膜可线状粘连和/或钙化。

（4）胸膜增厚常伴胸腔积液,肋间隙变窄、胸壁凹陷。

二、胸膜转移瘤

【概述】

胸膜转移瘤(pleural metastasis)是最常见的胸膜肿瘤,在胸膜肿瘤中占 90%~95%。几乎所有恶性肿瘤(除原发性脑肿瘤外)晚期都可以发生胸膜转移,尤其以肺癌、纵隔恶性肿瘤及乳腺癌最为常见。肺癌、乳腺癌、胸内肿瘤可直接侵犯胸膜或种植于胸膜面形成肿瘤结节,其他恶性肿瘤可经过血行播散或淋巴途径转移至胸膜。

胸膜转移瘤多同时累及脏层和壁层胸膜(69%),少部分仅累及脏层胸膜(29%),单纯累及壁层胸膜者十分罕见(2%)。

【临床表现】

患者可无明显症状,亦可出现胸痛、胸闷、憋气、进行性呼吸困难等症状;约20%患者在出现胸腔积液时并无症状;约50%胸膜转移瘤的患者有恶性胸腔积液,最常见的症状是气促;约25%恶性胸腔积液患者有胸痛,通常为钝性胸痛。部分患者表现为与原发肿瘤相关的症状及体征,例如体重减轻,全身不适,厌食等肿瘤患者出现的临床表现。

【实验室检查】

胸腔积液细胞学检查,准确度约为40%~87%,可找到肿瘤细胞及对其作出病理分类;此外,建议在胸腔积液中测定各种肿瘤标志物以便作出恶性胸腔积液的诊断,包括:癌胚抗原、免疫抑制酸性蛋白、糖类抗原、组织多肽抗原、a-胎蛋白、α-酸化糖蛋白和β₂-球蛋白等,一般认为这些肿瘤标志物平均含量在恶性胸腔积液高于良性积液。血液肿瘤标志物,尤以肺肿瘤标志物具有提示意义。

胸膜穿刺活检,在临床实践中,对怀疑胸膜恶性病变者先做诊断性胸穿,如为渗出液,应先做细胞学检查,当检查结果为阴性时,则应做胸膜穿刺活检,

结合免疫组化可明确原发肿瘤类型及来源可能。

【影像学表现】

1. **X线表现** X线主要显示为胸膜结节影(图23-6-5),胸膜不规则结节状增厚或弥漫增厚,伴或不伴胸腔积液。

2. **CT表现** CT显示胸膜转移瘤较X线更清晰,对于部分小的胸膜转移瘤可早期发现。胸膜转移瘤在CT上表现多种多样,可为胸膜结节/软组织肿块、结节状胸膜增厚、不规则/不均匀胸膜增厚,伴或不伴胸腔积液(图23-6-6)。CT增强扫描对于转移瘤的诊断有一定帮助,多数转移瘤可强化,可与胸腔积液区分,有利于对转移瘤的发现及诊断。

3. **MRI表现** 胸膜转移瘤多数为软组织病变,病灶在MRI上一般T1WI呈低或等信号,T2WI呈稍高或高信号(图23-6-7)。胸腔积液在MRI上表现各种各样,胸膜转移瘤所致胸腔积液为恶性积液,在T2WI上表现为高信号,T1WI因含蛋白成分及血液成分,可表现为高于肌肉的信号。

4. **PET-CT表现** PET-CT在胸膜转移瘤的诊断方面有明显的优势,多数转移瘤病灶可有放射性摄取,代谢异常增高而显示明显(图23-6-8),SUV值大于2.5。特别是对于部分小病灶或隐匿性病灶,在CT上无法发现或确定的病灶,PET能够很好地发现。但部分病灶可无放射性摄取,当PET-CT显示阴性不能完全排除转移。另外,PET-CT对于尚未发现原发肿瘤的患者有很大的帮助,可发现原发肿瘤病灶,可用于寻找胸膜转移瘤的来源(图23-6-9)。

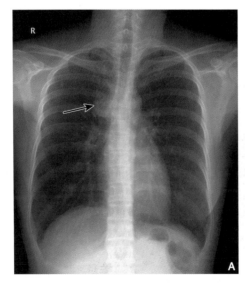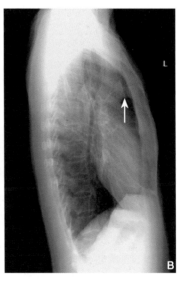

图23-6-5 胸膜转移(右侧)

女性,54岁,右侧乳腺癌术后1年余。胸部正位片(A)可见右肺门上方纵隔旁软组织密度增高影(黑箭),右侧乳腺术后缺如;胸部侧位片(B)示胸骨后方可见一椭圆形软组织影,边界清晰,病灶紧贴胸骨,与胸骨交角为钝角(白箭)

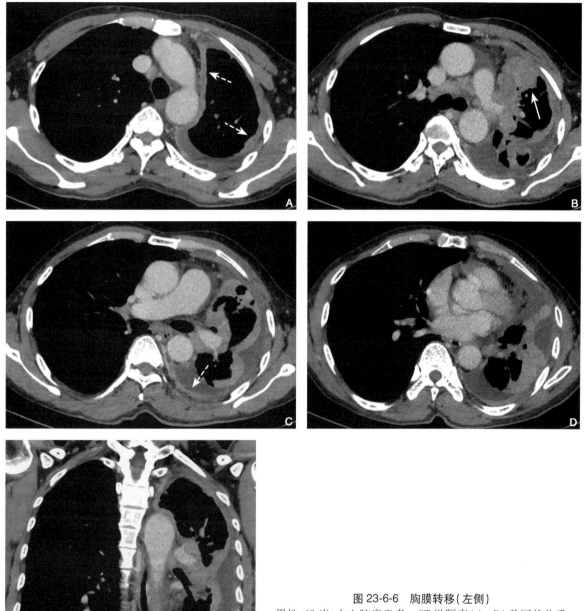

图 23-6-6 胸膜转移(左侧)

男性,69岁,左上肺癌患者。CT纵隔窗(A~D)及冠状位重建(E)示左上肺癌灶(实箭),左侧胸膜不均匀弥漫增厚(虚箭),左侧胸腔积液

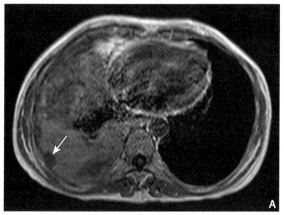

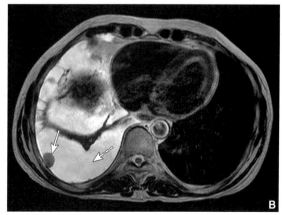

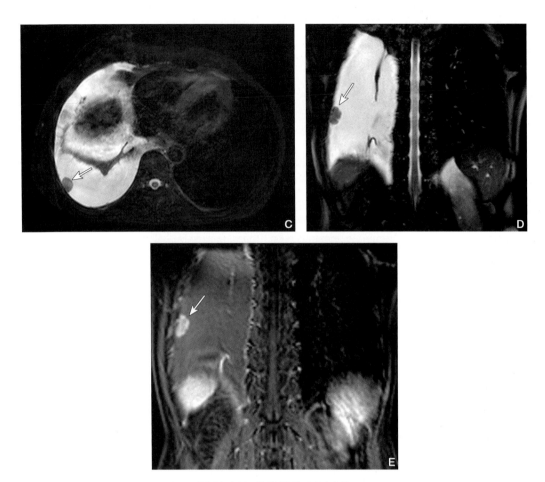

图 23-6-7 胸膜转移瘤（右侧）

男性，74 岁，右肺癌病史。MRI 示右下胸膜结节影（实箭），T1WI（A）呈低信号，T2WI（B）呈稍高信号，T2 压脂（C、D）呈稍高信号，边界清晰，T1 压脂增强冠状位（E）可见明显强化；并见右侧胸腔积液（B）呈长 T2 信号（虚箭）

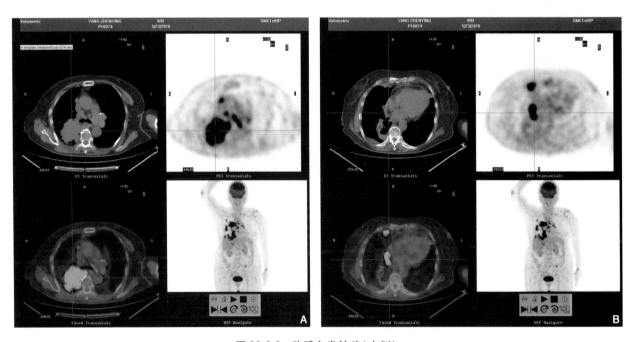

图 23-6-8 胸膜多发转移（右侧）

女性，80 岁，右上肺癌患者，右肺门及纵隔淋巴结转移。肺门平面（A）示右上肺后段软组织肿块影，密度不均，放射性摄取增高，SUV 约 17.5；下肺野平面（B）示右侧胸膜、纵隔胸膜多发结节状增厚并放射性摄取增高，SUV 约 7.9~13.6。纵隔淋巴结增大并放射性摄取增高

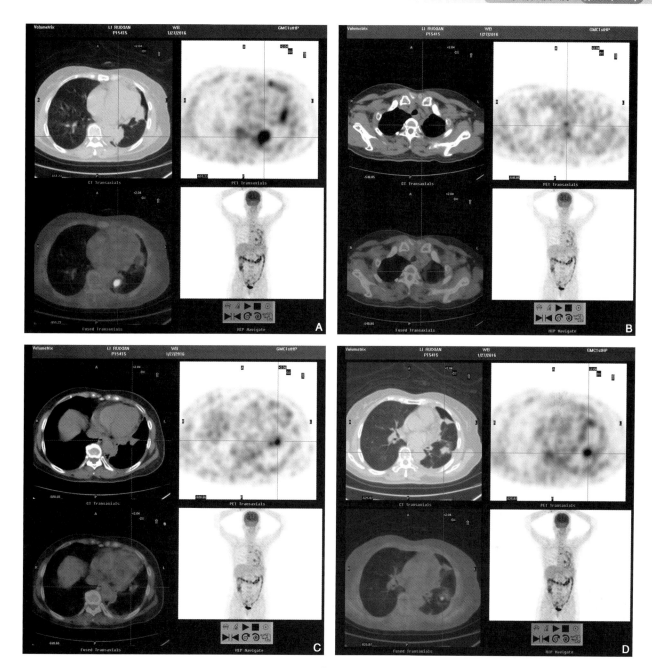

图 23-6-9　胸膜多发转移(左侧)

女性,62 岁,左下肺癌患者。左下肺外基底段软组织肿块影(A),密度不均,放射性摄取增高,SUV 约 9.6;左侧胸膜
(B)、斜裂胸膜(C)多发结节状增厚,并放射性摄取增高,SUV 约 3.9~7.0;左肺下叶肺内(D)也可见核素浓聚的结节

【诊断依据】

(1) 患者有明确的原发恶性肿瘤病史并出现胸
膜病变者。

(2) 病灶多同时累及脏层胸膜和壁层胸膜,纵
隔胸膜及叶间裂胸膜也可受累。

(3) CT 上显示胸膜结节或软组织肿块、结节状
胸膜增厚、不规则或不均匀胸膜增厚,厚度常>1cm。

(4) 胸腔积液细胞学检查可找到肿瘤细胞,胸
膜穿刺活检可明确诊断。

【鉴别诊断】

1. 弥漫型胸膜间皮瘤

(1) 原发肿瘤病灶不明确时的胸膜肿块与恶性

胸膜间皮瘤较难鉴别。

(2) 胸膜转移瘤常为单侧/双侧胸膜多发不规
则增厚或伴有结节、肿块,病灶通常较小,可伴有胸
腔积液、纵隔移位,常合并肋骨破坏、肺内转移或肺
门、纵隔淋巴结肿大等,合并症状更明显,胸腔缩小
不明显。

(3) 胸膜间皮瘤常为单侧胸膜弥漫性病变,胸
膜不规则增厚及胸膜肿块常较大,大多伴有胸腔缩
小,具有纵隔固定的特征,通常伴有同侧胸腔积液。

2. 结核性胸膜炎

(1) 多见于伴发继发性肺结核或有陈旧结核病
史的患者。

（2）临床上有胸痛、咳嗽咳痰、低热、盗汗等结核中毒症状。

（3）胸膜可线状粘连和/或钙化。

（4）胸膜增厚常伴肋间隙变窄、胸壁凹陷。

三、其他胸膜恶性肿瘤

胸膜其他肿瘤为胸膜间皮以外结缔组织发生的肿瘤，比较少见，分为良性和恶性。

根据 2015 年 WHO 胸膜肿瘤组织学分类，除间皮瘤、转移瘤外，胸膜恶性肿瘤还包括恶性孤立性纤维性肿瘤、滑膜肉瘤、上皮样血管内皮瘤、血管肉瘤、淋巴瘤、促结缔组织增生性圆形细胞肿瘤等。

（一）恶性孤立性纤维性肿瘤（malignant solitary fibrous tumor, MSFT）

【概述】

孤立性纤维性肿瘤（solitary fibrous tumor, SFT）是一种少见的间叶性梭形细胞瘤，目前认为该肿瘤起源于表达 CD34 抗原的树突状间质细胞，后者弥漫分布于人体的结缔组织中，包括脑膜、眼眶、上呼吸道、胸膜、甲状腺、肝脏、后腹膜、肾上腺、肾、精索、膀胱、前列腺、脊髓、骨膜和软组织等。

发生于胸膜则为胸膜孤立性纤维性肿瘤（solitary fibrous tumor of the pleura, SFTP），80%来源于脏层胸膜，20%来源于壁层胸膜；SFTP 分为良性和恶性，其中良性占 80%~90%，恶性占 10%~20%。

尽管大部分 SFTP 为良性，但仍有部分为恶性，此部分主要叙述恶性胸膜孤立性纤维瘤。恶性 SFTP 的复发率、转移率明显高于良性。术前正确判断 SFTP 的侵袭性及恶性对于肿瘤完整切除、提高患者的预后有重要的意义。

【临床表现】

恶性 SFTP 发病年龄广泛，9~86 岁均有报道，但好发年龄主要位于 20~70 岁之间，发病高峰在 50 岁以上，约占 80%，无明显性别倾向。

约 50%的患者可无明显临床症状，因体检时偶然发现。当肿瘤较大时可出现压迫症状，可出现咳嗽、胸痛、胸闷、呼吸困难等压迫症状，部分患者会表现为副肿瘤综合征，如杵状指、肥厚性骨关节病（4%~22%）、低血糖（4%~5%）等。出现胸腔积液时患者可有不同程度气促表现。但多数患者临床症状无明显特异性，与肺部病变需要鉴别。

【实验室检查】

SFTP 缺乏特异性血液标志物，大部分患者血清肿瘤标志物检查指标均正常。

CT 引导下经皮穿刺肺活检可作为鉴别 SFTP 与其他胸内病变的最终手段，但由于获取组织标本较少、组织细胞不典型，肺穿刺标本常常未能明确诊断。SFTP 肿瘤纤维成分较多、质地较硬也是肺穿刺活检术诊断失败的重要原因。另外，其他术前有创性检查如支气管镜活检、胸腔穿刺胸膜活检、胸腔积液穿刺寻找脱落细胞诊断率也不高。

SFTP 可通过胸腔镜活检术（或穿刺活检获得足够的组织）经病理及免疫组织化学染色确诊。中度至明显的核异型性、较高的细胞密度、坏死及出血、有丝分裂像≥4 个/10HF、肿瘤巨大（>10cm）等被认为是恶性 MSFT 的组织学特征。

【影像学表现】

1. X 线表现　从胸膜向肺野突出的圆形、椭圆形或扁丘状肿瘤，肿瘤呈宽基底，与胸壁交角为钝角，邻近肺组织受压改变，肿瘤较大者胸腔可呈大片状高密度影，纵隔受压向对侧移位（图 23-6-10）。

2. CT 表现　恶性孤立性纤维性肿瘤大多数患者为单发病变，以胸膜为基底的软组织肿瘤。极少数患者为多发病灶。肿瘤大小不等，分叶，边界清楚。肿块密度多不均匀，内可见坏死囊变区，增强扫描呈不均匀强化，强化程度可为中度至明显强化，可出现特征性的"地图样"强化，主要是强化的肿瘤实质与无强化的坏死囊变区所致（图 23-6-11）。肿瘤往往生长迅速，体积多较大，向周围组织浸润生长，与相邻组织分界不清。部分病例可出现肺部或远处转移，部分患者术后可出现复发。

3. MRI 表现　恶性孤立性纤维性肿瘤在 MRI 上呈软组织肿块影，肿瘤信号不均匀，实性部分 T1WI 上呈低信号或中等信号，T2WI 呈较高信号，囊变坏死区呈长 T1 长 T2 信号。肿瘤增强呈明显不均匀强化，实性部分可明显强化呈高信号，囊变区无强化，亦显示为特征性的"地图样"表现。

目前 CT 是主要检查手段，MRI 可进一步对病灶的性质进行诊断，判断胸壁受累情况优于 CT。

【诊断依据】

（1）胸壁软组织肿瘤，以宽基底与胸膜相连接。肿瘤与胸膜交角呈钝角，肿瘤较大时可呈锐角。

（2）肿瘤较大，密度不均匀，富血供，增强扫描明显不均匀强化，呈"地图样"表现。

（3）胸膜肿瘤组织活检结合免疫组化可确诊，其中 CD34 是诊断 SFTP 的一个极为重要的标志物。病理学显示中度至明显的核异型性、较高的细胞密度、坏死及出血、有丝分裂像≥4 个/10HF 是恶性

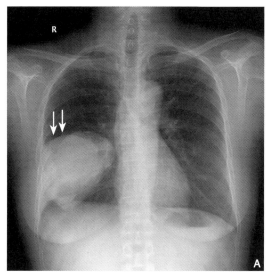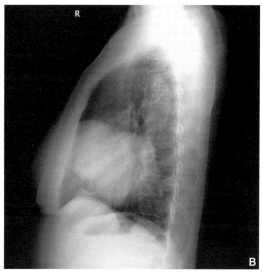

图 23-6-10　孤立性纤维性肿瘤(恶性)
女性,51 岁,胸片正(A)侧位(B)示右下胸腔肿块影与胸壁呈宽基底相接(箭),并突向肺野,边缘光滑,
与肺分界清晰,邻近肺组织受压改变

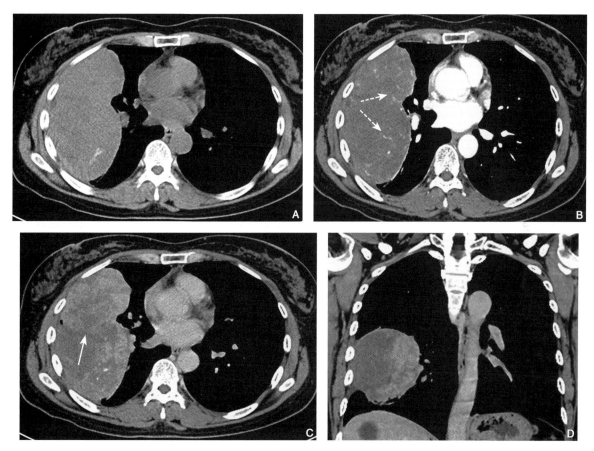

图 23-6-11　胸膜孤立性纤维瘤(恶性)
女性,51 岁,CT 纵隔窗轴位平扫(A)示右侧胸腔巨大软组织肿块,与胸膜呈宽基底相连,密度不均匀,内可见坏死囊
变区及线状钙化,增强扫描动脉期(B)、静脉期(C)及冠状位重建(D)呈不均匀中重度强化,内见多发迂曲血管影
(虚箭),并见特征性的"地图样"强化(实箭)

MSFT 的组织学特征。

【鉴别诊断】

1. 胸膜间皮瘤

(1) 胸膜间皮瘤患者多有石棉接触史,多见于老年人。

(2) 影像学常为单侧胸膜弥漫性病变,胸膜不规则增厚及胸膜肿块,病灶常较大,大多伴有胸腔缩小,具有纵隔固定的特征,通常伴有顽固性胸腔积液。

2. 胸膜转移瘤

(1) 患者有原发肿瘤病史。

（2）胸膜转移瘤常为单侧/双侧胸膜多发不规则增厚或伴有结节、肿块，病灶通常较小，可伴有胸腔积液、纵隔移位，常合并肋骨破坏、肺内转移或肺门、纵隔淋巴结肿大。

（二）胸膜滑膜肉瘤

【概述】

滑膜肉瘤是一种比较常见的软组织恶性肿瘤，是发生于滑膜或其他部位显示滑膜分化的间叶组织发生的恶性肿瘤。滑膜肉瘤以四肢大关节及其周围为好发部位。偶尔可发生于其他部位，如纵隔、心脏、肺、头颈、食管等，发生于胸膜的滑膜肉瘤非常罕见，多为个案报道。

滑膜肉瘤为间叶源性梭形细胞肿瘤，因组织学上存在的上皮成分被认为是类似滑膜裂隙，一向被认为发生于滑膜。近期研究显示，滑膜肉瘤的组织发生学仍不明确，可能是起源于倾向上皮分化的多能间叶细胞，而与滑膜组织无关。组织学上滑膜肉瘤包含2个亚型：单相分化型及双相分化型。

【临床表现】

本病多发生于15~40岁的青春期或青年期，高峰期为15~35岁，男女发病比例约1.2:1。胸膜滑膜肉瘤临床症状及体征主要依赖于肿瘤是否压迫或侵犯周围组织，包括胸痛、呼吸困难、咳嗽、咯血、呼吸音减低、体重减轻等，其他少见的症状和体征有：吞咽困难、肩痛、发热、血胸及自发性气胸等，病程较短，多为1~2周。约24%~40%的病例也可无症状，为体检或其他疾病行胸部影像检查意外发现。

【实验室检查】

（1）胸膜滑膜肉瘤无特异性的实验室检查指标，疾病确诊主要依靠胸膜穿刺活检和免疫组化。

（2）组织学上滑膜肉瘤包含单相分化型及双相分化型。单相分化型较常见，由比较均一的梭形细胞组成，轻度嗜碱性包浆，细胞境界不清。双相分化型由梭形细胞及上皮成分组成，在比例上有所不同。免疫组化显示，肿瘤细胞 Vimentin、CK、CD99、Bcl-2、Actin 及 Ki-67 阳性表达，局限性的 S100 阳性，Desmin、TTF-1、CD34 等阴性表达。

【影像学表现】

1. **X 线表现** 一侧肺野或大部分肺野呈致密影或从胸膜向肺野突出的圆形、椭圆形肿瘤；肿瘤呈宽基底，与胸壁交角为钝角，与邻近肺野分界清晰，肺组织受压不张伴有肺内渗出（图 23-6-12F）。

2. **CT 表现** 肿瘤大多数体积巨大，多数病灶直径大于5cm；肿块呈圆形或类圆形，边缘清晰，无

毛刺，密度不均匀，可见钙化，因肿瘤恶性程度高，生长迅速，其内可见液化坏死或出血，增强扫描呈不均匀强化，常呈结节状强化的软组织密度影，多数病灶可见肿瘤边缘明显强化（图 23-6-12）。常伴有同侧胸腔积液。

3. **MRI 表现** 肿瘤实性部分 T1WI、T2WI 上呈中等信号强度，与胸壁肌肉信号相似；肿瘤液化坏死区在 T1WI 呈低信号，T2WI 呈高信号；如 T1WI 呈高信号，T2WI 呈等或高信号，则为肿瘤出血可能。MRI 对于病灶侵及邻近胸膜、胸腔积液或积血以及有无肋骨骨质破坏显示更为清楚。CT、MRI 对肿瘤的定性、病灶范围及邻近脏器、血管毗邻关系有更清晰和较直观的展示。

【诊断依据】

（1）CT 或 MRI 定位于胸膜的肿瘤，体积较大，密度/信号及强化不均匀，常伴有同侧胸腔积液。

（2）胸膜组织活检结合免疫组化可确诊滑膜肉瘤，但需要结合临床及影像学检查，首先排除胸外滑膜肉瘤胸膜转移的可能，才能诊断原发性胸膜滑膜肉瘤。

【鉴别诊断】

1. **胸膜间皮瘤**

（1）胸膜间皮瘤患者多有石棉接触史，多见于老年人。

（2）影像学常为单侧胸膜弥漫性病变，胸膜不规则增厚，大多伴有胸腔缩小，具有纵隔固定的特征，通常伴有顽固性胸腔积液。

2. **孤立性纤维性肿瘤**

（1）多为中老年发病，可伴有副肿瘤综合征，如杵状指、骨关节病、低血糖等。

（2）单发病灶，呈宽基底与胸膜相贴，边界多光滑清晰，呈缓慢延迟强化，肿瘤较大时出现液化坏死，可有"地图样"强化。

（3）孤立性纤维性肿瘤少伴有胸腔积液。

3. **胸膜转移瘤**

（1）有原发肿瘤病史，肺癌多见，多有肺门、纵隔淋巴结增大。

（2）胸膜转移瘤常为单侧/双侧胸膜多发不规则增厚或伴有结节、肿块，病灶通常较小，可伴有胸腔积液、纵隔移位，常合并肋骨破坏、肺内转移或肺门、纵隔淋巴结肿大。

（三）胸膜上皮样血管内皮瘤

【概述】

上皮样血管内皮瘤（epithelioid hemangioendothe-

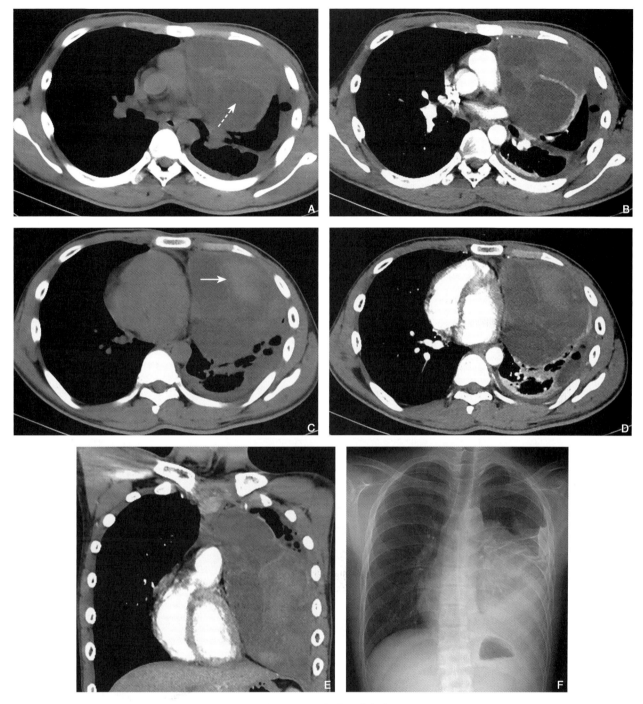

图 23-6-12 胸膜滑膜肉瘤

男性,23 岁,CT 纵隔窗平扫(A、C)示左侧胸腔巨大软组织肿块,与胸膜相接,分界不清,密度不均匀,可见多发囊变坏死区(虚箭)及血肿(实箭),并见多发分隔,增强扫描(B、D)呈不均匀强化,边缘强化为主;冠状位重建(E)显示病变从膈肌至主动脉弓紧贴纵隔胸膜生长,并沿膈顶延伸至肋膈角;胸部正位片(F)示左中下肺野致密影,密度不均匀,左肺组织受压不张

lioma,EH)是一种少见的起源于血管内皮细胞的恶性肿瘤,由 Weiss 等于 1982 年首次命名,在 2002 年 WHO 新分类中将其列入软组织肿瘤中的恶性血管肿瘤,以原始血管形成为特征性病变,多见于骨、肝、软组织及肺等处。

发生于胸膜则为胸膜上皮样血管内皮瘤(pleural epithelioid hemangioendothelioma,PEH),在 2015 年 WHO 新分类中将其列入胸膜恶性间叶性肿瘤。

PEH 极为罕见,多为个案报道。

【临床表现】

(1)本病男性发病比例较女性高,主要发病年龄为 30~59 岁,发病机制尚不明确。

(2)本病早期无明显症状,后期的临床症状及体征为胸痛、呼吸困难,呼吸困难多为胸腔积液所致,也可出现咳嗽、胸闷、乏力、低热、消瘦等;个别患者还可出现肺动脉血栓栓塞伴肺动脉高压。

（3）PEH 具有侵袭性，大多数报道的病例就诊时已有多处转移，可向肺、肝、骨等广泛转移，出现相应的转移灶症状，临床症状多变，不具有特异性，极易误诊、漏诊。

【实验室检查】

（1）PEH 患者缺乏特异性生物学标志物，其诊断主要依赖于活检标本的组织病理学检查以及免疫组化。大多数报道的病例都是行开胸手术后组织病理学检查而确诊，有少数行胸膜活检确诊。但胸膜活检由于获取的组织较少，有时难以确定病理诊断。

（2）病理学特点：显微镜下瘤细胞呈上皮细胞样，细胞呈类圆形或多边形，呈巢状或条索状不规则排列，部分瘤细胞形成幼稚的原始微血管腔。核分裂罕见，一旦出现则提示预后不良。电子显微镜可见瘤细胞内特征性的魏贝尔帕拉德小体（Weibel—Palade body），偶有吞饮小泡和突出的基底层。

免疫组织化学检测是诊断 PEH 的主要依据，可通过对血管内皮细胞标志物的鉴定判定肿瘤细胞的来源。目前几乎所有文献报道均是通过血管内皮细胞标志物的鉴定最终确诊。常用的标志物包括Ⅷ因子、CD31、CD34、Fli-1、BNH9、荆豆凝集素 1、肿瘤细胞波形蛋白等，其中 CD31、CD34 对诊断 PEH 特异性较强。与其他血管内皮标志物相比，Fli-1 蛋白在鉴别肿瘤细胞是否来源于血管方面，具有同等甚至更高的敏感性和特异性。

【影像学表现】

（1）胸腔积液和胸膜增厚是 PEH 最常见的胸部 X 线和 CT 表现。胸膜增厚表现为不均匀弥漫胸膜增厚和结节样增厚，多伴有胸腔积液（图 23-6-13），类似于恶性胸膜间皮瘤或弥漫性胸膜转移；胸腔积液多为单侧，偶可见脓胸，极少数为双侧胸腔积液。部分 PEH 病例可构成坚韧的瘤性纤维板状实性胸腔肿块，伴有纤维板性粘连，胸腔消失，导致胸膜塌陷、胸膜结节，伴或不伴钙化。

（2）在 PET-CT 上，PEH 显示不同程度的氟脱氧葡萄糖摄取增加。由于¹⁸F-氟脱氧葡萄糖（¹⁸F-FDG）易与快速生长的侵袭性肿瘤结合，¹⁸F 标记的

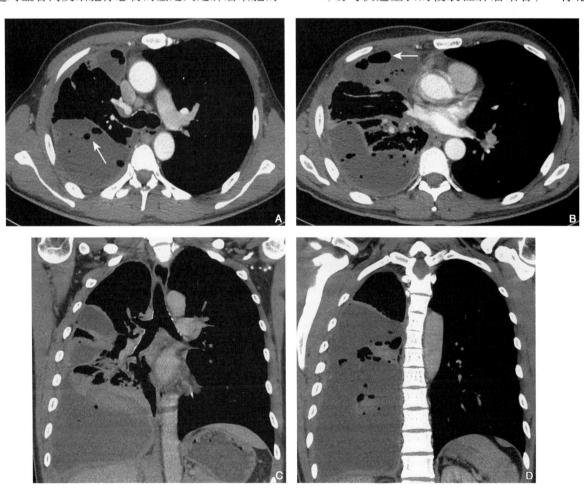

图 23-6-13　胸膜上皮样血管内皮瘤
男性，51 岁，CT 纵隔窗动脉期轴位（A、B）及静脉期冠状位（C、D）示右侧胸膜增厚、右侧胸腔包裹性积液、积气（箭），右肺压缩，多发实变不张

脱氧葡萄糖正电子发射断层成像（^{18}F-FDG-PET）对良、恶性胸膜疾病的鉴别具有高敏感性（97%）及特异性（90%），可用于鉴别 PEH 与其他良性胸膜疾病。（此外，^{18}F-FDG-PET 提示的高代谢活性物质聚集的部位可作为胸膜活检部位的重要参考。

【诊断依据】

患者缺乏特异性临床及影像学表现，且无特异性生物学标志物，其诊断主要依赖于活检标本的组织病理学检查以及免疫组化。大多数报道的病例都是行开胸手术后组织病理学检查而确诊，有少数行胸膜活检确诊。但胸膜活检由于获取的组织较少，有时难以确定病理诊断。

【鉴别诊断】

1. 结核性胸膜炎

（1）多见于伴发继发性肺结核或有陈旧结核病史的患者。

（2）临床上有胸痛、咳嗽咳痰、低热、盗汗等结核中毒症状。

（3）胸膜可线状粘连和/或钙化。

（4）胸膜增厚常伴肋间隙变窄、胸壁凹陷。

2. 胸膜间皮瘤

（1）胸膜间皮瘤患者多有石棉接触史，多见于老年人。

（2）影像学常为单侧胸膜弥漫性病变，胸膜不规则增厚及胸膜肿块常较大，大多伴有胸腔缩小，具有纵隔固定的特征，通常伴有顽固性胸腔积液。

3. 胸膜转移瘤

（1）有原发肿瘤病史，肺癌多见，多有肺门、纵隔淋巴结增大。

（2）胸膜转移瘤常为双侧胸膜多发不规则增厚或伴有结节、肿块，病灶通常较小，可伴有胸腔积液、纵隔移位，常合并肋骨破坏、肺内转移或肺门、纵隔淋巴结肿大。

（曾庆思　陈　淮）

第七节　胸膜良性肿瘤

原发性胸膜良性肿瘤总体上比恶性肿瘤或胸膜转移性肿瘤少见，但在胸膜局灶性实性肿瘤里良性居多。胸膜良性肿瘤在外科手术切除后通常获得较好的预后及较高的治愈率，有些良性肿瘤甚至不需任何处理。纤维瘤最常见，其他胸膜良性肿瘤主要包括脂肪瘤、脂肪母细胞瘤、硬纤维瘤、神经鞘瘤等。

一、胸膜孤立性纤维瘤

【概述】

胸膜孤立性纤维瘤（solitary fibrous tumor of the pleura，SFTP）是一种罕见的梭形细胞软组织肿瘤，约占所有胸膜肿瘤的 5%，住院患者的发生率约为 2.8/10 万，至今国内外文献共报道约 1 760 例。SFTP 可发生于任何年龄阶段，多见于 40~60 岁中老年人，男女发病率相仿，偶见家族性发病，一般认为 SFTP 的发病与石棉粉尘及烟草的吸入无关。

SFTP 80% 起源于脏层胸膜，20% 起源于壁层胸膜；约 80% SFTP 的生物学行为呈良性表现，约 10%~20% 的肿瘤呈恶性表现（本节主要介绍良性 SFTP）。

SFTP 大体病理为孤立性软组织肿块，瘤体质韧，血供丰富，可有包膜，与周围组织边界清晰或有蒂相连。大体病理：切面多为灰白色，部分为灰红色。镜检：梭形和卵圆形细胞呈多样性排列，细胞稀少区和细胞丰富区交替分布，两者之间可见粗大的玻璃样变胶原纤维，细胞异型性不明显。过去认为，SFTP 独立起源于胸膜间皮下间叶组织，但近年的免疫组化及电镜研究显示，肿瘤来源于间皮下具有成纤维/肌成纤维细胞性分化的间质细胞，并不具有间皮性特征，电镜下与间皮瘤有不同表现。

目前认为，SFTP 起源于表达 CD34 抗原的树突状间质细胞，该细胞弥漫性分布在人体的结缔组织中，具有独特的生物学行为，呈交界性和罕见转移的特性，免疫组织化学呈 CD34 表达强阳性，Vimentin 表达阳性，Bcl-2 和 CD99 部分阳性。

【临床表现】

（1）胸膜孤立性纤维瘤无特异性临床表现。SFTP 最大的临床特点是肿瘤呈无痛性膨胀性生长，良性 SFTP 生长缓慢，肿瘤可以生长多年而无任何临床症状，所以术前诊断困难，漏诊及误诊率较高。

（2）大部分 SFTP 生长缓慢，当肿瘤体积较小时因临床症状不明显常常难以发现，偶尔可因体检或外伤发现胸腔占位病变。随着肿瘤体积增大并压迫周围器官组织，患者可出现相应的压迫性症状，如咳嗽、胸痛、胸闷、气促、呼吸困难及胸腔积液等非特异性呼吸系统症状，极少数患者可表现为咯血、阻塞性肺炎，提示恶性可能。

据文献报道，5%~20% 的 SFTP 患者可表现为特异性的副肿瘤综合征，如肺性肥大性骨关节病或以发作性低血糖为特征的 Doege-Potter 综合征，极少数可以发作性低血糖为首发症状,另外部分患者可伴体重减轻、双下肢水肿或杵状指等临床表现。

【实验室检查】

(1)胸膜孤立性纤维瘤在实验室检查方面无特异性表现。SFTP 缺乏特异性血液标志物,常见的血清肿瘤标志物水平很少增高。据此,可与较大的肺癌的鉴别诊断提供参考价值。

(2)CT 引导下经皮穿刺肺活检可作为鉴别 SFTP 与其他胸内病变的最终手段,但由于获取组织标本较少、组织细胞不典型,肺穿刺标本常常未能明确诊断。SFTP 肿瘤纤维成分较多、质地较硬也是肺穿刺活检术诊断失败的重要原因。另外,其他术前有创性检查如支气管镜活检、胸腔穿刺胸膜活检、胸腔积液穿刺寻找脱落细胞诊断率也不高。因此,有部分学者认为,不推荐术前常规行穿刺活检术用于诊断 SFTP。

总的来说,SFTP 术前明确诊断有一定的难度,大部分病灶需要通过手术(或穿刺活检获得足够的组织)经病理及免疫组织化学染色确诊。

【影像学表现】

影像学是胸膜孤立性纤维瘤术前诊断最重要的检查方法,X 线对于病灶的发现及定位有很好的帮助,但对肿瘤的定性有一定的难度。对于病灶的定位、定性,目前 CT 及 MRI 是最有效的影像学检查方法。

利用 MSCT 的后处理功能,如多平面重建(MPR)等,可以很好地显示肿瘤的位置、大小和密度,有助于明确诊断及鉴别诊断。

1. 肿瘤的定位及形态 一般来源于胸膜的肿瘤大多表现为与胸膜以宽基底相连,因此肿瘤与胸膜形成钝角而突向胸腔,当肿瘤特别巨大者肿瘤与胸膜交角为锐角。良性 SFTP 生长缓慢,有完整包膜,形态规则,边界清晰,边缘光滑,多呈椭圆形或者类圆形肿块贴附于胸膜,部分可呈分叶状。肿块较

大时(直径>7cm)常挤压邻近肺组织,产生较显著的占位效应,包括肺组织压缩、膨胀不全,严重时出现压迫性肺不张及纵隔的受压移位。邻近肋骨无明显骨质破坏及骨膜反应,无胸腔积液。由于邻近肺组织的推挤作用,CT 图像上可见肿瘤的边缘逐渐变窄,移行并终止于正常胸膜的短尾巴状的高密度影,称为"胸膜尾征",可能因胸膜被肿瘤掀起而形成,类似于颅内脑膜瘤的"脑膜尾征"。

以上征象均可提示肿瘤来源于胸膜。另外,据文献报道,肿瘤与胸膜之间的"胸膜蒂"也可提示病变为胸膜来源,"胸膜蒂"多见于较小的 SFTP,与术中瘤体标本形态特征相符。当肿瘤活动性较大时,CT 检查带蒂肿瘤可随呼吸运动或体位改变而活动。但是 CT 扫描"胸膜蒂"征非常少见,可能与切面角度与蒂的纵向不一致,或扫描层厚不够薄有关。

2. 肿瘤的密度 当肿瘤体积较小时,CT 平扫时胸壁上可见类圆形软组织密度影,通常密度较均匀,大多数无囊变坏死及钙化影,增强扫描多呈持续性均匀强化,伴随征象较少(图 23-7-1)。部分病灶因肿瘤及胶原纤维的分布不同,导致病灶密度不均,其中黏液坏死、囊变表现为低密度区,此时,增强扫描病灶强化不均匀(图 23-7-2)。

当肿瘤体积较大时(直径>7cm),病灶呈胸腔内巨大软组织肿块影,CT 平扫密度不均匀,随着肿瘤增大,病灶内出现坏死、囊变、出血,或伴点状、线样、粗大云絮状或不规则钙化,(图 23-7-3)胸腔积液等伴随征象的概率增加。增强扫描表现为明显不均匀强化,实质部分强化对应肿瘤的致密组织,未强化的部分对应黏液、囊变、坏死、出血(图 23-7-4)。CT 血管造影可显示多支供血动脉显影,病灶密度不均匀而呈"地图样"强化(图 23-7-3D)。有学者提出"匍样血管"(图 23-7-3C),描述增强扫描早期病灶内粗大的穿行血管影,与肿瘤内部血管外皮细胞瘤样分支状血管相关。

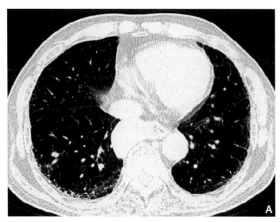

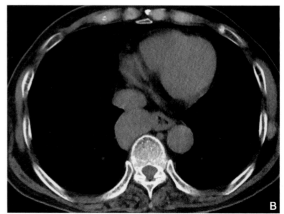

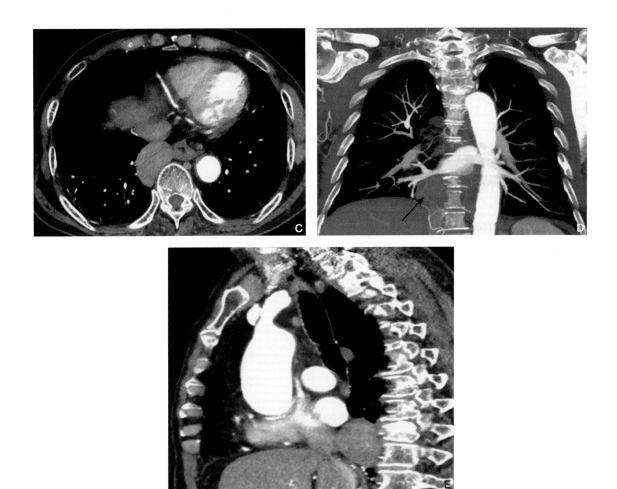

图 23-7-1 胸膜孤立性纤维瘤

男性,83 岁,胸部 CT 平扫肺窗图(A)、纵隔窗(B)右后下纵隔见一软组织肿块影,大小约 4.6cm×3.3cm,边界清晰,病灶以宽基底与脊柱右旁相连,与胸壁成钝角,平扫密度尚均匀,增强扫描横断位(C)、冠状位(D)及矢状位(E)示病灶强化较均匀,动态增强 CT 值约 56/84/84HU,可见右膈下动脉分支供血(黑箭)

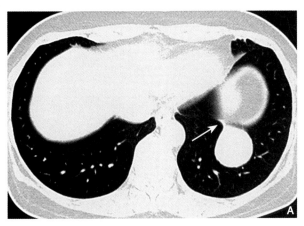
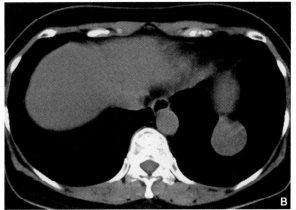

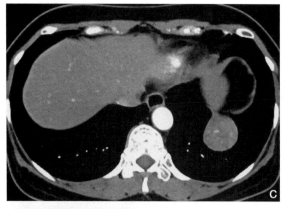
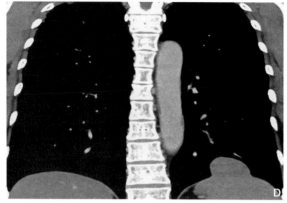
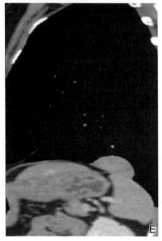

图 23-7-2 胸膜孤立性纤维瘤

女性,40 岁,胸部 CT 平扫肺窗(A)、纵隔窗(B)示左下肺底部见类圆形肿块影,大小约 2.9cm×3.2cm,边缘光滑,基底较宽,似与膈胸膜相连(箭),病灶平扫密度较均匀;增强扫描横断位(C)、冠状位(D)、矢状位(E)示病灶轻度不均匀强化,增强前后 CT 值为 23/45/58HU

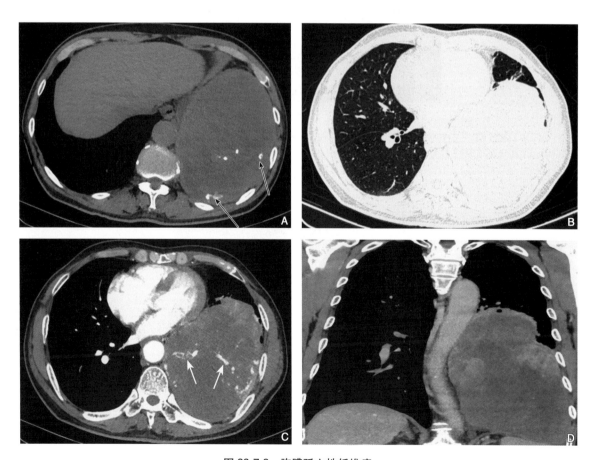

图 23-7-3 胸膜孤立性纤维瘤

男性,74 岁,胸部 CT 平扫纵隔窗(A)及肺窗(B)横断位示左下胸腔见一巨大软组织肿块影,大小约 16.5cm×11.9cm×18.4cm,边界清晰,边缘光整,平扫纵隔窗病灶内见斑点状钙化灶(黑箭)。CT 增强扫描动脉期横断位(C)及静脉期冠状位(D)病灶明显不均匀"地图样"强化,增强前后 CT 值约 31/52/67HU,可见多支"葡萄血管"(白箭)

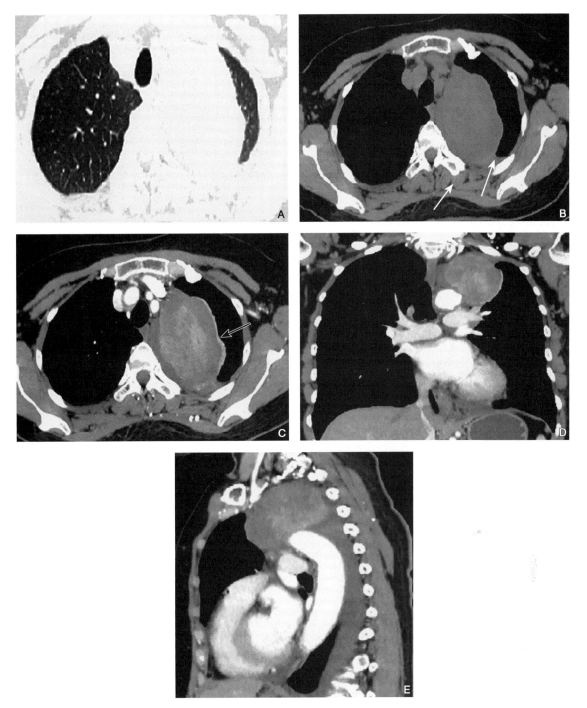

图 23-7-4　胸膜孤立性纤维瘤

女性,60 岁,胸部 CT 平扫肺窗(A)及纵隔窗(B)见左上胸腔类圆形软组织肿块影,大小约 7.8cm×6.0cm,边界清,似见"胸膜尾征"(白箭);增强扫描横断位(C)、冠状位(D)及矢状位(E)病灶明显不均匀强化,其内可见低密度黏液变区域,病灶周围似可见包膜包绕(黑箭),为受压的周围肺组织

　　MRI 有助于定位并鉴别肿瘤来源。SFTP 主要由异形的纤维细胞及纤维组织构成,T1 加权像表现为等信号,T2 加权像信号稍高,与邻近组织信号相近(图 23-7-5)。PET-CT 检查诊断价值有限,主要用于术前评估良恶性以及有无远处转移。大多数SFTP 的 FDG 摄取与纵隔血池相似,表现为非侵犯性显像或放射性缺损。

　　【诊断依据】

　　SFTP 较罕见,无特异性临床表现,容易误诊,在

CT 上如果发现胸内巨大孤立性软组织肿块,宽基底(或者带蒂)与胸膜相连,CT 增强扫描早期肿瘤内见增粗杂乱、明显强化的肿瘤血管,延时期见肿块持续呈不均匀"地图"样强化时应想到胸膜孤立性纤维瘤,最终诊断通常需要通过手术(或穿刺活检获得足够的组织)经病理及免疫组织化学染色最终确诊。

　　【鉴别诊断】

　　1. 恶性胸膜孤立性纤维瘤　恶性 SFTP 多呈浸润性生长,因生长迅速及胸腔内生长空间大,体积多

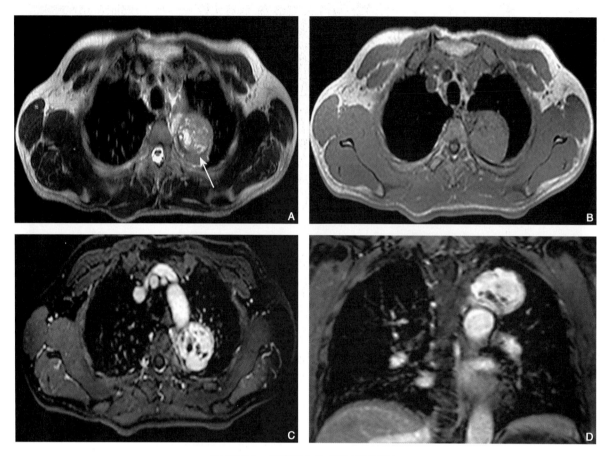

图 23-7-5 胸膜孤立性纤维瘤（良性）

男性，61 岁，MRI 扫描左上胸脊柱旁（胸 3～5 椎体水平）见一软组织肿块影，边缘光滑，大小约 5.9cm×4.7cm× 5.5cm，T2WI（A）呈等或稍高信号，内见多发斑片状更高信号（箭），T1WI（B）以等信号为主，内见斑片状稍低信号，增强扫描横断位（C）及冠状位（D）示肿块明显不均匀强化

巨大，较早出现远处转移、局部侵犯等生物学行为，临床症状（胸痛、呼吸不畅及咯血）也在早期出现。恶性 SFTP 多出现坏死、囊变及出血，CT 平扫密度不均匀，增强扫描强化不均匀，肿瘤血管更加明显。周围组织结构常呈受压受侵改变。如出现大量胸水，多提示肿瘤恶性可能。

2. 胸膜间皮瘤

（1）良性胸膜间皮瘤，可有蒂且突入胸腔，较小的肿块密度均匀且强化均匀，偶有钙化，与较小的 SFTP 鉴别困难；较大的良性胸膜间皮瘤密度也往往不均匀，但特征是增强后周围实质部分均匀强化，中心囊变或坏死区不强化，而较大的 SFTP 形成的低密度或者不强化区，并不仅仅局限于肿瘤的中央区，"地图样强化"或"胸膜尾征"有助于鉴别诊断。

（2）恶性胸膜间皮瘤多为一侧胸膜弥漫性增厚，常累及纵隔胸膜，伴有大量胸水，常有局部侵犯及远处转移。部分患者有石棉接触史，男性较女性多见。

3. 胸膜转移瘤 临床上有原发肿瘤病史，一般表现为胸膜多发结节或肿块，单发少见，胸膜不均匀

增厚，CT 平扫密度不均匀，CT 增强扫描轻度不均匀强化，伴有胸腔积液及胸壁、肋骨破坏。

4. 胸壁神经源性肿瘤 一般分布于神经走行区，紧贴后纵隔及侧胸壁，常伴有椎间孔的扩大或邻近肋骨的压迫性改变，强化程度较 SFTP 弱。

5. 周围型肺癌 周围型肺癌常有咳嗽、咳痰，可有咯血症状，CT 表现为邻近胸膜的软组织肿块影，瘤-肺界面见分叶及毛刺征，与胸膜交角为锐角；孤立性纤维瘤为胸膜病变，瘤-肺界面清晰，分叶不明显，无毛刺征，肿瘤与胸膜间交角为钝角，如孤立性纤维瘤病灶特别大，肿瘤与胸膜交角可为锐角，给鉴别诊断增加一定的难度。周围型肺癌平扫密度常不均匀，增强后肿块中度强化，坏死液化区域增强后无强化，缺少 SFTP 典型的"地图样"强化。

二、胸膜脂肪瘤

【概述】

胸膜脂肪瘤（pleural lipoma）是发病率次于纤维瘤的良性肿瘤，被认为起源于壁层胸膜的间皮下层，并延伸到胸膜下、胸膜或胸膜外。脂肪瘤是由成熟的

脂肪组织和少量纤维基质构成的良性肿瘤,生长缓慢,不会进展为脂肪肉瘤。脂肪瘤的确切病因并不清楚,但内分泌异常、遗传、局部的脂肪增多与其有关。

【临床表现】

临床上,胸膜脂肪瘤少见,占胸膜肿瘤的不足1%。胸膜脂肪瘤最常见的年龄在40~60岁之间,经常发生于肥胖人群中。由于胸膜脂肪瘤在胸腔生长缓慢,且比较柔软,故无明显临床症状,多在偶然中发现,有些情况可因胸膜的刺激出现咳嗽。有些脂肪瘤特别是位于膈肌附近时,肿瘤可长的比较大,挤压了肺组织可产生局部压迫症状,如胸闷、胸痛、胸部不适感或呼吸困难等,但都不具有特异性。曾有文献报道胸膜脂肪瘤因有蒂部分扭转导致梗死而出现胸痛。

【实验室检查】

C-反应蛋白(CRP)均正常,常见的血清肿瘤标志物检查指标均正常。部分患者因呼吸道感染而发现胸膜脂肪瘤,则会有白细胞增高等感染指标增高的表现,但这不是胸膜脂肪瘤的特点。胸腔镜下可见壁层胸膜凸向胸腔的黄色类圆形软组织,边界清楚,性质柔软,与壁层胸膜关系紧密。

【影像学表现】

1. X线表现 X线胸片可以显示贴附于胸壁的类圆形或梭形结节或肿块,宽基底并向肺野突出,突出方向通常与胸壁垂直,与胸膜成钝角,肿块边界清楚、密度浅淡(图23-7-6A、B);透视下观察肿块与肺组织运动不一致。胸片上难以与其他胸膜良性肿瘤或肿瘤样病变鉴别。

2. CT表现 能更好地显示病灶的性质及与周围组织的关系。可见胸内肺外、宽基底附于胸壁的低密度肿块,呈半球形,密度较均匀,CT值为负值,为−150~−50HU,边界清楚、可见包膜,邻近肺组织可局部受压不张,相应肋骨未见侵犯、破坏(图23-7-6C~E);部分脂肪瘤内可见分隔,在CT上表现为低密度的线条状影或肿瘤呈分隔状,增强扫描显示肿瘤内分隔强化,成熟的脂肪组织无强化。曾有文献报道经病理证实的脂肪瘤出现钙化和脂肪坏死,但极少见。纵隔窗观察时常需要调整窗宽窗位,调至腹膜窗有利于观察脂肪组织。若肿物内有软组织成分,CT值较高,则应怀疑低级别的脂肪肉瘤。

3. MRI表现 对脂肪组织很敏感,可显示脂肪病变特征性的信号抑制,T1WI、T2WI均为高信号,T2压脂序列上病灶为低信号,肿瘤内分隔在T1WI、T2WI上均表现为低信号,增强可有轻度强化,脂肪组织未见强化(图23-7-7)。但MRI不作为常规检

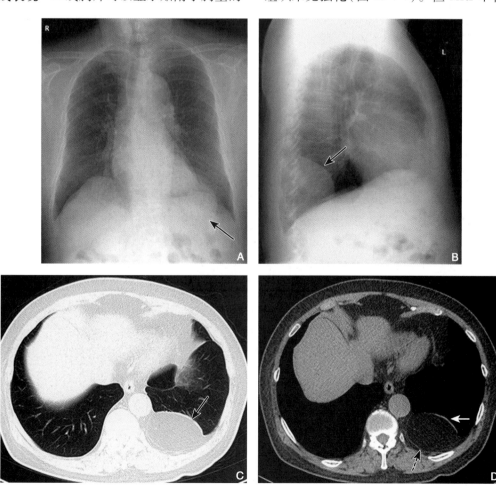

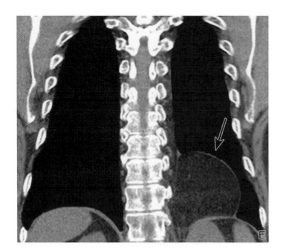

图 23-7-6　胸膜脂肪瘤

男性,80 岁,胸部正位片(A)见左胸后下区半球形肿块影(黑实箭),宽基底与胸壁相接,与胸壁夹角呈钝角,密度较均匀,边缘光整;胸部侧位片(B)可见肿瘤与肺组织分界清楚。横断位 CT 肺窗(C)及纵隔窗(D)示左侧后下胸壁单发椭圆形脂肪密度肿块,大小约 7.3cm×4.5cm,宽基底附于胸膜上,平扫 CT 值约−98HU,密度均匀,肿块与肺组织分界清楚,邻近左下肺组织可见条状密度增高影(白实箭),为局部压迫不张的肺组织;胸膜均匀稍增厚;冠状位(E)显示肿块与纵隔面及膈肌面广基底相接

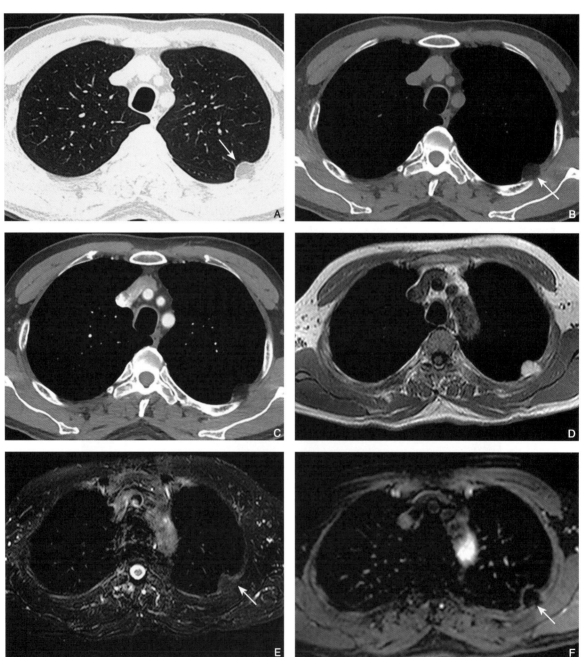

图 23-7-7　脂肪瘤

男性,60,CT 肺窗(A)示左后胸壁见类圆形结节向胸腔内突出生长,与肺之间分界清楚,大小约 2.3cm×2cm,纵隔窗(B)显示病灶呈低密度,平扫 CT 值约−119HU,与胸膜呈宽基底相接,增强扫描(C)病灶未见强化。MRI 检查病灶在 T1WI 上(D)为高信号,在 T2WI 脂肪抑制序列(E)上为低信号,增强(F)病灶无强化

查。PET-CT上胸膜脂肪瘤没有FDG的异常摄取。

【诊断依据】

胸膜脂肪瘤临床症状不明显，或仅有咳嗽或胸痛等表现，X线上显示宽基底的附于胸膜的类圆形肿块，与肺组织分界清楚；CT平扫示肿块为脂肪密度，密度一般为-50～-150之间，此为脂肪瘤特征性的影像表现，形态规则、边缘光滑、密度均匀，增强未见强化。部分肿瘤内可见少许分隔，且分隔较纤细，分隔可轻度强化，其余脂肪组织不强化。

胸膜脂肪瘤为良性肿瘤，周围组织未见侵袭或破坏。若具备以上特点可考虑胸膜脂肪瘤。当CT扫描诊断中存在疑惑时，MRI可作为辅助手段，其对脂肪组织具有很好的敏感性。影像学检查能诊断脂肪瘤，但最后的确诊有赖于病理检查。

【鉴别诊断】

1. **脂肪肉瘤**　胸膜脂肪瘤主要与脂肪肉瘤相鉴别，因两者均有脂肪成分，但可根据脂肪成分的多少来鉴别。脂肪肉瘤较正常脂肪组织密度高、且不均匀，CT值常在-50HU以上，具有软组织成分，增强可见软组织强化或肿瘤分隔强化。胸膜脂肪肉瘤更常来源于其他软组织脂肪肉瘤的转移。

2. **脂肪母细胞瘤**　脂肪母细胞瘤大都有分隔，且分隔厚度较脂肪瘤厚，可有钙化，部分脂肪母细胞瘤可有浸润生长；而脂肪瘤密度均匀，不强化或间隔轻度强化，根据这些特点可鉴别两者。

3. **包裹性胸腔积液**　胸片上还要与包裹性胸腔积液鉴别：胸膜脂肪瘤通常无明显症状，而包裹性胸腔积液常有结核或胸膜炎病史，或有结核中毒症状，进一步CT检查可见胸腔积液为水样密度，若病程较长，可见包裹积液的壁出现钙化。包裹性胸腔积液B超检查可探及液性暗区，而脂肪瘤对超声衰减，不易显示，而CT值为负值，具有特征性。

三、胸膜脂肪母细胞瘤

【概述】

脂肪母细胞瘤（lipoblastoma）是见于儿童时期未成熟的含细胞性脂肪组织的肿瘤，亦称胚胎性脂肪瘤，大多数发生于婴儿，3岁以下占80%以上，而其中未满1岁的患者占40%，病变主要位于上下肢的浅表软组织，下肢多于上肢，文献报道该肿瘤发生于躯干、颈部、肠系膜、纵隔、阴囊等部位少见，发生于胸膜更罕见。

1926年Jaffe首先使用脂肪母细胞瘤来描述未成熟脂肪细胞的肿瘤，1973年Chung和Enzinger建

议把脂肪母细胞瘤分为两类，一类是局限性的、有包膜的、浅表的、边界清晰的，称为脂肪母细胞瘤；另一类是弥漫性的、深埋的、不规则的、无包膜的，并且有向周围组织侵犯趋势的，称为脂肪母细胞瘤病，并且Chung和Enzinger的研究指出，良性的病变占总数的66%。大体病理上肿瘤呈黄色或淡黄色的分叶状肿块，可有完整的包膜或有部分包膜。脂肪母细胞瘤由成熟程度不一的脂肪细胞构成，有一些稀疏的纤维组织将其分隔成小叶结构，纤维间隔有较丰富的毛细血管和小静脉，有少量梭形或星状幼稚的间胚叶细胞，多无核分裂征象。

【临床表现】

脂肪母细胞瘤发病年龄小，多出现在婴幼儿或儿童，发生在胸膜的脂肪母细胞瘤与胸膜脂肪瘤等其他胸膜良性肿瘤临床表现类似，多无明显临床症状，肿瘤有向周围组织侵犯的倾向，如果不早期切除，肿瘤可能长大，压迫邻近组织可出现一定的临床症状，如因刺激导致的咳嗽、胸痛或不适感，甚至可以浸润各类邻近组织，造成压迫症状，如呼吸衰竭、Horner综合征，而这些并发症都不是特征性的。

脂肪母细胞瘤的预后极好，但也有复发的可能。据文献报道，脂肪母细胞瘤的复发率为0%～25%，这取决于肿瘤的大小、位置、有无局部的侵犯以及手术有无完整的切除等，并且手术的完整切除对于脂肪母细胞瘤的预后起到了至关重要的作用。

【实验室检查】

胸膜脂肪母细胞瘤实验室检查指标无特殊，常规实验室检查如血常规、肝肾功能、血糖、血脂、C-反应蛋白（CRP）均正常，常见的血清肿瘤标志物检查指标均正常。

细胞遗传学表明脂肪母细胞瘤与8号染色体的异常相关。

【影像学表现】

1. **X线表现**　X线胸片的表现取决于肿瘤的大小及位置，通常病灶表现与脂肪瘤类似，表现为贴附于胸膜的结节形或不规则形肿块，与胸膜成钝角，肿块密度较脂肪瘤稍高，因脂肪母细胞瘤可出现钙化，在X线上表现为斑点状高密影，边界清晰。

2. **CT与MRI表现**　影像学表现取决于肿瘤脂肪中黏液间质的含量，患者年纪越小，黏液样的成分就越多。CT和MRI上均表现为含有脂肪密度或信号的肿块，病灶呈分叶状，可见包膜，因肿瘤含有不同成熟程度的脂肪组织、黏液样基质及分隔，故肿瘤密度/信号不均匀。CT上肿瘤密度略高于正常皮下

脂肪,而低于肌肉等软组织,介于皮下脂肪和肌肉之间;MRI 中脂肪成分在 T1WI 及 T2WI 上均呈高信号,压脂序列上信号部分降低。

病变内可见多少不等的软组织成分,呈团状、片状或结节样分布,增强后肿瘤不均匀强化,强化的程度取决于肿瘤内毛细血管的含量。肿块内可见分隔,使病灶内部呈多分叶样改变,CT 上表现为条带状低密度影,增强可见强化(图 23-7-8);MRI 上条带影在 T1WI、T2WI 上均为低信号,增强可见强化。瘤内可出现钙化,CT 表现为结节形、结片状高密影,MRI 上在 T1WI、T2WI 上均为低信号。

肿块与邻近肺组织分界清楚,当肿块较大时对邻近肺组织造成压迫,邻近肺组织可出现局部不张。CT 及 MRI 均可显示肿瘤对周围组织的侵犯,并且MRI 对此有更多的优势。脂肪母细胞瘤是良性肿瘤,未有文献报道出现远处转移。

【诊断依据】

(1)脂肪母细胞瘤多发生于儿童,尤其是小于3 岁的儿童,常表现为迅速增大的肿块,但无明显及特征性的临床表现。

(2)CT 表现为脂肪密度的软组织肿块,密度常不均匀,边界清晰,其中有可强化的纤维性分隔,使肿瘤呈分隔状改变,增强扫描后软组织成分强化,而脂肪成分通常无明显强化。

(3)MRI 是检查脂肪母细胞瘤最好的方法,它可以清楚的显示肿瘤的边界、成分及有无邻近组织的侵犯。肿瘤在 T1WI 及 T2WI 上均呈高信号,在T1WI 上其信号低于成熟脂肪的信号,在压脂序列上信号有不同程度的减低。纤维性分隔在 T1WI、T2WI 上均为低信号,增强可见强化。

【鉴别诊断】

1. 黏液性脂肪肉瘤 由于黏液性脂肪肉瘤含有不同分化程度的脂肪母细胞和丰富的黏液样基质,故易于脂肪母细胞瘤混淆。黏液性脂肪肉瘤细胞遗传学有 12 号和 16 号染色体间的易位 t12;16q13;p11;影像上两者较难鉴别,除了一些良恶性征象可以帮助鉴别,年龄也成为一个很重要的鉴别点,脂肪母细胞瘤通常发生在 3 岁以下的儿童,而脂肪肉瘤通常发生在成人,儿童极少见。

2. 脂肪瘤 脂肪母细胞瘤与脂肪瘤的鉴别可

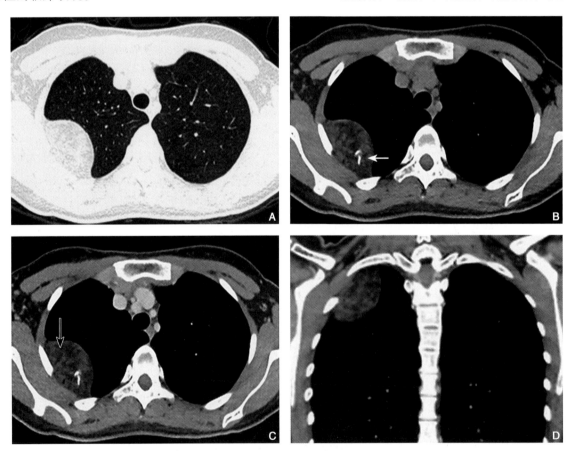

图 23-7-8 脂肪母细胞瘤

女性,20 岁,CT 横断位肺窗(A)示右上胸外后部胸膜下见一椭圆形肿块,瘤肺界面清晰,邻近肺区清晰;纵隔窗平扫(B)示肿块呈混杂密度,边界清楚,以脂肪密度为主,平扫 CT 值约-31HU,其内可见小片状软组织影,并见短条状钙化影(白箭),增强扫描(C)病灶软组织部分轻度强化(黑箭),脂肪密度不强化,冠状位重建(D)示肿块与胸膜呈广基底相连

见上述,脂肪瘤密度均匀,不强化或间隔轻度强化,脂肪母细胞瘤大都有分隔,且分隔厚度较脂肪瘤厚,可有钙化,根据这些特点可鉴别两者。

3. **畸胎瘤** 当脂肪母细胞瘤发生在纵隔胸膜上时,需要与畸胎瘤鉴别。畸胎瘤主要发生在前纵隔,在影像学上常表现为囊性、实性或囊实性的混合型肿块,最突出的特点是瘤灶密度不均匀,具有多种密度不同的组织成分互相混杂分布,瘤内可见脂肪成分、水样成分、形态不同的钙化或骨化,部分可见脂-液平面,是畸胎瘤的特异性表现。

四、硬纤维瘤

【概述】

硬纤维瘤(desmoid tumor)又称韧带样型纤维瘤病(desmoid-type fibromatosis)、侵袭性纤维瘤病(aggressive fibromatosis),是一组原发于成纤维细胞或肌成纤维细胞的良性克隆性肿瘤,以浸润性生长、易局部复发、但不转移为特征;病因不明,可能与创伤、内分泌和遗传有关。WHO(2013)将其定义为中间型局部侵袭性肿瘤。硬纤维瘤可根据其大体分布进行分类,可分为腹部、腹腔和腹腔外的亚型。

其发病率低,仅为(0.2~0.4)/10万,发生于胸膜者更罕见。从组织学上看,硬纤维瘤与胸膜外硬纤维瘤相似,由增生的梭形成纤维细胞或肌成纤维细胞和数量不等的胶原纤维构成,可见黏液样变。免疫组化:波形蛋白(vimentin)、平滑肌和肌肉特异性肌动蛋白一般呈阳性,结蛋白(desmin)有时候呈阳性;细胞角蛋白(cytokeratins)、CD34、S100呈阴性,具有特征性。

硬纤维瘤最常发生于软组织中,很少发生于胸膜。曾被报道该肿瘤出现在脏层和壁层胸膜,发生于这个位置更易于与更常见的梭形细胞增生性疾病混淆,特别是孤立性纤维瘤。硬纤维瘤具有局部侵袭性,但尚未有该肿瘤出现转移或该肿瘤导致死亡的报道。不完全切除后可持续存在或复发,尽管如此,该肿瘤均具有较好的预后。

【临床表现】

(1)胸膜硬纤维瘤罕见,从青春期到中年期均有报道,平均发病年龄为50岁,以女性好发。胸膜硬纤维瘤可无任何临床表现,偶然发现,或伴有胸痛和呼吸困难的症状,但不具有特异性。有学者认为其与外伤史有关,亦有个案报道硬纤维瘤患者曾有胸部外伤。

(2)部分患者可出现神经血管压迫症状,如疼痛、感觉异常等。可能与家族性腺瘤性息肉病有关,有家族性腺瘤性息肉病的患者发生硬纤维瘤的概率是平常人的850倍。

硬纤维瘤复发率高,侵犯血管神经、切缘情况是影响术后复发率的主要因素,所以当切缘阳性或单纯手术治疗效果不满意时可采用放疗、药物治疗等多种手段进行综合治疗,以降低局部复发率。

【实验室检查】

(1)常规实验室检查如血常规、肝肾功能、血糖、血脂、C-反应蛋白(CRP)均正常,常见的血清肿瘤标志物检查指标均正常。

(2)硬纤维瘤具有以下遗传特征:硬纤维瘤的

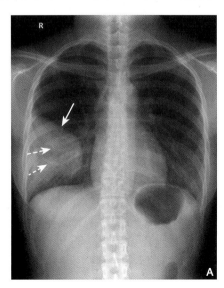
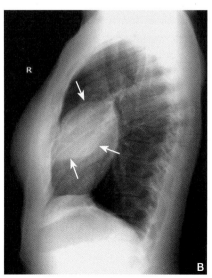

图 23-7-9 硬纤维瘤
女性,28岁,胸部正侧位片(A、B)示右侧胸腔占位,紧贴右侧胸膜,与肺组织分界清楚(实箭),透过肿块区域可见肺纹理;其内见小斑片状高密影(虚箭)与肋骨重叠

患者中，约85%发生CTNNB1基因突变；该肿瘤若发生在具有家族性腺瘤性息肉病（APC）基因的患者，则会使APC基因失活突变，故APC患者更易患硬纤维瘤。

【影像学表现】

1. **X线表现**　胸膜硬纤维瘤多为大而无蒂的肿块，最大直径可达5～16cm，宽基底的附于胸壁的类圆形肿块，密度与软组织类似，与肺组织分界清楚，邻近肋骨破坏可与之分界不清（图23-7-9）。

2. **CT表现**　CT表现为以胸膜为基底、边界锐利的圆形肿块，常等于或低于肌肉密度，密度均匀。瘤体常较大，但瘤内通常无出血、坏死、囊变，亦无钙化灶，可侵犯邻近骨质，主要是骨膜的针尖样反应以及侵袭，甚至骨皮质破坏（图23-7-10），但不同于恶性肿瘤导致的溶骨性破坏伴软组织肿块形成。一般无胸腔积液。因肿瘤由增生的梭形成纤维细胞和数量不等的胶原纤维间质组成，质地较坚韧，且病灶内血管细小，无粗大的血管，造影检查时碘对比剂进入瘤内的速度较其他组织慢，故增强可见肿瘤轻度持续性或渐进性强化。

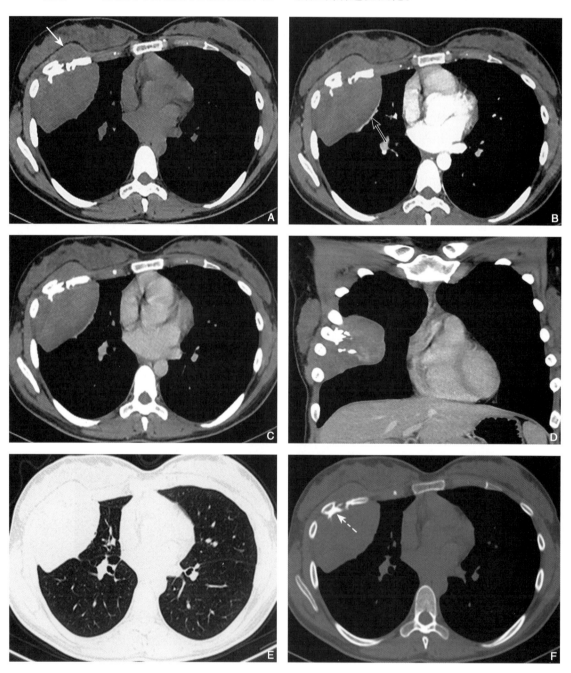

图23-7-10　硬纤维瘤

女性，28岁，与图23-7-9为同一患者。CT扫描横断位平扫（A）见右侧胸膜椭圆形软组织影，向胸壁突出（白实箭），肿块密度均匀，增强扫描动脉期（B）及静脉期（C）及冠状位重建显示肿块明显均匀强化，增强前后CT值约35/67HU；邻近肺组织受压不张，明显强化，呈条状高密影（黑箭）；肺窗（E）示肿块与肺组织分界清楚，骨窗（F）示邻近肋骨局部骨质受侵犯，呈局部不规则增生（虚箭）

3. **MRI 表现** MRI 示肿块在 T1WI 上与肌肉相比呈等或稍高信号，T2WI 上以高信号为主（介于肌肉和脂肪之间），STIR 上呈高信号。瘤内可见条带状长 T1、短 T2 信号影，动态增强肿瘤呈持续性、渐进性强化，条片状低信号区无明显强化。MRI 可更敏感的评估骨质的侵犯，它也可用于检测治疗后的病变。

【诊断依据】

（1）胸膜硬纤维瘤与其他胸膜良性肿瘤类似，当肿瘤较小时无特殊临床表现，当肿瘤较大或因局部骨质受累时可出现压迫症状如胸痛、胸部不适等表现。当患者具有家族性腺瘤性息肉病（APC）基因时应提高警惕。

（2）影像学上当胸膜上出现体积较大的软组织肿块，密度较均匀，无囊变、坏死、钙化，增强呈轻度渐进性强化，局部有一定的侵袭性表现，如邻近骨质受侵犯、或肿瘤向胸壁生长，但无远处转移，应考虑此病。MRI 在 T1WI 和 T2WI 上瘤内可见均呈低信号的条片状区，此征象具有特征性，有助于与其他疾病鉴别。最后的确诊需依靠病理活检及免疫组化。硬纤维瘤具有浸润性生长、易局部复发、但不转移的特点，故当肿瘤切除术后在术区发现软组织肿块，应考虑肿瘤复发。

【鉴别诊断】

胸膜硬纤维瘤主要与胸膜的低级别梭形细胞增生性疾病鉴别，特别是孤立性纤维瘤。孤立性纤维瘤不像硬纤维瘤那样具有广泛的侵袭性，良性孤立性纤维瘤一般不伴有邻近肋骨的侵袭，而且孤立性纤维瘤部分可见囊变，增强可见肿瘤内强化的血管影。两者需要在组织病理学标准上进行鉴别。特征性免疫组化染色有助于两者的鉴别，硬纤维瘤一般染色为平滑肌肌动蛋白，而这在孤立性纤维瘤中未见；相反，大多数孤立性纤维瘤表达 CD34，而硬纤维瘤不表达。

硬纤维瘤具有局部侵袭性，MRI 上呈长 T1 长 T2 信号及条片状低信号区，类似恶性肿瘤的信号不均匀特点，故其还应与肉瘤样疾病鉴别，肉瘤类恶性肿瘤形态不规则，密度不均匀，增强不均匀强化。

五、神经鞘瘤

【概述】

神经鞘瘤（neurilemoma）是一种起源于神经施万（Schwann）细胞的良性肿瘤，可发生于任何有神经纤维分布的组织和器官，周围神经源性肿瘤多见。胸膜神经鞘瘤多起源于肋间神经，发生于胸膜者极为罕见，仅占胸内肿瘤的 1%~2%，多数为个案报道。光学显微镜下见肿瘤由细胞较密集的 Antoni A 区和细胞稀疏的 Antoni B 构成，两者交替分布。

Antoni B 型组织区 CT 值较低。细胞稀疏区肿瘤细胞排列呈网状，富含液体，可见大小不等的囊性区域；细胞密集区瘤细胞丰富，呈长梭形，相互紧密排列呈栅栏状或漩涡状，界限不清，细胞核呈梭形、类圆形及逗点状，核染色质均匀或致密，核仁小或不清楚，异型性不显著。免疫组化 S-100 及 Vim 均弥漫强阳性表达，而 NF 一般阴性表达。良性神经鞘瘤极少向恶性转化，但仍存在一定恶性转化可能。临床治疗以手术切除为主。

【临床表现】

（1）胸膜神经鞘瘤相对罕见，多见于 20~50 岁青壮年，无性别差异，发生于左右两侧胸腔无差异。肿瘤较小时，症状多不明显，可有胸部不适或隐痛。因肿瘤起源于肋间神经，部分可出现肋间神经痛及肩背部放射痛，为针刺样，可因体力劳动诱发，持续数十秒后可自然缓解。

（2）随肿瘤生长增大，由于其占位效应及对邻近组织的压迫，患者可出现胸闷、胸痛及气促等压迫症状。因肿瘤生长缓慢，故部分患者无症状，可因体检或其他疾病检查时意外发现。体格检查一般无特征性阳性表现。

【实验室检查】

胸膜神经鞘瘤的实验室检查无特异性指标，血常规、肝功能、肾功能、凝血功能等均未见明显异常，常见的血清肿瘤标志物检查指标均正常。

【影像学表现】

胸膜神经鞘瘤多孤立生长，具有完整的包膜，靠近胸壁或叶间裂胸膜的类似软组织密度影，密度均匀，多为球形或类圆形，边缘光滑。

1. **X 线表现** X 线上胸膜神经鞘瘤与其他良性胸膜肿瘤表现类似，为靠近胸膜的类圆形或丘状突向肺野的密影，与胸膜呈宽基底相接，因神经鞘瘤具有包膜，故与肺组织分界清楚（图 23-7-11A、B）。

2. **CT 表现** CT 上胸膜神经鞘瘤密度可等或低于胸壁肌肉组织，密度一般较均匀，增强 CT 可显示不同细胞密度的异质性病变，区分 Antoni A 区和 Antoni B 区。与代表囊性变区域的 Antoni B 区相比，Antoni A 区密度较高，强化程度较 B 区明显。故在影像上神经鞘瘤可因成分不一致，而表现为密度不均一，可有程度不一的囊变，CT 增强表现为不均匀强化（图 23-7-11C~F）。

因胸膜神经鞘瘤多来源于肋间神经,故肿瘤中心常位于肋间隙,肿瘤较大时可累及上下肋骨,使相邻肋间隙局限轻度增宽,邻近肋骨骨质可有轻微压迫吸收改变。部分肿瘤边缘胸膜增厚并局限掀起,呈"胸膜尾"征(图 23-7-12),此征象可提示肿瘤来源于胸膜。神经鞘瘤为良性肿瘤,一般不出现胸腔积液和淋巴结肿大等征象。

3. MRI 表现 胸膜神经鞘瘤具有完整的包膜,其在 T1WI、T2WI 上均表现为低信号,边界清楚、光滑。肿瘤区的信号取决于 Antoni A 区和 Antoni B 区所占的比例。在 T1WI 上信号等于或略低于同层肌肉,呈低或中等信号;T2WI 为不均质高信号或高信号间杂有低信号,部分可出现"靶征",表现为瘤体中央为低信号,为密集神经鞘膜细胞及胶原纤维造成(Antoni A 区),其周围为高信号,可能是黏液样组织导致(Antoni B 区);增强后小的肿瘤均一强化,大的

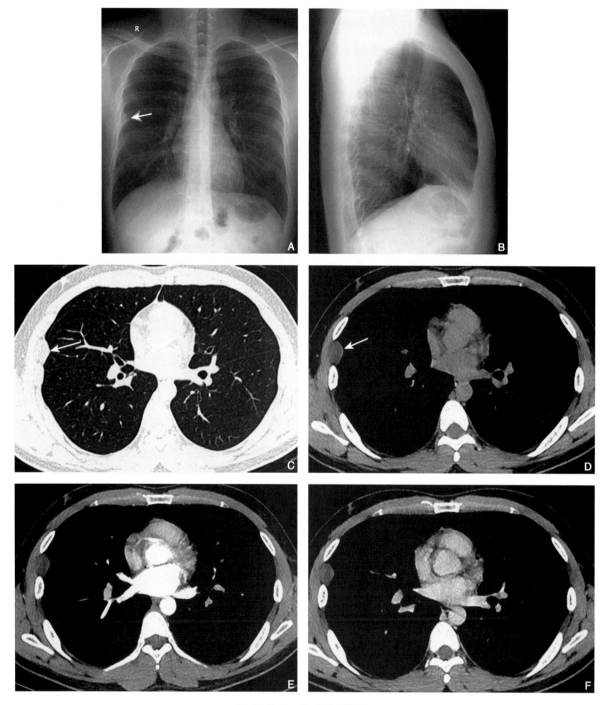

图 23-7-11 胸膜神经鞘瘤

男性,26 岁,胸部正位片(A)示右侧胸壁一丘状影突出于肺野,与肋骨投影重叠,病灶较小,胸部侧位片(B)上病灶显示欠佳;CT 示右侧胸膜下见梭形软组织影(箭),呈丘状突出于肺野,肺窗(C)病灶与肺分界清楚,邻近肺组织未见明显受压改变;平扫(D)病灶中心见稍低密度影,增强后动脉期(E)及静脉期(F)病灶不均匀轻度强化,中心低密度影未见明显强化

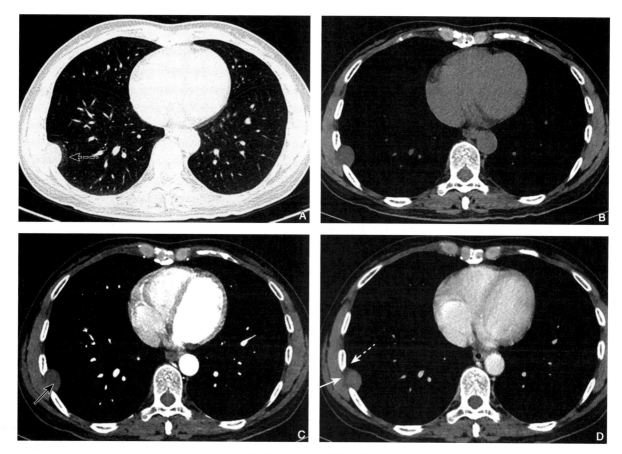

图 23-7-12　胸膜神经鞘瘤

女性,52 岁,CT 轴位示右侧肋间隙胸膜一椭圆形软组织密度影,肺窗(A)示病灶与肺组织分界清楚(黑虚箭),邻近肺组织见斑片状稍高密影,为病灶对肺组织的局部刺激作用;纵隔窗平扫(B)病灶密度均匀,增强扫描动脉期(C)及静脉期(D)可见病灶欠均匀轻度强化,内见少许条状低密度影(黑实箭);病灶与胸壁之间有清楚的脂肪间隙(白实箭),病灶周围胸膜可见"掀起",呈"胸膜尾征"(白虚箭)

肿瘤不均匀强化,其中"靶征"者呈花环样强化,其余呈斑片状不均匀强化。在 DWI 图像信号改变及 ADC 值分布不一,当肿瘤实性成分较多时 DWI 信号较高,ADC 值较低;当囊变成分较多时 DWI 信号较低,弥散受限不明显。

【诊断依据】

(1) 临床上胸膜神经鞘瘤无明显症状,或仅有胸闷、胸部不适感等,当出现由体位诱发的肋间神经痛时,应怀疑胸膜神经鞘瘤。

(2) CT、MRI 检查见位于肋间的梭形或类圆形软组织密度影,与胸膜呈宽基底,与肺组织分界清楚,密度均匀,可出现囊变及钙化,增强扫描均匀或不均匀强化。肿瘤较大时相应肋间隙稍增宽,邻近肋骨骨质轻微受压吸收,边缘胸膜增厚并局限掀起,呈"胸膜尾"征,若有以上征象,应考虑胸膜神经鞘瘤。而 MRI 能更敏感的显示肿瘤囊实性的成分及特征,对诊断神经鞘瘤有很大帮助,最终诊断均依靠病理检查。

【鉴别诊断】

1. 局限性胸膜间皮瘤　胸膜间皮瘤起源于胸膜间皮细胞,多有较长期的石棉接触病史,胸腔积液常见,故胸膜间皮瘤出现胸闷胸痛等临床症状较明显;CT 上胸膜呈不规则团块状或环状增厚,CT 平扫密度高于神经鞘瘤,增强扫描较明显。

2. 胸膜孤立性纤维瘤　胸膜孤立性纤维瘤肿块多较大,边界较清楚,CT 平扫内部密度较实而混杂,部分增强可见增粗明显强化的肿瘤血管,肿瘤组织轻至中度强化,坏死区少见或范围较少。而胸膜神经鞘瘤一般位于肋间隙水平,肿瘤较大可导致肋间隙相应增宽,常伴囊变或钙化。

(曾庆思　陈　淮)

第八节　胸膜其他疾病

一、胸膜斑

【概述】

长期接触石棉粉尘或在粉尘污染环境下工作、生活,可导致胸膜斑(pleural plaque),是石棉接触者共同的特征表现,相应肺实质病变称石棉沉着病。胸膜斑即胸膜局限性增厚,厚约2~5mm,最厚可达1cm,可伴钙化,双侧胸腔存在,多位于壁层胸膜,一般不粘连。胸膜斑是一种少见的胸膜良性疾病,男女发病率相仿,多发生于中老年人,年龄愈大、吸入石棉时间愈长则越严重,接触石棉人群在低水平暴露下即可发生,潜伏期长达20~30年。

石棉粉尘被吸入呼吸道后,首先沉积于两肺下叶的呼吸性细支气管和肺泡中,进而可穿入肺泡间隔,引起肺间质的弥漫性纤维化。石棉纤维很像一条极细的钢丝,被吸入呼吸道后不但可能穿破肺泡进入肺泡间隔,还可穿透脏层胸膜而达壁层胸膜,引起纤维组织增生而使胸膜粘连、肥厚,在壁层胸膜上形成局限性纤维性增厚的斑块即胸膜斑。

胸膜斑由透明或钙化的组织纤维构成,通常分透明型胸膜斑和钙化型胸膜斑。目前普遍认为胸膜斑的发病机制为机械刺激作用:在人和动物体内均发现有纤维向胸膜下缓慢聚集的现象,因而推测石棉纤维由脏层胸膜穿出,随呼吸运动机械摩擦壁层胸膜,进而引起壁层胸膜的胸膜斑。肉眼观察病变,与周围正常胸膜有明显分界,呈局限性边界清楚的白色或象牙色板状隆起,硬如软骨,表面光滑,形状大小各异。镜下观察,胸膜斑由板层状的玻璃样变胶原纤维层层重叠而构成,并可发生钙化,无正常胸膜功能。

【临床表现】

(1)胸膜斑是石棉沉着病的胸膜特征性表现,临床上基本无明显特异性表现或体征,病程进展缓慢,往往在接触石棉粉尘10年以后发病。部分患者可因病情加重逐渐出现咳嗽、咳痰、气急、胸闷及胸痛等非特异性呼吸系统症状。重症患者晚期可出现渐进性呼吸困难,并发肺源性心脏病,继而出现右心室肥大。极少数患者可出现杵状指。

(2)部分胸膜斑患者可能数十年前在本地石棉线厂及石棉瓦厂工作,因年代久远而记忆不清;另外某些患者不在石棉矿厂工作,而是在其他可接触到石棉的环境中工作或生活,因其他原因前往非职业病诊治/鉴定的医院做CT检查,临床就诊时间距最后接触石棉时间较长且症状多较轻微。因此首诊时往往不能提供明确石棉接触史,并未引起患者和临床医师重视,加之随着防护条件越来越好,本症将会越来越少,影像诊断医师常对此认识不足,容易漏诊、误诊。因此,发现胸膜病变时,反复回顾病史尤其重要。

【实验室检查】

(1)胸膜斑在实验室检查方面无特异性表现。胸膜斑为良性胸膜病变,与恶性肿瘤不同,大部分患者血清肿瘤标志物检查指标均为阴性。

(2)据研究石棉纤维是通过肺到达胸膜的,在胸膜表现出X线可见病变之前,小气道和终末呼吸性支气管已有纤维化,正是这种纤维化影响了呼吸功能,导致了肺功能降低(FVC等),即此时已有石棉沉着病发生。当胸膜病变出现后,肺功能进一步降低。尸检也发现一些影像学无石棉沉着病征象,甚至无胸膜斑的人,经组织学诊断证实肺内已有纤维化改变,也支持"亚临床性石棉沉着病"的存在。

(3)CT引导皮下胸膜斑块病理穿刺活检可最终确诊。相对于超声引导,CT引导下穿刺在提高胸膜病变的检出与准确率方面具有重要价值,对纤维支气管镜、痰细胞学检查阴性的患者尤为适用。直径较大的胸膜斑病灶穿刺活检相对容易且安全,而厚仅2~3mm的胸膜病变就需要高超的穿刺技术才能既取到病变组织又能尽量避免对正常组织的损伤。剖胸探查或胸腔镜检,虽准确直观,但创伤较大且费用较高,难以作为常规检查。

【影像学表现】

1. **X线表现**　胸膜斑在X线胸片上清晰易辨,其分布和形态特点如下。

(1)侧胸壁:以透明胸膜斑为主,仅在侧胸壁上清晰可见,表现为肋骨内缘呈局限性胸膜带状增厚或胖胀样突起,边界清楚、密度均匀。常对称出现在胸壁第5~9肋间,钙化后更易辨认,分布于侧胸壁内侧,其间隙可达0.5cm,形如"短树枝状"。

(2)前后胸壁:只有钙化后的胸膜斑才清晰显示,大部分分布范围广、钙化面积大、形态多变,呈泪蜡状、荆棘状、灌木叶状或不规则斑点状、分支状,连续或间断分布,最典型呈"地图样"改变。

(3)横膈:透明胸膜斑在膈面上表现为局限性膈面僵硬,失去正常弧度,钙化后可见沿膈面边缘走行、长短不一的平直致密线状影,宽0.1~0.2cm,少数在一侧或两侧膈面呈丘状凸起,也有膈顶钙化斑环样改变。因其他疾病较少在膈面上形成斑块,因此膈上出现上述表现时首先考虑特异性石棉性胸膜斑。

(4)心包:因心影密度高,胸膜斑只有钙化后才能发现。表现为沿左心缘走行的线状/条状致密影,心缘失去正常弧度而平直、僵硬。钙化斑常位于心腰段,多与横膈线样钙化或胸膜斑钙化并存。

（5）纵隔：胸膜斑仅在钙化后显示，表现为沿纵隔走行的不规则形索条影。一侧多见，宽约 0.5cm，长短不一，连续或间断分布。胸膜斑可在一个或以上的部位同时出现，一般不侵犯两侧膈角及肺尖（图 23-8-1A、B）。

2. **CT 表现**　CT 检查分辨力高，MSCT 可多方位、多层面及三维后处理成像，可以早期发现胸膜斑及钙化，清晰显示胸膜斑内部及周围情况，诊断效率

远远高于 X 线。在 CT 图像上，透明胸膜斑 CT 值在 25~35HU 之间，多呈条状或局限性隆起；钙化胸膜斑 CT 值大于 100HU（多在 300~700HU 之间），由于钙化后密度不同，CT 值差异较大，形状大部分呈不规则片状、点状，少部分呈短条状。胸膜斑的 CT 表现特点如下（图 23-8-1C~F）。

（1）无论大小或形态，无钙化型、钙化型和混合型胸膜斑均沿肋骨下缘分布，局限于壁层胸膜，并有

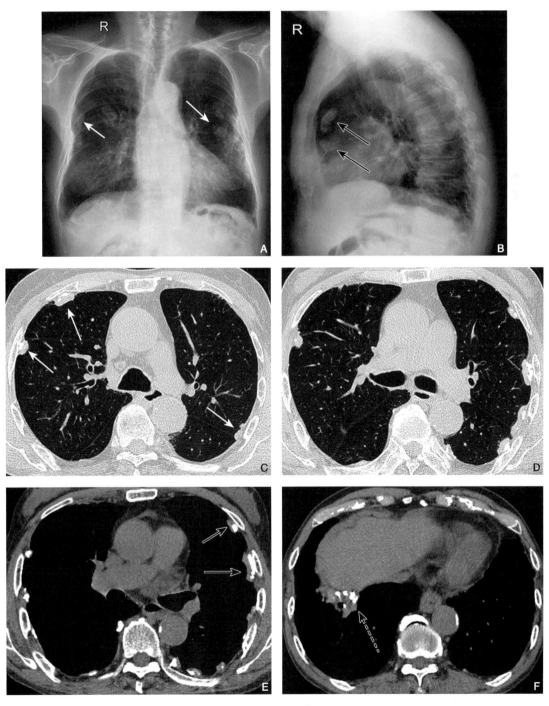

图 23-8-1　胸膜斑

男性,85 岁,胸部正侧位片见胸膜上有结节状高密度影,正位片(A)位于两侧侧胸壁(白箭),侧位片(B)位于前胸壁(黑箭);CT 横断位肺窗(C、D)可见两侧侧胸壁多发结节状影(白箭),纵隔窗(E、F)可见多发钙化灶(黑实箭),膈肌胸膜可见多个软组织影及结节状钙化影(黑虚箭)

一条薄脂肪层将其与肋骨分开。

（2）病变多分布于中胸部前中外带及中、下胸部后内中外带。

（3）膈顶、心包纵隔胸膜受累。

（4）无肋间隙变窄或胸廓变形。

（5）无游离、包裹性积液。

（6）胸膜斑增强后不强化。

透明胸膜斑以侧后胸壁、脊柱旁多见，CT检查能发现更多后胸壁及脊柱旁的胸膜斑，也能区分胸壁前锯肌影及胸膜转折。随着接触粉尘时间越长，浓度越高，胸膜损害越重，胸膜斑增多，范围增大；透明型可变为混合型/钙化型，混合型可变为钙化型。

3. MRI表现 MRI对胸膜斑显示有限，因肺部检查扫描时间长，患者一次屏息不能完成扫描，且空间分辨力低，尤其对纤维化和钙化成分不敏感，不适合胸膜斑的观察。

【诊断依据】

（1）明确诊断胸膜斑需结合可靠的石棉接触史（反复回顾患者的职业史、生活史）、接触石棉粉尘与发现病变之间有适当的时间间隔。以往一般认为后前位X线胸片是诊断胸膜斑的常规方法，但需待病变发展到相当程度才能确诊，CT对胸膜斑尤其是透明型胸膜斑的检出率显著高于胸片。对于较小的如针状的CT不能肯定诊断的胸膜斑，以及透明斑的鉴别诊断，需CT引导胸膜穿刺检查取得病理组织来诊断。

（2）胸膜斑的诊断国外一般采用ILO尘肺分级标准，我国按1986年或1998年修订的尘肺诊断标准进行。学者们在研究中往往依据各自的标准，如Hourihane对胸膜斑的定义是钙化斑。Hillerdal等认为：局限性胸膜增厚>5mm或有钙化，边界清楚，双侧，且无胸膜炎后遗症可认定为胸膜斑。

参照Hillerdal等的标准，罗素琼等略作修改，认为符合下列条件之一者可判断为胸膜斑。

（1）局限性胸膜增厚>3mm，双侧。

（2）钙化斑面积大，分布广，无论单、双侧，排除肺结核者。

（3）膈胸膜钙化。

（4）单侧胸膜增厚，伴横膈、心包、纵隔之一钙化者。

（5）单侧胸膜增厚，不累及肺尖和肋膈角，排除其他内科疾病。诊断时应谨慎，因为很多因素可导致假阳性结果，如：脂肪垫、肌肉、肋骨伴随影、肋骨重叠、肋骨骨折后的假骨及肺实质病变等。

【鉴别诊断】

1. 胸膜间皮瘤 胸膜间皮瘤分为局限性和弥漫性，前者多属良性或低度恶性，后者几乎均为高度恶性。局限性间皮瘤CT表现为胸膜上孤立性软组织肿块或结节，与胸膜宽基底相连、界限清楚，呈半球形或扁丘状，边缘光滑无分叶，密度均匀或不均匀，与胸壁钝角相交，肿块多<5cm，胸膜外脂肪层完整，多数均匀强化，少数体较大者不均匀增强。

弥漫性间皮瘤CT表现为胸膜广泛增厚，多>1cm，呈不规则结节状胸膜肿块影或环状胸膜增厚，边缘呈波浪状，单侧多见，往往伴有大量胸腔积液或肋骨、胸骨破坏，纵隔淋巴结转移及肺内转移。其中环状胸膜增厚及纵隔胸膜受累有助于恶性胸膜间皮瘤的诊断。患侧胸腔体积变小但纵隔固定，增厚胸膜有强化，胸膜外脂肪层模糊，脂肪间隙消失，短期复查可见有明显变化。而胸膜斑复查短期无明显变化，长期变化也较小，又多伴胸膜外脂肪增厚，无胸膜外脂肪的中断。

2. 胸膜转移瘤 胸膜转移瘤多表现为双侧性胸膜受累或胸膜面上多个小结节状密度增高影，增强不同程度强化，如发现肺部内、外原发性肿瘤，诊断不难。

3. 结核性胸膜炎 典型的结核性胸膜炎可表现为胸膜弥漫性增厚和局部增厚形成肿块，可见钙化及干酪样坏死，增强扫描呈环状强化，常合并胸腔积液，患侧肋间隙变窄，胸廓变小，纵隔向患侧移位，胸膜外脂肪增厚及密度增高。有低热、盗汗等典型的临床症状，多合并肺内结核病灶。

4. 硅沉着病 硅沉着病等可见融合的胸膜下结节，邻近胸膜下的肺内结节可误为胸膜斑，但观察其肺窗病灶主要位于肺内，结节-胸膜界面呈锐角，与扁平的胸膜斑不同。

5. 反应性胸膜增厚 肺炎常引起相邻胸膜反应性增厚，典型的CT表现为紧邻的胸膜局限性增厚或胸腔积液，随肺炎治疗好转而吸收、消失。

二、胸膜肺母细胞瘤

【概述】

肺母细胞瘤（pulmonary blastoma，PB）是一种罕见的肺胚胎性恶性肿瘤，约占肺部原发恶性肿瘤5%。胸膜肺母细胞瘤（pleuropulmonary blastoma，PPB）好发于儿童，且具有家族倾向；流行病学上PPB的男女发病率没有明显差异。

1998年，Manivel等首先提出该肿瘤与传统成人型肺母细胞瘤不同,传统成人型肺母细胞瘤由不同分化程度的肿瘤性上皮管腔和肉瘤样或胚胎性间叶成分组成,而儿童型肺母细胞瘤中只有间叶成分是肿瘤性的,其肿瘤中常见的上皮成分是良性的。它的组织学特点与传统成人型肺母细胞瘤具有双向上皮和间叶分化的表现不同。1999 年,PPB 首次作为一种独立于经典肺母细胞瘤的疾病在世界卫生组织分类中被正式确认。目前 WHO 将 PPB 归为软组织肿瘤,为间叶源性肿瘤。

PPB 根据形态学特点可分为 3 种类型。

(1) Ⅰ型为囊性 PPB:是一种囊性肺部病变,此亚型临床最少见。

(2) Ⅱ型为囊/实性 PPB:有囊性成分和侵袭性的实性成分,是一种侵袭性的混合肉瘤,此亚型临床上最常见。

(3) Ⅲ型为实性 PPB:是实性肉瘤,具侵袭性,组成成分完全为实性的幼稚间叶细胞,无明显囊性结构。

【临床表现】

(1) Ⅰ型 PPB 临床表现为气囊性病变及气胸所致的中至重度呼吸窘迫。

(2) Ⅱ型及Ⅲ型 PPB 临床表现为:呼吸困难、发热、咳嗽、胸/腹疼痛(常被误诊为肺炎)、胸腔积液、气胸、乏力及厌食。

Ⅰ型多见于婴儿(平均年龄 10 个月),预后较好;Ⅱ、Ⅲ型多见于年长儿(平均 2 岁),预后较差。

【实验室检查】

(1) PPB 由于缺乏特异性的临床表现及实验室检查,痰细胞学检查极少发现癌细胞。因 PPB 多为肺野外带病灶,纤维支气管镜检查大部分为阴性,即使见到肿物,由于取材困难,取材组织量少,也难以明确诊断。PPB 的诊断主要依靠病理形态表现和免疫组化。

(2) 病理特征表现:大体可分为单纯囊性、囊实性及实性。镜下可分为:Ⅰ型:多囊型,囊壁内含覆盖成熟的呼吸道上皮细胞,上皮下可见原始间叶细胞,为小而圆的原始细胞;Ⅱ型:多囊性伴实性结节型,在Ⅰ型基础上出现灶性的实性区,实性区由幼稚的圆形或梭形细胞构成,可以伴间变的肉瘤样成分;Ⅲ型:实体型,由实性的幼稚间叶细胞构成,没有明显囊性结构。

免疫组化:在原始上皮成分中细胞角蛋白(CK)抗体、癌胚抗原(CEA)抗体、上皮膜抗原(EMA)抗体染色阳性,在原始间叶成分中波形蛋白(Vimen-

tin)抗体、角蛋白(desmin)抗体、平滑肌肌动蛋白(SMA)抗体染色可以阳性。少数病例恶性上皮有原始内分泌功能,神经元特异性烯醇化酶(NSE)抗体、嗜铬素 A(cgA)抗体、突出素抗体可以阳性。

【影像学表现】

1. X 线表现 一侧肺野大片致密影或肺野外带区域巨大团块影。X 线不能区分囊实性性质。

2. CT、MRI 表现 能区分不同类型胸膜肺母细胞瘤。肿瘤通常发生在胸膜下区域,CT 表现为巨大囊性或囊实性或实性肿物,肿物直径多>5cm(图 23-8-2)。肿瘤密度多较均匀,伴有广泛的出血坏死时,可表现为肿瘤中心局限性高密度区。肿瘤强化特点:囊性部分不强化,与其成分有关,主要是中心出现液化坏死及出血灶;实性部分呈中度强化,且强化呈结节样、突向腔内。肿瘤巨大可压迫肺致肺不张。肿瘤可广泛累及胸膜,可伸入纵隔内血管间隙,导致大血管和心脏移位,侵犯胸膜出现胸腔积液,侵犯胸壁见局部肋骨破坏和胸壁软组织包块。纵隔及肺门淋巴结转移较少见。

MRI 表现:囊性肿瘤显示 T1WI 呈等低信号,T2WI 呈混杂等高信号,T1 增强呈不均匀强化。

【诊断依据】

胸膜肺母细胞瘤(PPB)由于缺乏特异性的临床表现及实验室检查,与肺内其他孤立性肿块(如肺囊肿、囊性腺瘤样畸形、隔离肺等)鉴别较困难,最终有赖于病理学形态表现和免疫组化检查确诊。不推荐细针穿刺,原因在于 PPB 很多区域成分混杂存在,且很多区域存在坏死组织,若穿刺到 PPB 周缘的胸腔积液则没有诊断价值。

【鉴别诊断】

1. 肺脓肿合并脓胸 病史较长,呼吸道症状明显,抗感染治疗后可好转吸收。而 PPB 抗感染治疗无效。肺脓肿合并脓胸可见胸膜增厚,包裹积液积气,有气液平面,增强扫描可见胸膜及实性部分强化,邻近肺组织受压不张。

2. Askin 瘤 为起源于胸壁软组织的具有神经内分泌功能的高度恶性肿瘤,瘤体一般较大并突人胸内呈浸润性生长,与 PPB 易混淆。但 Askin 瘤多沿胸壁生长,多数有肋骨破坏,以上表现 PPB 少见,最后确诊需靠病理。

3. 与纵隔内恶性肿瘤鉴别 生殖细胞肿瘤如内胚窦瘤,与纵隔关系密切,多为不均匀的软组织密度,增强后中心区坏死不强化,实性成分强化,甲胎蛋白可升高与本病不同。

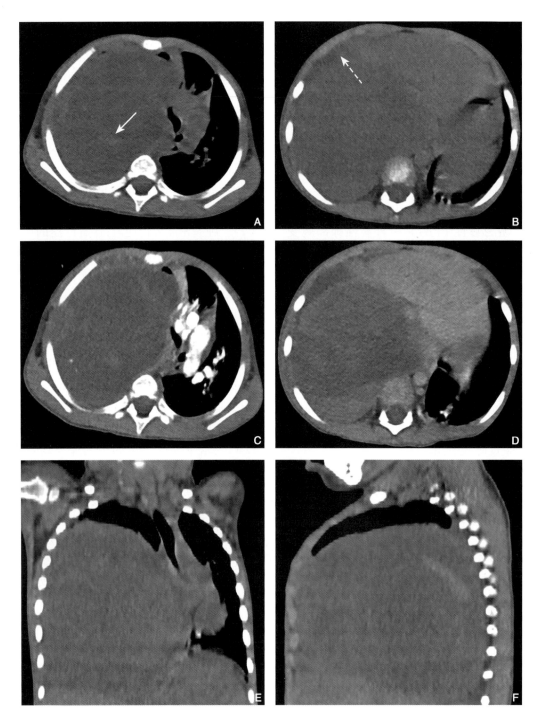

图 23-8-2 胸膜肺母细胞瘤(多囊型)

男性,2 岁,胸部 CT 平扫(A、B)纵隔窗示右侧胸腔巨大囊实性肿块,密度不均匀,其内可见高密度出血(实箭),右肺大部分受压不张,右侧胸腔少量积液(虚箭),纵隔向左侧移位;增强扫描动脉期(C)及静脉期(D)肿瘤大部分不强化,瘤壁及少部分实性组织强化;MPR 重建(E 冠状位、F 矢状位)肿块充满右侧胸腔,纵隔及气管左移位

（曾庆思 陈 淮）

参 考 文 献

1. 郭佑民,陈起航,王玮. 呼吸系统影像学[M]. 第 2 版. 上海:上海科学技术出版社,2016.

2. Fysh ETH,Thomas R,Tobin C,et al. Air in the Pleural Cavity Enhances Detection of Pleural Abnormalities by CT Scan[J]. Chest,2018,153:e123-e128.

3. İnan N,Sarisoy HT,Çam İ,et al. Diffusion-weighted Magnetic Resonance Imaging in the Differential Diagnosis of Benign and Metastatic Malignant Pleural Thickening[J]. J Thorac Imaging,2016,31:37-42.

4. Kim JS,Shim SS,Kim Y,et al. Chest CT findings of pleural tuberculosis:differential diagnosis of pleural tuberculosis and malignant pleural dissemination[J]. Acta Radiol,2014,55:

1063-1068.

5. Fujimoto N，Kato K，Usami I，et al. Asbestos-Related Diffuse Pleural Thickening［J］. Respiration，2014，88：277-284.

6. 钟南山，刘又宁. 呼吸病学［M］. 北京：人民卫生出版社，2012.

7. Myers R. Asbestos-related pleural disease［J］. Curr Opin Pulm Med，2012，18：377-381.

8. Reetz JA，Buza EL，Krick EL. CT features of pleural masses and nodules［J］. Vet Radiol Ultrasound，2012，53：121-127.

9. Sharma M，Rameshbabu CS. Endoscopic ultrasound-guided evaluation of the pleura and cases of pleural effusion［J］. Lung India，2017，34：441-447.

10. Gillissen A. Management of pleura effusions［J］. MMW Fortschritte Der Medizin，2011，153：39-41.

11. Pietrzak S. Diagnostic work-up of pleura effusions［J］. MMW Fortschritte Der Medizin，2011，153：35-38.

12. DeCamp MM Jr，Mentzer SJ，Swanson SJ，et al. Malignant Effusive Disease of the Pleura and Pericardium［J］. Chest，1997，112：291S-295S.

13. Hazlinger M，Ctvrtlik F，Langova K，et al. Quantification of pleural effusion on CT by simple measurement［J］. Biomed Pap Med Fac Univ Palacky Olomouc Czech Repub，2014，158：107-111.

14. Giulia M，Daniele Orso D，Guglielmo N，et al. Comparison of different methods of size classification of primary spontaneous pneumothorax［J］. The American Journal of Emergency Medicine，2018，36：327-328.

15. Cabasson S，Do MQ，Giraudon A，et al. Spontaneous pneumothorax：Diagnosis may be a click away［J］. Archives de Pédiatrie，2018，25：129-131.

16. Paliouras D，Barbetakis N，Lazaridis G，et al. Video-assisted thoracic surgery and pneumothorax［J］. J Thorac Dis，2015，7：S56-S61.

17. Fysh ETH，Thomas R，Tobin C，et al. Air in the Pleural Cavity Enhances Detection of Pleural Abnormalities by CT Scan［J］. Chest，2018，153：e123-e128.

18. Porcel JM，García-Gil D. Emergencies in pleural diseases［J］. Revista Clinica Espanola，2013，213：242-250.

19. Porcel JM. Chest Tube Drainage of the Pleural Space：A Concise Review for Pulmonologists［J］. Tuberc Respir Dis（Seoul），2018，81：106-115.

20. 陈孝平，汪建平. 外科学［M］. 第8版. 北京：人民卫生出版社，2013.

21. Ried M，Graml J，et al. Para-and postpneumonic pleural empyema：current treatment strategies in children and adults［J］. Zentralbl Chir，2015，140：S22-S28.

22. Jantz MA，Antony VB. Pathophysiology of the pleura［J］. Respiration，2008，75：121-133.

23. Heffner JE，Klein JS. Diagnostic utility and clinical applica-tion of imaging for pleural space infections［J］. Chest，2010，137：467-479.

24. Davies HE，Davies RJ. Management of pleural infection in adults：British Thoracic Society Pleural Disease Guideline 2010［J］. Thorax 2010，65：ii41-53.

25. Grijalva CG，Zhu Y. Emergence of parapneumonic Supp empyema in the USA［J］. Thorax，2011，66：663-668.

26. Psallidas I，Corcoran JP，Rahman NM. Management of parapneumonic effusions and empyema［J］. Semin Respir Crit Care Med，2014，35：715-722.

27. 曾奕明. 支气管胸膜瘘的诊断与治疗［J］. 中华结核与呼吸杂志，2012，35：406-408.

28. Zanotti G，Mitchell JD. Bronchopleural Fistula and Empyema After Anatomic Lung Resection［J］. Thorac Surg Clin，2015，25：421-427.

29. Shekar K，Foot C. Bronchopleural fistula：an update for intensivists［J］. J Crit Care，2010，25：47-55.

30. Sarkar P，Chandak T. Diagnosis and management bronchopleural fistula［J］. Indian J Chest Dis Allied Sci，2010，52：97-104.

31. Li S，Fan J. Neoadjuvant therapy and risk of bronchopleural fistula after lung cancer surgery：a systematic meta-analysis of 14912 patients［J］. J Clin Oncol，2016，46：534-546.

32. Li SJ，Fan J. Diabetes Mellitus and Risk of Bronchopleural Fistula After Pulmonary Resections：A Meta-Analysis［J］. Ann Thorac Surg，2016，102：328-339.

33. Husain AN，Colby TV，Ordóñez NG，et al. Guidelines for Pathologic Diagnosis of Malignant Mesothelioma 2017 Update of the Consensus Statement From the International Mesothelioma Interest Group［J］. Arch Pathol Lab Med，2018，142：89-108.

34. Szolkowska M，Blasinska-Przerwa K，Knetki-Wroblewska M，et al. Malignant pleural mesothelioma：main topics of American Society of Clinical Oncology clinical practice guidelines for diagnosis and treatment［J］. J Thorac Dis，2018，10：S1966-S1970.

35. Kim YK，Kim JS，Lee KW，et al. Multidetector CT Findings and Differential Diagnoses of Malignant Pleural Mesothelioma and Metastatic Pleural Diseases in Korea［J］. Korean J Radiol，2016，17：545-553.

36. Kato K，Gemba K，Fujimoto N，et al. Computed Tomographic Features of Malignant Peritoneal Mesothelioma［J］. Anticancer Res，2016，36：1067-1072.

37. Galateau-Salle F，Churg A，Roggli V，et al. The 2015 World Health Organization Classification of Tumors of the Pleura：Advances since the 2004 Classification［J］. J Thorac Oncol，2016，11：142-154.

38. Travis WD，Brambilla E，Burke AP，et al. Introduction to The 2015 World Health Organization Classification of Tumors of

the Lung, Pleura, Thymus, and Heart [J]. J Thorac Oncol, 2015,10:1240-1242.

39. Zhou H, Tamura T, Kusaka Y, et al. Evaluation of the efficacy of the guideline on reading CT images of malignant pleural mesothelioma with reference CT films for improving the proficiency of radiologists [J]. Eur J Radiol, 2013, 82:169-176.

40. Truong MT1, Viswanathan C, Godoy MB, et al. Malignant pleural mesothelioma: role of CT, MRI, and PET/CT in staging evaluation and treatment considerations [J]. Semin Roentgenol, 2013, 48:323-334.

41. Scherpereel A, Astoul P, Baas P, et al. Guidelines of the European Respiratory Society and the European Society of Thoracic Surgeons for the management of malignant pleural mesothelioma [J]. Eur Respir J, 2010, 35:479-495.

42. Debiane LG, Ost DE. Advances in the management of malignant pleural effusion [J]. Curr Opin Pulm Med, 2017, 23:317-322.

43. Akulian J, Feller-Kopman D. The past, current and future of diagnosis and management of pleural disease [J]. J Thorac Dis, 2015, 7:S329-338.

44. Davies HE, Lee YC. Management of malignant pleural effusions: questions that need answers [J]. Curr Opin Pulm Med, 2013, 19:374-379.

45. Yamaki M, Yonehara S, Noriyuki T. Large primary pleural synovial sarcoma with severe dyspnea: a case report [J]. Surg Case Rep, 2017, 3:29-29.

46. Galateau-Salle F, Churg A, Roggli V, et al. The 2015 World Health Organization Classification of Tumors of the Pleura: Advances since the 2004 Classification [J]. J Thorac Oncol, 2016, 11:142-154.

47. 王发平, 范瑛琪, 毛辉. 胸膜上皮样血管内皮瘤的研究进展 [J]. 国际呼吸杂志, 2016, 36:854-858.

48. Travis WD, Brambilla E, Burke AP, et al. Introduction to The 2015 World Health Organization Classification of Tumors of the Lung, Pleura, Thymus, and Heart [J]. J Thorac Oncol, 2015, 10:1240-1242.

49. Yeom YK, Kim MY, Lee HJ, et al. Solitary Fibrous Tumors of the Pleura of the Thorax: CT and FDG PET Characteristics in a Tertiary Referral Center [J]. Medicine (Baltimore), 2015, 94:e1548.

50. 艾三喜, 毕娅兰, 张勤凤, 等. 胸膜上皮样血管内皮瘤一例并文献复习 [J]. 中华结核和呼吸杂志, 2015, 38:174-178.

51. Sayah M, VandenBussche C, Maleki Z. Epithelioid Hemangioendothelioma in Pleural Effusion [J]. Diagnostic cytopathology, 2015, 43:751-755.

52. Mordenti P, Di Cicilia R, Delfanti R, et al. Solitary fibrous tumors of the pleura: a case report and review of the literature [J]. Tumori, 2013, 99:e177-183.

53. Kang MK, Cho KH, Lee YH, et al. Primary synovial sarcoma of the parietal pleura: a case report [J]. Korean J Thorac Cardiovasc Surg, 2013, 46:159-161.

54. Sandeepa HS, Kate AH, Chaudhari P, et al. Primary pleural synovial sarcoma: A rare cause of hemorrhagic pleural effusion in a young adult [J]. J Cancer Res Ther, 2013, 9:517-519.

55. Yu L1, Gu T, Xiu Z, et al. Primary pleural epithelioid hemangioendothelioma compressing the myocardium [J]. Journal of cardiac surgery, 2013, 28:266-268.

56. Cardillo G1, Lococo F, Carleo F, et al. Solitary fibrous tumors of the pleura [J]. Curr Opin Pulm Med, 2012, 18:339-346.

57. Bansal A, Chawla M, Cohen PJ, et al. Pleural epithelioid hemangioendothelioma [J]. Lung, 2012, 190:469-470.

58. Kim EA, Lele SM, Lackner RP. Primary pleural epithelioid hemangioendothelioma [J]. Ann Thorac Surg, 2011, 91:301-302.

59. Márquez-Medina D, Samamé-Pérezvargas JC, Tuset-DerAbrain N, et al. Pleural epithelioid hemangioendothelioma in an elderly patient. A case report and review of the literature [J]. Lung Cancer, 2011, 73:116-119.

60. Lazarus A, Fuhrer G, Malekiani C, et al. Primary pleural epithelioid hemangioendothelioma-two cases and review of the literature [J]. Clin Respir J, 2011, 5:e1-e5.

61. Polverosi R1, Muzzio PC, Panunzio A, et al., Synovial sarcoma: CT imaging of a rare primary malignant tumour of the thorax [J]. Radiol Med, 2011, 116:868-875.

62. Loscertales J, Triviño A, Gallardo G, et al. Primary monophasic synovial sarcoma of the pleura: diagnosis and treatment [J]. Interact Cardiovasc Thorac Surg, 2011, 12:885-887.

63. Saha SP. CT signs of solitary fibrous tumor of the pleura [J]. J Thorac Dis, 2010, 2:4-5.

64. 王玉婕, 黄遥, 唐威, 等. 胸膜孤立性纤维瘤的CT表现 [J]. 放射学实践杂志, 2015, 30:136-140.

65. 牛丹丹, 周志刚, 高剑波, 等. 胸膜孤立性纤维瘤的CT表现及良恶性鉴别 [J]. 实用放射学杂志, 2016, 32:38-40.

66. 程克斌, 顾淑一, 高蓓兰, 等. 胸膜孤立性纤维瘤38例误诊分析 [J]. 中华结核和呼吸杂志, 2015, 38:520-523.

67. Zidane A, Atoini F, Arsalane A, et al. Parietal pleura lipoma: a rare intrathoracic tumor [J]. General Thoracic and Cardiovascular Surgery, 2011, 59:363-366.

68. De Paoli L, Quaia E, Poillucci G, et al. Imaging characteristics of pleural tumours [J]. Insights into Imaging, 2015, 6:729-740.

69. Aluja Jaramillo F, Gutierrez F, Bhalla S. Pleural tumours and tumour-like lesions [J]. Clin Radiol, 2018, 73:1014-1024.

70. You Y, Liu R, Zhang Y. A large solitary fibrous tumour of the pleura: a case report and review of the literature [J]. J INT MED RES, 2018, 46(4):1672-7.

71. 刘丽丽, 燕丽, 李新功. WHO(2015)胸膜肿瘤组织学分类介绍[J].诊断病理学杂志,2016,23:800-801.

72. Premkumar K,Basle MA,Jassim K,et al. An unusual case of cervical lipoblastoma with review of literature[J]. J Cancer Res Ther,2015,11:1025-1025.

73. Sheybani EF,Eutsler EP,Navarro OM. Fat-containing soft-tissue masses in children[J]. Pediatr Radiol, 2016, 46:1760-1773.

74. Hu S,Chen Y,Wang Y,et al. Clinical and CT Manifestation of Pleural Schwannoma[J]. Acta Radiol, 2012, 53(10):1137-1141.

75. Torpiano P,Borg E,Cassar PJ,et al. Intrathoracic schwannoma with Horner syndrome[J]. BMJ Case Rep, 2013, 06:2013.

76. Abou Al-Shaar H,Qutob S,Abu-Zaid A,et al. Primary Pleural Benign Myxoid Schwannoma in an 18-Year-Old Female:A Case Report and Literature Review[J]. Case Reports in Oncological Medicine,2014,2014:1-4.

77. Gilbert S,Singh D,Kaliappan S,et al. Giant solitary ancient schwannoma of the pleura masquerading as bronchopneumonia[J]. Lung India,2016,33:447-448.

78. 荣冰水,陈巨坤,螺旋CT诊断胸膜斑的临床价值[J].中国医学影像学,2010,18:32-35.

79. 赵晨雨,何波.胸膜斑的影像学表现及临床意义[J].放射学实践,2012,27:564-567

80. Carette MF1,Chabchoub H,Tassart M,et al. Virtual pleuroscopy of diaphragmatic pleura:myth or reality?[J]. Revue De Pneumologie Clinique,2008,64:15-19.

81. Uibu T,Jarvenpaa R,Hakomaki J,et al. Asbestos related pleural and lung fibrosis in patients with retroperitoneal fibrosis[J]. Orphanet J Rare Diseases,2008,3:29-38.

82. Dehner LP,Messinger YH,Williams GM,et al. Type I Pleuropulmonary Blastoma versus Congenital Pulmonary Airway Malformation Type IV[J]. Neonatology,2017,111:76.

83. Feinberg A,Hall NJ,Williams GM,et al. Can congenital pulmonary airway malformation be distinguished from Type I pleuropulmonary blastoma based on clinical and radiological features?[J]. J Pediatr Surg,2016,51:33-37.

84. Bobylev D1,Warnecke G2,Dennhardt N,et al. Giant pleuropulmonary blastoma[J]. Eur J Cardiothorac Surg,2016,50:1215-1216.

85. Zhang H,Xu CW,Wei JG,et al. Infant pleuropulmonary blastoma:report of a rare case and review of literature[J]. Int J Clin Exp Pathol,2015,8:13571-13577.

86. Messinger YH,Stewart DR,Priest JR,et al. Pleuropulmonary blastoma:a report on 350 central pathology-confirmed pleuropulmonary blastoma cases by the International Pleuropulmonary Blastoma Registry[J]. Cancer,2015,121:276-285.

87. Cobanoglu N,Alicioglu B,Toker A,et al. Radiologic diagnosis of a type-Ⅲ pleuropulmonary blastoma[J]. JBR-BTR,2014,97:353-355.

第二十四章　膈肌疾病

第一节　先天性膈疝

膈肌先天性缺损、薄弱部位或外伤引起膈肌裂口，使腹腔脏器和组织进入胸腔的病理状态，即为膈疝。膈疝可分为先天性膈疝、食管裂孔疝和创伤性膈疝三类。

一、胸腹膜裂孔疝

【概述】

胸腹膜裂孔疝(pleuroperitoneal hiatus hernia)是由于横膈和背侧系膜与胸腹膜未完全融合而形成。1848 年由 Bochdalek 学者首先报道，亦称 Bochdalek 孔疝；胸腹膜裂孔疝约占先天性膈疝 80% ~ 90%，是最常见的先天性膈疝，一般左侧好发(左侧出现率约为 85%)，但亦可发生于右侧(出现率约 55%)或累及双侧，多见于婴幼儿(常为先天性)及老年人(约为老年人口的 6%)。

疝入胸腔的脏器与裂孔的部位、大小有关，小者可为肾上极和后腹膜脂肪，大者可包括脾脏、肾脏及胃肠道等多个脏器组织。由于无胸腹膜的包绕，故无疝囊。部分病例可合并同侧肺发育不全；约 25% 的患者可伴有肠旋转不良、中枢神经系统异常或动脉导管未闭等。

【临床表现】

新生儿的先天性胸腹膜裂孔疝的临床表现主要涉及呼吸、循环、消化 3 个系统，且以呼吸、循环系统障碍为主，胃肠道症状次之。

婴幼儿和儿童期主要表现为呼吸道症状。多数患儿因患侧肺组织受压反复发生呼吸道感染，可有咳嗽、气喘或发热等表现，偶有呼吸困难。

成人胸腹膜裂孔疝的临床表现与膈肌的裂孔大小有关。

(1) 若裂孔小可无症状，但狭小的裂口亦可造成疝入的胃肠道绞窄和坏死。

(2) 若裂孔大，则大量腹腔脏器如脾、肝、肾、胃、肠、大网膜等均可疝入胸腔，致使胸腔脏器(肺、心脏、纵隔及大血管)移位、受压或引起肺发育不全。

(3) 患者可有恶心、呕吐、腹痛、胸闷、气促、心动过速、发绀等症状，严重者可发生呼吸、循环衰竭。胸部患侧叩诊呈浊音或鼓音，可能闻及肠鸣音。

【影像学表现】

胸腹膜裂孔疝的影像学表现取决于的裂孔的大小和疝内容物。

1. **小胸腹膜裂孔疝**　一般表现为横膈局部缺损并伴有向膈上突起的球状或囊状病灶，边缘清楚光滑，通常不伴有邻近脏器的移位(图 24-1-1)。

2. **大胸腹膜裂孔疝**　在 X 线片上表现为一侧胸腔下部或整个胸腔密度增高，高密度影上缘失去正常膈肌形态。

CT 轴位图像显示肿块与胸壁广基底相连，叶间裂终止于该肿块的边缘，相邻肺组织膨胀不全，体积缩小，其内肺纹理扭曲(图 24-1-2)，相邻纵隔及心脏向健侧移位，膈肌缺失范围大。CT 冠矢状位重建图像能显示横膈的断裂、评价膈肌缺失的范围，分辨突入胸腔的腹腔内器官、组织(图 24-1-2、图 24-1-3)。

3. **消化道空腔脏器疝入**　胸片或 CT 表现为胸腔高密度影内含有充气的消化管道影，常伴液平(图 24-1-3)，借助于消化道钡餐造影可得到确诊。

4. **实质脏器疝入**　肝脏、脾脏、肾脏疝入时表现为膈上密度均匀、边缘清楚阴影，CT 能够显示这些脏器的形态及密度特点。若疝入物为肠系膜脂肪或单纯腹膜后脂肪，此时胸片呈稍低的均匀密度影，边缘清楚；CT 上呈低密度影，CT 值约 - 80 ~ -120HU。如果疝入物存在多种成分时，则表现为混杂密度肿块(图 24-1-2)。

X 线胸片对本病诊断具有提示意义，确诊常需要其他影像学检查协助。与胸片相比，CT 不仅能清

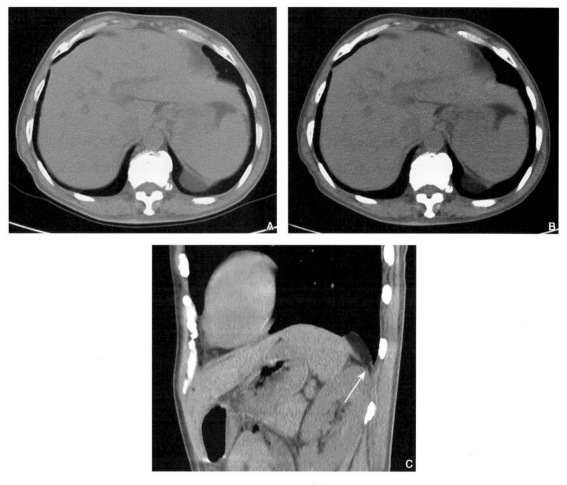

图 24-1-1　左侧小胸腹膜裂孔疝

男性,56 岁,CT 横断面肺窗(A)及纵隔窗(B)示左侧膈肌部分缺损,缺损处可见少许腹腔脂肪呈半球状疝出,边界清晰光滑,未见明显周围脏器受压、移位;矢状位重建(C)清晰显示后肋膈角局部膈肌缺损(箭),并见向膈上突起的腹腔脂肪

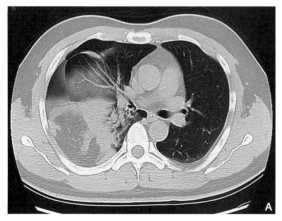
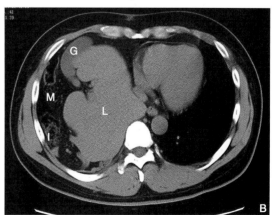

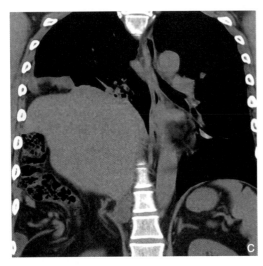
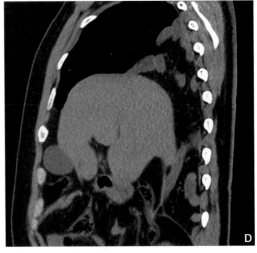

图 24-1-2 右侧胸腹膜裂孔疝

男性,35岁,CT横断面肺窗图像(A)示右侧胸腔下部混杂密度肿块,肿块与胸壁广基底相连,右侧叶间裂止于该肿块的边缘,邻近右肺下叶肺组织体积缩小、膨胀不良呈片状高密度影,其内见扭曲含气支气管影,其以下层面纵隔窗图像示(B)混杂密度肿块内为部分肝脏、胆囊、肠系膜脂肪及部分含气肠管影,纵隔受压向左移位;冠状位(C)及矢状位(D)重建图像可清晰显示、评估膈肌缺损的范围。注:G=胆囊;I=肠管;L=肝脏;M=肠系膜脂肪

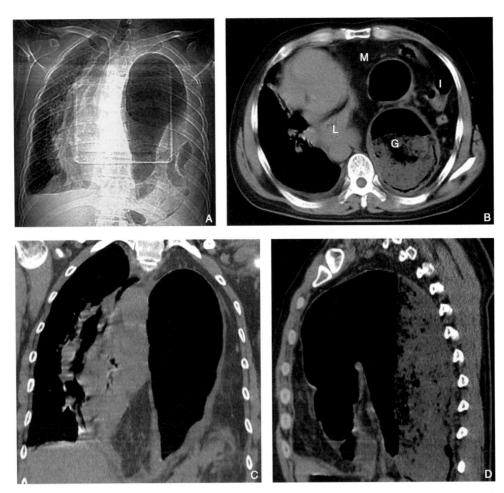

图 24-1-3 胸腹膜裂孔疝

男性,45岁,CT定位像(A)示左侧胸腔内上部见较大含气腔影,外下部见大片高密度影,内见含气肠管影,左侧膈肌影像未见显示,气管、纵隔及心脏受压明显向右侧偏移;横断面图像(B)显示左侧胸腔见胃腔影、腹腔系膜及含气肠管影,胃腔内见气液平及食糜影;纵隔心脏及大血管受压左偏,左肺受压不张;冠状位(C)及矢状位(D)可清晰显示膈肌裂孔、疝入的消化道以及受压的左肺组织等。注:G=胃;I=肠管;L=肺;M=肠系膜脂肪

晰分辨疝的内容物,且具有冠、矢状位重建图像,能够直接显示膈肌的缺失,可确诊本病;对于纵隔、心脏的移位,CT 较胸片敏感,此外 CT 还能对肺并发症、肺发育畸形进行评估。

MRI 表现基本同 CT 表现。小的胸腹膜裂孔疝脂肪在 MRI 上呈短 T1 和长 T2 高信号。大的胸腹膜裂孔疝 MRI 上为胸腔内信号不均匀影,多为混杂信号,有时冠状面 MRI 以及 MPR 可见胸腹腔相连续的肠袢影。

超声可以显示胎儿横膈的连续性中断、胸腔内容物和纵隔移位,但对于成人,由于肠道及胸腔气体的干扰,其显示效果不如胎儿,文献报道先天性的胸腹膜裂孔疝可以通过超声诊断,其主要表现为纵隔移位,胎儿胸腔内见软组织肿块。

【诊断依据】

(1) 新生儿的胸腹膜裂孔疝通常有出生后呼吸窘迫,早期胸部 X 线片可能示一侧胸部不透光,短期内复查则见患侧胸部呈多个囊状透光区表现,与腹部的肠腔胀气表现相似,一般不须行钡餐检查。

(2) 成人或青少年儿童胸部 X 线片通常表现为后纵隔软组织肿块或囊状透光区,钡餐检查和 CT 有助于确定诊断。

【鉴别诊断】

1. 先天性膈膨升 发病年龄较大,症状较轻,X 线片可见患侧向上膨升的膈肌形态,充气的胃肠道位于膈下腹腔内,膈肌连续性良好。

2. 先天性肺囊性病 尤其是多发性病变,X 线表现类似充气的肠曲,但横膈形态正常,腹部见充气的正常的胃肠道。

3. 气胸 大量气胸常由原发病引起,肺组织虽被压缩但不见胃肠充气影。

4. 新生儿吸入性肺炎 有难产、羊水吸入史,往往为两侧病变,两侧横膈位置正常、连续性好。

二、胸骨旁裂孔疝

【概述】

胸骨旁裂孔疝(parasternal hiatus hernia)指腹内脏器经 Morgagni 孔疝入胸腔形成,因此裂孔位于膈的前部胸骨后方,故也称胸骨后疝或前膈疝。1761 年由 Morgagni 首先报道,亦称 Morgagni 孔疝,为另一种较少见的先天性膈疝,占比不到 10%,左侧胸肋三角出现率为 77%,右侧出现率为 57%。其主要病因由于剑突和第 7~12 肋骨内侧的 2 组肌肉在胚胎时期发育障碍,导致剑突的肌束发育不全或未能与起源于肋骨部的膈肌相交接,在胸骨旁形成缺损,导致腹腔内的组织或器官经该孔进入胸腔。病变大多位于右侧胸骨旁或胸骨后,由于疝入胸腔内的脏器通常有胸膜或腹膜包绕,所以有疝囊,疝囊一般不大,疝内容物一般为大网膜,有时出现部分肝脏、结肠、胆囊或部分胃组织。

【临床表现】

大部分患者无症状,只在查体时发现心膈角处的阴影。有症状者,通常以胃肠道症状为主,亦可有呼吸系统症状。胃肠道症状主要是由于疝出的内脏嵌顿、扭转造成梗阻所致。常见的症状有上腹胀痛、痉挛性腹痛、不定位的腹部绞痛、呕吐等肠梗阻症状。呼吸系统症状由于肺受疝内容物挤压,引起咳嗽、反复肺部感染或呼吸困难。上述症状因年龄而异:在婴儿,以肺受压引起的呼吸系统症状为主;而在儿童,则以胃肠道症状为主,可伴有呼吸系统症状;在成年人,多数无症状,个别有胃肠道症状。

多数患者无异常体征,个别巨大疝的患者,可见患侧呼吸动度减弱,局部叩诊呈鼓音或实音,呼吸音减弱;当合并有肠梗阻时,腹部有相应的体征。

【影像学表现】

1. X 线表现 X 线片多用于筛查,较难确诊(图 24-1-4)。钡餐造影对于疝内容物为胃肠道的确诊具有定位、定性的诊断价值,但对于非胃肠道的疝则准确性有限。X 线一般表现为右膈上或心膈角处见密度增高影,病灶部密度可均匀或不均,若为消化管,则密度不均,其内可见含气消化管影;全消化道钡餐检查可见造影剂进入胸腔内,可明确胃肠道疝的疝入部分。若结肠疝入时,钡灌肠检查可见倒置的 V 或 U 形横结肠影像;大网膜疝或肝疝时,可见半圆形边缘清楚密度增高阴影,侧位胸片示高密度影位于前肋膈角。

2. CT 线表现 典型的 CT 表现是心前区域前膈肌连续性中断,腹膜内组织器官经该缺口进入胸骨和心脏之间,形成胸骨后外侧膈上局限性隆凸影,边缘光整(图 24-1-4)。疝囊内容物不同,其影像学表现亦不相同。若为消化道空腔脏器,则可密度不均匀,有气体及气液平面(图 24-1-4、图 24-1-5);若为部分肝疝,则无论平扫或增强扫描,均与肝脏密度一致;若为系膜或网膜疝,则可见与膈下腹部脂肪组织相连的脂肪密度肿块,CT 值为 -50HU 以下,增强扫描于疝囊内可见纤细血管影。近年来,随着多层 CT 的后处理技术日趋成熟,采用不同的后处理技术,可以很好地显示胸骨旁裂孔疝发病的位置与判

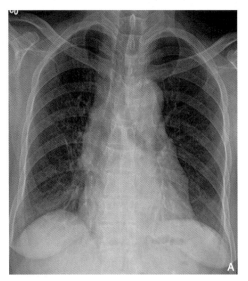

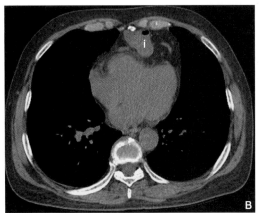
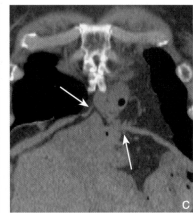
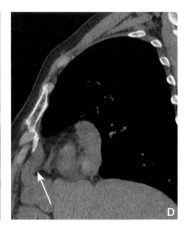

图 24-1-4　胸骨旁裂孔疝

女性,59 岁,胸部 X 线片(A)示心影内密度增高;CT 横断面纵隔窗图像(B)示胸骨后方前纵隔内见含气消化管道影;冠状位(C)及斜矢状位(D)重建示前膈肌连续性中断(箭),腹腔内消化管道经膈肌缺损处进入胸骨及心脏之间,边界清晰。注:i=消化道

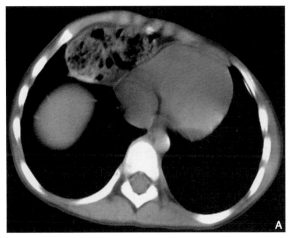
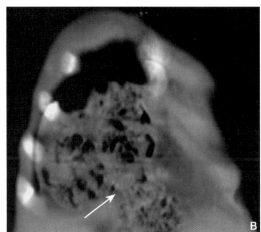

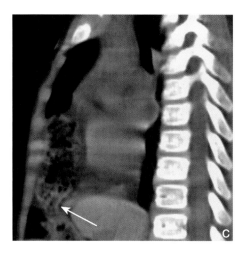

图 24-1-5 胸骨旁裂孔疝

女性,4 岁,CT 横断面纵隔窗图像(A)示右侧胸腔前下部心膈角旁可见含气肠管影,心脏受压略向左侧偏移;冠状位(B)及矢状位(C)重建示心前区域前膈肌不连续(箭),可见局限性缺损,腹腔肠管经此膈肌缺损处疝入右侧胸腔

断疝囊所包括的内容。

3. MRI 表现　MRI 检查对于胸骨旁裂孔大网膜或系膜疝具有特异性,疝囊内可见脂肪信号影或者部分小血管流空信号影。

【诊断依据】

(1) X 线胸片示前心膈角处软组织肿块、囊状或多囊状阴影。

(2) 钡餐检查可见钡剂进入胸片上所示阴影内。

(3) CT 扫描提示心前区域前膈肌连续性中断,疝囊内可见网膜、胃肠道或肝脏等腹腔脏器。

【鉴别诊断】

1. 心包脂肪垫　冠状面可以显示膈肌连续性中断,疝的内容物与膈下相通,从而有助于与心包脂肪垫鉴别。

2. 心包憩室　胸部透视时,由于心包憩室与心包腔相通,当患者深呼吸或变动体位时液体往返于憩室与心包腔内有时透视下可见肿物的大小和形态有改变。

3. 心包囊肿　心包囊肿与心脏关系密切不可分割,呈囊性改变,透视下可见其形态、大小随呼吸而改变。超声、CT、MRI 显示与心包相连的囊性病变,横膈完整,增强后囊肿一把无强化。

(金晨望　马光明)

第二节　食管裂孔疝

【概述】

食管裂孔疝(hiatus hernias)指腹腔内脏器(主要是胃)通过膈食管裂孔进入胸腔所致的疾病,约占膈疝的 80% 以上,好发于 40 岁左右成人,女多于男,小儿多见先天性,成人见于后天性。其病因既有食管裂孔解剖的先天因素(膈肌右脚部分或全部缺失,食管裂孔宽大松弛),也有腹压增高的后天因素,如妊娠、肥胖、慢性便秘、咳嗽等。随年龄增长,食管裂孔肌力减弱等。食管裂孔疝分为 3 种类型。

(1) 滑动性食管裂孔疝:当贲门区起固定作用的膈食管韧带和膈胃韧带松弛,在腹腔压力持续增高时,贲门和胃底部可经薄弱、扩大的食管裂孔疝入胸后半部纵隔,当腹腔压力降低时返回入腹腔,此种情况称之为滑动性食管裂孔疝,一般无疝囊,较为常见。

(2) 食管旁裂孔疝:如贲门位于原位,胃体部经扩大的食管裂孔在食管旁疝入胸内称为食管旁裂孔疝,常有疝囊,较为少见。

(3) 短食管型食管裂孔疝:可能由于反流性食管炎致狭窄、瘢痕收缩、食管变短、或由于先天性食管较短而引起食管裂孔疝。

【临床表现】

食管裂孔疝的临床症状轻重不等,取决于疝的大小和胃液反流的程度,主要包含三个方面。

(1) 胃食管反流:胸骨后疼痛、胃灼热、反酸、反胃、上腹饱胀、嗳气等,并且可以向颈、耳以及背肩部放射,平卧、弯腰、进食乙醇和酸性食物可诱发或加重症状,而站立,嗳气后可缓解。

(2) 疝囊压迫症状:疝囊较大可压迫心、肺、纵隔,可产生胸闷、气急、咳嗽、发绀等症状,甚至晕厥。压迫食管时可有进食停滞感或吞咽困难。

(3) 并发症症状:上消化道出血;穿孔;食管梗阻;疝囊扭转嵌顿;食管冠状动脉综合征;另外,食管裂孔疝、胆石症和结肠憩室同时存在时称为 Saint 三联征;裂孔疝、胆囊疾患和消化性溃疡三者并存称为 Casten 三联征。

【实验室检查】

食管裂孔疝实验室化验检查无特殊变化。内镜检查对食管裂孔疝的诊断率较前提高,可与 X 线检查相互补充旁证协助诊断。食管测压检查食管裂孔疝时,食管测压可有异常图形,从而协助诊断。

【影像学表现】

1. **X 线表现** 胸片示心后软组织肿块,有时其内可见气、液平面(图 24-2-1)。钡餐造影检查见造影剂进入疝囊内,并可确定疝的存在及大小,同时还可以观察贲门的功能情况及有无反流性食管炎等并发症。

(1)滑动性食管裂孔疝:老年人常见,直立位时疝消失,平卧和/或腹部压力增加时疝出现。X 线钡餐检查,在检查时可采用增大腹压和降低腹压的方式来诱发和消除疝囊,因此对本病具有确诊价值。其典型 X 线钡餐检查的表现为:卧位或头低足高或腹部压力增加(如高深吸气)时,食管贲门上移至膈肌以上,膈食管贲门角(his 角)变钝,贲门向上牵引呈幕状,钡剂自胃内反流入食管。当立位或腹压下降时食管贲门和胃滑回正常位置,其他表现还有:

1)膈上出现疝囊:即部分胃底呈囊状影(图 24-2-2),位于膈上,称膈上疝囊;疝囊上界有时直接与管状食管相连,与管状食管之间有一收缩环,即上升的食管下括约肌收缩形成的环,称"A"环,疝囊下界为食管裂孔所形成的环状缩窄,此缩窄区,在充盈舒张状态下常宽于 2cm(正常胃食管前庭通过食管裂孔宽度<2cm)。在胃钡餐检查时,采用头低足高卧位,增加腹压检查,疝囊更易显示。

2)膈上出现粗糙且迂曲的黏膜皱襞:与膈下的胃黏膜皱襞相一致(图 24-2-1,图 24-2-2)。

3)膈上食管胃环的出现:当胃食管前庭段上升,其内衬上皮交界环位于膈上,管腔呈舒张状态时,表现为管腔边缘的膈状切迹即食管胃环或简称"B"环。食管胃环所形成膈状切迹,浅时仅深 1~2mm,厚 2~3mm。若"A"环或"B"环同时显示,二者间距 2~3cm(图 24-2-1、图 24-2-2)。

4)下食管括约肌上升和收缩在疝囊之上方,常可出现一宽 1cm 左右环状收缩,即为收缩和上升的食管下括约肌或:"A"环,特别在服多量钡餐检查时,食管和疝囊交界处呈收缩状态时,此"A"环显示深,在疝囊仅 2~3cm 时,出现"A"环,对滑动性食管裂孔疝具有重要诊断意义,且有助于与膈壶腹区别。

(2)食管旁型食管裂孔疝:其特点是胃底部分位于膈上,但贲门仍位于膈下,疝入膈上的胃经过食管裂孔疝行至食管的左前方(图 24-2-3)。

(3)短食管型食管裂孔疝:与滑动性食管裂孔疝的表现比较相似,但是疝囊不会因体位及腹压变化而消失,且食管长度短小是其特点。典型者钡餐检查可显示一短食管下端接扩大的膈上疝囊,膈下无食管。疝囊多位于左膈上,也可位于双膈上或位于右膈上。

2. **CT 表现** 胸部 CT 可见膈上脂肪密度影或软组织肿块影,边缘光滑清楚。膈肌的食管裂孔扩大,并可见通过此扩大的裂孔疝入胸腔内的腹腔脏器(图 24-2-4、图 24-2-5)。常见的有下列几种类型。

(1)于食管裂孔上后方纵隔软组织内,见充盈造影剂,或包含水、空气并有液平面,示疝出的胃囊

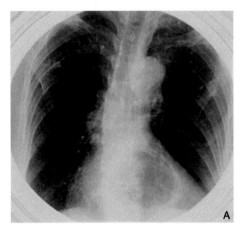
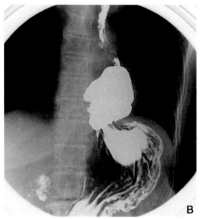
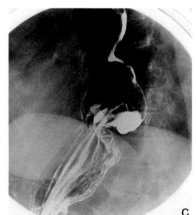

图 24-2-1 食管裂孔疝

女性,78 岁,胸部 X 线片(A)示膈上心影区可见含气囊腔影;上消化道造影图像仰卧胃底充盈相(B)示贲门胃底呈囊状,位于膈上;前斜胃底充气相(C)示膈上见粗糙且迂曲的黏膜皱襞,与膈下的胃黏膜皱襞相延续,疝囊管腔边缘可见膈状切迹,即"B"环

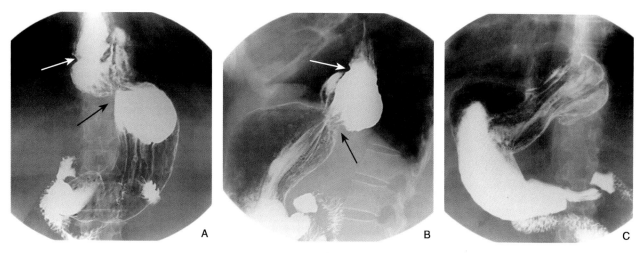

图 24-2-2　食管裂孔疝

女性,53 岁,上消化道造影仰卧位(A)、斜位(B)及俯卧位(C)示部分胃底呈囊状位于膈上;膈上见粗糙且迂曲的黏膜皱襞,与膈下的胃黏膜皱襞相一致;疝囊上界直接于食管相连,且与管状食管之间有一收缩环,即"A"环(白箭);同时,于疝囊管腔边缘可见膈状切迹,即食管胃环,"B"环(黑箭)

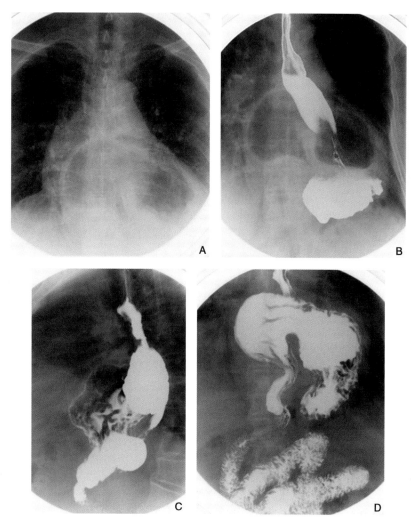

图 24-2-3　食管裂孔疝(食管旁型)

女性,67 岁,胸部 X 线片(A)示膈上心影区间含气囊腔影,上消化道造影图像
仰卧位(B)、斜位(C)及俯卧位(D)示贲门位于膈下,胃底部分及胃体位于膈
上,胃体可见沿轴线翻转向上,疝入膈上的胃体经过食管裂孔行至食管前方

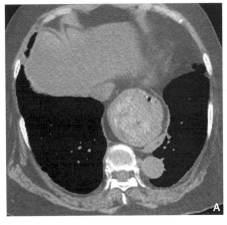
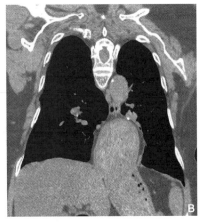
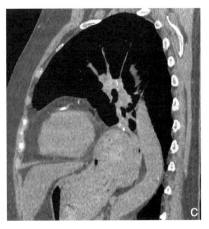

图 24-2-4　食管裂孔疝

女性,74 岁,CT 横断面纵隔窗(A)图像示食管裂孔上方后纵隔内见疝入的胃腔影,内充满食糜,其左后方可见食管影;多平面重建冠状位(B)及矢状位(C)图像可见疝入膈上的胃囊与食管的连接

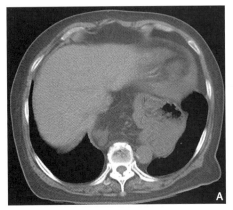
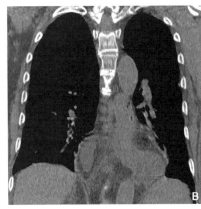
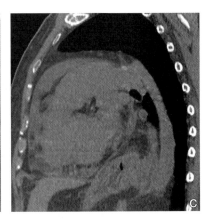

图 24-2-5　食管裂孔疝

女性,74 岁,CT 横断面纵隔窗(A)图像示食管裂孔上方后纵隔内可见疝入的胃腔以及胃腔周围呈脂肪密度的腹腔系膜影,内见小血管影走行,脊柱右侧可见疝入的部分肠管影;冠状位(B)及矢状位(C)重建图像清晰显示食管胃连接处,以及同时疝入的腹腔系膜和部分肠管

(腔)。连续层面扫描可显示其上与食管、下与胃相连接(图 24-2-4)。

(2) 食管裂孔疝时,由于网膜同时疝入,因而在疝入胃囊(腔)周围可显示增多的脂肪密度影(图 24-2-5),此系滑动性食管裂孔疝的间接征象。

(3) 食管旁型食管裂孔疝,其特点是部分胃疝入胸腔;疝入的胃囊(腔)与食管下段平行,食管胃的连接处位于正常膈下。

3. MRI 表现　MRI 横断位显示为膈上混杂信号影、外形呈球状或蘑菇状,内部信号不均匀,含有气体、液体、信号及形态各异的内容物。冠、矢状位能显示疝囊与横膈及与胃体的关系。胃与网膜往往一并疝入胸腔,因此左后胸腔可见脂肪信号影。

【诊断依据】

(1) 临床有胸骨后不适及反酸等症状。

(2) 影像学检查显示膈上肿块内的黏膜皱襞与

膈下胃黏膜相连,CT、MRI 见食管裂孔增大。

【鉴别诊断】

1. 食管贲门失弛缓症　此病的表现是食管下段明显扩张,下端呈鸟嘴状,扩张受限,钡剂通过慢或不能通过,膈食管裂孔不增宽等征象与食管裂孔疝不同。

2. 贲门癌　晚期的贲门癌由于贲门狭窄造成食管下端明显扩张,但与疝囊不同,贲门部管壁僵硬,扩张受限,常伴有周围结构侵犯。黏膜有中断、破坏征象。贲门周围或胃底部出现肿块影,而食管裂孔疝无以上征象。

3. 食管膈壶腹　食管膈壶腹为正常的生理表现,与食管裂孔疝的疝囊不同,钡剂充盈时疝囊的上方无宽约 1cm 的环状收缩出现,无粗大胃黏膜皱襞出现,膈食管裂孔不增宽。

(金晨望　马光明)

第三节　创伤性膈疝

【概述】

创伤性膈疝(traumatic diaphragmatic hernia,TDH)是由胸腹部直接的穿通伤或间接的挤压伤、挫伤、跌伤等可引起膈肌破裂,腹腔内的脏器疝入胸腔后形成。本病多发生于第 4 肋平面以下的胸部穿透伤及下胸部和上腹部严重闭合性损伤,常合并有严重的复合性损伤。由于右侧膈下肝脏的保护作用,创伤性膈疝大多发生于左侧,可伴发脾破裂产生腹腔内积血,疝入的内容可为大网膜、胃、肠道、脾脏、肾脏及胰腺等。创伤性膈疝因常合并胸、腹腔及其他器官的严重损伤,故一般病情较重,病死率高。文献报道,在合并伤无明显差异的情况下,急性期获得治疗者病死率为 3%,而延迟诊治病死率则高达 25%。

创伤性膈疝主要病因是在日常生活中因交通事故、斗殴、高处坠落、钝性暴力致使胸腹部损伤伴膈肌所致。绝大多数患者都有明确的胸腹部外伤史。一般外伤后立即发生,少数发生于伤后数月乃至数年,甚至有报道伤后 40 年才发现的病例,发生双侧者很罕见,仅有个别报道。

【临床表现】

创伤性膈疝的临床表现与疝入胸腔内脏器的种类、部位及程度有关。主要临床表现包括以下几个方面。

(1)胸部症状,以剧烈疼痛、呼吸困难为主要表现。胸部疼痛多剧烈、难以忍受,且向肩部或上腹部放射。

(2)腹部一般症状,由于上腹部损伤、膈肌破裂、肋骨骨折、疼痛向上腹部放射,血性液体刺激腹膜等原因,患者多有上腹部疼痛、压痛、腹肌紧张。因大量腹腔脏器疝入胸腔,腹腔空虚,腹部视诊可呈平坦或舟状腹。空腔脏器损伤以腹膜炎的症状和体征为主要表现,实质性脏器损伤则主要表现为腹腔内出血或失血性休克。

(3)肠梗阻症状,如果膈肌裂口较小、胃肠道疝入不多时,一些患者可表现为慢性、不完全性肠梗阻。若膈肌裂口较大、大量胃肠道疝入胸腔时,伤后即刻出现急性肠梗阻症状,表现为腹痛、呕吐、停止排气和排便,胃、小肠、结肠嵌顿发生血运障碍时,可有大便潜血或明显黑便,肠管绞窄、坏死后可导致胸腔严重感染,病情恶化。

(4)其他症状、体征:①伴发性损伤创伤性膈疝

除常伴有肋骨骨折、腹腔脏器损伤外,不少患者可同时伴有相应的骨折、心、肾和颅脑损伤表现。②休克:由于失血、血气胸、大量腹腔脏器疝入胸腔其负压丧失、心脏和大血管的移位等,致使回心血量和排出量下降,迅速出现创伤性和/或失血性休克。当疝入脏器发生绞窄坏死时,则引起严重感染及中毒性休克。患者有心率加速、血压下降、脉压缩小、尿少等休克表现。

【实验室检查】

TDH 实验室化验检查无特殊变化。人工气腹造影有助于诊断,常多用于诊断右半膈肌破裂或膈疝,施行气腹后,嘱患者站立位摄胸片,如有膈肌破裂或创伤性膈疝时,则腹腔内气体可进入胸腔。放射性金与锝行肝扫描对诊断右侧创伤性膈疝、肝脏疝入可有帮助。

【影像学表现】

X 线及 CT 表现

(1)创伤性膈疝常表现为单侧膈肌升高(图 24-3-1),膈面不整,动度减弱,或有运动异常。创伤性膈疝发生于左侧者,膈下胃泡影可消失;发生于右侧者,膈下肝区有时可见肠曲影。全部或大部肝疝膈面可光滑。

(2)若部分胃或肠道疝入胸腔则表现为单侧胸中下部单发或多发囊状透光区(图 24-3-1),内可有液平面,类似肺囊肿或液气胸,相邻的膈面不清楚。

(3)实质脏器疝入常表现为膈上软组织肿块影,呈圆形或类圆形,边缘光滑锐利,密度均匀,下界与膈肌相连,肿块与膈肌夹角多成钝角,但亦可呈锐角,呈锐角时与膈肌肿瘤或肺内占位不易区别。

(4)心脏和纵隔向对侧(健侧)移位(图 24-3-1)。

(5)急性期创伤性膈疝除上述改变外,可伴有血胸、气胸、血气胸、创伤性湿肺、肺不张、肋骨骨折及其他部位的外伤改变(图 24-3-1)。

(6)如疑有绞窄性肠梗阻或穿孔者,可服有机碘而禁用钡剂。如为胃疝,卧位或头低位可见钡剂进入疝入胸腔的胃内,有时可见胃扭转或贲门不畅等现象;如为肠疝,在复查过程中,由于钡剂的进入,可显示疝入的肠段;如为结肠疝,必要时可行钡灌肠检查,当钡剂穿过膈肌充盈结肠时,有时可见特征性的"束腰"征象。

对于血胸、气胸、血气胸、创伤性湿肺、肺不张、肋骨骨折及其他部位的外伤等征象,CT 优于 X 线。若为肝疝,则可见膈上肿块与肝脏相连,且增强前后扫描,肿块密度均与肝脏密度一致。胸腔造影可显示膈肌的形态及连续性,是诊断本病的"金标准"。

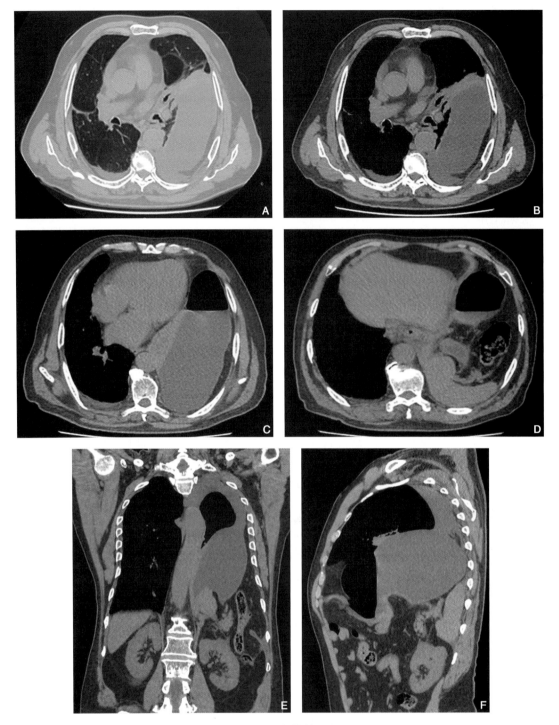

图 24-3-1 创伤性膈疝

男性,76 岁,CT 横断面肺窗(A)示左侧膈肌升高,左肺下叶受压肺组织不张,纵隔窗(B~D)示双侧胸腔积液,心脏及纵隔受压向右侧移位,左侧胸腔内可见胃腔影、胰尾部、脾脏及部分肠管及其系膜,胃腔内可见较大气液平面,冠状位(E)及矢状位(F)重建图像清晰显示破裂的膈肌断面及范围,以及疝入胸腔的各脏器组织(病例由渭南市中心医院梁昱栋医师提供)

【诊断依据】

(1) 明确的外伤史,一般左侧多见。

(2) 胸片若发现一侧膈肌升高、膈面不整、动度减弱或下胸部单个或多个囊状透光区,内有液平面或膈上软组织肿块时,结合外伤史或其他外伤性改变,如骨折、气胸、创伤性湿肺等,应想到创伤性膈疝的可能性。

(3) 胃肠检查若发现造影剂进入胸腔内可确定诊断。

(4) 若怀疑肝疝或网膜疝,超声与 CT 扫描是必要的。

【鉴别诊断】

1. **膈麻痹** 在创伤性膈疝中,出入胸腔的肠曲通过横膈裂孔时往往是相互靠拢和被压变窄的,且横膈轮廓变形、模糊甚至消失,胸腹部阴影连续。随着体位和时间的不同,影像可发生变化,或胸腔内出现胃泡肠管影像,结合有无肋骨骨折,可与之鉴别。而横膈麻痹时,胃和结肠和全部膈面接触,且肠曲分开,此点有鉴别意义。

2. **气胸、液气胸、脓胸、肺脓肿、膈膨升** 创伤性膈疝常常需要与气胸、液气胸、脓胸、肺脓肿、膈膨升等相鉴别,结合病史鉴别应该不会困难。

(金晨望 马光明)

第四节 膈 肌 肿 瘤

一、膈肌恶性肿瘤

【概述】

膈肌肿瘤(tumor of diaphragm)极为罕见,包括良性肿瘤和恶性肿瘤。恶性肿瘤又可分原发性肿瘤与转移性肿瘤;良、恶性肿瘤发病率无差异。

原发性恶性膈肌肿瘤大部分为纤维组织、肌肉组织、血管组织和神经组织发生的肉瘤,其中以纤维肉瘤最多见,次为神经源性细胞肉瘤。继发性膈肌肿瘤可通过血行或淋巴转移至横膈,或直接由邻近器官的肿瘤蔓延而来。多数来自肝脏、肺、消化道,亦可来自后腹膜、生殖器、甲状腺、肾脏等。

【临床表现】

(1)肿瘤较小时临床早期可无症状且无特征表现。

(2)肿瘤较大时可引起下胸部疼痛,并于深吸气时加重,肿瘤侵犯膈肌时,疼痛可放射至肩部。恶性肿瘤常有乏力、体重减轻和厌食。

(3)根据肿瘤所在部位和累积的范围不同,也会产生相应的症状。如肿瘤累及肺部可引起咳嗽、咯血或气急;左膈肿瘤由于压迫胃部可产生胃肠症状。右膈肿瘤压迫肝脏可出现疼痛和肝脏向下移位;上腹部可扪及肿块,个别患者出现呃逆。神经源性膈肌肿瘤可能有杵状指(趾)或肥大性骨关节病;继发性膈肌肿瘤还具有其原发肿瘤的临床表现。

【影像学表现】

1. **X 线表现** 胸片示膈肌区域的半圆形肿块影,短期内可迅速长大,肿块边缘模糊,并呈分叶状;易累及侵犯胸膜腔,可引起胸腔积液征象,致肋膈角消失(图 24-4-1)。膈肌受侵范围较大或有广泛粘连

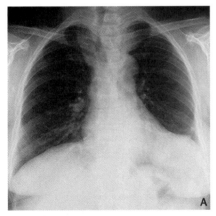
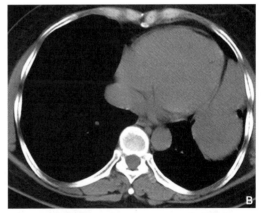
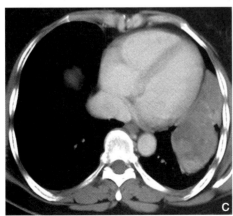
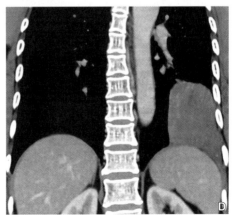

图 24-4-1 膈肌肉瘤

女性,54 岁,胸部 X 线片(A)示左侧膈肌局限性升高,左肋膈角变浅;CT 平扫横断面图像(B)示左侧胸腔下部不规则软组织肿块,密度尚均匀;CT 增强横断面(C)及冠状位(D)图像可见肿块不均匀强化,冠状位清晰显示肿块与膈肌广基底相连,沿膈肌生长充满左侧肋膈角

时,与升高的膈肌较类似,但膈肌恶性肿瘤常表现为膈肌的局限性突起。若肿瘤位于左侧膈肌且体积较大时会推挤膈下胃泡和结肠使其远离该膈肌。

2. CT 和 MRI 表现　平扫时肿块密度/信号均匀或不均匀,增强扫描病变呈均匀或不均匀强化(图24-4-1～图24-4-3)。MRI 常较 CT 显示更清楚,T1WI 病变多呈长 T1 低信号,T2WI 肿瘤多呈较长 T2 略高信号,边缘模糊或有分叶。一般肉瘤常较早地侵犯胸膜或腹膜,可引起胸腔积液和腹水。而当肺、肝脏、食管等邻近脏器的恶性肿瘤侵及膈肌时,则表现为原发病灶与膈肌之间的脂肪间隙消失分解不清,膈肌增厚、变形,并且可呈不均匀性强化。

【鉴别诊断】

1. 膈疝　如为肝疝或脾疝,则胸部 CT 表现为"病灶"与肝或脾相连,增强扫描示"病灶"与肝、脾强化幅度相当则更具有说服力。

2. 膈下病变　对于膈肌病变和膈下病变的鉴别人工气腹具有重要作用。若膈肌与膈下病变能够被气体分开,说明病变位于膈下,反之说明是膈肌病变,文献曾报道膈下炎性肿块被误诊为膈肌肿瘤。

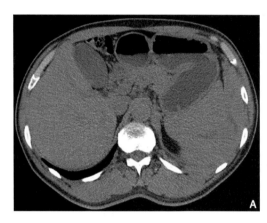
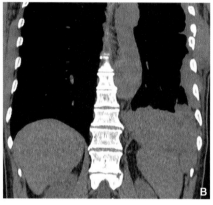
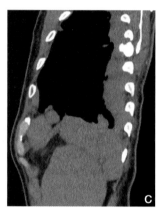

图 24-4-2　膈肌转移瘤(恶性胸腺瘤)

男性,58 岁,CT 横断面图像(A)示左侧膈肌弥漫性增厚并可见软组织肿块形成,密度尚均匀,邻近脾脏受压向内侧移位;冠状位(B)及矢状位(C)重建图像示左侧膈肌及左侧胸膜均可见弥漫不均匀增厚,左侧膈肌形态不规则,可见局灶性结节状突起,脾脏受压向下移位

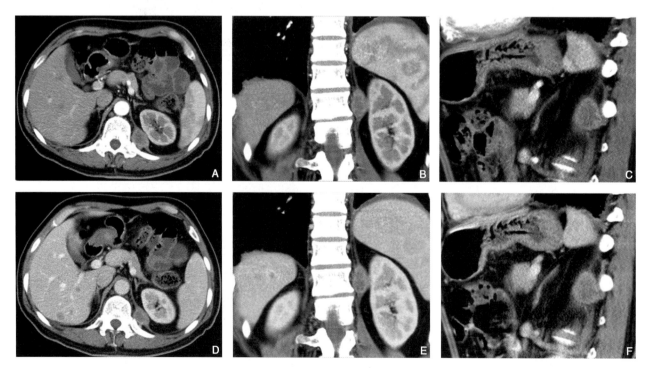

图 24-4-3　膈肌转移瘤、肝脏转移瘤(肺癌)

男性,56 岁,CT 增强横断面动脉期(A)及静脉期(D)示左侧膈肌脚有一类椭圆形结节影,密度不均,冠状位重建动脉期(B)、静脉期(E)及矢状位重建(C)、静脉期(F)显示结节与膈肌脚关系;此外,肝右叶下段可见一小转移瘤结节

二、膈肌良性肿瘤

【概述】

膈肌良性肿瘤（benign tumor of diaphragm）包含间皮瘤、纤维瘤、神经纤维瘤、血管瘤、纤维肌瘤、淋巴管瘤、畸胎瘤、错构瘤、皮样囊肿等，其中以脂肪瘤最为常见。

【临床表现】

（1）膈肌良性肿瘤一般于体检时偶然发现，肿瘤较小时临床早期可无症状且无特征表现。

（2）肿瘤较大时造成邻近器官受压迫、移位，病变位置不同，临床表现有所差异。左侧膈肌肿瘤压迫胃部会产生胃肠症状。右膈肿瘤压迫肝脏可出现疼痛和肝脏向下移位，上腹部可扪及肿块。

【影像学表现】

1. X 线表现　膈肌良性肿瘤一般为圆形或半圆形、边缘光滑，位于膈内或膈上的致密块状阴影，

良性肿瘤密度较高，不随呼吸而变形。人工气腹可确定肿块非膈疝或肺内病变，对膈肌肿瘤的诊断有一定帮助。

2. CT 和 MRI 表现　CT 检查见肿块为圆形或半圆形、边缘光滑、清晰，呈软组织密度，个别出现不规则钙化，一般良性肿瘤 CT 片上多向膈上生长，相对于胸片 CT 三维重建更容易显示病灶与横膈的关系（图 24-4-4）。根据病灶 CT 值有利于鉴别肿物为脂肪、液性及实性。膈肌脂肪瘤的 CT 值在 −50HU 以下，大部分膈肌实性肿瘤 CT 值为 40~50HU，部分肿瘤向下生长，诊断较为困难。此时应用 MRI 三维成像可显示肿瘤基底的附着面，对诊断膈肌肿瘤的诊断有帮助。

【鉴别诊断】

膈肌肿瘤应与局限性膈膨出鉴别

多层螺旋 CT MPR 重建图像及 MRI 冠、矢状扫描对横膈肿瘤有较好的显示，可以确定诊断，对于局

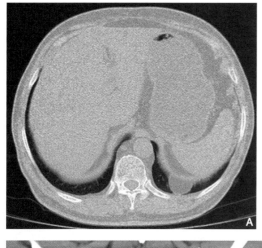
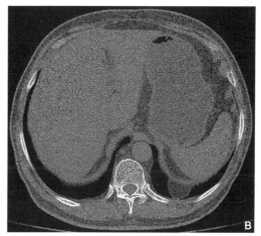
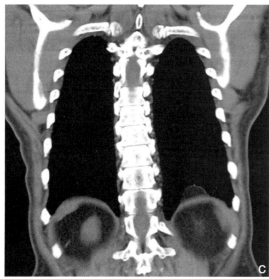
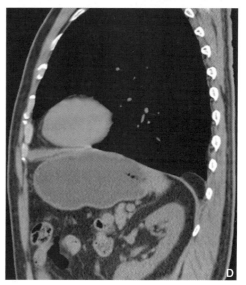

图 24-4-4　膈肌脂肪瘤

男性，67 岁，CT 横断面肺窗（A）示左侧膈肌后方可见一半圆形突起肿块影，边缘光滑清晰，与膈肌广基底相连；纵隔窗（B）示肿块呈均匀脂肪密度，CT 值约 −60HU，冠状位（C）及矢状位（D）显示肿块向膈上突起生长，位于后肋膈角区，肿块与膈肌宽基底相连，局部膈肌完整连续、未见局限性缺损

限性膈膨升,人工气腹可以协助诊断。

(金晨望　张静平)

第五节　膈肌非肿瘤病变

一、膈下脓肿

【概述】

膈下脓肿(subdiaphragmatic abscess)系指横膈以下,横结肠及其系膜以上间隙的局限性脓肿,多由腹腔内原发感染或继发于腹腔手术后感染所致。常见的是继发于腹膜炎之后,例如阑尾穿孔、胃肠穿孔或闭合性腹部损伤等。左膈下脓肿多见于上腹部手术后、弥漫性腹膜炎、邻近脏器的化脓性感染。右膈下脓肿可发生于肝脓肿破溃后。据统计约有1.5%~5%的膈下脓肿脾继发于切除术后,主要由大肠埃希菌、链球菌感染所致。脓肿可发生于单侧或双侧,呈单房性或多房性,25%患者脓肿中出现气体。

【临床表现】

(1) 全身症状,多为发热,初为弛张热,渐变为稽留热。也可出现乏力、衰弱、消瘦、盗汗。

(2) 局部症状,脓肿部位可有持续性钝痛,深呼吸时加重,疼痛一般位于近中线的肋缘下或剑突下,可牵扯肩背部或后腰部疼痛。脓肿刺激膈肌时,可引起顽固性呃逆。

(3) 体征,肝区可有叩击痛,肝浊音界扩大,侧胸部或后腰有时出现指凹性水肿。患侧胸部下方呼吸音减弱或出现湿啰音。

【实验室检查】

主要为白细胞增高及中性比例增加。

【影像学表现】

1. X线表现　胸片可见单侧或双侧膈肌升高,肋膈角钝,少量积液;若膈下出现液气平面,则诊断明确(图24-5-1),如病变位于左侧膈下,并出现液气平面,需要与胃泡鉴别,钡餐检查可有助于诊断。

2. CT与MRI表现　膈下可见软组织及液体密度/信号影,边缘模糊,增强扫描,病灶壁强化,若膈下含液气平面,即可确立诊断(图24-5-2)。

3. B超检查　B超可见膈肌与肝表面之间的距离增宽,膈-肝之间呈一大片无回声区,其宽度与脓液的多少成正相关,回声的有无、强弱与脓液的稠度、坏死组织的多少有关。

【诊断依据】

(1) 高热,寒战,局部疼痛,血常规白细胞计数

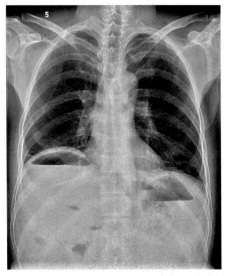

图24-5-1　膈下脓肿(右侧)

男性,44岁,右侧,X线胸片示右膈升高,右侧肋膈角变浅,膈下见气液平面

增高。

(2) 影像学检查患侧膈肌抬高、活动受限,膈下见环形或花环样强化的囊性病灶或含气-液面的空洞。

【鉴别诊断】

1. 膈下包裹性积液　膈下包裹性积液在平扫上与膈下脓肿难以鉴别,同样表现为液性占位包块,但是增强扫描鉴别二者比较容易,包裹性积液周边包膜无强化,而脓肿可见到强化的脓肿壁。

2. 其他相关疾病　此外,应注意膈下脓肿位置表浅者需和前腹壁脓肿等鉴别,位置较深者需和肾周脓肿、腹膜后肿瘤、血肿、肝和胰腺肿瘤、胰腺假性囊肿等相鉴别。根据包块和壁腹膜的关系,呼吸动度和各自不同的病史、临床表现等多可作出鉴别诊断。

二、膈肌囊肿

【概述】

膈肌囊肿(cysts of the diaphragm)主要包括先天性和后天性两类。先天性膈肌囊肿是较罕见的原发于膈肌的良性疾病,属于异位纵隔囊肿的一种,两侧膈肌都可发生,左侧较多,其形成主要为胚胎期间胸膜心包膜韧带融合不良,形成纤维性囊壁,腔内积有水样清液。后天性囊肿可由外伤后血肿机化形成或包虫感染于膈肌形成,还可偶见子宫内膜异位于膈肌,形成周期性活动囊肿。

【临床表现】

先天性囊肿病灶较小时一般无临床表现,X线

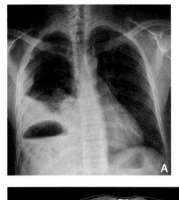
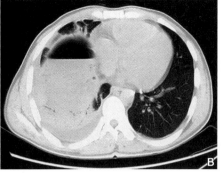
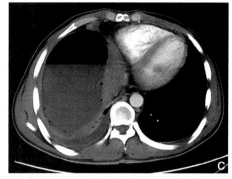
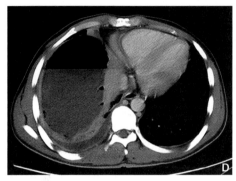
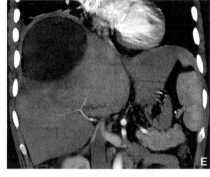
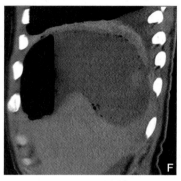

图 24-5-2　膈下脓肿(右侧)

男性,30 岁,X 线胸片(A)示右膈升高,膈顶欠光整,右侧肋膈角浅钝,膈下见等密度影及气液平面;CT 横断面肺窗图像(B)示右肺下叶膨胀不良,见较大包裹性含液气平面,病变外缘边缘模糊,增强 CT 横断面动脉期(C)、静脉期(D)及冠状位(E、F)及矢状位(F)示病变壁轻度强化,病变向下推压并累及肝脏,膈肌位于病变上缘

不易检出,囊肿较大时会造成邻近器官受压迫、移位。

后天性囊肿根据其形成机制不同,临床表现有所差异。膈肌包虫囊肿,若棘球蚴病累及肝、肺及脑等,则有相应的临床表现。肝脏受累一般有肝脏增大、肝区无痛性占位,黄疸及门脉高压,上腹及下胸疼痛,可伴呃逆等临床表现。脑受累者,常有癫痫发作及头痛,颅压增高等症状;膈肌子宫内膜囊肿与月经周期一致的腹上区或下胸部疼痛,可伴腹上区压痛;可伴有呃逆;膈肌外伤性囊肿一般无明显临床表现。

【实验室检查】

主要针对棘球蚴病诊断有价值。

(1) 皮内试验,皮内注射包虫囊液抗原 0.1～0.2ml,15 分钟及 12～24 小时分别观察,如有红晕、伪足及皮下红肿硬节为阳性。

(2) 血清免疫学检查阳性,多数患者有嗜酸性粒细胞增高。

【影像学表现】

膈肌囊肿一般可见膈顶突入下肺野的半圆形或椭圆形阴影,边缘光滑,若囊肿位于左侧,可见胃泡气体被挤移位,CT 三维重建可明确占位来源于膈肌,对于较小病变 X 线常难以显示。增强扫描囊肿一般无强化,合并感染时囊壁可强化。

膈肌包虫囊肿影像学表现分为单纯性和破裂感染的包虫囊肿两类。单纯包虫囊肿表现为膈肌局限性膨出,带蒂的突向胸腔的卵圆形阴影,可合并囊肿钙化;破裂感染的包虫囊肿表现为囊肿内"月牙征","水上百合"或"气液平";合并胸膜及肺内感染或肺包虫囊肿,类似单纯性胸腔积液。

【鉴别诊断】

1. 膈肌肿瘤　膈肌肿瘤一般多为实性肿块,增强后有强化,若为恶性病变,对周围组织侵犯明显,膈肌囊肿无上述表现。

2. 肺内肿瘤　肺内肿瘤一般恶性多见,增强后多为不均匀性强化,常伴有气管的截断或分叶征象。

(金晨望　张静平)

第六节　膈肌其他疾病

一、膈膨出

【概述】

膈膨出症(diaphragmatic eventration)也被称为膈膨升,属膈肌无力类疾病,主要是由于膈纤维先天性减少或后天性萎缩,可使膈一部分或全部向胸腔膨出;1774 年 Jean 通过尸体解剖首次描述此病,1829 年 Beclard 最先使用"膈膨升"这一术语。

膈膨出症的定义通常有狭义和广义两个范畴：狭义的膈膨出症是指由于胚胎横中隔内肌肉组织发育异常，导致膈肌先天性缺陷引起的膈肌膨出，称为先天性（或原发性）膈膨出症。广义的概念通常被用来指膈肌纤维因发育不良、萎缩而异常的抬高，包括膈神经的不明病因、不明部位的损伤造成的膈肌抬高，称为获得性（或继发性）膈膨出症。膈膨升可发生于任何年龄，以中老年较多见，男性较女性常见，双侧均可发生，单侧膈膨升多见于左侧，右侧膈内前方常发生局限性膈膨升。

【临床表现】

临床表现与膈膨升轻重程度相关。轻度膈膨升（2个肋间距或局部膨升）一般无症状，偶在胸部常规 X 线检查时发现；婴幼儿膈膨升位置较高，常并发呼吸急促，呼吸道感染、发绀。如果伴有纵隔、心脏移位，则出现循环系统症状。而成人膈膨升表现为饭后饱胀、胸骨后不适、胃口不佳、胸闷、气促等症状。

【影像学表现】

1. X 线表现　膈膨升一般根据 X 线就可明确诊断，其 X 线表现分为局限性（图 24-6-1）和弥漫性（图 24-6-2），局限性多见于右侧，弥漫性多见于左侧。

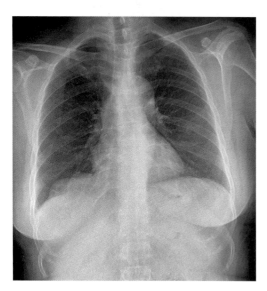

图 24-6-1　局限性膈膨升
女性，63 岁，胸部正位片显示右侧横膈内段局部向胸腔膨出，密度均匀、边缘清楚

局限性膈膨升是指横膈局部向胸腔膨出，呈半球形状向胸腔膨出，表现为膈前内方半圆形密度增高影向胸腔膨出，密度均匀、边缘清楚，吸气时突出明显，呼气时略变平坦，局限性膈膨升一般在横膈穹窿部多见。

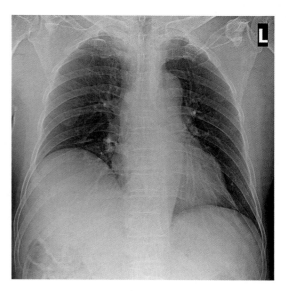

图 24-6-2　弥漫性膈膨升
男性，65 岁，胸部正位片显示右侧膈肌抬高，膈穹窿部凸度增加

弥漫性膈膨升主要表现为患侧膈肌升高，膈穹窿部凸度增加，横膈运动减弱，可合并盘状肺不张。

2. CT 表现　胸部 CT 示患侧膈肌升高（以左侧多见），常合并腹腔脏器上升，导致纵隔向健侧移位，薄层 CT 扫描及冠、矢状位重建可以清晰地观察膈肌的连续性，对本病的确立有帮助（图 24-6-3、图 24-6-4）。

3. MRI 表现　胸部 MR 三维成像可直接观察到膈膨升是横膈或横膈的一部分。

【诊断依据】

（1）单侧膈肌明显升高或部分升高。

（2）透视下深呼吸时升高的膈肌无或仅有轻微运动。

（3）影像显示膈肌完整，但可变薄。

【鉴别诊断】

1. 膈麻痹　局限性膈膨升需要与横膈麻痹鉴别，后者主要表现为呼气和吸气时矛盾运动。

2. 膈肌肿瘤　多层螺旋 CT 检查及冠、矢状面图像重建，可显示肿瘤本身及膈肌，有助于鉴别二者。

3. 肝疝或脾疝　与局限性膈膨升的鉴别点是在影像图像上可见横膈突向肺内的影像，这些影像的密度/信号/回声与肝、脾实质相同，增强扫描可以进一步明确诊断。

二、膈肌麻痹

【概述】

膈肌麻痹（paralysis of diaphragm）是由于膈神经

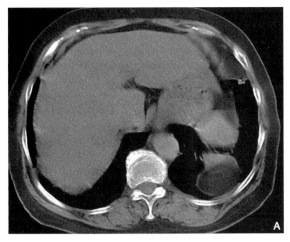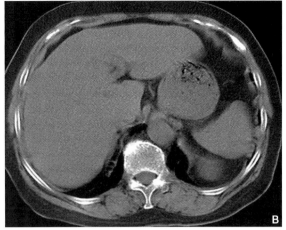

图 24-6-3　局限性膈膨升

女性,73 岁,CT 横断面纵隔窗(A、B)显示左侧膈肌升高,伴腹腔脂肪、胃肠、脾脏位置升高

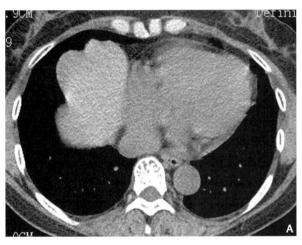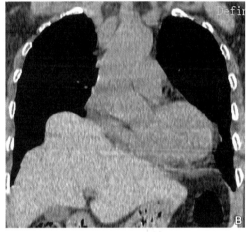

图 24-6-4　右侧膈膨升

女性,53 岁,CT 纵隔窗横断面(A)及冠状位重建(B)显示右侧膈肌升高,伴肝脏位置上升,膈肌连续完整、未见缺损,纵隔受压略向左偏移

受损,神经冲动被阻断而产生的一侧或两侧的膈肌麻痹上升,运动障碍。其病因比较多,最常见为肺癌纵隔淋巴结转移或中央型肺癌和纵隔肿瘤的直接侵犯膈神经引起;其他病因如脊髓前角炎、运动神经单位疾病、带状疱疹、白喉、结核、纵隔炎、心包炎、铅中毒、肺炎、巨大主动脉瘤、颈深部手术或外伤、分娩时婴儿颈部过度牵拉、胸腔手术伤及神经等亦可累及膈神经导致膈肌麻痹。而部分患者的病因不明,称为特发性膈肌麻痹,长期膈肌麻痹可产生膈肌萎缩形成一层薄膜。

【临床表现】

单侧膈肌麻痹者肺活量可减低 20%～30%,通气量减低 20%,但由于代偿作用,患者常无症状,而部分患者剧烈运动时有呼吸困难。左侧膈肌麻痹因胃底升高可能有腹胀、腹痛等消化道症状。患者双侧完全性膈肌麻痹时,表现为严重的呼吸困难,腹部反常呼吸(吸气时腹部凹陷)发绀,甚至是呼吸衰竭。

【实验室检查】

膈肌麻痹实验室检查一般为阴性,而其病因为传染病或炎症性疾病时,白细胞正常或可升高。

膈神经刺激可以确诊膈肌麻痹,一般在颈部胸锁关节上 3～4cm,胸锁乳突肌后缘通过无创性电或磁波刺激膈神经,亦可在颈 7 脊椎棘突附近用磁波刺激膈神经;同步在肋缘第 6～7 肋间体表记录诱发的动作电位与膈神经传导时间;并通过食管-胃囊管法测定诱发的跨膈肌压,可以确诊膈肌麻痹,还可以判断是完全性或者是不完全性麻痹。

【影像学表现】

(1) 单侧膈肌麻痹时,膈面隆起明显,由于膈肌在肋骨的附着点固定,因而肋膈角和脊膈角变深。胸部 X 线表现为一侧横膈升高,胸部透视时可见患侧横膈运动减弱或矛盾运动(患侧横膈呼气和吸气上下运动方向与健侧横膈相反),还可见纵隔摆动,吸气时,心、纵隔向健侧;呼气时移向患侧,在深呼吸时更为明显。

（2）左侧膈肌麻痹时，胃和结肠脾曲紧贴升高的膈顶，且有大量气体充盈。常见肠系膜轴线转动而出现胃大弯向上，见到两个气液平面，一个在卷曲的胃底，一个在胃体，胃、肠与膈广泛粘连，可与膈肌膨出相鉴别。

（3）部分病例在膈影上方显示有肺实变浸润影或条索状密度增深影，可能为膈上升、活动降低，造成下部肺引流不畅有关。

（4）也有文献报道认为超声检查由于其简单、可重复性、效果等同于摄影近年来被广泛采用，排除正压通气的影响发现膈肌运动消失和矛盾运动结合临床征象有助于早期诊断。

【诊断依据】

双侧完全性膈肌麻痹时的临床表现有一定的特征性，可以根据临床上的严重的呼吸困难和腹部反常呼吸，结合有可能引起膈肌麻痹的基础疾病，可以作出临床诊断。单侧膈肌麻痹者，尤其是不完全性麻痹者，临床上通常无症状，需要通过辅助检查来明确诊断。对膈肌麻痹有确诊意义的检查包括 X 线胸部透视和膈神经电磁波刺激诱发动作电位与跨膈肌压测定。

【鉴别诊断】

单侧膈肌麻痹与先天膈膨出病因不同，前者是膈肌损伤所致，往往有明确的膈神经受损病史，后者为膈肌先天性发育不良，出生就有，二者起病年龄不同，并且二者 X 线检查表现不同，前者因膈肌失去神经支配而无力，可出现矛盾运动，后者则为膈肌力弱而运动幅度下降，不会出现矛盾运动。

（金晨望　张静平）

参 考 文 献

1. 郭佑民,陈起航,王玮. 呼吸系统影像学［M］. 第 2 版. 上海:上海科学技术出版社,2016.

2. Taylor GA, Atalabi OM, Estroff JA. Imaging of congenital diaphragmatic hernias. PediatrRadiol, 2009, 39:1-16.

3. Temizöz O, Gençhellaç H, Yekeler E, et al. Prevalence and MDCT characteristics of asymptomatic Bochdalek hernia in adult population［J］. Diagn IntervRadiol, 2010, 16:52-55.

4. Garófanojerez JM, Lópezgonzález JD, Valerogonzález MA, et al. Posterolateral Bochdalek diaphragmatic hernia in adults［J］. Revista Espanola De EnfermedadesDigestivas, 2011, 103:484-491.

5. Robnett-Filly B, Goldstein RB, Sampior D, et al. Morgagni hernia: a rare form of congenital diaphragmatic hernia［J］. J Ultrasound Med, 2003, 22:537-539.

6. Napolitano L, Waku M, Di FA, et al. Diaphragmatic hernia Report of two cases, classification, and review of literature［J］. Ann Ital Chir, 2016, 87:422-425.

7. 崔光连,洪英玉. 初步探讨胸骨旁裂孔疝的 CT 诊断价值［J］. 中国现代医生, 2009, 47:190-191.

8. 李善义,李大刚,韩标,等. 探讨胸骨旁裂孔疝影像检查技术的临床应用［J］. 安徽医学, 2013, 34:1523-1525.

9. Yu HX, Han CS, Xue JR, et al. Esophageal hiatal hernia: risk, diagnosis and management［J］. Expert Rev Gastroenterol Hepatol, 2018, 12:319-329.

10. Parameswaran R, Ali A, Velmurugan S, et al. Laparoscopic repair of large paraesophageal hiatus hernia: quality of life and durability［J］. Surg Endosc. 2006, 20:1221-1224.

11. Sandstrom CK, Stern EJ. Diaphragmatic hernias: a spectrum of radiographic appearances［J］. CurrProbl Diagn Radiol, 2011, 40:95-115.

12. Dworkin JP, Dowdall JR, Kubik M, et al. The role of the modified barium swallow study and esophagram in patients with globus sensation［J］. Dysphagia, 2015, 30:506-510.

13. 向军,何玲,刘艳,等. 创伤性膈疝的临床特点及诊治分析［J］. 中华疝和腹壁外科杂志（电子版）, 2017:456-459.

14. Shah R, Sabanathan S, Mearns AJ, et al. Traumatic rupture of diaphragm［J］. Ann Thorac Surg, 1995, 60:1444-1449.

15. Wakai S, Otsuka H, Aoki H, et al. A Case of Incarcerated and Perforated Stomach in Delayed Traumatic Diaphragmatic Hernia［J］. Tokai J Exp Clin Med, 2017, 42:85-88.

16. Onakpoya U, Ogunrombi A, Adenekan A, et al. Strangulated tension viscerothorax with gangrene of the stomach in missed traumatic diaphragmatic rupture［J］. ISRN Surg 2011, 2011:458390.

17. Falidas E, Gourgiotis S, Vlachos k, et al. Delayed presentation of diaphragmatic rupture with stomach herniation and strangulation［J］. Am J Emerg Med, 2015, 33:1329. e1-e3.

18. 高雷,廖杨,刘杰,等. 不同影像学方法诊断创伤性膈疝的体会［J］. 分子影像学杂志, 2015, 38:223-226.

19. Desir A, Ghaye B. CT of blunt diaphragmatic rupture［J］. Radiographics, 2012, 32:477-498.

20. 聂小蒙,王雨濛,郑唯强,等. 膈肌起源的多形性肉瘤一例及文献复习［J］. 中华临床医师杂志（电子版）, 2011, 05:5880-5883.

21. Baldolli A, Coeuret S, Le P V, et al. Thoracic splenosis mimicking a pleuropneumonia: A case report［J］. Medicine, 2017, 96:e7552.

22. 张金坤,陈大龙,许康祥. 膈肌错构瘤（纤维血管脂肪瘤）［J］. 罕少疾病杂志, 2014, 21:40-43.

23. Cheon JS, Kim JG, 虎小毅. 4 岁女孩的膈肌脂肪瘤 1 例［J］. 世界核心医学期刊文摘：儿科学分册, 2006, 5:48-49.

24. 李永利,赵国权,曹在民,等. CT 导引下一次性置管抽吸冲洗治疗膈下脓肿［J］. 实用放射学杂志, 2008, 24:704-

705.

25. Morita S, Kamimura K, Suda T, et al. Endoscopic ultrasound-guided transmural drainage for subphrenic abscess: report of two cases and a literature review[J]. Bmc Gastroenterology, 2018, 18:55.

26. 李冬彬, 苏昭杰, 李文岗, 等. 膈肌支气管源性囊肿一例[J]. 中华普通外科学文献(电子版), 2016, 10:222.

27. 邓劲松, 倪万才. 膈肌包虫囊肿 3 例报告[J]. 实用放射学杂志, 1999, 15:245-245.

28. Clifton M S, Wulkan M L. Congenital Diaphragmatic Hernia and Diaphragmatic Eventration[J]. Clinics in Perinatology, 2017, 44:773-779.

29. Commare M C, Kurstjens S P, Barois A. Diaphragmatic paralysis in children: a review of 11 cases[J]. Pediatric Pulmonology, 2010, 18:187-193.

30. 孙雪峰, 柳涛, 蔡柏蔷. 膈肌麻痹 35 例临床特点分析及文献复习[J]. 中国实用内科杂志, 2011:844-846.

31. 鲍秀霞, 丰浩荣, 王祥和. 锁骨上臂丛神经阻滞与膈肌麻痹的研究进展[J]. 医学综述, 2017, 23(14):2880-2883.

32. Petrar SD, Seltenrich ME, Head SJ, et al. Hemidiaphragmatic paralysis following ultrasound-guided supraclavicular versus infraclavicular brachial plexus blockade: a randomized clinical trial[J]. Reg Anesth Pain Med, 2015, 40:133-138.

33. 陈钟萍, 张海春, 马小燕, 等. 产前超声诊断胎儿先天性膈膨升[J]. 中华全科医学, 2011, 09:329-329.

34. Lloyd T, Tang YM, Benson MD, et al. Diaphragmatic paralysis: the use of M mode ultrasound for diagnosis in adults[J]. Spinal Cord, 2006, 44:505-508.

第二十五章　胸部创伤

第一节　胸廓骨创伤

【概述】

胸廓骨创伤以肋骨骨折及胸骨骨折常见，临床上以急性胸部外伤多见，如车祸、挤压伤、挫伤、刀伤、火器伤及爆炸伤等，其严重性取决于创伤的程度与方式。

肋骨骨折约占胸廓骨折50%~90%，可为单发，也可为多发，以第3~10肋多见，尤其是第3~10肋的腋段及后段，第1、2肋骨由于锁骨的保护而较少发生骨折，一旦出现第1、2肋骨骨折，常提示为严重胸部外伤，第11、12肋骨前端游离（浮肋），较少发生骨折。

儿童肋骨富有弹性，在外力作用下不易发生骨折。青枝骨折或不全性骨折在急性期有时难以发现，骨痂形成后易于发现。老年人合并骨质疏松时容易发生骨折。肋骨肿瘤或其他骨质破坏时，可在较轻外力作用下发生病理性骨折。

胸骨骨折较肋骨骨折少见，常因暴力直接作用于胸骨区或挤压所致。骨折常发生在靠近胸骨体与胸骨柄连接的胸骨体部，骨折线多为横形，如有移位，骨折片向前方移位，胸骨后的骨膜常保持完整。

【临床表现】

1. 单纯肋骨骨折

（1）局部疼痛：骨折处常有明显疼痛，当深呼吸、咳嗽、打喷嚏时加剧，伤者因痛不敢深呼吸，常以手保护骨折部位。

（2）呼吸运动受限：伤处局部肿胀或皮下血肿，多发肋骨骨折可有胸廓变形，骨折部位压痛明显，可扪及骨摩擦感。骨折断端刺破肺组织则有痰中带血或少量咯血。

2. 连枷胸　多根肋骨多处骨折时，骨折区的肋骨前后端均失去连接和支撑，胸廓的完整性受到破坏，骨折区的肋骨和肋间肌不能与胸廓的呼吸运动协调一致，表现为吸气时胸廓向外扩张，而胸壁软化区在胸腔负压增大作用下，反而向内塌陷，纵隔移向健侧；呼气时，胸廓缩小，胸腔内负压减小，而胸壁软化区则向外突出，呈现反常呼吸，即所谓"连枷胸"。这种反常呼吸使胸腔无法形成负压，潮气量显著减少，缺氧，二氧化碳潴留，患者表现为呼吸困难、发绀、咳痰无力、痰潴留，甚至出现呼吸窘迫、休克等严重症状。

3. 胸骨骨折　临床多表现为胸骨处肿胀、压痛，可伴有呼吸道、胸腔血管损伤。

【实验室检查】

胸廓骨创伤实验室检查无特异性。

【影像学表现】

1. 肋骨骨折　常用的检查方法有胸部正位，或患侧斜位，或双斜位的X线片（图25-1-1、25-1-2）；胸部CT平扫及肋骨CT三维重建（图25-1-3）。

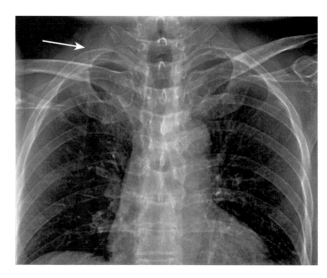

图 25-1-1　肋骨骨折（单发）
胸部X线片示右侧第一肋骨背侧段有一低密度骨折线影（箭）

754

肋骨骨折好发于后肋或前后肋骨移行部。

肋骨骨折直接征象——骨折线,表现为骨质内细发样低密度影,边缘锐利,肋骨骨皮质连续性中断(图25-1-3),呈线状、离断或粉碎性骨折,常伴有断端错位;或仅表现为骨皮质不光整,表现为凹陷性骨折,有时可见肋间位置异常或胸廓变形。

肋骨骨折的间接征象包括两类,一类为周围软组织的挫裂伤,另一类为骨折断端刺破周围血管、胸膜导致的继发性改变。常见的继发性改变有气胸、液气胸、血胸、皮下气肿、纵隔气肿等(图25-1-4)。

2. **胸骨骨折** 胸骨的常用检查方法有胸骨侧位 X 线片(图 25-1-5),胸部 CT 平扫及胸骨三维重建(图 25-1-6)。

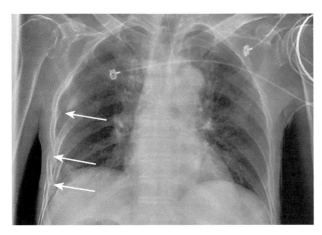

图 25-1-2 肋骨骨折(多根肋骨骨折)
胸部 X 线片示右侧多根肋骨弧度不自然,可见骨折线影(箭)

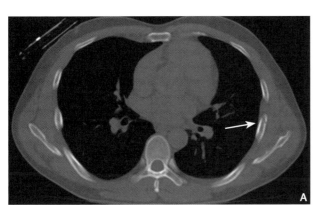
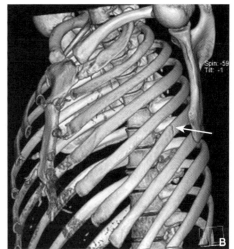

图 25-1-3 肋骨骨折
CT 骨窗轴位(A)显示肋骨外缘骨皮质连续性中断,可见低密度线穿过(箭),VR(B)显示肋骨低密度线(箭)贯穿肋骨上下缘

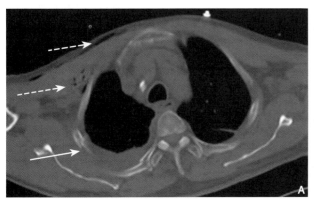
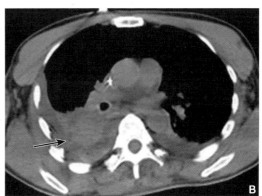

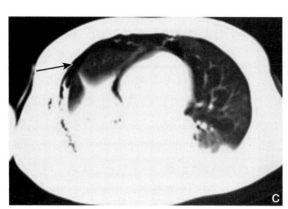
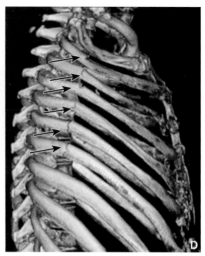

图 25-1-4 肋骨骨折

外伤后入院,CT 骨窗轴位(A)显示右侧第 3 肋骨内缘皮质中断(白实箭),皮下可见线状气体密度,肋骨外侧组织间隙可见不规则泡状气体密度(白虚箭),纵隔窗(B)示胸膜腔积液(黑箭),肺窗(C)示前胸壁胸膜腔细线状气体密度(黑箭);VR(D)显示多发肋骨骨折(黑箭)

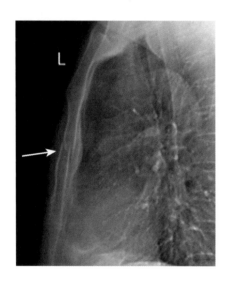

图 25-1-5 胸骨骨折

胸骨侧位 X 线片示胸骨体前后骨皮质连续性中断并轻度错位(箭)

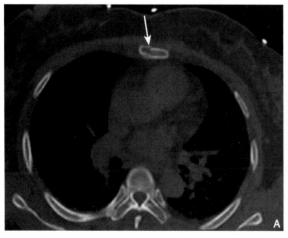
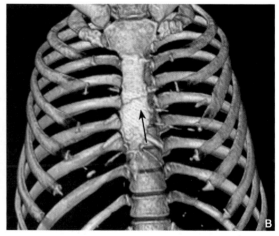

图 25-1-6 胸骨骨折

CT 骨窗轴位(A)显示胸骨前缘骨皮质连续性中断(白箭),轻度错位,VR(B)显示胸骨斜行低密度线(黑箭)贯穿胸骨左右缘胸骨骨折可分为横行骨折、斜行骨折或粉碎骨折,也可为胸骨柄与胸骨体软骨联合处分离。

【诊断依据】

胸廓骨折的诊断主要依据受伤史、临床表现和影像学检查。如有胸部外伤史,胸壁有局部疼痛和压痛,胸廓挤压试验阳性,应想到胸廓骨折可能,结合影像学检查可确诊;如果压痛点可触到摩擦音,诊断可确立;如果胸壁出现反常呼吸运动,提示有多根多处肋骨骨折。按压胸骨或肋骨的非骨折部位(胸廓挤压试验)而出现骨折处疼痛(间接压痛),或直接按压肋骨骨折处出现直接压痛阳性或可同时听到骨擦音、手感觉到骨摩擦感和肋骨异常动度,很有诊断价值。

【鉴别诊断】

1. **病理性骨折**　创伤引起的骨折需要与病理性骨折鉴别,病理性骨折一般有肿瘤病史,无明确外伤史。骨折处骨质常有破坏,骨皮质变薄的表现。

2. **肺内结节**　肋骨骨折在愈合过程中,在骨折两端形成膨胀状骨痂,在正位胸片上,类似结节状肺内病变,特别是年长者,在无明显外伤史情况下容易误诊为肺内结节状病变,在 X 线片上如果结节与肋骨完全重合,略突出于肋骨缘,骨小梁通过骨折时有助于骨折的诊断,如果鉴别仍然可疑时,行 CT 检查可以确定病变的位置,有助于诊断。

(张永高　董晓美)

第二节　肺 部 创 伤

【概述】

急性胸部外伤比较常见,车祸、挤压伤、刀伤、火器伤及爆炸伤均可引起。由于暴力作用的情况不同,所引起胸部损伤的部位和程度也不同。在胸部钝挫伤中,肺部损伤发生率占 30%~70%。

创伤性肺损伤的发生机制:肺损伤的发病机制尚不完全清楚,但普遍认为由于强烈的高压波作用所致,当强大的暴力作用于胸壁,胸廓受压或挫伤,使胸腔容积缩小,胸内压力增高而压迫肺脏,引起肺水肿及出血,导致肺实质损伤,以及小支气管受阻,肺泡毛细血管通透性改变,使肺组织缺氧,加重创伤性肺损伤的症状。

创伤性肺损伤的病理改变是以肺不张、肺泡内出血、肺间质水肿为特点,病理变化在伤后 12~24 小时呈进行性发展。肺挫伤往往合并其他损伤,如胸壁骨折、连枷胸、血胸、气胸及心脏和心包损伤。

【临床表现】

由于肺部创伤的严重程度和范围大小不同,临床表现有很大的差异,轻者有胸部疼痛、胸闷、呼吸困难、呼吸急促、咯血等。主要体征为听诊有湿啰音或呼吸音减弱。严重者则有明显呼吸困难、发绀、血性泡沫痰、心动过速和血压下降等。主要体征为听诊有广泛啰音、呼吸音减弱至消失或管型呼吸音。

【实验室检查】

动脉血气分析可有低氧血症,在胸部 X 线片尚未能显示之前具有参考价值。

【影像学表现】

1. **肺挫伤**　肺挫伤的主要 CT 表现为创伤应激引起肺间质和肺实质内的液体渗出,可分肺间质型和实变型。多在创伤后 1~24 小时出现局限性或弥漫性渗出肺泡性和间质肺水肿,以及大片血性渗出的肺实变影。早期 CT 表现为局部肺纹理增浓,云絮状及弥漫性磨玻璃状密度影,肺内或胸膜下区的无实性成分的或边界模糊的半透明磨玻璃状密度影为其特征性表现,其内尚可见血管和支气管影(图 25-2-1)。病变可以是单侧、双侧受累,或出现多发性病

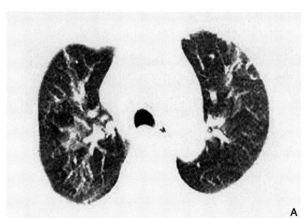
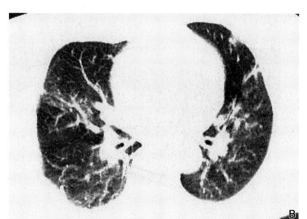

图 25-2-1　肺挫伤
女性,64 岁,胸部 CT 轴位肺窗(A、B)显示两肺野内多发斑片状高密度影,边缘模糊,右侧胸膜局限性增厚

灶。随局部肺组织内出血性渗出的增多,则可演变为有实性成分的磨玻璃密度影,表现为磨玻璃影内有斑片状影,或表现为大片密度增高实变影,内可见充气支气管影,或形成局部实变的肺血肿。本组实变病变主要分布在下肺基底部,并伴有不同程度的胸腔积液和肋骨骨折。

2. 肺撕裂伤 肺撕裂伤是指肺实质有不同程度的破裂。肺撕裂可发生于深部肺实质或胸膜边缘区,由于漏出气体积聚在破裂腔隙内形成肺含气囊腔。基本病变表现分为四个方面:①肺气囊腔;②肺液气囊腔;③肺血肿;④病灶周围磨玻璃样影。

CT表现主要为肺实质内或胸膜下区及脊柱旁大小不一的圆形或类椭圆形透亮的含气肺囊腔,囊壁多光整(图25-2-2)。急性期肺气囊腔的周围常伴有大片状肺挫伤的磨玻璃影(图25-2-3),在大片状磨玻璃影内呈圆形或椭圆形透亮气囊腔,即"磨玻璃气囊征"(图25-2-4)。当血性液体完全充填气囊时则CT表现为结节状或类椭圆形高密度实性肿块的肺血肿(图25-2-5)。周围常伴有肺挫伤边缘模糊的磨玻璃影,则表现为磨玻璃影内类圆形气-液平的囊腔结节状或类椭圆形实性肿块影,即"磨玻璃气-液平囊腔征"(图25-2-6)和磨玻璃结节征(图25-2-5)。

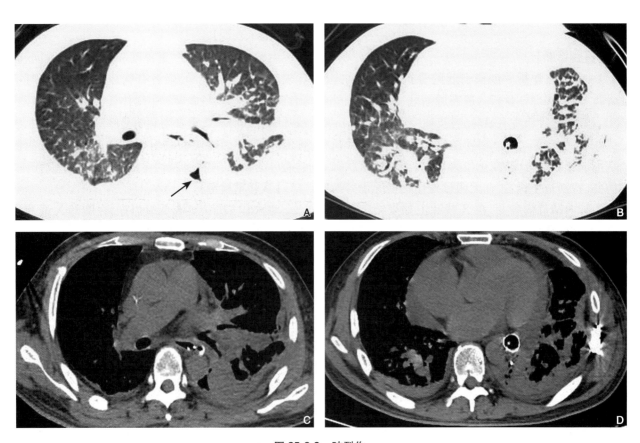

图25-2-2 肺裂伤
男性,38岁,胸部CT平扫肺窗(A、B)显示双肺野内见多发斑片状高密度影,左肺下叶为著。左侧胸腔内见局限性无肺纹理透亮区(箭)。同层纵隔窗(C、D)显示双侧胸腔积液,双侧胸膜增厚及心包积液。注:环形致密影为支架管

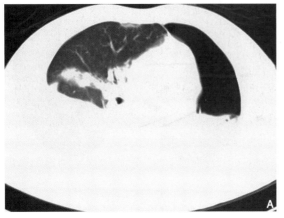
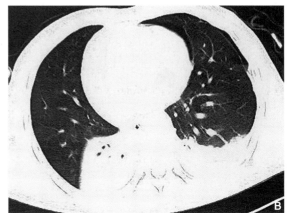

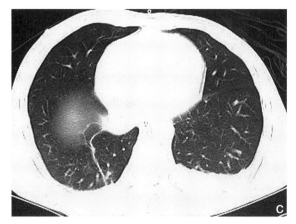

图 25-2-3　肺挫裂伤

男性,29 岁,车祸后 2 小时 CT 平扫肺窗(A)示双下肺膨胀不全,左侧气胸;治疗后 1 周复查(B)示双下肺实变影,左侧少许气胸。为治疗后 2 周复查(C)示右下肺胸膜下残留少许斑片状及条索状高密度影

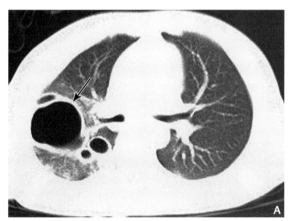
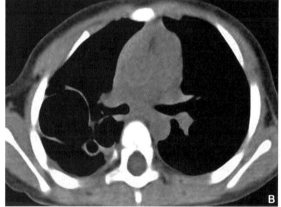

图 25-2-4　肺挫裂伤(磨玻璃气囊征)

男性,2 岁,胸部 CT 平扫肺窗(A)显示右肺上叶斑片状高密度影及气体密度影,壁较厚,内可见多处分隔(箭);同层纵隔窗(B)显示右肺上叶含气囊腔的壁光滑,厚薄均匀

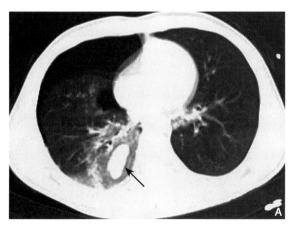
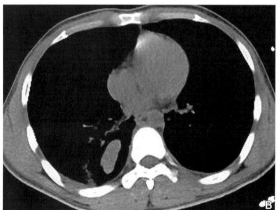

图 25-2-5　肺挫裂伤(磨玻璃结节征)

男性,23 岁,胸部 CT 平扫肺窗(A)显示右肺下叶片状磨玻璃样高密度影,内见结节状高密度影(箭),边界清晰,同层纵隔窗(B)显示右肺下叶结节密度均匀,轮廓光滑

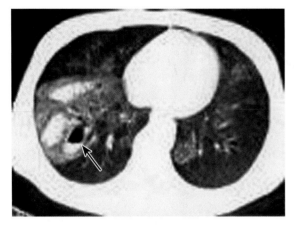

图 25-2-6　肺挫裂伤("磨玻璃气-液平囊腔征")
男性,24 岁,胸部 CT 平扫肺窗显示右肺下叶片状磨玻璃样高密度影,内见多发结节状高密度影,部分内见"气-液平面"(箭)

3. **复合性挫裂伤**　复合性挫裂伤是指既有肺撕裂的 CT 表现,又合并有轻重不一的胸腔积液、气胸、血气胸、纵隔气肿或皮下气肿,及相邻肋骨、胸骨或其他胸背部骨折的多发性损伤表现(图 25-2-7、图 25-2-8)。

【诊断依据】

临床有明确的严重胸部创伤及复合伤致重危的

呼吸道症状病史,肺挫裂伤的肺气囊腔、气液平囊腔及肺血肿周围常有特征性的磨玻璃影,且多伴有肋骨骨折,短期内复查随时间推移病变可发生改变,肺挫裂伤的气囊腔、血肿及周围磨玻璃影可吸收缩小至消失改变,当出现上述症状时,可提示性诊断。

【鉴别诊断】

1. **大叶性肺炎**　肺炎早期及吸收期病变可呈大小不等的片状影,少量索条状影,此时与肺挫裂伤的影像表现有重叠,但是大叶性肺炎多有突然高热、寒战病史。且病灶多局限于一个肺叶或一个肺段,可伴有胸腔积液。

2. **肺脓肿**　肺脓肿通常具有高热,寒战,咳脓臭痰的病史,病灶多位于胸膜下,增强扫描呈环形强化,在 1~2 天内变化不是很大。而肺创伤多位于肺实质内,1~2 天内复查气囊腔、血肿及周围磨玻璃影可吸收缩小至消失改变。

3. **肺大疱**　肺大疱常见于肺气肿、间质性肺炎及肺间质纤维化的基础上,临床可有慢支、支气管哮喘等病史。X 线和 CT 上肺大疱边缘呈弧形曲线,邻近肺组织因被推压引起部分肺不张,肺纹理聚集,通常肺大疱长时间存在或变化不明显。

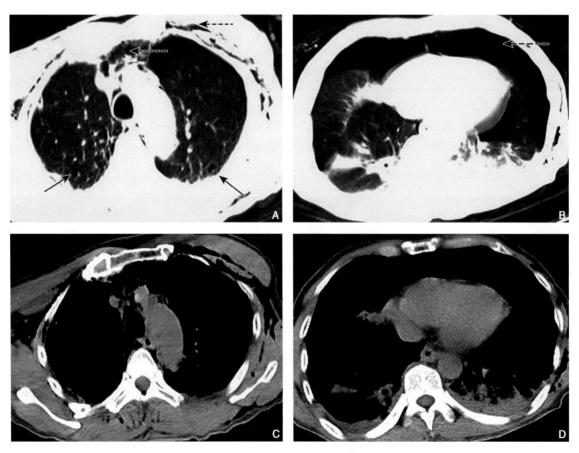

图 25-2-7　双肺复合性挫裂伤
男性,56 岁,胸部 CT 平扫肺窗(A、B)显示双肺膨胀不良,双肺野内见片状及絮状高密度影,边界模糊;双肺内另见囊状透亮影(实箭),胸壁、胸腔、纵隔内见气体密度影(虚箭),纵隔窗(C、D)显示双侧胸腔积液

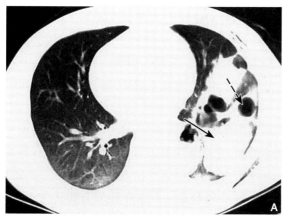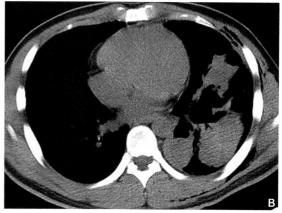

图 25-2-8　肺血肿及肺气囊

男性,23 岁,胸部 CT 平扫肺窗(A)显示左肺下叶团块状高密度影(实箭),周围见挫伤肺组织,同时可见外伤性肺气囊(虚箭);同层纵隔窗(B)显示左肺下叶软组织及稍高密度影

(张永高　崔明雨)

第三节　纵隔创伤

【概述】

外伤作用直接或间接累及纵隔时可引起纵隔内组织损伤,表现为纵隔气肿、纵隔血肿、心包积血、胸主动脉损伤、食管破裂等。

纵隔损伤,最常见为纵隔气肿,当胸廓受到强大外力作用时,胸廓骨质断裂或支气管断裂,导致纵隔内积气,积气范围增加时可累及胸壁、颈部,造成颈部及胸壁皮下气肿。

外伤性纵隔血肿多为前胸壁直接受到强力顿挫所致,可由胸主动脉及其大分支血管损伤引起,也可由纵隔内小静脉破裂出血及心包周围小血管破裂等引起。

急性胸外伤,尤其是心前区锐器伤可导致心包内血管或心脏损伤出血,在心包内积聚形成心脏填塞,如不及时进行开胸减压、止血,会导致心脏骤停而死亡。

急性胸主动脉损伤是由胸部钝性外伤所致的致命性损伤之一,主要包括:主动脉断裂或破裂、主动脉假性动脉瘤、主动脉夹层和主动脉壁内血肿,其中,以假性动脉瘤最为常见。发生部位多是主动脉弓与降主动脉交界的主动脉峡部。

外伤引起食管破裂较少见,其发生的机制与食管壁所能承受的压力有关。

【临床表现】

1. **纵隔气肿、血肿**　纵隔气肿、血肿形成对机体的影响,除较大血肿或大范围气肿可很快致命外,主要为压迫心脏、大血管及支气管所引起的表现。压迫心脏时可影响回心血量和心搏出量,使颈静脉怒张,中心静脉压升高及收缩压降低等,压迫支气管可影响通气功能。临床表现为严重胸部外伤伴咯血,进行性呼吸困难,颈胸部乃至腹部见广泛皮下气肿。患者有胸痛、胸闷、心悸、气短及呼吸困难等症状。主要体征有心率快、呼吸急促、不能平卧,发绀,心底浊音界扩大,此外,可有颈静脉怒张。

2. **心包积血**　少量心包积血时患者无明显的失血症状,主要表现为胸闷、胸痛等。急性心包积血时心包腔内压力急剧增高,压迫心脏和上、下腔静脉导致静脉血回流受阻,影响心脏充盈,心排出量下降,冠状动脉灌注不足,心肌功能受抑制,引起急性循环衰竭。主要临床表现为胸闷、烦躁不安、面色苍白、皮肤湿冷、呼吸困难、甚至意识丧失。

3. **胸主动脉损伤**　胸主动脉破裂或断裂患者常有剧烈胸痛,可直接引起患者的休克、死亡。胸主动脉夹层的患者,可有胸背部撕裂样疼痛。假性动脉瘤主要为胸主动脉损伤破裂,血液外溢后先在周围软组织中形成局限性波动性血肿,以后逐渐被增生的纤维组织替代而形成。破口通常较小,患者症状不明显,且患者多为复合性损伤,病情容易被掩盖。

4. **食管破裂**　外伤后食管破裂常发生剧烈胸痛,为难以忍受的撕裂样或刀割样疼痛,常向同侧肩背部或腹部放射,伴气促、呼吸困难和发热,少数发生休克,临床误诊率高。

【实验室检查】

失血严重者,血细胞减少,血红蛋白降低,甚至是全血细胞的减少。合并有心肌损伤的患者,肌钙蛋白等指标升高有一定的意义。若合并感染时常伴有白细胞升高,C 反应蛋白升高等。部分患者可伴有血氧分压降低,二氧化碳分压升高等表现。

支气管镜检查可发现支气管断裂位置,管腔内肉芽肿形成、狭窄闭塞等征象。纵隔镜检查可观察到纵隔内积气积血改变,并发现损伤部位。

【影像学表现】

纵隔创伤常规检查方法主要包括超声、X 线、CT 检查。由于纵隔创伤的患者多为急性损伤入院,MRI 检查早期应用相对受限,在后期的检查中可发挥一定的作用。

1. **纵隔气肿、血肿**　纵隔气肿多发生于上纵隔,X 线胸片表现为纵隔影增宽,纵隔结构周围透亮的条状气体影,或者纵隔旁结缔组织内多发的不规则透亮区,纵隔胸膜抬高,并延续至颈部或胸壁。CT检查表现为纵隔内,特别是前上纵隔内气体影及条絮状渗出改变,常合并肋骨、胸骨骨折(图 25-3-1)。超声检查容易受气体干扰,不利于对纵隔气肿的观察。

纵隔血肿在胸部 X 线上表现为纵隔向两侧均匀增宽,局限性血肿表现为纵隔一侧或两侧凸出的软组织肿块影,也可压迫气管或食管。但纵隔内小范围血肿在 X 线片上可无异常表现。CT 检查更能明确诊断,并可提示血肿的部位、大小、压迫周围脏器与组织的情况。表现为纵隔内稍高密度液体影或稍低密度肿块影,边界不清,心脏及大血管受压(图 25-3-2)。超声定位检查可协助诊断并引导穿刺引流,表现为纵隔内无回声区,但纵隔检查容易受胸部气体影响,并且急性胸部损伤的患者常伴有胸痛并难以配合,在行纵隔超声检查时受限。

2. **心包积血**　X 线表现为心影扩大,可见高密度影向两侧或一侧扩张,气管向对侧移位,积血量较大时心影呈"烧瓶样"改变。较少积血时 X 线可无异常改变,CT 仅表现为心包膜增厚或者心包内有少量积血积液,积血量较大时,可见心包内高密度影积聚,包绕心脏及大血管根部,心包与心脏之间可有线性低密度气体或液体影。患者多合并肋骨骨折、血气胸或肺挫伤。超声探查的同时可对其定量测量,引导穿刺,其主要表现为心脏周围环绕大片无回声区。

3. **胸主动脉损伤**　血管造影检查为诊断心血

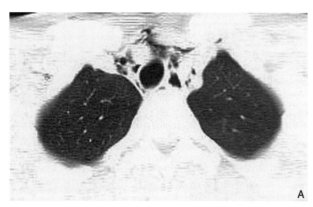

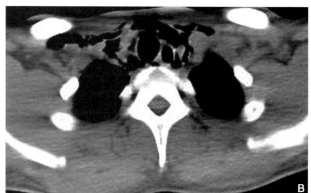

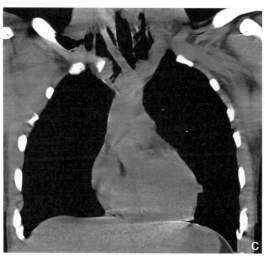

图 25-3-1　纵隔气肿

男性,17 岁,放炮导致外伤 7 小时,CT 肺窗(A)及纵隔窗(B)示颈部纵隔内多发气体影,气体延伸至前胸壁肌肉间隙,冠状位重建(C)示气体向上延伸至颈部

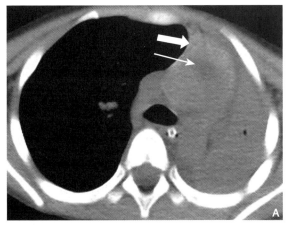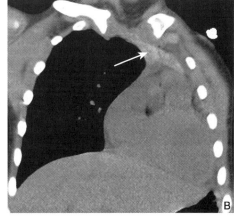

图 25-3-2　纵隔血肿

男性,6 岁,车祸伤后 2 天,CT 纵隔窗轴位(A)及冠状位重建(B)示前上纵隔内可见高于胸壁肌层的稍高密
度影充填(粗箭),提示出血,其中央见边缘不清的略低密度影——积液(细箭),左侧胸腔积液,左肺不张

管动静脉损伤的"金标准",表现为对比剂的弥散、渗漏等,可观察破口位置并进行支架置入等处理。胸主动脉损伤在 X 线胸片上表现为纵隔增宽,主动脉弓和降主动脉轮廓模糊、消失,气管移位等,常合并肋骨骨折、气胸或液气胸、纵隔气肿、肺挫裂伤。CT 表现为:①主动脉断裂:主动脉管壁不连续;②假性动脉瘤:纵隔内较高密度或等密度圆形、类圆形或不规则形影,紧贴胸主动脉,胸主动脉受压变形;

③壁内血肿:血管边缘不规则、壁厚薄不均,主动脉壁呈新月形或环形增厚≥5mm 为其直接征象;④主动脉夹层:主动脉轮廓增粗,其中见略呈弧形的线样透明影,增强扫描有助于显示破裂口位置(图 25-3-3)及累及范围,动脉瘤大小、部位及与周边脏器的关系,同时可以了解其他脏器的情况;CT 增强是确诊创伤性胸主动脉假性动脉瘤及主动脉夹层的最便捷、有效的手段。

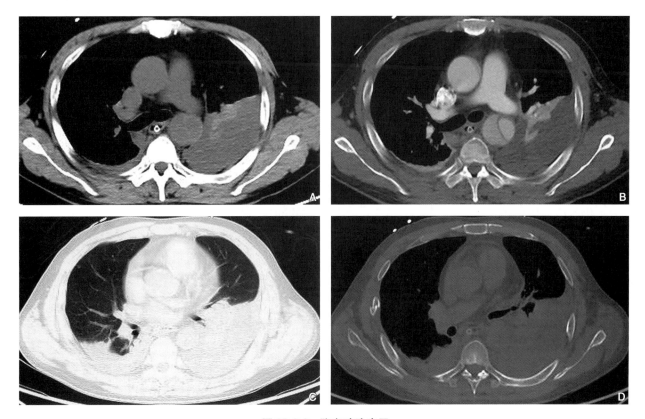

图 25-3-3　降主动脉夹层

男性,52 岁,车祸伤后腹痛 4 天,CT 纵隔窗平扫(A)示降主动脉起始处管腔内密度不均匀,内可见一细线状软组织密度影;增强扫描骨窗(B)示降主动脉起始处管腔呈双腔改变,假腔大于真腔,双侧胸膜腔积液,相邻肺组织膨胀不良;肺窗(C)见双肺底呈片状实变影,平扫骨窗(D)示右侧肋骨局部骨质不连续,断端错位

4. 食管破裂　X 线片缺乏特异性征象,偶可表现为纵隔气肿及皮下气肿;纵隔增宽及纵隔内气-液平面;胸腔积液;液气胸;肺不张及肺炎。

颈椎侧位检查观察到颈前软组织肿胀或咽后间隙增宽提示脓肿形成。

食管造影检查是目前临床确诊食管破裂的主要手段,可明确食管裂口的部位。碘水造影由于吸收迅速,不会加重纵隔或腹膜炎症反应,对于重症患者不会产生误吸窒息危险,而较钡剂造影使用更

为广泛。具体表现为对比剂分流进入纵隔、胸腔,合并食管支气管瘘者可进入呼吸道,且可确定穿孔部位。

CT 典型表现为破裂区食管周围不规则软组织块影,内见气体或液体积聚;局部食管管壁不规则增厚(如图 25-3-4)。此外 CT 可清晰显示食管周围、纵隔及胸腔积液性质及范围,是否合并肺部感染或胸膜增厚,是否脓肿形成,指导临床合理选择手术或综合治疗方案。

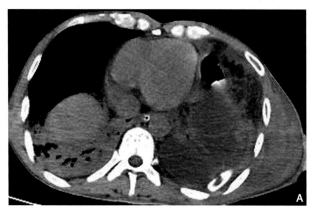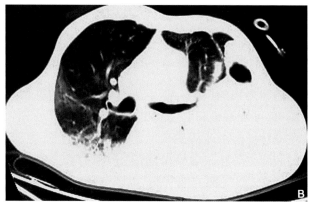

图 25-3-4　食管破裂并纵隔疝形成

男性,47 岁,外伤后 6 天,CT 纵隔窗(A)及肺窗(B)示左侧胸腔内见胃及肠管影,正常肺组织受压膨胀不全,双肺可见斑片状高密度影

【诊断依据】

严重的胸部外伤后出现胸痛、呼吸困难、心率增加、脉率加快、烦躁不安、面色苍白、甚至休克改变。失血量与休克程度不符合,或经足量输血而无迅速反应时应考虑到纵隔内出血的可能。影像检查发现纵隔影增宽,纵隔内积气、积血,心包内积液、积血。CT 增强检查发现胸主动脉损伤改变。超声检查可以定量测定纵隔积血、心包积血,并引导穿刺。穿刺引流后可见到纵隔内气体或液体流出,若为不凝血,则表示仍有活动性出血。

【鉴别诊断】

1. 纵隔肿瘤　外伤后形成的血肿多出现在前纵隔,常需要与前纵隔肿瘤相鉴别。纵隔肿瘤患者可无症状或因肿瘤增大引起压迫症状。影像表现为前纵隔内软组织或稍低密度肿块影,边界清或欠清,轻中度强化,内可有片状坏死区。恶性可侵犯包绕纵隔内血管。外伤引起的前纵隔血肿常伴有胸骨的骨折,血肿边界常较模糊,强化不明显,随着血肿的吸收,肿块范围可减小。

2. 心包积液　感染、肿瘤、肾功能不全者也可出现心包积液,患者有发热、胸闷,气喘等症状,相关病史可协助诊断。实验室检查可出现白细胞增高,

血沉增快、肾功能异常、结核感染等。超声检查并引导穿刺,有助于心包积液定性。

(张永高　李培杰)

第四节　膈肌创伤

【概述】

膈肌损伤可由于刀刺,枪弹片等直接穿破膈肌;亦可由胸腹部闭合性损伤,如挤压伤,爆震伤所致的胸腹腔压力骤增造成膈肌破裂。膈肌损伤破裂后,腹腔内脏器官进入胸腔形成外伤性膈疝,多数发生在左侧,这与右膈下有肝脏作为缓冲保护及严重合并伤易于死亡外,也可因在漏诊后无典型症状而未被发现等情况有关。

【临床表现】

外伤性膈疝常合并其他胸腹脏器伤,因此临床表现较复杂常不典型。还常由于其他脏器伤的严重程度及其明显症状而掩盖了膈疝症状,以致延误诊治。伤后由于大量腹内脏器进入胸腔内,使肺压缩,心脏及纵隔向健侧移位,伤员常诉伤部剧痛,现为严重呼吸困难及循环障碍,可有发绀、休克等。疝入胸腔的胃结肠和小肠,因位置改变可发生肠扭转,或嵌

顿伴出现绞窄性坏死。常见表现为胸骨下及剑突下疼痛,卧倒时胸痛加重,腹痛多在进食后加重,恶心、呕吐,有时可为血性呕吐物,可有肩背部放射痛。体检时伤侧胸下部叩诊呈浊音或空腔脏器的鼓音,听诊时呼吸音减弱或消失,但可听到肠鸣音。

【实验室检查】

膈肌创伤实验室检查无特异性。

【影像学表现】

1. X线表现　X线检查可见伤侧横膈抬升,膈面局限性模糊或消失,伤侧肋膈角模糊。横膈破裂伴有膈疝时典型的影像表现为胸腔内密度不均之异常阴影,其内有时可见含气-液平面的肠袢,其大小、形态随体位改变,甚至消失,提示内容物为滑动性。胃肠造影可见充盈对比剂的胃体翻入胸腔内。对于可疑患者,应严密观察病情变化,适时重复检查。

心脏纵隔向健侧移位,患侧肺受压膨胀不全(图25-4-1)。

2. CT表现　胸腹部CT联合扫描检查是非常有用与可靠评价膈肌损伤的检查方法。可以同时了解腹部实质性脏器及胸壁结构等损伤情况。尤其是

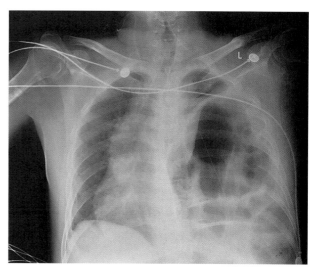

图25-4-1　创伤性膈疝

外伤后,胸部X线片示左侧膈肌显示不清,胸膜腔内密度不均,内可见管状稍低密度影——肠管,纵隔右移

薄层扫描、冠状位和矢状位重建、最大密度投影可以返现膈肌不连续。膈疝形成者胸部扫描可见腹腔内容物(如胃、肠曲和网膜结构)经膈肌缺口处进入胸腔(图25-4-2)。腹部内脏在膈肌缺口处受压,形成缢痕即"颈圈征"是诊断的证据(图25-4-3)。

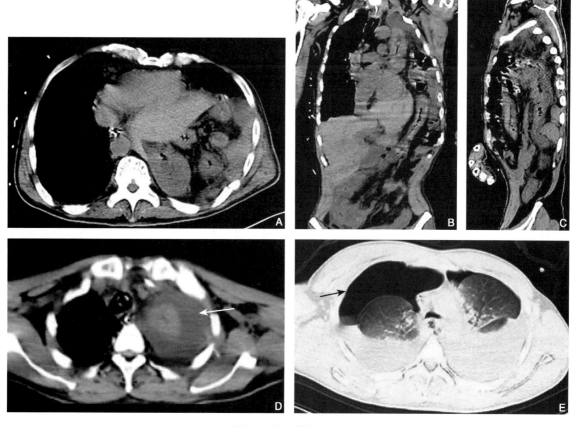

图25-4-2　创伤性膈疝

外伤后CT轴位(A)、冠状位(B)及冠状位(C)重建示左侧胸腔内见胃腔及肠管影,左侧膈肌显示不清;上肺野纵隔窗(D)示左侧胸腔积液(白箭)及左肺实变;肺窗(E)显示双侧气胸(黑箭)

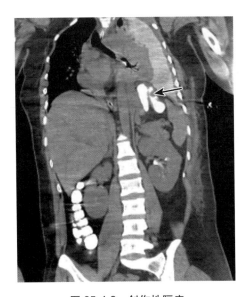

图 25-4-3 创伤性膈疝
外伤后，口服对比剂后行 CT 冠状位重建示左侧胸腔内有胃腔及肠管影，并可见膈肌对肠管造成压迫（箭）

孤立的大网膜疝入因其脂质特性在 CT 易清楚的显示为胸腔内脂肪密度影。当右侧膈肌破裂肝脏疝入时，可表现为肝脏移位。

MRI 因为检查时间较长，限制了它在急诊患者的应用，可选择性的应用于患者，特别是延迟诊断的患者，在 T1 加权像清楚显示膈肌的前后部分以及疝入的内容物。

【诊断依据】

外伤史，影像学检查发现胸部异常密度影及膈肌变化，即可作出诊断。

【鉴别诊断】

本病有明确的外伤史，影像学表现有一定的特征性，多可作出明确诊断。少数从外伤到检查间隔数年的患者，易误诊为先天性膈疝，因此追问病史尤为重要。

（张永高　董晓美）

第五节　胸部复合创伤

【概述】

胸部创伤包括胸壁损伤、肺组织损伤、胸膜损伤、纵隔损伤、膈肌损伤等器官的创伤。胸部复合创伤则是指同时存在两类以上胸部损伤的情况。车祸、挤压、刺伤、坠落、塌方等原因是导致的胸部复合性创伤的常见原因。肋骨、胸膜、肺、纵隔、横膈，以及心脏和大血管中数个器官同时受累会导致急性呼吸窘迫综合征、休克、甚至死亡，创伤后准确、迅速地作出诊断有利于进行及时准确的救治，对患者的后期恢复和生命安全至关重要。

胸壁损伤包括骨性胸廓骨折、脱位以及胸壁软组织的损伤，其中以肋骨骨折最为常见。肺组织损伤包括肺挫伤及撕裂伤，以肺钝挫伤最为常见；胸膜损伤可出现气胸、血胸、血气胸等改变；纵隔损伤包括纵隔组织和纵隔内脏器的损伤，前者以纵隔积气、积血最为常见，后者以心包出血最为常见，以血管断裂最为凶险。膈肌损伤以膈肌破裂导致的创伤性膈疝最为常见，破裂左侧较右侧常见。

【临床表现】

肋骨骨折主要表现为胸痛、呼吸困难，甚至会出现反常呼吸运动，也可因肋骨断端可能刺破胸膜导致气胸的发生等；气胸是指胸腔内负压消失，使得对肺的牵引失去了作用，发生气胸的速度不一，症状与体征也不一样，气胸患者常以呼吸困难为主要表现；血胸根据出血量的不同出现的面色苍白、血压下降、末梢循环血管充盈不良等的程度也不一样。纵隔损伤患者常有呼吸系统及循环系统症状，表现为胸痛、呼吸困难，血压下降、面色苍白、意识丧失等。创伤性膈疝的患者常表现为胸部损伤同时出现腹痛，并有恶心、呕吐等消化系统症状；伤后出现进行性呼吸困难；病情进行性加重，出现用其他原因不能解释的低血压、休克。

严重胸部创伤可导致急性呼吸窘迫综合征（ARDS），是由于严重肺挫伤后肺淤血，肺泡及肺间质水肿，肺组织大片萎陷。微血栓形成、肺内分流增加，直接影响到氧的扩散。患者出现不能用常规氧疗方式缓解的呼吸窘迫，病情危重者可出现意识障碍，甚至死亡等。

【实验室检查】

外伤后患者大量失血，血容量减少，血压减低、心率增快，实验室检查表现为血细胞减少，血红蛋白降低，甚至是全血细胞的减少。合并有心肌损伤的患者，肌钙蛋白等指标升高有一定的意义。若合并感染时常伴有白细胞升高，C 反应蛋白升高等。另外，患者常有血氧分压降低，二氧化碳分压升高等表现。支气管镜检查可发现支气管断裂位置，管腔内肉芽肿形成、狭窄闭塞等征象。纵隔镜检查可观察到纵隔内积气积血改变，并发现损伤部位。消化道造影口服碘油、泛影葡胺或稀钡剂，食管破裂能显示造影剂分流进入纵隔、胸腔，合并食管支气管瘘者可进入呼吸道，且可确定穿孔部位；膈疝能显示胸腔内胃影。血管造影检查为诊断心血管动静脉损伤的"金标准"，表现为造影剂的弥散、渗漏等，可观察破口位置并进行支架置入等处理。

【影像学表现】

影像学检查对胸部创伤的损伤部位及损伤程度的早期诊断具有重要价值，X 线及 CT 检查是最常用的影像学检查手段，X 线检查经济、简单、便于复查，是首诊初选最基本的方法，但对胸部复合性创伤的全面诊断准确性不高。CT 具有分辨力高，无前后结构重叠等优点，在观察胸廓全貌、骨折检出及定位方面优于 X 线，对隐匿性小病灶、复杂损伤病灶的发现较常规 X 线胸片敏感，显示病灶的细节和提供的诊断信息也较前者丰富，结合后处理技术，有助于全面准确的诊断。

胸廓复合创伤的影像学表现与损伤的脏器相关，各脏器损伤的影像表现虽然与单一脏器损伤有很多重叠，但也存在一定的特点。

1. **胸廓损伤** 胸廓损伤主要包括骨性胸廓骨折及胸壁软组织损伤。骨性胸廓骨折既包括明显骨折，也包括隐匿性骨折。诸骨中，以肋骨骨折最多见，因此常成为观察的重点。胸部复合创伤导致的肋骨骨折大多为多根肋骨和/或肋骨多段骨折。在

胸椎骨折的观察上，应注意是否观察椎管是否受累。此外，不能忽略对胸骨、锁骨及肩胛骨、胸锁关节等的观察（图 25-5-1）。

胸壁创伤经常合并软组织损伤，应着重观察软组织损伤的部位有无骨折的存在，以免漏诊隐匿性骨折。软组织损伤表现为软组织肿胀、密度异常及脂肪间隙模糊，部分内含气体影，部分局部血肿形成，表现为皮下团块状高密度影。

2. **肺损伤** 胸廓复合创伤时，肺损伤的范围常常较弥漫，肺挫伤和肺撕裂伤同时存在。表现为肺野内多发的斑片状稍高密度影，边缘模糊或呈磨玻璃样（图 25-5-2），可融合成大片状，夹杂单发或多发圆形、椭圆形透亮囊腔和气泡影（图 25-5-1A），囊腔内可有液平，周边肺野可有实变影。上述病变在创伤 48 小时内即出现，有些患者在 12 小时内出现，病变在短期内变化较快。如果超过 48 小时候才出现时，应首先考虑合并肺内感染。

3. **胸膜损伤** 胸廓复合创伤时，胸膜损伤极为常见，多继发于多发肋骨骨折、肋骨错位、粉碎骨折之后，主要表现包括胸腔内积气、积液、积血改变

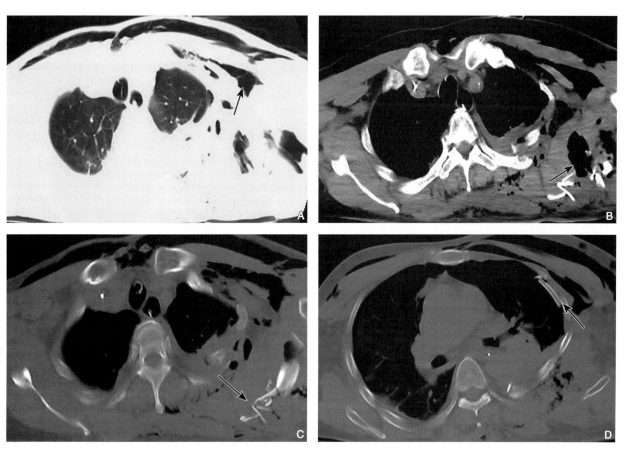

图 25-5-1 胸壁损伤合并肺及胸膜损伤

男性，61 岁，胸部 CT 肺窗（A）及纵隔窗（B）显示胸壁皮下见多发气体密度影（箭），左侧胸壁皮下软组织肿胀，左侧肺实质可见片状高密度影，其内有多发圆形、椭圆形透亮气囊；骨窗（C、D）显示左侧肩胛骨及左侧肋骨多发骨质断裂（箭），部分断端移位明显，左侧胸腔积液

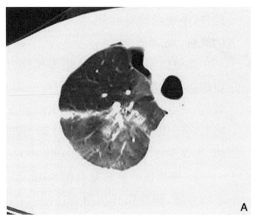
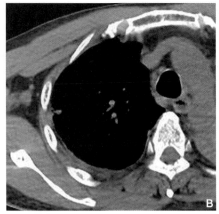

图 25-5-2 肺损伤合并胸膜损伤
男性,45 岁,胸部 CT 肺窗(A)显示右肺上叶云雾状磨玻璃密度影及纤维条索状密度增高影,右侧纵隔旁气胸;纵隔窗(B)显示右侧胸膜增厚

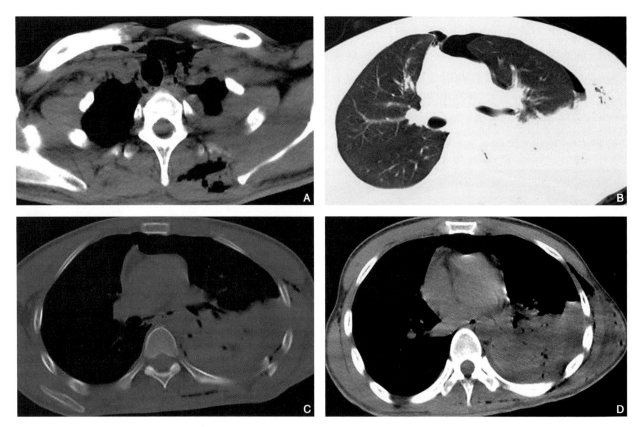

图 25-5-3 胸部复合伤(胸壁、胸膜及肺联合损伤)
男性,26 岁,坠落伤后 3 小时,胸廓入口平面纵隔窗(A)示前纵隔及左侧胸壁内积气。肺窗(B)及纵隔窗(D)示左肺大片状高密度影,其内夹杂小气泡影,左侧胸腔内积气、积血;骨窗(C)示左侧肋骨骨折

(25-5-3)。胸腔积血容易导致胸膜腔粘连,引起包裹性积液或包裹性液气胸。与肝硬化引起的胸腔积液不同,胸腔积血的密度较高,等于或略高于邻近的胸壁组织。

普通 X 线片检查常不能发现少量气胸、血气胸,尤其是危重患者,不能摄立位平片时,CT 扫描能清晰显示胸腔内无肺纹理透亮区。

4. 纵隔损伤 纵隔积气是纵隔损伤最常见的表现(图 25-5-4),其次是纵隔血肿。纵隔内食管、血

管等脏器位置深在,损伤机会较少,但损伤导致的后果较为严重。X 线片的诊断价值有限,若临床怀疑存在纵隔损伤,应首选 CT 检查。当 CT 平扫出现心影增大,大血管密度、形态失常时,CT 增强检查可明确其创伤部位,特别的对明确胸主动脉损伤性质及范围有重要意义。

5. 横膈伤 X 线检查胸片和胃肠造影是该病诊断的首选影像检查方法,但它不能显示膈肌。胸腹部 CT 检查是一个非常有用和可靠的评价膈肌损伤的工

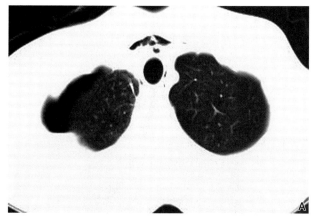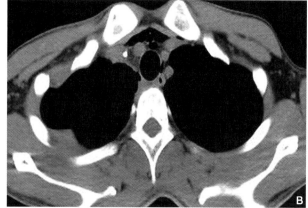

图 25-5-4 纵隔气肿
男性,23 岁,胸部 CT 肺窗(A)及纵隔窗(B)显示上纵隔内不规则气体密度影

具,尤其是矢状位和冠状位重建是显示膈肌缺损位置、大小的重要手段。MRI 虽然对膈肌的显示优良,但因为检查时间较长,限制了它在急诊患者的应用。

【诊断依据】

患者通常有严重的胸部外伤病史,出现胸痛、咯血、呼吸困难、血压降低、心率增加、脉率加快、烦躁不安、面色苍白、甚至休克改变。影像检查发现胸廓骨骨折,软组织肿胀,皮下积气,双肺斑片状阴影,胸腔内积气积液,纵隔影增宽,纵隔内积气、积血,心包内积液积血,胸主动脉损伤,食管外造影剂外渗,胸腔内胃影等时。

【鉴别诊断】

1. **感染性肺炎** 外伤后患者可出现肺挫伤,在外伤后短时间(数小时)内出现双肺斑片状影,并可出现肺实变,病变位置常在肺部外伤部位及双下肺。外伤合并感染后的肺部渗出实变影多发生在外伤 2 天以后,患者多会出现咳嗽、发热等症状。感染性肺部疾病亦可表现为肺部片絮状、斑片状密度影,并可合并有胸腔积液改变,但患者常无明显外伤病史,多伴有咳嗽、发热等症状。

2. **主动脉假性动脉瘤、壁间血肿、夹层** 主动脉假性动脉瘤、夹层或壁间血肿的患者多有高血压或动脉粥样硬化相关病史,若无明显诱因出现假性动脉瘤、动脉破裂或夹层,则需要认真询问病史,排除外伤引起的主动脉损伤可能。

(张永高 李培杰)

第六节 胸腹部同时创伤

【概述】

胸腹部同时创伤是指在暴力致伤下,同时发生

胸部和腹部损伤的情况,它包括胸腹部多发伤和胸腹联合伤。当伴有膈肌破裂时称为胸腹联合伤,否则称为胸腹部多发伤。根据伤口是否与外界相通分为开放伤或闭合伤。开放伤多见于战时,如枪弹、弹片等火器穿透和刀刃伤。闭合伤以平时多见,多为车祸、挤压、高处坠落等。胸腹联合性创伤左侧多于右侧,双侧同时损伤者少见。创伤主要造成呼吸循环功能障碍及胸腹腔污染。受伤脏器越多,伤情越严重,死亡率越高。

正常人用力呼气时,横膈可上升至前胸第四肋间水平,因而,任何第四前肋间以下的穿入伤,均应考虑到膈肌及腹内脏器损伤的可能性。下胸部和腹上部的闭合伤,可引起肋骨骨折、肺破裂或肝、脾、胃肠破裂。严重时可导致心脏、大血管损伤。左侧常伤及脾和胃,其次是肾、结肠、胰腺及小肠;右侧常伤及肝、胆。

【临床表现】

胸腹部同时性损伤的症状和体征因损伤脏器的不同而有所差别。胸部损伤主要表现为胸痛、咯血、呼吸困难、纵隔移位及皮下气肿。

腹部损伤的症状因损伤器官性质不同而异。大体上可分为两类。一类为腹内实质性脏器(肝、脾、肠系膜等)破裂,其主要表现为内出血,如面色苍白、脉搏加快,严重时脉搏微弱,血压不稳甚至休克。当肝破裂并伴有较大肝内胆管断裂时,因有胆汁沾染腹膜可出现明显腹痛和腹膜刺激征。胰腺损伤时常伴胰管断裂,除出血外,也有明显的腹膜刺激征。另一类是腹内空腔脏器破裂(如胃、肠、胆囊、膀胱等),临床上主要表现为腹膜炎症状。除胃肠道症状(恶心、呕吐、便血、呕血等)外,尚有全身感染表现。肾、膀胱破裂可引起血尿,同时由于尿外渗而出现腹膜

刺激征。

体格检查:有腹壁压痛、腹肌紧张或腹部膨胀、肝浊音界升高、腹部转移性浊音等体征。

【实验室检查】

(1) 当失血过多时,血常规检查可出现贫血,甚至三系细胞减少的情况,如果合并感染,则可出现白细胞及中性粒细胞增多。存在胰腺创伤时,血尿淀粉酶出现升高。

(2) 存在胸腔或腹腔活动性出血时,穿刺可抽出不凝的红色液体。

【影像学表现】

影像学上同时显示胸部和腹部的损伤(图25-6-1)。

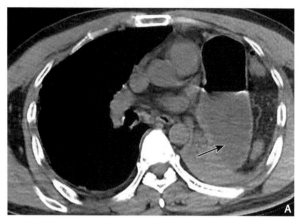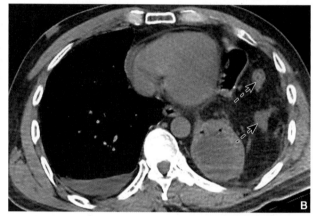

图 25-6-1 胸腹联合伤
男性,45岁,胸部CT纵隔窗(A、B)显示双侧胸腔积血,纵隔左移,左侧胸腔内可见胃泡(实箭)及部分肠管影(虚箭)

1. **胸部创伤** 胸部损伤多发生在下胸部,多为胸部复合性损伤。肋骨骨折最多见,其次是胸膜损伤,再次为肺损伤,部分患者也可出现横膈损伤和纵隔损伤。详见本章第五节胸部复合创伤。

2. **腹部创伤**

(1) 实质脏器损伤:肝脾损伤发生率占腹部钝性损伤的首位。实质脏器损伤可表现为以下3种类型:

1) 包膜下血肿:包膜完整,而包膜下实质破裂,形成包膜下血肿。表现为脏器体积增大,失去正常形态,轮廓模糊不清,包膜下见新月形或凸透镜形稍高密度影(若出血时间长,可呈等密度或低密度影),相邻脏器实质边缘变平,甚至凹陷(图25-6-2)。

2) 实质内撕裂伤:为脏器实质中心的血管破裂,出血被脏器实质包绕。表现为脏器实质密度不均,内可见高密度出血区和/或低密度水肿区,初期,出血及水肿边界模糊不清(图25-6-3),晚期,病灶边界清楚锐利;增强扫描出血区及水肿区均无强化(图25-6-4)。

如果为肝内胆管的单一撕裂,表现为线形低密度区。沿门静脉分支走行的撕裂伤,CT平扫仅显示为门静脉影增宽且边缘模糊不清(图25-6-5),增强后可见伴随门静脉走行的低密度"轨迹征"。

3) 完全破裂:脏器实质与包膜均破裂,出血外溢,首先包绕在脏器周围(图25-6-6),量多时进入腹腔或腹膜后腔。除上述变现外,常伴有腹腔积血、积液。这些液体首先出现在脏器周围,而后多位于左右结肠旁沟、肝肾间隙及肝外缘。另外,肾前筋膜的增厚也是胰腺、脾、肾脏损伤的间接征象。

(2) 肠系膜撕裂伤:CT表现为撕裂部位的肿块或片絮状、索条状影,其密度的高低与出血时间相关,可呈高密度(新鲜出血),也可呈水样密度(陈旧性出血),还可以呈等密度。周围脂肪间隙密度不均、结构紊乱,受累肠管肠壁增厚(图25-6-7)。

(3) 空腔脏器破裂:表现为膈下存在游离气体,腹腔内脂肪密度增高,腹腔积液,肠管扩张积气。

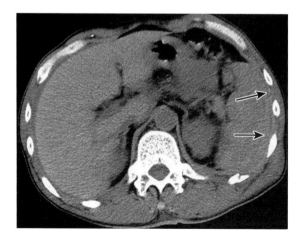

图 25-6-2 脾包膜下血肿
男性,41岁,腹部CT平扫显示脾脏包膜下新月形稍高密度影(箭)

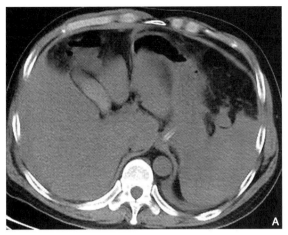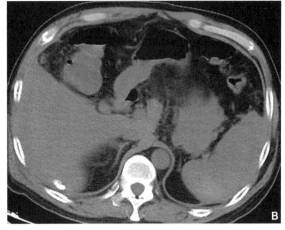

图 25-6-3 脾撕裂伤

男性,44 岁,胸部 CT 纵隔窗(A、B)显示脾实质的密度不均,脾外缘模糊,脾实质内及周围见边缘模糊的混杂高密度影;左侧胸腔少量积血

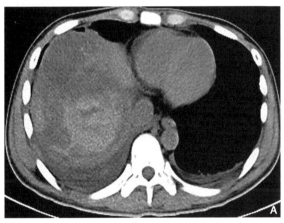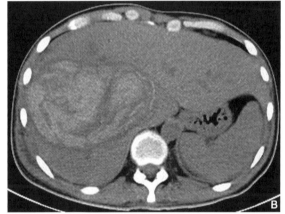

图 25-6-4 肝脏破裂

男性,21 岁,腹部 CT 平扫(A、B)显示肝脏体积增大,肝右叶团片状混杂稍高密度影,病灶中心可见斑片状高密度影,边缘尚清,胸膜腔见少量液性密度及稍高密度影

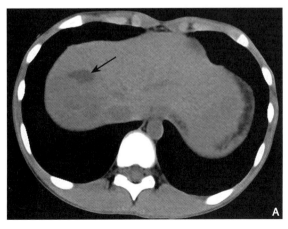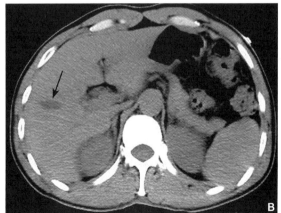

图 25-6-5 肝内胆管撕裂

男性,23 岁,腹部 CT 平扫(A、B)显示肝脏右叶片状低密度影,边缘模糊不清,邻近胆管扩张,呈边缘锐利的液体样低密度影(箭)

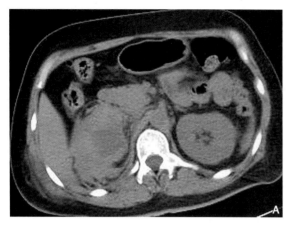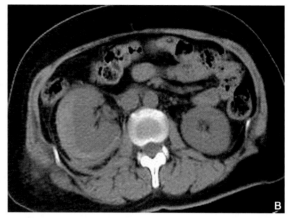

图 25-6-6　肾破裂

女性,51 岁,胸部 CT 纵隔窗(A、B)显示右肾周见新月形稍高密度影环绕,右肾周脂肪间隙模糊,可见多发片状低密度影,边界不清,肾脏受压向前移位

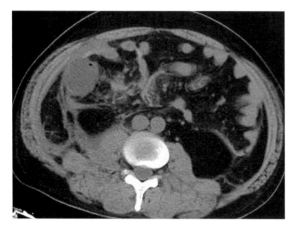

图 25-6-7　肠系膜撕裂伤

男性,44 岁,胸部 CT 轴位软组织窗显示右侧腹腔内部分小肠管壁增厚,管腔扩张,肠系膜内见高密度积液影,并肠系膜内脂肪密度增高影

【诊断依据】

一般认为,凡外伤患者具有以下情况者,应考虑胸腹联合伤:①胸部损伤出现腹部症状,或腹部损伤出现胸部症状者;②胸背部伤口或胸腔引流管引出较多消化道内容物者;③受到下胸部或上腹部锐器伤害者。

此时,胸部影像学检查发现气胸、胸腔积液、肋骨骨折,同时发现胸内有肠、胃等疝入征象,或观察到膈下游离气体时,则胸腹联合性创伤的诊断可以确立。如果卧位 X 线检查有胸腔积液,立位检查积液减少或消失,应怀疑有膈肌破裂。需注意的是约30%的膈肌和腹内脏器损伤患者可无 X 线阳性发现。

【鉴别诊断】

全身损伤已引起严重的全身反应,此时应与胸腹部多处损伤合并感染鉴别,二者的共同表现是:①寒战、高热、头痛、头晕等全身症状;②食欲缺乏、恶心、呕吐、腹胀、腹泻等消化道症状;③严重者可出现大量出汗、贫血、呼吸急促、心跳加快、神志改变或感染性休克;④体检可有肝、脾肿大,甚至可有黄疸、皮下淤血及肾损伤。如果出现下列两项或两项以上时应考虑合并感染:①体温>38℃ 或<36℃;②心率>90 次/min;③呼吸频率 > 20 次/min 或 $PaCO_2 <$ 4.3kPa;④外周血白细胞计数>$12×10^9$/L 或<$4×10^9$/L,或未成熟粒细胞>10%,但除外其他原因引起的白细胞计数异常(如化疗、白血病)。

(张永高　崔明雨)

参 考 文 献

1. 苏志勇,吴骏,张毅.危重胸部创伤处理技术[M].北京:人民军医出版社,2014.
2. 吴恩惠,李铁一.中华影像医学·呼吸系统卷[M].第 2 版.北京:人民卫生出版社,2010.
3. 徐志飞,孙居仙.肋骨骨折的诊疗进展[J].中华创伤杂志,2010,26:481-484.
4. Henry TS, Kirsch J, Kanne JP, et al. ACR Appropriateness Criteria® rib fractures.[J]. J Thorac Imaging,2014,29:364-366.
5. Bansal V,Conroy C,Chang D,et al. Rib and sternum fractures in the elderly and extreme elderly following motor vehicle crashes[J]. Accid Anal Prev,2011,43:661-665.
6. Newbury A,Dorfman JD,Hao SL. Imaging and Management of Thoracic Trauma [J]. Semin Ultrasound CT MR,2018,39:347-354.
7. Mandell JC,Wortman JR,Rocha TC,et al. Computed Tomography Window Blending:Feasibility in Thoracic Trauma[J]. Acad Radiol,2018,25:1190-1200.
8. García de Pereda de Blas V,Carreras Aja M,Carbajo Azabal

S, et al. Is it adequate to carry out a chest-CT in patients with mild-moderate chest trauma?［J］. Radiologia, 2017, 60: 347-350.

9. Lang P, Kulla M, Kerwagen F, et al. The role of whole-body computed tomography in the diagnosis of thoracic injuries in severely injured patients-a retrospective multi-centre study based on the trauma registry of the German trauma society (TraumaRegister DGU®)［J］. Scand J Trauma Resusc Emerg Med, 2017, 25: 82-82.

10. Langdorf MI, Medak AJ, Hendey GW, et al. Prevalence and Clinical Import of Thoracic Injury Identified by Chest Computed Tomography but Not Chest Radiography in Blunt Trauma: Multicenter Prospective Cohort Study［J］. Annals of Emergency Medicine, 2015, 66: 589-600.

11. 李长启, 王素凤, 李坤成. X 线平片和 CT 扫描对胸部创伤的诊断价值[J]. 放射学实践, 2009, 24: 1012-1016.

12. 王勇, 邓先波, 江科, 等. 食管破裂的影像学表现[J]. 世界华人消化杂志, 2009, 17: 312-315.

13. 吴旭. 创伤性膈肌破裂[J]. 创伤外科杂志, 2009, 11: 369-371.

14. Sridhar S, Raptis C, Bhalla S. Imaging of Blunt Thoracic Trauma［J］. Semin Roentgenol, 2016, 51: 203-214.

15. Gao JM, Du DY, Li H, et al. Traumatic diaphragmatic rupture with combined thoracoabdominal injuries: Difference between penetrating and blunt injuries［J］. Chinese Journal of Traumatology, 2015, 18: 21-26.

16. 包亚红. 螺旋 CT 在诊断胸部创伤中的应用价值[J]. 中外医学研究, 2015: 88-90.

17. 高洪武. 胸部创伤的 X 线 CT 表现及其诊断价值[J]. 浙江临床医学, 2010, 12: 1266-1267.

18. 闵智乾, 黄明刚, 肖香佐, 等. 64 层螺旋 CT 后处理技术联合应用在胸部创伤诊断中的价值[J]. 实用放射学杂志, 2010, 26: 1158-1160.

19. Taourel P, Merigeaud S, Millet I, et al. Trauma of the thoraco-abdominal area: imaging strategy［J］. Journal De Radiologie, 2008, 89: 1833-1854.

20. Gmachowska A, Pacho R, Anyszgrodzicka A, et al. The Role of Computed Tomography in the Diagnostics of Diaphragmatic Injury After Blunt Thoraco-Abdominal Trauma［J］. Pol J Radiol, 2016, 81: 522-528.

21. Abbasy HR, Panahi F, Sefidbakht S, et al. Evaluation of intrapleural contrast-enhanced abdominal pelvic CT-scan in detecting diaphragm injury in stable patients with thoraco-abdominal stab wound: a preliminary study［J］. Injury, 2012, 43: 1466-1469.

22. Tanasescu C, Patrusel D, Perisanu S, et al. Difficult case of thoraco-abdominal injuries due to a motor vehicle accident［J］. Chirurgia (Bucur), 2011, 106: 265-268.

23. Taourel P. Imaging of thoraco-abdominal trauma［J］. J Radiol, 2008, 89: 1795-1795.

中英文名词对照索引

致　谢

继承与创新是一部著作不断完善与发展的主旋律。在本书付梓之际,我们再次由衷地感谢那些曾经为本书前期的版本做出贡献的作者们,正是他们辛勤的汗水和智慧的结晶为本书的日臻完善奠定了坚实的基础。以下是本书前期的版本及其主要作者:

《中华影像医学·呼吸系统卷》(2002 年出版,丛书总主编:吴恩惠)
主　编　李铁一

《中华影像医学·呼吸系统卷》(第 2 版,2010 年出版,丛书总主编:吴恩惠)
主　编　李铁一
编　者　(以姓氏笔画为序)

马大庆	首都医科大学附属北京友谊医院		医院
王丽华	浙江大学医学院附属邵逸夫医院	吴　宁	中国医学科学院肿瘤医院
王鸣鹏	上海复旦大学附属华东医院	张国桢	上海复旦大学附属华东医院
石木兰	中国医学科学院肿瘤医院	张敏鸣	浙江大学医学院附属第一医院
付和睦	西安交通大学医学院第一附属医院	张　蕴	西安交通大学医学院第一附属医院
白友贤	中国人民解放军总医院	陈金城	广州暨南大学附属第一医院
华伯勋	山东医科大学附属医院	罗斗强	中国医学科学院肿瘤医院
刘继汉	西安交通大学医学院第一附属医院	徐　岩	首都医科大学附属北京友谊医院
孙　红	中国人民解放军总医院	郭佑民	西安交通大学医学院第二附属医院
严洪珍	北京协和医院	崔志鹏	中国人民解放军总医院
杜红文	西安交通大学医学院第一附属医院	梁碧玲	中山医科大学附属第二医院
李晓光	北京协和医院	谢宝屿	北京结核病胸部肿瘤研究所
李铁一	首都医科大学附属北京友谊医院	潘纪戍	卫生部北京医院
李润明	西安交通大学医学院第二附属医院	冀景玲	首都医科大学附属北京友谊医院
肖湘生	中国人民解放军第二军医大学第二附属		